AF320720

LEÇONS

DE

PHARMACODYNAMIE

ET DE

MATIÈRE MÉDICALE

PAR

G. POUCHET

Professeur de Pharmacologie et de Matière Médicale à la Faculté de Médecine de Paris
Membre de l'Académie de Médecine

DEUXIÈME SÉRIE

HYPNOTIQUES

(SULFONAL, TRIONAL, HYDRATE D'AMYLÈNE, PARALDÉHYDE, URÉTHANE)

MODIFICATEURS INTELLECTUELS

(ALCOOL, OPIUM, CHANVRE INDIEN)

AVEC 56 FIGURES DANS LE TEXTE

PARIS

OCTAVE DOIN, ÉDITEUR

8, PLACE DE L'ODÉON, 8

1901

LEÇONS

DE

PHARMACODYNAMIE

ET DE

MATIÈRE MÉDICALE

PARU PRÉCÉDEMMENT :

1re Série, 1 vol. de 700 pages, avec 44 figures. Prix : **14** francs.

Coulommiers. — Imp. Paul BRODARD. — 697-1900.

LEÇONS

DE

PHARMACODYNAMIE

ET DE

MATIÈRE MÉDICALE

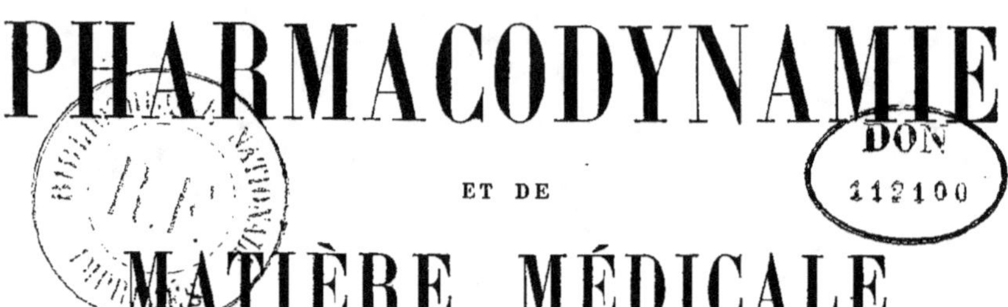

PAR

G. POUCHET

Professeur de Pharmacologie et de Matière Médicale à la Faculté de Médecine de Paris
Membre de l'Académie de Médecine

DEUXIÈME SÉRIE

HYPNOTIQUES
(*SULFONAL, TRIONAL, HYDRATE D'AMYLÈNE, PARALDÉHYDE, URÉTHANE*)

MODIFICATEURS INTELLECTUELS
(*ALCOOL, OPIUM, CHANVRE INDIEN*)

AVEC 56 FIGURES DANS LE TEXTE

PARIS

OCTAVE DOIN, ÉDITEUR

8, PLACE DE L'ODÉON, 8

1901

Tous droits réservés.

LEÇONS

DE

PHARMACODYNAMIE

ET DE

MATIÈRE MÉDICALE

DEUXIÈME SÉRIE

PREMIÈRE LEÇON

IMPORTANCE DES PRÉPARATIONS GALÉNIQUES EN THÉRAPEUTIQUE.

Il est dans notre Faculté un usage auquel j'ai l'habitude de me conformer et en vertu duquel on a la coutume de commencer la réouverture d'un cours par une leçon de généralités. Jusqu'à présent, j'ai cherché, dans ces leçons de généralités, à mettre en évidence les faits, plus ou moins inédits, afférents aux études qui nous intéressent : c'est ainsi qu'il y a quelques années, je vous ai mis au courant des idées nouvelles relativement à l'action des antiseptiques et que, plus récemment, je vous ai exposé l'état des questions relatives à la sérothérapie.

Cette année, il ne m'a pas semblé qu'il y eût, parmi les faits nouveaux, quelque chose pouvant prêter à une leçon de réouverture; et je me suis décidé à traiter aujourd'hui devant vous un sujet qui revêt une importance assez considérable, à mon avis du moins, et je pense

1

vous amener à le partager : c'est la question de *l'importance des préparations galéniques en thérapeutique.*

D'ailleurs, Messieurs, cela va être un véritable terme de transition entre les sujets qui ont fait l'objet du cours de l'an dernier, et les sujets qui vont être l'objet du cours de cette année.

Tandis que, l'année précédente, nous n'avons eu pour ainsi dire à étudier que des substances tirées du règne minéral, d'origine absolument chimique, cette année, au contraire, nous allons étudier un grand nombre de médicaments des plus importants, des plus intéressants, tirés pour la plupart du règne végétal et pour lesquels les préparations galéniques vont occuper une place considérable. Alors que, l'année dernière, nous ne nous étions occupé que du protoxyde d'azote, du chloroforme, de l'éther, du chloral, de la cocaïne, etc., toutes substances dont la synthèse peut être faite de toutes pièces, cette année, au contraire, nous allons avoir à étudier l'opium, le chanvre indien, et, plus tard, la quinine, l'antipyrine, ainsi qu'une foule de substances dont les préparations galéniques présentent un intérêt capital. Je voudrais, dans cette première réunion, faire ressortir devant vous l'importance considérable qu'il y a, non seulement au point de vue de l'étude dogmatique, mais encore, et surtout, au point de vue de leur emploi thérapeutique, à envisager ces préparations galéniques et vous montrer qu'on peut, à leur aide, arriver à des résultats auxquels il est impossible d'arriver avec les principes actifs qu'on a pu isoler des végétaux à l'aide desquels ces préparations galéniques sont effectuées.

Il y a déjà pas mal de temps, d'ailleurs, que les cliniciens ont commencé à signaler ces faits de la variabilité assez considérable que l'on pouvait observer dans les effets physiologiques, et par conséquent dans les effets thérapeutiques, déterminés par une même substance active, par un même alcaloïde ou glucoside, suivant les conditions dans lesquelles ces substances avaient été préparées; suivant les plantes qui avaient servi à les obtenir; suivant les circonstances, surtout, dans lesquelles ces produits avaient pu être préparés.

Ce fait avait beaucoup frappé : naturellement, on chercha à se rendre compte de la raison de ces différences, et c'est en partie la raison de ces différences que nous allons étudier aujourd'hui. Pour cela il faut nous rendre compte de l'extrême importance, — je le répète et ne saurais trop y insister, — de la plupart de ces préparations galéniques, au moins lorsqu'elles concernent ce qu'on appelle les grands médicaments, comme l'opium, le quinquina.

Dès les premières applications à la thérapeutique de l'emploi de produits végétaux ou de produits animaux, on avait été frappé de l'importance considérable qu'il fallait attribuer aux formes sous lesquelles se présentaient les substances médicamenteuses. On ne tarda pas à s'apercevoir — la plus simple expérience le montrait avec la dernière évidence — que les drogues, pour la plupart tout au moins, ne pouvaient être données à leur état naturel de façon qu'on pût compter sur les résultats qu'on espérait obtenir.

Mais il serait bon, avant d'insister sur ces différentes formes sous lesquelles ces drogues se présentent à nous et sont utilisées, de jeter un coup d'œil sur les raisons qui ont pu déterminer à l'emploi de certaines substances et à la reconnaissance, dans ces produits, de qualités médicamenteuses, de ce que les anciens appelaient les *Facultés vitales* des plantes. Je crois qu'il faut presque remonter aux temps où les données relatives à l'astrologie étaient à peu près les seules à déterminer et régenter l'emploi des substances médicamen-teuses, pour trouver, dans les écarts dus aux abus produits par les théories singulières qui régnaient alors, les raisons de l'emploi de certaines substances et de leur application thérapeutique.

Les premiers essais relatifs à l'application en thérapeutique de la plupart des substances médicamenteuses ne paraissent pas avoir découlé de l'expérience et de l'observation personnelle : c'est plutôt le hasard, l'instinct, l'imitation des animaux qui guidèrent les pre-miers pas. Ce n'est qu'à la suite de tentatives basées sur des idées plus ou moins erronées que l'expérimentation a pu intervenir pour rectifier ce que ces données avaient d'inexact. Le plus généralement, c'est du rôle que ces substances paraissaient jouer chez les animaux, ou bien de quelques ressemblances et analogies grossières que l'on a déduit leurs propriétés thérapeutiques. Les concrétions de l'estomac de l'écrevisse furent appliquées à la cure des sécrétions acides de l'es-tomac; le castoréum, le musc, furent réputés posséder une action bienfaisante sur les organes génitaux; divers organes tels que pou-mons, foie, etc., reçurent des applications sur lesquelles je revien-drai. A cause de sa couleur rouge sans doute, le corail passait pour purifier le sang, réjouir le cœur et posséder des vertus aphrodisiaques.

Mais ce fut relativement à l'emploi des produits végétaux que la fantaisie dans la découverte des analogies se donna libre carrière. A ce point de vue, une doctrine qui cut autrefois une extrêmement grande importance, et que je veux rappeler seulement en quelques mots, la doctrine qu'on disait *des signatures* a dû, certainement, être le point de départ des premiers résultats expérimentaux qu'on a pu obtenir relativement aux recherches qui ont été faites de ces magistères, de ces quintessences, de l'obtention, en un mot, des principes actifs des substances médicamenteuses. Cette doctrine des signatures reposait sur le fait suivant, absolument imaginatif d'ailleurs, comme vous allez voir : ceux qui soutenaient cette théorie disaient que les vertus des plantes étaient révélées soit par la forme apparente, soit par des signes extérieurs qui fournissaient une indication relativement à leur emploi en thérapeutique. Quelques exemples vont vous faire mieux comprendre, à la fois ce qu'il y avait de fondé, en apparence, dans cette théorie, et ce qu'elle avait de parfaitement exagéré.

Les taches blanches que l'on trouve disséminées sur la feuille de la pulmonaire rappelant l'aspect de certains foyers caséeux on devait en conclure que cette plante était indiquée dans le traitement des affections des voies respiratoires. De même, l'aspect des graines de courge inspira, paraît-il, l'emploi de cette substance pour le traitement du tœnia. Une plante très commune dans nos climats, le grémil, appelé vulgairement *Herbe aux perles*, était réputée également, en raison de sa forme et de son aspect, propre à guérir la gravelle. Enfin, comme dernier exemple des inconséquences auxquelles pouvait amener cette théorie bizarre, Oswald Croll, dans son livre *Tractatus de signaturis*, publié à Leipzig en 1634, vingt-cinq ans après sa mort, nous apprend que certaines plantes, telles que les orchidées, le phallus, étaient réputées aphrodisiaques en raison de leur ressemblance avec les organes mâles de la génération.

Eh bien, Messieurs, tout en insistant sur ce qu'il y a d'absurde dans cette théorie, vous avez pu voir que, cependant, il reste aujourd'hui quelque chose, certainement dû au hasard, de son application. Parmi les exemples que je viens de vous citer, un seul est à retenir, c'est celui du traitement du tœnia par la graine de courge : vous savez en effet que ce traitement est absolument logique, absolument efficace mais pas pour la raison que lui attribuait la doctrine des signatures ; le hasard seul l'a fait concorder ici avec une application exacte. Parmi les nombreux exemples que l'on pourrait choisir en plus de ceux que je viens de vous citer, celui-ci est à peu près le seul qui soit à retenir, tous les autres n'étant que de pures vues de l'esprit. D'ailleurs, au moment même où cette doctrine des signatures était dans toute sa splendeur, des esprits éminents l'avaient appréciée à sa juste valeur. Guy de la Brosse écrit à ce sujet : « Telle signature est donnée à vue, qu'il ne s'ensuict pas que sa vertu soit démontrée par elle, joinct qu'en beaucoup de ressemblance il s'y rencontre plus d'imagination que de vérité. C'est comme des nuées que l'on fait ressembler à tout ce que la fantaisie se représente, à une grue, à une grenouille, à une armée et autres semblables visions. »

Cette phrase de Guy de la Brosse, depuis 1628, époque à laquelle il écrivait sa dissertation *De la nature, vertu et utilité des plantes et dessin du jardin royal de médecine*, a jugé absolument cette doctrine des signatures qui, néanmoins, a eu probablement cet avantage de déterminer à faire des expériences pour rechercher jusqu'à quel point les rapports plus ou moins fantaisistes qui avaient présidé à ces idées préconçues pouvaient être justifiés.

Un botaniste des plus éminents, Linné, chercha à établir sur des bases plus scientifiques et rationnelles une théorie de l'application des substances médicamenteuses. Vous savez que c'est à lui que l'on doit une des premières et meilleures divisions du règne végétal : d'après lui, les plantes présentant un même système d'organisation avaient, par ce fait, une parenté évidente; elles devaient, en conséquence, donner lieu à la formation de produits très semblables, et applicables dans les mêmes circonstances en thérapeutique.

La phrase suivante de sa *Philosophie botanique* reproduit exactement ses idées à ce sujet.

« *Plantæ quæ genere conveniunt, etiam virtute conveniunt; quæ ordine naturali continentur, etiam virtute propriùs accedunt; quæque naturali classe congruunt, etiam viribus congruunt* ».

Il semble, en effet, rationnel d'admettre qu'un même système d'organisation dans des plantes d'une même famille soit de nature à déterminer la synthèse, sinon d'éléments identiques, au moins de substances très voisines par leur composition et leurs propriétés.

Ainsi, dans le groupe des Conifères, nous avons toutes les térébenthines dont les applications sont très sensiblement identiques. Les Crucifères sont employées à cause de leurs essences sulfurées, homologues au moins quant à leurs applications thérapeutiques. Toutes les Labiées se comportent comme des substances aromatiques et stimulantes dont l'emploi est souvent fort utile. La plupart des Convolvulacées se distinguent par l'existence d'une résine purgative.

Les Apocynacées contiennent, pour la plupart, des glucosides cardiaques, agissant à la façon de la digitaline, de la strophantine et des composés analogues. Enfin, les Solanacées sont caractérisées par plusieurs alcaloïdes mydriatiques qui participent tous, plus ou moins, des propriétés du plus important d'entre eux, je veux dire de l'atropine.

Cependant, si les exemples que je vous ai cités sont indiscutables, d'autre part, en poussant plus loin l'étude des phénomènes, on ne tarda pas à observer qu'une connaissance plus approfondie de la composition immédiate de quelques-unes de ces substances végétales démontrait l'existence de différences très notables dans les produits actifs que l'on pouvait retirer des différentes plantes dont je viens de vous parler. Pour ne prendre qu'un exemple, dans la dernière famille que je vous citais tout à l'heure, les Solanacées, à côté de principes extrêmement actifs comme l'atropine, il y en a d'autres qui sont à peu près dépourvus d'activité : il y a même un assez grand nombre des représentants de cette famille qui fournissent à l'alimentation des produits dont il serait bien difficile, pour ne pas dire impossible, de se passer actuellement.

Ces observations semblaient ruiner complètement l'hypothèse de Linné, lorsque, dans ces dernières années, un des Maîtres de cette Faculté, Gubler, émit à l'égard de cette hypothèse des appréciations qui me paraissent extrêmement intéressantes et qui, si elles n'ont pas été jusqu'alors sanctionnées par l'expérience, sont du moins des faits absolument possibles et que l'expérience vérifiera peut-être un jour. Pour Gubler, en effet, les dissemblances que l'on peut observer dans l'action physiologique exercée par les substances actives provenant de plantes différentes d'une même famille végétale, n'impliqueraient pas nécessairement une différence essentielle entre les principes immédiats d'espèces voisines. Je m'explique, ou plutôt, j'interprète l'idée de Gubler : pour lui, les alcaloïdes volatils, *oléiformes*, des diverses variétés de ciguës ne résulteraient que de simples modifications dans la constitution moléculaire des huiles essentielles que l'on peut extraire de toutes les plantes de la famille des ombellifères. L'aconitine présenterait, de même, une relation étroite avec cette substance volatile, de durée absolument éphémère, que l'on rencontre dans la plupart des Renonculacées et que l'on observe avec une prépondérance remarquable dans le groupe des *Renonculacées âcres* lorsqu'elles sont encore jeunes, c'est-à-dire récoltées à une époque suffisamment proche de leur germination. La vératrine constituerait également une simple modification de la constitution moléculaire de la résine toxique qui l'accompagne dans les différentes espèces de Vératrums. Enfin, la picrotoxine, cet alcaloïde qu'on isole de la Coque du Levant, ne serait autre chose qu'une modification allotropique de la substance amère qu'on a pu isoler du Colombo ainsi que de quelques autres représentants de la famille des Ménispermacées.

« En outre, ajoute Gubler, s'il était démontré qu'une même substance fondamentale, soumise à des changements de composition chimique, en apparence insignifiants, peut ainsi manifester tour à tour, selon les espèces botaniques et les conditions de végétation de chacune d'elles, les propriétés physiologiques les plus diverses, il serait établi du même coup que les vertus thérapeutiques ou toxiques des principes immédiats (alcalins, neutres, glycosides) sont attachées, non pas à la nature des éléments constituants, ce qu'on savait de longue date, ni même à la proportion relative ou à la masse de ces éléments comme on le croit assez généralement, mais plutôt à leur structure moléculaire ou, mieux encore, aux états allotropiques et dynamiques sous lesquels existent leurs molécules élémentaires ou composées ».

C'est là une façon tout à fait large et philosophique de concevoir les choses; et il semble que les conquêtes récentes de la physique et de la chimie autorisent à entrer résolument dans cette voie.

Jusqu'à présent, il est vrai, la sanction expérimentale indiscutable manque à ces hypothèses; mais, en somme, ces hypothèses sont loin d'être absurdes, elles sont parfaitement soutenables, et peut-être, dans un temps plus ou moins proche ou éloigné, aurons-nous la confirmation de ces vues, ce qui serait la confirmation de la théorie de Linné : cela nous montre, dans tous les cas, que la constitution moléculaire, les états allotropiques différents sous lesquels une même substance peut se présenter, doivent jouer un rôle prépondérant quant à l'interprétation de son action sur l'organisme animal.

Cà n'est pas seulement, en effet, par son union avec tels ou tels éléments anatomiques ou avec telles humeurs de l'organisme, qu'une substance médicamenteuse donne lieu aux effets, aux changements que l'on peut observer dans cet organisme après son emploi; c'est encore et surtout par *l'impression* que cette substance exerce sur ces éléments, c'est-à-dire par les modifications qu'elle apporte dans leur état d'équilibre dynamique — oscillations pendulaires des molécules, nombre et amplitude de ces oscillatious, distances entre les molécules, attractions et répulsions moléculaires, etc. — qu'elle devient la cause déterminante des variations qui se manifestent dans l'état physiologique du sujet, dans ses mouvements, dans ses fonctions. Toute substance médicamenteuse possède, incontestablement, le pouvoir d'exercer une impression de ce genre sur les différents tissus, de provoquer, à un degré plus ou moins acccentué, un changement dans l'état actuel de la vitalité de ces tissus, et, par conséquent, de déterminer des modifications dans l'ordre, dans l'énergie, dans la vitesse, dans l'amplitude de leurs mouvements; c'est-à-dire, des variations dans le mode d'exercice des fonctions dont la manifestation constitue, en somme, la vie. Si la perturbation apportée de cette manière est par trop grande, si elle dépasse une certaine limite, alors la mort succède bientôt à cet ensemble de manifestations réglées qui caractérisaient auparavant l'exercice normal des propriétés fonctionnelles de l'agrégat de cellules composant l'être animé.

Eh bien, Messieurs, comme nous l'avons déjà vu dans les généralités que je vous ai présentées l'année dernière au début du cours, l'objet essentiel de la science des médicaments, c'est de reconnaître la nature, de calculer l'importance, de mesurer la durée, d'apprécier l'influence de ces mutations : voilà ce qui rend si impérieusement importante l'étude des substances médicamenteuses au point de vue pharmacologique, c'est-à-dire voilà la raison d'être de la pharmacodynamie, qui doit servir de base à l'étude des substances médicamenteuses. Pour cela, les recherches chimiques ont une importance extrêmement considérable et qu'il est inutile de faire ressortir devant vous. Ces recherches permettent, dans la plupart des cas, de découvrir la cause matérielle de ces effets thérapeutiques; et, à leur tour, ces effets expliquent les avantages que la thérapeutique obtient avec ces agents médicamenteux.

Autrefois, on attribuait aux plantes, ou plutôt aux principes actifs que l'on soupçonnait exister dans les différents végétaux, des propriétés qui en faisaient, en quelque sorte, des êtres doués d'activité volontaire et réfléchie : on supposait que ces principes actifs étaient constitués par des êtres mystérieux, que l'on voit très souvent dans les anciens auteurs comparés à des vapeurs subtiles, à des fluides éthérés, c'est-à-dire à des corps absolument imaginaires, que l'on supposait traverser l'organisme avec le mouvement le plus rapide, le pénétrer dans toutes ses parties et déterminer ainsi des modifications. Mais vous pouvez voir qu'au fond de toutes les idées qu'on a pu se faire, même dans les temps les plus éloignés, sur l'action des substances médicamenteuses, il y a toujours, plus ou moins nettement exprimée, cette idée de modification de mouvement, à laquelle cependant les anciens n'attachaient certainement pas l'idée que nous lui attachons maintenant, l'idée de modification du mouvement vibratoire qui est, en somme, la résultante de toutes les actions médicamenteuses.

Pour arriver à déterminer l'action exercée par ces principes actifs, la nécessité de débarrasser ces agents médicamenteux, tels que la nature nous les présente, de tous les produits accessoires, inertes et encombrants, au moins inutiles, se montre d'elle-même : c'est ainsi que, dans la pharmacologie, intervient la pharmacie, c'est-à-dire l'art de préparer les substances médicamenteuses de telle façon que l'on se débarrasse, dans la plus large mesure possible, des produits inutiles et encombrants, et que l'on conserve, au contraire, les substances actives, en exagérant au besoin, si cela est réalisable, leur activité, par suite des conditions dans lesquelles on arrive à les présenter à l'organisme malade. Les modifications que les différents procédés de préparation font subir aux drogues ont à peine besoin de vous être indiquées. Pour choisir seulement un exemple, je vous ferai remarquer combien l'extrait d'opium, la teinture d'opium, sont plus actifs que l'opium en nature, et à plus forte raison, que le suc du pavot lui-même. Les préparations que l'art a fait subir ainsi aux produits naturels ont permis d'augmenter la richesse en produits actifs et d'obtenir, sous un volume restreint, une substance douée de propriétés médicamenteuses plus énergiques.

Mais il y a plus : la nature du véhicule qui sert à obtenir ces préparations doit être prise elle-même en très sérieuse considération; d'une part, parce qu'elle peut soit conserver les propriétés des médicaments, ou au contraire les altérer, suivant un choix plus ou moins heureux, plus ou moins judicieux de ce véhicule, ou bien parce que l'on peut mettre ce médicament, aussi bien pour ses applications internes qu'externes, en état *d'isotonie*, pour employer un terme qui résume les recherches récentes à ce sujet; c'est-à-dire qu'on peut arriver, en administrant un médicament dans un véhicule déterminé, soit à éviter des phénomènes inopportuns de dialyse entre ses principes actifs et les humeurs de l'organisme, ce qui pourrait aller à l'encontre du résultat thérapeutique que l'on cherche à obtenir, soit, au contraire, à ralentir ou à accélérer l'absorption de la substance médicamenteuse.

Les associations permettent, d'autre part, de réaliser et d'expliquer ce fait, en apparence paradoxal, que certains produits naturels renfermant des gommes ou des substances diverses de nature colloïde possèdent une action physiologique plus intense que celle du produit actif purifié que l'on peut extraire d'un même poids de la drogue. C'est ainsi que l'action purgative de certains drastiques s'exerce exclusivement sur la muqueuse intestinale, les colloïdes ayant simplement empêché leur absorption gastrique : c'est probablement pour une raison du même genre, et en même temps parce que la digitonine facilite la dissolution dans l'eau de la digitaline, que la macération de poudre de digitale possède une action physiologique et toxique notablement supérieure à celle de la somme des quantités de digitaline et de digitaléine que l'on peut en extraire.

La recherche de ce qu'on appelait autrefois les *Magistères*, c'est-à-dire des principes actifs des différents végétaux, a de tout temps exercé la sagacité des pharmacologues. Le premier, vers 1526, Paracelse avait tenté d'extraire, à l'aide de procédés chimiques, les parties les plus actives, les *quintessences* des médicaments, notamment des plantes, et il put conclure de ses observations que la vertu curative d'une drogue n'appartient pas à l'ensemble de ses parties constituantes, mais à telle matière extractive jouissant, à l'exclusion de toutes les autres, de propriétés spéciales. Vers 1600, Van Helmont poursuivit ces recherches et perfectionna les méthodes d'investigation; depuis, d'innombrables moyens furent proposés pour arriver à ce but. A la fin du xviie siècle, en 1688, Robert Boyle, ce grand savant et ce grand philosophe dont on peut dire qu'aucune des connaissances scientifiques de son temps ne lui était étrangère, avait cherché à obtenir, par différents artifices de préparation, des produits plus actifs que les produits médicamenteux offerts par la nature ; et, sous le nom de *Magistère de l'opium*, il avait précisément décrit une préparation qui lui permettait d'obtenir, sans qu'il s'en doutât, de la morphine plus ou moins impure : son procédé consistait à faire une dissolution d'opium dans l'alcool et à y mélanger du tartre calciné, c'est-à-dire un carbonate alcalin, qui, comme vous le savez, a la propriété de mettre en liberté l'alcaloïde, et la morphine se dissout en plus grande proportion, séparée des matériaux étrangers, inactifs ou moins actifs, dans l'alcool qui a servi à lessiver ce mélange.

Des recherches furent faites plus tard par Vauquelin et Fourcroy sur les principes englobés à ce moment sous la dénomination d'*Extractif*: ces deux savants essayèrent d'arriver, par des travaux faits avec esprit de suite, mais avec des idées préconçues, à obtenir le principe actif à l'état absolument pur. Les recherches de Seguin, dirigées dans le même ordre d'idées que celles de ses devanciers, lui permirent d'isoler, le premier, le principe actif de l'opium, mais il n'osa ni affirmer ses propriétés basiques, ni lui assigner un nom : c'est à Sertuerner que ce profit était réservé.

Si la découverte de la morphine a eu un avantage au point de vue de l'étude des substances médicamenteuses, elle a eu, d'autre part, un inconvénient : cet inconvénient a été de faire négliger l'étude de la drogue au profit de l'étude de la substance active qu'on en avait retirée et qu'on supposait être la seule substance active de l'opium. Nous verrons, quand nous étudierons l'opium, que le nombre de ces substances actives est assez considérable, et que si la morphine est, en réalité, l'alcaloïde le plus important de l'opium, au moins au point de vue de la quantité, il est bien loin d'être le seul, et que, parfois même, son importance le cède, dans certaines circonstances et au point de vue pharmacologique, à d'autres alcaloïdes.

Imbus des idées encore régnantes à cette époque sur les quintessences médicamenteuses, les pharmacologues délaissèrent peu à peu l'étude de la plante, pour ne s'occuper que de celle de son principe actif. En isolant un alcaloïde ou un glucoside d'une substance végétale, on crut avoir trouvé la partie seule active de la plante, qu'on eut l'espoir dès lors de pouvoir substituer à des produits regardés comme infidèles, dans la composition desquels entraient des éléments

fort disparates, à action contraire, se détruisant en partie ou s'annihilant complètement.

Permettez-moi, à ce sujet, de vous rappeler brièvement quelles
idées avaient cours sur la valeur des substances médicamenteuses : « Les vertus des plantes sont leurs facultés vitales, écrivait
Van Helmont. On ne saurait donc trop respecter l'état naturel des
simples quand il s'agit de leur donner une forme pharmaceutique. »
Pour lui l'action curative dépend des propriétés vitales, de l'*Archée*
de la plante.

Il ajoutait : « La chaleur détruit les tissus végétaux, altère leurs
sucs et affaiblit leurs propriétés par une sorte de castration. Il faut
éviter les lavages, les pulvérisations et les mélanges, mais surtout
l'ébullition et la calcination ».

De ce qui précède, nous pouvons déduire la part prépondérante
qu'il attribuait aux agents physiques dans l'altération des *Facultés
vitales* de la drogue. Cependant ses opinions n'étaient pas toujours
exactes ; et, entre autres, celle regardant la dessication était loin
d'être absolument vraie, car elle n'est vérifiée que dans certaines
circonstances. La dessication dépouille de la plus grande partie de
leur activité certaines plantes, comme cela peut s'observer, par
exemple, dans la famille des Crucifères : pour elles, la dessication
entraîne l'huile essentielle sulfurée qui en est le principe actif. Pour
les Labiées, au contraire, on voit l'activité médicamenteuse de la
plante assez notablement accrue par ce fait de la dessication.

Mais ce qui est incontestable, et là les observations de Van Helmont étaient d'une parfaite exactitude, c'est l'action exercée par l'air,
la lumière et la chaleur sur les substances végétales. Vous savez en
effet, que, sous l'influence de la chaleur, on détermine, d'une part, la
coagulation des albuminoïdes, et cette coagulation peut entraîner
dans les mailles du coagulum une quantité plus ou moins forte de la
substance active du végétal ; d'autre part, l'application de la chaleur,
surtout en présence de l'eau, peut déterminer des dédoublements,
une oxydation, une hydratation, à la suite de quoi les principes
actifs ont plus ou moins complètement perdu leur activité primitive.

L'évaporation, effectuée même à basse température, élimine les
huiles essentielles, les principes volatils, et dédouble les ferments ;
nous dirions maintenant les *zymases*.

Il en résulte donc que la structure moléculaire des principes actifs dont je parle en ce moment et, par suite, l'action physiologique qu'ils peuvent déterminer, sont, dans une très étroite mesure, sous la dépendance des agents physiques. De ce fait nous avons des preuves absolument certaines, et je ne vous en citerai que quelques-unes pour fixer vos idées à cet égard.

Vous savez qu'il existe trois acides phényl-sulfureux que la théorie prévoit et que l'expérience permet de préparer. De ces trois acides qui, en raison de leur constitution, portent les noms d'acides ortho méta, et para-phényl-sulfureux, un seul, le dérivé ortho, jouit de propriétés antiseptiques énergiques : les deux autres sont inertes à ce point de vue. La chaleur seule suffit à transformer le dérivé ortho et à lui faire perdre sa valeur comme antiseptique.

Il en est de même pour les acides oxy-benzoïques; mais ici l'intervention personnelle de la molécule du corps permettant de faire la synthèse de cet acide oxy-benzoïque se montre avec toute la rigueur et la netteté désirables. Vous savez que lorsqu'on fait passer un courant d'acide carbonique dans une solution sodique de phénol, on obtient ainsi l'orthoxy-benzoate sodique, qui n'est autre que le salicylate de soude : ce composé jouit de propriétés médicamenteuses extrêmement actives ; c'est un corps non seulement actif au point de vue médicamenteux, mais qui possède même une toxicité bien loin d'être négligeable. Eh bien, si, dans cette synthèse, nous remplaçons la soude par de la potasse, au lieu d'obtenir le même corps, le salicylate de potasse, nous aurons au contraire un composé qui sera le paroxybenzoate de potasse, un corps qui ne possédera plus les propriétés thérapeutiques du premier et dont l'activité toxique sera tellement affaiblie qu'on peut dire qu'elle est à peu près nulle : la toxicité de ce composé paraît seulement fonction de la quantité de potasse qu'il renferme.

Nous savons également, d'autre part, que la chaleur suffit pour transformer certains corps simples et déterminer la formation d'états allotropiques, d'où dérive une inactivité complète sur l'organisme des modifications ainsi réalisées. Je fais allusion en ce moment au phosphore. Vous savez que le phosphore blanc constitue une substance toxique dont l'énergie est extrême, et que, sous l'influence d'une élévation de température de 250°, on obtient une modification allotropique de ce corps, modification qui constitue le phosphore rouge, lequel est absolument dénué de toxicité et agit tout simplement à titre de corps étranger sur l'organisme dans lequel on l'introduit : le phosphore rouge est absolument inerte.

Eh bien, Messieurs, ces exemples, desquels il résulte qu'une simple élévation de température ou le contact d'un élément déterminé suffit à transformer si profondément les propriétés physiologiques d'un composé, ces exemples pourraient, à eux seuls, nous faire entrevoir la possibilité de l'existence dans les végétaux de corps, de principes actifs, ne différant entre eux que par la seule isomérie physique, et pouvant dès lors posséder une action physiologique, sinon totalement différente, au moins variable d'intensité. De semblables produits existent en grand nombre dans le monde végétal. Vous savez que l'essence de térébenthine est un carbure, un térébenthène, ayant pour formule $C^{10}H^{16}$: cette même formule convient encore à l'essence de rose, à l'essence de lavande, à l'essence de copahu, à l'essence d'eucalyptus, à un certain nombre d'essences qui sont toutes isomériques les unes des autres, mais, qui, au point de vue de leur action pharmacodynamique, diffèrent essentiellement, non seulement par leur action médicamenteuse, mais encore par certaines propriétés organoleptiques. Personne d'entre vous, n'est-il pas vrai, personne au monde pourrait-on presque dire ne confondra l'essence de rose avec l'essence de copahu, quant à l'odeur ! Les alcaloïdes du genre *Atropa*, étudiés par Regnauld, ne diffèrent que par une isomérie physique : traités par l'acide sulfurique, ils donnent tous le même sulfate, toujours constant dans ses propriétés physiques, chimiques et dans son action physiologique.

Eh bien, c'est là une preuve à ajouter à celles que je vous ai données tout à l'heure, que la matière agit mécaniquement, par transmission de mouvement ; et que la transformation de l'énergie résulte bien plus de là structure de la molécule que de la nature spécifique des atomes élémentaires. On peut dire à ce sujet, pour choisir une comparaison qui rende tout à fait ma pensée, ainsi que des pierres de même nature peuvent servir à construire des édifices différents, de même les isomères exercent sur un organisme déterminé des impressions différentes, impressions qui résulteront précisément de leur structure moléculaire, de leurs états allotropiques, des isoméries physiques qu'on peut observer dans ces différents isomères.

La conclusion qui découle de ces faits, c'est que l'analyse immédiate de la plupart des substances médicamenteuses aurait besoin d'être reprise, et voici, à mon avis, pourquoi. Depuis quelques années, vous avez pu voir que l'emploi des extraits organiques tend à prendre de plus en plus une place prépondérante dans la thérapeutique courante : eh bien, l'emploi de ces extraits organiques nous ramène absolument aux préparations galéniques aujourd'hui si délaissées, autrefois si vantées.

Ça n'est pas d'aujourd'hui que les premières observations ont été faites relativement à l'action que pouvaient exercer sur l'organisme malade des organes ou des portions d'organe. Sans remonter jusqu'aux idées absolument baroques que l'on se faisait autrefois de l'intervention de certaines substances organiques, provenant, soit de l'homme, soit des animaux, dans la guérison de certaines affections, on peut voir, à une époque plus rapprochée de nous, à une époque où la science de la pharmacie commençait déjà à se constituer sur des bases sérieuses, on peut trouver, dans la pharmacopée de Lémery qui a été publiée en 1763, des indications qui montrent qu'à cette époque on avait, à l'égard de l'emploi de certains organes des animaux, des notions qui sont absolument analogues, il serait même permis de dire identiques, à celles qui réapparaissent de nos jours. On est en train d'y revenir maintenant. C'est ainsi que dans cette pharmacopée de Lémery, on lit que l'emploi des poumons est très estimé pour les maladies de poitrine, l'asthme, la phtisie ; le foie et les intestins de loup sont très propres à guérir la colique venteuse ; l'arrière-faix, très propre à empêcher les tranchées des femmes en couche ; les têtes de vipères préservent de la morsure des serpents, etc.

Et bien, Messieurs, ne nous attachons pas aux termes mêmes suivant lesquels ces faits sont énoncés dans la pharmacopée de Lémery, considérons les observations qut ont été publiées depuis le moment où Brown-Séquard fit ses premières communications sur le suc testiculaire, et nous verrons, qu'en somme, l'expérience est en train de démontrer depuis quelques années le bien fondé de certaines de ces idées.

Je suis, pour ma part, absolument convaincu que l'analyse permettra quelque jour d'attribuer une action pharmacodynamique à telle substance qui est encore à extraire de ces différents produits : bien mieux, je crois que les progrès qu'on pourra réaliser dans la connaissance de la composition immédiate de ces produits animaux dont on se sert maintenant, permettront d'appliquer ces méthodes d'analyse immédiate à des drogues végétales dans lesquelles on découvre maintenant des substances fort altérables, et qui sont des agents de premier ordre; et ces actions sont d'autant plus importantes que ces substances sont plus altérables. Je crois qu'on arrivera, en appliquant ces procédés, à isoler des substances qu'on n'a pas pu obtenir jusqu'ici dans un état de pureté suffisant.

Les difficultés de ce travail sont en effet considérables; cela tient à plusieurs causes, mais, principalement, à la nature organique et à la très facile altérabilité des substances actives qu'il s'agirait d'extraire et d'expérimenter au point de vue de leur action sur l'organisme, et de leur toxicité, par conséquent, puisque la toxicité n'est autre chose que le summum de cette action sur l'organisme.

Il y a, à ce sujet, une différence essentielle entre les composés minéraux et les composés organiques : il n'existe pas de composé minéral, si toxique que vous puissiez le supposer, dont la toxicité, dont l'activité sur l'organisme humain soit comparable à celle de certains produits organiques. Pour vous en donner une idée, autrefois, on aurait parlé simplement de l'acide cyanhydrique, comme substance d'une toxicité effroyable : eh bien, nous connaissons maintenant des *toxines* dont la valeur, dont l'activité est infiniment plus considérable. Je pourrais citer certains alcaloïdes, comme l'aconitine, par exemple, qui peuvent déterminer des actions toxiques à la dose de fractions de milligramme. Eh bien, ce sont des doses monstrueuses en comparaison de ces doses, vraiment impondérables, auxquelles certaines toxines, comme la toxine du tétanos, par exemple, peuvent déterminer des accidents graves, mortels même, lorsqu'elles sont injectées à des animaux.

Ces exemples sont bien faits pour donner à réfléchir, et surtout pour inciter à ne pas montrer trop de scepticisme à l'égard des idées adoptées par nos prédécesseurs, idées qui pouvaient être émises sous une forme primitive, prêtant à rire dans une certaine mesure, mais dans lesquelles il y a certainement des faits d'observation qu'il faut respecter, et dont la marche actuelle des recherches démontre la possibilité. Ainsi que l'a écrit Cabanis : « Les opinions les plus absurdes doivent leur origine à l'abus de quelques observations incontestables, et les erreurs les plus grossières sont le résultat de certaines vérités reconnues, auxquelles on donne une extension forcée, où dont on fait une mauvaise application ». Voilà pourquoi, à mon avis, cette analyse immédiate dont je parlais tout à l'heure devrait être entièrement reprise, et avec beaucoup de soin.

Tout d'abord, l'étude des albumines végétales a été jusqu'à présent délaissée. Le rôle des matières albuminoïdes d'origine végétale était en effet sysmatématiquement négligé, au point de vue médicamenteux ; ce n'est que récemment, et sous l'influence des recherches bactériologiques qui ont mené en partie à la découverte des toxines, que l'importance de quelques-unes de ces matières albuminoïdes a été mise en évidence. Je vous citerai la *ricine* retirée des graines du ricin, l'*abrine* fournie par les semences du jéquirity et les substances que j'ai extraites du suc d'euphorbe ainsi que du suc de la grande éclaire. Ces produits établissent la transition entre les albuminoïdes végétaux et les albuminoïdes d'origine animale : ils sont analogues à ceux qu'il est possible de mettre en évidence dans les sérums ou dans les bouillons de culture de bactéries ; ils sont très voisins également des albuminoïdes actifs que l'on peut retirer des produits glandulaires animaux.

Jadis, on les sacrifiait impitoyablement dans les opérations que nécessitaient l'extraction des glucosides ou des alcaloïdes : on ne leur attribuait d'autre rôle que de constituer les impuretés de ces produits, qu'ils « invisquaient », disait-on. Pour moi, je pense que les produits résultant de la vie cellulaire, que ce produit soit un alcaloïde, tel que la strychnine, ou un albuminoïde, tel qu'on en trouve dans le sérum des animaux immunisés, présentent entre eux la plus grande analogie au point de vue de leur mode de synthèse ; et que l'action sur l'organisme de ces albuminoïdes négligés jusqu'ici doit être prise en très sérieuse considération dans l'interprétation de l'activité médicamenteuse d'une drogue.

Certains de ces albuminoïdes exercent en effet sur l'organisme animal une action très énergique. Je puis dire, en me basant sur le résultat de recherches personnelles que je vais vous exposer, qu'ils mettent cet organisme en état de subir, d'une façon plus intense, l'action des cristalloïdes, qu'il s'agisse de glucosides, d'alcaloïdes ou de toute autre substance douée de propriétés physiologiques actives.

Depuis un certain nombre d'années, mon attention est attirée sur ces phénomènes, et je possède actuellement un nombre suffisant de faits expérimentaux pour me permettre d'affirmer le rôle extrêmement important que ces albuminoïdes peuvent jouer, ne serait-ce qu'en facilitant l'absorption de principes qui ne pourraient, sans leur intervention, réussir à pénétrer dans l'économie.

Il y a quelques années, en étudiant les matières albuminoïdes des champignons vénéneux, notamment de la fausse-oronge, j'ai été amené à observer ce fait, qu'il était possible d'isoler du suc obtenu par simple expression de cette plante une matière albuminoïde extrêmement toxique, voisine de ces toxines que l'on connaît actuellement, que l'on sait exister dans certains bouillons de culture de bactéries pathogènes ; et je pus observer expérimentalement l'action de cette toxine sur les animaux. Le suc obtenu par expression de la fausseoronge est mortel chez le cobaye à la dose minime de 5 à 8 centimètres cubes par voie d'injection intra-péritonéale. Une dose de 1 cent. cube est encore capable de déterminer des accidents plus ou moins graves, mais non mortels. Les accidents que l'injection de suc détermine sont des accidents mixtes, si l'on peut ainsi dire, car ils relèvent à la fois de l'action de ces matières albuminoïdes, et, pour une très large part, prépondérante très certainement, de l'action de la muscarine, l'alcaloïde qui existe dans la fausse-oronge.

Eh bien, si, par un artifice de préparation, on sépare les matières albuminoïdes du suc du champignon, et que l'on cherche quelle est la toxicité du suc ainsi dépouillé de ses matières albuminoïdes, on observe qu'elle est beaucoup moindre que primitivement. La contrepartie de l'expérience est facile à réaliser et je l'ai effectuée de la façon suivante : en injectant à un animal, d'une part, la matière albuminoïde préalablement séparée puis redissoute dans un sérum approprié ; et, d'autre part, en injectant le suc privé de sa matière albuminoïde. On peut vérifier alors qu'une quantité de matière albuminoïde qui est incapable, à elle seule, de déterminer la mort de l'animal, rend mortelle une quantité de suc *privé de matière albuminoïde*, également incapable, à elle seule, de déterminer la mort de l'animal en expérience. Si l'on injecte les deux substances réunies, on détermine très rapidement la mort du cobaye.

On est donc en droit de dire que, dans ces circonstances, la matière albuminoïde a aidé, dans une notable mesure, l'action toxique de la muscarine, a mis l'organisme de l'animal en état de subir plus efficacement l'action d'une dose de muscarine incapable, à elle seule, de déterminer la mort. De plus, l'étude des phénomènes déterminés par cette matière albuminoïde lorsqu'on l'introduit isolément par voie d'injection dans l'économie, montre qu'elle entraîne une effraction de la muqueuse intestinale, ce qui permet une absorption beaucoup plus active et rapide des principes toxiques renfermés dans le tube digestif : c'est ainsi, bien certainement, qu'un grand nombre de substances qui traversent l'économie sans déterminer d'accidents, lorsque la muqueuse gastro-intestinale est intacte, peuvent, au contraire, produire des accidents plus ou moins graves lorsque cette muqueuse a subi une effraction, la pénétration de cette substance dans la circulation pouvant ainsi se faire.

Pour vous rappeler certains phénomènes que vous connaissez tous, le curare est susceptible d'être introduit à dose assez considérable dans le tube gastro-intestinal d'un animal sans déterminer d'accidents, à la condition absolue que la muqueuse soit parfaitement normale et saine ; mais si, pour une raison quelconque, son intégrité vient à être altérée, l'absorption par la voie sanguine se fait, et on voit se développer tous les accidents caractéristiques du curare.

Eh bien, Messieurs, ce n'est pas seulement à propos du suc de la fausse-oronge que ces faits se vérifient, j'ai pu les constater au laboratoire, à plusieurs reprises, avec les matières albuminoïdes destinées à l'alimentation : j'ai pu voir que, dans certaines circonstances encore mal déterminées, des conserves de viande ne présentant absolument aucune trace de putréfaction, en apparence en très bon état, mais ayant subi, sous l'influence du temps et de pratiques que je m'efforce de déterminer dans ce moment, des modifications encore incertaines quant à leur effet, sont arrivées à renfermer des produits de transformation de ces albuminoïdes alimentaires, produits de transformation qui se montrent toxiques. En réalité, cela n'a rien d'extraordinaire : il y a longtemps que les recherches de Schützenberger ont montré que les matières albuminoïdes, en s'hydratant, étaient susceptibles de donner lieu à un certain nombre de produits de transformation, parmi lesquels se trouvaient des substances très énergiquement toxiques pour l'organisme animal. Il est parfaitement possible que cela se produise sous l'influence de certaines pratiques mauvaises de stérilisation de ces conserves alimentaires ; et je parle ainsi parce que j'ai pu vérifier ce fait, en chauffant des matières alimentaires, des viandes de conserve et des viandes fraîches à l'autoclave pendant un temps assez considérable pour provoquer l'hydrolyse des matières albuminoïdes : on détermine ainsi une hydratation analogue à celle qui a été réalisée par Schützenberger dans ses expériences, et l'on provoque en même temps la formation de composés toxiques. Vous voyez quelle importance peut revêtir le rôle de cette matière albuminoïde : c'est là une étude à refaire absolument de toutes pièces.

Cette action des albuminoïdes doit donc être envisagée à deux points de vue. D'une part, ces matières peuvent exercer une action congestive et nécrosante sur la muqueuse gastro-intestinale : c'est le cas de la plupart d'entre elles; et c'est en vertu de cette propriété que se produit l'effraction de la muqueuse permettant la mise en activité de substances qui, sans cette effraction, auraient traversé l'organisme sans causer de dommages. D'autre part, les matières albuminoïdes doivent être envisagées au point de vue de leur action toxique propre, laquelle est parfois extrêmement intense; je n'en veux pour preuve que celle des toxines du tétanos que je citais tout à l'heure.

Un autre fait bien important qui vient à l'appui de la thèse que je soutiens est la variabilité des méthodes d'extraction des principes actifs, et l'origine de la substance végétale servant à leur extraction.

Nous allons bientôt voir que l'opium possède une composition variable et que les propriétés physiologiques de quelques-uns des alcaloïdes qu'il renferme diffèrent suivant la nature des procédés d'extraction mis en œuvre pour les obtenir.

L'exemple que fournit l'opium n'est pas le seul de ce genre. Prenons les plantes du genre *Atropa*; on a retiré de ces plantes un très grand nombre, un trop grand nombre d'alcaloïdes, auxquels on a donné des noms rappelant leur origine végétale : daturine, hyosciamine, duboisine. Or, les recherches de mon prédécesseur, Regnauld, ont permis de constater qu'il n'existait en réalité, en tant qu'espèce chimique, que l'atropine et son isomère physique, l'atropidine. Malheureusement ces recherches ont été systématiquement ignorées en Allemagne : c'est qu'en effet, de ce côté, on a tenu à introduire dans la thérapeutique, entre autres alcaloïdes de ce groupe, l'hyoscine ou scopolamine. On l'a préconisée comme le plus puissant mydriatique connu : c'était un alcaloïde cinq fois plus actif que l'atropine, n'occasionnant jamais d'effets secondaires nuisibles, pas de troubles d'appétit, ni de troubles nerveux, n'augmentant pas la pression intra-oculaire et évitant ainsi les glaucômes; enfin se conduisant comme un calmant remarquable chez les aliénés, déterminant un ralentissement du cœur et amenant une dépression cérébrale. Ces propriétés de la scopolamine étaient bien celles des échantillons fournis au début de son introduction en thérapeutique; malheureusement, dans la suite, les propriétés de la substance mise dans le commerce sous le nom de scopolamine s'étant modifiées, des accidents d'intoxication survinrent qui permirent de constater que sa stabilité devait être très imparfaite et que, à l'instar de la duboisine, de la daturine, elle n'était qu'un mélange d'atropine et d'un corps inconnu, ou tout au moins fort peu connu, faisant varier son action physiologique suivant la proportion qui en entrait dans le mélange. Le Dr Valude a appelé l'attention sur un accident survenu après l'emploi de la scopolamine en oculistique. La malade usait d'atropine; puis, sur la foi des observations allemandes qui montraient la scopolamine comme étant de 5 à 7 fois moins toxique que l'atropine, on la substitua, dans son traitement, à l'atropine. Donnée à des doses bien inférieures à celles regardées comme doses maxima, elle détermina des accidents graves.

Bien d'autres substances peuvent prêter à des conclusions du même genre.

Les digitalines ne sont pas toutes semblables, bien s'en faut. D'autre part, les préparations officinales de digitale sont de 9 à 12 fois plus toxiques que la proportion de digitaline contenue dans la quantité de feuilles qui a été utilisée à leur confection. D'après François-Franck, 50 centigrammes de feuilles de digitale correspondent, au point de vue toxique, à 3 ou 4 milligrammes de digitaline cristallisée alors qu'elles ne renferment qu'un demi-milligramme de ce principe actif. La digitoxine de Merck est environ trois fois plus toxique que la digitaline amorphe chloroformique; elle supprime les phases de ralentissement initial par lesquelles on passe dans l'intoxication par la digitaline amorphe.

On peut dire qu'il y a autant de digitalines qu'il y a de préparateurs de digitaline. Eh bien, ces différentes variétés se réduisent, en somme, à trois substances nettement déterminées : d'une part, la digitaline vraie, d'autre part la digitaléine, que je considère comme une modification allotropique de la digitaline, et d'autre part, la digitonine, qui est une saponine et qui a été étudiée dans ces dernières années. Suivant le soin avec lequel la digitaline est préparée, vous

aurez affaire à de la digitaline portant la marque de X. ou de Y., et
dont l'activité thérapeutique est des plus variables ; c'est ce qui a pu
permettre à un expérimentateur comme François-Franck de dire que
la digitaline allemande était plus énergiquement toxique que la digitaline française : les produits qu'il a eus entre les mains étaient certainement des digitalines incomplètement purifiées et renfermant, en
proportion plus ou moins considérable, de la digitaléine ou une autre
substance encore inconnue et encore plus active que la digitaline.
Je renverrai ceux d'entre vous que cette question intéresse à la discussion détaillée que j'en ai faite dans l'article DIGITALE du *Dictionnaire de physiologie* de Ch. Richet.

Prenons la théobromine. Dans une des séances de la Société de
thérapeutique, mon collègue et ami M. le Dr Huchard a fait part de
quelques observations permettant de constater une très grande variation de l'action thérapeutique de ce corps. Or, vous savez que la théobromine n'est pas la seule leucomaïne xanthique que renferment les
végétaux. L'adénine, par exemple, accompagne la caféine et la théo-
phylline dans le thé ; il est très probable que certaines semences de
cacao doivent renfermer quelques-uns de ces composés autres que la
théobromine, qui l'accompagnent peut-être dans quelques échantillons du commerce.

Le seigle ergoté nous fournit un autre exemple. Suivant son état
de conservation et le temps écoulé depuis sa récolte, les procédés mis
en œuvre pour l'extraction des principes actifs permettent d'en isoler
des substances fort différentes.

Les anciens cliniciens avaient bien su distinguer, dans les épidémies
d'ergotisme, la forme gangréneuse et la forme convulsive. Le résultat
de leur expérience leur avait permis de constater que la forme gangréneuse se produisait surtout dans les années où, par suite de la
pénurie des récoltes, les graines de céréales qui contenaient de l'ergot
étaient consommées aussitôt recueillies ; et que lorsque les farines
employées restaient quelque temps en magasin, la forme convulsive
avait plus de tendance à se montrer.

L'analyse immédiate a jeté la lumière sur ces faits : le principe
actif auquel sont dus les accidents gangréneux est un albuminoïde,
la *sphacélotoxine*, produit peu stable et qui finit par disparaître sous
l'influence du temps, de la lumière et de l'air. Aussi comprend-t-on
aisément que les farines consommées longtemps après la récolte du

grain qui renfermait de l'ergot n'aient causé que des accidents convulsifs par suite de la disparition de la sphacélotoxine.

On pourrait multiplier ces exemples à l'infini.

Les quassines fournies par les différentes espèces de bois qui portent dans le commerce le nom de *Quassia* ne possèdent pas toutes, au point de vue de l'intensité, la même action physiologique.

Il en est de même de la saponine : suivant qu'elle a été extraite de la saponaire d'Égypte, ou du quillaja, on constate des différences dans son action thérapeutique. On peut en dire autant de la digitonine qui n'est qu'une variété de saponine.

Les cocaïnes extraites directement des diverses espèces de coca qui se trouvent dans le commerce présentent une composition chimique très voisine mais cependant différente. La coca du Pérou renferme surtout de la cocaïne vraie. La coca de Colombie renferme de l'isatropylcocaïne et de la cinnamylcocaïne. La coca cultivée de Ceylan ne renferme probablement pas de cocaïne vraie.

A un autre point de vue, l'intervention du chimiste a été néfaste dans la préparation des produits médicamenteux. La nécessité, à l'heure actuelle, de fabriquer en grand ces produits conduit à l'obtention de préparations inférieures en qualité à celles que produisait le pharmacien d'autrefois opérant sur de petites quantités, avec des matières homogènes, et guidé dans leur préparation par le Codex. Or, je n'étonnerai aucun de ceux qui ont quelque pratique du laboratoire, en disant que les résultats d'une même préparation sont parfois fort différents, suivant que l'on opère sur de grandes ou de petites masses. Les procédés industriels de préparation des médicaments se préoccupent bien plus du rendement que de la qualité. De là des différences sensibles entre des produits qui devraient être constants.

De plus, en préparant lui-même les médicaments galéniques officinaux, le pharmacien est capable de discerner si la substance végétale que le commerce lui fournit offre bien les caractères de la plante officinale désignée par le Codex ; tandis qu'en se procurant les mêmes médicaments en droguerie, il lui est impossible de contrôler si l'espèce officinale n'a pas été remplacée, en totalité ou en partie pour ces préparations, par des variétés botaniques plus ou moins actives, car la seule base sérieuse d'appréciation — dosage des principes actifs dans les extraits, teintures, etc. — ne sera rien moins que sûre dans cette circonstance.

Vous savez combien il importe, au point de vue chimique, qu'une opération soit faite dans des conditions rigoureusement identiques pour obtenir des produits comparables. Eh bien, actuellement, grâce surtout à la complication moléculaire d'un assez grand nombre des composés qu'il faut utiliser maintenant pour la préparation de certains produits pharmaceutiques, il est presque impossible, dans quelques circonstances, d'être sûr d'obtenir toujours des produits identiques : je vous faisais déjà remarquer ce fait l'an dernier en vous entretenant de quelques analgésiques nouvellement lancés.

Autrefois lorsque le pharmacien préparait lui-même, d'après les prescriptions du Codex, dans son officine et avec tous les soins désirables, les extraits, les teintures, tous les produits galéniques, il pouvait contrôler par lui-même la valeur médicamenteuse des substances qui lui servaient à préparer ces extraits et ces teintures. Actuellement, en raison des modifications économiques survenues depuis quelques années, je crois qu'il n'existe pour ainsi dire plus de pharmaciens faisant eux-mêmes les préparations inscrites au Codex. Ce sont des préparations qui se font maintenant industriellement. Eh bien, dans l'industrie, comme je le faisais remarquer tout à l'heure, on est préoccupé surtout du rendement, et, à un bien moindre degré, de la qualité des produits : il en résulte que, pour préparer certains médicaments, on utilise des plantes de provenances très diverses, de richesse très différente en principes actifs, et que les substances obtenues dans ces conditions sont très loin de ressembler, comme constance de composition, aux produits que l'on pouvait obtenir autrefois, alors qu'on opérait exclusivement sur des matières premières rigoureusement choisies.

Je ne dois pas oublier en terminant le côté économique de la question. On a dit qu'on ne fabriquait plus d'alcaloïdes en France : cela tend à devenir malheureusement vrai, c'est qu'en effet cette fabrication est entravée par les droits énormes qui frappent l'alcool en France, et vous savez qu'il est à peu près impossible sans alcool de préparer des alcaloïdes.

M. Bardet a développé, à l'aide d'arguments très intéressants, ce côté économique dans la discussion qui a eu lieu au sein de la Société de thérapeutique. Pour ma part, je pense que la solution de cette question, si complexe parce qu'elle tient à des causes d'ordre très différent et multiple, aura fait un grand pas le jour où les médecins actuels auront repris l'habitude de formuler comme leurs aînés et d'avoir recours aux prescriptions galéniques. Le pharmacien obligé ainsi de prendre plus de soin de l'exécution des formules qui lui seront plus fréquemment présentées, en reviendra peu à peu à vouloir préparer lui-même le plus grand nombre des médicaments officinaux, et tout le monde ne pourra qu'y gagner.

Mais aussi je ne cesserai de répéter que le médecin doit posséder pour cela sur la composition chimique des drogues, sur leur provenance, leur action médicamenteuse, des connaissances suffisamment étendues pour juger à bon escient des circonstances indiquant leur emploi. C'est ainsi que je comprends l'étude de la matière médicale. C'est la raison pour laquelle cette étude me paraît si importante.

Le médecin ne peut recourir à l'emploi du médicament avec quelque confiance, ne peut en attendre de véritable secours, que s'il a une connaissance parfaite de tout ce que cet agent va susciter dans l'organisme. Il doit non seulement satisfaire à l'indication, mais aussi respecter la contre-indication.

Je vois également, pour pouvoir résoudre le problème qui nous intéresse, la nécessité de perfectionner, même de refaire, sur certains points, nos connaissances relatives à la composition immédiate des substances médicamenteuses. Certes, je suis le premier à reconnaître l'avantage indéniable de l'emploi des principes actifs pour l'étude de l'action physiologique qui permet d'interpréter l'action thérapeutique d'une drogue végétale; mais je crois que l'emploi du principe actif au détriment de la préparation galénique n'est qu'une simplification apparente et qu'il constitue une atteinte portée à l'action médicamenteuse totale. L'emploi du principe actif est excellent pour atteindre rapidement et à coup sûr un but déterminé, mais persuadez-vous que vous ne ferez jamais avec la digitaline, par exemple, ce que vous pourrez faire avec la macération de digitale, avec la morphine, ce que vous pourrez accomplir avec l'opium.

L'emploi des préparations galéniques est le côté d'art de la profession médicale, nécessitant l'union du tact médical le plus délicat à la parfaite connaissance de l'activité physiologique de chacun des éléments utiles du médicament, depuis le plus actif jusqu'à celui en apparence le plus inerte.

Quels que puissent être les progrès de la science, il ne faut pas renoncer à ce côté d'art, ni lui diminuer son rôle jusqu'à le réduire à néant. Nous sommes encore bien loin d'une pareille possibilité, et pendant longtemps encore on pourra justement parler d'*art* médical. Je pense même que c'est seulement l'union, la fusion intime de l'art et de la science qui vous permettra de porter à son summum l'efficacité de l'intervention thérapeutique.

Les guérisons que le médecin tentera dans la pratique de son art seront d'autant plus sûres qu'il aura mieux étudié les propriétés des substances médicamenteuses, qu'il connaîtra mieux la portée de leur puissance, qu'il aura une idée plus juste, plus parfaite, des changements qu'elles vont susciter dans les organes et appareils sur lesquels elles sont capables d'exercer leur action. Une sage administration des moyens thérapeutiques repose autant sur l'étude approfondie des causes pathologiques auxquelles on les oppose que sur une connaissance précise de la nature et du pouvoir de leur action sur l'organisme sain ou malade.

En résumé, il y a dans la composition immédiate des drogues simples des éléments actifs dont la connaissance nous a échappé jusqu'alors et dont l'importance est attestée par des faits de jour en jour plus nombreux. Leur séparation plus ou moins parfaite d'avec les alcaloïdes, les glucosides ou les autres principes actifs qui sont réputés conférer à la drogue son énergie médicamenteuse, suffit certainement à expliquer les différences d'activité, au point de vue de l'action physiologique, des principes actifs isolés jusqu'à ce jour ; aussi, les effets obtenus avec les préparations galéniques qui représentent la plante entière sont-ils différents de ceux obtenus avec ses principes actifs préalablement isolés.

Les variations d'activité auxquelles je fais allusion, et qui sont extrêmement fréquentes, peuvent être rapportées à trois ordres de causes. L'isomérie, c'est-à-dire l'état allotropique dont je parlais au début pour les acides phénylsulfureux, les acides oxybenzoïques, le phosphore. L'homologie : les cocaïnes, les antipyrines, sont les types de cette seconde catégorie. Vous savez en effet que les cocaïnes diffèrent suivant que le radical alcool ou le radical acide qui entre dans leur constitution est changé. Tandis que la benzoyl-cocaïne, ou cocaïne ordinaire, jouit de propriétés analgésiques, lorsqu'on vient à remplacer le radical benzoyle par certains homologues, on obtient une cocaïne qui a une action analgésique presque nulle tandis qu'elle manifeste une action toxique extrêmement intense dans d'autres cas. Enfin, à un troisième ordre de causes il convient de rapporter l'existence d'éléments actifs dont la connaissance a échappé jusqu'ici, par exemple, ces albuminoïdes dont je vous parlais tout à l'heure.

Cela nous explique la différence d'action physiologique et médicamenteuse qui peut exister entre les préparations galéniques et les principes actifs proprement dits. En effet, les préparations galéniques contiennent la presque totalité des sustances actives de la plante : c'est là tout au moins l'idéal de la préparation galénique, c'est de rassembler toutes les substances actives existant dans la plante. Au contraire, l'isolement des principes actifs ne vise qu'une chose : séparer à l'état de pureté plus ou moins parfaite les composés qui passent pour être les uniques principes actifs, animaux ou végétaux.

Les quelques exemples que j'ai donnés tout à l'heure montrent bien qu'il faut s'attendre à ne pas trouver dans l'emploi des préparations galéniques les mêmes effets médicamenteux, la même activité toxique, que ceux qu'on rencontre dans l'emploi des principes actifs isolés de tel ou tel végétal. Mais, bien plus, il faut songer encore au but que l'on se propose dans leur emploi thérapeutique. A ce sujet, je vous citerai seulement deux exemples pour montrer combien il est important de ne pas négliger les préparations galéniques, et de porter, au contraire, toute son attention à leur étude, pour tâcher d'approfondir leur action physiologique et médicamenteuse.

Vous savez qu'il existe un produit appelé *Semen contra*, utilisé à titre de substance anthelminthique contre les ascarides ; d'autre part, vous savez que l'écorce de racine de grenadier sert à l'expulsion du tœnia. Eh bien, Messieurs, ces deux produits renferment, comme principes actifs, le semen contra la *Santonine* ; l'écorce de racine de grenadier plusieurs alcaloïdes, au nombre de quatre, qu'on appelle les *Pelletiérines*. La santonine est manifestement plus active que le semen contra, toute proportion gardée pour sa richesse en principe actif. Il semblerait donc, au premier abord, qu'il y ait intérêt à employer la santonine de préférence au semen contra : ce n'est pas du tout mon opinion et vous allez en comprendre la raison. Qu'est-ce qu'on se propose de faire en administrant le semen contra? C'est de mettre les ascarides dans un état voisin de l'hypnose parfaite afin de pouvoir les expulser du tube digestif après les avoir réduit à un état inerte. Que fait-on en administrant le semen contra? On administre une drogue dans laquelle la santonine se trouve à l'état de combinaison avec une substance tannique, dans un état de solubilité aussi faible que possible dans les milieux intestinaux, qui va y séjourner par conséquent et pouvoir, *in situ*, exercer son action sur les ascarides. Que fait-on quand on donne la santonine? On administre une substance qui va se dissoudre dans les liquides intestinaux et, une fois dissoute, être absorbée puis pénétrer dans l'économie qui n'en a aucun besoin. Vous allez, tout simplement, risquer d'empoisonner un enfant, car c'est en général dans ces conditions que cette substance est administrée, alors que vous pouvez, au contraire, réaliser les meilleures conditions de son emploi en vous servant du semen contra. Aussi qu'a-t-on trouvé de mieux à faire? C'est de recommander l'emploi de la santonine sous forme de tannate! Mais alors, pourquoi ne pas employer le semen contra, tel qu'il se présente : c'est infiniment plus simple, d'autant que ce produit renferme encore, à côté de la santonine, une huile essentielle qui est énergiquement anthelminthique et dont l'action vient s'ajouter à celle de la santonine et la renforcer.

On pourrait faire la même observation pour l'écorce de racine de grenadier et la pelletiérine. Vous savez que c'est sous forme de tannate que l'on recommande l'administration de ce médicament. Alors à quoi bon se donner la peine de l'isoler, puisqu'il se présente sous cette forme dans l'écorce de grenadier.

Je pourrais multiplier les exemples, vous citer l'*Agaric* qui s'emploie contre les sueurs des tuberculeux avec tant d'efficacité et dont l'action n'est, en aucune façon, comparable à celle de l'agaricine; le *Lichen d'Islande*, dont l'action n'est en aucune façon comparable à celle du cétrarin, qui est le produit de transformation de l'acide cétrarique existant dans le lichen.

Comme vous le voyez, Messieurs, par ces quelques exemples, il me semble qu'il ne faut pas négliger autant qu'on l'a fait l'action thérapeutique et l'action physiologique des préparations galéniques. Certainement, de là à revenir aux anciennes préparations galéniques, à la thériaque et aux soixante-quatre substances qui la composaient, il y a fort loin; je veux seulement montrer, par ces quelques exemples, l'importance considérable que peuvent revêtir les préparations galéniques quand elles sont bien faites et bien appropriées au but qu'on se propose.

Certainement, l'isolement des principes actifs a permis de faire d'immenses progrès dans l'étude pharmacodynamique des substances médicamenteuses, et s'il était inconnu, il faudrait s'efforcer de le réaliser par tous les moyens possibles; mais une fois que cet isolement a permis d'étudier, de fixer les propriétés physiologiques de la substance active, je crois qu'il reste encore à faire une chose des plus importantes aux points de vue pharmacodynamique et thérapentique, c'est de voir dans quelle mesure ces propriétés physiologiques de la substance active sont modifiées, diminuées ou exaltées, par la coexistence, la collaboration des autres principes qui se trouvent dans la drogue. C'est à ce point de vue, Messieurs, que je voulais attirer votre attention sur certaines substances; et, plus tard, quand nous allons étudier les alcaloïdes de l'opium et l'opium lui-même, les alcaloïdes du quinquina et le quinquina, vous allez voir assez souvent des applications des idées générales que j'ai essayé de vous présenter aujourd'hui.

Laissez-moi terminer ces considérations par une phrase que j'emprunte à Fonssagrives dont vous m'avez bien souvent entendu invoquer l'autorité et la largeur de vues. « Les thériaques naturelles, dans lesquelles la nature enveloppe les alcaloïdes, ne méritent pas le dédain que l'on est disposé aujourd'hui à concevoir pour elles; et, lancés à fond de train à la poursuite de ces *quintessences médicamenteuses*, dont je ne nie certainement pas l'importance, pas plus que les avantages d'administration facile, nous oublions trop les substances naturelles d'où la chimie les extrait. Une analyse clinique plus attentive et pénétrant davantage dans les nuances nous révélerait, entre l'action de ces médicaments complexes et les principes qu'on en retire, des différences qu'il n'est pas permis d'abstraire au profit de notre repos. »

(7 novembre 1899).

IIᵉ LEÇON

GÉNÉRALITÉS SUR LES HYPNOTIQUES DONT LA STRUCTURE MOLÉCULAIRE DÉRIVE DE L'ALCOOL OU DU MÉTHANE. — SULFONAL ET SES DÉRIVÉS.

Avant de commencer l'étude pharmacologique des quelques substances hypnotiques qui nous restent à passer en revue pour terminer l'étude que nous avons interrompue l'an dernier, je crois nécessaire de rappeler pour quelques moments votre attention sur l'importance considérable que joue l'élément *Ethyle* au point de vue hypnotique et analgésique.

L'année dernière, en vous parlant des dérivés chlorés du formène et de l'éthane, j'ai déjà eu l'occasion d'appeler votre attention sur ce sujet et de vous montrer l'importance considérable que la structure moléculaire de certaines substances organiques exerçait sur l'action médicamenteuse que l'on était en droit d'espérer de ces subtances. Je vous ai montré que, parmi les radicaux alcooliques, le radical éthyle notamment possédait, par lui-même, une action hypnotique que nous allons voir se développer dans toute son activité lorque nous ferons l'étude de l'alcool. J'ai appelé votre attention sur ce fait que la combinaison avec le radical éthyle de certains corps simples ou de certains radicaux composés, notamment du chlore, du brome ou du résidu SO^2, — ces derniers composés constituant ce qu'on a appelé les dérivés sulfonés qui vont nous intéresser dans l'histoire du sulfonal et des sulfonalides — je vous ai montré que la combinaison de ces éléments avec le radical éthyle exaltait dans une très notable mesure ses propriétés hypnotiques au point de les transformer même dans certains cas, comme le montre l'éther chlorhydrique, en véritables propriétés anesthésiques.

Cette conception, qui date déjà d'un certain nombre d'années, qui a été, je crois, introduite pour la première fois dans la science par les recherches de Schneegans et von Mering, a été attaquée dans ces dernières années; et on a même voulu montrer que cette conception du rôle du radical éthyle était absolument inexacte. Pour ma part, je pense que, si elle n'interprète pas absolument tous les phénomènes que l'on peut observer sous l'influence de ces substances médicamenteuses, cette conception doit cependant être conservée, car le nombre des faits qui viennent à son appui est vraiment très considérable. Mais je crois cependant devoir lui apporter certaine modification. A mon sens, ce qui est important dans le fait de l'action hypnotique — et même hypno-anesthésique lorsqu'elle est poussée à son maximum — jouée par le radical éthyle, résulte surtout de ce que j'appellerai l'*influence directrice* exercée par la structure moléculaire de l'alcool, ou même, en définitive, du méthane. Cette influence directrice, qui me paraît devoir jouer un rôle prépondérant, réside dans la situation d'un atome de carbone central; et c'est précisément pour faire comprendre ce que je viens de vous dire que j'ai fait tracer les figures de constitution que vous voyez reproduites sur ce tableau. Il ne faut pas vous effrayer de ces dessins plus ou moins barbares; ils doivent servir à interpréter un phénomène, absolument comme un schéma ou un graphique doivent servir à fixer dans les idées un fait d'anatomie ou de physiologie.

Tableau des alcoolides hypnotiques.

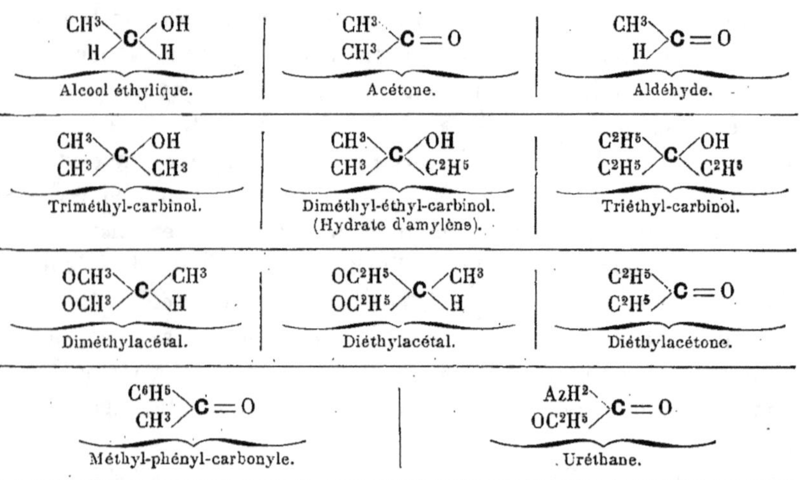

Voici la formule de structure de l'alcool éthylique : d'après ce que je viens de dire, l'action hypnotique résulte surtout de la situation centrale de cet atome de carbone que j'indique par un trait plus accentué; et les formules qui suivent vont montrer le bien fondé de cette interprétation.

Quand nous étudierons l'alcool éthylique à titre de substance médicamenteuse, nous ne pourrons pas faire autrement que de nous arrêter un certain temps sur son action hypnotique certaine. Les dérivés de cet alcool, c'est-à-dire les produits qui se forment par saturation des quatre atomicités libres de l'atome de carbone central du méthane, soit par des chaînes hydrocarbonées — méthyle, éthyle, etc., — soit par l'oxygène, soit par tous autres radicaux, laissent donc sa place intacte à l'atome de carbone central, comme vous voyez dans les différentes formules, c'est-à-dire ne modifient pas la structure fondamentale. Eh bien, tous les corps dans lesquels vous verrez cet atome de carbone central saturé par quatre radicaux mono-atomiques ou même par deux radicaux mono-atomiques et un atome d'oxygène, sont des composés plus ou moins nettement hypnotiques : il en est ainsi pour l'acétone, pour l'aldéhyde, dont un dérivé de simple condensation, la paraldéhyde, est un hypnotique fort intéressant; et cette propriété hypnotique se précise encore davantage dans un certain nombre de composés.

Voici, par exemple, un produit, le *diméthyl-éthyl-carbinol*, qui porte vulgairement le nom d'hydrate d'amylène et duquel je serai obligé de dire quelques mots; le diméthyl-acétal est lui-même une substance hypnotique d'une intensité moindre toutefois que l'uréthane : toutes ces substances possèdent cette formule caractérisée par un atome de carbone central, qui, à mon avis, joue le rôle prépondérant dans la production des phénomènes hypnotiques. Il en est de même du *méthyl-phényl-carbonyle*, qui a été proposé comme hypnotique et anesthésique.

C'est surtout dans l'étude des corps de la série du sulfonal, ce que l'on pourrait appeler le *groupe des sulfonalides*, que cette action se montre avec toute son évidence.

Voici en effet ce qu'apprend l'expérimentation : tandis que les dérivés sulfonés dans lesquels deux groupes SO^2 sont unis à un même atome de carbone sont de véritables hypnotiques, au contraire, les dérivés sulfonés dans lesquels les groupes SO^2 sont unis à deux atomes de carbone différents ne présentent aucune propriété hypnotique.

Tableau des sulfonalides hypnotiques.

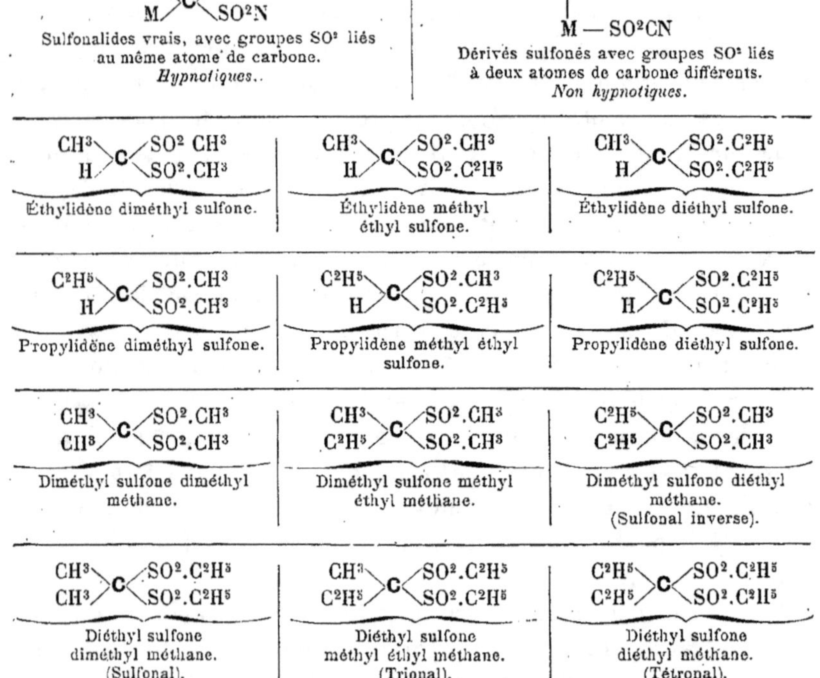

Vous pouvez suivre sur ce tableau qui représente les formules de constitution d'un certain nombre de dérivés sulfonés possédant des propriétés hypnotiques, la succession des métamorphoses que subit la molécule originaire de l'alcool pour aboutir au tétronal, le plus énergique, mais aussi le plus toxique de cette série d'hypnotiques. Et, chose remarquable, l'activité de chacun de ces dérivés, au point de vue hypnotique, est d'autant plus accentuée qu'il renferme un plus grand nombre de groupes éthyle, c'est-à-dire que le radical éthyle a été un plus grand nombre de fois substitué à un élément ou radical mono-atomique. Et cette propriété se vérifie également en dehors de la série des dérivés sulfonés : le pouvoir hypnotique croît également avec le nombre des groupes éthyle dans la série triméthyl-

carbinol, diméthyléthylcarbinol, triéthylcarbinol. Il faut tenir compte
également, dans cette appréciation du pouvoir hypnotique, d'une
autre propriété fort importante à cet égard, c'est celle de la plus ou
moins facile dissociation dans l'organisme. Autre point intéressant,
la place à laquelle se fait la substitution du radical éthyle, par rapport à l'atome de carbone central, ne paraît pas influer d'une façon
importante sur le pouvoir hypnotique du composé; ainsi le diméthylsulfone-diéthylméthane, appelé pour cette raison *sulfonal inverse*,
jouit des mêmes propriétés, aux mêmes doses et dans les mêmes
conditions, que le diéthylsulfone-diméthylméthane ou *sulfonal proprement dit*.

Voici des faits qui, joints à ceux que j'ai passés en revue tout
à l'heure, semblent montrer, sinon la parfaite exactitude de cette
idée, au moins, fournir un appui très satisfaisant pour cette interprétation.

Ces sulfones, dont nous allons commencer l'étude maintenant,
constituent un groupe assez nombreux de corps dont vous voyez les
différentes formules écrites sur le tableau. Je n'en veux retenir que
quelques-uns; les formules les plus importantes, celles qui concernent le sulfonal, le trional et le tétronal. Comme vous le voyez, dans
chacune de ces formules subsiste toujours la construction dont je
parlais tout à l'heure, ce schéma d'un atome de carbone central.
Dans le sulfonal ordinaire cet atome de carbone a ses quatre atomicités saturées, d'une part, par deux groupes méthyle, et, d'autre
part par deux groupes éthylsulfone, de sorte que le nom rappelant la constitution moléculaire de ce composé devrait être *diéthylsulfone-diméthylméthane*. Il est plus court et plus facile de dire sulfonal. Le sulfonal inverse est constitué par la saturation des quatre
atomicités de cet atome de carbone central par deux groupes méthyl-
sulfone, et deux radicaux éthyle; son appellation, en fonction de cette
structure, est *diméthylsulfone-diéthylméthane*. Vous voyez que dans
cette combinaison le radical éthyle vient prendre la place des deux
radicaux méthyle du sulfonal proprement dit et réciproquement; c'est
pourquoi elle a été appelée sulfonal inverse : elle a exactement la
même composition élémentaire.

Le *trional* est constitué par la saturation des quatre atomicités de
l'atome de carbone central, d'une part, par deux groupes éthyle sulfone, d'autre part, par un radical méthyle et un radical éthyle. Comme

vous le voyez, il y a un radical éthyle de plus que dans le précédent, substitué à un radical méthyle. Enfin dans le *tétronal*, les quatres atomicités de l'atome de carbone central sont saturées par deux groupes éthylsulfone et par deux radicaux éthyle : l'éthyle s'est partout substitué au méthyle.

Ces recherches sont dues à Baumann et Kast, qui, les premiers, dans l'étude du trional, du sulfonal et du tétronal, ont mis en lumière ce fait que, au fur et à mesure que le nombre de radicaux éthyle augmente, le pouvoir hypnotique augmente également, ce qui est en parfaite concordance avec les faits de tout à l'heure : le trional, qui renferment trois radicaux éthyle, est plus énergiquement hynotique que le sulfonal, qui n'en renferme que deux ; enfin le tétronal, qui renferme quatre fois le radical éthyle, possède des propriétés hypnotiques encore plus énergiques que le trional et à plus forte raison que le sulfonal, mais possède, d'autre part, l'inconvénient de déterminer quelques accidents dans son administration ; aussi est-il à peu près négligé à titre de substance hypnotique. Les seules substances que nous aurons à étudier, par conséquent, sont le SULFONAL et le TRIONAL.

Sulfonal. — Le sulfonal est un dérivé complètement artificiel, résultant de l'oxydation du produit de la réaction qui se passe lorsque l'on met en présence une partie d'acétone et deux parties d'éthylmercaptan, ou sulfhydrate d'éthyle. La réaction est favorisée par un courant d'acide chlorhydrique gazeux que l'on dirige jusqu'à saturation dans le mélange ; puis on fait agir sur le produit de cette réaction du permanganate de potasse. La formule ci-après rend compte des phénomènes qui se produisent.

$$\underbrace{\begin{matrix}CH^3 \\ CH^3\end{matrix}\!\!>\!\!C=O}_{\text{Acétone.}} + \underbrace{\left\{\begin{matrix}HS.C^2H^5 \\ HS.C^2H^5\end{matrix}\right\}}_{\text{Mercaptan.}} = \underbrace{\begin{matrix}CH^3 \\ CH^3\end{matrix}\!\!>\!\!C\!\!<\!\!\begin{matrix}S.C^2H^5 \\ S.C^2H^5\end{matrix}}_{\text{Mercaptal.}} + H^2O$$

$$\underbrace{\begin{matrix}CH^3 \\ CH^3\end{matrix}\!\!>\!\!C\!\!<\!\!\begin{matrix}S.C^2H^5 \\ S.C^2H^5\end{matrix}}_{\text{Mercaptal.}} + 4O = \underbrace{\begin{matrix}CH^3 \\ CH^3\end{matrix}\!\!>\!\!C\!\!<\!\!\begin{matrix}SO^2.C^2H^5 \\ SO^2.C^2H^5\end{matrix}}_{\text{Sulfonal.}}$$

Une molécule d'acétone réagit avec deux molécules de mercaptan, sous l'influence de l'acide chlorhydrique gazeux, pour former le mercaptal que l'on peut envisager comme de l'acétal dans lequel l'oxygène est remplacé par du soufre; et, par oxydation ultérieure de ce produit, deux atomes d'oxygène viennent se fixer sur chacun des atomes de soufre du radical S.C²H⁵ pour fournir le dérivé sulfoné. La préparation est donc extrêmement simple au point de vue chimique, et montre très nettement la constitution du corps.

Le sulfonal se présente sous forme de petits prismes courts, brillants, qui craquent sous la dent et possèdent une saveur à peu près nulle : autrement dit, il est à peu près complètement insipide et inodore. Son éclat est nacré; il fond à la température de 125° et bout vers 300° en subissant un commencement de décomposition.

J'attire votre attention sur la solubilité de ce corps, très importante à considérer, en raison de ce que je vais vous dire sur les conditions dans lesquelles devra être administré le sulfonal pour que son action médicamenteuse se produise au maximum, et ensuite sur la façon dont il faudra régler ce mode d'administration. En réunissant les meilleurs conditions, on en arrive encore à une solubilisation assez difficile; et, si l'on n'observe pas certaines précautions dans l'administration du sulfonal, on risque de n'obtenir aucun effet en vertu de cet axiome qui est toujours vrai : *Corpora non agunt nisi soluta.*

Le sulfonal est soluble surtout dans les acides concentrés : il est évident qu'au point de vue de son emploi médicamenteux cette propriété ne nous intéresse en aucune façon; mais, malheureusement, il est peu soluble dans tous les autres dissolvants, sauf dans quelques-uns dont l'emploi est encore impossible en raison de leur nature même. Je veux parler de l'éther, qui dissout assez bien le sulfonal, quoi qu'il en faille encore 133 parties, à la température de 15°, pour dissoudre une partie de sulfonal, mais ne peut pas permettre son emploi dans ces conditions; de l'alcool qui dissout une partie de sulfonal pour 65 parties d'alcool à 90 p. 100; c'est encore là une solubilité assez considérable, mais qui ne permet pas non plus son emploi à cause du degré élevé de l'alcool nécessaire. Le sulfonal est très soluble dans l'alcool bouillant, puisque deux parties suffisent pour le dissoudre; mais ce n'est pas encore là une propriété qui puisse être utilisée. Lorsque, au lieu de considérer l'alcool à 90 p. 100, il s'agit d'alcool plus dilué, à 50 p. 100 par exemple, ce qui correspond à l'eau de vie du commerce, on constate que la solubilité est très amoindrie : il en faut alors 110 parties pour dissoudre une partie de sulfonal.

Cette solubilité est encore plus faible dans l'eau : il faut 500 parties, c'est-à-dire un demi litre d'eau, pour dissoudre un gramme de sulfonal, à la température de 15°. Avec l'eau bouillante, 20 parties suffisent, mais la solubilité n'augmente d'une façon importante qu'à une température rendant impossible l'emploi de pareilles solutions.

On a cherché si la présence de certaines substances ne pouvait pas déterminer une plus facile solubilité du sulfonal. Voici les résultats auxquels on est arrivé. Avec une solution de chlorure de sodium à 2 p. 100, c'est-à-dire à 20 grammes par litre d'eau, on voit que la solubilité augmente. Il ne faut plus que 250 centimètres cubes de cette solution pour dissoudre, à la température de 15°, un gramme de sulfonal. Mais ça n'est pas encore une solubilité qui permette un mode régulier et facile d'administration du sulfonal. D'autre part, si l'on emploie la solution aqueuse d'acide chlorhydrique à 2 p. 1000, c'est-à-dire celle qui se rapproche de la quantité d'acide chlorhydrique existant normalement dans le suc gastrique, il en faut 275 parties pour dissoudre 1 gramme de sulfonal à la température de 38°.

L'expérience a également appris ce fait, c'est qu'il faut environ une à deux heures pour dissoudre 50 centigrammes de sulfonal dans 100 centimètres cubes de suc gastrique à la température de 38° à 40°.

Comme vous le voyez, toutes ces solubilités sont extrêmement faibles, et on est obligé, en quelque sorte, d'administrer le sulfonal sous forme solide : c'est en effet sous forme de cachets qu'on le prescrit le plus fréquemment. Les alcalis n'influencent pas sa solubilité : ce fait est intéressant, parce qu'il permet, à la rigueur, d'administrer le sulfonal en suspension dans un liquide introduit au moyen d'un lavement. Je vous disais que cette solubilité allait nous fournir la règle qui doit présider à l'administration du sulfonal. Il n'y a, en effet, qu'un moyen d'administrer le sulfonal pour que cette substance donne lieu aux effets hypnotiques qu'on est en droit d'en attendre : dans la plupart des cas où l'action hypnotique n'a pas été obtenue comme elle doit l'être, il faut s'en prendre au mode défectueux suivant lequel l'administation en a été faite.

Ces règles sont les suivantes : le sulfonal doit être administré au moment des repas, afin de se trouver en présence du suc gastrique qui porte sa solubilité au maximum, et environ trois heures avant le moment où l'on compte qu'il devra déterminer son action hypnotique. D'autre part, sa solubilisation peut être facilitée, dans une large mesure, en prescrivant une ingestion de boisson chaude en assez forte proportion après son administration. Il est bien entendu que ces boissons chaudes ne devront pas être constituées par des infusions de substances médicamenteuses à action pharmacodynamique contraire à celle du sulfonal, par des boissons excitantes, mais au contraire par des boissons ayant une action médicamenteuse calmante ou au moins à peu près nulle, le but qu'on se propose étant tout simplement de faire ingérer une certaine quantité de liquide : par conséquent, n'importe quel liquide, sauf les infusions excitantes telles que thé, café, maté, etc.

Comme la plupart des dérivés sulfonés, le sulfonal est une substance extrêmement stable en présence des acides, des alcalis, des agents de réduction ou d'oxydation. Il possède une réaction caractéristique que je vous indique simplement parce qu'elle peut être utile à connaître : elle consiste dans la régénération du mercaptan, très reconnaissable à cause de l'odeur nauséabonde et particulière qu'il possède. Cette régénération peut se faire sous l'influence des agents de réduction : par exemple, en mélangeant le sulfonal avec du cyanure de potassium et en chauffant le mélange ; ou bien encore, en mettant en contact avec du sulfonal fondu dans un tube à essai un peu d'acide pyrogallique qui détermine le même phénomène.

Qu'est-ce que devient le sulfonal qui a été introduit dans l'économie ? Lorsque le sulfonal est introduit dans l'économie d'un animal ou de l'homme en assez faible proportion, on observe qu'il se dédouble à peu près complètement, en donnant naissance à des composés sulfurés dont l'étude est assez intéressante : on les retrouve dans l'urine. Chez les chiens, par exemple, on peut observer que l'administration, dans de bonnes conditions, de 30 centigrammes de sulfonal par kilo d'animal, donne naissance à des produits qu'on retrouve dans l'urine sous forme de dérivés sulfurés : la totalité du sulfonal introduit subit une décomposition complète. Ces dérivés sont intéressants, parce que ce sont des dérivés organiques, très probablement albuminoïdes, du soufre : c'est le soufre organique des urines qui augmente alors ; le soufre des sulfates et celui des dérivés sulfo-conjugués n'éprouve aucun changement. Cela démontre la destruction complète de la molécule de sulfonal dans l'organisme et la combinaison du soufre à des matériaux de nature probablement albuminoïde.

Cela est d'autant plus intéressant que cette transformation en substance organique sulfurée ne s'observe que pour les dérivés sulfonés à propriété hypnotique, ceux que j'ai appelés les *Sulfonalides* et dans lesquels les deux groupes sulfonés sont unis au même atome de carbone ; tandis que les dérivés sulfonés dans lesquels les groupes sulfones sont unis à deux atomes différents de carbone, tel que l'éthylène-diéthylsulfone, passent dans l'économie et s'éliminent

$$CH^2 - SO^2.C^2H^5$$
$$|$$
$$CH^2 - SO^2.C^2H^5$$

Ethylène-diéthylsulfone.

par les urines sans subir la moindre décomposition et sans avoir déterminé la moindre action hypnotique. Cependant, lorsqu'on augmente les doses utiles de sulfonal, doses que nous allons apprendre à déterminer, pour obtenir l'action hypnotique, une proportion plus ou moins considérable du sulfonal ainsi ingéré passe inaltéré dans l'urine.

D'autre part, l'expérimentation sur les animaux ainsi que les observations sur l'homme ont montré que les doses hypnotiques, les doses médicamenteuses de sulfonal, n'entravaient pas le métabolisme des tissus azotés : la quantité d'urée n'augmente pas dans l'urine, l'azote total éliminé par les urines n'augmente pas non plus ; je répète, intentionnellement, que cela s'applique seulement aux cas où les doses administrées sont médicamenteuses ; lorsqu'on dépasse ces doses et, à plus forte raison, si l'on détermine des accidents comme ceux que nous allons avoir à envisager tout à l'heure, il est bien entendu que la destruction des matières azotées subit une modification et qu'il se produit une élimination beaucoup plus considérable de l'azote par les urines.

L'élimination du sulfonal est lente, c'est là un fait qui est à retenir ; souvent il est important à prendre en considération, comme nous le verrons tout à l'heure ; et les effets qu'on a pu obtenir, c'est-à-dire l'action hypnotique, persiste encore quelques jours après la suspension de l'absorption du médicament : je veux dire par là que le sommeil normal est facilité comme si le sujet absorbait une nouvelle dose du médicament. On a noté également une acidité plus grande des urines, et on en a induit qu'il pouvait se faire qu'une partie du sulfonal se transformât dans l'organisme en *acide éthyl-sul-*

fonique, qui serait la cause de l'augmentation de cette acidité. C'est là un fait qui n'est pas suffisamment établi actuellement et qui appelle de nouvelles recherches.

Action physiologique. — Occupons-nous maintenant, Messieurs, de l'action physiologique du sulfonal. Un certain nombre de phénomènes caractérisent cette action physiologique : ce sont d'abord des troubles de la motilité, puis de la sensibilité, enfin le sommeil.

Parmi les troubles de motilité, il faut signaler plus particulièrement la titubation, l'incoordination motrice, la résolution musculaire et l'état parétique des membres qui est parfois assez intense pour rendre absolument impossible la station debout chez certains individus, après des doses même très modérées de sulfonal.

Les troubles de la sensibilité consistent surtout en hyperesthésie, c'est-à-dire en une modification de la sensibilité, en une exagération de la réflectivité cutanée.

Quant au sommeil, sa nature, ou plutôt son degré, varie depuis la somnolence jusqu'à un sommeil profond, presque comateux, qui peut persister pendant une période de 5 à 12, quelquefois même 18 heures. Ce sommeil est accompagné d'un léger myosis, et, en général, d'un faible abaissement thermique.

Le plus souvent, les effets du sulfonal disparaissent au bout de 24 heures sans laisser de trace : aussi a-t-on pu dire que, dans certaines circonstances, c'était véritablement un hypnotique de choix ; c'est-à-dire un de ces hypnotiques déterminant un sommeil se rapprochant autant que possible de ce qu'on a appelé le sommeil physiologique. Je fais certaines réserves au sujet de cette appellation, car, je vous l'ai déjà dit l'an dernier à propos des théories du sommeil, il me paraît antiphysiologique de faire, au point de vue de l'action médicamenteuse, une distinction entre le sommeil physiologique et le sommeil pathologique. Enfin, le sulfonal diminue, ce qui est naturel, l'excitabilité de l'écorce cérébrale.

C'est surtout par l'expérimentation chez les animaux que nous allons pouvoir nous renseigner et pénétrer plus profondément dans l'interprétation de l'action physiologique exercée par le sulfonal.

Chez les animaux à sang froid, on observe un ralentissement de la respiration ; parfois, ce ralentissement est précédé d'une phase d'accélération. Plus tard, on observe l'affaiblissement de la sensibilité, une difficulté plus ou moins grande dans l'accomplissement des mouvements volontaires, et une diminution très notable de l'énergie cardiaque. Chez les animaux à sang froid comme chez les animaux à sang chaud, la mort est due surtout à la paralysie du cœur.

Chez les animaux à sang chaud, les phénomènes sont peut-être encore plus nets, en ce qui regarde l'expérimentation. Sous l'influence d'une dose de 20 à 50 centigrammes par kilo d'animal, lorsque la substance est administrée par la voie buccale, on observe sur les centres nerveux une action dépressive, qui se traduit surtout par de l'incoordination motrice. A des doses plus élevées, 60 à 80 centigrammes par kilo, on voit survenir un sommeil profond, un état de prostration complet. Enfin, à 90 centigrammes par kilo, la mort arrive inévitablement.

Comme vous le voyez, il y a, en somme, un assez faible écart entre les doses capables d'amener un sommeil très profond et la dose qui entraîne presque fatalement la mort, quand on expérimente sur un animal. Lorsque les animaux ont ainsi succombé à l'action toxique du sulfonal, on observe que le sang veineux est rutilant, d'une coloration rappelant celle qu'on observe sur le sang des animaux ayant succombé a l'intoxication oxycarbonée. On a fait intervenir les mêmes explications physiologiques : il y aurait arrêt des échanges, en vertu duquel les hématies se trouvent tout d'un coup inhibées, privées du pouvoir de rendre actif l'oxygène dont elles sont chargées et de continuer à présider à la respiration des tissus.

Les résultats qu'on obtient présentent quelques différences suivant la nature des animaux. Chez le lapin, par exemple, une dose de 25 centigrammes suffit pour déterminer des troubles de la motilité, tant dans les membres antérieurs que dans les membres postérieurs, du myosis, de l'abattement et de l'engourdissement. Chez le cobaye, une dose de 50 à 60 centigrammes détermine de l'impotence fonctionnelle, un état d'immobilité et de résolution musculaire complète. Vous pouvez voir l'animal chez qui on vient de faire tout à l'heure une injection de sulfonal, qui présente l'état que je décris : un état de torpeur profonde ; il est affecté de trépidation musculaire très sensible et présente un état d'hyperesthésie que nous avons vu se produire avec un certain nombre d'hypnotiques, mais qui se manifeste au maximum chez ces animaux sous l'influence du chloralose. Ce cobaye a des mouvements de trépidation par moments, il est probable que cét état va s'accentuer, de même que l'hyperexcitabilité réflexe qui est en général très marquée chez ces animaux.

La mort se produit dans le coma : l'animal est en état d'algidité, et on observe que sa température peut éprouver un abaissement qui atteint quelquefois jusqu'à sept degrés au-dessous de la température normale.

Les tremblements intenses dont les sujets sont affectés peuvent être attribués aussi à une action sur le bulbe et la protubérance, comme cela se produit sous l'influence de la nicotine.

Avec les doses subtoxiques de 40 à 30 centigrammes, on voit les phénomènes s'amender, mais rester sensiblement analogues à ceux que je vous ai indiqués. La déambulation est absolument impossible; l'animal est en proie à des trépidations musculaires très accentuées, en état d'hyperesthésie persistante : on observe une hyperthermie passagère qui fait bientôt place à une hypothermie accentuée pouvant aller jusqu'à 5° au-dessous de la température normale. L'état de sommeil qui succède à l'introduction dans l'organisme de ces doses non toxiques dure quelquefois de vingt à vingt-quatre heures chez les cobayes. On voit ensuite la température se relever peu à peu, au fur et à mesure que l'animal, qui a maigri d'une façon extraordinaire et qui a éprouvé une déperdition considérable par l'urine et les matières fécales, recommence à s'alimenter.

Chez le chien, les phénomènes sont très sensiblement les mêmes, toutes proportions gardées en ce qui concerne les doses. La dose de 20 centigrammes par kilo détermine, après un espace de temps variant de trente à quarante-cinq minutes, un état d'ivresse avec titubation et faiblesse musculaire générale : l'animal est dans un état nauséeux, il perd l'équilibre, est obligé de se coucher, et bientôt apparaît une parésie très nette du train postérieur. La sensation de contact est cependant conservée. Les troubles moteurs deviennent de plus en plus marqués, la résolution musculaire arrive à être complète et absolue : on observe aussi quelquefois ces phénomènes d'hyperexcitabilité, qui ne font jamais défaut chez le cobaye. La mort se produit dans un état comateux comme dans le cas précédent.

Lorsqu'on fait l'autopsie des animaux qui ont succombé, on observe une congestion rénale très accentuée, souvent même des hémorrhagies glomérulaires; une congestion active et passive des méninges céré-brales, avec suffusions sanguines au niveau du plancher du quatrième ventricule; enfin, une congestion souvent très accentuée des vaisseaux le long du canal de l'épendyme.

Chez l'homme, la dose nécessaire pour amener un effet médicamenteux, c'est-à-dire un effet hypnotique, varie entre 1 gramme et 2 grammes. Généralement la dose d'un gramme est parfaitement suffisante pour déterminer un sommeil qui dure pendant 5 à 6 heures environ : c'est la dose qu'il est nécessaire d'administrer, en une fois, pour obtenir un effet hypnotique, et c'est la dose qu'il ne faut pas dépasser, à moins d'avoir des données particulières sur la façon dont le malade réagit vis à vis du sulfonal. Nous allons avoir de cela des preuves assez nombreuses.

Sous l'influence de la dose d'un gramme, administrée en une seule fois et dans les conditions que je précisais tout à l'heure, afin d'amener l'action médicamenteuse à son maximum, l'individu éprouve une sensation de fatigue très sensible, avec diminution des réactions aux excitations extérieures; il ressent une lourdeur de tête qui va bientôt jusqu'à la somnolence; il est sujet à des bâillements et éprouve une sensation intense de paresse physique et surtout intellectuelle, qui se manifeste par la difficulté de s'exprimer, de soutenir une conversation, de suivre une idée pendant un certain temps; puis, on observe une légère parésie musculaire; quelquefois, chez certains individus, des hallucinations; enfin le sommeil arrive, un sommeil en général profond, calme, sans rêves, durant au moins cinq ou six heures, surtout si le sujet est soustrait au bruit et aux excitations extérieures.

Il est important même, pour que l'action hypnotique se produise dans toute sa perfection, que l'immobilité et l'absence d'excitations soient aussi absolues que possible autour du sujet soumis à l'action du sulfonal : cette immobilité et cette inaction accroissent surtout, dans une très notable mesure, la durée de cette action hypnotique.

Je n'ai pas besoin d'insister ici sur la nécessité de favoriser cette action par la façon dont le sulfonal est administré et le moment auquel il est administré pour favoriser sa solubilisation grâce à la présence du suc gastrique, des peptones et d'une certaine quantité de liquide. Mais je vous indiquerai un fait d'expérimentation qui prouve le bien fondé de ce que j'avançais tout à l'heure; c'est que, pour un même individu et une même dose de sulfonal, l'ingestion de cette dose dans la soirée, au moment du repas, et suivie après le repas de l'ingestion d'une certaine quantité de boisson chaude, détermine un état hypnotique parfait, ne laissant ensuite aucune gêne, aucun ennui, aucun mauvais souvenir de l'action du sulfonal; tandis que cette même dose, prise par le même individu dans la journée, à jeun, produit seulement de l'abattement et des phénomènes désagréables, sans amener le sommeil.

Lorsque l'action hypnotique a été ainsi provoquée trois ou quatre fois à l'aide de la dose efficace de sulfonal, — et j'insiste sur ce point qu'il est bien rarement nécessaire de dépasser 1 gramme, *pro dosi*, convenablement administré, — on peut entretenir cette action au moyen de plus petites doses : alors on observe ce fait, que le sulfonal administré dans ces conditions, à des doses inférieures à 1 gramme, après l'administration une ou plusieurs fois répétée de 1 gramme, constitue un agent capable de déterminer un certain degré de somnolence et même de sommeil; et, en réalité, on peut dire qu'il est un agent propre à augmenter et entretenir le besoin de sommeil naturel, plutôt qu'un hypnotique vrai, lorsqu'on continue ainsi quelque temps son administration à des doses inférieures à 1 gramme. Dans la plupart des cas, les effets produits ne dépassent pas une durée de vingt-quatre heures, mais cependant on observe quelquefois une sensation de fatigue succédant à l'action hypnotique du sulfonal, et un besoin de repos pendant la journée du lendemain.

Sous l'influence de doses plus considérables qu'un gramme, — et des faits de ce genre ont été observés à mainte reprise, lorsque, au début surtout de l'emploi thérapeutique du sulfonal, on administrait des doses qu'on n'oserait plus administrer maintenant, — sous l'influence de l'administration en une seule fois ou à court intervalle, de 3 à 5 grammes de sulfonal, on a observé de la lourdeur de tête, un abattement profond, une fatigue marquée; des troubles de motilité caractérisés par de la titubation, un état parétique ressemblant absoment aux phénomènes que je décrivais tout à l'heure dans l'expérimentation chez les animaux; l'embarras de la parole, la perte de la conscience; enfin, des phénomènes plus ou moins graves relevant de l'action toxique du sulfonal dont nous allons nous occuper dans un moment.

Comme vous pouvez le voir, l'homme est infiniment plus sensible que les animaux : c'est là un fait que nous retrouvons d'ailleurs dans l'action exercée sur l'homme et les animaux par toutes les substances hypnotiques; et en effet, cette dose, fortement exagérée, de cinq grammes, qui est même une dose toxique, véritablement capable d'amener des accidents, représente à peine, pour un adulte du poids moyen de 65 kilos, 8 centigrammes par kilo : vous avez vu que chez les animaux on pouvait couramment introduire des doses de 15 à 30 et jusqu'à 50 centigrammes par kilo sans déterminer d'accidents graves.

C'est chez les aliénés que les acccidents déterminés par le sulfonal ont put être étudiés, parce que c'est surtout chez ces malades que l'on a employé le sulfonal au début de ses applications comme médicament hypnotique et calmant, mais c'est également dans ces cas qu'il était nécessaire de l'employer à des doses élevées, considérables relativement à celles qui sont nécessaires pour déterminer l'effet hypnotique; et c'est avec ces doses de 3, 4, et 5 grammes, qu'on a vu se développer les phénomènes que j'indiquais tout à l'heure.

Chez ces sujets, on a pu constater, au cours d'accidents plus ou moins graves, l'intégrité des sensibilités tactile et douloureuse, ainsi que des réflexes. Les malades étaient en proie à une sensation, parfois extrêmement pénible, de froid intense et à des frissons. La parésie musculaire était toujours plus ou moins accentuée. Un état d'ébriété accompagné de vertiges avec perte d'équilibre, de la stupeur, des bourdonnements d'oreille avec tendance à la syncope, complétaient l'ensemble des manifestations provoquées par ces doses exagérées de sulfonal. Plus fréquemment, les accidents se bornaient à un état de faiblesse paralytique avec ataxie, plus particulièrement marquée aux extrémités, se prolongeant quelquefois durant plusieurs jours et même plusieurs semaines, et accompagnée de diminution, ou même de suppression complète, du réflexe pupillaire.

Vous avez pu voir que chez les animaux ce sont les phénomènes d'excitation, les tremblements, l'hyperesthésie cutanée qui dominent; chez l'homme, ce sont surtout des manifestations cérébrales, manifestations telles qu'on a pu en déduire que le sulfonal exerçait son action, d'une façon élective, sur la substance grise corticale, en raison des troubles moteurs qu'on a pu observer; mais, en même temps, l'observation a montré que ces accidents chez l'homme étaient, dans une très étroite mesure, comparables à cette affection qu'on a qualifiée de l'appellation de titubation cérébelleuse; ce qui rend très probable l'intervention d'une action élective du sulfonal sur le cervelet.

Action sur le cœur et la circulation. — On a dit, surtout au début de l'emploi du sulfonal, à cette période où les médicaments nouveaux sont si parfaits que rien ne leur résiste et qu'ils ne présentent que des avantages sans aucun inconvénient, on a dit que son action sur le cœur et sur la circulation était absolument nulle et que l'on n'observait aucune perturbation de rythme, de fréquence ou d'énergie, que la pression artérielle n'éprouvait aucun changement. C'est là une assertion sur laquelle il a bientôt fallu revenir, et, comme toujours, après cette période d'engoûment, de perfection par laquelle passent tous les médicaments nouveaux, s'est montrée la période de retour en arrière, de repentir, qui a permis de montrer que ce médicament, comme tous les autres, avait ses avantages et ses inconvénients; et que ce que l'on avait dit relativement à son action sur le cœur et la circulation était vraiment très exagéré.

S'il est vrai qu'il faille faire intervenir, dans les accidents qui peuvent se montrer, une question de dose et surtout de susceptibilité individuelle, il n'en est pas moins exact qu'une observation attentive montre que, chez l'homme, l'administration du sulfonal, même à dose médicamenteuse, détermine, pour les faibles doses, une augmentation de la pression sanguine, augmentation qui peut être interprétée par suite d'une excitation des centres vaso-moteurs et de la dépression des pneumogastriques; tandis que les hautes doses abaissent cette pression par suite de l'action dépressive, de la parésie qu'elles exercent sur le myocarde et sur l'appareil ganglionnaire intra-cardiaque. Les pulsations se trouvent alors accélérées, en partie par suite de l'excitation des accélérateurs, mais surtout en raison de la parésie des pneumogastriques.

Sur le sang, l'action exercée par le sulfonal consiste en cette sorte d'inhibition des hématies dont j'ai déjà parlé; le sang veineux est rutillant, rappelant ce que l'on remarque dans l'intoxication oxycarbonée, phénomène qu'on observe très bien chez les animaux intoxiqués avec le sulfonal. Il en résulte que cette substance, lorsqu'elle est introduite dans l'organisme à dose suffisante pour déterminer ces phénomènes, apporte une entrave aux échanges et à l'exhalation gazeuse pulmonaire : nous allons voir, en effet, dans ce que je vais rapporter tout à l'heure relativement à l'intoxication chronique par le sulfonal, cette entrave se manifester par des phénomènes très nets. A ce point de vue, l'ingestion de doses répétées exerce une influence considérable.

La respiration n'éprouve généralement aucune influence de la part du sulfonal, lorsqu'il est administré aux doses médicamenteuses. Ce n'est absolument que sous l'influence des doses toxiques, et même des doses énergiquement toxiques, que la respiration se trouve intéressée. On a prétendu que le sulfonal avait la propriété de déterminer une diminution de la toux : c'est là un fait qui ne me paraît reposer que sur des observations prises un peu à la légère.

Quant aux modifications éprouvées par la température, elles sont exactement celles que j'indiquais tout à l'heure et qu'on a pu relever dans l'expérimentation chez les animaux. Sous l'influence des doses toxiques, l'individu éprouve une hypothermie très accentuée; les doses sub-toxiques, c'est-à-dire exagérées mais cependant incapables de déterminer des accidents graves, déterminent d'abord une légère hyperthermie, bientôt suivie d'hypothermie; enfin les doses faibles ne déterminent pour ainsi dire pas de variation de température, tout au plus une élévation de un ou deux dixièmes de degré au maximum.

On peut donc dire, en réalité, que, chez les sujets sains et normaux, les doses faibles, les doses médicamenteuses n'influencent sensiblement ni le cœur et la circulation, ni la respiration, ni la chaleur animale. De plus, le sulfonal possède sur d'autres hypnotiques un très grand avantage : c'est que, à ces doses modérées, on observe une intégrité complète des glandes annexes du tube digestif, pancréas et glandes stomacales et intestinales, entre autres : c'est dire qu'on n'observe aucun trouble digestif. Vous allez voir que les troubles digestifs sont, au contraire, un des symptômes constants des accidents que peut déterminer le sulfonal administré à trop haute dose ou d'une façon trop longtemps prolongée : je dirai même que ce sont des avertisseurs des accidents que le sulfonal va faire éclater.

Quant à l'action exercée sur les sécrétions, elles a été observée surtout chez l'homme relativement aux urines. La sécrétion urinaire est augmentée : cela est évident chez le cobaye, qui perd ainsi une quantité considérable de ses matériaux de nutrition. J'ajouterai un fait qui me paraît assez intéressant : c'est que cette hypersécrétion urinaire est surtout marquée chez les individus facilement impressionnables sous l'influence du sulfonal, je veux dire qui réagissent facilement sous l'action du sulfonal. Dans certains cas, la composition chimique de l'urine subit des modifications notables ; je vais y insister tout à l'heure, en parlant des accidents qui peuvent se présenter ; mais un fait intéressant est celui-ci, c'est que sous l'influence des troubles déterminés par des doses exagérées, on voit apparaître dans l'urine, d'abord de la méthémoglobine, plus tard, de l'hématoporphyrine, dont la présence caractérise les intoxications graves par le sulfonal. Cette élimination primitive de méthémoglobine semble prouver une action également primitive sur le sang, se rattachant à ce que j'appelais, tout à l'heure, l'inhibition des actes physiologiques des hématies. Comme nous le verrons, tous les corps de ce groupe qui comprend le sulfonal, le trional et le tétronal, possèdent cette même action au point de vue de l'apparition de l'hématoporphyrine dans l'urine.

Résultats cliniques. — Voyons maintenant, Messieurs, quels sont les résultats cliniques obtenus par l'emploi du sulfonal ; c'est-à-dire, puisque nous nous sommes occupés tout à l'heure des renseignements que pouvait fournir l'expérimentation physiologique, voyons à présent les renseignements que peut fournir la clinique, l'étude attentive de la façon dont les individus auxquels on a administré le sulfonal ont réagi sous son influence. Tout d'abord, un fait à retenir, et un fait fort intéressant, est celui-ci : il ne se produit pas d'accoutumance sous l'influence de l'administration prolongée du sulfonal. Les effets somnifères sont constants, même si on le donne pendant un temps très long ; on a dit qu'ils pouvaient durer pendant six mois consécutifs : j'appelle votre attention sur cette durée de six mois, parce que je la considère comme extrêmement dangereuse et je vais vous en fournir bientôt des preuves.

Un autre fait à retenir, fort intéressant aussi celui-là, et dont vous devez vous méfier, c'est l'accumulation du sulfonal dans l'économie, accumulation tenant d'une part à ce que sa décomposition dans l'organisme est faible, et, d'autre part, à ce que son élimination est lente, ainsi que je vous l'ai déjà dit. Cette accumulation détermine à la longue une action toxique lente, en même temps que la prolongation des effets ; c'est ce qui permet précisément d'avoir l'explication des effets médicamenteux du sulfonal. Cette action se caractérise par des phénomènes tels que la somnolence, des baillements, la paresse intellectuelle, surtout des troubles digestifs et moteurs. Les troubles digestifs dont je vous faisais remarquer tout à l'heure l'importance, indiquent de suspendre la médication par le sulfonal.

Au point de vue de son application, les cliniciens disent en avoir obtenu une action très efficace dans les insomnies liées soit à des troubles fonctionnels, soit à des lésions organiques du cerveau : ainsi les insomnies dans les cas de manie aiguë, de démence, de mélancolie, d'épilepsie, d'alcoolisme. L'alcoolisme aurait même été très heureusement modifié par l'emploi du sulfonal. Cependant, voici le revers de la médaille, dans toutes ces affections, il est nécessaire d'arriver à des doses assez hautes de sulfonal, pour obtenir un effet hypnotique; et alors interviennent les effets fâcheux, qui sont, sinon négligeables, au moins supportables, lorsqu'ils consistent simplement en céphalée avec faiblesse plus ou moins accentuée; mais qui atteignent une importance beaucoup plus grande, lorsque, à ces phénomènes, viennent se joindre des troubles digestifs, des troubles circulatoires, des troubles de la respiration, des vomissements, de la diarrhée, même du délire dans certaines circonstances.

Je vous ai signalé l'action énergiquement dépressive que le sulfonal exerce sur le système nerveux. Eh bien, cette action dépressive doit précisément gouverner ses contre-indications c'est-à-dire que, — et c'est là l'opinion de la plupart de ceux qui ont fait un usage assez long du sulfonal, — dans les états dépressifs, il est contre-indiqué, en raison même de la dépression qu'il viendrait ajouter à l'état du malade. On lui a reproché d'augmenter les hallucinations, c'est un fait qui demande à être vérifié; mais, chez les aliénés surtout, ainsi que je l'ai indiqué déjà, lorsqu'il y a nécessité d'employer des doses fortes, on a pu, dans un très grand nombre de cas, déterminer des troubles graves, des parésies, de l'ataxie motrice, un état qu'on a qualifié d'abrutissement mental, la perte de l'appétit, des nausées et des vomissements.

Par contre, les observateurs sont d'accord pour considérer le sulfonal comme le plus parfait des hypnotiques chez les neurasthéniques, chez ceux dont l'insomnie est due au surmenage cérébral, chez les nerveux. Il serait contre-indiqué chez les cardiaques, au moins lorsque la dépression du système nerveux est à redouter : on a cité, par exemple, les cas d'angine de poitrine, d'artério-sclérose, de tachycardie et d'asthme comme constituant des contre-indications plus ou moins formelles à l'emploi du sulfonal.

IIIe LEÇON

ACCIDENTS D'INTOXICATION CAUSÉS PAR LE SULFONAL. — TRIONAL.

Lorsqu'on se trouve en présence d'une substance médicamenteuse comme celle que nous étudions en ce moment, d'une substance dont les effets physiologiques sont assez incomplètement déterminés dans leur ensemble, on est très heureux de trouver, dans la pratique, des incidents, quelquefois même des accidents, dont l'interprétation peut permettre précisément d'arriver à fixer, d'une façon aussi exacte que possible, les circonstances dans lesquelles ces accidents peuvent se produire, ainsi que les incidents qui peuvent naître au cours de l'administration de la substance médicamenteuse. Nous devons profiter de l'école qui a été faite dans son emploi pour fixer d'une façon aussi définitive que possible les conditions dans lesquelles il convient d'administrer cette substance médicamenteuse. C'est précisément pour cela que j'ai cru devoir dépouiller avec un soin tout particulier les observations, assez nombreuses actuellement, d'intoxication, soit aiguë, soit chronique, qui ont été déterminées, d'une part par le sulfonal, d'autre part par le trional, dont l'étude va être la conséquence de celle du sulfonal. Ces intoxications, nous les diviserons, tout naturellement, en intoxications aiguës et en intoxications chroniques. Je ne vous rapporterai pas, bien entendu, tous les cas qui en ont été publiés; ils sont beaucoup trop nombreux et la besogne serait fastidieuse; je citerai seulement ceux qui m'ont paru les plus intéressants et permettent d'en tirer un enseignement relativement au mode d'administration de ces substances médicamenteuses et à la façon dont l'organisme réagit en leur présence.

Je me suis donné la peine de dépouiller à peu près toutes les observations publiées jusqu'à ce jour, tant d'intoxications aiguës que

d'intoxications chroniques ; j'y ai relevé des faits extrêmement intéressants, qui sont épars de tous les côtés. Je crois que c'est surtout
dans cette histoire toxicologique, si je puis ainsi dire, du sulfonal et
du trional, que nous trouverons des faits nous permettant de régler le
mieux l'administration de ces médicaments, et de déterminer les
conditions dans lesquelles il convient de les administrer et, surtout,
celles dans lesquelles il convient de ne pas les administrer.

Le nombre des cas mortels depuis 1886, époque à laquelle le
sulfonal est devenu d'un usage courant, s'élève à une quarantaine
environ : je ne parle ici que des cas avérés. C'est presque toujours
dans l'application de ce médicament au traitement des affections
nerveuses et mentales que ces accidents se sont produits. Les
femmes en ont été plus fréquemment victimes que les hommes.
Relativement aux quantités absorbées, en plus du cas d'Œstreicher,
que je relaterai tout à l'heure, et qui se rapporte à un individu ayant
utilisé 1500 grammes de sulfonal dans un espace de six ans, Herting
a rapporté deux observations dans lesquelles la quantité fut de
893 grammes en deux ans et huit mois et de 224 grammes en six
mois et demi. Schœffer a rapporté un cas mortel à la suite de l'ingestion de 180 grammes en neuf mois ; Oswald, un autre cas mortel
à la suite de l'absorption de 132 grammes en quatre mois ; Helweg,
un autre cas mortel à la suite de l'absorption de 90 grammes en trois
mois ; et Schulz, un autre cas, également mortel, à la suite de l'emploi de 16 grammes en un mois.

Lorsqu'on put pratiquer l'autopsie, on constata toujours de la
dégénérescence granulo-graisseuse du foie et des reins ; la muqueuse
intestinale montra les lésions de l'entérite aiguë ; la moelle présenta,
dans la plupart des cas, les altérations caractéristiques de la myélite
aiguë. Dans un cas, on put observer du catarrhe intestinal aigu,
après l'absorption de 20 grammes, à doses réfractées.

Les accidents étaient facilités par l'état d'anémie ou d'infériorité
de l'appareil gastro-intestinal des sujets. Ils débutaient toujours par
des symptômes gastriques, puis les phénomènes nerveux apparaissaient : troubles ataxiques, respiratoires, perte du sentiment. La
mort se produisit constamment au cours d'un état comateux.

Examinons de plus près quelques-uns de ces cas d'intoxication
aiguë et chronique.

Intoxication aiguë. — Tout d'abord, on a observé un cas de

mort dans un état comateux, avec respiration lente, des sueurs profuses et une température relativement élevée, atteignant 39°,5 chez
un individu qui, dans un but de suicide, avait absorbé en une seule
fois la dose fantastique de 30 grammes de sulfonal. Ce sont là des
faits, bien entendu, qu'il faut retenir pour leur bizarrerie et qui ne
peuvent, en apparence, prêter à aucun enseignement au point de vue
thérapeutique; cependant, vous allez voir que, malgré l'énormité de
la dose, la mort ne succède pas toujours à l'absorption de quantités
aussi considérables.

Voici, par exemple, le fait d'une jeune femme qui, également
dans le but de se suicider, absorbe en une seule fois la dose de
25 grammes de sulfonal : elle fut en proie à un sommeil qui dura
deux jours et deux nuits consécutifs, malgré toutes les excitations
que l'on put mettre en œuvre; et, pendant les quatre jours suivants,
la malade fut sujette à une envie de dormir presque insurmontable
contre laquelle on eut toutes les peines du monde à lutter. On employa,
naturellement, tout les moyens de révulsion et d'excitation tant
externes qu'internes pour lutter contre cet état de sommeil presque
comateux; puis, au bout du troisième jour, lorsque la malade commença à donner quelques signes de vie, se développèrent un certain
nombre de phénomènes qui débutèrent par des manifestations gastriques : la malade fut prise, d'une façon passagère, de diarrhée et de
vomissements ; puis elle eût de l'anorexie, la langue fortement chargée,
une sensation intense d'amertume et de mauvais goût dans la bouche,
des douleurs stomacales, et enfin, à cette diarrhée du début, succéda
une constipation opiniâtre qui résista pendant cinq jours à tous les
moyens employés. Au cinquième jour apparurent des signes très
évidents de néphrite, qui durèrent trois jours; les urines ayant été
examinées avec beaucoup de soin, montrèrent la présence de méthémoglobine, mais, fait sur lequel j'appelle votre attention, pas d'hématoporphyrine.

Je dois insister sur ce point qui paraît très intéressant dans l'histoire
des accidents que peut déterminer le sulfonal et que détermine également le trional : lorsque, au milieu de ces phénomènes d'intoxication, l'hématoporphyrine n'apparaît pas, d'une façon en quelque
sorte prématurée, il semble, à en croire les nombreuses observations qui ont été publiées jusqu'à présent, que ce soit là un bon
indice, un signe de la guérison presque certaine du malade.

Chez quelques malades, on observe, en même temps, des phénomènes circulatoires qu'il faut bien s'attendre à ne pas retrouver dans d'autres circonstances, et qui sont dus, comme vous devez vous en souvenir, d'après l'étude que nous avons faite des propriétés physiologiques du sulfonal, à la dose énorme qui avait été absorbée. Chez la malade faisant l'objet de l'observation que je vous relate en ce moment, ces phénomènes circulatoires ont consisté en une dépression du cœur, très nette dans les premières heures où le fait se produisit, et qui disparut peu à peu au bout de quelques jours. En même temps, on observa, du côté de la sphère de la sensibilité, une diminution de la sensibilité à la douleur au niveau des membres inférieurs, coïncidant le premier jour avec une légère diminution des réflexes. Au cinquième jour apparut du nystagmus, qui dura pendant une période de quarante-huit heures, en même temps que quelques troubles oculaires; la vision était colorée, la malade voyait tous les objets colorés en rouge et se plaignait d'un défaut d'accommodation.

Malgré cette dose, qui, comme vous le voyez, se rapprochait énormément de celle que je citais tout à l'heure, car 25 et 30 grammes, c'est à peu près la même chose au point de vue de la valeur et de l'activité toxique, la malade guérit complètement au bout d'une quinzaine de jours.

Cependant, Messieurs, à côté de ces faits, il ne faut pas perdre de vue que l'on a cité des cas d'accidents très graves, dont on eût beaucoup de peine à guérir les malades, à la suite de l'absorption, en une seule fois, de 6, de 5, et de 3 grammes de sulfonal. Voici, des exemples des phénomènes observés dans ces conditions; ils sont d'autant plus intéressants précisément qu'ils ont trait à des gens plus âgés, et surtout à des femmes. Car c'est là une remarque fort importante à faire ressortir, tant au point de vue du sulfonal que du trional, le sexe et l'âge possèdent une importance considérable : le sexe féminin est beaucoup plus sensible à cette action toxique que le sexe masculin, et l'enfant est plus impressionné que l'adulte; il en est de même pour le vieillard.

Un premier fait concerne une femme de soixante-dix ans, qui était une démente agitée, affectée d'insomnie constante : on lui donna d'abord 1 gramme de sulfonal, puis 2 grammes pendant six jours, ce qui fait qu'elle absorba, au total, 13 grammes de sulfonal en sept jours. Subitement, cette malade fut prise d'hématoporphyrinurie qui imposa, bien entendu, la nécessité de suspendre immédiatement l'administration du sulfonal : malgré cette suspension, la malade mourut dans le coma après quarante-huit heures. On put faire l'autopsie, et on constata, à l'examen histologique des reins, une nécrose très étendue et profonde de l'épithélium de la partie sécrétante des canalicules : les reins présentaient, d'ailleurs, tous les caractères de la néphrite toxique.

Une autre femme de vingt-huit ans, hystérique, à laquelle on administrait 1 gr. 20 de sulfonal en deux doses, en éprouvait bien une action hypnotique marquée, mais cette action était accompagnée d'agitation pendant la durée de la veille : pour remédier à ces inconvénients, la malade prit, de son chef et en une seule fois, 2 grammes de sulfonal, pensant vaincre cette agitation. Elle dormit d'un sommeil profond; mais au réveil elle fut prise de céphalée avec bourdonnements d'oreilles; dans la journée, elle éprouva de la cyanose, non pas précisément de la dyspnée, mais sa respiration était lente et superficielle; la paroi thoracique était soulevée péniblement, et la malade avait infiniment de peine à *attrapper*, comme elle disait, sa respiration. Les contractions cardiaques se montrèrent faibles et intermittentes pendant cette journée. Les pupilles étaient dilatées, réagissant faiblement. Les urines étaient rares, foncées, mais ne présentant pas la coloration brunâtre ou la coloration rouge correspondant à la présence soit de la méthémoglobine, soit de l'hématoporphyrine. La malade avait de la diarrhée. Les jours suivants, on put observer la diminution des symptômes; mais la malade ressentit des manifestations différentes : les pieds étaient le siège de fourmillements intenses, les réflexes plantaires étaient affaiblis, les réflexes rotuliens sensiblement normaux. La diarrhée cessa, et la malade se rétablit en quelques jours.

J'appelle toute votre attention sur ce cas où les phénomènes ont présenté une certaine gravité sous l'influence de doses relativement faibles; c'est peut-être exagéré d'employer ici le mot d'intoxication aiguë, mais elle mérite alors certainement le nom d'intoxication subaiguë. La guérison a terminé la scène et vous pouvez remarquer que, chez cette malade, à aucun moment, on n'a observé de méthémoglobinurie ni d'hématoporphyrinurie.

Pour terminer ce qui a trait aux accidents aigus, j'ajoute qu'on a vu des accidents, dont quelques-uns ont même été mortels, avec des doses de 2 gr. 50 et même de 1 gr. 80, administrées en une seule fois. Par conséquent, vous voyez qu'il faut se garder de considérer, comme le font certains formulaires, une dose de 2 grammes de sulfonal comme une dose banale en quelque sorte et capable d'être administrée couramment en une seule fois ; ç'est là, certainement, une dose fort exagérée et susceptible d'amener des accidents.

Intoxication chronique. — Quels sont maintenant les accidents d'intoxication chronique? C'est peut-être dans l'étude de ces différents cas que nous allons trouver les indications les plus importantes et les plus précieuses relativement à la conduite à tenir dans l'administration de cette substance médicamenteuse. Ces accidents peuvent, comme les premiers, déterminer la mort; et l'intoxication relève aussi bien de la durée prolongée pendant laquelle la substance médicamenteuse a été administrée, que de l'état antérieur de l'individu.

Le premier cas concerne un homme de quarante-huit ans, dans les antécédents duquel il ne fut possible de relever ni syphilis, ni alcoolisme : c'était seulement un saturnin, un rhumatisant, qui avait présenté autrefois de la paralysie radiale comme signe le plus frappant de son intoxication saturnine. Au moment de l'administration du sulfonal, il était neurasthénique, hypochondriaque et continuellement en proie à l'insomnie contre laquelle il cherchait à lutter par tous les moyens possibles : finalement, il fit usage du sulfonal qu'il avait reconnu combattre le plus efficacement cette insomnie; et il en prit d'une façon extrêmement prolongée, à la dose de 1 gr. 50 ou 2 grammes au maximum par jour, en deux prises, mais pendant une durée telle que dans l'espace de six années il avait absorbé 1 500 grammes de sulfonal! Chez lui, les accidents débutèrent par des troubles gastriques. Je vous ai déjà signalé, à propos de l'action physiologique du sulfonal, ce fait que les troubles gastriques possédaient une importance considérable au point de vue de la façon dont le malade réagissait. Tout d'un coup, ce malade fut pris de troubles gastriques, accompagnés de constipation et de stomatite ulcéreuse. On suspendit le sulfonal et ces troubles cessèrent assez rapidement; mais le malade fut alors en proie à des accès de folie furieuse, à des hallucinations, à des désordres mentaux de toute espèce. On recourut au sulfonal, qui calma ces accidents pendant quelque temps; mais on fut obligé d'interner le sujet. Il était à ce moment dans un état d'anémie et de maigreur profondes, les désordres gastro-intestinaux étaient devenus permanents, son haleine était fétide; on observait une légère exagération des réflexes tendineux; les pupilles étaient dilatées et réagissaient à la lumière; on n'observait pas de troubles de motilité ni de langage; les réflexes crémastériens étaient abolis, l'impuissance génitale complète : on analysa les urines avec beaucoup d'attention; il fut impossible d'y déceler, à aucun moment, soit de l'albumine, soit du glucose, soit même de la méthémoglobine, ou de l'hématoporphyrine. Le malade mourut dans un état de marasme profond. Ce fait est très intéressant, parce que, ainsi que le faisait remarquer Œstreicher qui a relaté très en détail cette observation à la *Société berlinoise de Psychiatrie*, il existe des analogies très étroites entre les accidents présentés par ce malade et ceux qu'on peut observer sous l'influence soit de l'alcool, soit de la morphine. A ce sujet, Mendel citait également, comme imputable au sulfonal, des désordres du mouvement rappelant ceux que l'on observe dans l'ataxie cérébelleuse, et disait avoir aussi observé des manifestations délirantes comme symptômes de l'intoxication chronique. Mais il n'est pas nécessaire pour qu'il se produise des accidents, et même des accidents graves, que l'administration du sulfonal soit prolongée pendant plusieurs années ni même pendant plusieurs mois, ni qu'elle atteigne, au total, le chiffre fantastique de 1 500 grammes que je vous signalais pour ce malade.

Voici, par exemple, une femme beaucoup plus jeune, âgée de trente-deux ans, qui, au moment de sa formation, eut simplement de la chlorose, comme cela s'observe assez fréquemment chez les jeunes filles au moment de la puberté, et présenta plus tard de la démence : elle était dans un état d'agitation continuel, et sous l'influence d'hallucinations. On fit usage chez elle, alternativement, de sulfonal, de morphine et de trional, pour arriver à lutter contre l'insomnie et même, dans une certaine mesure, contre les hallucinations. Ces substances médicamenteuses, et notamment le sulfonal et le trional, furent toujours administrées à doses réfractées : le sulfonal, entre autres, fut administré en trois fois, à la dose de 50 centigrammes chaque fois dans un espace d'une heure et demie, c'est dire qu'elle prenait par jour 1 gr. 50 de sulfonal. De plus, les urines étaient examinées quotidiennement avec beaucoup de soin. Le 21 août, cette malade étant calme, on suspendit le sulfonal qu'on avait administré pendant plusieurs jours de suite. Le pouls, la respiration, les urines, les garde-robes, l'appétit, le sommeil, étaient satisfaisants, paraissaient normaux même, à cette époque. Le surlendemain, 23 août, la malade fut prise subitement de douleurs abdominales; elle eut des vomissements fréquents et très laborieux; le ventre n'était cependant pas sensible à la pression; les urines ne présentaient rien de particulier. Le soir, la malade est prise d'impotence fonctionnelle dans les membres inférieurs, telle qu'il lui est absolument impossible de marcher, et il lui faut se coucher. Un lavement administré à ce moment procura des évacuations abondantes. Les jours suivants, les vomissements furent arrêtés, mais la paralysie des membres inférieurs allait croissant, et bientôt la vessie et le gros intestin furent pris à leur tour; la malade n'urina plus et n'eut plus de garde-robes. Le 30 août, c'est-à-dire sept jours après l'apparition des premiers phénomènes que je vous rapporte, on put voir l'hématoporphyrine apparaître dans l'urine. La malade, en proie à une adynamie croissante, succomba à la paralysie cardiaque, le 2 septembre, c'est-à-dire onze jours après l'apparition des premiers accidents. On put faire l'autopsie; et l'examen du rein montra nettement les indices d'une néphrite toxique. Le cœur, examiné avec soin, montra seulement de l'hydropisie du péricarde; le ventricule gauche était obstrué par des caillots, le myocarde était de couleur brun-grisâtre, ramolli, friable. Voilà encore un cas où l'apparition tardive de l'hématoporphyrine eut lieu au moment où survenaient des accidents graves précurseurs de la mort de la malade.

Un autre cas concerne une femme de vingt-sept ans, qui était sujette à de la démence congénitale et en proie à des hallucinations intenses. Cette malade fit un usage assez immodéré du sulfonal, puisque, dans l'espace de deux cents soixante dix jours, elle avait absorbé 180 grammes de ce médicament. Les accidents débutèrent par des phénomènes gastro-intestinaux, comme ceux que je vous signalais tout à l'heure, qui firent bientôt place à une constipation opiniâtre; les urines étaient rouge-foncé; on observa de l'incoordination motrice, de la parésie motrice des membres supérieurs et de la paralysie flasque des membres inférieurs; puis des phénomènes de paresthésie, de la salivation, de la somnolence. Chez cette malade, l'apparition de l'hématoporphyrine fut assez précoce, mais elle disparut presque immédiatement. On eut l'idée d'administrer des quantités assez considérables de boissons acidules gazeuses et de sels alcalins, dont nous allons tout à l'heure interpréter l'action ; et, sous l'influence de cette médication, on aboutit à une guérison assez longue à obtenir, mais qui fut signalée par la presque instantanée disparition de l'hématoporphyrine dans l'urine.

On a encore signalé un assez grand nombre de cas d'intoxication, plus ou moins grave, résultant de l'absorption de 1 gramme et 1 gr. 50 de sulfonal par jour, à la condition que cette administration fût prolongée pendant une moyenne de quarante à soixante jours, quelquefois plus. Ce sont toujours les troubles gastro-intestinaux — constitués par des vomissements, une diarrhée initiale bientôt suivie d'une constipation opiniâtre — qui ont ouvert la marche et qui doivent vous mettre en garde contre l'action toxique du sulfonal : parfois, quelques troubles nerveux, l'ataxie motrice, l'affaiblissement des réflexes, assez rarement, très rarement même, un exanthème, constituent les phénomènes prodromiques des accidents qui peuvent alors se produire.

Les accidents nerveux se montrent aussi quelquefois, chez certains individus tout au moins, d'une façon prématurée, précédant même les accidents intestinaux : ils consistent alors principalement en céphalées, bourdonnements d'oreilles, sensation de vertige, faiblesse physique et intellectuelle pouvant aller jusqu'à l'impotence complète — je vous ai déjà signalé cette faiblesse intellectuelle qui se caractérise par l'impossibilité de soutenir une conversation, de maintenir son attention sur un sujet déterminé ; — la somnolence, la difficulté de la parole, parfois du ptosis ; et alors éclatent tout d'un coup les troubles digestifs et les troubles moteurs qui, eux, caractérisent vraiment l'intoxication par le sulfonal.

En même temps, on observe à cette période une diminution notable de la quantité de l'urine, ce qui est très important à considérer, en raison de ce que cette diminution coïncide le plus souvent avec l'apparition soit de la méthémoglobine, soit, surtout, de l'hématoporphyrine. L'urine présente alors une coloration variant du grenat au rouge cerise ; elle est fortement acide ; on y observe, dans la grande majorité des cas, la présence de l'hématoporphyrine, mais on observe également la présence des pigments biliaires, de l'albumine, de leucocytes, d'hématies, de cylindres épithéliaux qui ne sont autre chose que des témoins d'une irritation rénale, d'une néphrite plus ou moins intense, c'est-à-dire de la façon avec laquelle le rein réagit sous l'influence de l'élimination du sulfonal. J'ai signalé, au sujet de l'expérimentation qu'on a pu faire chez les animaux, l'existence d'hémorrhagies glomérulaires qu'on observe très nettement quand on administre des doses toxiques en une seule fois.

Dans les circonstances dont je viens de parler —, et c'est pour cela que je faisais des réserves quand je parlais de l'action, réputée à peu près nulle, du sulfonal sur les échanges nutritifs — dans ces conditions, les échanges nutritifs sont très profondément atteints : la preuve c'est que dans les urines on voit diminuer l'acide sulfurique, le chlore, l'acide phosphorique; l'azote total augmente dans des proportions quelque fois énormes et qui rendent compte précisément de l'état de marasme et d'affaiblissement très rapide subi par l'individu en proie à cette intoxication, et, en même temps, on voit fréquemment apparaître de l'indican, provenant, très probablement, du passage du soufre du sulfonal à l'état de composé sulfo-conjugué.

Un mot, pour terminer, sur les lésions anatomiques qu'on peut observer : ces lésions concernent surtout l'épithélium sécrétoire des canalicules contournés et les branches ascendantes des anses de Henle : on observe surtout l'irrégularité du protoplasma et sa dissolution, qui l'emportent sur la nécrose nucléaire; mais les signes de néphrite toxique sont des plus évidents. On a noté des lésions remarquables de fragmentation du myocarde; et, du côté d'autres appareils, des lésions qui n'ont rien de caractéristique mais qu'il faut cependant citer parce que leur présence est assez constante : c'est la stéatose du foie — ce fait n'a rien de particulièrement étonnant, puisque nous sommes habitués à voir les substances déterminant un amaigrissement rapide, une déchéance profonde des phénomènes de nutrition, amener la stéatose du foie; — des hémorrhagies pulmonaires et rénales qu'on a pu observer dans un certain nombre de circonstances.

Trional. — J'en arrive maintenant, Messieurs, à l'étude du trional, qui est en quelque sorte un chapitre de l'étude du sulfonal. La préparation du trional est calquée pour ainsi dire sur celle du sulfonal; elle est extrêmement simple; je vous rappelle que le sulfonal résulte de l'oxydation du produit qui se forme par l'union d'une molécule d'acétone ordinaire, c'est-à-dire de diméthylcétone, avec deux molécules de mercaptan, c'est-à-dire de sulfhydrate d'éthyle. En remplaçant la diméthylcétone par la méthyléthylcétone, on obtiendra le trional; et en la remplaçant par la diéthylcétone on obtiendra le tétronal.

Le trional se présente sous forme de petites lamelles ressemblant beaucoup, par leur aspect, à celles du sulfonal : ce sont de petites lamelles minces, brillantes, beaucoup plus fragiles que celles du sulfonal, beaucoup plus faciles à pulvériser par la simple pression des doigts, tandis que les lamelles du sulfonal sont résistantes et craquent sous la dent. Le trional fond à la température de 76°, tandis que le sulfonal fond à 125° et le tétronal à 85°. Le trional est fort peu soluble dans l'eau, mais cependant plus soluble que le sulfonal. Lorsqu'on en met une petite quantité sur la langue, il paraît insipide, mais au bout de très peu de temps, grâce à la dissolution d'une petite quantité de substance, on éprouve une légère sensation d'amertume, qui est surtout évidente lorsqu'on vient à goûter une solution de trional dans de l'eau tiède. Sa solubilité est plus grande ainsi que je le disais tout à l'heure, que celle du trional, cependant elle n'est pas encore très considérable : l'alcool à 95 0/0 dissout bien le trional, il faut cependant 33 parties d'alcool froid pour dissoudre une partie de trional, et, pour ce qui regarde l'eau et les liquides aqueux, il faut 320 grammes d'eau à la température ordinaire pour dissoudre un gramme de trional : vous voyez que la solubilité du trional est plus considérable que celle du sulfonal, puisqu'il faut un demi-litre d'eau pour dissoudre un gramme de ce dernier corps, mais cependant cette solubilité n'est pas encore suffisante pour permettre d'administrer le trional dissous dans une potion. Elle est plus considérable dans l'eau tiède ; à la température de 30° à 35°, le trional est sensiblement plus soluble que ne l'est, dans les mêmes conditions, le sulfonal.

Au point de vue de son action physiologique, j'aurai fort peu de choses à vous dire, après les détails dans lesquels nous sommes entrés relativement au sulfonal ; cependant, l'action physiologique du trional diffère de celle du sulfonal par un certain nombre de points qu'il faut mettre en relief, et qui vont justement expliquer l'énorme supériorité, au point de vue hypnotique, du trional sur le sulfonal : je dis l'énorme supériorité, et j'insiste là-dessus, car c'est un fait absolument certain aujourd'hui que l'absorption du trional est beaucoup plus rapide que celle du sulfonal ; par conséquent, l'effet hypnotique qui doit suivre cette absorption se produit dans un espace de temps beaucoup plus court que celui nécessaire pour la production des mêmes effets au moyen du sulfonal.

L'effet hypnotique suit même l'ingestion d'une façon tellement rapide, qu'il n'est pas rare, lorsque le trional est bien administré, — nous allons voir tout à l'heure ce qu'il faut entendre par cette expression, — qu'elle se produise dans l'espace de dix minutes ou un quart d'heure, au maximum, après l'absorption du trional. Il faudrait donc se garder de suivre ici la marche que je vous ai indiquée comme la meilleure au point de vue de l'administration du sulfonal; il faudrait bien se garder d'administrer le trional à quelqu'un au moment de son repas, parcequ'il risquerait de s'endormir à table. De plus, le trional est totalement détruit dans l'organisme; nous avons vu qu'il n'en est pas de même pour le sulfonal, dont une partie est éliminée en nature, et une autre partie s'accumule dans l'organisme.

Les effets physiologiques du trional sont absolument les mêmes que ceux que nous avons vus se produire sous l'influence du sulfonal, toutes question de dose et de susceptibilité réservées. Chez les animaux à sang froid, tels que la grenouille, par exemple, la dose de 3 à 5 centigrammes détermine rapidement un état paralytique avec ralentissement du cœur : l'hyperexcitabilité n'est pas abolie; et l'injection d'un sel de strychnine peut encore déterminer des convulsions tétaniques. Voici une grenouille plongée dans un état de parfaite résolution musculaire à la suite de l'injection de 5 centigrammes de trional; on lui injecte deux à trois milligrammes d'un sel de strychnine et vous allez la voir réagir tout à l'heure par des convulsion tétaniques presque aussi violentes que celles que présenterait une grenouille normale. Cette expérience, montre donc que ni le trional, ni le sulfonal, ni les substances de ce groupe, ne diminuent l'excitabilité réflexe au même point que le chloral : nous verrons se reproduire cette abolition de l'excitabilité réflexe sous l'influence de la paraldéhyde ou même des doses suffisamment considérables d'alcool; ces substances ne permettent plus l'excitation par la strychnine chez les animaux qui sont sous leur influence.

Chez le lapin et le cobaye, on obtient le sommeil dès animaux au bout de quinze et vingt minutes, alors qu'avec le sulfonal les mêmes animaux restent deux heures et demie au moins avant de succomber au sommeil. Chez le chien, les phénomènes sont identiques. A la dose de 30 centigrammes par kilo d'animal, au bout de vingt minutes, on note de la fatigue et une tendance au sommeil; après une heure, le sommeil est profond, l'animal ne répond plus aux appels ni aux excitations, même violentes, qu'on peut exercer sur lui : le sommeil est presque comateux ; il dure pendant quatre heures environ, puis, peu à peu, l'animal revient à son état normal.

Chez l'homme, des observations dues à Horvath, d'une part, et à Stieglitz, d'autre part, ont fixé nos idées sur les résultats que pouvait donner l'administration, en une seule fois, de doses assez considérables de trional. Horvath prit lui-même un gramme de trional en une seule fois et observa au bout de dix minutes qu'il avait une très grande tendance au sommeil, un sentiment particulier d'abattement auquel il dut bientôt céder, et le sommeil suivit l'administration de cette dose. Stieglitz s'administra deux grammes de trional trois heures après le repas, il resta éveillé pendant une heure, mais au bout de ce temps il fut pris d'un sommeil brusque, instantané, profond, qui dura pendant huit heures. Telle est au moins en effet, la durée minima du sommeil profond qui suit l'administration en une seule fois d'une dose de deux grammes de trional. Mais je me hâte de dire, Messieurs, que cette administration, en une seule fois, de deux grammes de trional est absolument imprudente ; je vais vous fournir tout à l'heure des faits à l'appui de ce que j'avance en ce moment.

Sous l'influence du trional, mieux encore que sous l'influence du sulfonal, on peut observer un abaissement de la tension sanguine analogue à celui qui se produit sous l'influence du sommeil naturel ; cet abaissement de la tension sanguine est même, proportionnellement, d'autant plus accentué qu'on fait réagir le trional sur un organisme chez lequel cette tension était auparavant à un degré plus élevé sous une influence quelconque, par exemple, sous l'influence de l'alcool, mieux encore, sous l'influence d'une émotion, telle que la colère. Cette diminution de la tension est due, comme nous l'avons vu pour le sulfonal, à l'abaissement de l'excitabilité du système nerveux central ; les centres vaso-moteurs sont également déprimés, et les sensations, tant intérieures qu'extérieures, deviennent absolument incapables de provoquer leur action excitante habituelle.

C'est donc pour deux raisons, d'une part, à cause de la dépression de l'excitabilité nerveuse, et, d'autre part, par suite de l'élimination des facteurs psychiques qui contribuent à maintenir l'état de veille, qu'on peut interpréter l'action du trional, et aussi celle du sulfonal. Ce qui tend à prouver le bien fondé de cette interprétation, c'est que cet abaissement de tension que je signalais tout à l'heure est beaucoup plus marqué chez les sujets qu'on met au repos absolu, qu'on soustrait à toute cause d'excitation, au bruit, à la lumière, etc., qu'il ne l'est chez ceux qu'on laisse vaquer à leurs occupations habituelles et qu'on empêche de s'endormir, dans la mesure du possible, après leur avoir administré une certaine dose de trional.

L'énergie du myocarde, les ganglions intrinsèques du cœur ne sont pas intéressés non plus aux doses thérapeutiques de trional : on n'observe pas davantage d'action marquée soit sur la respiration, soit sur le tube digestif, soit sur les sécrétions, avec les doses faibles ou modérées, c'est-à-dire avec les doses thérapeutiques, celles qui commencent à un gramme et qui, comme nous le verrons tout à l'heure ne doivent jamais dépasser deux grammes, sauf dans certaines circonstances rares. La température subit des variations tout à fait analogues à celles que je vous ai citées à propos du sulfonal; tandis que les échanges nutritifs ne subissent pas non plus de variations appréciables, à moins qu'il ne s'agisse de l'introduction brusque d'une quantité telle qu'il se développe des accidents toxiques.

Résultats cliniques. — Quels sont les résultats que l'administration du sulfonal a permis d'obtenir dans les différents cas où cette substance médicamenteuse a été administrée? Eh bien, les observations qui ont été faites ont démontré d'une façon unanime que le trional, aussi bien que le sulfonal, est absolument sans action sur l'insomnie d'origine douloureuse : ce sont des hypnotiques à rejeter absolument dans ces circonstances, ou bien alors on est obligé de les associer soit à la morphine, soit à la phénacétine, ou à l'antipyrine; mais on a vraiment alors, soit dans la morphine seule, soit dans l'emploi d'autres substances hypnotiques, des agents médicamenteux infiniment supérieurs au trional et au sulfonal.

C'est surtout chez les nerveux et dans les asiles d'aliénés, qu'on a fait des observations très nombreuses relativement aux succès qu'on pouvait obtenir par l'administration de cette drogue : on a observé que le trional était peu efficace dans les insomnies des alcooliques, absolument inefficace dans les cas de délirium tremens. D'autre part, tous les cliniciens qui l'ont employé sont unanimes à reconnaître qu'il exerce une action calmante bien plus certaine sur l'excitation des individus en état de démence; on a même été jusqu'à chercher quelles pouvaient être, au point de vue psychique, les modifications déterminées sous l'influence du trional, et on a dit que cette substance médicamenteuse influait surtout sur la faculté de perception qui serait modifiée dans le sens de l'illusion. Cette constatation expliquerait certains phénomènes de sédation sous l'influence de doses relativement minimes de trional.

En même temps, on a signalé un fait qui peut avoir une certaine importance, c'est que, sous l'influence de l'ingestion du trional prolongée pendant quelques jours, on observe d'abord une hypoleucocytose, qui est bientôt suivie d'une hyperleucocytose très accentuée.

Un clinicien très apprécié, Weir-Mitchell, a préconisé l'association du trional aux bromures alcalins, et notamment au bromure de potassium, dans le traitement de l'épilepsie; il dit avoir obtenu de très bons résultats, aux points de vue de la sédation et du sommeil, en donnant le bromure dans la journée et le trional le soir. Enfin, chez les morphinomanes, on aurait obtenu également de bons résultats de l'emploi du trional. Mais l'emploi le plus recommandable de ce médicament est celui que l'on en peut faire chez les neurasthéniques et chez ces individus qu'on englobe sous cette épithète générique de *nerveux*. C'est chez eux qu'on obtient les meilleurs résultats dans son administration.

On a beaucoup parlé, dans ces dernières années, des bons effets de l'administration du trional chez les enfants; et on a cité des cas dans lesquels la méningite avait cédé, s'était amendée tout au moins, sous l'influence de doses de 25 à 30 centigrammes de trional. On a également appelé l'attention sur les bons résultats qu'on pouvait obtenir par l'administration de faibles doses dans les cas de chorée, mais surtout dans les cas de terreurs nocturnes déterminant l'insomnie chez les enfants. A ce sujet, Messieurs, il y a une posologie tout à fait spéciale, et pour laquelle le tableau de Gaubius même serait insuffisant : cette posologie, je vais vous la donner, telle qu'elle a été établie par un ensemble d'expérimentations. Les doses doivent varier ainsi : de un mois à un an, 10 à 25 centigrammes, administrés non pas en une fois, mais à doses réfractées; de un an à deux ans, les doses peuvent être portées à 20 et 50 centigrammes; de deux ans à six ans, les doses varient de 40 à 80 centigrammes; et enfin, de six à douze ans, elles atteignent de 80 à 120 centigrammes. Comme je vous le disais à l'instant, les doses de 25 centigrammes, administrées en une seule fois le soir au moment du coucher, ont été employées avec beaucoup de succès chez les enfants qui étaient affectés de terreurs nocturnes, ainsi que pour combattre l'insomnie résultant d'une excitation cérébrale.

Messieurs, on a observé également sous l'influence du trional des effets paradoxaux, comme on en pourrait rapporter, d'ailleurs, pour toutes les substances médicamenteuses. Il ne faudrait pas s'étonner, par exemple, de lire dans certaines observations que, tandis que dans la majorité des cas, le trional administré dans de bonnes conditions, — que nous allons définir tout à l'heure, — donne souvent — on pourrait presque dire toujours — d'excellents résultats, il a pu déterminer chez certains individus de la surexcitation, chez des déments des accès de manie aiguë, des manifestations violentes de la démence, alors qu'au contraire on est habitué à lui voir produire des effets sédatifs. Ce sont là des phénomènes que l'on a pu observer à propos de toutes les substances médicamenteuses; et, dans la plupart de ces cas, on a reconnu que lorsque, au lieu d'augmenter les doses comme on serait tenté de le faire au premier abord, on les diminuait, on voyait presque toujours se produire le calme succédant habituellemen aux doses ordinaires, alors qu'au contraire l'excitation ne faisait que s'accroître si l'on augmentait ces doses, qui ne paraissaient pas susceptibles de calmer le malade.

Un fait qu'il faut absolument retenir, parce qu'il a une importance considérable, au point de vue pratique, c'est que l'usage prolongé, quotidien, du trional est absolument dangereux; peut-être plus dangereux encore que celui du sulfonal. Il est absolument nécessaire, lorsque cette substance médicamenteuse devra être administrée pendant un temps assez considérable, de faire suivre une période d'administration continue de six ou sept jours, d'une période de repos de quatre ou cinq jours, au moins, pour reprendre ensuite l'administration du trional pendant une semaine, et ainsi de suite.

On n'observe pas d'accoutumance sous l'influence du trional; et les phénomènes de sédation, l'action hypnotique ont pu persévérer, se montrer avec une égale intensité pendant une durée de deux ou trois semaines, sans perdre leur activité, sans que l'on fût obligé d'élever les doses. Souvent, au contraire, la diminution des doses a été accompagnée des mêmes effets de calme et d'action hypnotique : il semble donc encore qu'il ne puisse pas être question d'accumulation, comme pour le sulfonal, puisque le trional se détruit entièrement dans l'organisme, — il ne peut être retrouvé dans les urines. —

5

Il faut donc qu'il y ait, de la part du trional, une modification de l'état général de l'individu, en vertu duquel cette action médicamenteuse se prolonge, comme elle le fait pour le sulfonal par accumulation du médicament dans l'économie.

Une excellente manière d'agir, lorsqu'on a besoin d'utiliser pendant un temps assez long la médication hypnotique, consiste à changer assez fréquemment la substance médicamenteuse et à employer, alternativement, comme le recommande von Mering, entre autres, le trional, l'hydrate d'amylène, le chloral, les divers médicaments que nous avons étudiés l'an dernier sous le nom de *chloralides*, chloralamide, chloralose, etc.[1].

J'en reviens maintenant aux conditions dans lesquelles il convient d'administrer le trional, conditions qui, dans la plupart des auteurs, sont assez mal définies. Le procédé à l'aide duquel vous obtiendrez, infailliblement ou à peu près, — car les cas dans lesquels il ne réussit pas sont extrêmement rares, — l'effet hypnotique que vous demandez au trional, est le suivant : administrer en une fois un gramme de trional, non pas en cachet, mais en dissolution dans une quantité de 250 à 300 grammes de liquide chaud, tel qu'une tisane inerte, ou bien du lait. Si, ce qui est extrêmement rare, l'action hypnotique ne se produit pas après une heure ou une heure et demie avec cette seule administration d'un gramme, les exemples qu'on possède actuellement montrent qu'alors il est sage d'augmenter la quantité de trional par doses réfractées de *25 centigrammes*, et non pas de 50 centigrammes comme cela se voit dans beaucoup de formulaires. Je vous citerai des faits dans lesquels cette augmentation de 50 centigrammes a déterminé des accidents; par conséquent, il faut y renoncer et augmenter seulement par fraction de 25 centigrammes, cette quantité étant mise en dissolution dans une centaine de grammes de liquide. Le trional administré dans ces conditions est entièrement en dissolution dans le liquide chaud, il agit au maximum, très rapidement, abaisse le tonus des nerfs, combat la surexcitation du système nerveux surmené, et produit ainsi un sommeil se rapprochant, autant que possible, du sommeil naturel. De plus, il est indispensable de l'administrer le soir, peu de temps avant le moment où doit survenir le sommeil, et en observant les conditions d'ambiance favorables que

---

1. Voir *Leçons de Pharmacodynamie et de matière médicale*, première série, p. 674.

j'indiquais tout à l'heure, c'est-à-dire la tranquillité, le repos, l'absence d'excitations extérieures de toute nature. Enfin, il faut que la dose soit adéquate à l'âge, au sexe, à la constitution, aux circonstances individuelles. Il est extrêmement rare qu'une dose de 1 gramme, administrée dans ces conditions, manque son effet. Mais, en même temps, on a observé qu'il était fort utile, surtout lorsque l'usage du trional doit être continué pendant plusieurs jours, d'administrer en même temps des boissons alcalines ou bien de la limonade citrique ou de la limonade contenant, à la fois, de l'acide citrique et du sel de Seignette. Cela paraît paradoxal, au premier abord, de mettre sur le même rang les boissons alcalines et la limonade citrique ; je vous rappelle simplement que tous les acides organiques, ainsi que leurs sels, introduits dans l'économie, s'y comburent et donnent naissance à des bicarbonates alcalins ; par conséquent, administrer de la limonade citrique ou une boisson dans laquelle se trouve du sel de Seignette, par exemple, revient à instituer une médication alcaline, et cette pratique a pour but d'empêcher la diminution de l'alcalinité du sang sous l'influence du trional ou du sulfonal. On a prétendu, en effet, que l'apparition de la méthémoglobine, mais surtout de l'hématoporphyrine, était l'indice d'une diminution plus ou moins marquée de l'alcalinisation du sang : c'est là un fait qui est loin d'être prouvé, mais je dois en tout cas le relever et vous le signaler.

Les recherches effectuées dans le but de contrôler cette diminution de l'alcalinité du sang, montrent en effet que la quantité d'ammoniaque éliminée par les urines ne semble pas éprouver de variations bien sensibles. On a constaté, d'autre part, que l'alcalinité du sang, chez le chien, ne changeait en aucune façon lorsqu'on injectait à cet animal du sulfonal ou du trional. Mais ce qu'on a déterminé d'une façon positive, c'est que l'apparition de l'hématoporphyrine dans les urines ainsi que l'augmentation de l'acidité urinaire étaient très nettement favorisées par toutes les actions cachectisantes qu'elles qu'elles soient : or, les alcalis exercent une action que l'on pourrait qualifier d'antidotique vis-à-vis de toutes les substances méthémoglobinisantes. C'est pour ces raisons sans doute que l'administration de limonade à acides et sels organiques ou d'alcalins, dont je vous parlais tout à l'heure, est parfaitement justifiée lorsqu'il est nécessaire d'administrer le trional pendant une période de temps assez considérable.

IVᵉ LEÇON

ACCIDENTS D'INTOXICATION DÉTERMINÉS PAR LE TRIONAL. — PARALDÉHYDE.

Lorsqu'on a administré le trional avec les soins et dans les conditions que j'ai indiqués dans la dernière leçon, on obtient toujours un sommeil plus ou moins prolongé, très calme, très analogue au sommeil naturel, et dont le réveil est accompagné d'un sentiment de bien-être, loin d'être accompagné des inconvénients et des ennuis qui signalent si souvent le réveil à la suite du sommeil obtenu sous l'influence d'autres hypnotiques, notamment des composés opiacés ou de la morphine, bien souvent même, pour ne pas dire toujours, du chloral.

Mais si l'administration du trional n'a pas été faite avec les soins indiqués, ou si la dose en a été élevée d'une façon inconsidérée, le réveil est accompagné de sensations pénibles, de vertige, de lourdeur de tête, d'une démarche défaillante, d'incertitude dans les mouvements, d'une certaine paresse intellectuelle, qui peut persister souvent pendant une période de vingt-quatre, voire de quarante-huit heures. Les accidents que nous allons étudier maintenant, pour terminer l'histoire du trional, vont vous donner la preuve des faits que j'ai avancés dans notre dernière réunion ; et ce sont précisément ces accidents qui vont nous faire attacher toute l'importance qu'elles méritent aux considérations que je me suis efforcé de vous exposer.

Assez fréquemment, au début de l'emploi du trional, alors qu'on ne savait pas, que l'expérience n'avait pas encore appris qu'il y avait entre l'action du trional et l'action du sulfonal une différence aussi sensible que celle que j'ai indiquée, on a administré en une seule dose des quantités beaucoup trop considérables de trional : on a été jusqu'à 3 grammes et même jusqu'à 4 grammes. Eh bien, dans ces cas, il y a eu des accidents plus ou moins graves, qui ont consisté surtout en vomissements, diarrhée, abaissement considérable de la température, titubation, vertiges, sentiment de défaillance, et même le signe de Romberg, que certains malades ont présenté pendant une durée assez longue.

J'arrive maintenant aux intoxications que l'on a pu relever à la charge du trional, et comme nous avons fait pour le sulfonal, nous allons diviser ces intoxications, d'une part en intoxications aiguës, d'autre part en intoxications chroniques. De même que pour le sulfonal, vous allez voir que c'est surtout dans le chapitre des intoxications chroniques que nous allons trouver la preuve des réserves que j'ai faites relativement an mode d'administration et aux doses du trional.

Intoxication aiguë. — Pour ce qui est des accidents aigus, le seul exemple vraiment intéressant est celui-ci : il concerne un jeune étudiant en pharmacie, morphinomane, qui, à la suite d'insomnies répétées, avait pris pendant un certain nombre de jours, la dose d'un gramme de trional. Cette dose aménait habituellement chez lui un sommeil assez calme, assez réparateur, mais le médicament ayant perdu son action, au bout d'un certain temps, ce jeune homme, comme la plupart des morphinomanes, tomba dans des idées noires et devint hypochondriaque. Un matin, on le trouva dans un état de collapsus complet, les pupilles fortement dilatées ; et il fut absolument impossible de le réveiller. Dans le courant de la journée, et sous l'influence de moyens révulsifs intenses, cet état de collapsus se dissipa peu à peu ; on nota l'apparition de quelques secousses cloniques dans les membres supérieurs, mais il resta dans un état d'abattement profond : ce fut seulement le surlendemain qu'il revint complètement à l'état normal. Il avoua alors qu'il avait absorbé, en une seule fois, une dose de 16 grammes de trional, dans le but de se suicider. C'est là le seul exemple d'intoxication aiguë que je connaisse, qui ne se soit pas terminé par la mort : peut-être y en a-t-il d'autres ; mais cet exemple, à lui seul, est assez intéressant, surtout par ce fait de l'apparition de secousses cloniques chez l'homme, phénomène qui n'avait pas été constaté encore, même avec le sulfonal, à propos duquel nous avons cependant observé, surtout chez les animaux, une tendance marquée à l'augmentation de l'excitabilité réflexe.

Intoxication chronique. — Les cas d'intoxication chronique sont beaucoup plus nombreux. Ils ont été observés dans des conditions rappelant, de très près, celles que j'ai eues à vous signaler à propos du sulfonal. En voici quelques-uns qui me paraissent les plus intéressants parmi ceux que j'ai relevés. Le premier concerne une femme de 54 ans, mélancolique anxieuse, chez laquelle on avait essayé en vain l'usage de tous les hypnotiques, qui n'avaient déterminé aucune action somnifère ; seul, le trional pouvait la faire dormir : chez cette malade, en un mois, on administra 25 grammes de trional, par fractions de 50 centigrammes et 1 gramme. Au bout de ce temps, l'anorexie devint peu à peu complète ; puis, un jour la malade fut prise brusquement de violentes douleurs épigastriques, de vomissements, et mourut dans le collapsus cinq jours après l'apparition des premiers phénomènes. Les urines étaient albumineuses, renfermant de l'hématoporphyrine : on ne put pas faire l'autopsie, de sorte qu'à cela se bornent les renseignements.

Un autre cas concerne un homme de 36 ans, aliéné, lequel absorba dans l'espace de soixante jours 53 grammes de tétronal, puis, dans l'espace des vingt-quatre jours suivants, 5 grammes de sulfonal et 22 grammes de trional. Les accidents débutèrent par la diminution de l'appétit et la disparition très rapide des forces ; l'hématoporphyrine apparut dans les urines d'une façon plutôt précoce, et l'individu mourut le vingt-sixième jour, exactement, après l'apparition de l'hématoporphyrine dans les urines, et le quinzième après la dernière prise de trional. Je dois vous faire remarquer, relativement à cette observation, que le tétronal est encore plus toxique que ne l'est le trional.

Un autre cas concerne une femme de 26 ans affectée de manie aiguë avec hallucinations, bien portante d'ailleurs : elle prit tous les jours, pendant quatre mois, un gramme de trional ; avec deux périodes de repos, l'une de douze, l'autre de quinze jours. Au total dans l'espace de 107 jours, elle absorba 40 grammes de trional. Six jours après la dernière prise, et alors qu'elle était dans une période de repos, elle fut prise de céphalalgie, de vertiges, elle voyait devant ses yeux des mouches volantes, présentait une anorexie profonde et souffrait de douleurs épigastriques. La température était de 38°5 ; elle monta le lendemain à 40°, l'état de la malade était beaucoup plus grave ; son pouls était rapide, petit ; elle avait des nausées et des selles diarrhéiques abondantes, et présentait un véritable aspect de typhique. Le

surlendemain la température monta à 40°6. La malade eut de l'oligurie, elle rendit 250 centimètres cubes d'urine absolument noire
quand on l'examinait sous une certaine épaisseur, d'un rouge foncé
et transparente sous une faible épaisseur : cette urine renfermait une
proportion considérable d'hématoporphyrine, de l'albumine en assez
grande quantité, puisque cette quantité s'élevait à 2 grammes pour
les 250 centimètres cubes ; de plus elle renfermait des leucocytes, des
hématies, des débris d'épithélium vésical et de nombreux cylindres
hyalins et granuleux. Les troubles nerveux, les selles glaireuses, l'état
général très mauvais et rappelant l'état typhoïde persistèrent pendant dix jours ; mais cette malade guérit néanmoins : il ne subsista
de cette intoxication qu'une très grande faiblesse et une anémie très
prolongées.

Enfin, un dernier cas concerne une femme de 50 ans, mélancolique
également. J'insiste sur ce point qu'il s'agit encore d'un sujet à système nerveux anormal, auquel on administrait des doses relativement
considérables de trional, et surtout pendant une période beaucoup trop
prolongée. Cette malade absorba 1 gr. 50 de trional tous les soirs
pendant trente-six jours. Elle fut prise, brusquement, de troubles
rappelant ceux de la démence paralytique au début : sa démarche
était incertaine et vacillante, elle avait perdu complètement le pouvoir d'orientation ; sa mémoire était extrêmement affaiblie, elle ou-
bliait les mots les plus courants ; la parole était confuse, le calcul
défectueux et en observait également une altération très notable de
l'écriture. La suppression complète du médicament amena la disparition graduelle des phénomènes dans l'espace de trois semaines, et pas
une seule fois chez cette malade, qui avait cependant présenté des
accidents assez inquiétants, on n'observa la présence d'hématoporphyrine ou de méthémoglobine dans l'urine.

En résumé, vous voyez qu'en ce qui concerne le trional, l'administration trop longtemps prolongée paraît offrir toujours, chez l'homme
tout au moins, une gravité moindre que celle qui est à la charge du
sulfonal. L'action sur les phénomènes intimes de la nutrition est certainement moins intense, et il faut probablement trouver la raison
de cette apparente anomalie dans ce fait, sur lequel j'ai déjà attiré
votre attention, que le trional se décompose entièrement dans l'économie, dans les conditions ordinaires, alors que le sulfonal, au contraire, s'accumule et que son action nocive, une fois qu'elle a pu se

déterminer, dure, à cause de cela, pendant un certain temps. Le sulfonal, en effet, n'est pas détruit en totalité; c'est seulement une assez faible partie qui est détruite, l'autre s'élimine en nature par les différents émonctoires, notamment par l'urine, et la quantité ainsi éliminée augmente de jour en jour si l'administration n'est pas faite avec certaines précautions. Il faut une moyenne de 3 à 5 jours pour que l'élimination d'une dose de 1 gramme ou 1 gr. 50 soit complète; il faut donc penser à l'action cumulative, d'une part, et, surtout, à l'action prolongée pendant un temps notable après que l'on a cessé l'administration de la substance médicamenteuse.

Quant au trional, il est complètement détruit dans l'organisme si les conditions voulues sont remplies, c'est-à-dire si l'on a soin de l'administrer dans les conditions étroites que je vous ai indiquées précédemment, et si les phénomènes de mutation et d'échanges nutritifs dans l'intimité des tissus sont sensiblement normaux. Il ne produit pas d'action cumulative ou prolongée par persistance de son séjour dans l'organisme; mais il y a cependant une certaine prolongation de cette action en ce sens qu'on a toujours observé, chez les individus pour lesquels on avait recours au trional, que le sommeil était franchement provoqué même après la cessation du médicament : en fait, il ne peut pas s'agir là d'une action cumulative analogue à celle que nous avons reconnue au sulfonal. De plus, l'action du trional est incomparablement plus rapide que celle du sulfonal; et c'est là un fait dont il faut toujours se souvenir relativement au mode et au moment de l'administration.

Je ne vous dirai qu'un mot du tétronal, parce que l'inconstance de son action, d'une part, et, d'autre part, les troubles assez graves qui ont pu résulter de l'administration de doses de 1 gramme ou même d'une dose moindre de tétronal, ont fait que cette substance médicamenteuse est à peu près complètement abandonnée maintenant.

Dans tous les cas, qu'il s'agisse de trional ou de sulfonal, il faut songer que le médicament détermine une imprégnation assez prolongée des cellules nerveuses; et que, dans tous les cas, la présence soit de la méthémoglobine, soit de l'hématoporphyrine, est un symptôme de saturation présentant une certaine gravité et qui justifiera les quelques détails que je vous donnerai relativement à la recherche de cette substance dans les urines.

Paraldéhyde. — J'arrive maintenant à l'étude d'une autre substance hypnotique qui présente certains avantages et certains inconvénients, comme toutes les substances médicamenteuses; je veux parler de la paraldéhyde. La paraldéhyde résulte de la condensation, de la polymérisation de l'aldéhyde ordinaire. On connaît actuellement deux produits de polymérisation de l'aldéhyde : le premier, la *métaldéhyde*, est constitué par le groupement de deux molécules d' aldéhyde en une seule; l'autre, la *paraldéhyde*, résulte du groupement de trois molécules d'aldéhyde en une seule. La métaldéhyde ne possède pas de propriétés thérapeutiques, elle ne possède guère que des propriétés diurétiques, à peu près comme l'aldéhyde; par conséquent, il n'y a pas lieu de nous en occuper ici. Cette polymérisation de l'aldéhyde, c'est-à-dire sa transformation en paraldéhyde, puisque c'est la seule substance dont nous allons nous occuper, peut s'effectuer sous l'influence d'un certain nombre de conditions physico-chimiques différentes : c'est ainsi que l'oxychlorure de carbone, l'acide chlorhydrique, l'acide sulfureux, entr'autres substances gazeuses, sont capables d'opérer cette métamorphose, et de donner naissance à la paraldéhyde. Il en est de même de certains composés déshydratants, l'acide sulfurique, le chlorure de zinc, par exemple.

La paraldéhyde se présente sous forme d'un liquide très limpide et très fluide, dont la mobilité rappelle celle de l'alcool, d'une odeur particulière, très analogue à celle de l'aldéhyde : elle rapelle dans une certaine mesure l'odeur de la pomme reinette, sa saveur est chaude et piquante. En refroidissant la paraldéhyde, on peut la purifier par cristallisation : en effet, la paraldéhyde possède la propriété de cristalliser; et, par conséquent, elle peut être ainsi séparée de l'alcool et d'autres substances auxquelles elle se trouve mélangée et qui restent parfaitement liquides. On ne peut pas la séparer par distillation; elle commence à bouillir vers 124°, mais cela suffit pour régénérer l'aldéhyde qui, si elle n'est pas dénuée de propriétés toxiques, est du moins complètement dénuée de propriétés thérapeutiques.

La paraldéhyde, que l'on doit employer en thérapeutique est la paraldéhyde dite *cristallisable*, c'est-à-dire susceptible de prendre l'état solide lorsqu'on la refroidit à la température de 10° : elle fond à 10°5; mais présente facilement le phénomène de la surfusion quand on abaisse lentement la température au dessous de 10°. Si l'on vient alors à projeter dans le liquide refroidi un cristal de paraldéhyde, le liquide se prend en masse et la température remonte à 11°5. Cette paraldéhyde présente une densité de 0,998, très voisine, comme vous le voyez, de celle de l'eau. Elle est cependant un peu plus légère, elle surnage en gouttelettes huileuses à la surface de l'eau, et est susceptible de s'y dissoudre : une partie de paraldéhyde est soluble dans neuf parties d'eau, de sorte que la solution aqueuse saturée est au dixième. Elle est moins soluble à chaud, aussi les solutions saturées se troublent-elles lorsqu'on les chauffe. D'ailleurs, toutes ces propriétés physiques et chimiques de la paraldéhyde sont variables avec les quantités d'eau ou d'aldéhyde qu'elle peut contenir. De petites proportions d'eau ou d'aldéhyde, capables d'affecter énergiquement ces constantes physiques, sont insuffisantes pour modifier efficacement les propriétés physiologiques de la paraldéhyde.

La paraldéhyde est inflammable, elle brûle avec une flamme pâle, qui rappelle la flamme de l'alcool, et absorbe l'oxygène de l'air, mais avec une moindre intensité que ne le fait l'aldéhyde, en se résinifiant.

Quelle est l'action physiologique de la paraldéhyde? Elle peut être envisagée à la fois comme substance hypnotique et même, si son action devient un peu plus marquée, comme substance hypno-anesthésique.

A dose thérapeutique, elle est amyosthénique, elle diminue le pouvoir excito-moteur du bulbe, et elle est même légèrement anesthésique. A dose forte, elle agit d'abord sur la substance grise corticale; elle détermine de l'ivresse, quelquefois, assez souvent même, précédée d'une période d'agitation, comme celle qu'on observe dans l'alcoolisme aigu; bientôt, à cette période succède un sommeil profond, comateux, avec une diminution plus ou moins considérable de la sensibilité; puis le bulbe et la moelle entrent à leur tour dans la sphère d'action de la paraldéhyde, et on en a la preuve dans le fait de l'atténuation et même, sous l'influence de doses toxiques, de la disparition des réflexes. Elle agit également sur le sympathique, car on observe une contraction de la pupille due, bien certainement, à l'action exercée par la paraldéhyde sur le sympathique.

Lorsqu'on cherche par l'expérimentation sur les animaux comment ils réagissent vis à vis de la paraldéhyde et quelles sont les doses qu'on peut employer, voici ce qu'on observe. Chez les animaux à sang froid, chez la grenouille, par exemple, des doses relativement élevées de paraldéhyde sont nécessaires pour déterminer les phénomènes physiologiques; il faut arriver environ à 1 centigramme par gramme d'animal pour avoir une excitation au début, puis peu à peu, au bout de quelques minutes, une immobilité plus ou moins complète, et enfin la période de sommeil dans laquelle tombe l'animal : on observe alors que la respiration est notablement ralentie; on peut la voir tomber du chiffre de 100 au chiffre de 40 : le cœur est également ralenti, comme vous pourrez le voir sur le tracé qui est très net à cet égard, les contractions tombent de 35 à 10 en même temps que leur énergie diminue beaucoup; les réflexes sont diminués et même complètement abolis si la dose est suffisante. Grâce à ce fait que les grenouilles peuvent respirer par le tégument cutané, vous comprenez que les doses qui, chez les animaux à sang chaud, provoqueraient la mort par arrêt de la respiration, peuvent être employées impunément chez elles, et on peut voir, quand la dose est tellement exagérée que la mort arrive quand même, qu'elle se produit par arrêt du cœur : on observe, en effet, que le cœur est resté en systole, qu'il est plus ou moins contracté et qu'en somme, chez les animaux à sang froid, il est l'*ultimum moriens* sous l'influence de la paraldéhyde.

On observe même, chez ces animaux, des phénomènes intéressants, rappelant, dans une certaine mesure, les phénomènes de même genre qui peuvent être observés, aussi bien chez les animaux à sang froid que chez les mammifères, sous l'influence de la strychnine : je veux parler de la *mort tardive* chez les grenouilles auxquelles on a injecté une dose insuffisante pour déterminer fatalement la mort par arrêt du cœur, par exemple, une dose de 4 milligrammes 5 par gramme. Çà n'est pas simplement à titre de comparaison que je rapproche la mort tardive sous l'influence de la strychnine de la mort tardive sous l'influence de la paraldéhyde; toutes deux me paraissent dues à une modification intime de la substance nerveuse dans les parties des centres nerveux douées de réflectivité. Dans les deux cas, la mort se produit brusquement, à une période où l'on serait presque en droit de considérer les animaux comme ayant échappé aux dangers de l'intoxication et parfaitement guéris. Si l'on abaisse les doses, si l'on n'injecte que la quantité de 3 milligrammes par gramme, on observe seulement des effets anesthésiques accompagnés d'un sommeil comateux substitués aux effets graves et mortels dont je parlais tout à l'heure. A la dose de 1 milligramme par gramme, on n'obtient plus que des effets simplement hypnotiques.

On a cherché si l'aldéhyde et l'aldéhydate d'ammoniaque étaient capables de déterminer des phénomènes du même genre; et on a observé que sous l'influence de ces substances, les phénomènes hypnotiques étaient beaucoup moins accentués, tandis que les phénomènes toxiques devenaient beaucoup plus graves. Ces phénomènes sont les mêmes chez les mammifères.

L'action de la paraldéhyde peut se produire encore au moyen de l'absorption par la surface cutanée, lorsque cette absorption est susceptible de s'effectuer en quantité suffisante : on peut obtenir l'hypnose de la grenouille en l'exposant sous une cloche dont l'atmosphère est saturée de vapeurs de paraldéhyde.

Une particularité extrêmement intéressante, parce qu'elle se vérifie chez les animaux à sang chaud aussi bien que chez les animaux à sang froid — mais pour cette démonstration la grenouille est véritablement l'animal de choix, — c'est l'abolition de l'excitabilité réflexe que détermine la paraldéhyde. Cette abolition de l'excitabilité réflexe est au moins aussi nette et aussi intense que celle que nous avons obtenue sous l'influence du chloral : c'est ainsi qu'en soumettant une grenouille à l'injection d'une dose de strychnine capable de déterminer chez elle des accidents tétaniques, — et il suffit d'un cinquantième de milligramme pour déterminer les accidents du tétanos chez une grenouille du poids de 20 à 25 grammes — on peut voir l'hyperexcitabilité réflexe et les accidents tétaniques du strychnisme supprimés si l'on a fait, au préalable ou immédiatement après, une injection de paraldéhyde de 2 à 3 milligrammes par gramme du poids de la grenouille : si la dose de paraldéhyde est insuffisante, c'est avec beaucoup de peine qu'on peut obtenir une tendance à des mouvements tétaniques qui se produisent, au contraire, avec une si grande facilité chez les grenouilles au cours de l'intoxication strychnique. Sous ce rapport, même, la paraldéhyde présente des avantages marqués sur le chloral : en premier lieu, celui de ne pas intéresser autant le myocarde et l'appareil nerveux cardiaque; d'autre part, une plus facile et rapide élimination; enfin, une action toxique générale moins intense. Son emploi permet de réaliser, chez les animaux à sang chaud et chez l'homme, une action hypnotique constamment renouvelée, avec des doses de paraldéhyde qui empêchent les effets du strychnisme, et permet, mieux encore que ne le fait le chloral, de nourrir le malade, de l'alimenter et de lutter contre ces accidents convulsifs qui sont comme vous le savez, une des principales causes de la mort de l'individu dans le strychnisme.

Cette diminution de l'excitabilité réflexe s'observe tout aussi bien chez les animaux à sang chaud que chez les animaux à sang froid; mais si j'insiste sur l'expérimentation à l'aide de la grenouille, c'est parce que, chez les animaux à sang froid, les manifestations de l'hyperexcitabilité réflexe sont beaucoup plus nettes et plus accentuées et que la dissociation, si je puis ainsi dire, des phènomènes est beaucoup plus tranchée que chez les animaux à sang chaud. Voici précisément une grenouille qui a été soumise à l'action de la paraldéhyde avant qu'on ne lui fît une injection de strychnine, et vous pouvez voir que chez cet animal l'excitation qu'on exerce, en le projetant avec une certaine force contre le cristallisoir dans lequel il se trouve, est incapable de provoquer les mouvements si nets du tétanisme qui sont si caractéristiques chez les grenouilles.

Les doses capables de déterminer un effet hypnotique varient avec le degré occupé par l'animal dans l'échelle zoologique; et ces doses doivent être plus considérables au fur et à mesure qu'on s'adresse à un animal plus inférieur. C'est ainsi que pour le cobaye, avec une dose de 60 centigrammes de paraldéhyde par kilo, on peut observer, après une demi-heure, une diminution très notable de l'activité musculaire, à laquelle succède de l'assoupissement, puis un sommeil qui dure trois à quatre heures : les réflexes sont à peine diminués, la température s'abaisse d'un degré environ, tout au plus de 1°5. A la dose de 1 gr. 20 par kilo, on peut noter un abaissement de 3° à 5°, la diminution marquée de l'excitabilité réflexe, l'abolition des mouvements spontanés et enfin un sommeil comateux qui peut se prolonger pendant dix à douze heures et même plus longtemps. A 2 grammes par kilo, l'abolition des réflexes est complète; et l'animal meurt dans le coma en douze heures environ.

Le lapin est plus susceptible aux faibles doses que le cobaye : la dose de 30 centigrammes par kilo équivaut, chez cet aninal, à la dose de 60 centigrammes chez le cobaye. A la dose de 75 centigrammes par kilo, on observe de la torpeur, l'abolition des mouvements spontanés, la diminution très notable des réflexes, puis l'abaissement de la température qui peut atteindre 3°, 4° et même 5° : le nombre des mouvements respiratoires diminue dans une très notable proportion, il peut tomber, par exemple, de 136 à 76. Si les doses sont plus élevées, par exemple, à 2 gr. 50 par kilo, on voit cet abaissement des mouvements respiratoires s'accroître encore, tomber, par exemple, de 126 à 42 ; on note en même temps la disparition absolue de tous les réflexes, même du réflexe cornéen ; l'abaissement de la température peut atteindre 7°, 8° et même jusqu'à 10° au-dessous de la température normale de l'animal ; mais il faut arriver jusqu'aux doses de 3 gr. 50 à 4 grammes par kilo pour provoquer la mort, qui survient alors par arrêt de la respiration comme je le disais tout à l'heure, et l'animal peut être rappelé à la vie au moyen de la respiration artificielle. Chez les animaux suffisamment sensibles, on peut arriver à déterminer une hypnose prolongée avec la paraldéhyde, grâce à ce fait que je signalais tout à l'heure, de sa prompte et facile élimination. On peut, par exemple, pendant six heures de suite, administrer à un lapin, qui, comme vous venez de le voir, est facilement impressionné par la paraldéhyde, une dose de 2 grammes de paraldéhyde par heure, et le maintenir dans un état de coma profond, avec abolition plus ou moins accentuée des réflexes ; diminution du nombre des mouvements respiratoires qui peuvent tomber au-dessous du tiers de la valeur primitive ; abaissement notable de la température qui peut descendre au-dessous de 32°, mais sans que l'animal meure à la suite de cette administration : la rapide élimination de la paraldéhyde permet en effet à l'animal de se débarrasser progressivement de la substance toxique, qui, nous le verrons tout à l'heure, s'élimine en majeure partie par le poumon.

Chez le chien, les doses toxiques s'élèvent à plus d'un gramme par kilo d'animal : il faut arriver à la dose de 50 centigrammes par kilo pour déterminer chez lui les phénomènes appréciables, qui consistent en une période d'ivresse précédée d'une phase d'excitation plus ou moins marquée. A la dose de 1 gramme par kilo, l'excitation est plus accentuée, elle est bientôt suivie d'un état d'ivresse avec incertitude de la démarche, hébétude générale, faisant ensuite place à un sommeil comateux, accompagné d'anesthésie.

Les réflexes sont abolis ; la sensibilité est complètement anéantie, ce dont on a la preuve par ce fait que la pression sanguine n'est en aucune façon influencée par une excitation brutale exercée sur les nerfs sensitifs : si l'on répète la très intéressante expérience de Carville, dont j'ai eu déjà l'occasion de vous parler à propos du chloral [1],

1. Voir *Leçons de pharmacodynamie*, première série, p. 638.

— et à l'aide de laquelle on démontre qu'un animal étant en état d'impotence complète sous l'influence du curare, une excitation pratiquée sur les nerfs sensitifs ou les nerfs mixtes, par exemple le pincement ou la faradisation du sciatique, suffit pour déterminer une modification considérable dans la tension sanguine, modification montrant que si la perception de la douleur ne se traduit par aucun mouvement réflexe, rendu impossible à cause de la perte de la motilité, elle est tout au moins ressentie — cette expérience montre que, chez l'animal soumis à l'influence de la paraldéhyde, la pression sanguine ne varie pas, preuve de l'abolition complète de toute perception sensitive.

Le nombre des mouvements respiratoires diminue de plus de moitié; la température s'abaisse notablement, et le cœur est lui-même ralenti; mais ce sont là des phénomènes toxiques plutôt que thérapeutiques. Et en effet, si l'on en arrive à la dose de 2 grammes par kilo, on voit, qu'après dix minutes, l'animal est dans l'impossibilité absolue de marcher; son état d'ivresse est extrême; il a complètement perdu la notion de la direction et de l'équilibre, et il tombe promptement dans un état de sommeil comateux. Les réflexes sont alors complètement abolis, même le réflexe cornéen; l'anesthésie est profonde et généralisée; l'abaissement de température, considérable, peut atteindre 7° et même jusqu'à 10°; le nombre des mouvements respiratoires est diminué dans une proportion énorme, le pouls est très ralenti, et la mort survient dans un espace de trois à quatre heures.

En résumé, vous voyez, Messieurs, que l'action de la paraldéhyde s'exerce principalement sur le système nerveux, quoique un certain nombre de grands appareils soient intéressés également : ils ne le sont que d'une façon secondaire. Quant au système nerveux, c'est l'écorce grise corticale qui est atteinte la première, et la preuve réside dans la disparition des mouvements volontaires, alors que les réflexes persistent encore dans la première partie de l'action thérapeutique. La paralysie tardive de la moelle s'observe seulement sous l'influence des doses toxiques. La paraldéhyde exerce évidemment une action élective sur l'axe gris encéphalo-médullaire; et, de ce fait, nous avons la preuve dans l'action antagonistique que cette substance exerce vis à vis de la strychnine, dont elle empêche les manifestations. Enfin, son action sur le grand sympathique est mise en évidence par le myosis très accentué qui l'accompagne, même à dose thérapeutique, ce myosis ne pouvant être interprété que par la paralysie du sympathique, et non par l'excitation de la troisième paire ou moteur oculaire commun, excitation qui serait absolument en désaccord avec tous les faits d'action dépressive qu'on peut observer sous l'influence de cet agent médicamenteux.

D'autre part, la diminution des mouvements respiratoires indique qu'à un moment donné la paraldéhyde exerce une influence nocive sur le bulbe; et la disparition du pouvoir excito-moteur de la moelle aux doses élevées est encore une preuve du même ordre qui indique que, de même que pour le chloral, pour le choroforme ou les autres hypno-anesthésiques, l'envahissement du système nerveux est successif et suit la même progression sous l'influence de la substance médicamenteuse. Quant aux centres vaso-moteurs, ils sont eux-mêmes atteints à une certaine période : la preuve en est fournie par la vaso-dilatation qu'on observe en même temps que l'abaissement considérable de tension artérielle que je signalais tout à l'heure. Cette paralysie des centres vaso-moteurs bulbaires peut d'ailleurs être mise bien facilement en évidence dans un certain nombre de cas; on l'a même utilisée pour exagérer, dans une certaine mesure, le pouvoir diurétique d'une substance que nous savons être diurétique par elle-même, je veux parler de la caféine. On peut porter au maximum l'action diurétique de la caféine en l'associant à la paraldéhyde, exactement comme en l'associant au chloral : dans les deux cas, on détermine la paralysie des vaso-moteurs et on abaisse la tension sanguine augmentée sous l'influence de la caféine, ou bien on empêche cette tension artérielle de subir l'augmentation que lui imprime la caféine.

Quant à l'action vaso-dilatatrice, elle est surtout d'origine périphérique, et accompagnée d'anémie cérébrale.

Enfin dans les cas d'intoxication, l'arrêt de la respiration est primitif; et, ainsi que je l'ai dit tout à l'heure, il est possible de soustraire à la mort les animaux sur lesquels on expérimente en pratiquant sur eux la respiration artificielle : bien que la mort par le cœur ne se produise pas facilement, il faut cependant que la dose ne soit pas tellement considérable que les centres vaso-moteurs cardiaques puissent être eux-mêmes intéressés et que la mort arrive par arrêt du cœur.

L'action dépressive sur le système musculaire suit presque immédiatement l'assoupissement intellectuel et quelquefois même coïncide avec lui. Elle est caractérisée par la chute des paupières, la paresse musculaire, l'incertitude de la marche, l'affaiblissement des forces et la difficulté de maintenir la tête dans sa position d'équilibre normal : cette difficulté rappelle celle qu'on peut observer chez un individu en état d'ivresse profonde chez qui la tête obéit aux lois de la pesanteur et roule dans tous les sens. A un certain moment même, l'impotence fonctionnelle est tout à fait complète.

On observe d'abord l'affaiblissement, puis la disparition de l'activité réflexe au cours de cette intoxication ; car c'est bien le nom que méritent ces manifestations, au moins lorsqu'elles arrivent à acquérir une certaine intensité. On a signalé également des phénomènes d'hyperesthésie, mais surtout des phénomènes de paresthésie.

Le cœur et la circulation sont, en somme, peu intéressés par les doses thérapeutiques de la paraldéhyde, car le ralentissement des contractions cardiaques que l'on peut observer est d'autant plus accentué que les doses sont plus élevées ; et aux doses qui, chez l'homme, sont capables d'amener simplement l'hypnose, sans accidents comateux, l'amplitude des contractions cardiaques, le rythme et l'énergie du cœur sont fort peu intéressés, on peut même dire qu'ils ne le sont pas du tout : il en est de même pour l'abaissement de la tension artérielle. C'est seulement dans les cas d'intoxication que les modifications de nombre, de rythme et d'énergie, ainsi que de la tension sanguine, sont nettement accusées. La diminution du nombre des contractions est une conséquence de la parésie des centres intra-cardiaques, et l'abaissement de la tension artérielle, une conséquence de la parésie du bulbe : il faut toutefois reconnaître que ces phénomènes sont favorisés, dans une très notable mesure, par l'affaiblissement, sinon même la disparition, des réflexes, qui ne peuvent plus être excités par les causes qui, d'habitude, réglementent ces mouvements.

Quant à l'action exercée sur le sang, elle a donné naissance à des affirmations contradictoires. Quinquaud avait accusé la paraldéhyde de déterminer immédiatement la formation de la méthémoglobine lorsqu'elle se trouvait en circulation dans le sang ; M. Hénocque a émis la même opinion, et l'a appuyée en assurant que, sous l'influence de la paraldéhyde, les hématies éprouvaient une sorte d'inhibition semblable à celle que j'ai signalée pour le sulfonal, et que leur capacité pour l'oxygène diminuait dans une notable mesure. L'expérience a démontré que ces faits n'étaient pas toujours et invariablement exacts; et que, s'il était fréquent de voir coexister l'apparition de la méthémoglobine dans le sang avec l'introduction de la paraldéhyde dans l'organisme, il fallait seulement admettre que la présence de cette paraldéhyde pouvait favoriser l'apparition de la méthémoglobine.

Cette opinion repose sur les expériences de M. Hayem, qui a montré que l'addition de paraldéhyde à du sang, soit *in vitro*, soit par injection intraveineuse, ne modifiait aucunement son spectre d'apsorption. La production très rapide de la méthémoglobine, sous l'influence du nitrite de sodium n'est pas du tout entravée par la paraldéhyde; et, bien loin d'empêcher, comme l'avait avancé M. Hénocque, l'apparition de cette méthémoglobine dans le sang, la paraldéhyde la favorise au contraire et la fait apparaître plus rapidement. Ces faits permettent précisément de se rendre compte de ce phénomène que, dans certains cas d'intoxication par la paraldéhyde, on a pu voir de la méthémoglobinurie. Si la paraldéhyde ne provoque pas, par elle seule, l'apparition de la méthémoglobine dans le sang, elle favorise incontestablement l'action des substances capables de la provoquer; et, pour ma part, je crois que, dans certaines circonstances encore mal définies, cette substance est capable de déterminer, par elle-même, des altérations de l'hémoglobine.

Cette propriété est, d'ailleurs, en rapport avec le pouvoir que possède la paraldéhyde de se conduire comme un peroxyde, c'est-à-dire comme un composé énergiquement oxydant. Je vous montrerai ce fait tout à l'heure, au sujet de la décomposition de l'iodure de potassium — que la paraldéhyde provoque comme le font toutes les réactions dans lesquelles entre en jeu une action oxydante — en vous parlant des associations et des incompatibilités de la paraldéhyde. Une autre preuve résulte de ce fait que l'addition de paraldéhyde à un mélange de bichromate de potasse, d'aniline et d'acide oxalique produit une coloration violet-bleu comme l'addition d'un mélange oxydant, tel que ceux employés dans l'industrie pour transformer l'aniline en matière colorante[1].

1. M. Bach a précisé, de la façon suivante, les conditions dans lesquelles doit se faire cet essai. Son réactif possède la composition ci-après :

La paraldéhyde se comporte encore également comme l'eau oxygénée, en présence de l'acide chromique. Voici une solution aqueuse d'acide chromique à laquelle on ajoute de la paraldéhyne, et vous pouvez voir que la couche de paraldéhyde surnageant la solution chromique prend une superbe coloration bleu-violacé comme le fait l'éther lorsqu'on fait réagir, en sa présence, l'eau oxygénée sur la solution d'acide chromique : lorsque la paraldéhyde est ajoutée en quantité suffisante à la solution d'acide chromique, il n'est pas nécessaire d'ajouter d'éther pour dissoudre la matière colorante qui a pris naissance, cette matière colorante se dissolvant aussi dans la paraldéhyde.

Enfin, et c'est là une réaction encore plus probante en ce qui concerne la question que je discute en ce moment, la paraldéhyde décompose instantanément l'oxyhémoglobine, en présence de l'acide gaïaconique. Voici du sang frais auquel on ajoute quelques gouttes de paraldéhyde et de la teinture de gaïac, et vous verrez bientôt ce mélange se colorer en bleu, comme si l'on avait ajouté à un mélange de sang et de teinture de gaïac, de l'essence de térébenthine ozonisée.

Il n'y a donc rien d'étonnant à ce que la paraldéhyde agisse sur la matière colorante du sang comme le font l'eau oxygénée, le chlorate de potasse, les nitrites, etc. Seules, les conditions exactes dans lesquelles se fait cette attaque de l'oxyhémoglobine, et la nature des produits de sa métamorphose ne me paraissent pas absolument fixées. Dans tous les cas, les réactions très nettes que je viens de vous indiquer ne permettent pas de dénier à la paraldéhyde une influence certaine sur le sang.

L'action de la paraldéhyde sur la respiration est insignifiante et absolument négligeable aux doses faibles, aux doses thérapeutiques, par exemple à la dose de 3 grammes chez l'homme adulte. Sous l'influence de doses plus considérables chez les individus présentant une susceptibilité toute particulière, ou bien sous l'influence des fortes doses, on peut observer une diminution progressive et plus ou moins considérable du nombre des mouvements respiratoires, en

---

Chromate acide de potassium. . . . . 0 gr. 03
Aniline . . . . V gouttes.
Eau distillée. . . . . 1,000 grammes.

A cinq centimètres cubes de ce réactif, on ajoute I goutte d'une solution aqueuse à 5 p. 100 d'acide oxalique, et I goutte de paraldéhyde. L'oxydation de l'aniline se manifeste aussitôt par l'apparition d'une coloration bleue plus ou moins accentuée.

même temps que ces mouvements diminuent d'amplitude et que leur rythme se modifie d'une façon très remarquable, au point d'arriver, par exemple, à revêtir le type de Cheyne-Stokes. Ces phénomènes peuvent s'interpréter facilement, je crois, par les considérations suivantes. Sous l'influence d'une dose un peu élevée de paraldéhyde, le pneumogastrique est influencé à ses deux extrémités : d'une part, dans le centre, le bulbe se trouvant envahi à un moment donné par la paraldéhyde et ne provoquant plus alors l'incitation des pneumogastriques; d'autre part, à la périphérie, parce que c'est précisément par les poumons que se fait, en majeure partie, l'élimination de la paraldéhyde. La preuve est fournie par ce fait que, quelques minutes après l'ingestion d'une potion à base de paraldéhyde, l'exhalation pulmonaire manifeste d'une façon intense l'odeur de la paraldéhyde : c'est la voie d'élimination la plus importante; et il n'est pas extraordinaire que, grâce à l'action parésiante qu'elle peut exercer *in situ*, elle influe, dans le sens d'une diminution d'excitabilité, sur l'extrémité terminale des pneumogastriques.

Quant à la nutrition, elle est touchée dans un sens facile à prévoir : l'abaissement de la température, la diminution du nombre des mouvements respiratoires, le ralentissement du cœur, impliquent, nécessairement, une diminution plus ou moins considérable dans les échanges organiques; et c'est en effet ce qu'on observe sous l'influence des doses élevées de paraldéhyde.

Les sécrétions sont intéressées également dans une certaine mesure, mais cela d'une façon extrêmement variable : on observe en effet que, tandis que chez certains individus la diurèse est nettement augmentée sous l'influence de la paraldéhyde, chez d'autres, au contraire, elle est diminuée, et remplacée par une diaphorèse plus ou moins intense. Dans tous ces cas, l'action est assez incertaine. Mais un effet qui est plus constant, c'est la salivation, très probablement due à des phénomènes d'irritation locale, l'élimination de la paraldéhyde par les voies respiratoires provoquant une irritation de toute la muqueuse, d'où résulte une hypercrinie de ses différentes glandes.

Quant à son action sur la muqueuse gastrique, elle est intéressante à considérer surtout au point de vue de l'administration de la substance médicamenteuse. D'abord, la paraldéhyde peut exercer sur la muqueuse gastrique une action plus ou moins énergiquement irritante, ce qui oblige à l'administrer dans une quantité plus ou moins considérable de véhicule. Mais un fait beaucoup plus intéressant, signalé par un certain nombre d'observateurs, c'est que l'administration prolongée de la paraldéhyde peut amener, du côté de l'appareil digestif et de ses glandes annexes, des accidents qui sont à rapprocher, dans une très étroite mesure, de ceux que détermine l'alcool.

L'absorption et l'élimination de la paraldéhyde se manifestent avec une très grande rapidité. Cette rapidité est variable, bien entendu, avec le mode d'administration ; et on a dressé à cet égard une sorte de tableau, duquel il résulterait que, si on représente par l'unité la rapidité d'absorption par la voie stomacale, l'absorption par la voie rectale est deux fois plus courte ; l'absorption par la voie sous-cutanée de cinq à huit fois plus rapide. Dans tous les cas, l'action hypnotique est manifeste un temps très court après l'absorption de la substance médicamenteuse ; en moyenne dix à quinze minutes seulement.

Quant à l'élimination, je n'ai pas à revenir sur ce que je disais tout à l'heure relativement au rôle joué par les poumons : c'est la voie d'élimination la plus rapide, la plus importante ; mais cependant, on peut observer une élimination notable de la paraldéhyde par le rein, par les glandes salivaires et même par la peau. Un fait qu'il faut retenir également et qui est à porter au passif de cette substance médicamenteuse, c'est celui-ci : l'accoutumance est très rapide à l'action de la paraldéhyde, et il faut, au bout d'un temps relativement court, augmenter notablement les doses.

Résultats cliniques. — Quels sont les résultats cliniques qu'on a pu observer dans l'emploi de cette substance médicamenteuse ? Son emploi est assez récent. La paraldéhyde, qui a été découverte en 1829 par Weidenbusch, est restée pendant très longtemps une simple curiosité clinique, un produit plutôt rare et curieux de laboratoire, comme le chloral ; c'est seulement en 1882 que le professeur italien Cervello entreprit ses recherches sur son action physiologique et thérapeutique. Elle devint rapidement d'un usage courant en Italie, en Allemagne, en France, en Belgique, en Angleterre, où les essais de Cervello furent vérifiés et étendus. Ça n'est donc que depuis quinze à seize ans que son emploi a pu être justifié par les résultats obtenus. Ces résultats sont les suivants.

Chez les sujets atteints de maladie fébrile, la paraldéhyde est plutôt un mauvais hypnotique ; elle détermine chez eux des rêves pénibles, des cauchemars, de l'agitation. C'est un hypnotique analgésique d'une valeur incontestablement moindre que le chloral, bien que l'action analgésiante de la paraldéhyde ne soit pas à négliger; mais cette action ne se montre vraiment avec une réelle utilité que lorsque cette substance est administrée à dose telle que les accidents qu'elle peut déterminer risquent de provoquer des inconvénients alors beaucoup plus graves que l'avantage que peut présenter son action analgésiante. C'est une substance qui, au point de vue analgésique, représente un terme intermédiaire entre l'opium et le chloral.

Mais la paraldéhyde s'est révélée comme un hypnotique de choix chez les alcooliques, et surtout dans les cas de délirium tremens; elle s'est montrée aussi un calmant et un hypnotique remarquable dans les cas de névroses convulsives, tels que le tétanos, la rage, la chorée, etc. Ce fait est surtout applicable au tétanos, et justifié par l'action antagonistique exercée par la paraldéhyde vis à vis de la strychnine. Chez les morphinomanes, elle aurait donné de très bons résultats, à titre non seulement d'hypnotique, mais de sédatif de certains phénomènes d'excitation.

On l'a vantée, également, pour déterminer le calme et le sommeil dans la pneumonie franche aiguë, là précisément où l'alcool joue le rôle d'un excellent médicament; et, pour ma part, je ne puis m'empêcher de rapprocher l'action de la paraldéhyde de celle de l'alcool dans une foule de circonstances, et de faire remarquer que, chez les individus dont les cellules nerveuses sont imprégnées d'alcool, chez les alcooliques, chez les individus atteints de délirium tremens, la paraldéhyde est vraiment un médicament excellent, et comme sédatif, et comme hypnotique, jouant dans ce cas le rôle de la morphine chez les morphinomanes en cours de sevrage.

Enfin, elle produit de bons effets dans un assez grand nombre de cas d'aliénation mentale, de psychopathies, de névroses, dans l'épilepsie, dans la paralysie progressive; en un mot, dans toutes les circontances où il y a indication de lutter contre une excitation plus ou moins accentuée du système nerveux. M. Huchard, de son côté, a appelé l'attention sur l'intérêt qu'il y avait à employer la paraldéhyde à titre de substance hypnotique dans les cas de cardiopathies avec asystolie menaçante, lorsqu'il y a indication d'éviter tout médicament dépresseur, lorsque l'on a à craindre, par exemple, les inconvénients que détermineraient le choral. Dans ces circonstances, M. Huchard s'est très bien trouvé de l'emploi de la paraldéhyde.

On a remarqué que l'action de la paraldéhyde se trouvait exaltée, au point de vue de ses propriétés sédatives et hypnotiques par son association avec la morphine, d'une part, et d'autre part, avec le bromure de potassium. Mais ici, je dois vous signaler un fait sur lequel j'ai déjà appelé votre attention en vous parlant des propriétés oxydantes de la paraldéhyde, c'est celui-ci : la paraldéhyde possède la propriété très remarquable de décomposer les iodures, et même les composés organiques de l'iode. Il y a donc incompatibilité complète entre la paraldéhyde et les iodures quels qu'ils soient.

Voici une solution d'iodure de potassium dans laquelle on a mis un peu d'empois d'amidon ; il conserve tous ses caractères normaux, l'iode restant en combinaison avec le potassium : on ajoute quelques gouttes de paraldéhyde, et vous allez voir, immédiatement, l'empois d'amidon bleuir par suite de la mise en liberté de l'iode. C'est là un fait qu'il faut retenir, car voici ce qui pourrait se présenter dans la pratique : l'administration de la paraldéhyde chez un individu faisant usage d'iodure de potassium. La paraldéhyde mettrait l'iode en liberté et pourrait amener des accidents d'iodisme relativement à l'origine desquels on n'aurait absolument aucune donnée. Peut-être des accidents de ce genre se sont-ils produits, sans qu'on ait jamais songé à les mettre sur le compte de la paraldéhyde. Ce fait est d'autant plus important, que, non seulement les sels, les iodures métalliques sont décomposés, mais même les composés organiques dans lesquels on peut dire que l'iode est à l'état dissimulé, à l'état latent. Voici du lait iodé, dont la matière organique est combinée avec l'iode ; il a conservé sa couleur ordinaire, jamais on ne pourrait y soupçonnner la présence de l'iode : nous y ajoutons de la paraldéhyde, et vous voyez que la coloration de l'empois d'amidon est presque aussi intense et aussi rapide que dans le cas précédent. L'iode combiné à l'albumine proprement dite, à l'albumine de l'œuf, résiste plus longtemps à la décomposition et à la mise en liberté de l'iode : voici de l'albumine d'œuf iodée à laquelle nous avons mélangé de l'empois d'amidon et de la paraldéhyde : comme vous pouvez le voir, l'action est beaucoup moins rapide, beaucoup moins intense ; ce n'est qu'au bout d'un certain temps que la coloration de l'amidon va se manifester.

Je viens de vous montrer la plus importante et la plus frappante des incompatibilités de la paraldéhyde ; mais il en existe encore d'autres que je dois vous signaler. Tous les agents stimulants ou convulsivants sont également incompatibles avec la paraldéhyde dont ils sont des antagonistes.

Au contraire, tous les agents dépresseurs du système nerveux sont des synergiques ou des auxiliaires. Je viens de vous citer à ce titre les associations avec la morphine et avec le bromure de potassium. L'association avec le bromure de potassium a été fortement préconisée dans les cas de délirium tremens, ainsi que dans les cas de névropathie hystérique chez les descendants d'alcooliques. Il faut alors débuter par de fortes doses d'emblée, 3 à 5 grammes, et réitérer, par fractions de 1 gramme, jusqu'à production du sommeil. La zone maniable est bien plus élastique qu'avec le chloral pour lequel nous avons vu que, chez les alcooliques, la dose mortelle était très voisine de la dose efficacement calmante et hypnotique.

Les propriétés hypocinétiques de la paraldéhyde le cèdent de beaucoup à celles du chloral. Cependant il y a lieu de faire une réserve en ce qui concerne l'application à certaines affections, le strychnisme, le tétanos, peut-être aussi la rage; la paraldéhyde jouissant certainement de la propriété d'empêcher, beaucoup plus efficacement que le chloral, les altérations des cellules nerveuses, si graves et si importantes dans le tétanisme et le strychnisme.

Il n'existe guère comme contre-indications à l'administration de la paraldéhyde que la bronchite et l'emphysème, en raison de l'obstacle que cette substance médicamenteuse apporte à l'expectoration et de l'influence fâcheuse que son administration, à assez haute dose, peut exercer sur la respiration.

Un point extrêmement important à considérer me reste à vous signaler. Plusieurs observateurs, parmi lesquels Kraft-Ebing l'un des premiers, ont signalé des accidents d'alcoolisme à la suite de l'administration longtemps continuée de la paraldéhyde. L'expérimentation sur les animaux est d'ailleurs venue confirmer ce fait qui n'a rien d'extraordinaire si l'on réfléchit que la paraldéhyde se transforme, au moins pour la majeure partie dans l'organisme, en aldéhyde que l'on retrouve en nature dans les produits de l'expiration pulmonaire : or, l'aldéhyde permet de reproduire exactement tous les phénomènes de l'alcoolisme. C'est évidemment par ce mécanisme que ces phénomènes se produisent.

Ve LEÇON

MODES D'ADMINISTRATION DE LA PARALDÉHYDE. — HYDRATE D'AMYLÈNE. — GROUPE DES ACÉTALS. — HYPNONE. — URÉTHANES. — ASSOCIATION DU TRIONAL AVEC LA PARALDÉHYDE.

Il me reste, pour terminer l'étude de la paraldéyde, à vous indiquer les formes, les modes d'administration et les doses suivant lesquels cette substance médicamenteuse doit être administrée. Vous vous rappelez qu'il résulte de l'étude que nous avons faite dans notre dernière réunion, que cette substance médicamenteuse agit d'abord et surtout sur le cerveau, que, comme pour tous les hypnotiques que nous avons étudiés, il est nécessaire qu'un certain nombre de conditions favorables adjuvantes soient réunies pour que l'action thérapeutique de ce médicament soit portée à son maximum, je n'insiste plus sur ces différentes particularités ; mais, la preuve que la paraldéhyde est bien une substance hypnotique par elle-même, c'est qu'elle est capable de déterminer l'hypnose chez des sujets parfaitement sains, par suite de sa propre et seule action : un sujet sain s'endort, dans ces conditions, dans un espace de temps variant entre cinq et trente minutes, lorsqu'il lui a été administré, en une seule fois, une dose de 3 grammes de paraldéhyde ; 4 grammes constituent une dose capable de produire un besoin impérieux de sommeil au bout de dix à quinze minutes et de déterminer un état de somnolence très profond auquel il est impossible au sujet de se soustraire.

Il est extrêmement important, Messieurs, d'envisager les différents modes d'administration de la paraldéhyde au point de vue des accidents qui peuvent résulter de cette administration, en ce qui regarde l'intolérance ou la tolérance de l'estomac. On a observé en effet que,

d'une part, des solutions trop riches, trop concentrées de paraldéhyde, d'autre part, un usage trop prolongé, étaient susceptibles de
déterminer des manifestations stomacales qui se rapprochaient,
dans une très étroite mesure, de ces phénomènes gastriques, — on
serait tenté de dire : des gastrites — qu'on observe chez les alcooliques. Ces troubles digestifs s'observent surtout à la suite d'un usage
prolongé ou de l'emploi de dilutions insuffisantes. Chez certains
individus même, la susceptibilité vis à vis de la paraldéhyde est telle
qu'il est absolument impossible d'administrer cette substance médicamenteuse par la voie buccale, et qu'on est obligé alors d'avoir
recours soit à la voie rectale, soit, comme on l'a proposé, aux
injections hypodermiques, mais comme il a été reconnu depuis que
c'est une très mauvaise méthode, il est préférable de s'en abstenir ;
elles sont extrêmement douloureuses d'abord, et, véritablement, ne
donnent pas les résultats qu'on semblerait en droit d'attendre de ce
mode d'emploi de la substance thérapeutique. Lorsque, cependant,
par suite d'une indication impérieuse ou d'une nécessité quelconque,
on se croirait obligé d'avoir recours à ce mode d'administration, il
faudrait pratiquer, non pas des injections hypodermiques proprement dites, mais des injections dans la profondeur du tissu musculaire.

Les doses varient de 3 à 10 grammes pour les adultes : comme
vous le voyez, la limite est très élastique ; mais, pour les femmes, il
est prudent de ne pas administrer, à la fois, une dose supérieure
à 2 grammes. On a remarqué d'autre part — c'est là un fait que l'observation clinique a reconnu — que les doses faibles évitent une période
d'excitation intense que l'on peut observer très souvent après l'administration des doses un peu considérables, ou tout au moins atténuent
cette période d'excitation dans une très notable mesure.

Cette période d'excitation a toujours été remarquée par tous les
observateurs qui ont fait usage de la paraldéhyde ; elle s'est constamment montrée beaucoup plus longue, et surtout beaucoup plus
bruyante, lorsqu'on employait d'emblée des doses fortes, variant
entre 3 grammes et 6 grammes, par exemple. Les phénomènes qu'on
peut observer, et notamment cette phase d'excitation qui est si remarquable et rapproche dans une si étroite mesure l'action de la paraldéhyde de l'action de l'alcool, cette phase est variable avec la susceptibilité individuelle, cela va sans dire, mais surtout avec les circon-

stances pathologiques, je pourrais dire, pour m'exprimer d'une autre façon, avec la nature de l'insomnie. J'ai insisté suffisamment sur ce point que la paraldéhyde avait la propriété de diminuer, dans une très notable mesure, l'excitation chez les individus chez lesquels cette insomnie était due à une excitation nerveuse; la paraldéhyde donnera alors de très bons résultats, même lorsqu'elle sera employée à dose relativement élevée.

De plus l'élimination est très facile et très rapide. Fort peu de temps après l'administration de la paraldéhyde, par voie buccale ou voie rectale, on peut observer, dans l'atmosphère expirée par l'individu qui l'a absorbée, l'odeur caractéristique de la substance médicamenteuse, qui s'élimine, comme vous savez, pour la majeure partie, par l'appareil pulmonaire. Cette élimination facile et rapide plaide en faveur de l'emploi de cette substance médicamenteuse, et les dangers qu'on peut rencontrer dans l'administration de la paraldéhyde se rapportent bien plus à des accidents tardifs, c'est-à-dire à des accidents identiques avec ceux de l'alcoolisme, se produisant chez les individus auxquels on administre pendant une durée trop prolongée de la paraldéhyde : voilà surtout les accidents qu'il faut envisager.

Quelques formules, Messieurs, pour terminer l'étude de la paraldéhyde. Cette substance peut s'administrer sous forme de solution alcoolique, d'élixir, soit sous forme de potion. Voici une formule de solution alcoolique : l'alcool est destiné à faciliter la dissolution de la substance médicamenteuse ; et il faut se souvenir que, pratiquement, l'on ne peut pas faire dissoudre plus de 1 gramme de paraldéhyde dans 10 grammes d'eau.

Paraldéhyde cristallisable	20 grammes.
Alcool à 90°.	100 —
Sirop simple.	75 —
Teinture de vanille.	5 —

Cette solution correspond à 1 gramme 50 de paraldéhyde par cuillerée à soupe : elle doit être diluée dans un liquide approprié, sans quoi on exposerait le sujet à des troubles digestifs.

La teinture de vanille paraît être, de tous les correctifs, celui qui masque le mieux la saveur très désagréable de la paraldéhyde.

La paraldéhyde communique à l'haleine des individus qui en ont fait usage une odeur rappelant l'haleine des individus en état d'ivresse, et c'est là, certainement, un écueil dans l'emploi de ce médicament.

On peut encore formuler la solution hydro-alcoolique suivante dont une cuillerée à café, c'est-à-dire sensiblement 5 grammes, représente 1 gramme de paraldéhyde : on dilue cette cuillerée à café dans de l'eau de sucrée ou une infusion aromatique, menthe, tilleul, camomille, feuille d'oranger, etc.

Paraldéhyde cristallisable	10	grammes.
Alcool à 90°.	20	—
Eau distillée bouillie.	20	—

Voici une autre formule d'élixir alcoolique, correspondant à 1 gramme de paraldéhyde par cuillerée à soupe, et pouvant être administré sans dilution préalable.

Paraldéhyde cristallisable.	10	grammes.
Alcool à 90 p. 100.	48	—
Sirop simple.	60	—
Eau distillée.	30	—
Teinture de vanille.	2	—

Voici une formule de potion correspondant à 1 gramme de paraldéhyde par cuillerée à soupe :

Paraldéhyde cristallisable.	10	grammes.
Sirop de groseilles.	40	—
Eau distillée de tilleul.	120	—
Teinture de vanille.	1	—

Enfin une formule pour un lavement :

Paraldéhyde cristallisable.	de 2 à 4 grammes.
Jaune d'œuf	n° 1.
Eau de guimauve.	120 grammes.

Je vous ai indiqué qu'on pouvait associer la paraldéhyde soit au bromure de potassium, soit au chlorydrate de morphine :
Voici des formules de potions mixtes :

Paraldéhyde cristallisable.	4	grammes.
Bromure de potassium	3	—
Potion gommeuse.	60	—
Sirop d'écorces d'oranges amères.	30	—
Eau distillée.	60	—

Chlorhydrate de morphine.	Un centigramme.	
Paraldéhyde cristallisable.	2 grammes.	
Potion gommeuse.	80	—
Sirop d'écorces d'oranges amères	60	—
Teinture de vanille.	1	—

Chacune de ces potions doit être prise en deux ou trois fois, à demi-heure d'intervalle.

Je vous rappelle simplement ici les expériences que nous vous avons montrées, prouvant la décomposition très facile des iodures alcalins et même de certains composés iodés organiques sous l'influence de la paraldéhyde; ceci pour prouver la nécessité qu'il y a de ne pas administrer la paraldéhyde à titre de médicament hypnotique à des individus soumis à une médication iodurée.

Comme formule d'injection hypodermique je vous donnerai la suivante :

Paraldéhyde cristallisable.	5 grammes.	
Eau distillée de laurier cerise.	} āā 10	—
Eau distillée		

On a ainsi une solution de paraldéhyde qui correspond à 20 centigrammes de paraldéhyde par centimètre cube, et qui, comme je le disais tout à-l'heure, peut servir dans certaines circonstances particulières.

On peut également administrer la paraldéhyde sous forme de suppositoires; 3 grammes de paraldéhyde et 3 grammes de paraffine, par exemple.

Hydrate d'amylène ($C^5H^{12}O$). — J'arrive maintenant, Messieurs, à une substance médicamenteuse qui présente une importance assez considérable comme hypnotique : c'est *l'hydrate d'amylène*. L'hydrate d'amylène, que vous verrez également appeler *diméthyléthylcarbinol, alcool pseudo-amylique, alcool amylique tertiaire*, est une variété isomérique de l'alcool amylique ordinaire qui possède des propriétés fortement hypnotiques et même anesthésiques, ainsi que l'a remarqué von Méring. Pour cet observateur, ses propriétés hypnotiques seraient en rapport avec ce fait qu'il est constitué par un alcool tertiaire; je vous ai indiqué que cette manière de voir était susceptible de certaines vérifications, mais je crois qu'il faut attacher encore plus d'importance à la constitution figurée par l'atome de carbone central, ainsi que je vous l'ai exposée dernièrement. Le tableau de la page 31 reproduit la formule de constitution de ce composé.

Cet hydrate d'amylène peut se préparer par un certain nombre de procédés chimiques : on en a même fait la synthèse de toutes pièces.

On peut l'obtenir en traitant le chlorure ou l'iodure d'amyle tertiaire par l'acétate d'argent et saponifiant ensuite, par un alcali, l'acétate d'amyle ainsi obtenu. M. Berthelot l'a préparé en faisant tomber goutte à goutte de l'amylène dans de l'acide sulfurique étendu de la moitié de son volume d'eau et contenu dans un vase à parois minces plongé dans un mélange réfrigérant : on étend d'eau le plus rapidement possible, en évitant l'échauffement, on sépare le produit huileux rassemblé à la surface du liquide, on sature l'acide, on distille, on déshydrate l'alcool tertiaire à l'aide du carbonate de potasse fondu et on redistille. On peut l'obtenir encore en faisant réagir le zinc-méthyle sur le chlorure de propionyle. Enfin, le bromure d'amyle, obtenu à l'aide de l'alcool amylique de fermentation, chauffé à la température de 230-240° se transforme en brômure d'amyle tertiaire que l'on peut traiter par l'acétate d'argent pour saponifier ensuite, par un alcali, l'acétate d'amyle résultant de cette réaction.

C'est une substance qui, comme vous le voyez, se présente sous forme d'un liquide très mobile, absolument incolore, d'une odeur aromatique spéciale rappelant à la fois celle de l'acide acétique et celle de l'éther, possédant une saveur fraîche et piquante, rappelant dans une certaine mesure celle de la menthe. Il est relativement peu soluble dans l'eau : il faut 8 parties d'eau pour en dissoudre une partie, et encore cette solution se fait-elle avec une certaine difficulté ; il est, au contraire, très soluble dans l'alcool et l'éther. Sa densité est 0,83. Il se solidifie à — 12° ; et bout à 102° 5.

Au point de vue de ses qualités comme substance hypnotique, on peut l'envisager comme intermédiaire entre le chloral et la paraldéhyde. Nous avons vu que si l'on voulait établir une sorte de classification des hypnotiques, il faudrait envisager la paraldéhyde comme une substance intermédiaire entre le chloral et l'opium ; eh bien, l'hydrate d'amylène ferait un échelon intermédiaire encore entre le chloral et la paraldéhyde ; de sorte qu'on aurait en définitive cette suite de substances médicamenteuses : chloral, hydrate d'amylène, paraldéhyde, et opium.

Lorsque l'hydrate d'amylène est employé à doses thérapeutiques — nous allons définir ces doses tout à l'heure, — il se montre comme une substance à peu près inactive sur les centres cardiaques et respiratoires. De même que nous l'observerons pour l'alcool, l'hydrate d'amylène paralyse successivement toutes les portions du système nerveux central, après avoir préalablement excité quelques-unes de ces régions : si l'on veut, par exemple, suivre l'ordre d'après lequel les différentes régions, tant du système nerveux que des grands appareils sous sa dépendance sont envahis par l'action successive de l'hydrate d'amylène, c'est tout d'abord le cerveau qui éprouve le premier l'influence de cette substance médicamenteuse; ensuite la moelle; puis le bulbe, les nerfs et les muscles.

Les résultats qu'on obtient par l'expérimentation sur les animaux sont assez différents suivant le genre des animaux auquel on s'adresse. Chez les herbivores, par exemple, on obtient toujours un sommeil tranquille, durable, non suivi de phénomènes fâcheux, avec l'emploi de doses même relativement élevées d'hydrate d'amylène. Si l'on observe sur le chien et le chat, on voit qu'une période d'excitation initiale assez intense se produit chez ces animaux et, quelquefois même, sous l'influence de doses qui n'ont rien en apparence d'exagéré, on assiste à des phénomènes graves d'intoxication. Les doses qui peuvent donner naissance à ces phénomènes sont de 1 gramme par kilo pour le chat, de 1 gramme 50 pour le lapin, de 2 grammes pour le chien.

Les résultats qu'on obtient au moyen de l'expérimentation physiologique sont très remarquables en ce qui concerne l'action exercée par l'hydrate d'amylène sur la température : chez les petits animaux à sang chaud, chez le cobaye et le lapin, par exemple, on observe très facilement un abaissement de température de 4 à 5 degrés, succédant à l'administration de doses non toxiques : j'insiste sur cette particularité de l'hydrate d'amylène. Si l'on administre cette substance à dose relativement forte, dépassant celle nécessaire pour amener le sommeil, on peut voir un abaissement de température de 10 à 12 degrés ; et alors la mort de l'animal est consécutive à cet abaissement extrême de la température : il suffit pour l'éviter, pour faire supporter aux animaux ces doses en apparence toxiques, de les réchauffer artificiellement. Chez le chien, l'abaissement de température atteint de 5 à 6 degrés, pour l'administration de doses simplement hypnotiques. Mais un fait extrêmement intéressant, c'est celui qui résulte de l'abaissement considérable de température qu'on peut observer lorsqu'on associe l'hydrate d'amylène à certaines substances convulsivantes, notamment à la santonine : l'action antithermique est alors portée à son maximum; j'y reviendrai tout à l'heure, lorsque je signalerai l'action de l'hydrate d'amylène sur l'excitabilité réflexe.

Sous l'influence de l'injection d'une dose simplement hypnotique d'hydrate d'amylène, on peut voir, chez les animaux, les mouvements respiratoires augmenter d'abord en fréquence et en profondeur pour s'affaiblir ensuite jusqu'à la cessation complète, lorsque, par suite de l'introduction d'une dose suffisamment élevée, on est arrivé à amener la paralysie du centre respiratoire. Chez l'homme, on peut voir qu'une dose de 4 grammes, donnée en une seule fois, est déjà active sur le cœur : dàns ces conditions, on observe le ralentissement des contractions cardiaques et une diminution de la tension sanguine qui, lorsqu'on opère sur les animaux, baisse régulièrement et peu à peu, lentement, jusqu'au moment de la mort.

Cette substance médicamenteuse exerce, chez les animaux tout au moins, et très probablement aussi chez l'homme, une action particulière sur les muscles striés. Lorsque, par exemple, on expérimente sur un cœur de grenouille, on voit, qu'au début, l'amplitude des contractions cardiaques est fortement accrue sous l'influence de l'action d'une petite quantité d'hydrate d'amylène; puis, au bout d'un certain temps, on observe la chute brusque, l'arythmie et la paralysie. Ce phénomène, particulièrement intense sur le myocarde, peut s'observer également sur les différents muscles striés de l'économie; ainsi on l'observe aussi bien sur les gastrocnémiens de la grenouille.

En même temps que ces phénomènes, on remarque une diminution très notable de l'excitabilité réflexe; et, lorsque les animaux sont préalablement sous l'influence d'une dose efficace d'hydrate d'amylène, on peut voir que l'action de poisons convulsivants, quels qu'ils soient, est atténuée et retardée dans une très large mesure : c'est ce que l'on peut constater pour la santonine, la picrotoxine et la strychnine. C'est un fait très intéressant et qu'il faut mettre en relief, ce maximum d'abaissement de température que produit l'union de l'hydrate d'amylène avec la santonine : on a cherché à utiliser la propriété antithermique de ce mélange et à l'appliquer dans certains cas de pyrexie; et on arrive, en effet, à obtenir ainsi des abaissements de température qu'on n'obtient pas, ou qu'on obtient très difficilement, avec les prétendus antithermiques qui sont loin d'être antithermiques au sens strict du mot.

Aux phénomènes dont je viens de vous parler, on voit s'ajouter une diminution assez notable de la proportion d'urée éliminée par les urines; par conséquent, l'hydrate d'amylène, comme la plupart des composés de même genre, c'est-à-dire de ceux qu'on pourrait rapprocher très intimement, au point de vue de leur action physiologique, du groupe alcools, retarde dans une très notable mesure le dédoublement des composés azotés, ce qui a fait donner à l'alcool et aux substances qu'on accusait de ce retard, la dénomination, très impropre, d'aliments d'épargne. L'hydrate d'amylène semble ralentir la dénutrition, comme le font l'alcool, la paraldéhyde et les autres substances du même genre. En raison de ce ralentissement de la dénutrition, on a pensé à appliquer cette substance, soit seule, soit unie à la santonine, comme je le disais tout à l'heure, pour combattre les pyrexies qui s'accompagnent d'une dénutrition intense; c'est en effet dans ces circonstances qu'on a tiré les meilleurs avantages, à ce point de vue, de l'emploi soit de l'hydrate d'amylène seul, soit du mélange d'hydrate d'amylène et de santonine.

En définitive, ce qui caractérise l'action de l'hydrate d'amylène, ce sont des propriétés très voisines, comme vous le voyez, de celles que nous avons pu reconnaître à la paraldéhyde : affaiblissement de l'excitabilité cérébrale et médullaire, diminution de la sensibilité et de l'excitabilité réflexe, d'où résulte bientôt un sommeil plus ou moins profond, plus ou moins prolongé. Si les doses sont par trop considérables, c'est-à-dire si l'on arrive aux doses toxiques, alors on observe la paralysie du cerveau, de la moelle, des nerfs, des muscles ; la disparition plus ou moins accentuée de l'excitabilité réflexe ; la paralysie des centres vaso-moteurs du bulbe; et la mort se produit par arrêt primitif de la respiration, cette mort pouvant toutefois être produite par arrêt du cœur, lorsqu'on pratique chez les animaux la respiration artificielle, et à condition que la dose d'hydrate d'amylène administrée soit suffisante, c'est-à-dire, dans ce cas, considérable.

Cette substance ne s'élimine pas, comme nous l'avons vu pour la paraldéhyde, d'une façon prépondérante par l'appareil respiratoire; elle ne possède pas, par conséquent, l'inconvénient de communiquer à l'haleine cette odeur désagréable qui incommode les malades et gêne leur entourage. Chez les herbivores, on a pu constater la conjugaison de l'hydrate d'amylène avec l'acide glycuronique et son élimination par la voie des urines : la réduction de la liqueur de Fehling pourrait alors faire croire à la présence de glucose.

Un inconvénient de l'hydrate d'amylène résulte, comme pour la paraldéhyde, de l'accoutumance, qui est très rapide et s'établit à un point tel que, très rapidement, on est obligé d'élever les doses dans une mesure considérable. Ce sont là, d'ailleurs, des analogies de plus à faire ressortir, au point de vue de l'action médicamenteuse et de l'action physiologique — je parle au point de vue de l'hypnose seulement — entre la paraldéhyde, l'hydrate d'amylène et l'alcool éthylique.

Quelles sont les doses auxquelles l'hydrate d'amylène peut s'administrer? Tout d'abord, l'hydrate d'amylène doit être parfaitement pur, sans quoi il pourrait déterminer des maux de têtes, des congestions et des nausées. Les doses varient entre 2 et 3 grammes pour une seule prise, et 8 à 10 grammes, au maximum, dans une période de douze heures pour déterminer le sommeil de la nuit. Comme je le disais tout à l'heure, en raison de la difficile solubilité de l'hydrate d'amylène dans l'eau, il est nécessaire d'employer un volume de liquide assez considérable et d'utiliser, de préférence une potion gommeuse, afin de diviser, de mettre en quelque sorte en émulsion la substance médicamenteuse qui ne serait pas complètement dissoute. Voici une formule d'emploi de cette substance :

Hydrate d'amylène.	10	grammes.
Extrait de réglisse.	20	—
Potion gommeuse.	160	—

Cette potion correspond à un gramme de substance médicamenteuse par cuillerée à soupe. J'insiste sur ce point, sur lequel j'ai déjà appelé votre attention, que la saveur de l'hydrate d'amylène est très désagréable, et que l'extrait de réglisse se montre, dans ce cas, le correctif le plus avantageux.

On associe également l'hydrate d'amylène soit au bromure de potassium, mieux encore au chlorhydrate de morphine; on ajouterait, par exemple, à la formule que je viens de vous indiquer, 10 grammes de bromure de potassium, ou 5 centigrammes de chlorhydrate de morphine. Pas plus que la paraldéhyde, l'hydrate d'amylène n'est analgésique, au moins aux doses thérapeutiques, c'est-à-dire susceptible de déterminer le calme et le sommeil chez les individus dont l'insomnie est provoquée surtout par la douleur. Dans ce cas, l'association avec le chlorhydrate de morphine donne d'excellents résultats. J'insiste sur l'action analgésiante de ce mélange d'hydrate d'amylène et de chlorhydrate de morphine.

De même que pour la paraldéhyde, on observe certaines susceptibilités relativement à l'administration de l'hydrate d'amylène par la

voie buccale : certains malades ne peuvent pas supporter les potions
à l'hydrate d'amylène; la forme de lavement convient alors parfaitement et voici une formule répondant à ce cas particulier :

$$
\left\{
\begin{array}{ll}
\text{Hydrate d'amylène.} \ldots \ldots \ldots & \text{de 4 à 6 grammes.} \\
\text{Mucilage de gomme arabique} \ldots \ldots & 20 \quad — \\
\text{Eau bouillie.} \ldots \ldots \ldots \ldots & 100 \quad —
\end{array}
\right.
$$

Le mucilage de gomme arabique est, dans ce cas, de beaucoup préférable au jaune d'œuf pour effectuer une émulsion persistante.

Maintenant, Messieurs, un procédé beaucoup plus simple encore
d'administrer l'hydrate d'amylène, et qui donne d'excellents résultats,
consiste à dissoudre 1 gramme 50, 2 grammes, 3 grammes, suivant
les besoins, dans du vin rouge : cela constitue alors le meilleur
hypnotique qu'on puisse donner à certains sujets, des alcooliques,
par exemple, chez lesquels ni le chloral, ni la paraldéhyde, aucun des
hypnotiques, aucun des médicaments dont nous avons fait l'étude
jusqu'à présent ne peut arriver à déterminer le sommeil. Grâce à
l'alcool contenu dans le vin rouge, on peut voir la dissolution de
l'hydrate d'amylène se réaliser d'une façon parfaite, et l'absorption
se fait avec une égale facilité.

Un point important à retenir, c'est qu'il ne faut jamais pratiquer
d'injections hypodermiques d'hydrate d'amylène, quelque soit son
degré de dilution. Est-ce à sa qualité d'alcool tertiaire, est-ce à une
autre raison qu'il faut attribuer les accidents locaux extrêmement
graves qui ont toujours suivi les injections sous-cutanées de cet
hypnotique? On ne saurait actuellement le dire ; mais le fait est
incontestable. Soit chez l'homme, soit chez les animaux, toutes les
fois qu'on a voulu réaliser ces injections, on a toujours provoqué des
phénomènes locaux d'une extrême gravité.

Groupe des acétals. — Quelques mots, maintenant, Messieurs,
sur une substance faisant encore partie du groupe dont nous avons
parlé jusqu'à présent, et nous terminerons l'étude des hypnotiques
par celle de deux substances s'éloignant un peu de ce groupe, mais
dont l'une possède, au point de vue de son emploi comme substance
médicamenteuse, un intérêt plus considérable.

Nous allons retrouver dans la famille des acétals cette structure
moléculaire sur laquelle j'ai déjà appelé votre attention en cherchant à vous montrer l'influence de cette structure sur la qualité
hypnotique. L'acétal, est le chef de file de toute une série de combi-

naisons, comme l'alcool est le chef de file de tout le groupe de composés désignés par le nom générique d'alcools. La formule de l'*acétal* peut être représentée par le schéma que je trace ici :

$$CH^3, H \diagup C \diagdown OC^2H^5, OC^2H^3$$

Dans cette formule, nous retrouvons l'atome de carbone central sur lequel j'avais déjà appelé votre attention, et auquel je crois qu'il faut attribuer la propriété hypnotique de tous les composés dont nous avons parlé jusqu'à présent.

Il faut que je vous mette en garde contre l'emploi, d'une part, et surtout contre l'appellation de ces substances à cause de la confusion qui a été faite entre plusieurs des corps en question : le corps dont je viens de tracer ici la formule s'appelle acétal; c'est le diéthylacétal ou diéthylate d'éthylidène, celui que l'on désigne lorsqu'on se sert simplement de la dénomination d'acétal. Si, dans cette formule, nous venons à remplacer le radical CH^3 par un atome d'hydrogène, et les deux radicaux OC^2H^5 par OCH^3, nous aurons le composé que l'on a appelé le *méthylal*, c'est-à-dire le diméthylate de méthylène.

Mais ce nom de méthylal a été donné à deux produits différents, car on a appelé également de ce nom le *diméthylacétal*, c'est-à-dire le diméthylate d'éthylidène, qui résulte de la substitution de deux fois OCH^3 aux deux radicaux OC^2H^5 de l'acétal. Les formules suivantes

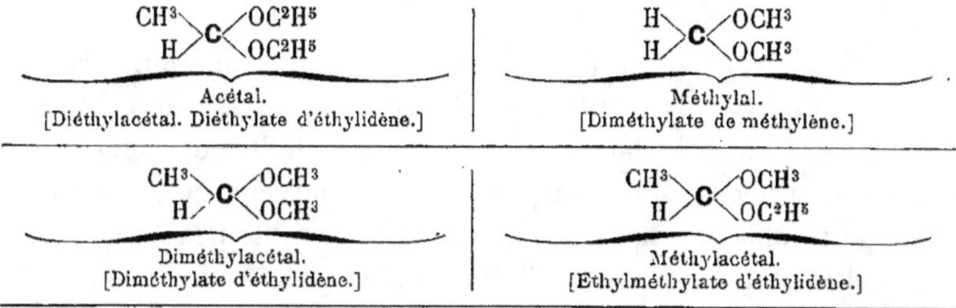

permettent de se rendre compte de ces différences. Vous pouvez voir qu'il n'y a pas une grande différence de constitution entre ces composés; et certains auteurs ont confondu les résultats de l'observation, de l'expérimentation, soit chez les animaux, soit chez l'homme, en ce qui concerne le diméthylacétal et le méthylal, qui ont été désignés tous deux par le vocable unique de méthylal. Étant donné ce que j'ai dit des différentes substances que nous avons eues à étudier, il doit évidemment exister, au point de vue de l'action physiologique, tout au moins de l'activité, une différence entre le méthylal et le diméthylacétal : je n'y insiste pas, parce que ces deux composés ne constituent pas des médicaments importants ; je me bornerai à dire que les acétals, en général, c'est-à-dire les composés faisant partie de cette catégorie chimique, possèdent des propriétés physiologiques plus ou moins accentuées, propriétés que, pour ma part, je crois devoir attribuer surtout à la formule de structure de ces composés.

De tous ces composés, c'est le méthylal, ou plutôt les deux corps qui ont été alternativement désignés par l'appellation de méthylal, mais surtout le méthylal vrai, qui a été essayé. Son action hypnotique est assez fidèle, assez énergique ; mais, en somme, l'emploi de cette substance n'a pas donné de résultats tels qu'ils justifient une étude détaillée et approfondie. Je dirai même, Messieurs, que je crois qu'il faut renoncer, au moins pour le moment, à son emploi. Peut-être plus tard, si cette question venait à être reprise, et que l'on se mît à étudier très attentivement les différences qu'on peut observer entre l'action du méthylal, d'une part, celle du diméthylacétal, d'autre part, peut-être trouvera-t-on quelques indications particulières auxquelles l'une de ces deux substances pourrait obéir ; mais, dans tous les cas, il ne semble pas qu'il y ait, actuellement, un avantage bien considérable à utiliser l'une ou l'autre de ces deux substances médicamenteuses.

On a dit, — vous savez que c'est une chose qu'on dit toujours au début de l'emploi d'une substance médicamenteuse, — on a dit que ces deux médicaments étaient très avantageux, qu'ils ne produisaient aucune action nocive sur la respiration ni sur le cœur, qu'on n'observait aucun trouble digestif, etc., bref qu'ils avaient toutes les qualités imaginables. Puis, lorsqu'on a étudié de plus près leurs avantages et leurs inconvénients, on s'est aperçu qu'ils avaient des avantages, peut-être ; mais qu'ils avaient certainement des inconvénients, dont le principal serait, par exemple, le peu de durée des effets hypnotiques, puis l'accoutumance, que nous avons, d'ailleurs, observée avec les diverses substances médicamenteuses dont nous avons parlé jusqu'à présent.

Le *méthylal*, $C^3H^8O^2$ [diméthylate de méthylène] s'obtient en distillant un mélange d'alcool méthylique, d'acide sulfurique et de peroxyde de manganèse. Le liquide condensé est constitué par un mélange de méthylal et de formiate de méthyle ; on l'agite avec de la potasse qui détruit le formiate de méthyle sans attaquer le méthylal.

La distillation d'un mélange d'alcool éthylique, d'acide sulfurique et de peroxyde de manganèse donne, par déshydratation au moyen du chlorure de calcium fondu de la portion du produit condensé bouillant entre 60° et 90°, une huile légère renfermant encore un peu d'aldéhyde et d'éther acétique dont la débarrasse un chauffage à 100° en présence de potasse caustique : le dernier liquide, convenablement rectifié, est l'*acétal*, $C^6H^{14}O^2$ [Diéthylate d'éthylidène]. L'acétal se produit, en petite quantité, au cours de l'oxydation d'un grand nombre des composés organiques, notamment des matières albuminoïdes. Il existe dans le vin et les eaux-de-vie, où il provient de l'oxydation de l'alcool. Sa synthèse au moyen de l'aldéhyde et de l'alcool, chauffés en tubes scellés, permet également d'interpréter ce mode de formation.

La distillation d'un mélange d'alcools éthylique et méthylique avec de l'acide sulfurique et du peroxyde de manganèse fournit, dans des conditions analogues à celles que je viens d'indiquer, le diméthylacétal, $C^4H^{10}O^2$ [Diméthylate d'éthylidène], que l'on prépare aussi par chauffage en tubes scellés de 4 volumes d'aldéhyde avec 8 volumes d'alcool méthylique, en présence de un volume d'acide acétique. Dans les deux cas, il se forme en même temps du *méthylacétal*, $C^5H^{12}O^2$ [Éthylméthylate d'éthylidène], que l'on sépare au moyen de la distillation fractionnée.

L'acétal constitue un liquide incolore, mobile, d'odeur éthérée, d'une saveur particulière, fraîche, avec un arrière goût de noisette : sa densité est 0,835 ; il bout à 104° ; il est soluble dans 18 parties d'eau, très soluble dans l'alcool et l'éther.

Le méthylacétal est un liquide incolore, très mobile, d'une odeur analogue à celle de l'acétal ; sa densité est de 0,855 ; il bout à 85° ; il est soluble dans 15 parties d'eau, très soluble dans l'alcool et l'éther.

La diméthylacétal est un liquide incolore, mobile, d'une odeur éthérée rappelant celle des composés méthyliques ; sa densité est de 0,870 ; il bout à 64°5 ; il est soluble dans 10 parties d'eau, très soluble dans l'éther et l'alcool.

Le méthylal est un liquide incolore, mobile, d'une odeur acétique ;

sa densité est de 0,885 ; il bout à 42° ; il est soluble dans 33 parties d'eau, très soluble dans l'alcool et l'éther.

Le méthylal, que je choisirai pour type de l'action physiologique exercée par ces composés, se comporte comme une substance hypno-anesthésique lorsqu'on fait absorber ses vapeurs aux animaux. Il est seulement hypnagogue lorsqu'on l'administre par ingestion ou par injection hypodermique, sauf chez les animaux à sang froid, chez lesquels l'injection hypodermique peut produire l'action anesthésiante. Les animaux sont d'autant plus sensibles qu'ils occupent une place plus élevée dans la hiérarchie zoologique. On peut arriver à provoquer chez eux un sommeil profond, accompagné de la diminution, ou même de l'abolition des réflexes. Ce sommeil est de courte durée, en raison de la facilité et de la rapidité avec lesquelles le méthylal s'élimine. Pendant sa durée, le nombre des contractions cardiaques est légèrement augmenté, la tension artérielle un peu abaissée ; le nombre des mouvements respiratoires diminue sensiblement et la température tend à s'abaisser. Avec ces phénomènes, coexistent de la salivation, de la torpeur, de la dilatation pupillaire, un état d'apathie et de parésie musculaire, un abaissement marqué de la température, lorsque les doses sont un peu élevées.

Lorsqu'il s'agit de doses toxiques, on observe deux phases bien distinctes dans l'intoxication. La première est caractérisée par de la dépression, de la paralysie, de l'hyperexcitabilité réflexe : l'animal est affaissé et somnolent, le train postérieur est le siège d'une paralysie qui va se généralisant progressivement ; tandis que la sensibilité générale et sensorielle sont déprimées, on remarque de l'hyperexcitabilité musculaire accompagnée de secousses convulsives ; les pupilles sont dilatées, la température au-dessous de la normale, le pouls légèrement augmenté de fréquence ; la respiration devient fréquente, entrecoupée, difficile, et s'effectue en plusieurs temps. La seconde phase est caractérisée par un sommeil comateux : après deux à trois heures, les accidents de la première phase s'amendent ; la paralysie diminue, puis disparaît, et l'animal tombe dans un état de sommeil comateux qui se prolonge plus ou moins longtemps. Au réveil, on voit persister un état d'abrutissement ; on observe de la polyurie, de l'anorexie ; l'animal maigrit et il lui faut plusieurs jours pour recouvrer complètement son état normal.

Lorsque la mort a terminé l'intoxication, on note, comme lésions constantes, de la congestion généralisée de l'encéphale et du bulbe; des hémorrhagies punctiformes du parenchyme pulmonaire et du myocarde; la congestion de la substance corticale des reins; de la congestion du foie, disséminée par îlots.

Les phénomènes sont les mêmes, quelle que soit la voie d'introduction; ils diffèrent seulement par leur intensité et la rapidité de leur évolution. Le méthylal se montre donc, chez les animaux tout au moins, comme un hypnotique faiblement toxique et s'éliminant rapidement.

En résumé, il résulte, des observations de Personali, Mairet et Combemale, Motrochine, Kraft-Ebing, pour ne citer que les principales, que le méthylal se comporte comme un dépresseur de l'excitabilité de l'encéphale; à forte dose, il déprime aussi l'activité réflexe qu'il exalte au contraire à dose moindre; il augmente le nombre des contractions cardiaques et abaisse, après l'avoir élevée passagèrement, la tension artérielle, en raison de l'action qu'il exerce sur les centres bulbo-médullaires; il ralentit la respiration qui devient profonde, voire stertoreuse aux doses élevées, et abaisse la température dans ces mêmes conditions de doses : l'énergie du myocarde diminue alors.

A ces preuves d'une action élective sur l'encéphale et les centres bulbo-médullaires, il faut ajouter une action antagonistique marquée vis-à-vis de la strychnine, dont le méthylal peut suspendre ou empêcher les effets. Comme avec les hypno-anesthésiques volatils, éther, chloroforme, par exemple, les accidents tétaniques reparaissent lorsque vient à cesser l'action du méthylal, c'est-à-dire lorsqu'il est éliminé, ce qui s'effectue rapidement par la voie pulmonaire.

La dose hypnotique varie de 1 à 4 grammes en potion. Kraft-Ebing a recommandé les doses de 5 à 8 grammes comme sédatives et hypnotiques chez les aliénés : des doses de 3 à 4 grammes sont souvent suffisantes. Il ne se manifeste pas de troubles de l'appareil digestif. L'accoutumance est rapide; mais un repos de quelques jours suffit à rendre aux cellules nerveuses leur sensibilité primitive : ses effets n'ont qu'une durée éphémère. Personali a donné le méthylal comme un bon moyen de lutter contre l'intoxication morphinique.

En somme, l'action exagérée, c'est-à-dire subtoxique de tous ces acétals arrive à abaisser la tension sanguine et à se porter sur le centre respiratoire, déterminant alors des accidents tels que ceux imputables, dans les mêmes conditions, soit à la paraldéhyde, soit à l'hydrate d'amylène. Ce sont des corps qui sont extrêmement voisins les uns des autres ; et l'ont peut, d'une façon très rationnelle, admettre que tout ce groupe des acétals possède des propriétés physiologiques extrêmement voisines, sinon même identiques.

Comme nous venons de le voir, pas plus les tentatives d'application à la thérapeutique que les essais d'expérimentation physiologique n'incitent à conserver les acétals parmi les médicaments courants : il ne présentent pas des avantages tels que leur emploi s'impose ; et si j'ai insisté sur eux, c'est pour vous persuader de ce que je viens de dire et aussi en raison de l'intérêt théorique offert par leur étude. Je crois qu'il n'y a aucun inconvénient à rejeter ces médicaments de la thérapeutique habituelle. Eh bien, Messieurs, cet ostracisme dont je parle en ce moment, je crois qu'il faut l'étendre à une substance sur laquelle, à un moment donné, on avait fondé de très grandes espérances et dont je vais vous dire à présent quelques mots.

Hypnone. — L'*hypnone* ou *acétophénone*, est une acétone mixte, c'est le méthyle-phényle-carbonyle. On avait espéré produire par la substitution du radical phényle à un atome d'hydrogène une augmentation des propriétés hypnotiques de la substance médicamenteuse ; en cela, comme vous allez le voir, on s'est absolument trompé.

L'acétophénone, comme toutes les substances que nous avons étudiées, est un liquide ; c'est une substance très remarquable au point de vue chimique. Ce liquide, absolument incolore lorsqu'il vient d'être préparé, se colore peu à peu au bout d'un certain temps, comme vous le voyez sur cet échantillon. C'est un liquide volatil, mobile, très réfringent comme tous ceux de la série benzénique ; son odeur, très particulière, rappelle celle des amandes amères et de la fleur d'oranger, et, actuellement, cette substance sert plus en parfumerie qu'elle ne servira en thérapeutique ; on l'utilise en parfumerie pour faire le bouquet de foin coupé. Ce liquide est insoluble dans l'eau et dans la glycérine, soluble dans l'alcool, l'éther, le chloroforme, les huiles.

Une particularité importante, est que cette substance possède une action irritante locale très vive qu'on a cherché à atténuer par divers moyens ; mais il n'y a aucun intérêt à vous en entretenir, puisque ma conviction est qu'il faut absolument s'abstenir de l'emploi de cette substance à titre hypnotique. Outre cette action irritante, elle possède encore une action énergique et très fâcheuse sur le système nerveux intrinsèque du cœur. Lorsqu'on l'administre aux animaux, on observe une diminution très notable de la tension sanguine et la parésie du myocarde, et cela, même lorsqu'on a pratiqué au préalable la section du bulbe : c'est dire que ces actions se montrent indépendantes des modifications subies par l'appareil respiratoire.

Sous l'influence de l'hypnone, le sang noircit comme sous l'influence de l'asphyxie ; on constate une augmentation de l'acide carbonique et une diminution de l'oxygène, alors que, fait intéressant parce qu'il semble contradictoire, la capacité respiratoire du sang ne change pas : en même temps on remarque une augmentation notable du glucose existant dans le sang.

Un fait qui, à lui seul, suffirait pour démontrer que cette substance ne peut être indifféremment employée comme hypnotique, c'est que, sous l'influence de l'hypnone, on observe une hyperthermie plus ou moins accentuée suivant les doses : toutes les substances médicamenteuses déterminant le sommeil produisent, au contraire, un abaissement assez considérable, quelquefois même trop considérable de la température. En résumé, c'est un très mauvais hypnotique, inconstant, infidèle, et qui doit être, à mon avis, complètement rejeté de la thérapeutique.

Il en est autrement, Messieurs, d'une dernière substance dont il me reste à vous parler, d'une substance qui a été assez employée, très louée par les uns, critiquée par les autres, mais qui paraît, dans ce moment-ci, avoir un regain d'actualité et d'usage : je veux parler de l'uréthane.

Uréthane. — L'*uréthane* est le carbamate d'éthyle. C'est une substance qu'on peut préparer artificiellement en faisant réagir de l'ammoniaque sur le chlorocarbonate d'éthyle, ou bien en faisant réagir du chlorure de cyanogène sur l'alcool et l'eau; ou en traitant l'éther carbonique par de l'ammoniaque. Elle constitue une substance solide; cristallisant sous forme de petites lamelles blanches, d'aspect brillant. Son odeur, assez faible, rappelle dans une certaine mesure celle de la paraffine; sa saveur, fraîche, rappelle celle du nitrate de potasse. Cette substance est très soluble dans l'eau, dans l'alcool et dans l'éther; par conséquent, elle présente sur les autres substances médicamenteuses dont j'ai parlé jusqu'ici un certain avantage au point de vue de son application thérapeutique. L'uréthane fond au dessous de 100° et bout vers 180°.

On lui a reproché de manifester, surtout quand on l'administrait sous forme d'injection hypodermique, une action irritante plus ou moins comparable à celle du chloral; mais je dois vous dire qu'à ce sujet les expérimentateurs ne sont pas d'accord : les uns disent que cette substance est franchement irritante, les autres qu'elle ne l'est pas du tout. Il est très probable qu'il faut chercher la vérité dans une opinion mixte, qui consiste à dire que cette substance est assez irritante, sans l'être au même point que le chloral, et il faut, en conséquence, proscrire son emploi sous forme d'injection sous-cutanée.

La toxicité de l'uréthane présente une particularité très intéressante; cette toxicité est faible pour les fortes doses employées en une seule fois, et elle est au contraire beaucoup plus intense pour les doses répétées et employées d'une façon prolongée : c'est là un fait à retenir, car il est assez paradoxal relativement aux phénomènes que l'on observe habituellement.

Sous l'influence de doses modérées d'uréthane, on observe d'abord une période d'excitation, caractérisée par l'accélération des contraction cardiaques, par une augmentation de la vitesse du sang, une augmention de la pression sanguine, et une augmentation du nombre des mouvements respiratoires. Puis, à cette période d'excitation fait bientôt place une période de dépression des mêmes phénomènes, et alors s'établit le sommeil, qu'accompagnent une résolution musculaire et une analgésie plus ou moins prononcées; on observe en même temps un abaissement de température. Mais les phénomènes fâcheux ne se produisent qu'à dose assez élevée, les accidents sont assez rares; et il faut, pour les déterminer, des doses exagérées de la substance médicamenteuse. Un fait auquel il faut songer, relativement à l'administration de l'uréthane, est celui-ci : c'est que, sous l'influence de l'emploi prolongé de cette substance médicamenteuse, on observe une dépression très sensible et durable du système nerveux.

Les sécrétions sont en général augmentées; il en est ainsi pour les urines, la salive, les larmes, quelquefois même on voit survenir de la diarrhée chez les individus qui présentent une susceptibilité particulière à l'emploi de cette substance médicamenteuse. On observe aussi un ralentissement des phénomènes de dénutrition, un ralentissement de la destruction des albuminoïdes dans l'économie. On a noté également que l'uréthane offrait, dans une certaine mesure, moindre que celle que j'ai eue à signaler pour d'autres substances de ce groupe, notamment pour la paraldéhyde et le chloral, une action antagonistique vis-à-vis de la strychnine.

Les accidents que cette substance médicamenteuse peut déterminer ne sont pas, en général, fort graves; ils consistent principalement en congestion encéphalique; quelquefois une diurèse très abondante, devenant gênante par son abondance même et constituant alors un accident; un ralentissement et une dépression du pouls; chez certains individus, une excitation plus ou moins intense; une respiration stertoreuse; un sommeil comateux qui dure un temps plus ou moins considérable suivant les doses administrées. Ce sont là des accidents, en somme, assez bénins et auxquels, dans certaines circonstances, on s'exposerait très volontiers pour avoir le bénéfice d'un sommeil tranquille et profond, plus ou moins prolongé. Cependant, comme je le disais tout à l'heure, alors que les uns veulent faire de l'uréthane l'hypnotique de choix dans une foule de circonstances, d'autres l'envisagent comme un hypnotique infidèle. Ce qui paraît surtout ressortir des observations publiées jusqu'à présent, c'est que l'uréthane présenterait surtout des inconvénients, des dangers même, si vous voulez, par le fait de la prolongation de son emploi.

Les doses auxquelles l'uréthane doit être employé sont 2 à 4 grammes pour les adultes; et, ce qui semble bien prouver que les accidents, les incidents plutôt, ne présentent pas de dangers bien considérables, c'est qu'on a recommandé l'usage de cette substance chez les enfants, à la dose de 20 centigrammes. Voici quelques formules :

```
{ Uréthane. . . . . . . . . . . . . . . . . . .    20 grammes.
{ Eau distillée. . . . . . . . . . . . . . . . . .  100   —
```
Trois à quatre cuillerées à café le soir, dans une tasse d'infusion de feuilles d'oranger.

```
( Uréthane . . . . . . . . . . . . . . . . . .  3 à   4 grammes.
{ Sirop de fleurs d'oranger. . . . . . . . . .      20   —
( Eau distillée de tilleul. . . . . . . . . . . .   40   —
```
En une seule fois le soir avant le sommeil.

```
( Uréthane. . . . . . . . . . . . . . . . . .        0 gramme 20
) Sirop simple. . . . . . . . . . . . . . . . )
) Eau de fleurs d'oranger. . . . . . . . . . } ãã 20   —
( Eau distillée de tilleul. . . . . . . . . . )
```
Cette potion s'administre aux très jeunes enfants. Une cuillerée à dessert toutes les deux heures pour calmer l'excitation en cas de maladie fébrile.

Je vous disais, Messieurs, à propos de cette substance médicamenteuse, que l'uréthane, ou plutôt les éthers carbamiques étaient sur le point de reprendre un nouvel essor. En effet, ce mot uréthane est un terme générique qui désigne tous les éthers de la série. Lorsqu'on dit simplement uréthane, cela signifie l'éther éthylique de l'acide carbamique. Mais vous concevez qu'on puisse faire des éthers d'autres radicaux alcooliques, et en effet, dans ces derniers temps, on vient de substituer au radical de l'alcool éthylique, dans la formule du carbamate d'éthyle, des radicaux d'alcools secondaires et d'alcools tertiaires, c'est-à-dire qu'on a préparé des uréthanes, des carbamates, d'alcools secondaires et d'alcools tertiaires.

Reprenant en cela la théorie de von Méring dont je vous ai déjà parlé, on a remarqué, que la substitution d'un radical d'alcool secondaire et, plus encore, celle d'un radical d'alcool tertiaire, augmentait les propriétés hypnotiques des uréthanes ainsi obtenus ; de sorte qu'on a fait quelque bruit, en Allemagne, autour d'un de ces uréthanes, le *Méthyle-propyle-carbinol-uréthane* ou *Hédonal* : c'est l'éther formé par l'acide carbamique combiné à un alcool tertiaire, le méthyle-propyle-carbinol, se rapprochant de l'hydrate d'amylène dont je vous ai parlé tout à l'heure. Il est très possible que cet uréthane donne des résultats supérieurs à ceux de l'uréthane ordinaire, je ne saurais vous en parler longuement, puisque cette substance médicamenteuse est, en ce moment encore, en cours d'expérimentation ; mais je crois qu'il y a dans l'étude, tant du carbamate d'éthyle que des autres combinaisons analogues, des sujets de recherches fort intéressants.

L'action hypnotique de l'hédonal serait deux fois plus énergique que celle de l'hydrate de chloral : il déterminerait un sommeil rapide, suivant de un quart d'heure à une demi-heure l'ingestion du médicament. La durée moyenne du sommeil serait de 5 à 7 heures après l'absorption de 2 grammes, équivalant à 1 gramme de trional. La dose suffisant le plus généralement pour amener le sommeil serait de 1 gramme. On obtiendrait de fort bons effets de son association avec le trional. Une action hypnotique efficace se produirait avec des doses trois fois moins fortes que celles nécessaires avec l'uréthane.

Ce médicament ne posséderait aucune action particulière sur les appareils de la circulation et de la respiration. La température s'abaisserait un peu pendant la durée du sommeil ; et l'on observerait un léger accroissement de la diurèse, d'une façon constante chez les animaux, mais inconstante chez l'homme. Sous son influence, il se produirait une augmentation de la période latente pour les mouvements réflexes chez les animaux à sang froid.

L'hédonal se détruirait dans l'organisme et se transformerait en eau, acide carbonique et urée. C'est un corps solide, peu soluble dans l'eau froide, plus soluble à chaud et possédant une saveur de menthe poivrée.

Quand on songe à l'action essentiellement variable, idiosyncrasique, de certains groupes de médicaments — et les somnifères présentent cette propriété à un degré remarquable, — on comprend qu'il n'est pas inutile de chercher à en augmenter la série; mais cela impose la nécessité d'approfondir leur mode d'action et de déterminer, autant que possible, les différences de modalité dans la réaction qui devront en commander l'emploi pour tel sujet ou telle circonstance déterminée.

Un point qui n'avait pas encore été scruté prêtait à d'intéressantes recherches : je veux parler de l'association de divers hypnotiques. Mes collaborateurs et moi, nous avons fait à ce sujet quelques essais desquels il résulte que l'association du trional et de la paraldéhyde réalise une substance hypnotique, en quelque sorte nouvelle, et dont l'emploi présente un certain nombre d'avantages. M. Ropiteau a consacré sa thèse inaugurale à l'étude de cette question qu'il a poursuivie d'après mes indications et nos expériences préliminaires.

Au cours de ces recherches, nous avons été amenés à reconnaître la solubilité du trional dans les huiles, tandis que le sulfonal y est à peu près complètement insoluble. Cela fournit un moyen pratique et facile d'administrer le trional sous forme d'émulsion et d'assurer, par conséquent, une plus rapide et efficace absorption.

Le trional se dissout dans 20 parties d'huile, à la température de 18°, et il est encore plus soluble dans la paraldéhyde, comme nous allons le voir à l'instant. Cette propriété permet d'administrer le trional d'après la formule suivante.

Trional.	1	gramme.
Huile d'amandes douces.	20	—
Sucre.	8	—
Gomme arabique pulv. . . . . }	20	centigrammes.
Gomme adraganthe pulv. . . . . }		
Eau de fleurs d'oranger	10	—
Eau distillée de laurier-cerise.	2	—

F. S. A. : une émulsion crémeuse. A prendre dans un demi-verre d'eau ou de lait.

Pour un lavement, on formulerait ainsi :

Trional.	de 50 centigr. à 1 gramme.
Huile d'amandes douces.	de 10 à 20 —
Jaune d'œuf.	n° 1.
Lait bouilli	100 grammes.

Il est encore préférable, lorsqu'on veut administrer le trional sous forme émulsionnée, de réaliser cette émulsion à l'aide de la solution du trional, en présence du double de son poids de paraldéhyde, dans l'huile d'amandes douces : c'est le mélange auxquel M. Ropiteau a donné le nom de *solution huileuse normale de trional et de paraldéhyde*; j'y reviendrai dans un instant.

La solubilité du trional dans le beurre de cacao est encore plus considérable, ce qui permet de l'admnistrer sous forme de suppositoires. A la température de 38°, l'huile d'olives vierge dissout 8 p. 100 de trional et le beurre de cacao en dissout 10 p. 100.

	ADULTE	ENFANT
Trional.	40 centigrammes.	5 centigrammes.
Beurre de cacao. . , . .	4 grammes.	2 grammes.

F. S. A. : pour un suppositoire.

Trional et paraldéhyde. — La paraldéhyde dissout facilement le trional. Pratiquement, on peut admettre qu'à la température de 30°, une partie de trional se dissout dans trois parties de paraldéhyde. Cette solubilité diminue assez sensiblement avec la température : à 15°, 100 parties de paraldéhyde ne dissolvent plus que 23,5 de trional. Il se dissout seulement 2,5 de sulfonal dans la même quantité de 100 parties de parldéhyde; de telle sorte qu'on peut établir une méthode d'essai, basée sur cette solubilité, pour évaluer la richesse d'un mélange de trional et de sulfonal.

Eh bien, Messieurs, nous avons affaire ici d'abord à une dissolution, ce qui est déjà quelque chose pour un médicament dont la solubilité était assez difficile, mais nous avons affaire de plus à une alliance de deux substances médicamenteuses douées, chacune de leur côté, d'une action similaire, mais propre, au point de vue médicamenteux. *A priori*, il était assez probable que l'activité médicamenteuse de ces deux substances devait s'ajouter et même donner une somme supérieure à celle représentée par l'activité de chacune d'elles : cela paraissait fort probable, d'après les exemples donnés dans cet ordre d'idées par l'association des hypno-anesthésiques et surtout des antiseptiques, mais restait à le démontrer. L'expérimentation sur les animaux montra immédiatement que cette solution de trional dans la paraldéhyde possédait des propriétés physiologiques particulières. Si l'on injecte à un cobaye une dose de trional à peine hypnotique, dissoute dans une dose tout aussi inoffensive de paraldéhyde, on provoque chez cet animal des accidents toxiques graves rappelant ceux de l'empoisonnement par les doses élevées de trional. Il résulte encore de nos recherches que le trional peut être administré efficacement, en solution dans la paraldéhyde, à des doses bien inférieures à celles capables de déterminer l'hypnose lorsqu'il est employé seul; et que, d'autre part, la quantité de paraldéhyde nécessaire pour amener la dissolution est, elle-même, bien inférieure à la dose de paraldéhyde suffisante pour amener le sommeil lorsqu'elle est employée seule. Mais un autre avantage de cette association, c'est que cette dissolution est miscible à l'huile en toutes proportions, et que nous avons ici une facilité de plus dans l'administration de la substance médicamenteuse.

L'expérience a montré que c'est dans le rapport de une partie de trional pour deux parties de paraldéhyde que cette association des deux hypnotiques fournit les meilleurs résultats, aux points de vue de la durée et de la qualité du sommeil. Le trional n'étant pas intégralement soluble dans deux fois son poids seulement de paraldéhyde, la propriété que je signalais à l'instant pour ce mélange d'être miscible aux huiles en toutes proportions va nous être d'une grande utilité.

Dans ces conditions, l'association médicamenteuse du trional avec la paraldéhyde provoque rapidement le sommeil, alors que les quantités respectives de chacun des éléments du mélange sont sans effet hypnotique. En outre, l'hypnose se produit plus rapidement et dure environ 5 à 6 fois plus longtemps que celle provoquée à l'aide d'une dose double ou triple de trional. La période d'excitation, chez les animaux, est bien moins accentuée, les phénomènes d'incoordination se montrent très passagers, et l'animal est plongé au bout d'un quart d'heure, à peine, dans un sommeil profond : les réflexes ne sont pas abolis, mais l'hyperexcitabilité réflexe n'est pas exaltée comme avec le trional employé seul. Lorsque l'effet hypnotique tend à cesser, les trémulations fibrillaires semblent, au contraire, plus accentuées:

L'hypothermie est moins accusée qu'avec le trional employé seul; la diurèse est augmentée. Au réveil, qui est facile et complet, l'animal ne paraît pas incommodé.

Chez le cobaye, et par voie d'injection intra-péritonéale, les doses efficaces sont de 20 centigrammes de trional associé à 40 centigrammes de paraldébyde, par kilo d'animal. Aux doses moitié moindres, on ne peut obtenir de sommeil; et les phénomènes d'excitation et d'incoordination motrice apparaissent seuls : ils ne sont pas de longue durée. Si la dose est réduite au quart, 5 centigrammes de trional et 8 centigrammes de paraldéhyde par kilo, l'animal tombe momentanément dans un état de dépression et d'affaissement. Si l'on injecte des doses au contraire plus considérables, elles donnent lieu à des phénomènes d'incoordination, d'ataxie, à un empoisonnement plus ou moins grave.

Chez l'homme, les résultats ont été très satisfaisants. A des doses variant de 60 centigrammes à 3 grammes du mélange, on n'a pas observé d'accoutumance, et il n'a pas été nécessaire d'augmenter les doses primitives pour que les malades continuent à bénéficier des vertus somnifères de cette association médicamenteuse. L'observation a montré également qu'il ne se fait pas d'accumulation et que l'élimination est, au contraire, facile et rapide, même à la suite d'un usage quotidien et prolongé. L'hypnose s'est produite plus ou moins rapidement, suivant les doses administrées et la nature de l'insomnie.

Les sujets ont dormi soit quelques heures, soit toute la nuit. On n'a jamais observé de manifestations fâcheuses; et l'urine, examinée journellement avec soin, n'a permis de déceler ni indican, ni glucose, ni albumine, ni pigments biliaires, ni pigments anormaux tels que méthémoglobine ou hématoporphyrine. La dose maxima administrée n'a pas dépassé, il est vrai, 3 grammes, soit 1 gramme de trional et 2 grammes de paraldéhyde. Chez certains individus, on a pu remarquer une sorte de prolongation de l'action hypnotique caractérisée par un état de somnolence accompagné de bâillements et de paresse intellectuelle.

Chez des neurasthéniques, des alcooliques, des morphinomanes, les résultats ont été excellents. Par contre, dans deux cas de paralysie générale et deux cas de tabes, on a enregistré un insuccès complet, malgré les doses élevées. L'action exercée est surtout hypnotique, peu analgésique, et, sous ce rapport, ce mélange le cède beaucoup au choral et surtout à la morphine.

Un inconvénient résulte de l'odeur de la paraldéhyde; mais, une fois l'ingestion effectuée, on n'a constaté ni troubles digestifs, ni intolérance stomacale. La forme de lavements est particulièrement bien supportée, surtout chez les femmes et les enfants. Les doses moyennes, chez l'adulte, varient de 75 centigrammes à 1 gr. 50, *pro dosi*; chez l'enfant, c'est seulement de 15 à 60 centigrammes, suivant l'âge.

Dans la pratique, l'emploi de ce mélange est de beaucoup facilité en utilisant une solution huileuse que l'on pourrait appeler, à l'exemple de M. Ropiteau, *solution huileuse normale de trional et de paraldéhyde* : elle est parfaitement limpide à la température de 15° et même au-dessous, ce qui permet d'avoir toujours sous la main du trional à l'état de dissolution. Voici la composition de cette solution huileuse normale que l'on réalise en mélangeant par agitation, dans un flacon bouché, le trional finement pulvérisé et la paraldéhyde, puis ajoutant l'huile et achevant la dissolution au bain marie à 60° en maintenant le flacon fermé.

Trional.	1 gramme.
Paraldéhyde.	2 —
Huile d'amandes douces.	15 —

Cette solution permet d'exécuter les formules suivantes de potion et lavement émulsionnés.

Solution huileuse normale.	45 grammes.
Mucilage de carragahen.	90 —
Kirsch.	15 —

Émulsionner par simple mélange. De 2 à 3 cuillerées à soupe au moment du coucher.

Une cuillerée à soupe correspond à 30 centigrammes de trional et 60 centigrammes de paraldéhyde.

Solution huileuse normale	de 8 à 15 grammes.
Jaune d'œuf.	n° 1.
Lait bouilli.	125 grammes.

Lavement pour un adulte.

Pour un enfant, la dose de solution huileuse devrait être réduite à 3 ou 10 grammes, selon l'âge.

Voici deux formules de suppositoires.

	Adulte.	Enfant.
Trional.	20 centigrammes.	5 centigrammes.
Paraldéhyde	40 —	15 —
Beurre de cacao.	4 grammes.	2 grammes.

On peut encore administrer la solution huileuse sous forme de capsules gélatineuses, ce qui permet de faire arriver le trional à l'état de dissolution dans l'estomac, tout en empêchant le contact de la paraldéhyde avec les muqueuses buccale et pharyngienne, de manière à éviter qu'elles ne soient désagréablement impressionnées par l'odeur et la saveur de cette substance. Lorsque l'enveloppe de gélatine vient à se rompre dans l'estomac, on en est averti par l'odeur de l'haleine et par une sensation de fraîcheur à l'épigastre, analogue à celles que produit, dans les mêmes conditions, la rupture des capsules gélatineuses d'éther. La formule de cette solution huileuse serait alors :

Trional.	5 centigrammes.
Paraldéhyde.	10 —
Huile d'amandes douces.	70 —

Pour une capsule gélatineuse. De 5 à 20 capsules au moment du coucher.

Comme vous pouvez en juger par les résultats que je viens de vous résumer, cette association médicamenteuse a rendu beaucoup plus facile et plus maniable l'emploi et l'utilisation du trional; et je ne doute pas qu'elle soit employée de préférence lorsqu'on aura plus complètement apprécié ses grands avantages.

* *

Il me reste, en raison de leur importance au point de vue de la surveillance de l'action médicamenteuse de ces hypnotiques, à vous montrer le spectre de la méthémoglobine et celui de l'hématoporphyrine. Comme vous avez pu le voir, certains hypnotiques, notamment le sulfonal et le trional, sont capables de déterminer l'apparition de la méthémoglobine ou de l'hématoporphyrine dans les urines. Il en résulte qu'il est extrêmement important, au point de vue de la direction de son malade et de la surveillance de l'action médicamenteuse, de pouvoir reconnaître la présence de ces substances dans l'urine. J'ai insisté en parlant du sulfonal et du trional sur l'apparition dans l'urine de l'hématoporphyrine, ou, tout au moins, de la méthémoglobine : c'est extrêmement facile et simple de s'en apercevoir.

Je vous ai dit que l'hématoporphyrine donne à l'urine une coloration très foncée, presque noire en couche épaisse, rouge-jaunâtre en couche mince : eh bien, Messieurs, il est très facile de séparer de l'urine cette matière colorante et de l'examiner au spectroscope pour en reconnaître exactement la nature. Il faut bien vous persuader qu'il n'est pas besoin d'un instrument compliqué comme celui-ci pour cet examen, il existe de petits spectroscopes de poche qui peuvent parfaitement convenir à cette recherche. Pour cela, traitez 50 cc. d'urine par une solution renfermant 2 p. 100 de baryte hydratée et 5 p. 100 de chlorure de baryum; on ajoute ce mélange jusqu'à cessation de précipité, on filtre, on lave à l'eau d'abord, puis avec un peu d'alcool, et on fait digérer le précipité, qui a entraîné la matière colorante, avec X gouttes d'acide chlorhydrique et 10 cent. cub. d'alcool ordinaire : sous l'influence de l'acide chlorhydrique, la matière colorante se dissout dans l'alcool, lequel prend une coloration plus ou moins intense, suivant la quantité d'hématoporphyrine que renfermait l'urine, et c'est cette solution acide qu'on examine au spectroscope. On voit alors, lorsqu'il s'agit de l'hématoporphyrine, apparaître deux bandes qui caractérisent la présence de cette substance : en solution acide, la première de ces bandes est étroite, peu intense, et se trouve immédiatement à gauche de la raie D dans la région orangée du spectre; l'autre bande est plus obscure, et se trouve entre les raies D et E de Frauenhofer, elle se présente sous l'aspect de deux bandes juxtaposées d'intensité différente. La présence de la première bande est tout à fait caractéristique de l'hématoporphyrine en solution acide.

Si vous voulez contrôler encore ces résultats, vous n'avez qu'à rendre la solution alcaline, par addition de quelques gouttes d'amoniaque, et alors ce sera quatre bandes que vous devrez constater; l'une sera une bande étroite, peu intense, à droite et dans le voisinage de la raie C de Frauenhofer; une autre, beaucoup plus large, débordant la raie D à gauche et un peu plus encore à droite; une troisième bande, obscure, un peu à gauche de E dans la région jaune-vert; enfin, une quatrième bande peu obscure, à contours indécis, prenant un peu à droite de E et se terminant vers F dans la région vert-bleu; et vous verrez la région violette du spectre à droite de F un peu plus nettement visible qu'avec la solution acide.

Il faut tenir compte de ce fait que l'hématoporphyrine présente avec la bilirubine des relations très étroites : vous savez que la bilirubine est une matière colorante normale de l'organisme : eh bien, l'hématoporphyrine est isomère avec la bilirubine, elle possède la même composition centésimale et n'en diffère que par sa constitution moléculaire.

La bilirubine, vous vous en souvenez sans doute, dérive de l'hématine par soustraction du fer et addition de 2 molécules d'eau :

$$C^{32}H^{32}Az^4O^4Fe. \text{ Hématine.}$$
$$C^{32}H^{36}Az^4O^6. \text{ Bilirubine. Hématoporphyrine.}$$

Sous l'influence de l'hydrogène naissant, l'hématoporphyrine donne une substance voisine de l'hydrobilirubine et de l'urobiline, produits de réduction de la bilirubine.

La méthémoglobine se reconnaît à son spectre particulier, qui est caractérisé, en solution acide, par une bande obscure dans la région orangée du spectre, à droite et au voisinage de la raie C de Frauenhofer ; une seconde bande, peu obscure, tangente avec la raie D et la débordant à droite ; une troisième, plus nette, dans le voisinage et un peu à gauche de E ; une quatrième, obscure, large, débordant fortement à gauche de F. Ce spectre se rapproche beaucoup de celui de l'hématoporphyrine en solution alcaline, mais il s'en distingue en ce que la bande qui est dans la région de la raie D de Frauenhofer est très étroite et beaucoup plus faible. Je ne serais cependant pas surpris que ces deux spectres aient été, à maintes reprises, confondus ; et cela expliquerait les divergences entre les observateurs signalant la présence, dans les urines, les uns de méthémoglobine, les autres d'hématoporphyrine. La méthémoglobine se produit toutes les fois que la matière colorante normale du sang se trouve en présence d'agents fortement oxydants ou réducteurs, comme le ferricyanure, le permanganate, le nitrite de potassium, l'iode, l'ozone, l'eau oxygénée, le pyrogallol et les phénols réducteurs de même espèce, l'hydrogène occlus dans une lame de palladium, etc. Cette action énergique exercée par certains médicaments sur la matière colorante du sang normal s'accompagne toujours d'une destruction globulaire plus ou moins accentuée ; et c'est une chose à laquelle il faut songer quand vous administrez des substances médicamenteuses actives comme le sulfonal, le trional, la paraldéhyde, etc. C'est pour cela que je crois nécessaire de vous mettre à même de pouvoir surveiller vous-mêmes l'action des substances médicamenteuses et votre malade sans être à

la merci de quelqu'un : voilà ce qui m'a engagé à faire cette digression pratique sur la recherche de ces pigments anormaux.

Sulfonal.

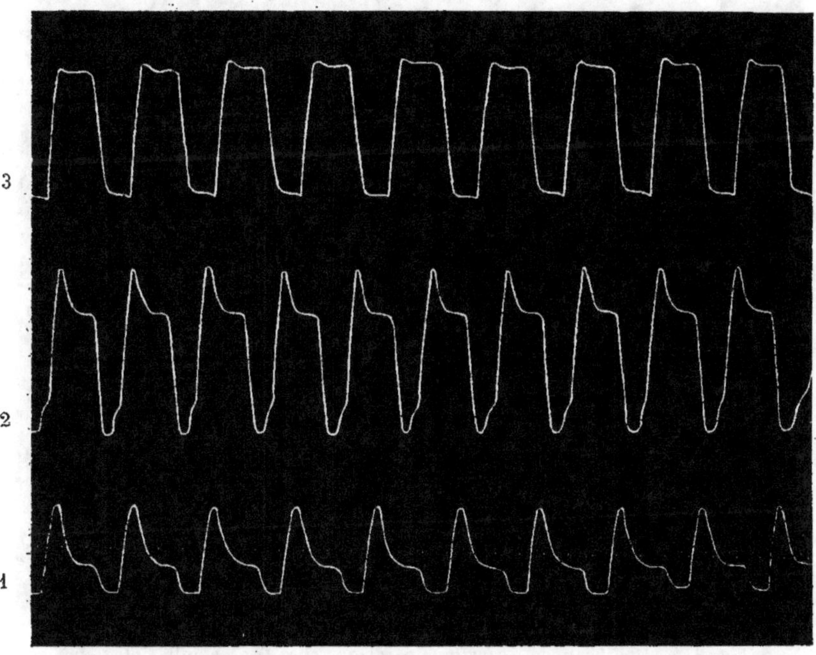

Fig. 1. — Modifications du rythme cardiaque chez la grenouille intoxiquée
par le sulfonal à hautes doses.

1. — Tracé normal.
2 et 3. — Augmentation d'énergie systolique. Tendance au ralentissement.

Trional.

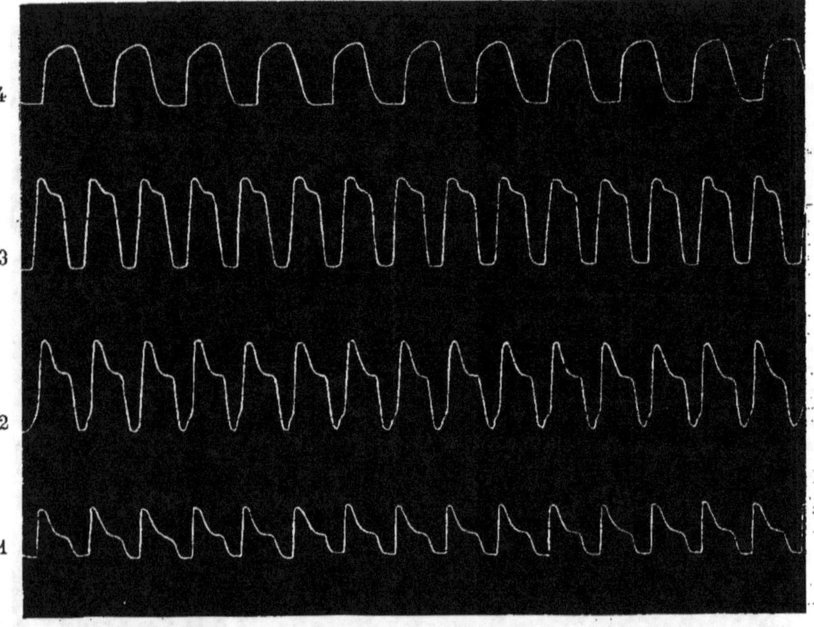

Fig. 2. — Modifications du rythme cardiaque chez la grenouille intoxiquée
par le Trional.

1. — Tracé normal.
2 et 3. — Légère augmentation d'énergie.
4. — Diminution d'énergie et ralentissement.

Paraldéhyde.

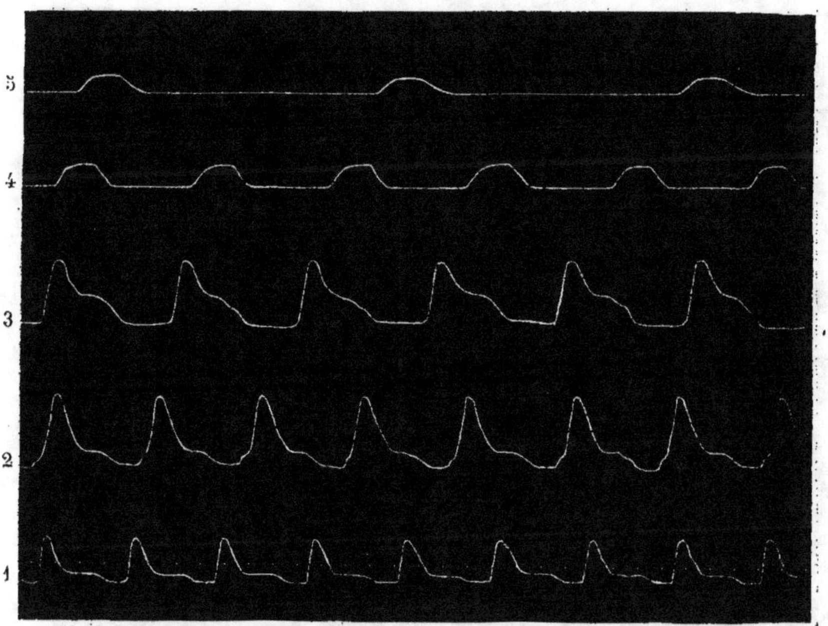

Fig. 3. — Modifications du rythme cardiaque chez la grenouille intoxiquée
par la Paraldéhyde.

1. = Tracé normal.
2 et 3. — Léger ralentissement, légère augmentation d'énergie.
4 et 5. — Ralentissement et affaiblissement cardiaque progressifs.

Hydrate d'Amylène.

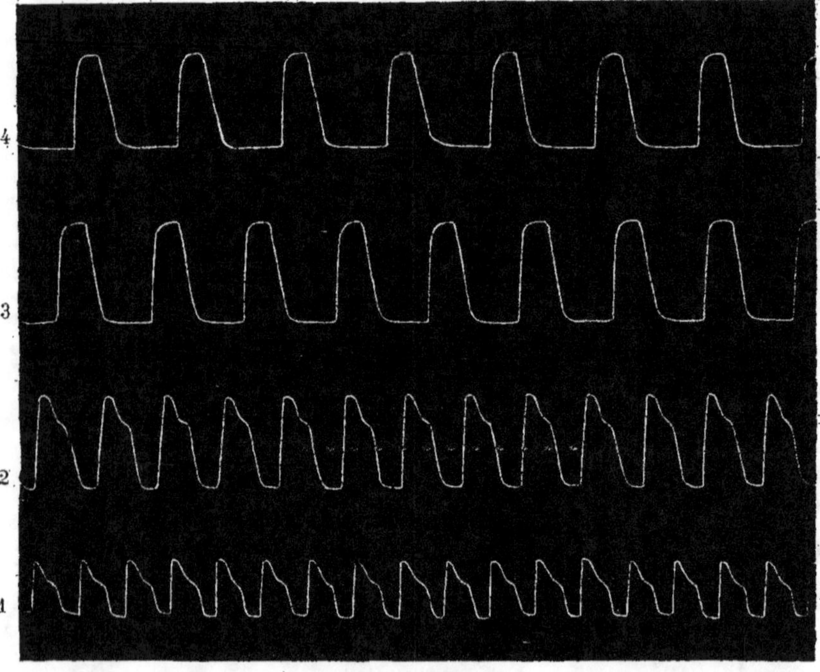

Fig. 4. — Modifications du rythme cardiaque chez la grenouille intoxiquée
par l'hydrate d'amylène.

1. — Tracé normal.
2. — Ralentissement, augmentation d'amplitude.
3 et 4. — Ralentissement.

Uréthane.

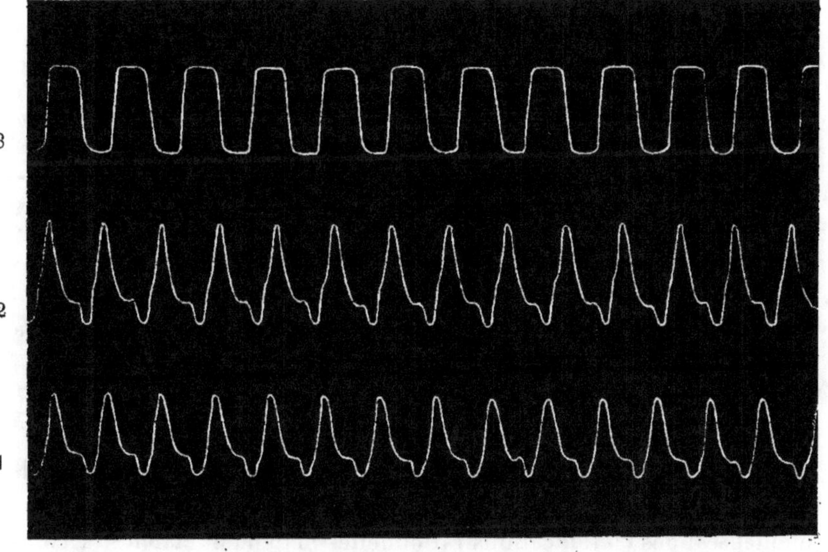

Fig. 5. — Modifications du rythme cardiaque chez la grenouille intoxiquée
par l'uréthane à hautes doses.

1. — Tracé normal.
2 et 3. — Légère augmentation d'amplitude.
Tendance au ralentissement.

VIᵉ LEÇON

MODIFICATEURS INTELLECTUELS. — DES ALCOOLS EN GÉNÉRAL. TOXICITÉ COMPARÉE ET STRUCTURE MOLÉCULAIRE. — ALCOOL ÉTHYLIQUE. — FERMENTATION SANS LEVURE. — ABSORPTION ET LOCALISATION DANS L'ORGANISME.

Nous allons aborder aujourd'hui l'étude d'un nouveau groupe de substances médicamenteuses, que je qualifierai par l'appellation de *Modificateurs intellectuels*, en raison précisément de la caractéristique la plus remarquable de leur action physiologique.

Comme je vous l'ai montré au début des leçons de l'an dernier, il est absolument impossible de faire, au sujet des substances médicamenteuses, des classifications rationnelles nettement établies, à compartiments parfaitement étanches, si vous voulez me permettre cette expression, parce qu'une même drogue, un même principe actif, est susceptible de déterminer des modifications physiologiques très différentes, suivant les circonstances dans lesquelles il se trouve et suivant les cas auxquels on l'applique; mais je m'attache, dans cette classification, qui doit, comme je vous l'ai déjà dit bien des fois, servir surtout comme moyen d'étude, je m'attache au caractère le plus saillant, celui qui saute aux yeux dès le premier abord, et c'est ce qui justifiera précisément, pour le groupement des médicaments dont nous allons commencer l'étude, cette appellation de modificateurs intellectuels. Ce groupe constitue un terme de transition entre les analgésiques, les hypnotiques et les antithermiques dont la subdivision des antithermiques analgésiques présente avec lui, à certains points de vue, de très étroites analogies.

De même que le premier effet des substances médicamenteuses que nous avons étudiées jusqu'à présent, hypno-anesthésiques, analgésiques et hypnotiques, consistait dans une excitation plus ou moins intense et durable, bientôt suivie d'une dépression d'autant plus accentuée que l'excitation avait été elle-même plus violente, les modificateurs intellectuels sont des substances qui vont déterminer une excitation de l'appareil nerveux, excitation à début et prédominance cérébrale, dont la période sera beaucoup plus prolongée, et plus élastique, si je puis ainsi dire, que la période correspondante des substances que nous avons eu occasion d'étudier jusqu'à présent, pour amener toujours, de façon consécutive, surtout lorsque les doses auront été un peu élevées et quelles que soient les circonstances dans lesquelles ces mêmes médicaments aient été employés, une hypnose plus ou moins intense, parfois même une hypnose comateuse, telle que celle que nous avons pu voir réalisée par la plupart des produits hypnotiques que nous avons étudiés en dernier lieu.

Les modifications exercées *primitivement* par les substances dont nous allons commencer l'étude portent donc sur les phénomènes de conscience et sur les phénomènes de perception sensorielle ; mais, je le répète, et j'y insiste à dessein, ces modifications sont à beaucoup plus longue portée, d'un intérêt beaucoup plus considérable, d'un effet beaucoup plus frappant, en un mot, que ne le sont les modifications de même genre que nous avons pu voir déterminées par les médicaments étudiés précédemment. Ces substances sont des médicaments extrêmement énergiques, amenant tous une accoutumance malheureusement facile et très rapide, et cette accoutumance entraîne, comme conséquence toute naturelle, l'obligation d'augmenter rapidement les doses, et conduit presque fatalement, si l'on ne résiste pas à cette augmentation continue des doses, à une intoxication chronique que nous aurons à étudier pour un certain nombre des chefs de file de ces substances médicamenteuses. Cette intoxication chronique se caractérise, dans tous les cas, par une déchéance profonde de l'organisme, déchéance dont nous aurons occasion de faire plus tard un parallèle, en ce qui regarde les désordres produits par l'alcoolisme chronique et par le morphinisme chronique.

Il semblerait en effet que, dans l'action physiologique exercée par certains principes médicamenteux, la stimulation des fonctions cérébro-spinales qui est des plus intenses et des plus remarquables, — ce qui entraîne comme conséquence inévitable une action portant principalement sur l'intelligence, sur les phénomènes de sensibilité et de motilité, — il semblerait que cette stimulation ne puisse être accomplie qu'au prix de la dépression intense des fonctions végétatives, les oxydations, les mutations organiques, les phénomènes de nutrition : on pourrait presque dire, pour employer une tournure de phrase qui peigne ma manière de voir, que l'éréthisme nerveux use les autres appareils comme la lame use le fourreau, suivant cette expression, cette image consacrée par l'usage.

Ces médicaments, je les restreindrai à trois principaux : l'alcool, l'opium et le chanvre indien. Ce sont des substances qui, suivant les circonstances dans lesquelles elles seront appliquées, pourront déterminer de simples phénomènes de stimulation; ou amener l'hypnose, au même titre que les médicaments hypnotiques dont nous venons de terminer l'étude; ou bien encore provoquer des phénomènes d'intoxication aiguë ou d'intoxication chronique, comme je le faisais pressentir tout à l'heure.

On pourrait, à la rigueur, joindre aux trois substances que je viens d'énumérer le groupe des caféiques; mais je crois qu'il est bien préférable de l'en distraire, et voici les raisons qui me paraissent justifier cette manière de voir. Si les caféiques déterminent, ce qui est incontestable, une stimulation nerveuse, une excitation des fonctions cérébro-spinales analogue à celle que déterminent la plupart des médicaments que je viens d'énumérer, il est absolument certain que le mécanisme par lequel se fait cette stimulation est très différent du mécanisme qui préside à la stimulation exercée par l'alcool, l'opium et le chanvre indien. Çà n'est pas, en effet, par suite d'une action particulière exercée sur les éléments nerveux par les caféiques que ces substances provoquent principalement les phénomènes qui caractérisent leur action physiologique, — je dis *principalement* et je souligne cet adverbe — c'est surtout par une modification apportée dans la circulation des centres nerveux que ces substances déterminent leurs effets sur le système nerveux : aussi, à mon sens, le groupe des caféiques est-il bien plus à sa place avec les modificateurs cardiaques et les stimulants musculaires, et c'est dans cette classe que, pour ma part, je crois devoir le placer, tant pour obéir à l'orientation qui doit servir de guide à la classification que j'ai adoptée, que pour bien mettre en relief ce qui caractérise leur action physiologique la plus intense et la plus efficace.

Quelques considérations me paraissent nécessaires avant de commencer l'étude de l'alcool proprement dit. Cette étude est en effet tellement complexe, elle comporte l'étude parallèle, ou plutôt la considération parallèle d'un tel nombre de substances différentes comprises sous le terme générique d'*alcools*, qu'il me semble absolument indispensable de fixer un peu vos idées à ce sujet et de vous rappeler par quelques formules très brèves, mais qui vont vous faire comprendre très bien les caractères de ces composés, ce qui constitue un alcool, ce qui différencie un alcool primaire d'un alcool secondaire et d'un alcool tertiaire, de sorte que, plus tard, quand nous arriverons à considérer en bloc les phénomènes de l'alcoolisme, les accidents que peuvent entraîner par leur ingestion les boissons usuelles, les boissons alcooliques, quelque soit leur provenance, nous n'ayons plus besoin de revenir sur la définition de ces mots — *alcools supérieurs,* — que leur définition soit bien nette et claire dans votre esprit, et qu'il ne nous reste plus à nous occuper absolument, au point de vue physiologique, que de l'étude de l'alcool éthylique, c'est-à-dire du chef de file de cette série.

S'il est vrai, au point de vue chimique, de dire que les alcools possèdent des caractères fonctionnels qui sont identiques pour tous, au point de vue physiologique il en est d'une autre façon, et l'on n'observe plus que des analogies. Si le fait qu'une substance constitue un alcool, au point de vue chimique, imprime à l'action exercée par cette substance sur l'organisme une certaine modalité qui fait qu'on peut toujours retrouver la fonction alcool parmi ses manifestations physiologiques, il n'en est pas moins vrai que les différences dans l'intensité d'action de ces substances, ou même dans la modalité de leur action, ce qui est encore bien plus important, sont fort considérables, et que, par exemple, nous allons voir, au cours de l'étude de l'alcool, que, tandis que l'alcool éthylique et les alcools qui s'en rapprochent le plus sont des substances exerçant sur l'organisme une action parfaitement déterminée aujourd'hui, les alcools complexes, qui s'éloignent beaucoup par leur constitution moléculaire de celle de cet alcool ordinaire, de l'alcool éthylique, jouissent de propriétés absolument différentes; parfois même, la caractéristique de l'alcool y est tellement dissimulée qu'il faut se donner beaucoup de peine pour retrouver cette caractéristique physiologique.

Vous savez que les quatre atomicités du carbone peuvent être saturées chacune par un élément ou un radical différent d'atomicité monovalente ; nous avons déjà envisagé l'année dernière les importants dérivés chlorés du formène et de l'éthane obtenus en substituant des atomes de chlore aux atomes d'hydrogène : cette substitution imprimait au carbure lui-même des propriétés hypnotiques et même des propriétés hypno-anesthésiques extrêmement importantes [1]. Eh bien, si nous opérons la substitution d'un oxhydrile à l'un de ces atomes d'hydrogène dans le méthane, nous allons avoir l'alcool méthylique ; et le remplacement d'un atome d'hydrogène par des chaînes monovalentes d'hydrocarbures permet de se rendre compte des isoméries, ainsi que de la constitution des alcools secondaires et tertiaires.

L'alcool méthylique est un véritable hydrate de l'hydrocarbure primitif, c'est le premier terme de toute la série des alcools ; mais, comme je le disais tout à l'heure, chacun des atomes d'hydrogène peut être remplacé ou bien par un élément monoatomique, ou bien par l'un de ces groupements qu'on appelle des radicaux monovalents, fonctionnant à titre d'éléments monoatomiques. C'est ainsi que, si nous remplaçons un atome d'hydrogène par un oxhydrile, un autre par le groupe méthyle, les deux autres atomes d'hydrogène restant intacts, nous aurons l'alcool homologue supérieur de l'alcool méthylique, c'est-à-dire l'alcool éthylique, ce corps dont l'existence est toujours sous-entendue toutes les fois qu'on dit simplement le mot alcool. Je n'ai pas, d'ailleurs, à m'étendre sur ce sujet que vous trouverez traité avec tous les détails nécessaires dans les différents traités de chimie ; je vous rappellerai simplement ce fait que tous les alcools homologues supérieurs de cette série, ceux que l'on désigne presque toujours par la qualification vague d'*alcools supérieurs*, sont constitués par des alcools différant des précédents par l'introduction d'un groupement CH^2, c'est-à-dire par la nouvelle substitution de CH^3 à H ; tous ces alcools dérivent de l'alcool méthylique par l'introduction successive de chaînes CH^2. Les formules ci-après permettent de fixer ces données.

$\begin{array}{c}H\\ \\H\end{array}\!\!>\!C\!<\!\!\begin{array}{c}H\\ \\H\end{array}$	$\begin{array}{c}OH\\ \\H\end{array}\!\!>\!C\!<\!\!\begin{array}{c}H\\ \\H\end{array}$	$\begin{array}{c}OH\\ \\H\end{array}\!\!>\!C\!<\!\!\begin{array}{c}CH^3\\ \\H\end{array}$	$\begin{array}{c}OH\\ \\H\end{array}\!\!>\!C\!<\!\!\begin{array}{c}CH^2-CH^3\\ \\H\end{array}$	$\begin{array}{c}OH\\ \\H\end{array}\!\!>\!C\!<\!\!\begin{array}{c}C^3H^7\\ \\H\end{array}$
Hydrocarbure [méthane].	Alcool primaire [alcool méthylique].	Alcoöl primaire [alcool éthylique]. ALCOOL ORDINAIRE	Alcool primaire [alcool propylique].	Alcool primaire [alcool butylique].

1. Voir *Leçons de pharmacodynamie*, première série, p. 274.

Le groupement C^3H^7 représente — CH^2 — CH^2 — CH^3, monovalent. On conçoit que la substitution de chaînes semblables, plus ou moins compliquées, à chacun des atomes d'hydrogène, puisse finir par donner naissance à des composés d'une complexité extrême, surtout si l'on tient compte des isoméries qui peuvent alors intervenir en plus.

Eh bien, Messieurs, il faut se souvenir de cette constitution des alcools pour comprendre certains phénomènes sur lesquels j'aurai à revenir plus tard; mais il est encore une considération qui est extrêmement importante. En vous parlant, dans notre dernière réunion, de l'hydrate d'amylène, je vous ai dit précisément que c'était un alcool tertiaire. Quelles différences y a-t-il entre un alcool primaire, un alcool secondaire, et un alcool tertiaire? Les différences d'action physiologique que l'expérimentation révèle doivent être en rapport avec des différences de propriétés chimiques et de structure moléculaire. Sans entrer dans de longs détails, je vous rappellerai ceci : ce qui caractérise au point de vue chimique un alcool primaire, c'est le groupement $CH^2.OH$, c'est-à-dire la substitution de OH à H dans un chaînon CH^3, et vous le verrez fonctionner dans tous les alcools primaires : par exemple les alcools méthylique, éthylique, propylique, butylique, dont j'ai donné tout à l'heure la formule, et ainsi de suite. Ce groupement $CH^2.OH$ est donc caractéristique de la fonction alcool primaire. Mais vous pouvez concevoir que dans la série des alcools homologues supérieurs de l'alcool éthylique, il se présente une circonstance dans laquelle la substitution de OH à H s'effectuera, non plus dans une chaîne CH^3, mais dans une chaîne CH^2; ce groupement CH^2 prendra alors la forme CH.OH : c'est là ce qui caractérise l'alcool secondaire; le groupement oxhydrile est en relation directe avec le groupe CH et non plus avec un groupe CH^2. Enfin, vous concevez également que, dans des formules encore plus compliquées que les précédentes, nous arrivions à opérer la substitution de OH à H dans une chaîne CH dont les trois autres atomicités seront saturées par des chaînes hydrocarburées; et nous aurons alors le groupe C.OH, qui, lui, est caractéristique des alcools tertiaires. Les formules ci-après font comprendre ces substitutions :

OH⟍C⟋R H⟋ ⟍H	R⟍C⟋R′ OH⟋ ⟍H	R⟍C⟋R′ OH⟋ ⟍R″
Alcool primaire.	Alcool secondaire.	Alcool tertiaire.
$CH^2.OH$	CH.OH	C.OH

L'oxydation de chacun de ces alcools permet de les différencier au point de vue chimique. L'alcool primaire, caractérisé par le groupement $CH^2.OH$ donne d'abord une *aldéhyde*, par simple soustraction de H^2; puis un *acide*, par substitution de O à H^2, acide contenant le même nombre d'atomes de carbone que l'alcool initial. L'alcool secondaire, caractérisé par le groupement $CH.OH$, donne d'abord une *acétone*, par simple soustraction de H^2; — les acétones sont isomères et non identiques avec les aldéhydes; — mais il ne peut plus y avoir substitution de O à H^2, et, en poussant plus loin l'oxydation, la molécule de l'alcool initial est détruite et il se forme un acide contenant un nombre moindre d'atomes de carbone. L'alcool tertiaire, caractérisé par le groupement $C.OH$, se détruit par oxydation, sans fournir ni aldéhyde, ni acétone comme terme intermédiaire, et en donnant un acide à nombre d'atomes de carbone moindre que celui de l'alcool initial.

Le chauffage avec l'acide oxalique permet encore de différencier les alcools tertiaires des alcools primaires et secondaires. Les alcools tertiaires se transforment en carbures éthyléniques sans donner ni oxalate ni formiate; tandis que les alcools primaires et secondaires donnent un mélange d'éthers oxaliques et formiques : l'éther oxalique prédomine dans le cas des alcools primaires, tandis que l'éther formique se produit en quantité plus considérable dans le cas des alcools secondaires.

Eh bien, les propriétés de ces alcools sont très différentes, comme je l'ai déjà indiqué, et, pour rappeler ce que je vous ai déjà dit au sujet de l'hydrate d'amylène, un alcool tertiaire, les recherches de Schneegans et von Méring ont montré que les alcools secondaires étaient plus hypnotiques que les alcools primaires, et que les alcools tertiaires étaient encore plus énergiquement hypnotiques que les alcools secondaires : je suis, vous le savez, partisan, dans une certaine mesure, de cette interprétation. Je vous rappelle encore ce fait que cette fonction primaire, secondaire, et tertiaire peut se présenter pour un même composé dont il existe alors trois isomères différents. Le quatrième alcool de la série, l'alcool butylique, peut présenter précisément ces trois isomères, et on connaît, en effet, un alcool butylique primaire, un alcool butylique secondaire, un alcool butylique tertiaire. Ces alcools se caractérisent non seulement par les propriétés physiologiques que je vous ai indiquées, mais aussi par des propriétés physiques et chimiques qui les différencient nettement.

Ce n'est pas là le seul point de vue auquel il faut envisager l'alcool. Lorsque, dans une des formules que j'ai indiquées précédemment, on vient opérer la substitution à un atome d'hydrogène d'un radical complexe, notamment d'un radical de la série aromatique, il en résulte bien toujours qu'on a affaire à un alcool, mais il semble, dans ce cas particulier, que l'introduction du groupement de la série aromatique imprime à l'alcool ainsi produit une caractéristique physiologique tout à fait spéciale : ces corps n'agissent plus en effet comme des alcools ; ce ne sont plus des hypnotiques, ce ne sont pas davantage des hypno-anesthésiques ; ce sont plutôt des substances analgésiantes, mais des substances douées de propriétés extrêmement intenses sur le sang, sur les hématies notamment, et ce sont, bien plutôt, des substances exclusivement toxiques que des substances médicamenteuses.

Vous voyez l'intérêt qu'il y a, en somme, à envisager d'une façon générale la structure moléculaire, la constitution chimique de ces alcools parce que, dans certaines circonstances, on peut être à même de prévoir en quelque sorte la fonction physiologique d'un alcool, suivant les procédés qui lui auront donné naissance. D'autre part, je vous rappelais qu'un alcool pouvait être envisagé comme l'hydrate d'un hydrocarbure, mais c'est à la condition que cet hydrocarbure soit acyclique, c'est-à-dire à chaîne ouverte, que cet hydrocarbure soit de la série grasse ; si, au contraire, il s'agit d'un hydrocarbure cyclique, c'est-à-dire de la série aromatique, ce n'est plus un alcool qu'on obtient, c'est un corps à fonctions chimiques absolument différentes, et à fonctions physiologiques plus différentes encore, c'est un phénol, qui, comme vous le savez, quelque soit le groupe auquel on s'adresse, ne possède en aucune façon les propriétés hypnotiques des alcools : ces corps peuvent, dans certains cas, présenter des propriétés analgésiantes, mais ces propriétés ne peuvent être utilisées, comme je le disais tout à l'heure à propos des alcools de la série aromatique, que corrélativement avec les propriétés toxiques, et l'on est obligé d'en rejeter l'emploi en raison de ce fait.

Encore une considération, relative cette fois non plus à la fonction primaire, secondaire ou tertiaire des alcools, mais à l'atomicité de ces alcools. Vous allez voir que cette question est encore extrêmement importante. Les alcools primaires, secondaires ou tertiaires présentent tous une très grande analogie avec un oxyde métallique hydraté ; vous savez que la propriété caractéristique des oxydes métalliques c'est, lorsqu'on les met en présence d'un acide, de faire une double décomposition qui donne naissance à de l'eau et à un sel. Les alcools font exactement la même chose : les sels qu'ils forment s'appellent des *éthers*, et les éthers se forment par l'action d'un acide, dans des conditions déterminées, sur un alcool, avec élimination d'eau ; inversement, on peut, par un phénomène qu'on appelle la saponification, décomposer les éthers et récupérer l'alcool générateur.

Nous aurons encore occasion de parler à plusieurs reprises de l'atomicité des alcools ; cette atomicité, je vais vous la faire comprendre au moyen de l'explication qu'on utilise généralement pour cela. Si nous considérons une molécule d'eau, nous pouvons, à un des atomes d'hydrogène de cette molécule d'eau, substituer un radical hydrocarburé monovalent, et nous aurons l'alcool mono-atomique. Mais nous pouvons supposer deux, trois, quatre, cinq, et jusqu'à six molécules d'eau condensées en une seule, et nous pouvons concevoir également qu'un radical bivalent vienne se substituer à deux atomes d'hydrogène dans deux molécules d'eau condensées en une seule, et ainsi de suite, qu'un radical hexavalent se substitue à six atomes d'hydrogène, et nous aurons alors l'alcool diatomique, triatomique, tétratomique, pentatomique, hexatomique.

Voici l'importance que présente cette considération : les mono-alcools ou alcools mono-atomiques, constituent la classe des *carbinols*, dont l'alcool ordinaire est le type ; les di-alcools, c'est-à-dire les alcools di-atomiques, constituent la classe des *glycols*, la cholestérine, par exemple, est un alcool de ce groupe ; les alcools tri-atomiques forment la classe des *glycérols*, dont le type est représenté par la glycérine ; les alcools tétra-atomiques forment la classe des *érythrols*, dont le type est représenté par l'érythrite ; les alcools pentatomiques dont la classe n'est, jusqu'ici, désignée par aucune appellation générique sont représentés par la *pinite*, la *quercite*, la *xylite* ; enfin les termes les plus élevés sont les *mannitols*, dont la mannite est le type, et dont les produits de condensation, les aldéhydes du deuxième degré, sont représentés par les glucoses, les amidons, les sucres, toutes substances qui se transforment en alcool éthylique sous l'influence de la fermentation et qui, loin de constituer des substances toxiques ou médicamenteuses, sont, au contraire, des aliments indispensables. Voilà pourquoi il était important de considérer l'atomicité de ces alcools. C'est en déterminant la fermentation des substances amylacées qu'on obtient la plupart du temps l'alcool éthylique, et qu'on obtient, en même temps, tous ces produits appelés *alcools supérieurs*, c'est-à-dire les homologues supérieurs de l'alcool éthylique et ces produits dont la présence dans l'alcool normal constitue une des causes auxquelles on attribue maintenant le plus ou moins d'activité toxique de cet alcool. J'aurai donc à vous en parler : c'est pourquoi il me fallait rappeler vos souvenirs à ce sujet.

Vous savez, Messieurs, que le glucose a pour formule $C^6H^{12}O^6$; vous savez que la substance amylacée a pour formule $C^6H^{10}O^5$, que, sous l'influence de l'hydratation, elle absorbe une molécule d'eau et donne naissance au glucose. Eh bien, ce glucose, sous l'influence de la fermentation, se dédouble en donnant deux molécules d'alcool, deux fois C^2H^5. OH, ainsi que de l'acide carbonique. Il s'en faut de beaucoup que la décomposition du glucose soit aussi simple que je viens de l'indiquer; mais cependant, toutes les fois qu'on met, dans des conditions déterminées, une substance amylacée ou bien le produit de transformation de cette substance amylacée, c'est-à-dire du glucose, un glucose fermentescible, en présence de cellules de levûre, cette réaction se produit, pour la majeure partie, et on obtient en même temps, à titre de produits accessoires, un certain nombre d'autres substances dont la considération, je vous le disais tout à l'heure, est extrêmement importante au point de vue précisément des accidents qui suivent l'ingestion continue de ces substances, c'est-à-dire au point de vue hygiénique. Et non seulement on trouve, lorsqu'on fait agir la levûre sur les substances amylacées, lorsqu'on la fait agir sur un sucre fermentescible, non seulement on trouve que les produits de transformation sont constitués par un mélange dans lequel prédomine l'alcool éthylique, mais la formation de ces alcools supérieurs est elle-même très variable suivant la nature de la levûre qui a servi à déterminer cette fermentation.

Depuis quelques années déjà, et notamment dans les régions où la levûre est devenue un agent industriel fort important, à Lille par exemple, on est arrivé à séparer des espèces de levûres qui donnent les unes un alcool éthylique extrêmement pur, les autres, au contraire, un mélange d'alcool éthylique avec les différents alcools dont je vous parlais il n'y a qu'un moment. Non seulement les alcools d'industrie, ainsi obtenus par la fermentation des sucres fermentescibles, renferment des homologues supérieurs de l'alcool éthylique, mais ils renferment encore des alcools secondaires, des alcools tertiaires, des acides, des aldéhydes, des acétones, et on y a même signalé, dans ces dernières années, la présence de bases volatiles extrêmement actives sur l'économie, et auxquelles il paraîtrait assez logique d'attribuer, pour une part plus ou moins grande tout au moins, les accidents d'intoxication chronique de l'alcoolisme sur lesquels nous aurons à revenir plus tard.

Quoi qu'il en soit, Messieurs, c'est surtout l'alcool éthylique qui va nous servir de type pour l'étude que nous allons faire maintenant au point de vue pharmacodynamique, et ce n'est qu'accessoirement que j'aurai à parler des propriétés des alcools mono-atomiques qui l'accompagnent.

L'alcool, dont il a été fait dans ces dernières années une très intéressante étude au point de vue toxicologique par MM. Dujardin-Beaumetz et Audigé, l'alcool éthylique est certainement le plus anciennement connu. L'alcool propylique, son homologue immédiatement supérieur, fut découvert en 1852 par Chancel, alors qu'il étudiait la composition des eaux-de-vie de marc; c'est en effet dans ces eaux-de-vie qu'on le trouve en assez grande quantité. A la même époque, en 1852, Wurtz découvrait l'alcool butylique dans le produit appelé *Huile de pommes de terre*; et longtemps auparavant, l'alcool amylique avait été entrevu déjà par Scheele, en 1775, et seulement étudié et nettement spécifié par Balard et Cahours, en 1830 : cet alcool amylique avait été également retiré de ce mélange appelé industriellement huile de pommes de terre.

Le travail de Dujardin-Beaumetz et Audigé est extrêmement intéressant, parce que c'est le premier qui ait attaqué corps à corps, si l'on peut employer cette expression, la question de l'alcoolisme chronique, et qui ait cherché à mettre en relief l'influence des alcools mélangés à l'alcool éthylique normal dans les différentes eaux-de-vie, dans les différentes boissons fermentées qu'on peut trouver dans le commerce. Ce travail de MM. Dujardin-Beaumetz et Audigé leur a permis précisément de dresser un tableau de la toxicité de ces différentes boissons alcooliques, et vous allez voir combien la considération de ces toxicités est importante : voici des chiffres qui résultent de leur travail.

L'esprit de bois ordinaire, c'est-à-dire ce liquide renfermant surtout de l'alcool méthylique, tue un kilo d'animal à la dose de 5 à 6 grammes ; l'alcool méthylique pur, c'est-à-dire celui qu'on peut extraire de cet esprit de bois alors qu'on l'a débarrassé des aldéhydes, des acétones et de tous les produits accessoires formant des impuretés, tue à la dose de 7 grammes. L'alcool éthylique pur, c'est-à-dire absolu, tue un kilo d'animal à la dose de 7 gr. 75. Pour l'alcool propylique, la toxicité s'élève notablement, puisqu'il suffit de 3 gr. 75 pour tuer un kilo d'animal. L'alcool butylique, qui vient ensuite, est encore plus toxique : 1 gr. 85 suffit pour tuer le kilo d'animal. L'alcool amylique offre une toxicité qui diffère assez peu de celle du précédent : il tue à la dose de 1 gr. 50.

Dans cette série, sauf l'esprit de bois qui est un mélange, les alcools dont il est question sont des alcools mono-atomiques primaires, rangés précisément par ordre croissant d'homologie, c'est-à-dire que le premier, l'alcool méthylique, est le chef de la série dont j'ai tracé précédemment la formule, puis viennent ensuite l'alcool éthylique, l'alcool propylique, l'alcool butylique, l'alcool amylique.

Mais on a recherché également si la toxicité des iso-alcools, c'est-à-dire des alcools secondaires, était plus considérable, ou égale, ou inférieure à celle de ces alcools primaires. Voici le résultat, en ce qui regarde tout au moins l'alcool iso-propylique, car cette question est loin d'être précisée et mériterait même d'être reprise avec beaucoup plus de soin et avec les procédés d'appréciation plus délicats qu'on possède actuellement : 3 gr. 70 d'alcool propylique secondaire tuent un kilo d'animal ; vous voyez qu'il n'y a pas de différence sensible avec l'alcool propylique primaire, puisqu'il faut 3 gr. 75 de ce dernier pour tuer le même kilo d'animal.

Voici enfin quelques chiffres intéressants que j'inscris à la suite des premiers : c'est d'abord celui de la glycérine, alcool tri-atomique, qui est de 8 gr. 50 à 9 grammes, nécessaires pour tuer un kilo d'animal. Pour l'aldéhyde, — et j'insiste sur ces chiffres, Messieurs, parce qu'ils sont intéressants en ce sens qu'ils ont été obtenus par le même expérimentateur dans les mêmes conditions expérimentales, et par conséquent sont très caractéristiques, — pour l'aldéhyde, cette quantité est de 1 gramme à 1 gr. 25. Pour l'éther acétique, elle est de 4 grammes ; et, enfin, pour l'acétone, elle est de 5 grammes, toujours par kilo d'animal.

Tableau de la toxicité des alcools d'après Dujardin-Beaumetz et Audigé.

Dose toxique pour le kilo d'animal.

	Grammes.
Esprit de bois ordinaire	5 à 6
Alcool méthylique absolu	7
Alcool éthylique	7,75
— propylique	3,75
— butylique	1,85
— amylique	1,50
— isopropylique	3,70
Glycérine	8,50 à 9
Aldéhyde	1 à 1,25
Éther acétique	4
Acétone	5

Ce tableau nous permettra, précisément, plus tard, d'apprécier la valeur toxique des impuretés qu'on peut rencontrer dans les différentes espèces de boissons fermentées, et, surtout, d'apprécier en quelle mesure leur toxicité vient s'ajouter à celle de l'alcool éthylique pour expliquer certains phénomènes.

Alcool éthylique. — Nous allons pouvoir aborder maintenant l'étude de l'alcool éthylique, c'est-à-dire de ce représentant le plus important de toute la série, et une fois que nous aurons fait cette étude, elle se trouvera terminée pour tous les alcools dont je viens de parler, attendu que je n'aurai plus qu'à indiquer quelques différences de propriétés à l'égard de chacun d'eux.

On a prétendu que l'alcool était connu depuis fort longtemps ; et on a voulu trouver, dans l'emploi de certaines boissons fermentées obtenues par les Chinois à l'aide du riz, antérieurement à l'ère chrétienne, la preuve de l'usage d'un liquide dans lequel pouvait, devait même, certainement, exister une proportion plus ou moins considérable d'alcool. Mais, en vérité, ce n'est guère que vers le viiie siècle qu'il peut être question d'une substance obtenue par Marcus Græcus au moyen de la distillation d'un vin capiteux, produit auquel cet observateur donna le nom d'*Aqua ardens* : ce fut le premier nom imposé à l'eau-de-vie. Puis, à peu près à la même époque, Geber appela le même produit *Aqua vitæ*.

Au cours des xiiie et xive siècles, un certain nombre de médicastres et d'alchimistes, le cardinal Vitalis de Furno, Raymond Lulle, Arnauld de Villeneuve, préparaient plus ou moins secrètement chacun de leur côté, des liqueurs plus ou moins riches en alcool qu'ils donnaient comme de véritables panacées ; mais c'est en réalité Basile Valentin qui, en 1400, obtint, sinon l'alcool pur, du moins un alcool d'une richesse égale, certainement, à celle des eaux-de-vie qu'on trouve actuellement dans le commerce. C'est Boerhaave qui a imposé à la substance connue sous la désignation de *vinum adustum* par les auteurs de cette époque le nom d'alcool sous lequel on la connaît actuellement.

Lavoisier, et surtout Théodore de Saussure, ont fixé sa composition chimique, et enfin Schwann et Cagniard de Latour, en 1836, se sont occupés de l'étude de la levûre de bière, et ont déterminé, les premiers, les circonstances dans lesquelles la fermentation des matières amylacées et des sucres fermentescibles dont je parlais tout à l'heure était susceptible de déterminer leur dédoublement en alcool.

Pour Pasteur, cette propriété de la cellule de levûre de dédoubler certaines substances en alcool et acide carbonique comme produits principaux était une manifestation vitale directe, une propriété caractéristique de la cellule vivante. Mais il semble, d'après des recherches qui viennent d'être faites tout récemment, que cette interprétation doive être, sinon considérée comme inexacte, au moins considérablement atténuée. En effet, deux savants allemands, Büchner et Rapp, viennent d'observer, il n'y a pas longtemps, un phénomène qu'ils ont appelé la *fermentation sans levûre*, phénomène extrêmement intéressant à toutes sortes de points de vue, non seulement au point de vue biologique, mais au point de vue même de la question de la synthèse et des métamorphoses des matières albuminoïdes, ainsi que des toxines dont il est tant question maintenant ; et c'est en raison précisément de cet intérêt que j'y consacrerai quelques instants.

Büchner et Rapp ont fait l'expérience suivante. Ils ont pris de la levûre de bière fraîche, égouttée et pressée, l'ont mélangée à une terre siliceuse, le Kieselguhrt, formée par la carapace de certains infusoires, ils ont soumis ce mélange à une pression de 500 à 600 atmosphères au sein de l'acide carbonique, et ont provoqué ainsi l'issue d'un liquide albumineux qui possédait la propriété, une fois qu'il avait été filtré sur des filtres de papier et même à travers des bougies Chamberland, des filtres de porcelaine, de déterminer la fermentation du glucose, et même l'inversion du sucre de canne suivie de la fermentation ultérieure du glucose produit, absolument comme le faisait la cellule de levûre vivante. Cette zymase de Büchner réalise même plus schématiquement encore que ne le fait la levûre de bière, la réaction de la formule de Lavoisier.

$$C^6H^{12}O^6 = 2C^2H^6O + 2CO^2$$

Glucose.   Alcool.

Cette zymase réalise la décomposition de toutes les substances qui sont transformées par la cellule de levûre; mais pas plus que cette dernière, elle n'est capable de provoquer la décomposition de certaines substances que l'on sait incapables de fermenter au contact direct de la levûre ordinaire, le lactose et la mannite, par exemple.

A première vue, il semblerait évident que cette expérience ruine complètement l'interprétation de Pasteur dont je parlais tout à l'heure; elle est à rapprocher, dans une très étroite mesure, des opinions émises déjà en 1858 par Traube, relativement aux enzymes, ces substances, alors hypothétiques, qui possédaient précisément la propriété d'effectuer dans l'organisme, et même au dehors, certains dédoublements tout à fait analogues aux dédoublements dont je viens de parler. Cependant il y a des restrictions à faire à cette expérience, et la principale restriction, la voici : si l'on fait l'expérience de Büchner et Rapp avec de la levûre fraîche, cette expérience réussit dans la perfection. Mais vient-on à répéter l'expérience avec de la levûre vieille, les résultats sont négatifs, il n'y a plus de fermentation, de sorte que pour certains auteurs, Hoffmeister entre autres, qui est l'auteur de cette observation, la qualité en vertu de laquelle le liquide ainsi obtenu peut faire fermenter directement le glucose, peut hydrater les matières amylacées ou sucrées, les transformer en glucose et faire fermenter ce glucose en donnant de l'alcool et de l'acide carbonique, cette qualité serait une propriété inhérente à la matière protéique en dissolution dans ce suc, matière protéique dont les propriétés, les fonctions normales persisteraient pendant un certain temps après la destruction de la cellule vitale. Les savants qui adoptent cette manière de voir comparent très justement la propriété de ce suc, la propriété de la matière protéique contenue dans ce suc, à la propriété que possède le suc musculaire fraîchement obtenu de s'acidifier peu à peu au contact de l'air en provoquant la formation d'acide lactique, absolument comme le muscle vivant donne naissance, ainsi que vous le savez, à une certaine quantité d'acide lactique par son fonctionnement dans l'organisme.

D'ailleurs, Messieurs, cette expérience n'est pas la première en ce genre; et, si l'on veut se donner la peine de rechercher un peu plus loin, on voit que, déjà, vers 1840 ou 1845, Béchamp avait fait des expériences qui rappellent, dans une certaine mesure, celles dont je viens de parler. J'aurai à revenir sur ce point, quand nous allons étudier la pénétration de l'alcool dans l'économie et voir quelle est la destinée de cet alcool quand il a été introduit dans l'organisme humain ou dans l'organisme animal. Ce côté de la question prend une importance considérable quand on songe que les substances amylacées, les substances sucrées, le glucose que renferme l'organisme sont capables de donner naissance à de l'alcool par une sorte de phénomène de fermentatation s'opérant dans ce cas sans l'intervention de levûre; peut-être, comme pense l'avoir démontré Béchamp, sans inversion, simplement par suite des phénomènes physico-chimimiques dont l'évolution constitue la vie de certaines cellules de l'organisme : cette transformation des hydrates de carbone et des glucoses en alcool devient ainsi une fonction de la cellule vivante.

D'ailleurs, j'ajouterai que, dans ces dernières années, on a clairement démontré que des organismes végétaux, des graines de pois, par exemple, placées dans certaines conditions de chaleur et d'humidité, absolument à l'abri, par les procédés qu'on sait employer maintenant, de l'influence possible des micro-organismes de l'atmosphère, étaient capables d'utiliser leurs réserves, de transformer l'amidon en glucose, puis en alcool, et, par conséquent, de donner lieu à un phénomène tout à fait analogue à celui que je viens d'indiquer. Je vous citerai encore, à l'appui de ces faits, une très remarquable expérience faite tout récemment par M. Duclaux, et de laquelle il résulte qu'il a pu obtenir la transformation du sucre en alcool par la simple mise en jeu de forces physico-chimiques, en dehors de toute intervention de matière protéique et d'élément organique ou vivant; en exposant simplement à l'influence de la lumière solaire et en l'absence d'air une solution de glucose dans un milieu alcalin : c'est là un fait qui constitue un acheminement vers l'explication de la métamorphose que je vous indiquais tout à l'heure.

Lorsque l'alcool est absolu, c'est à dire quand il est complètement anhydre, il se présente sous forme d'un liquide incolore, très mobile, d'odeur agréable, qui bout à la température de 78°5 ; plus léger que l'eau, puisque sa densité est de 0,8026 à la température de 0″, et susceptible de cristalliser lorsqu'on l'expose à une température extrêmement basse. Je vous ai parlé de ces procédés de Pictet à propos du chloroforme[1] : lorsque, dans les conditions énumérées, on expose l'alcool absolu à l'abaissement énorme de température que l'on peut ainsi provoquer, on le voit cristalliser et fondre à la température de 130° au-dessous de zéro.

Ce corps est miscible en toute proportion à l'eau, à l'éther, à la glycérine, très soluble dans les huiles et les dissolvants hydrocarbonés. C'est un excellent dissolvant d'un grand nombre de composés organiques ou minéraux insolubles dans l'eau : l'iode, le soufre, le phosphore, les alcaloïdes, les cires, etc. L'alcool possède une très grande affinité pour l'eau, et cette affinité est d'une telle intensité qu'on voit la température du mélange s'élever et ce mélange se faire avec contraction du volume. Cette affinité pour l'eau est telle qu'il est capable de déshydrater certains composés et de modifier ainsi l'état physique de la plupart des substances organisées. L'alcool coagule les matières albuminoïdes et les précipite de leurs dissolutions aqueuses. Je n'insiste pas sur ses propriétés chimiques, je vous rappelle seulement les principales, celles auxquelles il nous faudra avoir recours pour l'explication de certains phénomènes.

L'alcool est une substance dysosmotique, c'est-à-dire non seulement ne traversant pas les membranes poreuses, mais encore douée du pouvoir d'entraver les phénomènes d'osmose. A la manière des anesthésiques généraux, il agit sur toutes les variétés de protoplasma dont il détermine la déshydratation ; et c'est précisément pour cette raison qu'on l'utise en histologie comme réactif desséchant en même temps que conservateur. Le contact de l'alcool avec les substances vivantes, qu'elles qu'elles soient, paralyse immédiatement tout phénomène d'irritabilité, de sensibilité, de contractibilité, ainsi que l'activité des ferments : c'est une substance hypno-anesthésique au premier chef. Suivant sa théorie, que je vous ai exposée à propos des interprétations de l'action exercée par les substances hypno-anesthésiques, M. Raphaël Dubois estime que c'est en agissant comme substance déshydratante que l'acool se conduit comme substance hypno-anesthésique.

1. Voir *Leçons de pharmacodynamie*, première série, p. 251.

Lorsque l'alcool se trouve en proportion un peu considérable dans un liquide renfermant une substance fermentescible et de la levûre de bière, on voit que, lorsque la proportion de l'alcool atteint 20 pour 100, la levûre devient complètement inerte, tombe au fond du mélange et semble absolument morte. Eh bien, il n'en est rien : elle est simplement en état de vie latente, d'hypno-anesthésie, si vous voulez accepter cette expression; et la preuve, c'est que si l'on vient à diminuer la proportion de l'alcool, par exemple en ajoutant de l'eau au mélange, la fermentation reprend jusqu'à ce que cette proportion de 20 pour 100 d'alcool soit réalisée de nouveau.

Absorption dans l'organisme. — L'absorption de l'alcool est très énergique et très rapide; mais cela à une condition, qui est la conséquence des propriétés que je viens d'énumérer : c'est que le degré de dilution de l'alcool soit suffisant pour qu'il ne puisse pas coaguler les matières albuminoïdes au contact desquelles il va se trouver. En effet, vous allez voir combien l'action coagulante de l'alcool sur les matières albuminoïdes est intense. Il n'est pas nécessaire d'employer de l'alcool absolu, de l'alcool assez concentré suffit pour déterminer la formation d'un coagulum dans la solution des matières albuminoïdes, et vous savez d'ailleurs que c'est un procédé très fréquemment utilisé que celui de la séparation des matières albuminoïdes par coagulation au moyen de l'alcool; mais si cet alcool est suffisament dilué, alors cette coagulation ne se produit plus.

L'alcool à 15 ou 20 p. 100 est absolument incapable de coaguler les matières albuminoïdes : il peut circuler dans l'organisme au contact du sang et, par conséquent, atteindre les différents territoires de l'économie et y causer les désordres que nous aurons à envisager quand nous étudierons son action sur chacun des grands appareils. Il peut-être introduit dans l'organisme par différentes voies, et s'il n'y en a qu'une, en somme, la voie gastrique, intéressante au point de vue soit de l'hygiène, soit de la thérapeutique, toutes ces voies d'introduction sont intéressantes au point de vue expérimental parce que ce point de vue expérimental vient éclairer à la fois l'étude thérapeutique et hygiénique de ces composés.

Les résultats de l'introduction de l'alcool dans un organisme peuvent être schématisés de la façon suivante : concentré, il coagule les albuminoïdes en raison de son avidité pour l'eau; dilué, il excite les propriétés fonctionnelles de tous les éléments anatomiques avec lesquels il est mis au contact.

Tout d'abord, l'alcool, comme toutes les substances hypno-anesthésiques, d'ailleurs, peut être, et est très facilement absorbé par la voie pulmonaire. On possède à ce sujet, de très intéressantes expériences d'Orfila qui intoxiquait des chiens en leur faisant respirer une atmosphère plus ou moins chargée de vapeurs d'alcool ; mais on connaît même des faits médicaux qui sont plus importants. C'est d'abord celui de Mesnet, rapportant l'histoire pathologique d'un négociant, fabricant d'alcool, dont la chambre à coucher se trouvait au-dessus du magasin où se faisait pendant toute la journée la manipulation des alcools, de sorte que l'atmosphère de cette pièce était absolument saturée de vapeurs d'alcool et que celui qui y couchait était, inconsciemment, ivre toutes les nuits. Mesnet raconte que cet homme éprouva, au bout d'un certain temps, des phénomènes de l'étiologie desquels on ne se rendait pas compte du tout ; et il eut beaucoup de peine à trouver l'origine de l'intoxication alcoolique absolument évidente de ce client ; il finit cependant par découvrir la disposition que je rapportais tout à l'heure et qui lui parut la cause de la paralysie générale à laquelle son malade finit par succomber. Toutes les nuits, cet homme était absolument ivre, par suite de l'absorption des vapeurs d'alcool qui s'exhalaient à travers le plancher de sa chambre, et il finit par présenter des accidents graves, tout-à-fait caractéristiques de l'alcoolisme, ainsi qu'il résulte de la lecture attentive de l'observation. Cet homme est mort paralytique général, l'alcoolisme était le *primum movens* de cette maladie.

Mesnet ajoute à cette observation qu'il connaît des faits nombreux d'accidents plus ou moins graves, déterminés chez des ouvriers parfaitement sobres dont la profession consiste à manipuler l'alcool pendant une plus ou moins grande partie de la journée, par exemple, chez les ouvriers employés dans les usines où se rectifie l'alcool. Les surveillants du fisc, qui sont obligés de peser à l'aréomètre l'alcool provenant de la distillation, sont également exposés à des accidents plus ou moins graves, dus précisément à l'absorption des vapeurs d'alcool par la voie pulmonaire.

Mais la grande voie d'absorption, de pénétration de l'alcool dans l'économie est certainement la voie stomacale. Lorsque l'alcool pénètre par la voie stomacale, les dommages sont incontestablement moindres ; et en effet, l'alcool ainsi absorbé est obligé de passer d'abord par les veines de l'estomac et de la première portion de l'intestin grêle, il arrive de là à la veine porte, traverse le foie, puis se trouve ensuite versé dans la circulation générale : il en résulte qu'une portion plus ou moins considérable de cette alcool se trouve arrêtée dans le foie, et nous verrons qu'en effet le foie est un des organes qui sont le plus frappés au cours des manifestations de l'alcoolisme. — Une fois l'alcool ainsi introduit dans le sang, dans la circulation générale, il s'opère, grâce à sa dilution, une exosmose à travers les capillaires, puis une imbibition et une localisation dans les différents tissus, localisation que nous allons déterminer.

Chez les animaux, on peut étudier la façon dont l'alcool se diffuse lorsqu'il a été introduit par la voie hypodermique : on constate d'abord une imbibition locale plus ou moins considérable des tissus voisins, puis cet alcool pénètre en abondance dans le système capillaire veineux d'où il est versé dans la veine cave inférieure et porté directement au cœur, sur lequel il exerce son action avant de pouvoir venir s'exhaler par les poumons et s'éliminer en grande partie au dehors.

L'absorption est également extrêmement rapide chez les animaux, lorsqu'elle est réalisée par voie d'injection intra-péritonéale, presque aussi rapide que lorsqu'elle est réalisée par voie d'injection intra-veineuse. On observe à bref délai, presque immédiatement si la dose est suffisante, l'arrêt des mouvements respiratoires et des contractions cardiaques causant fatalement la mort. Ce fait est connu depuis longtemps ; Rayer l'avait signalé dans ses études sur l'alcoolisme : la quantité de 16 grammes seulement d'alcool à 21 p. 100 injectée dans le péritoine d'un lapin détermine un état d'ivresse presque instantané et la mort après quelques heures.

Comme toutes les substances toxiques, l'alcool est susceptible de se fixer et de s'accumuler dans certaines régions de l'organisme. Cette accumulation, ou plutôt la proportion de cette fixation est variable suivant la voie d'introduction : voici à cet égard quelques chiffres qui, comme vous l'allez voir, ont un intérêt considérable. Nous prendrons seulement le sang, le foie et le cerveau : la proportion, pour 100 parties, que l'on peut trouver accumulée dans ces différents organes est la suivante. Celle du sang étant prise pour unité, le foie en contient quatre fois plus, le cerveau deux fois plus, lorsque l'alcool est introduit par voie d'ingestion stomacale : le sang étant toujours pris pour unité, le foie renferme seulement deux fois plus d'alcool, et le cerveau également deux fois plus, lorsque l'introduction dans l'organisme est faite par la voie de la veine jugulaire.

Proportion d'alcool localisé.

	Introduit par l'estomac.	Introduit par la veine jugulaire.
Sang.	1	1
Foie.	4	2
Cerveau.	2	2

Par conséquent, vous voyez que javais raison tout à l'heure en disant que l'introduction de l'alcool par la voie stomacale préservait l'économie, dans une assez notable mesure, des accidents que l'alcool est capable de déterminer; mais il y a un organe qui pâtit de cette préservation, c'est le foie. Cette fixation de l'alcool dans le foie est, d'ailleurs, proportionnelle à la dose d'alcool qui traverse cet organe avec le sang : de là, précisément, les cirrhoses, les dégénérescences graisseuses, la congestion chronique plus ou moins accentuée, suivant que la quantité d'alcool qui traverse le foie avec le sang est plus ou moins considérable et que le contact est plus ou moins prolongé. Ces accidents consistent surtout en une stase veineuse, une hyperémie, une dilatation vasculaire paralytique : on peut arriver à avoir des ecchymoses disséminées à la surface du foie, et ces ecchymoses sont le résultat de la rupture des capillaires, provoquée par des embolies, lesquelles embolies sont produites, non pas par coagulation du sang, mais par arrêt des cadavres d'hématies dans les capillaires, ainsi que cela a été constaté à maintes reprises.

En même temps que cette fixation de l'alcool se fait dans le foie, on observe une excitation très notable des fonctions hépatiques : le glycogène augmente dans le foie, on observe également une augmentation de l'urée éliminée par les urines, malgré cependant le retard et la difficulté apportés, comme nous le verrons, par l'alcool dans les combustions intimes de l'organisme. En même temps, on constate que la fonction biliaire est exagérée; et en effet, on a signalé, à plusieurs reprises, parmi les accidents graves pouvant survenir chez les alcooliques, un ictère aigu, revêtant parfois les caractères et les formes de l'ictère grave. On a également signalé le passage de la bile par les urines en quantité plus ou moins considérable ; mais c'est là un phénomène essentiellement passager, et qui ne laisse pas de lésions.

Un dernier mot, Messieurs, relativement à des expériences qui sont toutes récentes, puisqu'elles ont été communiquées il y a quelques jours à peine à l'Institut par M. Gréhant. Ces expériences sont intércssantes parce qu'elle vont nous permettre, plus tard, de nous reporter aux chiffres que je vais indiquer pour pouvoir apprécier certains phénomènes que nous verrons se produire sous l'influence de l'ingestion de l'alcool. Ces expériences ont été pratiquées dans les conditions suivantes : elles ont été faites sur un chien, chez lequel on introduisait dans l'estomac, au moyen d'une sonde œsophagienne, l'alcool dilué à 10 p. 100, fort étendu par conséquent, ayant la dilution du vin ordinaire. Le chien, du poids de 11 kilos 700, était à jeun depuis 24 heures. En 20 minutes, on a introduit 5 centimètres cubes d'alcool absolu par kilo d'animal, c'est-à-dire une quantité de 585 centimètres cubes d'alcool dilué à 10 p. 100 ; puis, on fit des prises de sang, de demi-heure en demi-heure, et on évalua l'alcool qui y était contenu.

Au bout d'une demi-heure, 100 centimètres cubes de sang renfermaient 4 dixièmes de centimètre cube d'alcool ; une demi-heure après, c'est à dire au bout d'une heure, la proportion s'était élevée à 0 cc. 5 ; enfin, au bout d'une heure et demie, cette proportion avait atteint 0 cc. 57 p. 100 parties de sang ; et, ce qu'il y a précisément de remarquable, c'est qu'à partir de cette durée d'une heure et demie jusqu'à une durée de quatre heures après l'introduction de l'alcool, cette quantité de 0 cc. 57 d'alcool absolu par 100 centimètres cubes de sang n'a pas varié, et que cette invariabilité de proportion a coïncidé avec ce fait que, pendant tout ce temps, l'animal était plongé dans un état d'ivresse profonde, complètement anesthésié, ivre-mort, pour employer l'expression vulgaire mais dépeignant parfaitement le phénomène. Par conséquent, cela nous fixe déjà sur la quantité d'alcool pouvant exister en circulation dans l'organisme, au moment où les phénomènes d'ivresse sont portés à leur maximum, c'est-à-dire, en d'autres termes, au moment où l'action hypnotique de l'alcool est portée à son maximum. En effet, dès que cette proportion d'alcool que je viens d'indiquer baisse dans le sang, dès qu'elle revient à la proportion de 0 cc. 4, par exemple, alors l'animal sort de son engourdissement, fait des efforts plus ou moins couronnés de succès pour se lever ; et, depuis le début de l'expérience jusqu'au moment où la proportion atteint 0 cc. 5 p. 100, l'animal semble conserver à peu près son état normal.

Sur un autre animal, Gréhant a fait également une expérience qui lui a permis de déterminer la quantité d'alcool qu'on pouvait trouver non seulement dans le sang, mais dans différents tissus de l'organisme. Voici les résultats auxquels il est arrivé :

Le chien pesait 11 kilos 600 grammes : on lui injecta également, dans l'espace d'un quart d'heure, 5 centimètres cubes d'alcool absolu par kilo, soit 58 centimètres cubes au total, c'est-à-dire 580 centimètres cubes de la dilution à 10 p. 100. Après trois heures, l'animal fut sacrifié par hémorrhagie de la carotide. On n'observa pas les convulsions caractéristiques de l'anémie : le volume total du sang fut de 505 centimètres cubes.

Le dosage de l'alcool permit de constater qu'il en restait 2 centimètres cubes 3 dans l'estomac et 0 centimètre cube 8 dans l'intestin : dans l'espace de trois heures et un quart, écoulé entre le moment de l'ingestion et celui du dosage, il avait donc été absorbé 54 centimètres cubes 9 d'alcool absolu.

Le dosage de l'alcool localisé dans différents tissus et organes conduisit aux résultats exprimés dans le tableau suivant qui résume aussi les résultats de la précédente expérience.

Résultats des expériences de M. Gréhant.

	Alcool absorbé dans 100 centimètres cubes de sang [en alcool absolu].
Après une demi heure.	0 cent. cube 40
— une heure	0 — 50
— une heure et demie.	0 — 57
— deux heures.	0 — 57
— deux heures et demie.	0 — 60
— trois heures	0 — 57
— trois heures et demie.	0 — 57
— quatre heures.	0 — 56
— quatre heures et demie.	0 — 53
— cinq heures	0 — 51

	Alcool contenu dans 100 grammes [en alcool absolu].
Muscles.	0 cent. cube 330
Foie.	0 — 325
Reins.	0 — 390
Cerveau.	0 — 410
Sang.	0 — 520

J'aurai plus d'une fois, Messieurs, à vous rappeler ces chiffres quand nous étudierons l'action de l'alcool sur un grand nombre d'appareils. Maintenant que nous voilà fixés sur le mode d'introduction de l'alcool dans l'organisme, sur la façon dont cet alcool se localise, — je vous ferai remarquer, en passant, que sa localisation dans les centres nerveux est particulièrement remarquable, d'où, consécutivement, l'action hypnotique qu'il exerce, — nous pourrons aborder utilement l'étude du sort réservé à cet alcool introduit dans l'organisme : c'est là une question qui était encore très discutée récemment; qui l'est encore actuellement, bien qu'elle me semble parfaitement élucidée, au moins sur un grand nombre de points; et vous verrez que c'est, dans tous les cas, une question présentant pour nous un très grand intérêt.

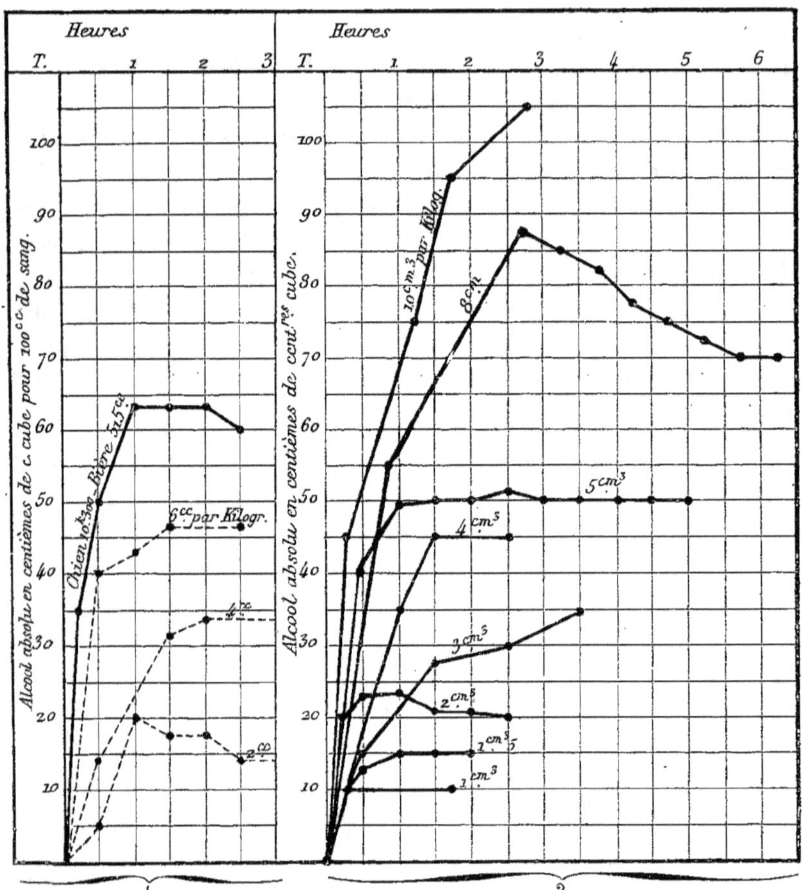

Fig. 6. — Représentation graphique de la quantité d'alcool, exprimée en centièmes de
centimètre cube d'alcool absolu, retrouvée dans 100 centimètres cubes de sang
après ingestion d'alcool et de différentes boissons alcooliques chez le chien.

1. — Ligne pleine ——————— *bière;* ligne pointillée ················· *extrait d'absinthe.*
2. — Quantités d'alcool absolu (en centièmes de centimètre cube) pour 100 centimètres cubes de
sang, après introduction dans l'estomac, par une sonde, de volumes d'alcool absolu compris
entre 1 et 10 centimètres cubes par kilo du poids de l'animal. [D'après M. Gréhant.]

VIIe LEÇON

MODIFICATIONS SUBIES PAR L'ALCOOL DANS L'ORGANISME. — ACTION PHYSIOLOGIQUE LOCALE ET GÉNÉRALE. ACTION SUR LE TUBE DIGESTIF. ACTION SUR LE SANG.

Nous avons envisagé dans notre dernière réunion la façon dont l'alcool éthylique se comportait lorsqu'il était introduit dans l'économie, nous avons étudié quels étaient ses modes de localisation, de répartition dans l'organisme, mais il me reste, pour terminer cette étude préliminaire, et avant d'aborder l'étude détaillée de l'action physiologique de cette substance médicamenteuse, à envisager une question qui est encore, du moins dans certaines de ses parties, assez controversée actuellement : je veux parler des modifications que subit l'alcool dans l'organisme. Cette question est extrêmement importante à plusieurs points de vue : d'une part, au point de vue des effets thérapeutiques que l'on peut obtenir par l'emploi de l'alcool ; d'autre part, et ce côté est peut-être encore plus intéressant, au point de vue des modifications et des désordres que l'ingestion, plus ou moins modérée, plus ou moins immodérée, de l'alcool peut amener dans l'économie.

C'est en 1839 que Royer-Collard, le premier, remarqua une élimination en nature de l'alcool par la voie pulmonaire ; comme conséquence de cette observation, il pensa que l'élimination de l'alcool, ainsi que celle de la plupart des substances volatiles, se faisait en majeure partie par cette voie, et cette opinion fut soutenue, en effet, jusqu'en 1846 par un assez grand nombre de savants et par la plupart des exprérimentateurs, notamment par Magendie et Tiedemann. En 1847, Bouchardat et Sandras instituèrent des expériences desquelles il semblait résulter que l'alcool subissait dans l'organisme une combustion plus ou moins profonde. En 1852, Liebig reprit les observations de Bouchardat et Sandras, les confirma dans une certaine mesure et, développant les conditions et les conclusions de ces expériences, il fit de l'alcool le type des aliments respiratoires, c'est-à-dire de ce groupe de substances qui se comburent avec la plus grande facilité dans l'organisme et constitue ce qu'on a désigné, en raison de ce fait, par l'appellation d'aliments d'épargne. En 1853, Duchek reprit également cette question; et, poussant plus loin l'interprétation qui avait été donnée par Bouchardat et Sandras, il admit que l'alcool subissait immédiatement la transformation en aldéhyde, dès son passage à travers les parois vasculaires, puis qu'une fois introduit à cet état dans le sang, il y subissait une série d'oxydations graduelles et successives, qui déterminaient sa transformation en acide oxalique, acide acétique, acide carbonique et eau. Cette opinion était adoptée presque sans critique, la théorie de Liebig régnait d'une manière absolue dans la science, lorsque, en 1860, Lallemand, Perrin et Duroy, dans un travail extrêmement important, très documenté, firent un retour à l'opinion de Royer-Collard, et semblèrent démontrer par leurs expériences que l'élimination de l'alcool se faisait, plus ou moins totalement, en nature, et que cette substance ne subissait absolument aucune transformation dans l'organisme.

Cependant quelques années plus tard, en 1863, M. Edmond Baudot apporta de son côté un très grand nombre de preuves à l'appui de là théorie de Bouchardat et de Liebig, et ce fut lui qui le premier envisagea l'alcool comme un aliment d'épargne : c'est au moins lui qui, le premier, donna cette dénomination d'aliment d'épargne à l'alcool et à un certain nombre d'autres substances qui semblaient agir de la même manière sur l'organisme, au point de vue de la nutrition. De cette action d'épargne, il a voulu trouver la preuve dans l'influence directe exercée sur le globule sanguin et son protoplasma par l'alcool; il fit remarquer l'entrave apportée à la puissance osmotique du sang sous l'influence de l'alcool, et déduisit de cette observation que cet agent s'opposait aux combustions, ralentissait le mouvement de dénutrition, justifiant ainsi l'appellation d'aliment d'épargne, qui fut d'ailleurs admise par un grand nombre d'auteurs, tels que Bocker; Perrin, Lallemand et Duroy; Trousseau et Pidoux; Béhier; Hirtz; Sée; Binz; Beale; Ross; pour ne citer que les principaux.

Dès ce moment, deux théories se trouvaient en présence pour

expliquer cette action de l'alcool : l'une, la théorie chimique, soutenue par Liebig, Bouchardat, Baudot, qui consistait à admettre l'action primitive de l'alcool sur les hématies, action sur laquelle nous reviendrons dans un moment en étudiant en détail l'action de l'alcool sur le sang; et l'autre, la théorie physiologique, dont Gubler fut par la suite le principal partisan, qui admettait l'action primitive de l'alcool sur le système nerveux, son action sur la nutrition n'étant qu'une action secondaire, consécutive à l'influence exercée sur le système nerveux.

Au premier abord, la question paraît assez facile à résoudre : s'il était démontré d'une façon absolument certaine que l'ingestion d'alcool, chez l'homme ou l'animal, détermine une augmentation dans la quantité de chaleur émise, par suite de l'exagération des combustions, l'on aurait ainsi une preuve indirecte de l'oxydation de l'alcool dans l'économie. Malheureusement, les observations faites à cette époque furent absolument contradictoires, et il ne peut en être autrement, parce que les effets constatés dépendent surtout des quantités d'alcool qui sont administrées aux animaux ou aux individus en expérience. Si, en effet, ces quantités sont faibles, on voit la théorie de la combustion de l'alcool dans l'organisme se justifier en quelque sorte, parce que sous l'influence de l'introduction d'une petite quantité d'alcool dans l'économie, on peut observer une légère augmentation de la chaleur animale; on observe quelquefois aussi une augmentation de l'acide carbonique éliminé, et ces résultats confirment, par conséquent, cette première interprétation. Mais si l'on administre au contraire une quantité relativement forte d'alcool, on assiste à des phénomènes précisément opposés : la température baisse dans une proportion plus ou moins considérable, comme nous sommes habitués à la voir baisser sous l'influence des substances hypnotiques, et, d'autre part, la quantité d'acide carbonique éliminé diminue dans une très notable proportion : voilà donc l'hypothèse de la combustion de l'alcool qui semble cette fois absolument infirmée.

Mais poursuivons l'historique de cette question, il est intéressant à beaucoup d'égards, et vous allez voir que, comme il arrive pour le plus grand nombre des interprétations proposées pour expliquer l'action des principales substances médicamenteuses, celle qui nous occupe en ce moment a traversé toutes sortes de vicissitudes, avant

d'être étayée par des résultats expérimentaux certains et invariablement établis.

En 1866, un auteur allemand, Hugo Schulinus, observait que le
sang renferme proportionnellement plus d'alcool que les autres
organes : c'est là un fait que nous avons pu vérifier, notamment dans
les chiffres trouvés récemment par M. Gréhant, et que j'ai mis sous
vos yeux dans notre dernière réunion; mais Schulinus admettait
néanmoins que la plus grande partie de l'alcool se trouvait détruite
dans l'organisme, et que la quantité éliminée en nature était extrêmement minime. Un certain nombre d'observateurs reprirent la
question.

Déjà vers 1862, Anstie était arrivé aux mêmes conclusions dans
ses *Recherches sur les stupéfiants et les narcotiques*, dans lesquelles on
trouve des documents extrêmement intéressants pour l'étude de
cette question; cet auteur disait qu'une très petite quantité d'alcool
était éliminée en nature, et qu'il n'y avait pas d'accumulation : on
observait seulement une accoutumance ne se produisant qu'au bout
d'un temps assez long et dans des conditions que nous aurons à
étudier plus tard.

Lauder-Brunton observa ce fait qui a été constamment vérifié
depuis et qui est si important pour interpréter l'action physiologique
de l'alcool, c'est que, après son passage dans le sang, l'alcool
diminue en proportion très notable le pouvoir oxydant des hématies.
De plus, il constata, comme conséquence de ses expériences, que la
présence constante ou très fréquemment répétée, dans le sang de
l'homme ou des animaux, d'une quantité relativement minime d'alcool, détermine peu à peu une accumulation de la graisse dans le sang
et la formation de dégénérescences graisseuses dans les principaux
organes, notamment dans le foie. Il admettait que l'alcool subit dans
l'organisme une décomposition partielle : il observa, en effet, que
l'ingestion de petites quantités d'alcool maintient et augmente le
poids du corps de l'homme ou des animaux, que cette substance est
capable de prolonger la vie, lorsque — il a bien soin d'insister sur
ce fait — elle est administrée en quantité faible et avec un régime
alimentaire suffisant, et il en conclut, qu'à un certain point de vue,
l'alcool doit être considéré comme substance alimentaire.

A haute dose, au contraire, une partie de cet alcool est éliminée en
nature, et cette haute dose détermine des accidents plus ou moins

intenses, dont le plus grave consiste dans la paralysie du système nerveux, la mort survenant par la paralysie du bulbe.

Ce sont là des faits absolument vérifiés, comme nous allons le voir.

Deux physiologistes italiens, Lussana et Albertoni, reprirent encore une fois, en 1874, les expériences dont je viens de citer quelques auteurs et arrivèrent à ces conclusions qui sont à peu près les mêmes que celles que je viens d'indiquer, savoir : que l'alcool est éliminé, pour une très petite proportion, en nature ; que la majeure partie se transforme en eau et acide carbonique dans l'économie ; et, point important qui va se trouver vérifié par des observations encore plus exactes que je vais citer dans un moment, qu'il ne se formerait probablement pas de produit intermédiaire à cette combustion totale, ou, du moins, que ce produit n'est ni l'aldéhyde, ni l'acide acétique.

Beaucoup d'expérimentateurs cherchèrent à contrôler les observations que je viens d'indiquer, et tous arrivèrent à peu près à confirmer, dans une certaine mesure, les observations de Bouchardat et de Sandras ; tous reconnurent que l'alcool s'élimine en nature lorsqu'il est ingéré en quantité assez considérable et qu'au contraire, lorsqu'on en a introduit par une voie quelconque dans l'organisme une quantité assez faible, il subit une transformation plus ou moins complète, et il est impossible de mettre en évidence soit l'alcool, soit l'un des premiers produits de transformation que nous obtenons dans les laboratoires, c'est-à-dire l'aldéhyde ou l'acide acétique. C'est ainsi que Subbotin et Voït montrèrent que, cinq heures après l'ingestion, il s'éliminait, lorsque la dose ingérée était assez considérable, une proportion d'environ 2 p. 100 par les reins et 5 p. 100 par les poumons et la peau. En vingt-quatre heures, 16 p. 100 seulement d'une quantité un peu considérable ingérée en une seule fois avait été éliminée par les poumons. Il en résultait évidemment qu'une assez notable proportion de cet alcool avait dû être transformée en produits qui avaient échappé à l'analyse. Binz nia l'élimination pulmonaire des petites doses, et pour lui, quand la dose était suffisamment faible, c'est-à-dire quand elle se rapprochait des doses que nous appellerons plus tard les doses hygiéniques, il n'y avait aucune élimination d'alcool ni de ses produits de transformation par le poumon ; il soutint que si l'on pratiquait le lavage soigneux de la bouche après l'ingestion de petites quantités d'alcool, il était absolument

impossible de trouver dans les produits de l'expiration soit de l'alcool
en nature, soit de l'aldéhyde. Pour Schulinus et Bucheim, un tiers
de l'alcool ingéré a complètement disparu deux à trois heures après
l'ingestion. Schützenberger faisait remarquer de son côté, que
l'alcool et les acétates tiennent certainement le premier rang parmi
les produits facilement combustibles de l'organisme. Il serait par
conséquent bien extraordinaire que des substances capables de subir
aussi facilement des oxydations, ne les subissent pas dans l'organisme
au sein duquel elles se trouvent. Il faisait encore observer, toujours
à l'appui de la combustion de l'alcool dans l'organisme, que l'on pouvait, avec d'autres alcools, et même avec des alcools polyatomiques
comme la glycérine, déterminer des accidents d'asphyxie tout à fait
analogues à ceux que déterminait l'ingestion d'une quantité assez
considérable d'alcool éthylique en une seule fois, et que, notamment,
sous l'influence de l'administration de la glycérine, il était très
facile de vérifier l'exhalation plus considérable de l'acide carbonique.
Mais un fait encore plus topique peut-être est celui de la transformation subie dans l'économie par des alcools de constitution moléculaire
plus complexe que ceux dont je viens de parler; et, pour soutenir
l'hypothèse de la combustion de l'alcool dans l'organisme, Dujardin-
Beaumetz s'appuyait sur l'exemple de la salicine, qui, comme vous
le savez, est un glucoside résultant de la combinaison de la saligénine
avec le glucose : toutes les fois qu'on introduit de la salicine dans
l'organisme de l'homme ou des animaux, on voit s'éliminer par
l'urine de l'acide salicylique, à l'état, bien entendu, de salicylurate de
soude; or, pour que cette réaction ait lieu, il est nécessaire que la
salicine ait été d'abord dédoublée en saligénine, qui n'est autre chose
qu'un alcool, et en glucose; puis, que cette saligénine ait subi elle-
même une oxydation analogue à celle que l'on supposait exister pour
l'alcool éthylique.

Les choses en étaient là, lorsque, en 1884, Dujardin-Beaumetz et
Jaillet entreprirent une série d'études par lesquelles ils semblent
avoir démontré péremptoirement le bien fondé de l'interprétation de
la combustion de l'alcool dans l'organisme. Claude Bernard avait
démontré que l'injection intra-veineuse de glucose chez le chien,
lorsqu'elle était faite suivant une certaine proportion, déterminait le
passage de cette substance dans l'urine, alors que si la quantité en était
suffisamment faible, le glucose se trouvait complètement brûlé dans

l'organisme; reprenant ces expériences, Dujardin-Beaumetz et Jaillet démontrèrent que lorsque l'on injecte à un chien, par la voie veineuse, une quantité de glucose suffisamment faible pour que l'organisme soit capable de la brûler complètement, cette même quantité était incomplètement brûlée, ou même traversait intégralement l'organisme lorsqu'au préalable l'animal avait été soumis à l'influence de l'alcool. Ils en concluaient que l'alcool étant une substance plus facilement combustible que le glucose, c'était sur lui que l'action comburante de l'organisme s'était portée tout d'abord, et que c'était en raison de cette combustion préalable, épuisée sur l'alcool, que le glycose avait pu apparaître dans les urines.

L'alcool arrivé dans le sang vient donc se porter sur les hématies qui s'en saturent pour l'oxyder, et c'est l'excès seul qui traverserait les parois vasculaires et viendrait se fixer dans les différents tissus ou bien s'éliminer par les divers émonctoires. Les hématies l'oxyderaient et l'élimineraient ensuite sous forme de carbonate alcalin; car, ainsi que nous le verrons, il se forme d'abord de l'acide acétique, puis un acétate alcalin qui, finalement, s'oxyde et se transforme en carbonate alcalin. Dans un moment je rappellerai votre attention sur ce fait, qualifié par MM. Dujardin-Beaumetz et Jaillet, de *Surmenage des hématies*, en raison du rôle joué par les globules rouges du sang. D'après eux, le sang se débarrasserait de l'alcool par deux procédés : d'abord, par la combustion au moyen des hématies, combustion qui ne peut dépasser une certaine valeur; puis, en second lieu, lorsque les hématies ont effectué toutes les oxydations dont elles étaient capables, par la transsudation qui permet alors la fixation dans les divers tissus et l'élimination par les différents émonctoires. Ils ont observé ainsi dans leurs expériences que la quantité d'alcool que l'on peut trouver dans le sang des animaux peut s'élever jusqu'à 6 p. 1 000, c'est-à-dire 0,6 p. 100 — ce sont des chiffres très concordants avec ceux de Gréhant — tandis qu'aux doses physiologiques, c'est-à-dire lorsque l'alcool introduit est en quantité assez faible pour ne pas déterminer de troubles, la quantité d'alcool trouvée dans le sang était de 1 p. 1 000, soit 0,1 p. 100.

A l'appui de la combustion de l'alcool dans l'organisme, je pourrais vous citer encore un certain nombre de faits dont vous allez comprendre toute l'importance au point de vue de la physiologie de la nutrition normale. Béchamp le premier, puis ensuite Rajewski et

Hoppe-Seyler, avaient démontré qu'il existait normalement de très petites quantités d'alcool dans l'organisme, en dehors de toute ingestion de boissons fermentées, et que les matières hydrocarbonées, les substances amylacées normalement contenues dans l'économie, étaient capables de donner naissance à une certaine quantité d'alcool : il n'y avait donc rien d'extraordinaire, d'après ces observateurs, à ce que l'on pût retirer du cerveau, des muscles et d'un certain nombre d'autres tissus une quantité plus ou moins faible d'alcool, puisque, d'après eux, c'était un terme constant du dédoublement des hydrates de carbone que l'on peut rencontrer dans l'organisme. Béchamp et Estor démontrèrent même, par des expériences absolument probantes, l'existence d'une fermentation alcoolique et acétique dans le foie, l'élimination par les urines normales d'une petite quantité d'alcool, et même la fixation de cet alcool dans le cerveau. Vous savez que, dans ces dernières années, ces expériences ont été en quelque sorte confirmées par M. Lépine, qui a montré que le glucose qu'on rencontre dans le sang se transformait sous l'influence d'une fermentation spéciale, qu'il appelle la *fermentation glycolytique*. Mais, quel que soit le mécanisme de cette transformation, que certains adversaires du ferment glycolytique attribuent à la seule action des hématies, le fait ne me paraît plus pouvoir être discuté aujourd'hui ; le glycose subit dans le sang une série de métamorphoses parmi lesquelles doit figurer l'alcool, au moins comme produit intermédiaire; et cet alcool n'apparaît pas au cours des processus normaux de nutrition parce qu'il est mis en œuvre au fur et à mesure de sa production, c'est-à-dire brûlé.

En modifiant les conditions de la nutrition des hématies, on peut ralentir la combustion de cet alcool et arriver à démontrer son existence, comme on peut même arriver, par une modification encore plus profonde, à empêcher les métamorphoses du glycose et déterminer son élimination en nature par les urines. Il me semble qu'il y a là quelque chose d'analogue, sinon même identique, à ce qui se passe pour la cellule de levûre vivant au libre contact de l'air et brûlant complètement le glycose qu'on lui offre comme aliment, tandis que la même cellule, vivant à l'abri de l'oxygène, brûle une bien moindre quantité de ce même glycose et en transforme alors la majeure partie en alcool. J'aurai occasion de revenir plus tard sur cette assimilation entre la cellule de levûre et l'hématie. Je ne puis, toutefois, m'empêcher de rapprocher ici ce qui se passe dans le sang au contact des hématies et relativement aux phénomènes de nutrition, de ce que l'on observe dans la germination des graines, à cette période où le végétal en voie de production consomme les réserves hydrocarbonées : la transformation en alcool ne se fait que lentement, au fur et à mesure des besoins, et cet alcool est brûlé au fur et à mesure aussi de sa production ; mais on peut le mettre en évidence en changeant les conditions de nutrition de la graine, en la plongeant, par exemple, dans une atmosphère d'acide carbonique qui permet l'accumulation de l'alcool par suite du ralentissement apporté à sa combustion, ce qui permet également de le déceler au moyen de ses réactions chimiques.

C'est donc en vain que l'on a objecté à ces considérations ce fait que, lorsqu'on soumet le glycose, artificiellement, au laboratoire, à l'action des divers réactifs oxydants, on ne peut pas arriver à obtenir directement de l'acide carbonique, sans formation de produits intermédiaires.

Ces produits intermédiaires ne se forment dans l'organisme que lorsque celui-ci n'est pas à l'état sain, à l'état normal ; et, par exemple, dans les cas d'intoxication alcoolique, il est possible de retrouver soit de l'aldéhyde, soit de l'acide acétique parmi les produits de transformation de l'alcool éliminés par la perspiration pulmonaire ; de même que l'on peut déceler dans certains cas pathologiques, chez les diabétiques, par exemple, l'existence soit de l'acétone, soit d'éthers composés qui sont, bien évidemment, des produits de métamorphose de l'alcool. Dans ces circonstances, on peut et l'on doit admettre que les réactions normales de l'organisme sont viciées, et que certaines synthèses qu'on peut réaliser au laboratoire, par exemple la combinaison de l'aldéhyde naissant avec le glycose produisant de l'acétone, peuvent s'effectuer dans ces conditions anormales.

Mais il est nécessaire d'envisager ici le rôle de l'hémoglobine, d'une part ; et, d'autre part, celui des hématies, dans ces oxydations. Voyons d'abord, le rôle de l'hémoglobine. Comme vous le savez, le le sang, saturé d'oxygène après l'hématose, est capable d'abandonner dans le vide une proportion de 17 à 18 p. 100 d'oxygène. Vous savez également que le sang artériel, dans les gros vaisseaux, est toujours plus riche en oxygène que le sang artériel que l'on peut retirer des vaisseaux de petit calibre, par suite des oxydations incessantes qui s'opèrent constamment, au sein même de la masse sanguine. Mais le sérum sanguin privé de ses hématies n'absorbe plus qu'une quantité d'oxygène correspondant exactement à son coefficient de solubilité : cette quantité est pour ainsi dire nulle par rapport à la quantité d'oxygène susceptible d'être fixée par du sang chargé de ses hématies. Cette combinaison de l'oxygène avec l'hémoglobine est, d'autre part, une combinaison essentiellement instable, qui permet à cette hémoglobine de la céder à tout moment aux substances qui sont capables de se trouver oxydées sous son influence; et le rôle de l'hématie n'intervient dans cette circonstance que pour rendre actif cet oxygène, c'est-à-dire pour lui permettre de réaliser des combustions vives, analogues à celles que l'on peut réaliser artificiellement dans le laboratoire : toute oxydation se passe donc au contact intime, sinon dans le sein même de l'hématie; et c'est là qu'il faut aller chercher la preuve de la combustion de l'alcool dans l'organisme. Le sang ne fait, normalement, qu'apporter les matériaux de combustion et emporter les déchets : c'est l'hématie qui doit activer cette combustion et utiliser les matériaux alimentaires apportés par le sang.

Une expérience déjà assez ancienne de Schützenberger avait mis ces faits en évidence et montré que si l'on prend du sang défibriné et oxygéné et qu'on le fasse circuler dans un canal de baudruche plongé dans du sérum naturel contenant de la levûre de bière, le sang noircit, se désoxyde, tandis que les hématies restent absolument inaltérées et capables de reprendre l'oxygène qu'elles ont cédé à la levûre de bière, c'est-à-dire se conduisent absolument comme les hématies dans l'organisme normal. L'expérience nous a également appris que plus un corps est avide d'oxygène, et plus il gêne l'hématose quand il arrive dans la circulation. Mais les oxydations peuvent aussi se trouver anéanties totalement lorsque l'on vient à sursaturer l'hémoglobine par l'oxygène, ce qui peut se réaliser surtout sous l'influence de l'augmentation de pression : l'hémoglobine suroxygénée sous cette influence est devenue un composé stable, quelque chose d'analogue à cet isomère que l'on appelle la méthémoglobine, qui, bien qu'ayant exactement la même composition centésimale que l'hémoglobine, est absolument incapable de réaliser l'oxygénation que l'hémoglobine peut faire. C'est, je crois, de cette façon qu'il faut interpréter ces phénomènes qu'on a qualifiés par l'appellation d'arrêt des échanges, dans lesquels, ainsi que j'ai eu déjà l'occasion de vous le faire remarquer à propos de l'action des hypnotiques, le sang, restant absolument rutilant, est tout à fait incapable de réaliser les oxydations, les actes respiratoires qu'il est chargé d'accomplir dans l'organisme.

Eh bien, Messieurs, c'est cette ozonisation de l'oxygène par les hématies qui est évidement intéressée sous l'influence de l'alcool, et pour ma part, du moins, je serais très disposé à accepter cette manière de voir. Y a-t-il un point critique au dessus et au dessous duquel cette ozonisation ne se produit que mal, ou même pas du tout? Y a-t-il là quelque chose d'analogue à ce qui se passe pour la liquéfaction des gaz, c'est-à-dire un optimum de pression pour une température déterminée, qu'on a caractérisé par l'appellation de point critique, au dessus ou au dessous duquel la liquéfaction ne se produit pas? Toujours est-il qu'il est nécessaire que l'hématie se trouve dans un état dynamique particulier pour que les oxydations puissent s'effectuer normalement et régulièrement. Je rapprocherai de ces conditions étroites pour l'action utile les circonstances dans lesquelles la zymase de la levûre détermine la décomposition du glycose : une quantité minime, mais cependant appréciable, d'oxygène est nécessaire pour que la cellule de levûre fabrique de la zymase et pour que cette zymase produise la métamorphose de l'alcool. Au dessus ou au dessous de cette quantité optima, la sécrétion cesse ou se ralentit, ce que j'appelle ici cette quantité optima étant elle-même fort différente de la quantité d'oxygène efficace pour la prolifération de la levûre, c'est-à-dire pour son développement à titre de végétal. La zymase elle-même, séparée de la levûre, comme dans le suc obtenu par Büchner, est sensible à cette influence, et son action est entravée par la présence d'une quantité trop faible ou, plus encore, trop considérable d'oxygène. A ce point de vue, l'action de l'alcool semble, comme celle d'ailleurs de toutes les substances hypnotiques que nous avons étudiées précédemment, influencer dans une très étroite mesure l'excitation que les hématies peuvent exercer sur l'activité de l'oxygène combiné à l'hémoglobine.

Il y a un autre point qui doit être pris en très sérieuse considération, c'est celui-ci : sous l'influence de l'alcool, on ne peut pas dire que le sang s'acidifie, ce serait exagéré et inexact; mais le sérum diminue d'alcalinité dans une mesure plus ou moins accentuée, plus ou moins évidente. Il est certain que si le sérum diminue d'alcalinité, cela ne peut être que parce qu'une partie de son alcali normal aura servi à saturer le produit de transformation de l'alcool, produit qui ne peut être autre chose que l'acide acétique. On a une autre preuve de ce fait dans l'accumulation de l'acide carbonique dans le sang, accumulation qui, comme je vous le disais tout à l'heure, peut se vérifier facilement sous l'influence des doses moyennes d'alcool, et les hématies perdent ainsi, proportionnellement, de leur pouvoir comburant. Cela explique ce mot de surmenage des hématies qui avait été employé par MM. Dujardin-Beaumetz et Jaillet dans leurs travaux ; cette qualification me paraît fort exacte d'ailleurs, et, comme vous le voyez, justifiée par les faits, puisque l'on peut dire que la vigueur, la vitalité des hématies diminuant, il leur est, en outre, imposé une somme plus considérable de travail.

Toutefois, un point était encore à vérifier expérimentalement dans cette discussion. Si l'alcool était oxydé en réalité dans les hématies, et par leur intermédiaire, comme le soutenaient Dujardin-Beaumetz et Jaillet, on devait retrouver des traces de cette oxydation, et, à un moment donné, pouvoir déceler de l'acide acétique, ou tout au moins des acétates dans le sang. Eh bien, deux séries d'expériences très nettes et très intéressantes au point de vue de leurs résultats, expliquent comment il se fait que l'on ne puisse, dans ces conditions expérimentales, retrouver de l'acide acétique dans le sang des animaux. Si, comme l'ont fait les auteurs que je viens de citer, on injecte à un chien de 11 kilos 500, par la saphène externe, 4 grammes d'une solution d'acétate de soude, et si, trois minutes après, on recueille 150 centimètres cubes de sang artériel par la fémorale, si l'on traite ce sang en lui faisant subir les opérations nécessaires, — en le défibrinant, le diluant, le portant à l'ébullition pour coaguler les matières albuminoïdes, évaporant au bain-marie le liquide filtré et le reprenant par l'alcool absolu, — on ne peut pas déceler de traces d'acétates au sein de la solution dans l'alcool absolu qui a servi pour l'épuisement : cela montre donc que, bien qu'une notable quantité d'acétate alcalin ait été introduit dans le liquide sanguin, cet acétate est brûlé par les hématies et qu'on ne peut plus en retrouver de traces au bout d'un temps très court, puisque la prise de sang, je le répète, avait été faite trois minutes après l'injection.

Mais si, d'autre part, on prend le même animal — pour éviter le plus possible les causes d'erreur —, qu'on lui injecte une dose, massive cette fois, d'acétate de soude, 10 grammes, par exemple, et si l'on retire, dix minutes après, une certaine quantité de sang, 200 centimètres cubes, par l'artère fémorale du côté opposé à celle qui a servi dans la première expérience, on s'aperçoit alors, en faisant la recherche des acétates, que l'on peut en retrouver dans le sérum, mais que le caillot, préalablement lavé avec une solution faible de chlorure de sodium, ne permet pas de retrouver la moindre trace d'acétate alcalin. Ces résultats démontrent donc que la combustion de l'acétate alcalin s'effectue *au sein même de l'hématie* qui joue seule le rôle d'agent dans cette oxydation, et ils nous font comprendre, en même temps, les résultats négatifs que l'on avait obtenus, d'une façon constante, dans les tentatives faites pour rechercher, dans l'organisme animal, l'acide acétique comme produit intermédiaire de la combustion de l'alcool.

De tout cela, il faut conclure que l'oxydation de l'alcool se produit seulement dans la masse des hématies, comme le dédoublement du glycose en alcool et acide carbonique se produit au sein du protoplasma de la cellule susceptible d'effectuer ce dédoublement, et que l'alcool contenu dans le sérum est celui qui traverse les parois vasculaires et qui va se localiser dans les tissus où s'éliminer par les poumons, les reins et les divers émonctoires; il y a là une analogie, que Dujardin-Beaumetz et Jaillet faisaient ressortir, avec ce qui se passe dans l'oxydation de l'alcool sous l'influence soit de l'éponge de platine, soit du platine rougi; mals il faut sans doute aussi tenir compte de l'action exercée dans l'économie par ces substances qui ont été mises en évidence dans ces dernières années, les oxydases ou diastases oxydantes, qui sont capables de déterminer des oxydations vives, et dont la laccase, isolée pour la première fois par M. Bertrand, est le type. Il n'y a d'ailleurs rien d'étonnant dans la transformation immédiate de l'alcool en acide acétique sans produits intermédiaires. On sait qu'il existe des cellules capables d'opérer cette transformation : le *mycoderma aceti*, par exemple, qu'on appelle communément la mère du vinaigre, est un organisme qui effectue cette transformation de l'alcool en acide acétique sans le faire passer par des états intermédiaires. Dans le cas de l'oxydation de l'alcool par les hématies, l'acétate alcalin ainsi produit est, de plus, immédiatement comburé à son tour et éliminé sous forme de carbonate alcalin par les urines. C'est là un rapprochement d'autant plus intéressant, qu'il montré que l'hématie servant à cette oxydation de l'alcool est obligée à un travail considérable, au surmenage auquel je faisais allusion tout à l'heure.

Cependant il n'y a pas, évidemment, d'assimilation étroite et entière avec ce qui se passe lors d'une injection veineuse d'acétate alcalin. Dans le cas de l'alcool, l'acide acétique est formé au lieu même de son oxydation; et l'on pourrait même, à la rigueur, dissocier cette oxydation, et admettre, ce qui me paraît probable en raison de la façon dont les choses se passent, que l'oxydation première, celle qui donne naissance à l'acide acétique, est surtout due à l'action de contact avec l'oxyhémoglobine, comme sous l'influence du noir ou de l'éponge de platine; puis l'acide saturé par les alcalis du sérum est transformé en carbonate de soude dans le sein même de l'hématie : les deux phénomènes se produisent, pour ainsi dire, sans interruption. L'oxydation ultime de l'acétate ne se fait que dans l'hématie vivante et circulante, comme les autres combustions organiques.

D'ailleurs, Messieurs, toutes ces considérations sont d'accord avec des faits qui ne sont plus discutés par personne maintenant : c'est d'abord que le sang contient toujours une proportion d'alcool relativement plus consdérable que celle trouvée dans les autres organes; ensuite, que le majeure partie de l'alcool est décomposée dans l'organisme, car, quelque bien conduites qu'aient été les expériences faites par Liebig, Lallemand, Perrin et Duroy, ils n'ont jamais pu retrouver que 15, 16 au maximum 20 p. 100 de la totalité de l'alcool qu'ils avaient fait ingérer à leurs animaux. La quantité d'alcool éliminé par les poumons, les reins et la peau est réellement insignifiante par rapport à la quantité totale d'alcool absorbé, et d'autant plus insignifiante que cette quantité d'alcool absorbé a été plus faible. En d'autres termes, la combustion de l'alcool dans l'organisme est d'autant plus grande, que la quantité d'alcool absorbé est plus minime; et l'on peut dire qu'il n'en passe abondamment au dehors que lorsque les hématies ont réalisé toute l'oxydation dont elles étaient capables, c'est-à-dire qu'une fois suffisamment surmenées, — pour employer l'expression de Dujardin-Beaumetz et Jaillet —, le sang est devenu incapable de permettre des oxydations ultérieures : c'est, par conséquent, seulement l'excès de l'alcool ainsi détruit dans l'organisme qui va se localiser dans les divers tissus. C'était d'ailleurs l'interprétation qu'avait admise Gubler; mais il y ajoutait un point de vue qui

ne me paraît guère susceptible de démonstration, et dont l'admissi-
bilité même me semble un peu difficile. Pour Gubler, une partie de
l'alcool absorbé, d'autant plus considérable que la quantité d'alcool
absorbé est plus massive, s'échappe par les divers émonctoires; et
l'alcool qui s'échappe ainsi par la peau, les reins, et les différentes
voies d'élimination de l'économie, est inattaqué, sinon inaltéré dans
sa structure, mais il doit avoir probablement perdu ce qu'il appelait
sa force latente; car, ainsi que vous le savez, Gubler rangeait l'alcool
et un certain nombre d'autres substances, comme les stimulants diffusibles, le café, etc., parmi les médicaments dynamophores; il admettait que l'alcool était susceptible, en traversant l'organisme, de dégager une certaine quantité de force vive. Il est, je crois, difficile
d'admettre cette interprétation, attendu que la force dégagée ne peut
qu'être fonction de la quantité d'alcool détruit.

Il faut donc admettre que l'alcool subit dans l'organisme une combustion d'autant plus complète que la quantité qui en est ingérée est
moins considérable : c'est là un fait qui sera très important à considérer, lorsque nous étudierons, un peu plus tard, le rôle de l'alcool
comme aliment, ainsi que son rôle au point de vue de l'hygiène.

Action physiologique. — Abordons maintenant l'étude de l'action
physiologique de l'alcool. Et d'abord, quelle est l'action locale que
peut exercer l'alcool? Cette action locale varie nécessairement, suivant les circonstances dans lesquelles elle se produit. Si l'alcool est
mis au contact du tégument sain, tout se borne à une sensation de
refroidissement, produite simplement par sa plus ou moins facile
volatilité; mais si l'alcool vient à être mis au contact des téguments
dépouillés de leur épiderme, ou au contact d'une muqueuse, alors
va se produire une action plus ou moins irritante, qui varie selon le
degré de concentration de l'alcool, qui varie également selon l'individu ou l'animal sur lequel elle se produit, qui varie encore avec
l'état de vacuité ou de réplétion de l'estomac : on peut alors voir
l'alcool déterminer soit une stimulation utile dans certains cas, soit,
au contraire, des phénomènes inflammatoires plus ou moins intenses,
pouvant même aller jusqu'à la nécrose.

Cette action irritante se produit surtout par suite de l'action
déshydratante que l'alcool exerce, et par suite de son action coagulante sur les matières albuminoïdes; en même temps, et comme
conséquence de cette action inflammatoire, on voit se produire une

vaso-dilatation plus ou moins intense. Lorsqu'on examine la muqueuse de l'estomac ou de l'intestin de l'animal chez lequel on a introduit une certaine quantité d'alcool présentant un degré suffisant de concentration, on peut voir des arborisations plus ou moins intenses de la muqueuse, mais il ne faudrait pas attribuer exclusivement à une action topique de l'alcool cette arborisation que l'on observe normalement, à un degré plus ou moins accentué, au cours des phénomènes de la digestion. En même temps, non seulement l'albumine est coagulée, mais le mucus, les peptones, la gélatine même peuvent être coagulés si l'alcool vient à leur conctact dans un état de concentration suffisant. Ce sont là, évidemment, des phénomènes plutôt nuisibles de l'alcool ; mais, à côté de ceux-là, il y a quelques phénomènes avantageux qui consistent principalement dans la dissolution des graisses et dans l'action antiseptique extrêmement énergique que l'alcool peut exercer à titre de substance déshydratante.

En définitive, l'action locale de l'alcool est excitante, stimulante quand il est suffisamment dilué ; elle devient irritante, inflammatoire lorsque l'alcool est concentré. Sur les muqueuses, l'alcool à 25 p. 100 détermine déjà une sensation assez intense ; à 50 p. 100 il provoque de l'inflammaton ; à 80 p. 100 il devient caustique, il cautérise et ratatine le tissu en coagulant l'albumine et absorbant l'eau.

Je vous rappelle son utilisation comme analgésique local, lorsqu'il est suffisamment refroidi au préalable. Le tégument cutané fait ressentir, au contact de l'eau très froide, une sensation douloureuse très désagréable ; au contraire, l'alcool refroidi jusqu'à — 5° ne provoque plus cette sensation, bien que la surface de la peau soit parfaitement mouillée par le liquide, et l'on observe même une abolition de toute sensation douloureuse dans les régions de la peau en contact avec cet alcool refroidi. C'est en se basant sur cette propriété, jointe à la facile manutention d'un liquide fort peu volatil dans ces conditions, que Horwath a appliqué l'alcool refroidi à l'obtention de l'analgésie localisée.

C'est surtout l'action générale de l'alcool qui présente de l'intérêt ; et cette action, nous allons l'envisager sur les divers appareils, en commençant par le tube digestif, parce que, ainsi que vous le savez, c'est cette voie qui est le plus fréquemment employée pour l'administration de l'alcool, soit chez l'homme, soit quand on expérimente sur les animaux.

Lorsqu'une quantité modérée d'alcool est introduite dans le tube digestif, au degré présenté par les eaux-de-vie du commerce, c'est-à-dire représentant environ 40 à 45 p. 100 d'alcool absolu, on éprouve tout d'abord une sensation de chaleur. Cette sensation de chaleur peut être expliquée par différentes causes : d'abord, le mélange avec l'eau de l'alcool, même à 45 p. 100, est susceptible de déterminer une certaine élévation de température, — et il est bon d'ajouter ici que cette élévation est d'autant plus considérable que la concentration de l'alcool est elle-même plus grande —; ensuite, il y a lieu de faire intervenir une action sur les terminaisons nerveuses sensitives, en même temps qu'une hypersécrétion glandulaire, hypersécrétion qui est assez intense lorsque l'alcool est introduit dans le tube digestif à l'état de dilution suffisante et à dose relativement faible.

D'autre part, on voit se produire une modification locale de la circulation : c'est d'abord une vaso-constriction très nette qu'on peut observer, bientôt suivie d'une vaso-dilatation paralytique. L'irritation des muqueuses buccale et linguale se traduit par la salivation réflexe qui accompagne toujours l'ingestion buccale de petites quantités d'alcool à 45 ou 50 p. 100. Enfin on peut observer, quand on opère sur les animaux, une hyperémie de la surface interne de l'œsophage, seulement lorsque la quantité d'alcool introduite dans l'estomac est assez considérable.

Si l'on introduit dans l'estomac vide 30 grammes d'alcool à 45 p. 100, on voit cet alcool séjourner au contact de la muqueuse un temps suffisant pour amener de la congestion de cette muqueuse, une excitation très notable des mouvements péristaltiques de la tunique musculaire, et déterminer d'abord l'augmentation de la sécrétion du suc gastrique, à laquelle succède bientôt une paralysie, ou tout au moins une parésie, de cette sécrétion. Mais, à ces phénomènes, qui sont plutôt avantageux au point de vue de la stimulation des phénomènes digestifs, viennent se joindre bientôt des inconvénients plus ou moins sérieux : c'est ainsi que la peptonisation des matières albuminoïdes est déjà très sensiblement ralentie par la présence d'une solution d'alcool au titre de 2 p. 100 seulement; au titre de 15 p. 100, la pepsine et l'acide-chlorhydrique ne sont plus capables de peptoniser les matières albuminoïdes qu'à l'état de traces, et si le degré de l'alcool atteint 20 p. 100, la transformation des albuminoïdes est absolument arrêtée, il ne se forme plus la moindre trace de peptones au contact des albuminoïdes. Bien plus, on observe même dans ces conditions un arrêt de la sécrétion pancréatique, et, par conséquent, un arrêt complet des phénomènes digestifs.

Il n'est pas sans intérêt de remarquer ici que cette même dilution de l'alcool, à 20 p. 100, est celle qui entrave absolument l'action de la levûre de bière.

Si l'on met au contact de la muqueuse gastro-intestinale une solution concentrée d'alcool, on observe que, de même que cela se voit lorsque l'on met au contact de la même muqueuse une solution concentrée de chlorure de sodium, on provoque la sécrétion d'un liquide neutre ou légèrement alcalin et chargé d'albumine, mais ne renfermant plus du tout d'élément transformateur des matières albuminoïdes : si l'on fait, en effet, l'examen microscopique de la muqueuse stomacale ainsi modifiée, on voit, en râclant sa surface, qu'on peut isoler une grande quantité de cellules à mucus, mais aucune cellule à pepsine, dans les tubes sécréteurs. De plus, les glandes muqueuses qu'on peut observer sont rétrécies vers leur orifice, et forment des culs-de-sacs dilatés et gorgés de cellules sans noyaux : ce sont donc par conséquent des cellules qui ont à peu près perdu tout pouvoir digestif. Enfin, on observe la production d'une couche plus ou moins épaisse de mucus coagulé à la surface de la muqueuse de l'estomac; et cela indique bien quelles sont les modifications des actes digestifs que l'introduction répétée de l'alcool peut déterminer.

En effet, cette introduction répétée de l'alcool détermine la congestion, l'inflammation, une sécrétion plus ou moins abondante de mucus ; puis, par le fait de la répétition des mêmes actes, un épaississement, une induration et l'anémie de la muqueuse, la perte de sa contractilité musculaire, et enfin, à la longue, les ulcérations que l'on observe si fréquemment dans les expériences d'alcoolisme chronique qu'on peut instituer sur les animaux. De plus, à tous les phénomènes que je viens d'indiquer, se joint encore une accumulation de liquide aqueux qui causera la pituite des buveurs, le *vomitus matutinus* auquel sont sujets les buveurs endurcis.

Normalement, l'alcool introduit par l'estomac aux doses que je viens d'indiquer tout à l'heure est rapidement absorbé et subit une oxydation plus ou moins considérable. Autrefois, avant les découvertes de Pasteur et les études qui les ont suivies, on admettait que l'alcool était susceptible, au contact de certaines matières organiques et sous l'influence d'une température suffisante, de donner directement de l'acide acétique : nous savons maintenant que la plupart de ces expériences étaient fautives et que, si l'alcool produit de l'acide acétique, c'est parce que le *mycoderma aceti*, qui se trouve partout et paraît véritablement posséder le don d'ubiquité, avait pu venir ensemencer les substances sur lesquelles on expérimentait, et que c'est en réalité à cette bactérie qu'il faut attribuer cette transformation. Il existe dans l'estomac normal des spores de *mycoderma aceti*, et la preuve de la transformation d'une partie de l'alcool, au moins quand la dose ingérée est assez considérable, est fournie par l'odeur à la fois aldéhydique et acétique des vomissements des ivrognes.

L'absorption, qui est si rapide par toute la surface de la muqueuse gastro-intestinale lorsque la quantité d'alcool introduite dans l'estomac est suffisamment faible, est ralentie dans certaines circonstances, notamment par la présence des acides, des substances tanniques, des mucilages, des sucres, ou même par la proportion des substances alimentaires qui peuvent exister dans l'estomac, surtout lorsque ces aliments sont constitués par des matières grasses. C'est là un fait bien connu dans les contrées où l'on fait usage de grande quantités de boissons alcooliques ; ainsi en Angleterre, où l'ingestion des boissons alcooliques atteint parfois des proportions considérables, il existe un usage consistant, avant de se livrer à des libations et pour les rendre aussi prolongées et aussi fructueuses que possible, à ingérer un potage très gras ou une substance grasse quelconque, afin de permettre de consommer une plus grande quantité de liqueurs alcooliques avant d'éprouver les premières atteintes des phénomènes de l'ivresse : on arrive ainsi à empêcher, ou tout au moins à retarder l'absorption dans une certaine mesure, même si la quantité d'alcool introduite dans l'estomac est considérable.

Les expériences de Bouchardat et Sandras ont montré que l'absorption de l'alcool pouvait se faire également sur toute l'étendue de la muqueuse gastro-intestinale, et que sa dilution était extrêmement rapide : ainsi par exemple, une quantité de 50 grammes d'alcool à 45 p. 100, ingérée par un homme du poids de 75 kilos, est presque immédiatement diluée au millième : par conséquent cette quantité d'alcool est ce que l'on peut appeler une quantité hygiénique, absolument incapable de déterminer par elle-même des accidents.

Action sur le sang et la circulation. — Autrefois, Orfila et Benjamin Brodie niaient absolument la pénétration de l'alcool dans le sang, et croyaient simplement à une action propulsive. Carpenter et William Marcet accordent encore à cette action propulsive une influence accessoire, et Marcet essaya même de démontrer cette action par des expériences qui sont très intéressantes, mais n'ont pas la portée que leur auteur leur avait attribuée.

Marcet, expérimentant sur les animaux à sang froid ou à sang chaud, faisait ses expériences : 1° d'abord sur les animaux intacts ; 2° en second lieu sur des animaux chez lesquels il avait pratiqué la section des nerfs animant les parties en contact avec l'alcool ; 3° enfin, sur des animaux préparés à la façon de la grenouille de Claude Bernard, c'est-à-dire en pratiquant la séparation complète du tronc, sauf les connexions nerveuses reliant la partie antérieure, encéphalique, à la partie postérieure.

Les conclusions furent les suivantes — elles sont intéressantes, je le répète, mais ne semblent pas du tout établies sans contestation possible par ces expériences — : d'abord l'action physiologique de l'alcool se produit surtout par l'intermédiaire de la circulation ; en second lieu, il se manifeste une action légère, mais non douteuse, exercée sur les centres nerveux par l'intermédiaire des nerfs ; enfin l'influence transmise par les nerfs est de deux sortes, ou bien il se produit un schok se traduisant par la suspension temporaire de la sensibilité et du mouvement, la respiration étant conservée, ou bien on voit survenir la mort plus ou moins rapide de l'animal.

Eh bien, Messieurs, dans ces expériences, dont les principales portaient sur une grenouille dont les membres plongeaient dans une solution plus ou moins concentrée d'alcool, l'action propulsive est certainement évidente, mais elle ne paraît pas exclusivement attribuable à l'alcool, et voici pourquoi : l'alcool, nous l'avons vu, quel que soit son degré de dilution, détermine certainement des modifications physiques des éléments anatomiques au contact desquels on le place ; il détermine, notamment, des phénomènes de déshydratation des tissus, et ces phénomènes paraissent parfaitement suffisants pour expliquer les effets propulsifs qui ont été observés. D'ailleurs ces phénomènes de déshydratation des tissus, quelle que soit la substance qui la détermine, peuvent provoquer ce schok nerveux et des troubles trophiques graves : voici la principale objection que l'on peut faire aux expériences de Carpenter et William Marcet; et il semble que si cette action propulsive existe, elle doit être réduite à son minimum.

C'est Magendie qui, le premier, démontra l'absorption de l'alcool par la voie veineuse. A cette époque la recherche de l'alcool en nature dans le sang et les produits de sécrétion et d'excrétion donna continuellement des résultats négatifs; nous venons de voir pourquoi, c'est parce que l'alcool est immédiatement transformé dans l'économie. Ces observations ont servi de point de départ à la théorie de la destruction de l'alcool dans l'organisme, et, par ricochet, si l'on peut ainsi dire, à la théorie de l'alcool aliment d'épargne. Cette transformation nécessitant la mise en œuvre d'une assez grande quantité d'oxygène, détermine une véritable asphyxie globulaire, disaient les expérimentateurs; et c'était en effet l'interprétation que Perrin, Lallemand et Duroy donnaient de leurs expériences, lorsqu'ils observaient que l'introduction de l'alcool dans l'organisme déterminait l'accumulation de l'acide carbonique, lorsque la quantité correspondait à ce que l'on appelait des quantités hygiéniques, et déterminait au contraire une diminution notable dans la production de l'acide carbonique, lorsque cette quantité d'alcool était supérieure à la quantité reconnue hygiénique.

Cette asphyxie globulaire était occasionnée par la transformation successive de l'alcool, d'abord en aldéhyde, puis en acétate et finalement en carbonate alcalin. Mais Perrin, Lallemand et Duroy, qui n'admettaient pas la combustion de l'alcool dans l'organisme, cherchaient à démontrer la présence de l'alcool en nature dans le sang où il se comporterait, d'après eux, comme un véritable agent dynamogénique exerçant une action directe et primitive sur les centres nerveux dont les fonctions seraient modifiées, perverties ou abolies, suivant les doses. Ces expérimentateurs poussent même leurs conclusions jusqu'à ce point de dire que le prétendu rôle alimentaire de l'alcool n'a d'autre base scientifique qu'une erreur expérimentale. C'est évidemment là une exagération et une inexactitude; et, ce qui est précisément d'une extrême difficulté dans l'étude de l'action physiologique de l'alcool, c'est de faire la part incombant à la proportion qui subit dans l'organisme des métamorphoses plus ou moins profondes et celle qui revient à l'alcool en nature et agissant par sa seule présence.

Les modifications que le sang est susceptible de subir sous l'influence de l'alcool ont été très diversement appréciées par les différents observateurs. Tandis que les uns, en effet, prétendent que les hématies n'éprouvent absolument aucune modification appréciable dans leur forme sous l'influence de l'alcool, d'autres, parmi lesquels Nothnagel et Rossbach, prétendent que les hématies présentent un certain grossissement, par suite de l'augmentation de leur richesse en oxygène, même chez les fébricitants, chez lesquels Manasseïn a montré que les globules rouges sont toujours plus petits. Un fait qui est absolument certain, celui-là, c'est que, sous l'influence de l'alcool, *in-vitro*, car on n'a pas encore pu constater incontestablement ce fait dans l'organisme vivant, il se produit une fixation plus intime de l'hémoglobine sur les hématies, ce que démontre le retard dans la réduction de l'oxyhémoglobine par les substances réductrices, comme l'a démontré Schmiedeberg. C'est, en même temps que cette fixation plus intense de l'hémoglobine sur l'hématie, l'entrave apportée à la puissance osmotique du sang, qui permet d'interpréter comme l'a fait, le premier, M. Baudot, la qualité de l'alcool à titre d'aliment d'épargne. On ne voit de changement de coloration du sang que lorsque l'alcool est en quantité telle qu'il produit secondairement des phénomènes d'asphyxie, et ces phénomènes d'asphyxie suffisent parfaitement à eux seuls pour expliquer ce changement de coloration du sang.

VIIIe LEÇON

ACTION DE L'ALCOOL SUR LE SANG ET LA CIRCULATION, LA RESPIRATION, LES SÉCRÉTIONS, LE TISSU MUS-CULAIRE, LA NUTRITION, LA TEMPÉRATURE, LES ÉCHANGES ORGANIQUES.

Je vous ai donné déjà quelques-uns des résultats qui avaient été obtenus par différents expérimentateurs, dans l'étude de l'action exercée par l'alcool sur le sang en particulier, et je vous ai fait remarquer les discordances qui régnaient entre ces différents résultats, une principalement, relative aux modifications que pouvait présenter le diamètre des hématies.

Mais voyons ce qui arrive, lorsque le sang est mis au contact de l'alcool, d'abord en présence d'une dose toxique d'emblée, et ensuite lorsque du sang est soumis d'une façon continue à l'action de petites quantités d'alcool. Sous l'influence d'une dose toxique d'emblée, on peut remarquer la présence dans le sang de gouttelettes graisseuses en nombre assez considérable. On peut constater une altération des hématies qui se caractérise par la fonte partielle du stroma, une véritable dissociation entre le stroma et l'hémoglobine qui l'imprègne et que l'on trouve précipitée sous forme de gouttelettes réfringentes et colorées.

Il se passe, évidemment, dans la constitution physico-chimique de l'hématie, des réactions extrêmement importantes : l'alcool, en raison de la facilité avec laquelle il peut dissoudre les graisses et les substances analogues, notamment la lécithine, doit rompre d'une façon très appréciable l'état statique de l'hématie, et détermine la séparation de la matière colorante, qui, comme vous le savez, joue un rôle considérable, et que nous avons appris à apprécier, par rapport à l'oxydation que l'alcool peut subir sous son influence.

Mais ce n'est pas tout. Si l'on envisage les vaisseaux en eux-mêmes, on observe une congestion de leur tunique interne, en même temps que l'hypergénèse des leucocytes et une apparition considérable d'hématoblastes. Ces phénomènes ne sont pas seulement analogues, mais identiques à ceux que l'on observe lorsque le sang se trouve en présence d'une quantité un peu considérable de substances énergiquement hypno-anesthésiques.

Si au lieu de l'action exercée sur le sang par une dose toxique d'emblée d'alcool, nous cherchons quelle est l'influence que peut exercer sur le liquide sanguin une dose d'alcool répétée un certain nombre de fois, cette dose restant relativement minime, alors on voit que les hématies subissent peu à peu la dégénérescence graisseuse. Il paraît évident que la graisse émulsionnée pénétrant dans le sang avec le chyle n'est pas brûlée, comme le sucre d'ailleurs, pendant tout le temps que ce sang renferme de l'alcool : nous en aurons la preuve absolument évidente tout à l'heure, quand nous nous occuperons de l'action de l'alcool sur la nutrition ; mais le point le plus important, sur lequel j'ai déjà insisté, et qui va vous être mis en parfaite évidence par une expérience très simple, c'est celui de la fixation plus intime de l'oxygène sur l'hématie.

J'ai déjà appelé votre attention sur ce fait que toutes les substances hypnotiques donnent lieu à ce phénomène particulier que l'on a qualifié du nom d'*arrêt des échanges*, dans lequel le sang, restant rutilant comme le sang à l'état normal, n'est cependant pas capable de déterminer les combustions que le sang normal accomplit dans l'organisme : l'hémoglobine est probablement transformée en un isomère, peut-être la méthémoglobine, peut-être une autre substance que nous ne connaissons pas ; mais, dans tous les cas, l'hématie a plus ou moins perdu sa propriété de dynamiser l'oxygène et de le rendre apte à déterminer les combustions auxquelles il est employé dans l'organisme. Il est très facile, d'ailleurs, de prouver expérimentalement qu'en présence de l'alcool les hématies perdent le pouvoir de rendre l'oxygène actif : voici une expérience très simple qui va vous en fournir une preuve palpable. Dans ces deux tubes, nous mettons une solution aqueuse de sang : dans l'un, on va ajouter une certaine proportion d'alcool, et dans l'autre une quantité équivalente d'eau distillée ; nous allons ensuite ajouter au contenu de chacun de ces deux tubes un peu de teinture de gayac, puis de l'essence de térébenthine ozonisée, et vous allez voir que, tandis que le tube renfermant l'eau distillée va bleuir presque instantanément la teinture de gayac, celui au contraire dans lequel on aura ajouté de l'alcool ne possédera plus cette propriété. Quelle que soit la durée pendant laquelle vous laisserez le mélange en contact, le bleuissement ne se produira plus : l'hématie et l'hémoglobine ont perdu complètement la propriété de dynamiser l'oxygène et de réaliser des oyxdations.

Cette expérience que l'on peut réaliser avec le sang mort, si je puis m'exprimer ainsi, c'est-à-dire avec du sang extrait depuis assez longtemps des vaisseaux, se réalise très bien également avec le sang vivant : je veux dire que si l'on prend un animal, un cobaye, par exemple, et si l'on pratique sur lui une injection intra-veineuse d'alcool, à un titre tel que la solution alcoolique soit incapable de déterminer la coagulation du sang, mais cependant puisse se trouver en quantité appréciable dans le sang circulant de l'animal, la gouttelette de sang que l'on pourra obtenir par piqûre après cette injection d'alcool sera également incapable de déterminer le bleuissement de la teinture de gayac.

J'ai appelé également votre attention sur ce fait de la diminution de l'alcalinité du sang, diminution certainement et très nettement appréciable et tout à fait en dehors des erreurs expérimentales : à ces phénomènes, vient encore se joindre une diminution notable de la capacité respiratoire des hématies; et cela sous l'influence de doses relativement faibles d'alcool. On voit alors se produire une abolition graduelle de l'hématose, et il est incontestable que cette diminution, cette perversion de l'hématose, est pour beaucoup dans les accidents tardifs que peut déterminer l'ingestion continue de ces doses d'alcool, qui, par elles-mêmes, sont incapables de déterminer les phénomènes de l'alcoolisme aigu, mais qui, par leur répétition, déterminent les phénomènes beaucoup plus graves, au point de vue de leurs conséquences éloignées, de l'alcoolisme chronique.

D'autre part, les expériences de MM. Dujardin-Beaumetz et Jaillet ont montré que cette diminution de la capacité respiratoire était proportionnelle, jusqu'à une certaine limite, à la quantité d'alcool absorbée : je dis jusqu'à une certaine limite, parce que, lorsque la quantité d'alcool absorbé est d'emblée une quantité toxique, cette proportionnalité ne s'observe plus. Dans leurs expériences, ils ont noté une augmentation dans la quantité d'acide carbonique produit, dans un rapport absolument inverse à celui de la diminution d'oxygène absorbé.

Ces faits, diminution de la capacité respiratoire, impossibilité pour l'hématie de dynamiser l'oxygène, sont bien, comme vous pouvez vous en rendre compte, des preuves indirectes de la combustion de l'alcool dans les hématies, et cela au détriment de l'hématose. Comme conséquence, on observe un retard, une diminution plus ou moins notable dans les combustions organiques, et c'est précisément ce résultat qui a pu faire dire que l'alcool constituait un aliment d'épargne.

Cette pénétration des globules par l'alcool et la destruction qui en est la conséquence, — phénomènes dont la manifestation se montre plus ou moins intense suivant que la quantité d'alcool pénétrant dans le sang est plus ou moins considérable, ou suivant que la quantité faible est répétée un plus grand nombre de fois —, expliquent précisément ces phénomènes d'anémie et de cachexie qu'on observe chez les alcooliques, en même temps qu'elle peut fréquemment rendre compte de la présence des foyers apoplectiformes que l'on retrouve dans les poumons, les reins et les méninges, ainsi que des embolies capillaires, toutes lésions si fréquentes parmi les accidents déterminés par l'alcool.

On a noté, et cela depuis longtemps, un état phlegmasique particulier du sang chez les individus adonnés à l'alcool. Vous savez l'importance que l'on attachait autrefois à la formation de la couenne du sang tiré de la veine et à l'épaisseur de cette croûte couenneuse inflammatoire. Eh bien, sous l'influence de l'alcoolisation répétée, aussi bien chez les animaux que chez l'homme, on voit que cette couenne se forme avec une très grande facilité, bien que le sang soit plus facilement coagulable qu'à l'état normal ; et l'on constate la présence de nombreuses plaques hématoblastiques dans les préparations que l'on fait avec le sang tiré de la veine.

Pour terminer ce qui a trait à l'action de l'alcool sur le sang, j'ajouterai que l'on n'observe pas de coagulation immédiate lorsque l'on mélange, volume à volume, le sang au sortir de la veine avec une solution aqueuse contenant 16 p. 100 d'alcool absolu, et que la coagulabilité ne commence à se montrer, d'une façon légère toutefois, que lorsque la proportion de l'alcool atteint 21 p. 100. C'est vous dire, par ce fait seul, qu'il est facile de réaliser les expériences dont je parlais tout à l'heure, c'est-à-dire de pratiquer chez les animaux des injections intra-veineuses d'alcool, de façon que la quantité d'alcool en circulation dans le sang ne produise pas la coagulation, et que cette quantité soit cependant capable, à elle seule, de déterminer des accidents graves.

Un autre phénomène, d'ailleurs commun à tous les liquides de l'organisme, c'est une véritable déshydratation du sang qui s'opère sous l'influence de l'alcool; et, en vertu de cette déshydratation qui se traduit par la diurèse et l'élimination d'eau par les différentes excrétions en quantité plus considérable qu'à l'état normal, le nombre des hématies augmente dans le sang, ainsi que la proportion de l'hémoglobine, par le fait seul de la concentration du sérum.

L'action de l'alcool sur la circulation pourrait être tout aussi bien traitée à propos de l'action de l'alcool sur le système nerveux; car, en réalité, c'est par l'intermédiaire du système nerveux que cette action de l'alcool sur la circulation se manifeste. Mais, puisque j'ai parlé de l'action exercée directement sur le sang, pour en finir avec cette question, nous allons traiter de l'action de l'alcool sur la circu- lation. Elle s'exerce par l'intermédiaire du bulbe, et l'on peut observer, au début, l'augmentation de la fréquence des contractions cardiaques, augmentation qui peut atteindre un très haut degré, puis- qu'on l'a vu s'élever jusqu'à 216 contractions par minute chez le chien; puis, au bout d'un certain temps, à cette augmentation primi- tive, succèdent rapidement une irrégularité et un ralentissement plus ou moins intenses, suivant que la dose d'alcool qui a impressionné le système nerveux est elle-même plus ou moins considérable.

L'expérimentation a pu permettre de constater très nettement un ralentissement notable du courant sanguin : ainsi dans une expé- rience due à Hering, et réalisée par l'introduction de prussiate jaune de potasse par la veine jugulaire du cheval, on observa qu'une solu- tion de ce sel, introduite par le bout supérieur de la veine jugulaire, traverse tout le trajet circulatoire dans l'espace de vingt-cinq à trente secondes chez le cheval à l'état normal; mais, si l'on vient à pratiquer au préalable une injection intra-veineuse d'alcool, ou même, — car dans ce premier cas, l'expérience pourrait être considérée comme quelque peu fautive, en raison du contact direct de l'alcool avec le sang, — si l'on vient à introduire de l'alcool chez le cheval par la voie stomacale, on constate que cette même solution de prussiate, qui mettait dans le premier cas vingt-cinq à trente secondes à parcourir le trajet circulatoire, en met de 40 à 45 : le temps est, par conséquent, presque doublé.

On peut observer également ce fait en examinant, sous le microscope, la façon dont la circulation se modifie dans la patte d'une grenouille; et l'on peut voir que si, au début, il se produit un afflux sanguin plus considérable, si la vitesse de la circulation du sang est plus accentuée, au bout de fort peu de temps, le cours du sang est très manifestement ralenti, ce qui est très facile à voir, en suivant la vitesse avec laquelle les hématies circulent dans les capillaires.

En même temps, l'alcool détermine un abaissement de la tension sanguine; et cet abaissement peut même, dans certaines circonstances atteindre une proportion notable, puisqu'on l'a vu arriver jusqu'au cinquième de la valeur normale. Cet abaissement de tension coïncide d'ailleurs avec la période de diminution du nombre des contractions, cardiaques; et ces phénomènes se montrent très nettement par l'ingestion, en une seule fois, de quantités assez considérables d'alcool, par exemple de 60 à 100 grammes. C'est seulement au début de son introduction dans l'organisme que l'alcool détermine une augmentation dans l'énergie et dans la fréquence des contractions cardiaques : et cela encore à une condition, c'est que les doses soient faibles.

Si l'on pratique chez les animaux sur lesquels on a fait cette expérience, la section des pneumogastriques, on voit que la pression est ramenée à l'état normal; mais, cependant, l'injection d'une certaine quantité d'alcool dilué par la veine jugulaire détermine encore, momentanément et immédiatement, l'abaissement de la tension sanguine. Il en résulte, par conséquent, que le mécanisme de cet abaissement de tension doit être attribué à une excitation de l'origine centrale du pneumogastrique; mais, en même temps, il faut tenir compte aussi de l'action exercée par l'alcool sur les ganglions intrinsèques et même sur le myocarde, comme nous allons le voir dans un instant, à propos de l'action de l'alcool sur le tissu musculaire.

Action sur la respiration. — La respiration est affectée très sensiblement de la même façon que le cœur et la circulation : c'est ce que nous sommes habitués à voir; nous savons qu'en général les phénomènes que l'on observe du côté de la respiration sont entièrement parallèles aux phénomènes que l'on observe du côté de la circulation. Tout d'abord, on note l'augmentation de fréquence des mouvements respiratoires, mais la régularité est conservée ; puis au bout d'un temps variable avec l'impressionnabilité de l'animal ou de l'individu, surtout avec la quantité d'alcool introduite dans l'organisme, on voit la respiration devenir superficielle, embarrassée, difficile, absolument stertoreuse, puis la diminution du nombre des mouvements respiratoires devient notable et enfin la respiration ne se fait plus qu'avec une extrème lenteur. Chez le chien, la respiration thoracique, d'abord amplifiée, est bientôt remplacée par la respiration diaphragmatique : nous avons là encore une copie parfaitement fidèle de ce qui se produit chez le même animal sous l'influence des hypno-anesthésiques.

J'ai déjà attiré votre attention, Messieurs, sur l'extrème variabilité des résultats obtenus dans les expériences effectuées relativement aux échanges respiratoires. En effet, suivant les conditions dans lesquelles on se place, surtout suivant les conditions pré-opératoires, si je puis m'exprimer ainsi, c'est-à-dire suivant l'état dans lequel se trouvent les animaux au moment où se fait l'injection ou l'ingestion de l'alcool, on peut observer, ou bien à la fois une diminution dans l'absorption d'oxygène et dans l'élimination d'acide carbonique, ou bien une augmentation dans la consommation d'oxygène, ou bien pas d'action appréciable : c'est ce que l'on observe le plus généralement lorsque les doses d'alcool données à l'animal sont faibles, et lorsque l'on a affaire à un animal bien portant, en bon état, c'est-à-dire présentant un terrain de résistance normale pour les actions médicamenteuses. Il est évident que dans ce cas l'influence du système nerveux joue un rôle considérable, et que l'action propulsive sur laquelle j'ai appelé précédemment votre attention et au sujet de laquelle j'ai cité les expériences de Marcet, avec les objections que l'on pouvait y faire, il est évident, dis-je, que cette action propulsive joue un rôle qui n'est pas négligeable.

Vous savez que lorsque l'alcool est introduit par la voie de l'estomac, la première sensation que l'on éprouve à la suite de cette ingestion est une sensation de chaleur qui, très certainement, se trouve répercutée sur le système nerveux central par la voie du pneumogastrique. Il est tout à fait rationnel de penser qu'en vertu de cette action propulsive, il va se produire, au moment où le sujet éprouve cette sensation de chaleur, une augmentation de l'amplitude et du nombre des mouvements respiratoires; et cette augmentation de fréquence et d'amplitude va s'accompagner d'une absorption plus considérable d'oxygène ainsi que d'une élimination plus considérable d'acide carbonique. Mais c'est là un phénomène du début de l'expérience, et encore doit-il être restreint au cas où la quantité d'alcool ingéré n'est pas capable, par elle-même, par sa quantité ou son degré de concentration, de déterminer presque immédiatement les phénomènes de dépression qui succèdent si facilement, sous l'influence de doses un peu élevées, à l'excitation du début.

Action sur les sécrétions. — Quant aux sécrétions, elles sont toùtes suractivées sous l'influence de l'alcool. Pour interpréter cette suractivité des sécrétions, l'action irritante et déshydratante exercée sur les différents protoplasmas doit intervenir en premier lieu : la preuve, c'est que la diurèse est un des phénomènes les plus remarquables que l'on peut observer à la suite de l'ingestion d'une dose faible d'alcool. En même temps, on observe des hypersécrétions de toute nature — hypersécrétion salivaire, stomacale, intestinale, cutanée, — se traduisant, suivant la réceptivité particulière des individus, tantôt par de la diaphorèse, tantôt par de la diarrhée, parfois même des vomissements. Vous savez en effet que, pour l'alcool, comme pour les substances qui agissent surtout sur le centre cérébro-spinal, chaque individu réagit avec sa susceptibilité particulière, suivant la qualité de ses cellules nerveuses, comme je le dis volontiers; et, par conséquent, les phénomènes se traduiront chez l'un par le développement de la diaphorèse, tandis que chez un autre les phénomènes d'hypersécrétion stomacale ou d'hypersécrétion intestinale domineront.

D'ailleurs, Messieurs, un fait qui prouve bien la déshydratation très notable que subit l'organisme de la part de l'alcool, c'est la soif, fréquemment inextinguible, succédant à l'ingestion de doses d'alcool incapables de déterminer de l'ivresse même légère : il est arrivé à chacun de nous de faire quelque excès dans un dîner, j'entends par là d'ingérer une quantité de boissons alcooliques un peu plus considérable que celle dont on a l'habitude, et cela, je le répète, sans être le moins du monde en état d'ébriété aussi légère que vous puissiez l'imaginer; et vous savez qu'à ces excès succède toujours une sensation de soif plus ou moins intense et durable. Cette sensation atteint un degré très élevé, insatiable, chez les individus pour lesquels l'ébriété a succédé à cette ingestion d'alcool plus considérable que celle à laquelle ils sont habitués.

D'autre part, ces hypersécrétions sont accompagnées d'altérations histologiques des différentes glandes : ces altérations histologiques consistent en phénomènes de congestion d'abord; puis, si le travail imposé à la glande par la présence continue ou fréquemment répétée d'une certaine quantité d'alcool devient assez considérable, à cette congestion succèdent des phénomènes de dégénérescence plus ou moins intenses : vous savez en effet que soit du côté des glandes de l'estomac, soit du côté du pancréas, du foie surtout, ou même du côté des reins, on peut observer un état de dégénérescence graisseuse plus ou moins accentué, dégénérescence qui est l'aboutissant de l'action toxique de l'alcool, comme elle est, en d'autres circonstances, la conséquence de l'action toxique du phosphore, de l'arsenic, du plomb, etc.

Action sur le tissu musculaire. — Sur le tissu musculaire, l'alcool exerce également une action qui n'est pas à dédaigner. Vous savez que sous l'influence de l'ingestion de quantités modérées d'alcool, on éprouve une alacrité corporelle extrêmement marquée, mais bientôt remplacée, surtout si la dose d'alcool est un peu élevée, par une impotence fonctionnelle plus ou moins complète. L'excitation du muscle ainsi déterminée est absolument comparable à celle que détermine l'excitation par un courant électrique : c'est une excitation par l'intermédiaire du nerf moteur, car l'alcool n'exerce, à proprement parler, aucune action particulière sur la cellule musculaire elle-même, autre que l'action déshydratante dont je parlais il n'y a qu'un moment.

Cette action modificatrice par contact direct exercée par l'alcool sur les éléments musculaires, soit lisses, soit striés, est une action coagulante, tout à fait comparable à celle exercée par une élévation de température, ou même par la caféine : je vous rappelle, à ce sujet, que le contact d'une solution de caféine avec un muscle lui donne l'aspect d'un muscle qui aurait subi une élévation de température assez considérable; le muscle est comme déshydraté, coagulé, de couleur blanche et d'aspect nacré, il semble avoir subi l'action de l'eau bouillante. C'est une action absolument du même genre que l'alcool détermine au contact du tissu musculaire : l'excitation, je le répète, est absolument secondaire et résulte de l'excitation que l'alcool détermine sur le système nerveux central, excitation qui est transportée au muscle par l'intermédiaire du nerf moteur.

Cependant, Messieurs, cette action de l'alcool sur le tissu musculaire doit encore être envisagée à un autre point de vue ; et les partisans de l'action d'épargne exercée par l'alcool au point de vue nutritif ont voulu voir, dans l'action qu'il exerçait sur le système musculaire, les preuves de son action anti-déperditrice. On a dit, par exemple, que l'alcool empêchait le muscle de s'user en s'usant à sa place ; que, sous son influence, ou voyait diminuer l'élimination de l'azote, et que les phénomènes de dissociation des albuminoïdes étaient ralentis, par suite de la stabilité plus grande et plus durable des éléments azotés des muscles : mais nous allons voir dans un moment que cette manière de voir, accueillie pendant un certain temps grâce aux travaux de Perrin, Lallemand et Duroy, est absolument inexacte, et que l'alcool, au lieu d'économiser les pertes en matières albuminoïdes stables, en albuminoïdes fixes des tissus, les exagère, ou, s'il ne les exagère pas, tout au moins ne ralentit pas la dénutrition des éléments azotés.

En un mot, il y aurait à dire à son sujet ce que j'ai dit déjà à propos de la caféine et des substances analogues[1] : les prétendus aliments d'épargne, les prétendus aliments anti-déperditeurs ne réalisent cette action que chez ceux qui n'en ont pas besoin. On peut, à la rigueur, admettre que l'alcool constitue une source de chaleur plus ou moins intense par sa combustion dans le sang ; nous allons voir bientôt ce qu'il en faut penser ; mais, une chose absolument sûre, c'est que si l'alcool peut épargner, dans une certaine mesure, la combustion des albuminoïdes circulant, incontestablement il n'épargne en aucune façon l'usure de l'albuminoïde fixé dans les tissus, c'est-à-dire l'usure de ces albuminoïdes qui est inséparable du fonctionnement des éléments anatomiques des tissus.

Les partisans des aliments d'épargne ajoutaient d'ailleurs que, si l'on ne pouvait pas évaluer directement par le thermomètre la manifestation de la chaleur produite par la combustion de l'alcool dans l'organisme, c'était parce que cette chaleur se trouvait, pour la majeure partie, immédiatement transformée en force, en raison de la stimulation que l'alcool détermine dans les centres nerveux et dans les appareils qui en dépendent. Ils ajoutaient encore que le refroidis-

1. Voir : *Action de la caféine et des caféiques sur la nutrition, Bulletin général de thérapeutique*, t. CXXXV, p. 753 (1898).

sement dû à la consommation considérable de chaleur nécessaire au travail exagéré des éléments vivants, pouvait expliquer cette sorte de disparition de la chaleur mise en liberté par la combustion de l'alcool dans l'organisme ; mais alors je ne vois pas comment ces interprétations peuvent se concilier avec le fait d'aliment d'épargne, pour lequel les partisans de cette théorie donnaient cette explication.

Action sur la nutrition, la température, les échanges organiques. — Mais c'est surtout, Messieurs, dans l'action exercée par l'alcool sur la nutrition, sur la température et sur les échanges organiques que nous allons trouver la preuve de la parfaite inexactitude de cette appellation d'*aliment d'épargne*, expression vicieuse et qu'il faudrait absolument bannir du langage médical. En effet, l'action exercée sur la nutrition par l'alcool est une action essentiellemment dépressive, même en l'absence d'action toxique propre, lorsque l'alcool est introduit dans un organisme qui a besoin de substances alimentaires, c'est-à-dire lorsque l'alcool est introduit dans un organisme qui n'a pas sa ration alimentaire normale, et pour lequel l'alcool ne constitue pas ce que l'on pourrait appeler un aliment de luxe : l'action excitante du début est tout à fait passagère et d'origine propulsive.

Cette action dépressive est surtout intense lorsque les éléments anatomiques, quels qu'ils soient, peuvent être pénétrés par l'alcool, c'est-à-dire lorsque la dose d'alcool introduite est supérieure à ce que l'on peut appeler une dose hygiénique, c'est-à-dire faible, et sous la réserve que cet alcool se trouve dans un état suffisant de dilution. J'ai déjà appelé votre attention sur ce fait que la combustion de l'alcool dans l'organisme est d'autant plus parfaite que la quantité d'alcool absorbé est moins élevée, et que cet alcool est à un état de dilution plus grand ; et en effet, il est de connaissance courante que le degré d'ivresse déterminé par l'ingestion de boissons alcooliques quelconques est en rapport avec la quantité d'alcool qui n'a pas subi de transformation, de combustion dans l'organisme.

Mais il faut tenir compte ici de circonstances particulières, car cette dose qui devient une dose toxique du moment qu'elle n'est plus brûlée dans l'organisme, peut être constituée par ce fait seul que la combustion de l'alcool dans l'organisme est retardée, non seulement par le ralentissement des mouvements respiratoires, mais surtout par l'entrave que cet alcool apporte à l'action oxydante exercée par les hématies. C'est un point sur lequel j'attirais tout à l'heure votre attention, et, à mon avis, cela peut expliquer qu'une même dose d'alcool, très bien supportée par nn individu dans les circonstances habituelles, ne sera plus que mal supportée, par le même individu, lorsque, sous l'influence de circonstances déterminées, ses hématies. auront perdu le pouvoir d'oxydation qu'elles possédaient auparavant ou subi un amoindrissement plus ou moins considérable de leurs propriétés fontionnelles sur lesquelles nous savons que l'alcool exerce une action inhibitrice des plus marquées.

C'est là, évidemment, à la fois une question de doses et une question de susceptibilité individuelle, l'alcool provoquant d'abord une excitation de la fonction des hématies, puis déterminant très rapidement la paralysie de cette même fonction. C'est d'ailleurs une loi générale : toutes les fois que nous voyons un organe ou un système quelconques être excité par une substance toxique ou médicamenteuse, nous savons que, sous l'influence de cette même dose, à cette excitation va succéder, plus ou moins rapidement, de la paralysie.

Mais un fait qui avait frappé tous les observateurs, et qui avait beaucoup embarrassé les partisans de la combustion de l'alcool dans l'organisme, c'était le peu de dégagement de chaleur que cet alcool ainsi comburé dans l'organisme pouvait déterminer; tout le monde avait été frappé de ce fait que l'alcool constitue une substance fort peu thermogène; et cela semblait tout à fait en contradiction avec la propriété de l'alcool de se comburer dans l'organisme, et, d'autre part, avec cette propriété sur laquelle j'attirais précédemment votre attention, qu'il constitue une substance très facilement combustible, c'est-à-dire subit avec une extrême facilité, parmi toutes les substances introduites dans l'organisme, l'influence des agents d'oxydation : cette facilité est telle qu'il suffit, comme vous vous en souvenez probablement, de chauffer au rouge un fil de platine et de le plonger dans une atmosphère de vapeurs d'alcool, pour que la combustion de cet alcool se produise au contact de la spirale de platine qui se trouve entretenue ainsi à la température du rouge-sombre, par suite de la chaleur développée par cette oxydation, et en donnant naissance à une proportion d'aldéhyde très considérable, reconnaissable à son odeur. C'est précisément sur cette propriété que sont basés certains procédés actuels de désinfection par l'aldéhyde formique, à l'aide d'appareils appelés *formolateurs*.

J'ai appelé également votre attention sur les réactions qui pouvaient se faire avec l'hémoglobine et sur les transformations de l'alcool dans l'organisme ; il est fort probable que la combustion de l'alcool, sous l'influence de l'oxygène combiné à l'hémoglobine, détermine la formation d'aldéhyde, qui est elle-même transformée en acide acétique, puis cet acide acétique est brûlé dans les hématies et transformé en carbonate alcalin.

Précisément en raison de cette très facile combustion qui ne peut se réaliser que sur des doses faibles et diluées, il n'est pas étonnant de voir la combustion de l'alcool dans l'organisme dégager si peu de chaleur que les mesures thermométriques les plus précises et les plus suivies ne peuvent pas permettre de démontrer, avec certitude et d'une façon constante, l'existence d'une élévation sensible de température après l'ingestion d'une petite quantité d'alcool : si cette élévation de température a pu être déterminée en certaines circonstances, après l'ingestion de doses modérées d'alcool, elle s'est toujours montrée très faible et presque compatible avec les différences de température que l'on peut observer chez un individu à l'état normal.

Mais, par contre, et ce qui se trouvait tout à fait en désaccord avec ces phénomènes, c'est ceci : l'abaissement de température que l'on peut observer sous l'influence de l'alcool, aux doses élevées, est aussi considérable que l'élévation de température aux doses faibles l'est peu. Ainsi, en moyenne, l'ingestion de quantités d'alcool ne dépassant pas la proportion capable de déterminer les phénomènes d'ébriété bien nette, est susceptible d'abaisser la température de 5 et même 8 degrés chez les animaux. Chez l'homme, les abaissements de température sont moins considérables, quoique, cependant, on ait observé des cas dans lesquels cet abaissement de température atteignait des proportions énormes. Chez les animaux, des doses fortes d'alcool permettent d'observer des abaissements de température de 15 à 18 degrés ; et, chez l'homme, on a noté à maintes reprises des abaissements de température atteignant jusqu'à 10 degrés : on a cité, entre autres, le cas d'une vieille ivrognesse chez laquelle la température vaginale était descendue à 26° au cours d'une ivresse comateuse.

Et bien, cette propriété de l'alcool de déterminer un abaissement de température assez considérable constitue réellement une action antithermique, et cette action antithermique n'est d'ailleurs pas inconciliable avec la théorie de la combustion intra-organique de l'alcool, lorsque la quantité d'oxygène absorbé n'augmente pas. On pense alors, et il est évident que ce doit être la vérité, que l'alcool ainsi comburé se substitue aux hydrates de carbone ou aux graisses de l'organisme : c'est là, précisément, ce qui avait donné naissance à cette fameuse théorie de l'alcool aliment d'épargne.

Il est évident que l'introduction de liqueurs alcooliques dans l'organisme impressionne, dans une mesure plus ou moins forte, la combustion des hydrates de carbone et des graisses ; mais, de ce fait que des animaux soumis à une nourriture constituant une ration alimentaire insuffisante, étaient capables cependant de conserver, sinon un état de santé parfaite, au moins un état de santé en apparence satisfaisant par l'introduction dans leur régime alimentaire insuffisant d'une certaine proportion d'alcool, on n'était pas en droit de conclure que l'alcool préservait de la combustion non seulement les hydrates de carbone et les graisses, mais encore, comme je le disais tout à l'heure, les éléments plastiques de l'organisme, c'est-à-dire les substances albuminoïdes.

Et bien, dans ces derniers temps, il a été fait à ce sujet des expériences dont je vais vous indiquer les résultats, parce qu'ils me paraissent absolument précis et absolument concordants avec tous les faits que je citais tout à l'heure.

Je vous rappelle d'abord ceci, c'est que les substances albuminoïdes, en se comburant dans l'organisme, dégagent, par gramme, 3 calories 5 ; les hydrates de carbone dégagent 4 calories ; l'alcool en dégage 7 ; et les graisses en dégagent près de 9 1/2, exactement 9,35. De plus, lorsqu'on se reporte aux expériences qui ont été faites par les différents observateurs, relativement aux échanges respiratoires sous l'influence de l'alcool, on peut voir que le rapport $\frac{CO_2}{O}$, c'est-à-dire le quotient de la quantité d'acide carbonique produit par rapport à la quantité d'oxygène absorbé, ne varie pas sensiblement par la substitution de l'alcool aux hydrates de carbone et surtout aux graisses, lorsque l'animal est alimenté avec une ration telle que la quantité de matières albuminoïdes qu'on lui fournit soit largement suffisante pour qu'il puisse récupérer toutes les pertes de son organisme en matières albuminoïdes. On s'aperçoit que les hydrates de carbone, et surtout les graisses, peuvent être remplacés par une quantité équivalente d'alcool, cela sans que l'animal en souffre le moins du monde, sans que son poids change, sans que ses différentes excrétions, notamment celle de l'urine, soient modifiées, et sans que le rapport de l'oxygène absorbé à l'acide carbonique produit change dans une notable proportion ; en d'autres termes, l'organisme continue à fonctionner comme à l'état normal.

Ces préliminaires étant bien établis, vous allez voir qu'il en est tout autrement lorsque l'on essaie de remplacer les aliments plastiques, c'est-à-dire les aliments albuminoïdes, par de l'alcool. L'expérience, cette fois, a été faite, d'abord sur les animaux, et ensuite sur un individu qui a bien voulu s'y prêter, ce qui leur donne encore une portée plus considérable : cette expérience est due à M. Rosemann. Elle concerne un sujet dont la taille était au dessus de la normale puisqu'il avait 1 m. 83, un sujet maigre, puisque, malgré cette taille élevée, il ne pesait que 63 kilos 300, habitué à une dose modérée d'alcool dans son alimentation.

On donna à cet individu une alimentation correspondant à 2154 calories par 24 heures, c'est-à-dire une alimentation insuffisante, surtout en raison des réserves de graisse du sujet, puisqu'un individu de cette taille et de ce poids consomme en moyenne 2500 à 3000 calories par 24 heures, surtout s'il se livre au moindre travail ; et cette ration est d'autant plus insuffisante, que, comme je le faisais remarquer tout à l'heure, cet individu était maigre, par conséquent n'avait pas de réserves de graisse à faire intervenir pour son alimentation. Pendant cinq jours que dura cette alimentation constituée par des aliments correspondants à 2154 calories par 24 heures, on observa que le sujet perdait 1 gramme 755 d'azote en plus de l'azote ordinaire, de l'azote que l'organisme normal doit perdre, et, par conséquent, c'était bien une preuve de l'insuffisance de cette ration alimentaire, puisque cet individu était obligé de puiser dans ses réserves azotées la quantité de substance albuminoïde nécessaire à l'élimination de 1 gramme 755 d'azote.

Un calcul très simple à faire montre que cette perte en azote peut être compensée par l'addition au régime alimentaire d'une quantité de 100 grammes d'hydrates de carbone, ou, si nous cherchons la proportion équivalente, de 58 grammes d'alcool. En d'autres termes, si l'on ajoute à son régime une quantité de 58 grammes, mettons 60 grammes, en chiffres ronds, d'alcool, ce sujet devra avoir une ration alimentaire le remettant dans son état normal et supprimant cette perte de 1 gramme 755 d'azote qui s'effectuait aux dépens des matières albuminoïdes de son organisme.

On lui fournit une quantité double d'alcool : au lieu de lui en donner 58 grammes, on lui donnait, sous forme de vin rouge titrant 9 p. 100 d'alcool, une proportion de 135 grammes d'alcool, représentée par un litre et demi de vin, proportion plus que suffisante, par conséquent, pour combler le déficit de cette ration alimentaire, — et c'est là un point sur lequel j'attire toute votre attention, car il soulève une critique sur laquelle nous allons revenir dans un instant. — Cette proportion de 135 grammes d'alcool correspondait à 945 calories, quantité par conséquent de beaucoup supérieure à celle qui manquait à son régime alimentaire pour constituer un régime normal, attendu que ces 945 calories, ajoutées aux 2154 calories produites, font un total de 3099, chiffre bien supérieur à celui que peut exiger, au maximum, l'entretien d'un individu de cette taille et de ce poids.

Eh bien, Messieurs, malgré l'addition de ce litre et demi de vin rouge à sa ration alimentaire, addition faite, bien entendu, en plusieurs fois, de façon à la répartir sur la période de vingt-quatre heures, le déficit d'azote continua et fut de 1 gramme 635 par jour. Vous voyez que la différence est si minime que, comme le fait observer Rosemann, elle peut-être attribuée soit aux erreurs d'analyse, soit à toute autre cause accidentelle. Il en résulte que, malgré l'introduction dans ce régime alimentaire d'une quantité d'alcool presque double de celle nécessaire pour reconstituer le régime normal, la ration de matières albuminoïdes n'étant pas suffisante, l'individu a continué à vivre sur son capital, à brûler ses matières albuminoïdes en réserve ; et que, par conséquent, on est parfaitement en droit de conclure que l'alcool est absolument incapable d'épargner l'usure, la combustion des matières albnminoïdes de l'organisme, puisqu'ici une quantité d'alcool équivalente à près de 200 grammes d'aliments hydrocarbonés n'a pu arrêter, ni même entraver sensiblement, les pertes d'azote.

S'il est évident qu'il épargne la combustion des hydrates de carbone et surtout des graisses, car il est très facile d'arriver, soit chez l'homme, soit chez les animaux, à déterminer une augmentation de poids, une accumulation de graisse, en introduisant une certaine quantité d'alcool dans la ration alimentaire, d'autre part, les expériences semblent prouver, d'une façon certaine, que les matières albuminoïdes de l'économie ne sont, en aucune façon, préservées de leur combustion par l'introduction de l'alcool, même à dose supérieure à celle qui semblerait capable de réaliser cette économie en déterminant le dégagement, dans l'organisme, d'un nombre de calories suffisant pour remplacer le nombre de calories résultant de la combustion de ces matières albuminoïdes.

Je vous disais tout à l'heure qu'il y avait une critique à faire à cette expérience et qu'à mon sens cette critique résultait surtout de la quantité, peut-être exagérée, d'alcool qui avait été administrée au sujet. Et en effet, lorsque l'on songe que l'alcool, lorsqu'il est introduit dans l'organisme, détermine si facilement des phénomènes très différents, suivant que la proportion qui a été introduite augmente dans une mesure relativement faible, je me demande si cet individu, de par le fait de l'exagération de la quantité d'alcool qui semblait nécessaire pour lui restituer sa ration normale, ne s'est pas trouvé dans de mauvaises conditions expérimentales. Je me demande si l'expérience, étant recommencée avec une quantité strictement suffisante d'alcool pour représenter la quantité de calories dont je parlais tout à l'heure, conduirait aux mêmes résultats.

Si au lieu de 135 grammes d'alcool on lui en avait fourni seulement 60, il pourrait très bien se faire que la perte en azote eût été sinon nulle, tout au moins réduite dans une certaine proportion. Nous verrons en effet plus tard, Messieurs, que les quantités d'alcool qui sont capables de déterminer des phénomènes d'intoxication ou, car ce mot est peut-être un peu fort, des phénomènes plutôt nuisibles qu'utiles pour l'organisme, nous verrons que cette dose est extrêmement voisine de la dose suffisante pour déterminer cette même action d'épargne; et, pour l'alcool plus encore peut-être que pour les autres substances qui sont des stimulants du système nerveux, lorsque l'on arrive à la dose nécessaire pour déterminer une stimulation, cette dose est très facilement dépassée et provoque alors très promptement une dépression beaucoup plus intense que la stimulation qui l'a précédée et sur laquelle on comptait.

C'est précisément dans ce fait qu'il faut trouver le point critiquable de cette expérience; mais, dans tous les cas, il en ressort cette conclusion bien évidente que l'alcool, pas plus d'ailleurs que les autres substances que l'on a décorées de cette épithète, ne constitue un aliment d'épargne.

C'est incontestablement un excitant du système nerveux, et il serait puéril de le discuter; mais, de là à voir dans l'alcool, la caféine et ces substances qualifiées de l'appellation générique d'*aliments d'épargne*, des produits capables de réaliser une économie dans la dépense des matériaux constitutifs de l'organisme, je trouve que c'est absolument contraire à la démonstration, et l'on pourrait répéter pour l'alcool ce que je disais pour la caféine; l'alcool, puisqu'il stimule, ne peut pas épargner. Je crois que si cette question était reprise comme elle devrait l'être et comme elle ne l'a pas été jusqu'à présent, en maintenant un sujet dans les conditions dont je parlais tout à l'heure, sans exagération de la dose d'alcool, en faisant une expérience suffisamment prolongée; qu'en même temps, l'on fît comparativement une expérience du même genre sur un animal, si l'on procédait à l'analyse complète des produits excrétés par cet individu ou ces animaux, je crois qu'on arriverait très probablement, — j'aurais envie de dire : certainement, — à cette démonstration que non seulement les matières albuminoïdes ne sont pas épargnées, mais que leur usure est, au contraire, augmentée par la présence d'une petite quantité de ces prétendus aliments d'épargne.

Comme je le disais tout à l'heure, c'est lorsque l'on n'a pas besoin d'épargner que l'action d'épargne se réalise le mieux, c'est à dire lorsque l'organisme ne peut tirer aucun profit de cette action d'épargne, sa nutrition étant, d'autre part, largement assurée. Pour en revenir à l'alcool, l'expérience que je viens de citer paraît représenter très exactement les conditions dans lesquelles l'alcool peut agir comme aliment d'épargne : cette action est vraie pour ce qui regarde les hydrates de carbone et surtout les graisses; elle n'est plus vraie pour les matières albuminoïdes, à moins qu'il ne s'agisse de la matière albuminoïde circulante; mais vous savez que ce n'est pas la matière albuminoïde circulante qui s'use dans l'organisme, c'est la matière albuminoïde constitutionnelle, la matière albuminoïde des tissus et celle-là, jamais l'alcool ne pourra arriver à l'économiser.

IXᵉ LEÇON

ACTION DE L'ALCOOL SUR LES ÉCHANGES ORGANIQUES, LA TEMPÉRATURE, LA NUTRITION, LE SYSTÈME NERVEUX. — INTOXICATION LÉGÈRE. PREMIÈRE ET SECONDE FORMES DE L'IVRESSE.

Il va nous être facile, grâce aux données précédemment acquises, de conclure relativement à l'action que l'alcool exerce sur la nutrition et les échanges organiques, et il va être surtout facile pour nous d'interpréter cette action. Nous avons vu, en effet, comment l'alcool réagissait d'une façon particulière sur l'appareil respiratoire, sur l'appareil circulatoire, et, pour la majeure partie, sur les phénomènes de la nutrition. Nous pouvons, dès maintenant, conclure de ce fait de la vaso-dilatation périphérique très notable que je vous ai signalée sous l'influence de l'alcool, à une irradiation assez considérable de la chaleur, et c'est là, en effet, le principal mécanisme du refroidissement subi par l'homme ou par l'animal sous l'influence de l'alcool. D'une autre part, nous savons que la diminution de la capacité respiratoire des hématies atteint une proportion assez considérable, qu'il se produit un retard notable dans les combustions, et en même temps nous sommes conduits, d'après certains phénomènes que je vous ai déjà signalés et sur lesquels j'aurai à revenir dans un moment, nous sommes conduits à penser que l'alcool exerce sur l'axe cérébro-spinal une action dépressive, qui se traduit par la paralysie plus ou moins accentuée des différentes régions de cet axe cérébro-spinal, paralysie à laquelle les centres calorifiques ne doivent pas échapper pour leur part.

Voilà autant de faits qui permettent d'interpréter l'abaissement notable de température que l'on a pu observer sous l'influence de doses relativement modérées d'alcool. J'insisterai plus particulièrement ici sur l'action vaso-dilatatrice principalement céphalique exercée par l'alcool, action qui se rapproche, dans une certaine mesure, de celle exercée dans le même sens par le nitrite d'amyle. On a discuté sur le mécanisme de cette action vaso-dilatatrice; et, tandis que les uns, avec Schmiedeberg, y voient une action paralytique exercée sur les vaso-constricteurs, d'autres, avec Binz, y voient une action excitante exercée sur les vaso-dilatateurs. Il ne me semble pas qu'il y ait des faits assez bien et incontestablement établis, au point de vue physiologique, pour pouvoir décider laquelle de ces deux opinions est la vraie. Mais un fait absolument indiscutable, et qui a été mis à profit maintes fois, c'est l'action antithermique très accentuée exercée par l'alcool sur les fébricitants : nous aurons à revenir sur ce point, quand nous nous occuperons de l'alcool au point de vue de ses applications thérapeutiques.

Je vous ai signalé, Messieurs, à propos de l'action de l'alcool sur la nutrition, les variations dans l'exhalation de l'acide carbonique, et je vous rappelle, que, dans la plupart des expériences, le quotient $\frac{CO^2}{O}$ reste constant, mais que sa valeur diminue dans une assez notable proportion : en d'autres termes, qu'en dehors des circonstances dans lesquelles l'alcool agit comme substance toxique, il y a une diminution notable dans la quantité d'oxygène absorbé, et une diminution corrélative dans la quantité d'acide carbonique émis. Eh bien, on observe un fait intéressant, c'est que la forme de la courbe représentant ces variations de l'exhalation de l'acide carbonique est parallèle à la diminution de la tension sanguine, et que le minimum le plus remarquable que l'on puisse observer se présente précisément environ trois heures après l'ingestion de l'alcool, à cette époque même où la tension sanguine est également à son minimum. L'acide carbonique, comme vous le savez, s'accumule dans le plasma et s'élimine sous forme de carbonates alcalins; et l'on peut constater en effet que l'acidité des urines diminue dans une assez notable proportion.

Le chiffre de l'urée subit, en général, une diminution plus ou moins accentuée. Cependant ces résultats sont assez variables, et cela ne doit pas étonner, en raison, d'une part, des faits sur lesquels j'ai appelé récemment votre attention, et à l'appui desquels je vous ai cité une expérience réalisée tout récemment sur un individu, et, d'autre part, parce que les différents observateurs qui ont relevé ces chiffres de l'élimination de l'urée sous l'influence de l'alcool, l'ont fait en général sans tenir compte des conditions expérimentales si importantes dans ces circonstances, c'est-à-dire de l'époque à laquelle ils avaient fait le dosage de l'urée par rapport à l'époque où l'alcool avait été ingéré.

Dans ces conditions, il n'est pas extraordinaire d'observer des variations extrêmes dans les chiffres qui ont été donnés : ainsi, tandis qu'un certain nombre d'auteurs signalaient l'augmentation de l'urée, d'autres signalaient sa diminution plus ou moins notable. Comme il arrive toujours, chaque fois qu'il s'agit de phénomènes de ce genre, chacun a raison : chacun a raison dans la sphère étroite des conditions expérimentales où il s'est placé ou dans lesquelles il s'est trouvé placé sans le vouloir; et, si les uns ont raison de dire que l'alcool augmente la proportion de l'urée dans l'urine, parce qu'ils ont fait cette recherche à une époque suffisamment éloignée du moment de l'absorption de l'alcool, d'autres ont également raison de dire que le chiffre de l'urée diminue, parce qu'ils ont fait la même recherche à une époque suffisamment rapprochée du moment de l'in-gestion de l'alcool.

Je vous ai signalé, en effet, ce phénomène de la stimulation hépa-tique observée sous l'influence de doses modérées d'alcool et à un degré suffisant de dilution. Je vous ai signalé également l'augmenta-tion de la quantité d'eau dans l'urine, diurèse aqueuse que nous avons expliquée à l'aide des phénomènes de déshydratation que l'alcool est susceptible de produire; mais cette diurèse n'est pas seu-lement aqueuse, et si l'on veut se donner la peine d'analyser les urines pendant un temps suffisamment long après l'administration de l'alcool, on observe alors des phénomènes très différents, qui ne vont probablement vous étonner en aucune façon, et qui se rappro-chent, dans une étroite mesure, de ceux que j'ai signalés autrefois à propos de l'action de la caféine : c'est une preuve de plus à ajouter à celles que je vous donnais dernièrement que cette appellation d'ali-ment d'épargne est véritablement une expression qui n'a pas le sens commun.

En effet, non seulement on observe une diurèse aqueuse dans les premiers moments de l'ingestion de l'alcool, mais si l'on poursuit pendant un certain temps l'analyse de l'urine, si l'on répète cette analyse douze, vingt, vingt-quatre heures après l'ingestion d'une certaine proportion d'alcool, alors on s'aperçoit que, tandis que l'urée, l'acide urique, l'acide sulfurique, l'acide phosphorique, avaient diminué au début, à la condition que l'apport nutritif en matériaux azotés soit largement suffisant, on observe, dis-je, que le chiffre de ces éléments augmente ensuite dans une notable proportion, et augmente dans une proportion différente pour chacun d'eux, proportion fort intéressante, comme vous l'allez voir, et qui va nous donner la clef du mécanisme par lequel l'alcool agit sur la nutrition.

En effet, je vous ai cité dans notre dernière réunion la très intéressante expérience de Rosemann sur un individu en état de nutrition insuffisante : eh bien, Messieurs, cette diminution de l'élimination d'urée, d'acide urique, d'acide sulfurique et d'acide phosphorique, est observée toutes les fois que l'apport nutritif en éléments azotés est largement suffisant pour subvenir aux besoins de l'économie. J'insiste sur ce fait parce que c'est la clef des résultats expérimentaux qui ont été publiés par les différents expérimentateurs : si l'alcool est donné à un individu qui n'a pas besoin de faire des économies, c'est à dire chez lequel se trouve une quantité plus ou moins considérable d'albumine en excès, sous forme d'albumine circulante, non indispensable au fonctionnement de l'organisme, ce sujet réalisera une épargne de cette matière azotée : alors, en effet, on observe l'épargne de cette matière albumidoïde circulante, alors on observe la diminution des chiffres de l'urée, de l'acide urique, de l'acide sulfurique, de l'acide phosphorique, que je signalais tout à l'heure, c'est à dire une épargne de cette albumine qui est en excès, qui ne sert absolument à rien dans l'économie, sinon peut-être à donner plus tard naissance à des dépôts d'acide urique, à la formation de produits incomplètement oxydés, à constituer, en quelque sorte, le terrain arthritique.

Mais quand la ration d'albumine alimentaire devient strictement suffisante, à plus forte raison quand elle est insuffisante, comme le montre l'expérience de Rosemann, alors l'ingestion de l'alcool n'empêche plus du tout l'usure de l'albumine plastique. Bien loin de l'empêcher, si, comme je le disais tout à l'heure, on continue l'analyse des urines pendant une période de temps suffisamment longue après l'administration de l'alcool, on s'aperçoit que cette usure des matériaux azotés, des matériaux plastiques, est comme fouettée par l'influence de l'alcool, et que, à cette diminution de l'urée, de l'acide urique, de l'acide sulfurique et de l'acide phosphorique que je signalais tout à l'heure, va succéder, au contraire, une élimination plus abondante des mêmes éléments.

Cette augmentation dans la désassimilation de l'azote constitue ce que j'appellerai la période de retour : après l'action d'une dose suffisante d'alcool, par exemple lorsqu'un individu ou un animal a ingéré en une seule fois une dose subtoxique d'alcool, c'est à dire une dose d'alcool incapable de déterminer des accidents graves, mais capable de se manifester par des accidents légers, tels par exemple, que le second degré de l'ivresse, eh bien, dans ces circonstances, après la phase de diminution de l'azote, et par conséquent d'épargne, dans une certaine mesure, des matières azotées, nous allons assister à une phase d'élimination plus considérable de ces matériaux azotés; et, dans cette seconde phase, on s'aperçoit que l'élimination de l'azote peut atteindre jusqu'à 10 p. 100 en plus de l'élimination de l'azote à l'état normal. Voilà, n'est-il pas vrai, un drôle d'aliment d'épargne que celui-là! Et on en peut dire autant de tous les autres.

Mais, Messieurs, étudions encore plus attentivement la façon suivant laquelle se désassimile le phosphore. Vous avez sans doute déjà pensé que l'alcool, comme toutes les substances médicamenteuses agissant en quelque sorte d'une façon particulièrement élective sur le système nerveux, détermine, dans la constitution chimique de ce système nerveux, des modifications qui sont révélées par la valeur de l'élimination du phosphore.

L'on observe ce résultat, qu'avec l'alcool, comme nous l'avons déjà vu d'ailleurs avec tous les hypno-anesthésiques, et notamment le chloroforme, la désassimilation de la substance nerveuse évaluée en fonction de la quantité de phosphore éliminé, est moindre pendant la période d'excitation; au contraire, elle est beaucoup plus active pendant l'état comateux qui suit cette période d'excitation, et beaucoup plus considérable, à ce moment, que ne l'est la désassimilation de la substance musculaire; et la preuve, c'est que l'on obtient pour l'élimination de l'acide phosphorique des chiffres absolument inverses de ceux que je vous ai signalés tout à l'heure à propos de l'azote : l'acide phosphorique augmente quand l'urée diminue, et réciproquement. Cela n'a rien qui doive étonner, car j'ai déjà appelé votre attention sur l'action dissolvante particulière que l'alcool exerce sur les matières grasses et les substances analogues, notamment la lécithine : il en résulte que, en présence de l'alcool condensé et localisé par la substance nerveuse, la lécithine serait plus facilement désassimilée qu'à l'état normal ; et l'augmentation dans l'excrétion de l'acide phosphorique serait le témoin de cette désassimilation plus considérable de la lécithine.

Dans tous les cas, un fait constant, quelle que soit la substance toxique ou même le phénomène ayant donné lieu à une dépression du système nerveux, c'est que, toujours, la désassimilation du phosphore augmente, quelle que soit du reste l'origine de cette dépression imprimée au système nerveux.

Eh bien, Messieurs, vous voyez que s'il est exact de dire que le plus souvent, c'est-à-dire aux doses que nous appelons thérapeutiques ou hygiéniques de l'alcool, on observe une diminution dans l'excrétion des matériaux de désassimilation, c'est surtout aux doses moyennes que cette épargne des substances nutritives dans l'organisme est réalisée, et que la diminution de la métamorphose des albuminoïdes — j'insiste là dessus parce que je considère ce point comme extrêmement important, — ne porte que sur les albuminoïdes de réserve, les albuminoïdes constituant la trame des tissus étant toujours décomposés, quelle que soit la quantité d'alcool, faible ou forte, en présence de laquelle ils se trouvent dans l'organisme ; de sorte que nous pourrons dire : s'il est vrai que l'alcool épargne la destruction de certaines substances, notamment des hydrates de carbone, et surtout des graisses, l'épargne qu'il exerce à l'égard des matières albuminoïdes est à peu près nulle, et cette épargne n'est en aucune façon intéressante, parce que ces albuminoïdes constituent ce que l'on peut appeler des aliments de luxe, qui n'ont pas leur utilisation immédiate.

En d'autres termes, l'alcool est un aliment de travail quand les conditions de la reconstitution azotée sont absolument assurées, plutôt luxueuses même pour l'organisme. Incontestablement, l'alcool, à faible dose, permet, comme la caféine, une utilisation plus efficace des réserves, stimule le système nerveux ; mais j'ajouterai, produit beaucoup plus rapidement encore que la caféine la paralysie, l'inhibition du système nerveux. Comme conséquence de cette action secondaire, les actes de désassimilation se trouvent excités et l'emportent de beaucoup sur la période d'épargne que l'on peut observer au début de l'expérimentation.

D'autre part, nous savons que le ralentissement des phénomènes de nutrition n'est pas compensé par les oxydations subies par l'alcool dans l'organisme et par le dégagement de chaleur qui en résulte. D'ailleurs, il ne faut pas perdre de vue que la chaleur animale est, dans toutes les circonstances, la résultante d'une foule de réactions : parmi ces réactions, les unes sont exothermiques, comme les oxydations, c'est-à-dire dégagent de la chaleur ; mais à côté de ces oxydations, vous n'ignorez pas qu'il y a dans l'organisme un nombre considérable de métamorphoses qui se font par déshydratation : ces réactions sont endothermiques, c'est-à-dire consomment de la chaleur ; de telle sorte, qu'en définitive, l'équilibre de la température résulte de conditions essentiellement variables, surtout lorsqu'il intervient, comme c'est le cas pour l'alcool et pour les modificateurs du système nerveux, une régulation plus ou moins entravée ou viciée des centres thermogénétiques qui, comme vous le savez, gouvernent la calorification dans l'organisme. Il en résulte qu'il est bien difficile d'attribuer à l'alcool la part exacte qui lui revient, d'une part comme substance déterminant un abaissement de la température, à cause de son action sur le système nerveux, et, d'autre part, comme agent capable de produire une élévation de température par suite de sa combustion dans l'organisme.

Action sur le système nerveux. — Maintenant que nous avons étudié l'action de l'alcool sur les différents appareils, voyons quelle est la symptomatologie générale de l'intoxication par l'alcool c'est-à-dire étudions, en d'autres termes, son action sur le système nerveux en général, car c'est le meilleur moyen d'approfondir cette symptomatologie, et de voir quelle est l'action excercée par l'alcool sur l'organisme de l'homme, celle qui nous intéresse le plus.

L'expérimentation sur les animaux nous apprend, tout d'abord, que l'ingestion, en une seule fois, de 40 à 50 grammes d'eau-de-vie, c'est-à-dire d'un alcool à 45 p. 100 d'alcool absolu, en moyenne, détermine chez ces animaux un ensemble de phénomènes qui se caractérise par la série de symptômes suivants. Les animaux deviennent d'abord silencieux, leur démarche est incertaine et vacillante, ils sont plongés dans une sorte d'engourdissement ; puis, au bout d'un temps relativement court, on observe de la paralysie qui débute par les membres postérieurs, une anesthésie consécutive plus ou moins accentuée, pouvant devenir complète si la masse de l'animal n'est pas par trop considérable relativement à la quantité d'alcool que je signalais tout à l'heure, anesthésie qui est accompagnée d'une résolution musculaire plus ou moins complète elle-même.

L'animal semble en état de sommeil, il est calme, silencieux; si l'on observe la pupille à ce moment, elle apparaît dilatée, alors qu'au moment de l'ingestion elle avait subi une contraction passagère assez notable. A cette période, le pouls est accéléré; — chez le chien, on l'a vu atteindre jusqu'à 216 pulsations par minute — il est large, bondissant; puis, à mesure que la période de sommeil devient de plus en plus accentuée, on observe un ralentissement très notable, — du chiffre de 216 que je citais tout à l'heure, le pouls tombe, chez le même animal, à 42 — il est de plus en plus petit, irrégulier, et finit par devenir à peine perceptible. La respiration est fréquente au début, atteignant jusqu'à 60 mouvements respiratoires par minute, elle est ample, facile; puis, toujours au fur et à mesure que la période de somnolence s'établit, on voit qu'elle devient irrégulière, saccadée, quelquefois stertoreuse : elle est extrêmement ralentie, puisque chez le même animal chez lequel nous venons tout à l'heure de trouver 60 mouvements respiratoires par minute, on peut, au moment du sommeil profond, n'en plus observer que 5. Si la dose a été suffisamment élevée pour déterminer la mort, on peut voir que l'arrêt de la respiration précède toujours notablement celui du cœur : c'est là un phénomène que nous avons rencontré constamment dans l'étude de l'action physiologique des substances hypno-anesthésiques ou même des substances hypnotiques.

Lorsque la dose est insuffisante pour tuer l'animal, et c'est le cas pour la dose de 40 à 50 grammes ingérée par un chien du poids moyen de dix kilos, le rétablissement est annoncé par la réapparition de la sensibilité de la conjonctive, suivie de petits mouvements automatiques : au bout de 30 à 40 minutes on peut constater le début du réveil des sens; mais c'est seulement le lendemain que l'animal a recouvré à peu près complètement son état intellectuel normal et la faculté de se mouvoir. Une dose de 120 grammes est une dose mortelle.

Il en résulte qu'en ce qui regarde les animaux tout au moins, on peut diviser en trois périodes la série des phénomènes que provoque l'alcool, lorsqu'il est administré à dose suffisante pour déterminer un ensemble symptomatologique bien net : la première période qui serait la période d'*excitation*, est caractérisée par l'incertitude des mouvements, l'accélération du pouls et de la respiration, la contraction de la pupille ; la deuxième période, qui serait celle de *perversion*, est caractérisée par la résolution musculaire, les irrégularités du pouls et de la respiration, la dilatation de la pupille, — pendant cette période, on observe assez fréquemment des alternatives de contraction passagère et de dilatation pupillaire — enfin, la troisième période qui serait celle de *collapsus*, est caractérisée par la paralysie complète avec anesthésie, l'affaiblissement notable de la circulation et de la respiration, la dilatation permanente de la pupille, l'arrêt de la respiration et, enfin, l'arrêt du cœur. En d'autres termes, cela répond aux trois modes de manifestations que je vous avais déjà signalées, à savoir de surexcitation, de perversion, puis de destruction des fonctions de l'axe cérébro-spinal.

L'action de l'alcool chez l'homme est plus intéressante en même temps que plus remarquable, parce que, ainsi que je vous l'ai déjà fait pressentir, en raison de l'affinité élective et de l'accumulation de l'alcool dans la substance nerveuse cérébrale, les manifestations que l'on a le pouvoir d'observer chez l'homme sont assez notablement différentes de celles que je vous ai indiquées chez les animaux. D'ailleurs, les phénomènes d'excitation auxquels l'alcool donne lieu au début résultent bien plutôt d'un trouble dans l'équilibre des facultés cérébrales, des facultés dites nobles de l'individu. De l'acuité de l'une résulte en quelque sorte le trouble de l'autre, comme, ainsi que je vous l'ai déjà fait remarquer, de la stimulation générale des fonctions cérébro-spinales semble découler, en quelque sorte nécessairement, la dépression des fonctions végétatives. De manière que l'action exercée sur le système nerveux chez l'homme peut, très justement, être rapportée à deux chapitres principaux : celui des effets utiles et celui des effets nuisibles exercés sur l'axe cérébro-spinal.

Suivant que la dose reste dans les limites de ce que j'ai appelé jusqu'à présent dose hygiénique ou thérapeutique, ou bien que cette dose devient toxique, on peut attribuer à l'alcool des vertus absolument différentes. On a pu dire que l'alcool était un aliment respiratoire ou d'épargne, toutes réserves faites pour la valeur de ces termes, un médicament anti-pyrétique, un stimulant diffusible, toutes assertions absolument exactes, si l'on s'en tient à l'action exercée par de petites ou de moyennes doses d'alcool, et à la condition encore que ces doses ne soient pas trop fréquemment répétées. Au contraire, à dose toxique d'emblée, ou par la répétition de faibles doses, on a pu dire que l'alcool est un agent perturbateur des fonctions de nutrition, un poison stupéfiant du système nerveux, un caustique pour les muqueuses, enfin un poison hématique et globulaire.

En réalité, il semble que, dans cette énumération, le chapitre des effets nocifs l'emporte assez notablement sur celui des effets avantageux; voyons donc de plus près quels sont ces effets utiles et ces effets nuisibles que l'alcool peut déterminer sur l'organisme de l'homme.

Les effets utiles d'abord. Lorsqu'une quantité modérée d'alcool est introduite, à l'état dilué — j'insiste beaucoup sur cette dilution, — dans un estomac rempli d'aliments, on peut constater que cette petite quantité d'alcool favorise très certainement la digestion, en activant et en augmentant les sécrétions gastriques — si, par exemple, on opère sur un chien ayant une fistule gastrique, et le fait a été vérifié sur un individu qui avait une fistule gastrique artificielle, on s'aperçoit, chez le chien tout au moins, que l'introduction d'une petite quantité d'alcool à 10 p. 100, très dilué par conséquent, détermine, au moment de son contact avec la muqueuse, l'apparition d'un véritable flux de suc gastrique par l'orifice de la fistule — en même temps, on constate une action utile sur les échanges organiques, et sur les phénomènes de la nutrition.

Dans ces circonstances de dilution et d'action sur un estomac rempli d'aliments, l'action de l'alcool sur le système nerveux est fort peu accentuée; cependant elle se manifeste tout de même par un sentiment d'exhilaration, de réfection, de bien-être, qui accompagne toujours l'ingestion d'une dose modérée de ce que l'on a appelé, de ce que l'on appelle encore les boissons hygiéniques, comme le vin, le cidre, la bière : il reste bien entendu que je fais allusion seulement ici à des boissons de bonne qualité. En même temps, se manifeste un état d'exaltation des forces intellectuelles et physiques : l'individu est en proie à un besoin d'activité, dans un état d'alacrité musculaire tout à fait particulier.

L'ingestion de l'alcool, dans ces conditions, détermine ce que j'ai appelé déjà la *sensation de défatigue* pour la caféine; il semble, exactement comme avec la caféine, que l'alcool, dans ces conditions, facilite et porte au maximum les effets utiles de l'absorption des substances alimentaires introduites en même temps que lui dans l'estomac et qu'il exalte, dans une certaine mesure, les phénomènes de la nutrition. Tout cela, à la condition que cette quantité d'alcool, pour un individu normal, ne dépasse pas 60 à 100 centimètres cubes d'alcool absolu par vingt-quatre heures, étant sous-entendu également que cette quantité d'alcool sera absorbée à doses réfractées, pendant les repas, et à l'état dilué, comme je le disais tout à l'heure.

Dès que l'on voit arriver de la somnolence, la diminution de l'appétit, l'accélération du cœur, voilà autant de signes d'une action nuisible au début : par conséquent, quelle que soit la dose d'alcool, dès que ces symptômes se manifesteront, cela constitue une preuve que cette dose d'alcool est nuisible à l'individu qui l'ingère ; car, ainsi que nous aurons occasion de le voir bientôt, il y a lieu de faire, relativement à la susceptibilité individuelle, une part énorme dans l'action physiologique de l'alcool. Vous savez tous que chacun réagit, vis à vis de l'alcool, d'une façon particulière ; et que telle dose d'alcool qui sera une dose hygiénique pour l'un, sera une dose nettement toxique pour un autre. En d'autres termes, la stimulation exercée ne doit pas être suivie de dépression ou d'engourdissement.

A partir de ce point, il est très probable qu'il doit se produire une altération chimique de la cellule nerveuse, dont le fait que je citais tout à l'heure relativement à la désassimilation du phosphore pourrait donner une certaine explication, qu'il s'agisse d'une solubilité plus ou moins considérable de la substance grasse, de la dissolution de la lécithine, de la déshydratation de la matière albuminoïde, ou d'une modification physico-mécanique de cette cellule, d'un enlèvement de l'eau intra-cellulaire, peu importe ; dans tous les cas, l'action de l'alcool détermine un ensemble de modifications qui marquent la limite de son action utile et de son action nuisible, et qui s'accompagne, d'une façon secondaire, de modifications de la circulation cérébrale dont il faut tenir grand compte car elles doivent avoir aussi leur part dans la production des accidents.

Vous savez que l'on peut observer, chez les animaux notamment, — mais le fait a été retrouvé également chez l'homme, dans les cas de mort subite déterminée chez un individu en état d'ivresse, — vous savez que l'on peut observer chez les animaux, au moment de l'ébriété

complète, ou bien une accumulation énorme de sang dans les centres nerveux, ou bien au contraire, un état plus ou moins exsangue
du cerveau : ces modifications de la circulation sont importantes à
considérer, mais, comme le faisait remarquer Claude Bernard, ne
sont absolument qu'accessoires dans la série des phénomènes qui
constituent la symptomatologie de l'ivresse. Dans tous le cas, cette
altération de la cellule nerveuse est certaine et bien prouvée par les
troubles consécutifs prolongés succédant à l'absorption de l'alcool,
ainsi que par ce fait que l'on observe également ces troubles chez les
individus qui font une cure d'alcool et qui se trouvent soustraits complètement à l'influence de leur poison familier.

Tous ces phénomènes prouvent l'altération notable de la cellule
nerveuse; et cette altération de la cellule nerveuse m'amène, tout
naturellement, à vous parler d'une hypothèse qui a été reprise dans
ces dernières années et à l'aide de laquelle on a essayé d'interpréter
l'action narcotique non seulement de l'alcool, mais de toutes les
substances hypno-anesthésiques. Si je reviens sur ce sujet, Messieurs,
c'est pour vous faire voir la difficulté de l'interprétation de ces phénomènes, d'une part, et, en même temps, pour vous montrer — je
crois que ce n'est pas inutile d'y insister, — combien il est important
souvent, au point de vue de l'étude des substances médicamenteuses,
d'avoir recours à toutes les interprétations, c'est-à-dire à ce qui, dans
chacune des interprétations qui ont été données, peut servir à
éclairer l'étude d'une question.

L'hypothèse à laquelle je fais allusion fut émise pour la première
fois en 1847 par von Bibra et Harlen : pour ces auteurs, c'était par
suite de la soustraction de graisse aux cellules nerveuses, c'est-à-dire
par suite de la solubilisation de la graisse dont je parlais tout à
l'heure, que l'alcool détermine l'action hypnotique que nous lui
voyons produire. Hermann, en 1886, reprit cette hypothèse en lui
donnant une nouvelle forme, et en admettant que c'était la dissolution de la lécithine qui déterminait cette action hypnotique : il donnait comme preuve de son interprétation que l'alcool agit surtout sur
les hématies, ainsi que nous l'avons vu, et que c'est par suite de la
dissolution de la lécithine contenue dans les hématies que l'alcool
exerce sur le globule sanguin cette action si remarquable et cette
dépression de son pouvoir dynamisant vis à vis de l'oxygène; on
pourrait même, ajoutait ce savant, observer aussi la dissolution de

la cholestérine de la substance nerveuse. Enfin, dans ces dernières années, Charles Richet, en 1895, fit cette observation que les substances capables de déterminer les phénomènes d'hypnose étaient, à la fois, des dissolvants des graisses et, en même temps, des substances plus ou moins insolubles dans l'eau.

Eh bien, Messieurs, chacune de ces actions envisagée à elle seule rend parfaitement possible la rétraction des prolongements protoplasmatiques et cylindraxiles des neurones, action que nous avons admise, en dernière analyse, comme un phénomène capable d'interpréter l'hypnose; mais la forme, la structure moléculaire, sur laquelle j'ai appelé votre attention il y a quelque temps et qui est constante dans la plupart de ces composés, est très importante, plus générale, et me paraît mieux rendre compte de la totalité des phénomènes. C'est, je crois, une erreur et une méthode fautive dans les essais d'explication des phénomènes, de vouloir rejeter toutes les interprétations autres que celle qui séduit plus particulièrement pour une raison quelconque; car, en réalité, une vérité d'ensemble, en physiologie comme en toute chose, est composée de vérités de détail, groupées en un accord parfait. Il y a une part de vérité dans toutes les explications qui ont été données : j'ai fait ressortir ces résultats l'année dernière, et il paraît aussi irrationnel de négliger les théories physico-chimiques que j'ai indiquées, que de négliger la théorie de Hermann que je viens de vous rapporter.

J'ai insisté sur ces considérations, parce qu'un auteur allemand, M. Hans Meyer, a repris cette étude, et appuyé ses conclusions par un ensemble de faits extrêmement intéressants; mais, comme vous l'allez voir, ces conclusions, que j'accepte absolument pour ma part, ne nuisent en aucune façon à l'interprétation que j'ai proposée, relativement, d'une part, à la structure moléculaire, qui joue certainement un grand rôle dans l'action de toutes ces substances hypnotiques, et, d'autre part, relativement aux modifications de mouvement que cette structure moléculaire est capable d'imprimer aux cellules nerveuses.

Voici les conclusions de M. Hans Meyer : 1° toutes les substances chimiques indifférentes, douées de la propriété de dissoudre les graisses et les substances analogues, — par conséquent la lécithine, la cholestérine, etc., — et qui sont capables de se diffuser dans le protoplasma vivant, doivent produire des effets narcotiques; 2° cette action physiologique se manifestera avec d'autant plus d'intensité que les cellules seront plus riches en graisses et substances analogues, et par conséquent, le maximum de leur effet doit se porter sur le tissu nerveux qui présente ces qualités au plus haut point; 3° leur puissance d'action, leur activité hypnotique, ou hypno-anesthésique, devra dépendre du degré d'affinité mécanique pour les graisses et substances analogues, d'une part, et, d'autre part, du degré d'affinité qu'elles pourront montrer pour tout autre principe constituant des tissus, principalement pour l'eau — ici il appelle à son aide l'action déshydratante sur laquelle j'ai tant insisté — et en partie, également, de leur aptitude à opérer la dissociation d'un mélange d'eau et de principes gras ou d'eau et de lécithine ou cholestérine.

Ces conclusions sont basées sur un certain nombre d'expériences, je le répète, fort intéressantes et fort bien conduites, exécutées avec les mono, di et triacétines, avec l'éther glycérique (anhydride de diglycérine), avec des amides acides. Il résulterait des observations de M. Hans Meyer que lorsque ces substances peuvent se dédoubler par suite des réactions auxquelles elles sont exposées dans l'organisme, ou bien quand on produit artificiellement la saponification des éthers dont je viens de parler, toute propriété hypnotique cesserait, ce qui est absolument d'accord avec les conclusions que je viens d'émettre.

Ainsi que je le disais tout à l'heure, je suis parfaitement disposé à faire intervenir cette action dissolvante de l'alcool et d'autres substances telles que le chloroforme, par exemple, sur certains principes gras des cellules nerveuses; mais il ne faut pas oublier que nous sommes habitués à voir, en fait de phénomènes physiologiques, un même résultat se produire par des mécanismes différents, chacun d'eux intervenant pour sa part dans la production du résultat définitif, que chacun des mécanismes que je citais tout à l'heure peut intervenir pour sa part, et, qu'en somme cela n'infirme en aucune façon l'interprétation de la structure moléculaire dont j'ai parlé, et surtout l'action ultime, c'est-à-dire cette action de rétraction plus ou moins nette, plus ou moins visible, exercée par les différentes substances dont il vient d'être question sur les prolongements protoplasmatiques et cylindraxiles des neurones. J'ajouterai que cette interprétation de Hans Meyer qui paraît parfaitement valable pour l'alcool, l'éther, le chloroforme, le bromure d'éthyle, etc., n'a plus aucune valeur en ce qui regarde la morphine et d'autres hypnotiques solides tels que les sulfonalides, certains chloralides, etc., composés plus ou moins parfaitement insolubles dans l'eau et qui constituent cependant des hypnotiques puissants : il est impossible de faire intervenir pour ces substances l'action de solubilisation exercée sur les graisses, la lécithine, etc. C'est vous répéter qu'il est absolument indispensable de faire intervenir non pas une seule interprétation, mais un certain nombre d'interprétations différentes, ce que je me suis déjà efforcé de vous démontrer à propos des théories physiologiques du sommeil[1].

J'arrive maintenant, Messieurs, aux effets nuisibles de l'alcool. Eh bien, ces effets nuisibles de l'alcool, on peut dire qu'ils commencent dès que l'alcool imprègne la cellule nerveuse en aussi petite quantité que ce soit. Cette imprégnation se fait d'abord aux dépens des ganglions de la substance grise du cerveau ; ce sont les premiers atteints, d'où résulte une rapide explosion de phénomènes caractérisés par l'excitation psychique ; c'est ensuite le cervelet qui est intéressé, d'où l'incoordination motrice ; enfin la moelle entre en jeu à son tour, et de ce fait dérive l'obstacle à la propagation des excitations sensitives d'abord, puis des excitations motrices ; enfin le bulbe subit en dernier lieu l'influence de la substance toxique, et cette action devient la cause des modifications que l'on voit survenir dans la respiration et dans la circulation. Comme nous l'avons déjà vu au sujet des hypno-anesthésiques, le bulbe est l'*ultimum moriens* avec l'alcool. D'autre part, les appareils de la sensibilité sont toujours paralysés d'une façon beaucoup plus précoce que les appareils de la motilité.

Les effets nuisibles de l'alcool sont contenus dans la description de l'ivresse. On reconnaît à cette ivresse trois degrés, qui sont parfaitement caractérisés et manifestent chacun une symptomatologie tout à fait spéciale : j'appelle votre attention sur ce point, parce que, comme vous l'allez voir en suivant attentivement la description de ces phénomènes, vous aurez maintes fois, au point de vue médico-légal, à en tenir compte, à les interpréter ; et souvent, de cette interprétation dépendra un jugement qui pourra être plus ou moins sévère à l'égard de celui qui l'aura provoqué.

Voyons en quoi consiste le premier degré de l'ivresse : il n'est certes pas désagréable, et permet de comprendre que les individus

---

1. Voir *Leçons de pharmacodynamie*, première série, p. 115.

sans volonté cèdent à cette passion dont les débuts se présentent sous des dehors plutôt engageants. C'est d'abord un état de bien-être particulier, une sensation de chaleur douce et agréable s'irradiant de l'estomac, chaleur au sujet de laquelle je vous rappelle l'action propulsive dont j'ai déjà parlé et qui s'exerce alors par l'excitation des extrémités terminales des pneumogastriques dans l'estomac; la température est légèrement augmentée; les capillaires sont dilatés, notamment à la face, ce qui se traduit par l'injection et la turgescence de la peau, remarquable surtout au visage. La puissance imaginative est augmentée, mais d'une façon absolument désordonnée : l'individu est bavard, sa parole est abondante, haute; il échappe plus ou moins complètement aux causes qui, d'habitude, le maintenaient dans une certaine réserve, il s'affranchit des entraves apportées par les conventions sociales et l'éducation à la libre manifestation des sensations psychiques et sensorielles, l'orateur n'a plus nul souci de la critique, le soldat devient plus courageux parce qu'il n'a plus la conscience bien nette du danger. Les facultés intellectuelles se trouvent excitées dans une mesure analogue : le regard est vif, animé, la physionomie épanouie.

Il semble que la puissance intellectuelle et physique est augmentée, alors que cette puissance se trouve simplement dégagée des entraves dues aux conventions, aux mœurs, surtout à l'éducation des individus. Le sujet dans cet état est en effet moins méfiant, plus audacieux, plus naturel et spontané qu'il ne l'est à l'état normal; et certains cerveaux même ont besoin de cette *minutio corporis* en quelque sorte, pour arriver à produire tout ce dont ils sont capables. Vous savez qu'ils sont assez nombreux, les individus obligés de chercher dans une stimulation artificielle, qu'elle soit due à l'alcool ou à d'autres substances, le coup de fouet nécessaire pour le travail.

Un point fort intéressant et sur lequel on n'a pas assez insisté, c'est le rôle joué dans ces cas par la circulation cérébrale, modifiée d'une façon plus ou moins accentuée grâce à l'action propulsive que l'alcool exerce par l'intermédiaire des extrémités terminales des branches de la cinquième paire (trijumeau); je veux parler de l'excitation que l'alcool, à l'état d'eau-de-vie notamment, détermine lorsqu'il est introduit par la bouche. Il doit se produire en effet, par suite de cette excitation propulsive, une modification assez intense de la circulation cérébrale, et il faut en chercher la preuve dans une observation très commune, comme le fait remarquer Lauder-Brunton, à qui l'on doit cette remarque très philosophique : lorsque l'on est en train de travailler et que les idées viennent plus ou moins difficilement, que le sujet de travail est assez délicat, on a recours, pour faciliter la mise en œuvre du cerveau, à une excitation des extrémités terminales de la cinquième paire : on se gratte la tête, le front, le menton, on tortille sa moustache, on se livre machinalement à toutes sortes de mouvements qui ne sont, en somme, autre chose que des excitations des extrémités terminales des branches du trijumeau. Au même but aboutissent les actions de se moucher, de priser, de fumer, de mâcher soit des substances sucrées, soit des substances sapides ou aromatiques quelconques, déterminant précisément cette excitation des extrémités terminales de la cinquième paire, et il en est ainsi lorsque l'alcool est introduit à l'état d'eau-de-vie, et surtout de bonne eau-de-vie bien parfumée, dans la cavité buccale ; mais, comme toujours, la médaille a un revers : à cette stimulation succède bientôt l'accoutumance et la nécessité d'élever les doses ; nous arrivons alors rapidement à l'abus, c'est-à-dire à l'alcoolisme plus ou moins accentué.

Mais, reprenons la description dont je viens de m'écarter. Le point sur lequel je veux attirer surtout votre attention, c'est la symptomatologie de ce premier degré : l'individu devient plus courageux, plein de générosité, prodigue de marques de tendresse ; on voit les idées gaies se succéder rapidement et s'exprimer sous une forme loquace et expansive ; les gestes et les mouvements sont brusques, participent à l'alacrité musculaire qui caractérise cette phase ; ou bien, quelquefois, au contraire — vous savez que l'on dit de certaines gens qu'ils ont le vin triste, — on constate un penchant irrésistible à la tristesse, à la colère ; on voit les individus les plus calmes devenir agressifs, quelquefois même on note des impulsions suicides et homicides, mais cela rentre dans des cas particuliers sur lesquels je reviendrai un peu plus tard.

Ce qu'il y a de certain et de constant, c'est la perte du sentiment de la réalité : l'individu, dans cette période, est heureux, oublie les ennuis, manifeste des tendances érotiques. *Sine Baccho friget Venus*, disaient les Latins ; mais ils n'avaient pas laissé de constater combien cette excitation est déprimante et fugace ; et Tibulle l'a fort bien qualifiée dans son fameux vers : *Saepè tuo (Baccho) cecidit munere victus Amor*. Le sujet veut faire partager son bonheur, il voit toutes choses

sous l'aspect le plus riant; comme je l'ait dit déjà pour le chloroforme, la bride est lâchée à toutes les passions qui se trouvent alors
débarrassées d'entraves et de voiles; la bête reparaît. Mais ce qu'il y
a de fâcheux, c'est que cet état d'excitation, que les uns recherchent
avec l'alcool, d'autres avec différentes substances conduisant à peu
près au même but, cet état d'excitation devient peu à peu indispensable; l'individu s'y complaît, cherche à le prolonger et passe insensiblement au deuxième degré de l'ivresse.

L'augmentation des forces, qui est si nette, si intense, même au
début du troisième degré, le sentiment de réfection, cette euphorie,
— car c'est le mot qui convient, bien qu'il ne faille pas lui attacher
ici la sensation de béatitude qu'il comporte avec la morphine, —
expliquent l'usage de l'alcool, puis peu à peu l'élévation des doses
pour continuer à obtenir ce même résultat, et enfin l'abus; et j'aurai
à vous répéter exactement les mêmes choses à propos de la morphine.

Un fait bien intéressant, dû encore aux observations de Lauder-
Brunton, est celui-ci : les diverses parties du cerveau sont paralysées
dans un ordre précisément inverse de celui de leur développement.
C'est d'abord la puissance de se contraindre et de se dominer, qui est
la première atteinte; et c'est également la dernière faculté qui appa-
raisse chez l'enfant. Les facultés psychiques sont d'ailleurs éteintes
dans l'ordre successif de leur importance : c'est la prévoyance qui est
abolie en premier lieu, l'association des idées disparaît ensuite et fait
place bientôt à la période des erreurs de jugement, aux illusions, à
la privation plus ou moins complète de la conscience et de la
mémoire; en un mot, les facultés intellectuelles sont atteintes d'une
façon d'autant plus précoce que ce sont des facultés plus nobles. Ces
facultés mentales sont déjà fort obscurcies à un moment où l'imagination est encore très animée et les émotions vives.

Quant aux centres moteurs, ils sont, à cette première période,
affectés, tantôt avant, tantôt après les centres perceptifs : c'est là une
question de dose, de rapidité d'absorption et d'idiosyncrasie, qui
varie, nécessairement, dans des proportions extrêmement considérables. L'irritabilité réflexe des centres vaso-moteurs est détruite
de très bonne heure, de telle sorte qu'il en résulte, au point de vue
médico-légal, une conclusion fort intéressante : c'est que les lésions
capables de déterminer une mort subite par inhibition, par schok,

comme l'on dit, lorsque l'individu est dans son état normal, ont relativement fort peu d'effet sur les gens ivres.

J'appelle sur ce point votre attention, Messieurs, parce que, relativement aux applications médico-légales, c'est très souvent un point sur lequel naissent des discussions dont il est difficile de sortir. Vous savez combien les phénomènes d'inhibition se déterminent facilement chez les individus normaux ; vous connaissez ces faits, cités un peu partout, d'individus pris simplement à la gorge, en jouant, et qui tombent frappés d'inhibition et meurent instantanément. Eh bien, des phénomènes de cet ordre sont presque absolument impossibles à reproduire chez un individu dans la première phase de l'ivresse : chez lui, les phénomènes de schok sont, pour ainsi dire, plus ou moins supprimés, l'inhibition ne se produit qu'avec une extrême difficulté, et, par conséquent, il y a là, au point de vue médico-légal, une condition de restrictions importantes qu'il ne faut pas négliger dans certaines circonstances.

D'autre part, la moelle conserve, à cette période, tout son pouvoir fonctionnel : ainsi un homme ivre absolument incapable de marcher, pourra encore, s'il est un cavalier, et lorsqu'on l'aura mis à cheval, car il serait incapable d'y monter tout seul, pourra se tenir à cheval et fournir ainsi de grandes courses : dans ce cas, la contraction des adducteurs est provoquée d'une façon réflexe par le frottement des cuisses contre la selle, et la moelle jouit encore suffisamment de ses propriétés fonctionnelles pour pouvoir agir comme centre nerveux secondaire et permettre à l'individu de se maintenir en équilibre et de fournir un course plus ou moins longue, alors que le même individu remis à terre sur ses pieds est absolument incapable de se tenir debout. La quantité de l'excitation transmise à la moelle est plus grande dans le cas du cavalier, soit parce que les surfaces excitées par frottement sont plus considérables, soit parce que les points excités sont plus rapprochés du centre, peut-être pour ces deux raisons à la fois ; mais, dans tous les cas, la moelle arrive à recevoir une excitation suffisante pour maintenir l'équilibre et que ne lui communique pas la station debout.

Voilà autant de faits qu'il est important de retenir, Messieurs, toujours au point de vue médico-légal, et toujours au point de vue de cette question qui peut vous être posée : Tel individu, dans tel état d'ivresse, était-il capable de fournir une course à cheval aussi longue que l'on veut le soutenir? Ou bien : Était-il capable de fournir cette course à pied et de se rendre de tel endroit à tel autre ? Ce sont des points de médecine légale sur lesquels j'insiste, parce que très souvent ces faits sont difficiles à résoudre, et très souvent aussi l'attention n'a pas été suffisamment attirée sur eux : vous voyez que, grâce aux indications que je vous donne ici, il vous sera possible de vous tirer d'embarras.

Le deuxième degré, l'ivresse confirmée, succède naturellement au premier, lorsque l'ingestion de boissons alcooliques est continuée. Il est caractérisé par ce que l'on pourrait appeler la *période de perversion fonctionnelle* : à ce moment, la sensation agréable d'une irradiation de chaleur partant de l'estomac, dont je parlais tout à l'heure, s'est transformée en une sensation de chaleur âcre et pénible; les artères des tempes et du cou battent avec force; le pouls est plein et vibrant; le visage est congestionné et enluminé; la respiration est irrégulière, très souvent plus fréquente, quelquefois suspirieuse; il y a un véritable état de fièvre et de malaise.

La puissance musculaire commence déjà à s'affaiblir notablement, surtout dans les membres inférieurs : chez l'homme, comme chez les animaux, la paralysie débute toujours par les extrémités inférieures; la station debout est difficile et la démarche titubante ; c'est la période où l'individu fait des chutes et devient incapable de se tenir sur ses jambes. En même temps que les mouvements perdent de leur force et de leur précision, la pensée et la volonté sont de moins en moins sous la dépendance du sujet. C'est à cette période que l'on remarque l'empâtement de la parole, l'incohérence de la pensée traduisant les troubles de l'esprit : l'individu dévoile ses secrets, révèle ses mauvais instincts et ses turpitudes; les dispositions de l'âme qui sont comprimées à l'état normal par l'éducation, les mœurs, les conventions sociales éclatent au grand jour. C'est la période à laquelle l'individu le plus réservé manifeste des sentiments dont il aura honte absolument au moment de son réveil. A cette période, en effet, la force de volonté, l'empire que l'on peut exercer sur les passions, sont plus ou moins annihilés : l'individu calme d'ordinaire devient souvent violent, querelleur et trahit toutes ses affections. En même temps surviennent des idées érotiques intenses, mais l'impuissance est absolue : c'est le revers de la médaille par rapport au premier degré, l'inverse du *Sine*

Baccho friget Venus ; si bien caractérisé par le vers de Tibulle :

Sæpe tuo (Baccho) cecidit munere victus Amor.

Les sens sont complètement émoussés, et l'on voit apparaître des illusions de la vue, de l'ouïe, de l'odorat, enfin une tendance à la fureur, plus ou moins marquée, et assez fréquemment cause de crimes nombreux : fort heureusement la parésie du système musculaire est telle que, dans la plupart des cas, elle sert de frein à la volonté égarée, et l'individu ne peut pas venir à bout de mettre à exécution les projets peu agréables pour son entourage qui lui viennent à l'idée.

On observe alors de l'angoisse précordiale, la pâleur de la face avec tendance à la syncope, des nausées, des vomissements qui débarrassent heureusement l'organisme d'une forte quantité de la substance toxique : très souvent cette période se clôture par un sommeil plus ou moins profond, avec sueurs profuses, sommeil durant plus ou moins longtemps et auquel succède un réveil fort peu agréable, et qui a la réputation de laisser l'individu dans un état d'obnubilation intellectuelle très accentué, sans parler des manifestations fort désagréables du côté de l'estomac.

Xᵉ LEÇON

INTOXICATION ALCOOLIQUE SUBAIGUE. TROISIÈME DEGRÉ DE L'IVRESSE. FORMES ANOMALES. — EMPOISONNEMENT AIGU. LÉSIONS ANATOMIQUES. — INTENSITÉ ANORMALE DES AFFECTIONS ZYMOTIQUES CHEZ LES ALCOOLIQUES.

Messieurs, nous avons étudié dans notre précédente réunion les deux premières formes de l'intoxication légère par l'alcool, c'est-à-dire de l'ivresse ; il nous reste à en étudier aujourd'hui le troisième degré et à envisager en même temps quelques formes anomales qui ont de l'intérêt surtout au point de vue des considérations médico-légales. Nous avons vu que, tandis que le premier degré de l'ivresse alcoolique consistait dans une sorte de sentiment de bien être, comparable, dans une certaine mesure, à l'euphorie produite par l'opium et la morphine, le deuxième degré présentait déjà des signes manifestes d'intoxication servant, en quelque sorte, de terme de transition entre la première et la troisième période.

Les manifestations qui se montrent au cours des deux périodes que nous avons étudiées sont extrêmement importantes au point de vue des conséquences qu'elles peuvent entraîner ; et nous verrons, qu'au point de vue médico-légal, il faut tenir grand compte des circonstances dans lesquelles pouvaient se trouver les individus accusés de crimes ou d'attentats, lorsque doit intervenir pour eux la question de savoir si les actes incriminés ont. été accomplis en état d'ivresse, et si cet état doit constituer pour eux une excuse ou une aggravation.

Vous vous rappelez que nous avons défini ces deux degrés de l'ivresse en fonction des accidents qu'ils pouvaient présenter. Un grand poète anglais, Shakespeare, a résumé d'une façon très réaliste les données que je vous ai exposées, en faisant dire à l'un des per-

14

sonnages de son drame de *Macbeth* que l'alcool a surtout pour effet de déterminer les phénomènes suivants : « Il rougit le nez, fait dormir et pisser ». Il fait remarquer également la surexcitation passagère et trompeuse qu'il détermine dans la sphère érotique : « C'est un grand maître d'équivoque ; il cause la volupté et la détruit, l'aiguillone, puis l'arrête en chemin, l'excite, puis la décourage ». Cela représente précisément les phénomènes auxquels est en proie l'individu lorsqu'il arrive à cette deuxième période, caractérisée par les phénomènes suivants, qui manifestent déjà l'action toxique que l'alcool exerce sur l'économie : nausées, sueurs froides, pâleur, refroidissement, bientôt même des vomissements qui débarrassent l'économie d'une plus ou moins grande quantité de la substance toxique qui y a été introduite.

A ces symptômes peuvent se borner les phénomènes toxiques de l'ivresse, lorsque la quantité de l'alcool ingéré n'a pas été trop considérable ; mais si elle a été suffisante, on arrive alors au troisième degré de l'ivresse, que l'on pourrait caractériser par l'appellation d'ivresse comateuse ou apoplectique, parfois même d'ivresse éclamptique. Ce troisième degré est caractérisé par l'abolition plus ou moins complète de la motilité, de la sensibilité et de la volonté.

Au point de vue de la motilité, l'individu est absolument réduit à l'état de masse inerte, il est en état de résolution complète ; les sphincters sont relâchés, les sécrétions ou les excrétions non retenues ; tous les organes et les membres sont abandonnés à l'action de la pesanteur, et l'abandon des muscles de la paroi thoracique, notamment, fait que la respiration du sujet contracte un rythme tout à fait particulier, que l'on a qualifié en disant qu'il *fume la pipe* ; et en effet, le rythme respiratoire est absolument analogue à celui que présente un individu qui fume une pipe en soufflant des bouffées de fumée de temps à autre.

La sensibilité est plus ou moins complètement abolie : c'est précisément pendant cette troisième période de l'ivresse alcoolique que l'on a pu réaliser des opérations chirurgicales graves, voire même pratiquer des accouchements, sans que les patients aient eu conscience de ce qui se passait, et que l'on a réalisé notamment, ainsi que je vous l'ai indiqué l'année dernière, à propos de l'historique des anesthésiques, des opérations telles que la résection de la hanche, pratiquée par Blandin sur un individu en état d'ivresse complète, qui n'eut aucun souvenir de cette opération, ni aucune sensation de ses diverses phases. D'ailleurs, les observations médico-légales nous montrent assez fréquemment des ivrognes supportant des offenses très considérables, se trouver brûlés ou écrasés, par exemple, sans avoir absolument rien ressenti.

A cette période, la face, qui avait été primitivement congestionnée, est devenue pâle; les traits sont altérés; la respiration, qui avait subi une accélération dans les deux premières phases, mais surtout dans la première, est devenue inégale, suspirieuse, ressemblant à la respiration d'un sujet en état d'apoplexie par hémorrhagie cérébrale. L'œil est terne, vitreux, les pupilles qui étaient contractées dans la première phase, subissent une dilatation plus ou moins marquée, en même temps que l'on constate la disparition du reflexe rétinien, ce qui est absolument d'accord avec l'état d'anesthésie profonde dans lequel se trouve le sujet.

La respiration, dis-je, est ralentie, profonde, stertoreuse, absolument irrégulière, diaphragmatique, toujours embarrassée; et je vous ai signalé ce fait, dans l'expérimentation sur les animaux, que chez le chien, par exemple, le nombre des respirations pouvait descendre à un chiffre extrêmement bas : on a noté en effet celui de cinq respirations seulement par minute chez cet animal. En même temps, d'abondantes mucosités obstruent la bouche et les bronches; l'individu est constamment sous la menace de l'asphyxie, qui peut souvent se réaliser avec la plus grande facilité par simple obstacle mécanique.

Quant à la circulation, primitivement, le pouls avait augmenté d'amplitude, les contractions cardiaques avaient subi une augmentation de vigueur; à cette période, le pouls est petit et lent, et l'on voit la tension sanguine subir une notable diminution, alors qu'à la première période elle avait augmenté de valeur. La température, ainsi que je l'ai déjà dit, est extrêmement abaissée à cette période; on a noté les chiffres suivants, comme températures extrêmement basses : 19° chez le chien, 24° chez l'homme.

Cet état d'ivresse comateuse est très fréquemment mortel : dans un dixième des cas, on voit la mort succéder à l'ensemble des phénomènes que je viens de décrire. Devergie attribuait à cet état d'alcoolisme aigu la cause des morts subites dans 35 p. 100 des cas, c'est-à-dire un peu plus du tiers des cas de morts subites. Dans ces conditions, la mort peut survenir dans un espace de temps variant d'une demi-heure à quinze ou vingt heures.

A côté de ces trois formes, constituant les trois degrés que l'on peut établir dans l'alcoolisme subaigu, et dans lesquelles les manifestations sont essentiellement subintrantes, c'est-à-dire où l'on passe sans transition bien accentuée du premier au second et même au troisième degré de l'ivresse, on a signalé des formes anomales ou pathologiques, qu'il est bon de connaître, parce qu'elles se manifestent avec une symptomatologie assez particulière, et que, je le répète, elles offrent une importance considérable au point de vue médico-légal.

On a signalé d'abord la forme dite *maniaque*. Cette forme est à début brusque, en général; elle succède parfois à l'ingestion d'une petite quantité d'alcool, à la condition que cette ingestion soit réalisée par un individu prédisposé à cette manifestation. Les symptômes que l'on peut alors observer ne ressemblent en aucune façon, comme vous l'allez voir, à ce que je viens de vous décrire en détail. C'est d'abord un état de concentration, d'inquiétude, d'irritabilité; le sujet manifeste un état de malaise général croissant; en général la face est rouge, vultueuse; le patient se plaint de céphalalgie, de battements dans le cerveau, il est en proie à une anxiété précordiale extrêmement pénible, et sujet à des sensations variées affectant principalement les sens de la vue et de l'ouïe.

Quelquefois même on n'observe pas de prodromes, ou bien les prodromes que je viens de décrire sont extrêmement fugaces; et alors l'explosion de l'attaque est soudaine et toujours terrible : elle consiste en un accès d'agitation maniaque violent, absolument indomptable; il est impossible de venir à bout de ces individus autrement qu'en déployant une force souvent extraordinaire; on est réduit à leur appliquer, ce qui n'est pas toujours commode, la camisole de force.

Ce qui caractérise cet état d'ivresse, c'est une incohérence absolue dans les idées, un état de fureur inconsciente, et souvent des impulsions dont résultent des crimes, comme l'homicide et le suicide. Un auteur qui s'est beaucoup occupé de l'étude des délires, Lentz, a même créé pour caractériser cet état le mot de *carnage automatique*, peignant ainsi la fureur avec laquelle les individus en proie à ces accès d'ivresse maniaque se livrent à la destruction de tout ce

qui les entoure, objets et même gens. Ces individus profèrent des
menaces, des vociférations, des cris : leurs yeux sont saillants,
leur face grimaçante et congestionnée; leur pouls est extrêmement fréquent; ils sont affectés de crachotements continuels; on a
signalé quelquefois, quoique d'une façon assez rare, des illusions;
mais on a constaté chez eux l'absence d'hallucinations.

Très souvent, ainsi que je le disais tout à l'heure, la scène se termine soit par un homicide, soit par un suicide, pour peu que l'on
n'ait pas pu réussir à contraindre ces individus. Dans tous les cas, la
terminaison est brusque; l'accès s'arrête aussi brutalement qu'il a
commencé : il lui succède un épuisement absolu qui provoque un
sommeil prolongé; et, dans aucun cas, l'individu ne garde le souvenir des faits qui se sont passés pendant cette période. Au point de
vue médico-légal, il y a là une application qui s'impose en quelque
sorte : c'est l'irresponsabilité complète de l'individu pendant cette
phase de l'ivresse maniaque.

Une autre forme, anomale également, c'est la forme *convulsive*;
cette forme diffère assez peu de la précédente. Les mouvements, qui
sont aussi désordonnés, ne se traduisent pas, comme dans la forme
précédente, par des actes intentionnels, mais ce sont simplement des
mouvements convulsifs se rapprochant, dans une très étroite mesure,
des convulsions de la grande attaque d'hystérie. Le sujet se roule à
terre, en proie à des mouvements convulsifs désordonnés de tous ses
membres, agite les bras et les jambes, essaie de mordre, se heurte
la tête, incurve le corps en opisthotonos comme au cours du tétanos
ou de l'intoxication strychnique; le corps se soulève au dessus du sol
et retombe, comme dans l'attaque d'épilepsie. Les mouvements sont
aussi énergiques que dans la forme maniaque, mais beaucoup plus
automatiques : on peut dire que l'intelligence, si l'on peut parler
d'intelligence à cette troisième période de l'ivresse, ne cherche à y
prendre aucune part, ce qui rend ces sujets moins dangereux que
ceux dont je faisais la description précédemment. Comme tout à
l'heure, la terminaison de cette forme d'accès est brusque, et l'absence
de souvenir complète.

C'est principalement chez les individus affectés de tares névropathiques ou psychiques, chez ces individus que Lasègue avait si bien
caractérisés par l'épithète d'*alcoolisables*, que l'on voit se manifester
ces formes particulières de l'ivresse. Lentz, de Tournai, dont je parlais

tout à l'heure, qui a fait de ces différentes formes de l'ivresse une étude extrêmement intéressante et très documentée, adopte cette opinion, et pour lui les formes anomales sont, comme elles l'étaient pour Lasègue, les produits du terrain réagissant sous l'influence de l'alcool. Il établit quatre formes : la forme maniaque, la forme somnambulique, la forme délirante, et la forme convulsive.

La forme maniaque consiste dans l'exaltation violente de toutes les facultés, avec excitation motrice allant jusqu'à la fureur aveugle. Ce qui, pour Lentz, est une preuve importante de la part du terrain dans les manifestations de cette forme, c'est qu'il est nécessaire pour que cette forme maniaque se produise, qu'il intervienne un facteur moral, tel qu'une émotion, une frayeur, venant, chez un individu prédisposé, transformer l'ivresse la plus bénigne en ivresse maniaque furieuse, et cela presque subitement. C'est dans cette tournure particulière et cette instantanéité de transformation des manifestations symptomatologiques qu'il voit, avec raison, une preuve manifeste de l'importance du terrain, de la susceptibilité du sujet.

La deuxième forme, la forme somnambulique, est caractérisée par la succession d'actes coordonnés, intentionnels, mais exécutés dans un état d'inconscience complet, et laissant après eux une amnésie totale ou presque totale : c'est en quelque sorte une subdivision, une manifestation atténuée de la première forme, de la forme maniaque.

La forme délirante revêt pour lui la forme d'une pseudo-ivresse mégalomanique et paranoïque, avec idées de grandeur et de persécution.

Enfin, la forme convulsive serait analogue à la forme convulsive que je décrivais tout à l'heure : pour Lentz, c'est celle qui présente le moins de caractères spéciaux et qui peut offrir, d'ailleurs, toutes les manifestations de l'épilepsie, depuis les convulsions jusqu'aux phénomènes maniaques et délirants.

Comme vous le voyez, cette division est peut-être plus complète que la division en formes maniaque et convulsive que j'indiquais précédemment ; elle a évidemment une importance assez considérable, en ce sens que son auteur est très au courant des maladies du système nerveux et qu'il doit évidemment avoir de bonnes raisons pour établir sa subdivision. Je crois cependant que l'on peut s'en tenir aux deux formes que je vous ai indiquées, la forme maniaque et la forme convulsive, dans lesquelles on peut faire rentrer les quatre subdivisions de Lentz.

Un mot, Messieurs, sur les manifestations de l'ivresse chez les aliénés, toujours au point de vue des considérations médico-légales. On observe chez les individus en puissance déclarée ou latente d'aliénation mentale une susceptibilté particulière à réagir vivement en présence de l'alcool. C'est ainsi que les paralytiques généraux, ou les candidats à la paralysie générale, ressentent très vivement l'influence de l'alcool, même à très faible dose : on constate que, chez eux, la période de l'excitation prend avec une déplorable facilité la forme maniaque ; leur ivresse est remarquable par l'aggravation du délire, et surtout un besoin de locomotion, de mouvement et de destruction. Sous l'influence de l'alcool, les imbéciles sont très facilement portés à commettre des actes délictueux, et deviennent très facilement indomptables ; on voit le réveil des mauvais instincts se produire chez eux avec une très grande facilité. Les épileptiques deviennent impulsifs au suprême degré, et l'on voit chez eux se produire un réveil des hallucinations terrifiantes suscitant si fréquemment des actes de cruauté : à ce sujet le médecin légiste a assez fréquemment à intervenir.

Un mot encore à propos des diverses formes de l'amnésie que l'on peut observer dans les différents degrés de l'ivresse dont il vient d'être question. L'amnésie ne peut guère succéder au premier degré, car il est évident qu'un individu qui est simplement surexcité et amené à être bavard, à communiquer ses impressions avec plus ou moins de vivacité, conserve d'une façon plus ou moins nette le souvenir des phénomènes qui se sont passés pendant cette phase. Mais pendant le deuxième degré de l'ivresse, l'amnésie peut se montrer fort bien, souvent même elle est complète, parfois rétrograde, mais essentiellement temporaire. On a même signalé, à cette deuxième période de l'ivresse, de l'amnésie périodique, comme celle que l'on observe, par exemple, durant les accès d'hystérie. Pendant le troisième degré, l'amnésie est, bien entendu, absolument complète, souvent rétrograde, toujours temporaire, l'individu étant en état d'anesthésie plus ou moins profonde, et ne retrouvant le souvenir qu'au moment où il est apte à percevoir les phénomènes qui se passent autour de lui.

Quant aux hallucinations qui sont si fréquentes pendant la deuxième période de l'intoxication alcoolique, elles laissent un souvenir inconstant ; et très fréquemment, comme le rêve, peuvent se rapporter à des frais vrais, antérieurs à la période pendant laquelle l'ivresse alcoolique s'est produite. Ce sont là, comme vous le voyez sans qu'il soit besoin que j'y insiste davantage, des faits très importants au point de vue des actes délictueux commis par les individus en état d'ivresse.

Enfin, pour terminer cette description des phénomènes de l'intoxication légère par l'alcool, je n'aurai qu'un mot à vous dire, relativement aux phénomènes de l'intoxication alcoolique que l'on peut observer chez les enfants, car malheureusement, avec les progrès que l'alcoolisme a faits dans ces dernières années, on est obligé maintenant d'envisager l'intoxication alcoolique chez les enfants, dans certaines régions tout au moins. La tendance à boire est héréditaire ; presque toujours, les enfants qui ont une tendance en quelque sorte impulsive à faire abus des boissons alcooliques sont des fils de dégénérés, alcooliques eux-mêmes ; dans tous les cas, on trouve toujours chez ces enfants une tare névropathique plus ou moins accentuée ; et, chez eux, la gravité des accidents et l'intensité des phénomènes sont précisément en proportion avec cette tare névropathique et avec ce fait que, comme je l'ai déjà indiqué, les enfants, les individus à système nerveux facilement excitable comme les femmes, résistent beaucoup moins à l'intoxication alcoolique que les individus à système nerveux plus résistant.

Empoisonnement aigu. — Maintenant, Messieurs, que nous avons envisagé l'intoxication alcoolique sous ses formes légères, il nous reste à étudier l'empoisonnement aigu par l'alcool. En effet, l'ivresse profonde, même atteignant le troisième degré que je viens de décrire, est le résultat de libations copieuses plus ou moins répétées ; mais il reste à considérer, à côté de cette forme, un véritable empoisonnement aigu, résultant de l'absorption, en une seule fois, d'une dose mortelle : ces considérations, comme vous l'allez voir, sont extrêmement importantes au point de vue médico-légal.

Les débuts de l'empoisonnement sont absolument les mêmes, en ce qui regarde les phénomènes comateux et apoplectiformes que je signalais tout à l'heure. Dans cette forme, on remarque une très courte durée des symptômes d'excitation, et un coma immédiat, avec état de collapsus qui ne cessera qu'à la mort de l'individu. On observe presque immédiatement des signes d'engouement et d'apoplexie pulmonaires, de méningo-encéphalite ; et nous verrons en effet tout à l'heure que telles sont les lésions que l'on observe le plus fréquemment.

La paralysie de tout le système nerveux est graduelle et précoce;
les filets nerveux sensitifs sont paralysés avant les filets nerveux
moteurs. L'anesthésie va progressant de la périphérie au centre,
exactement comme nous l'avons vu avec toutes les substances
hypnotiques et avec les substances anesthésiques lorsque leur action
est poussée à l'extrême et susceptible d'amener des phénomènes
d'hypno-anesthésie. Quand l'action de l'alcool envahit le bulbe, la
mort se produit alors par arrêt respiratoire. D'ailleurs, à cette
période, tous les centres bulbo-médullaires sont intéressés : le centre
vaso-moteur principal, le centre des convulsions généralisées, le
centre de la thermogénèse, le centre cardiaque, le centre respiratoire,
etc. Ces phénomènes se traduisent par des mouvements de déglutition, des vomissements, la déviation conjuguée des globes oculaires,
des cris aigus, du mâchonnement, des contractures des membres, des
troubles respiratoires et cardiaques, et enfin une insensibilité
cutanée complète et aussi intense que celle que l'on peut observer
dans l'anesthésie la plus profonde.

Tout d'abord, sous l'influence d'une dose mortelle d'alcool
absorbée en une seule fois, on peut voir, par suite de l'excitation des
racines des pneumogastriques, un ralentissement du cœur et une augmentation de l'amplitude des mouvements respiratoires; mais, bientôt,
la paralysie succédant à cette action excitante primitive, la respiration se ralentit, devient irrégulière; l'irritabilité de la substance grise,
notamment du quatrième ventricule, s'anéantit peu à peu, et détermine un arrêt respiratoire, tandis que les contractions du cœur s'accélèrent en perdant de leur énergie : dans ces conditions, le cœur
s'arrête toujours en état de diastole.

C'est d'ailleurs par la paralysie complète de la moelle allongée que
l'alcool entraîne la mort, lorsqu'il est ingéré en une seule fois à une
dose capable de la déterminer. Il y a bien, sous son influence, provocation d'une asphyxie, mais l'action sur les hématies ne suffirait
certainement pas, à elle seule, pour anéantir l'hématose. Il faut,
pour que la mort se produise, que l'excitabilité de la moelle, et surtout celle du bulbe, soient abolies; c'est à cette condition que l'arrêt
respiratoire se produira, d'abord, et, consécutivement, l'arrêt cardiaque. On observe parfois, dans la période d'excitation cérébrale qui
se produit d'une façon extrêmement précoce, au début de cette intoxication, un accès transitoire de manie aiguë.

L'arrêt respiratoire précède ici, notablement, l'arrêt du cœur. On avait voulu trouver autrefois à l'alcool une action élective particulière sur les cellules nerveuses du plancher du quatrième ventricule; l'on admettait qu'en vertu de cette action, il se produisait une sorte de sidération immédiate du centre respiratoire, et que l'alcool tuait ainsi par arrêt primitif de la respiration. Mais il s'agit en réalité d'une stupéfaction et non d'une paralysie immédiate; et la preuve, c'est que si l'on fait une expérimentation sur les animaux, en leur introduisant par ingestion ou même par injection intra-veineuse, une quantité d'alcool certainement suffisante pour déterminer leur mort, on a la possibilité de rappeler à la vie, par de simples manœuvres de respiration artificielle, ces animaux chez lesquels tout phénomène respiratoire a cessé. Cette interprétation est donc inexacte : le centre respiratoire est plus ou moins énergiquement stupéfié sous l'influence de l'alcool, mais n'est pas absolument paralysé.

Il faut, dans ces circonstances, — et c'est le seul moyen par lequel on puisse espérer lutter efficacement contre l'action toxique de l'alcool ingéré en une seule fois à trop haute dose, — il faut entretenir la respiration artificielle, jusqu'à ce que les cellules ainsi brutalisées, si l'on peut ainsi dire, sous l'influence de l'alcool, aient eu le temps de réagir; et il faut se souvenir de ce fait que démontre l'expérimentation sur les animaux, c'est que l'arrêt respiratoire dépend beaucoup moins de la quantité d'alcool qui entre dans la circulation, que de la rapidité avec laquelle cet alcool pénètre dans le sang. Une preuve de la véracité de cette interprétation, c'est le fait que j'ai déjà signalé, de la rapidité avec laquelle les vapeurs d'alcool absorbées par l'appareil respiratoire sont capables de déterminer des accidents toxiques, aussi bien chez l'homme que chez les animaux.

L'ordre d'envahissement de l'axe cérébro-spinal est absolument le même que celui que l'expérience a appris relativement à l'action des hypno-anesthésiques : c'est d'abord le cerveau qui est influencé, d'où dépendent principalement les phénomènes exercés par l'alcool sur l'intelligence et la volonté; puis le cervelet, sous la dépendance duquel se trouvent les phénomènes d'équilibre et de coordination des mouvements de locomotion; ensuite, la protubérance, ce qui est indiqué par les phénomènes de sensibilité générale et tactile; ensuite la moelle, dont l'influence nous est révélée par la cessation des phénomènes de motilité; et enfin le bulbe, qui gouverne les phénomènes de la circulation et de la respiration.

Quant aux propriétés de la moelle, elles sont atteintes dans l'ordre suivant : c'est d'abord la sensibilité, puis la motricité, et enfin le pouvoir excito-moteur qui est frappé. Ce sont principalement les expériences de Flourens et de Longet, faites, comme j'ai déjà eu l'occasion de le dire, à propos des anesthésiques et notamment de l'éther, qui ont montré cette marche de l'envahissement des différentes parties de l'axe cérébro-spinal; et vous voyez que l'on pourrait répéter exactement pour l'éther ce que je viens de dire pour l'alcool.

Du reste, le tableau, emprunté aux recherches de Lallemand, Perrin et Duroy, que j'ai fait transcrire ici, vous montre, d'une façon absolument évidente, par la succession des phénomènes de l'expérimentation, l'identité dans les manifestations symptomatologiques que l'on peut observer sous l'action des différents anesthésiques et de l'alcool. Vous pouvez voir que, dans les expériences sur les animaux,

Alcool.	**Chloroforme.**	**Éther.**
Chien tué par l'introduction dans l'estomac de 270 grammes d'alcool à 21 p. 100.	*Chien tué par l'inhalation de 4 grammes de chloroforme à doses fractionnées.*	*Chien tué par inhalation de 40 grammes d'éther à doses fractionnées.*
12 h. — Introduction, au moyen d'une sonde œsophagienne, de 170 grammes d'alcool étendus de 30 grammes d'eau.	2 h. — On approche du museau le vase contenant l'éponge arrosée de 2 grammes de chloroforme. — Agitation, cris. Exonérations fécales et urinaires.	2 h. 23. — On approche du museau le masque renfermant l'éponge imprégnée d'éther. — Agitation, cris, émission d'urine.
12 h. 5. — Titubation, chute, affaissement du train postérieur, puis immobilité.	2 h. 1. — Résolution des membres postérieurs. Insensibilité à la périphérie.	2 h. 27. — Peau insensible.
12 h. 10. — Anesthésie de la peau, excepté à la face, paupières abaissées; sommeil stertoreux.	2 h. 4. — Résolution des membres antérieurs. Insensibilité complète à la périphérie. Pupilles dilatées. Respiration 78; pouls 174.	2 h. 28. — Résolution des membres postérieurs.
12 h. 25. — Insensibilité complète partout; résolution musculaire; respiration 40; pouls 135.	2 h. 6. — On ajoute 2 grammes de chloroforme.	2 h. 29. — Résolution des membres antérieurs. Respiration 65; pouls 168.
12 h. 30. — On administre encore 40 grammes d'alcool et 10 grammes d'eau.	2 h. 7. — Respiration diaphragmatique. Conjonctives insensibles.	2 h. 37. — Insensibilité et résolution musculaires absolues; dilatation des pupilles.
12 h. 40. — La respiration s'exécute surtout à l'aide du diaphragme : 30 inspirations.	2 h. 9. — La respiration s'arrête; les battements du cœur continuent.	2 h. 45. — Respiration diaphragmatique.
1 h. — On donne encore 60 grammes d'alcool.	2 h. 10. — Les contractions cardiaques ne sont plus appréciables.	2 h. 52. — Respiration très faible, 20; diminution du pouls, 80.
1 h. 25. — La respiration cesse. Les pulsations de l'artère crurale et les battements du cœur continuent.	2 h. 11. — L'animal est mort.	2 h. 57. — La respiration s'arrête. Les contractions cardiaques persistent.
1 h. 27. — On ne perçoit plus que des frémissements à la région précordiale; plus de pulsations artérielles.		2 h. 58. — On cesse de percevoir les battements du cœur. L'animal meurt.
1 h. 30. — L'animal est mort.		
Mort en 1 h. 30 minutes.	**Mort en 11 minutes.**	**Mort en 35 minutes.**

soit par ingestion d'alcool, soit par inhalation de chloroforme ou
d'éther, la marche générale des phénomènes a été, à l'intensité et au
temps près, absolument la même. Voici, par exemple, un chien tué
par inhalation de 4 grammes de chloroforme à dose fractionnée, qui
meurt dans un espace de onze minutes : on observe d'abord la paralysie des membres postérieurs, l'insensibilité périphérique, des
mouvements convulsifs, puis l'arrêt de la respiration, celui des contractions cardiaques, et enfin la mort. Sous l'influence de l'éther,
voici une expérience relative à un chien tué par l'inhalation de
40 grammes d'éther à dose fractionnée. — La dose d'éther doit être
forcément plus considérable que celle de chloroforme, nous l'avons
appris en étudiant les anesthésiques. — Les phénomènes que l'on
peut observer sont notablement les mêmes ; la mort se produit en
35 minutes. Le temps est seulement plus considérable lorsque l'animal est tué par l'alcool : chez un chien à qui on introduisit dans
l'estomac 270 grammes d'alcool à 21 p. 100, la mort se produisit
au bout d'une heure 30 minutes, et la série de phènomènes que vous
voyez rapportés sur ce tableau, suivant les heures auxquelles l'observation a été faite, est encore exactement comparable à celle des
expériences précédentes. L'animal commence par éprouver les phénomènes que j'ai décrits à propos de l'ivresse : titubation, chute,
anesthésie cutanée, qui devient définitive et complète à un moment
donné, une heure après l'ingestion de l'alcool ; puis la respiration
cesse, et le cœur s'arrête lui-même, la mort arrivant une heure et
demie après le début de l'expérience.

Eh bien, Messieurs, au point de vue des applications pouvant en
résulter, il est intéressant pour nous d'étudier par quel mécanisme
la mort peut se produire dans les différentes circonstances dont je
viens de parler. Le mécanisme de la mort, celui qui frappe le plus
tout au moins, est l'asphyxie ; et en effet, comme nous venons de le
voir, l'arrêt respiratoire est primitif, et il semble que la mort succède à cet arrêt respiratoire ; mais cette cause est absolument indirecte et la mort est consécutive, comme je le disais tout à l'heure, à
l'abolition des fonctions cérébro-spinales.

Cette asphyxie peut être favorisée par un certain nombre de circonstances étrangères, adjuvantes cela est certain, et acquérir alors une
importance qu'elle ne possède pas dans l'expérimentation ou lorsque
ces circonstances étrangères ne viennent pas la faciliter : tels sont

par exemple, le froid, les émotions vives, la colère, une rixe, etc.,
qui peuvent jouer ici le rôle de facteurs surajoutés, et déterminer de
ces phénomènes que Flourens a si bien mis en évidence lorsqu'il
disait qu'il existe un rapport réel, une analogie marquée entre l'éthérisation et l'axphyxie. Mais, ajoutait-il, dans l'asphyxie ordinaire,
le système nerveux perd ses forces sous l'influence du sang noir, du
sang privé d'oxygène, tandis que dans l'éthérisation, le système nerveux perd d'abord ses forces sous l'action directe de l'agent singu-
lier qui la détermine, c'est là qu'est toute la différence. La technique
expérimentale montre en effet, comme nous l'avons vu l'année dernière, que s'il y avait à faire intervenir l'asphyxie, dans certaines
circonstances et dans une certaine mesure, pour la production de
l'anesthésie, il y avait bien un parallèle à établir entre les deux cas,
mais il n'y avait pas identité de causes dans les deux phénomènes [1].

Lésions anatomiques. — Quelles sont les lésions anatomiques
qui résultent d'une intoxication aiguë, déterminée, comme celle que
je viens de décrire, par l'ingestion, en une seule fois, d'une dose mortelle d'alcool? Ces lésions anatomiques ne présentent pas, si vous
voulez, de caractère absolument précis, absolument tranché, mais
cependant elles sont tellement constantes, pour certaines d'entre
elles, tout au moins, elles doivent même accompagner d'une façon
si régulière la mort des individus qui ont succombé à l'intoxication
alcoolique, qu'il est absolument indispensable de s'y arrêter un
moment.

C'est, d'abord, une congestion cérébrale plus ou moins intense
qu'on trouve presque toujours; je parle, bien entendu, des individus
morts dans les circonstances dont nous venons de parler, c'est-à-dire
morts un temps plus ou moins court après l'ingestion, en une seule
fois, soit de la dose d'alcool capable de déterminer la mort, soit
comme nous l'allons voir, d'une dose qui, si elle était, à elle seule,
incapable de déterminer la mort, est devenue cause occasionnelle de
la mort, grâce à certaines circonstances adjuvantes que nous aurons
à déterminer tout à l'heure.

Eh bien, la plupart du temps, on peut trouver, à l'autopsie des
individus ayant succombé dans ces circonstances, des hémorrhagies
dans la cavité arachnoïdienne, voire même dans les ventricules laté-

1. Voir *Leçons de pharmacodynamie*, première série, p. 72, 77, 80 et 82.

raux; dans certains cas, on a signalé la destruction des parois et de
la cloison interventriculaire, par le fait de l'épanchement hémorrhagique. Très fréquemment on voit de l'apoplexie méningée, des
suffusions sanguines à la base du cervelet, la réplétion des sinus de
la dure-mère, la congestion de la pie-mère; alors que la substance
cérébrale a conservé, plus ou moins nettement, son état normal.
Dans d'autres circonstances, on n'observe pas d'hémorrhagie, mais
un épanchement de sérosité dans les ventricules : ce fait est assez
fréquent; et il a été relevé une fois d'une façon particulièrement
intéressante, par un auteur anglais, Ogston, qui a rapporté l'observation d'un individu ayant succombé à l'intoxication alcoolique, après
l'absorption d'une dose considérable d'alcool, et dans les ventricules
latéraux duquel il put recueillir une quantité de 120 grammes d'un
liquide séreux, renfermant une quantité d'alcool assez considérable
pour que le simple odorat permît de reconnaître sa présence.

A la période d'excitation du début, correspond une hyperémie
qui, ainsi que je l'ai indiqué, fait rapidement place à l'anémie, lorsque
la période d'insensibilité et de résolution a succédé à la période
d'excitation primitive. Il en résulte que, suivant le moment où la
mort a surpris l'individu, on peut trouver, et on a signalé ce fait en
effet, de la congestion ou de l'anémie. En général, la mort survenant
le plus fréquemment dans la période d'hyperémie, c'est de la congestion que l'on observe.

Du côté de l'appareil pulmonaire, on observe également une
congestion plus ou moins intense. Le tissu du poumon est d'une
couleur rouge foncé ; à la coupe, on peut voir sourdre un liquide
sanguinolent et spumeux; on constate souvent la présence de noyaux
hémorrhagiques; la muqueuse des bronches est le siège d'une
congestion intense, elle est rouge, injectée, et sa surface est recouverte de mucus sanguinolent. On a signalé de même la congestion
des muqueuses du larynx; de la trachée, dont les glandes sont
tuméfiées ; et on a même signalé, dans le pharynx, le développement
plus ou moins marqué des follicules clos.

Ce sont là les lésions les plus constantes et les plus remarquables
que l'on peut observer. Mais il peut cependant y en avoir d'autres.

L'appareil gastro-intestinal, par exemple, présente à ce sujet des
caractères qu'il n'est pas sans intérêt de faire remarquer. L'œsophage est plus ou moins congestionné; on y observe fréquemment

de petites ecchymoses superficielles ; la muqueuse de l'estomac est rouge, injectée ; on y remarque des ecchymoses plus ou moins larges, surtout vers la région pylorique ; les vaisseaux du chorion de la muqueuse sont plus ou moins dilatés par du sang ; on observe la présence de nombreux globules rouges autour de ces vaisseaux, et dans les mailles du tissu conjonctif. En même temps, on remarque l'hypertrophie considérable des glandes muqueuses, sur laquelle j'ai insisté en parlant de l'action de contact que l'alcool exerçait sur les muqueuses. On constate des hémorrhagies capillaires sous la portion tubuleuse de la muqueuse gastrique ; ces hémorrhagies ont été considérées comme le résultat d'embolies capillaires provoquées par la coagulation du sang au contact direct de l'alcool à un certain degré de concentration.

Cependant, je me hâte de signaler que, dans tous ces phénomènes, il faut faire la part de l'état physiologique résultant de l'état d'activité de la digestion : vous savez que la plupart des phénomènes que je viens d'indiquer, à propos du tube gastro-intestinal, peuvent s'observer, dans des conditions plus ou moins semblables d'intensité, au cours de la digestion normale.

L'intestin grêle est vascularisé, les follicules clos sont hypertrophiés, mais non ulcérés. On a signalé, parfois, la présence d'ecchymoses, ainsi que la vascularisation plus ou moins intense du gros intestin.

Quant aux viscères abdominaux, les lésions que l'on peut y observer ressortissent bien davantage à l'intoxication chronique, qui détermine soit du côté du foie, soit du côté du rein, soit du côté du pancréas et de la rate, des altérations sur lesquelles j'aurai quelques indications à vous donner plus tard ; mais cependant, on peut, dans ces cas de mort ayant succédé à l'alcoolisme aigu, trouver le foie congestionné, présentant un tissu ramolli et friable ; on peut même y observer des traces de dégénérescence graisseuse ou de cirrhose, pour peu que le sujet eût des habitudes d'alcoolisme datant d'un certain temps. Le pancréas et la rate ont été assez fréquemment trouvés hyperémiés, dans les cas d'alcoolisme aigu ; et le tissu de la rate ramolli et friable. Je vous ai déjà indiqué, au point de vue de l'action locale de l'alcool, celle qu'il exerçait sur la circulation et cela permet d'interpréter, dans une certaine mesure, les lésions que l'on rencontre ; mais cette interprétation sera beaucoup plus intéressante lorsqu'il s'agira d'étudier les phénomènes déterminés par l'alcoolisme chronique. Quant aux reins, on les a trouvés congestionnés, leur tissu conjonctif épaissi, parfois même avec des hématies épanchées dans les glomérules.

Enfin, on a signalé, et cela à plusieurs reprises, au cours de l'alcoolisme aigu, non mortel, un ictère plus ou moins intense, qui cède en général assez rapidement et qui est, je crois, en relation très étroite avec l'action exercée par l'alcool lorsqu'il traverse le foie en assez grande quantité : sous son influence, en effet, la sécrétion biliaire se trouve brusquement augmentée, ce qui peut expliquer, dans une certaine mesure, l'apparition brusque de l'ictère; comme, également, l'élimination brusque, par le rein, d'une quantité un peu considérable d'alcool peut expliquer les phénomènes de néphrite toxique que l'on a signalés, chez certains individus, au cours de l'intoxication chronique par l'alcool.

Un fait sur lequel, en terminant, je veux surtout attirer votre attention, c'est celui relatif à l'intensité anormale des affections zymotiques chez les individus en état d'alcoolisme : il y a là un ensemble de phénomènes extrêmement intéressants et appuyés par des faits qui ont été surtout bien mis en lumière dans ces dernières années. En effet, sous l'influence de l'impression exercée par l'alcool sur l'organisme, on voit les différentes septicémies évoluer, chez cet individu en état d'alcoolisme, avec une rapidité extraordinaire, parfois foudroyante, qui est due évidemment à l'état de moindre résistance du terrain.

Il y a environ une vingtaine d'années, Maurice Raynaud avait déjà attiré l'attention sur ces faits et dit qu'il fallait faire une différence entre la pneumonie de l'ivrogne et la pneumonie de l'homme ivre. Lorsque, dans notre prochaine réunion, j'aurai, non pas à traiter en détail de l'alcoolisme chronique, car je n'en ai ni le temps ni la compétence, et ce serait trop sortir de mon sujet, mais lorsque j'aurai à vous rappeler, dans ses grandes lignes, le tableau de l'alcoolisme, j'aurai à revenir sur cette pneumonie des ivrognes, qui est, si fréquemment, la façon dont les individus adonnés à l'alcool terminent leur existence. Maurice Raynaud voulait établir une distinction entre cette pneumonie des ivrognes et la pneumonie de l'homme ivre qu'il avait très bien décrite et pour laquelle il avait donné comme symptôme principal une suppuration s'établissant d'emblée, dans une période extrêmement rapprochée du début des phénomènes de la maladie.

Mais, Messieurs, ce n'est pas seulement la pneumonie ou les septicémies provoquées par les différentes espèces de streptocoques et de staphylocoques qui évoluent avec une si grande rapidité chez les individus dont l'oganisme est en état de moindre résistance de par l'influence de l'alcool; et j'insiste pour vous faire remarquer qu'il ne s'agit pas seulement ici de l'individu dont l'organisme est continuellement sous l'influence de l'alcool, je veux parler, — et c'est précisément le sujet de la distinction que faisait Maurice Raynaud, — je veux parler de l'individu qui, sobre d'habitude, se livre par hasard à un excès alcoolique et se trouve, sous l'influence exercée par l'alcool, en état d'intoxication plus ou moins accentuée, comme les états que je viens de décrire, et qui, au cours de cette intoxication, se trouve exposé à une infection quelconque : eh bien, chez cet homme, chez cet organisme en état de moindre résistance, l'évolution des phénomènes de septicémie ou des phénomènes zymotiques, marchera avec une rapidité extraordinaire.

Et de tout cela nous avons une multitude de preuves. Il suffirait de citer précisément ce fait si intéressant, mis en lumière par Maurice Raynaud, de l'acuité, en même temps que de la gravité, que peut revêtir la pneumonie contractée, sous l'influence du froid, par exemple, chez un individu en état d'intoxication alcoolique. Enfin, comme exemple non moins remarquable je vous rappellerai la facilité avec laquelle sinon l'invasion du gonocoque, au moins les accidents d'uréthrite, peuvent être provoqués chez les individus au cours d'une intoxication alcoolique accidentelle. Vous savez la fameuse recette que Ricord avait indiquée comme infaillible pour attraper la chaude-pisse : il disait qu'il suffisait de faire quelques excès alcooliques, de boire un peu plus que l'on n'en avait l'habitude au dîner, de passer sa soirée à vider quelques bocks en aimable et gracieuse compagnie, de se conduire ensuite vaillamment pendant la nuit et que si, dans de semblables conditions, on n'avait pas contracté une chaudepisse, c'est qu'on était protégé par les dieux.

Il est bien certain que chez un individu en cours d'intoxication alcoolique accidentelle, le gonocoque à peu près privé de virulence peut la recouvrer, ou tout au moins récupérer une virulence dont il était partiellement privé, et déterminer l'éclosion de maladies assez graves, de même que l'on voit le pneumocoque, par exemple, provoquer, chez un individu en état d'intoxication alcoolique, les phénomènes si intenses sur lesquels Maurice Raynaud avait attiré l'attention.

Laissez moi vous rappelez encore, sans y insister, la gravité toute particulière que revêt la syphilis fouettée, comme on l'a si justement exprimé, par l'alcool. Là n'est certes pas un des moindres méfaits de l'alcool que celui de plonger d'abord l'individu qui s'enivre dans un état lui enlevant tout pouvoir de discernement et le laissant exposé, sans défense possible, aux aventures dont savent si bien profiter les prostituées de bas étage, mais encore, le contage ainsi réalisé acquiert un degré remarquable de virulence ; et il n'est, pour ainsi dire pas de jour où mon collègue, le professeur Fournier, ne trouve l'occasion de montrer, dans son service de l'hôpital Saint-Louis, les ravages occasionnés par une syphilis évoluant sur un terrain amoindri et préparé par l'alcoolisme. C'est au point que l'on en vient à se poser cette question : lequel de la syphilis ou de l'alcoolisme doit être le plus et surtout incriminé.

XI° LEÇON

DOSE MORTELLE DE L'ALCOOL. INFLUENCE DES IMPURE-
TÉS. SUSCEPTIBILITÉ INDIVIDUELLE. — ÉLIMINATION
DE L'ALCOOL. — ALCOOLISME CHRONIQUE. MODIFI-
CATIONS SUBIES PAR LES FONCTIONS ORGANIQUES :
APPAREIL DIGESTIF, SANG ET CIRCULATION, RESPI-
RATION.

Avant d'aborder, d'une façon très superficielle, comme je vous l'ai déjà dit, l'étude de l'alcoolisme chronique, il me reste à envisager certains points intéressants de l'alcoolisme aigu, en raison surtout de leur application médico-légale. C'est, d'abord, la dose mortelle, c'est-à-dire capable de déterminer des accidents tellement graves que la mort soit le résultat de son ingestion en une seule fois. A ce sujet, les renseignements que vous pourrez trouver dans les divers ouvrages sont des plus différents.

Les chiffres qui ont été donnés relativement à l'expérimentation sur les animaux se rapprochent, dans une assez étroite mesure, de ceux que la clinique a permis d'obtenir : c'est ainsi que dans leurs expériences, Lussana et Albertoni sont arrivés à cette conclusion qu'une quantité de 6 grammes d'alcool par kilo d'animal est suffisante, lorsqu'elle est ingérée en une seule fois, pour déterminer la mort. Cette quantité se rapporte, bien entendu, à l'alcool absolu, de telle sorte que ces 6 grammes d'alcool absolu, si l'on transportait les expériences des animaux à l'homme, correspondraient à une quantité de 350 à 400 grammes d'alcool absolu pour un adulte du poids moyen de 65 kilos, c'est-à-dire, pour traduire cela sous une forme correspondant à la forme sous laquelle l'ingestion de l'alcool se fait le plus fréquemment, cette quantité correspondrait à 775 ou 890 centimètres cubes d'eau-de-vie à 45 p. 100.

Comme vous le voyez, cette quantité paraît très considérable; elle l'est, je crois, beaucoup trop; et ils sont assez nombreux, actuellement, les cas dans lesquels l'ingestion, en une seule fois, d'une quantité de cognac beaucoup moindre que celle que je viens d'indiquer, par exemple d'un demi-litre, a pu déterminer la mort. Je sais bien qu'il faut compter ici, quoiqu'on en dise actuellement, avec les impuretés qui augmentent dans une assez notable mesure la toxicité réelle de l'alcool éthylique : j'aurai l'occasion de revenir dans un moment sur cette question, mais il est temps de vous dire dès à présent, que cette question semble subir une évolution.

Tandis qu'autrefois, l'on était disposé à accorder aux substances accompagnant l'alcool ordinaire, et notamment aux alcools homologues supérieurs de l'alcool éthylique, une action toxique assez considérable intervenant dans l'évolution des phénomènes, actuellement, par un retour peut-être exagéré, on voudrait imputer à l'alcool éthylique seul ou presque seul, la totalité des accidents. Je crois que ces deux manières de voir sont exagérées chacune dans leur sens; et, s'il est incontestable, comme nous allons le voir, que l'alcool éthylique, à lui seul, constitue une substance éminemment toxique, vouloir à peu près innocenter de toute action encore plus énergiquement toxique les alcools supérieurs, les aldéhydes, les acétones, les produits de toute espèce qui accompagnent l'alcool éthylique dans les diverses boissons fermentées, est une erreur très grave, à mon sens.

Des quantités beaucoup moindres que celles que je viens d'indiquer, c'est-à-dire moindres qu'un demi-litre d'eau-de-vie ingéré en une seule fois, ont pu déterminer la mort dans certaines circonstances. C'est ainsi que l'on doit à Cramer une observation relative à un enfant de six mois chez lequel l'administration de deux cuillerées à soupe d'eau-de-vie, diluées dans une potion, avaient déterminé la mort dans l'espace de neuf heures. Dans ce cas, on avait donné l'alcool à cet enfant pour le calmer, suivant cette funeste habitude contractée par beaucoup de gens de la campagne. La quantité ingérée correspondait à 24 grammes d'eau-de-vie à 45 p. 100, soit à 10 grammes 80 d'alcool absolu. Cette quantité, dis-je, a suffi pour amener la mort de l'enfant dans l'espace de neuf heures, avec les symptômes d'alcoolisme aigu que j'ai décrits précédemment.

D'autre part, Gubler rapporte le fait d'un adulte ayant respiré des vapeurs d'alcool en transvasant, dans une cave, de l'alcool d'un fût dans des bouteilles; c'était un homme parfaitement sobre; il fut pris d'alcoolisme aigu à forme comateuse et il succomba dans l'espace de dix-huit heures. J'ai déjà appelé votre attention sur le fait de la très rapide absorption, dans l'organisme, de l'alcool pénétrant à l'état de vapeur, par l'intermédiaire de l'appareil respiratoire.

Un mot, Messieurs, sur la susceptibilité individuelle. C'est là encore une question sur laquelle on tend actuellement à faire prédominer des idées différentes de celles qui étaient acceptées jusqu'à présent. Tandis que pour Lasègue, — et pour ma part je partage absolument cette manière de voir, — il n'y avait pas d'égalité devant l'alcool, c'est-à-dire que, pour lui, chacun réagissait vis-à-vis de l'alcool suivant une modalité déterminée pas son idiosyncrasie, au contraire, maintenant, on tendrait à admettre l'égalité de l'empoisonnement devant l'alcool.

Je ne saurais trop, pour ma part, m'élever contre cette manière de voir, contre laquelle plaident absolument tous les faits que l'on peut observer. Il est de connaissance banale, vulgaire, que personne ne réagit vis-à-vis de l'alcool de la même façon; il n'y a pas deux individus au monde qui réagissent, en présence de l'alcool pas plus qu'en présence de toute autre substance médicamenteuse, du reste, de la même manière; et cela est surtout vrai pour l'intoxication chronique. Pour l'intoxication aiguë, cette inégalité est évidente même si les doses sont considérables. Mais cette inégalité, sur laquelle insistait avec tant de raison Lasègue, se montre surtout, lorsqu'il s'agit, comme nous le verrons, d'intoxication chronique.

Les cas d'intoxication aiguë par l'alcool sont assez nombreux. C'est ainsi qu'à Londres, dans l'espace de soixante-dix ans, d'après une statistique due à Sussmilch, il y a eu 1 200 cas de mort par cette cause. A Berlin, en six ans, Casper a noté 19 cas de mort dans les mêmes circonstances. En Russie, on a compté 650 morts dans l'année 1845, 676 dans l'année 1846. Enfin, en France, on a relevé dans l'espace de 7 ans, de 1840 à 1847, 1 622 morts par alcoolisme aigu. Je vous rappelle ce fait que, pour Devergie, la mort subite aurait pour origine et pour cause, dans un dixième environ des cas, l'alcoolisme aigu.

Ainsi que je l'ai signalé en insistant sur l'étude qui a été faite avec beaucoup de soin par Maurice Raynaud, très fréquemment, aussi bien chez les animaux que chez l'homme, à la suite d'une atteinte d'alcoolisme aigu, la question est jugée par une pneumonie souvent mortelle.

Mais, les modifications que l'alcoolisme aigu, et surtout, bien plus encore, l'alcoolisme chronique, apportent dans l'organisme, sont tellement profondes et durables, qu'elles influent jusque sur la descendance. C'est un fait absolument prouvé aujourd'hui, absolument certain, que celui de l'infériorité remarquable des produits obtenus lorsque la conception est faite en état d'alcoolisme subaigu ; c'est une des plus grandes causes de l'abatardissement de l'espèce.

Nous en avons la preuve expérimentale dans de très intéressantes recherches de M. Féré, desquelles il résulte que des embryons de poulet, couvés en présence de vapeurs d'alcool plus ou moins dilué, ont toujours donné naissance à des produits tératologiques très remarquables. M. Féré a montré que les différents alcools se conduisaient en cela suivant une valeur toxique absolument correspondante à la valeur toxique signalée dans les expériences de Dujardin-Beaumetz et Audigé ; et il a montré que les vapeurs de l'alcool éthylique, aussi bien que les autres vapeurs d'alcool, étaient capables, lorsque l'on faisait éclore des œufs en leur présence, de déterminer la formation de monstres : si les vapeurs d'alcool se trouvaient en quantité suffisante, elles empêchaient même absolument le développement des organismes. Je reviendrai, plus tard, sur ces remarquables résultats.

C'est donc une très grande cause de la dégénérescence de l'espèce, à rapprocher dans une très étroite mesure, sinon même à mettre avant les autres causes aussi importantes de même nature, telles que, par exemple, la syphilis et la tuberculose.

On a noté, dans ces dernières années, que la mortalité, pour les seuls hôpitaux de Paris, était due, pour plus d'un vingtième, aux habitudes alcooliques antérieures à la maladie ayant amené l'individu à l'hôpital ; et déjà en 1810, Odier, de Genève, pouvait écrire, dans son *Traité d'Hygiène*, que l'alcool, à lui seul, tue plus que toutes les maladies les plus perfides et les plus meurtrières.

J'ai voulu appeler votre attention sur ce point, surtout en raison des applications médico-légales que cet état d'alcoolisme aigu est susceptible de soulever. En effet, l'influence de l'ivresse, comme cause déterminante de la mort, doit être envisagée de différentes manières au point de vue médico-légal : d'abord, se présente tout naturellement l'influence de l'ivresse comme cause déterminante de la mort, en raison de la quantité d'alcool qui a été ingérée, et qui a pu, à elle toute seule, provoquer la mort; mais il est très fréquent de voir des blessures légères, reçues en état d'ivresse, déterminer la mort, par un contre-coup que vous vous expliquerez facilement après les détails que je vous ai donnés sur l'alcoolisme aigu. C'est ainsi par exemple, que des blessures très légères, chez un individu en état d'alcoolisme aigu, peuvent occasionner facilement la congestion céré- brale et pulmonaire à laquelle l'individu succombera.

D'autre part, vous pouvez être appelés à vous prononcer sur des cas de mort paraissant résulter du froid ou d'une blessure consécu- tive à une chute, alors que l'individu était en état d'ivresse. Dans ces deux cas, l'abolition de la sensibilité fait que le sujet n'a pas pu réagir; et alors, le plus souvent, on trouve des traces d'apoplexie méningée ou d'apoplexie pulmonaire; fréquemment aussi l'on voit la coexistence de ces lésions, apoplexie méningée et apoplexie pulmo- naire. Dans ces cas, j'ai déjà appelé votre attention sur le rôle très important joué par les émotions de différente espèce, et ce n'est pas, d'ailleurs, pour l'alcool seul que nous avons à tenir compte du rôle énorme joué par les émotions.

Je vous ai parlé, autrefois, du rôle très remarquable et prépondé- rant, bien mis en lumière par un certain nombre d'observateurs, que jouent les émotions relativement à l'intolérance subite manifestée par des épileptiques que l'on traitait par l'extrait de belladone, et qui étaient arrivés à absorber la dose journalière de 70 à 80 centigrammes d'extrait de belladone par vingt-quatre heures : tout d'un coup, sous l'influence d'une émotion vive, ces sujets manifestaient les symptômes de l'intoxication belladonnée, absolument comme s'ils avaient ingéré, en une seule fois, la dose de belladone capable de manifester des accidents graves.

Eh bien, il en est de même pour l'alcool; et l'on peut voir, sous l'influence d'une émotion violente, telle que saisissement, frayeur, colère, éclater une attaque de delirium tremens. D'ailleurs, de l'avis de tous les médecins-légistes, l'apoplexie pulmonaire, mais surtout l'apoplexie méningée, constituent des lésions qui sont, sinon cons- tantes, disait Tardieu, du moins extrêmement fréquentes, et presque caractéristiques de l'alcoolisme aigu. Il est bien entendu que ces lésions doivent être confirmées par l'examen du contenu de l'estomac et l'odeur des viscères qui ne manqueront jamais d'éclairer complètement sur la cause réelle de la mort.

Quelques mots, Messieurs, sur l'élimination et le passage de l'alcool dans les sécrétions. La durée de l'élimination et du contact avec les éléments anatomiques paraît influencer dans une très large mesure, comme nous l'allons voir, les lésions de l'intoxication chronique. C'est ainsi que les lésions du foie, les lésions des parois vasculaires, les lésions du système nerveux, sont certainement en rapport avec la durée pendant laquelle ces différents systèmes anatomiques sont en contact avec l'alcool. On sait maintenant, grâce aux expériences de Perrin, Lallemand et Duroy, que l'élimination par la voie pulmonaire dure en moyenne de huit à dix heures et que l'élimination rénale se prolonge pendant quinze à vingt heures : cela lorsqu'il s'agit de doses petites et moyennes, et lorsqu'elles sont applicables à un individu sain, c'est-à-dire, autant que possible, exempt de tares.

Mais, à côté de ce fait, je vous ai signalé celui-ci : lors que l'organisme est saturé d'alcool, le passage se fait par toutes les sécrétions et toutes les excrétions ; l'élimination est considérablement ralentie, puisque nous savons que tous les phénomènes de la nutrition subissent, par le fait de l'alcool, une action de ralentissement extrêmement énergique ; de telle sorte que la saturation de l'organisme est facilitée dans ce cas par la sorte de déchéance que subissent les différents éléments anatomiques qui ne peuvent plus se débarrasser de la substance toxique aussi rapidement qu'ils le faisaient au début.

Il est une sécrétion à propos de laquelle la considération de l'élimination présente un intérêt considérable : je veux parler du lait. Vous savez qu'à plusieurs reprises on a signalé le fait d'alcoolisme déterminé chez les nourrissons par des nourrices adonnées à l'alcool : bien souvent l'on voit des nourrissons avoir, sans cause apparente, des troubles digestifs, voire des convulsions ; si l'on fait surveiller alors la nourrice, on s'aperçoit que celle-ci, parfois sans se livrer à de véritables excès de boissons alcooliques, en consomme cependant une quantité supérieure à celle qui lui conviendrait ; et si l'on arrive à supprimer cette ingestion de boissons alcooliques, on voit les phénomènes dont je parlais tout à l'heure disparaître rapidement chez le nourrisson.

Cette question a été assez discutée, il y a quelques années, et un

savant, Max Stumpf, a fait des expériences sur les animaux. Malheureusement, il a très mal choisi l'espèce animale qui lui a servi pour
ses expériences : il a opéré sur des chèvres, et il a remarqué qu'après
les avoir alcoolisées, à forte dose, il n'était pas possible de déceler
des traces d'alcool dans leur lait. Mais ces expériences sont absolument fautives, parce que, d'abord, l'alcool ne passe pas dans le lait
ches les herbivores; et, d'autre part, la chèvre constitue un réactif
des plus insensibles vis-à-vis de l'alcool. Ça n'est pas, d'ailleurs, la
seule substance toxique pour laquelle nous voyons la chèvre présenter
une sorte d'immunité; vous savez que les chèvres peuvent manger
du tabac, de la belladone, du cytise, une quantité de substances
extrêmement toxiques, sans éprouver aucun phénomène d'intoxication. Sous l'influence de l'alcool, on observe seulement chez ces
animaux une notable augmentation des matières grasses dans le lait,
sans qu'il y ait trace du passage de l'alcool dans cette sécrétion.

D'autre part, un fait à rapprocher des précédents, que je crois
vous avoir déjà signalé et que nous devons à l'observation de
Béchamp et Estor, c'est l'existence d'une petite quantité d'alcool dans
le lait normal, quantité qui est très difficile à mettre en évidence,
mais qui provient, très probablement, de la métamorphose des substances amylacées dans l'organisme.

Un mot encore, Messieurs, sur les phénomènes de tolérance et
d'idiosyncrasie que l'on peut observer relativement à l'alcool. Il est
rationnel d'envisager ces phénomènes de tolérance dans deux circonstances, suivant que l'organisme est sain ou suivant que l'organisme est malade.

Lorsque l'organisme est normal, la tolérance varie d'abord, bien
entendu, avec les individus; en second lieu, avec l'état de vacuité ou
de plénitude de l'estomac; j'ai déjà appelé votre attention sur ces faits
que l'ingestion d'une quantité, même faible, d'alcool dans l'estomac
vide d'aliments, pouvait déterminer les premiers symptômes de
l'ivresse, alors que l'ingestion de la même quantité d'alcool dans un
estomac renfermant des substances alimentaires, n'était suivie
d'aucun symptôme extérieur révélateur de la présence de cet alcool.
En troisième lieu, la température de l'atmosphère exerce également
une influence assez considérable sur cette tolérance; enfin la latitude
et le climat.

On pensait autrefois, et c'est encore une croyance malheureusement répandue dans bien des milieux, que l'alcool était capable d'augmenter la calorification de l'organisme et de permettre de résister aux rigueurs des climats froids. Eh bien, les faits maintenant sont absolument certains, ils sont jugés par un grand nombre d'expériences : il est absolument évident, et cela ressort d'ailleurs des faits que j'ai cités relativement à l'influence de l'alcool sur la nutrition, que l'alcool diminue dans une notable mesure la résistance de l'organisme aux rigueurs des climats froids; et toutes les fois que, lors des expéditions dans les régions polaires, par exemple, les individus qui faisaient partie de ces expéditions ont eu le malheur de céder à la tentation de consommer une quantité un peu considérable de liqueurs alcooliques, il s'en est toujours suivi une diminution notable dans la résistance de ces individus, et, très souvent, on les a vu succomber à des maladies intercurrentes.

Dans la campagne de Russie de 1812, on avait également noté que les soldats faisant usage de liqueurs alcooliques succombaient aussitôt après dans la neige, en proie à une ivresse comateuse : il faut tenir compte ici de la privation d'aliments qui pouvait, dans une certaine mesure, modifier les phénomènes; mais il est de connaissance courante que les ivrognes exposés brusquement à une température basse succombent fréquemment, et à court délai, à cette même forme comateuse. Les religieux du mont Saint Bernard assurent que l'alcool est la cause la plus fréquente de la mort des voyageurs au milieu des neiges.

Dans les climats chauds, les phénomènes auxquels peut donner lieu l'alcool consistent surtout en troubles gastro-intestinaux, en hépatites et en abcès du foie.

S'il est vrai de dire qu'à très faible dose l'alcool est un excitant des systèmes nerveux et musculaire et peut combattre, dans une certaine mesure, la torpeur et l'engourdissement dus au froid, vous savez avec quelle rapidité les petites quantités d'alcool qui peuvent, au début, amener ces phénomènes utiles perdent cette action, combien vite on est amené fatalement à élever les doses, et, par conséquent, à arriver avec une très grande rapidité à ces doses nuisibles et auxquelles ressortissent les phénomènes d'intoxication chronique sur lesquels je vais avoir à appeler votre attention dans un moment.

Relativement à l'organisme malade, on observe pour la tolérance de l'alcool des faits extrêmement intéressants. D'abord, on peut observer ceci : c'est que la diminution de l'activité circulatoire, et, par suite, de l'absorption, détermine, dans certains états pathologiques, une tolérance extraordinaire pour l'alcool. Dans certains cas, également, on peut observer un état réfractaire des organes qui sont en quelque sorte anesthésiés par de l'acide carbonique ou par toute autre cause du même genre. Dans ces circonstances, c'est à une diminution plus ou moins notable de l'excitabilité des centres nerveux qu'il faut attribuer la tolérance que l'on peut alors remarquer pour l'alcool. D'autre part, dans les états fébriles, l'excrétion plus rapide, les oxydations beaucoup plus intenses, en raison de la suractivité fonctionnelle, permettent justement l'ingestion et la tolérance d'une quantité d'alcool de beaucoup supérieure à celle qui, à l'état normal, pourrait traverser l'organisme sans déterminer des accidents plus ou moins graves.

Enfin, l'action paralysante de l'alcool se trouve contre-balancée lorsque les cellules nerveuses sont continuellement excitées par une cause pathologique; et c'est dans ces cas surtout que l'on voit des phénomènes de tolérance absolument extraordinaires. C'est chez les polydipsiques et les hystériques, par exemple, que l'on a pu relever les faits de tolérance les plus remarquables que l'on connaisse : tel ce malade polydipsique de Pidoux, qui, tous les jours, pendant une semaine, put absorber un litre d'eau de vie sans éprouver le moindre malaise ni les symptômes de l'ébriété; telle la malade de Morel, une hystérique qui, tous les jours et pendant plusieurs mois, put absorber également plus d'un litre d'eau-de-vie sans qu'aucun phénomène extérieur vînt traduire l'action exercée par cette quantité considérable d'alcool.

Il est incontestable, relativement à l'action exercée par l'alcool sur l'économie, que tous les organismes sont impressionnés de la même façon, mais répondent chacun à leur manière, suivant leurs facultés particulières, leurs fonctions, suivant l'organe sur lequel l'alcool va surtout porter son action, d'une façon en quelque sorte élective, suivant les caractères propres à son animalité; mais surtout, suivant la *qualité* des cellules cérébrales et médullaires des individus. C'est ainsi que nous voyons l'homme, par exemple, réagir en présence de l'alcool d'abord par ses facultés intellectuelles qui traduisent, en premier lieu, l'action de la substance toxique : cette action subit des variations suivant le degré d'exercice et de culture de ces facultés.

Chez les animaux, au contraire, ce sont les irrégularités des mouvements, l'incertitude de la démarche, qui constituent les premiers signes de l'intoxication par l'alcool, démontrant ainsi la prédominance des électivités bulbo-médullaires sur les électivités cérébrales. Nous verrons plus tard, à propos de la morphine, de très remarquables et plus topiques exemples de ces électivités différentes suivant les organismes.

Alcoolisme chronique. — J'arrive maintenant, Messieurs, à l'étude de l'alcoolisme chronique, ou, pour mieux dire, à une vue d'ensemble, aussi restreinte que possible, sur l'alcoolisme chronique, car cette question est beaucoup trop considérable pour pouvoir être traitée ici comme elle le mériterait. Je ne saurais mieux commencer cette étude, à la fois pour vous prouver toute son importance et pour m'excuser de la résumer aussi brièvement, qu'en répétant ce que Lasègue disait, en 1860, à propos de l'alcoolisme chronique : « De quelque côté qu'on l'envisage, la question de l'alcoolisme est une des plus hautes qu'en puisse concevoir, et chaque fois qu'on touche à un seul des problèmes qu'elle soulève, on est entraîné au delà des limites qu'on s'était posées, ou honteux d'aborder un si petit point de doctrine, à côté de ceux qu'on laisse en dehors. »

Cet alcoolisme chronique résulte de l'introduction, longtemps continuée, dans l'organisme soit de doses excessives, soit, bien plutôt, de l'ingestion répétée, surtout chez les individus prédisposés, d'une certaine dose d'alcool impossible à déterminer, même d'une façon approximative, tant les susceptibilités individuelles sont, à cet égard, mobiles et variées. Ce sont les ingestions continuelles qui déterminent, surtout chez les individus prédisposés, des troubles fonctionnels nombreux et multiples, rendus incurables, plus tard, par des lésions organiques qui ne tardent pas à devenir définitives.

Selon la susceptibilité particulière de l'individu, ce sont tantôt les fonctions organiques, tantôt le système nerveux, qui sont plus ou moins frappés ; mais tôt ou tard, et dans tous les cas, l'individu présente des symptômes de déchéance plus ou moins profonde. Cette considération va précisément nous faire adopter la division suivante. Nous allons nous occuper, en premier lieu, de la manière dont les fonctions organiques sont affectées sous l'influence de l'alcoolisme chronique, puis de la façon dont les fonctions du système nerveux sont influencées dans les mêmes conditions. Anatomiquement, l'alcoolisme chronique est caractérisé par des inflammations spéciales, non suppuratives, ou par la dégénérescence graisseuse des organes; symptomatiquement, par des troubles fonctionnels divers affectant surtout le système nerveux et l'appareil digestif.

Du côté des fonctions organiques, ce sont surtout les fonctions digestives qui traduisent les premières l'intolérance pour l'alcool. Faut-il voir dans ce fait le résultat de l'action exercée directement par l'alcool sur la muqueuse gastro-intestinale? Cela est extrêmement probable, car nous verrons plus tard que, si les fonctions digestives traduisent les premières l'impression exercée par l'alcool, ce sont les nerfs, c'est le tissu nerveux qui retient l'alcool avec le plus d'énergie et manifeste, à l'égard de cette substance toxique, la susceptibilité la plus considérable. C'est précisément en raison de l'irritation répétée et de l'afflux sanguin causé sur la muqueuse gastrique par la présence continuelle de l'alcool, que l'on peut voir se produire d'abord des lésions qui sont passagères, mais qui ne tardent pas à devenir définitives, si l'ingestion de l'alcool est continuée pendant un certain temps.

Ces lésions se traduisent par l'état saburral de la bouche, par une digestion lente et pénible, des vomissements et des régurgitations matinales désignées par Hufeland sous le nom de *Vomitus matutinus*, c'est la pituite des buveurs. En même temps, l'on voit survenir des éructations acides et une inappétence habituelle plus ou moins considérable.

L'absorption journalière, mais surtout à jeun, détermine une inflammation chronique, la diminution du suc gastrique et une abondante sécrétion de mucus, qui vient entraver, dans une large mesure, la digestion des matières albuminoïdes. Parfois même, au bout d'un certain temps, par suite de la répétition de cette action irritante, on peut voir survenir des ulcérations, aboutissant alors à la gastrite chronique, ou à la gastrite ulcéreuse. Le catarrhe chronique est extrêmement fréquent chez les buveurs; il en est de même de l'ulcère simple de l'estomac que l'on a signalé comme étant un des accidents les plus habituels que puisse entraîner l'usage abusif de l'alcool. Ces ulcérations se produisent par suite de la nécrobiose de la muqueuse : les petits vaisseaux sont oblitérés par le fait du contact de l'alcool qui coagule le sang; il se forme, en conséquence, des eschares; et, bientôt, cette eschare s'élimine, en repoussant et en détruisant toutes les glandes qui recouvrent la surface de la muqueuse.

On a une preuve de la véracité de cette interprétation, d'abord dans ce fait que, dans les expériences que l'on peut réaliser sur les animaux, on voit les lésions se produire sur la muqueuse de l'estomac de telle façon que le grand diamètre des ulcérations est toujours dirigé suivant le sens des vaisseaux; et, d'autre part, on en a une confirmation expérimentale sur l'homme, faite par Beaumont, qui, chez son canadien à fistule gastrique, avait pu constater que l'introduction d'une certaine quantité d'alcool dans l'estomac, déterminait immédiatement de petites suffusions sanguines, et même de petites hémorrhagies *in situ*, aux endroits précis où l'alcool avait été au contact de la muqueuse.

A ces phénomènes succèdent bientôt l'épaississement, l'hypertrophie, puis, finalement, une rétraction de la muqueuse.

La muqueuse intestinale est peu altérée; seul, le duodénum est assez fortement hyperémié, et l'on y observe même quelquefois de petites ecchymoses ou même des ulcérations semblables à celles de la région pylorique de la muqueuse stomacale. L'influence exercée par l'alcool sur l'intestin se traduit par des alternatives de diarrhée et de constipation : on a constaté parfois une entérite ulcéreuse avec coliques, tension de l'abdomen, lientérie et hémorrhagies.

Suivant la nature de la boisson alcoolique, on peut voir des phénomènes précisément opposés chez les différents individus. Chez les buveurs de bière, par exemple, on constate la dilatation de l'estomac, au lieu que c'est au contraire une rétraction, un rétrécissement de l'estomac, que l'on peut observer chez les buveurs d'eau-de-vie. Dans tous les cas, la vascularisation de la muqueuse est plus ou moins intense; cette muqueuse est parsemée de taches ecchymotiques, puis, plus tard, sous l'influence des progrès de l'intoxication, on voit la muqueuse épaissie, rétractée, pigmentée, couverte de mucus épais, visqueux; et, à sa surface, on remarque des saillies formées par l'hypertrophie des glandes qui sont en voie de dégénérescence granulo-graisseuse.

Ces phénomènes ont été observés à plusieurs reprises sur des individus chez lesquels des attaques de délirium tremens avaient déterminé brusquement la mort, alors qu'ils étaient seulement en puissance des lésions du premier degré dont je viens de parler; parfois même, on a signalé chez les alcoolisants chroniques une hypertrophie de la muqueuse de l'estomac rappelant, dans une certaine mesure, les modifications que l'on observe chez les cancéreux : ce n'est plus seulement la muqueuse qui participe à l'irritation, c'est le plan sous-jacent de la couche celluleuse formée par le tissu conjonctif sous-muqueux, c'est même le plan musculaire qui intervient, et l'on peut voir à la surface de l'estomac des proliférations plus ou moins analogues à celles que l'on peut observer dans le cas de cancer. Quelquefois, ces proliférations se mettent à suppurer, produisant alors les phénomènes de la gastrite phlegmoneuse aiguë, qui a été si bien étudiée autrefois par Leudet ; mais, le plus souvent, il se produit ce que l'on a appelé la gastrite ulcéreuse. Parfois, au lieu de cet épaississement, on observe, au contraire, le ramollisse-ment de la muqueuse stomacale ainsi que celui de la muqueuse intestinale au voisinage du pylore.

L'intestin est peu touché par l'alcoolisme chronique ; mais cependant, il est une région qui constitue un siège de prédilection pour les lésions qu'on y peut rencontrer, c'est le cæcum : on observe alors dans le cæcum un épaississement avec induration et coloration ardoisée de la muqueuse ; on voit aussi l'hypertrophie des glandules et, parfois même, des ulcérations ressemblant à celles que l'on peut trouver dans l'estomac et que je viens de décrire.

On a signalé également, dans un certain nombre de cas, des alté-rations de la couche épithéliale de la muqueuse, plus ou moins ana-logues à celles que l'on peut rencontrer soit dans la tuberculose, soit dans l'urémie, et il y a lieu de faire le diagnostic différentiel entre ces diverses lésions. Ce diagnostic reposera surtout sur le siège des lésions et leur forme : dans le cas de tuberculose, les lésions siègent principalement, sinon même exclusivement, dans la dernière portion de l'intestin grêle et affectent surtout la disposition circu-laire ; tandis que lorsqu'il s'agit des lésions dues à des accidents urémiques, c'est surtout dans la dernière portion du gros intestin qu'on peut les observer. D'ailleurs, ainsi que nous le verrons bientôt, les accidents urémiques ou la tuberculose venant très sou-vent compliquer les accidents de l'alcoolisme chronique, il n'est pas rare de voir ces différentes lésions coïncider et avoir alors une ori-gine mixte.

Il est tout naturel qu'en présence d'accidents tels que ceux que je viens de décrire il existe une dyspepsie plus ou moins intense, une dyspepsie gastrique aussi bien qu'une gastrite véritable, résultant de l'ingestion de l'alcool. Et à ce point de vue, Messieurs, j'attire votre attention sur la fréquence avec laquelle ce genre de dyspepsie est déterminé, depuis quelques années surtout, par l'emploi abusif que l'on a fait des vins dits stimulants, fortifiants, absorbés dans le but de réconforter l'organisme, ou des vins absorbés sous le prétexte de faire pénétrer dans l'économie le quinquina, la kola ou d'autres substances présentées sous forme de vins médicamenteux.

A côté de l'estomac, le foie est, de tous les organes digestifs, celui qui subit le plus fréquemment et le plus facilement les phénomènes de l'intoxication alcoolique. L'absorption de l'alcool par la muqueuse digestive détermine, comme vous le savez, le passage immédiat de l'alcool par la veine porte : on peut dire que l'affinité élective des cellules du foie pour l'alcool est moindre que l'affinité de même genre des cellules du système nerveux; mais cependant, l'élimination est plus longue par le foie, et, ainsi que je le disais tout à l'heure au point de vue des lésions que l'on peut observer dans l'estomac, c'est probablement à cette cause qu'il faut attribuer la fréquence, la constance même, peut-on dire, des altérations que l'on rencontre chez les alcooliques du côté du foie.

Le foie joue, comme vous le savez, un rôle protecteur; mais ici, comme dans toutes les intoxications, d'ailleurs, mais plus peut-être avec l'alcool, le foie joue ce rôle à ses dépens. Ce sont d'abord des congestions plus ou moins fréquentes, plus ou moins répétées; plus tard se montre une cirrhose spéciale caractérisée par une hépatite interstitielle accompagnée d'ascite, et qui vient, par retentissement, s'ajouter aux troubles digestifs dont je parlais il n'y a qu'un moment. C'est surtout à titre d'organe vasculaire que le foie est atteint et intéressé par l'alcool. Le plus ordinairement, on peut voir la coexistence de la dégénérescence graisseuse qui peut, dans certains cas, se montrer, et qui se montre même seule au début de l'intoxication chronique.

Il faut noter ici l'influence possible, probable même, je dirais volontiers certaine, de substances toxiques différentes de l'alcool, des alcaloïdes, des aldéhydes, des acétones, des acides, des sels minéraux, qui peuvent exister dans les différentes boissons donnant lieu à l'intoxication alcoolique; car il est presque inutile de dire que cette intoxication alcoolique se produit presque aussi souvent avec les boissons dites hygiéniques, la bière, le vin, qu'elle se produit avec l'alcool proprement dit ou les différentes boissons éminemment alcooliques, telles que les apéritifs, l'absinthe, le bitter, etc.

Cette action nuisible, mais certainement effective, des substances dont je viens de parler, a été mise en évidence par un certain nombre d'observateurs, mais interprétée par eux de façon assez différente. En effet, tandis que Leudet, dans ses très intéressantes études sur l'alcoolisme, dit que la cirrhose est beaucoup plus fréquente en Angleterre, et en attribue la cause surtout à l'ingestion de l'alcool, principalement sous forme d'eau-de-vie, M. Lancereaux n'est pas du tout de cet avis : il attribue la cirrhose plutôt au vin, et même il l'attribue, pour une large part, au sulfate de potasse contenu dans les vins qui ont été plâtrés. C'est, au début, une phlébite et une périphlébite portales qui signalent l'action de l'alcool sur le foie. On croyait autrefois que la cirrhose atrophique se montrait presque exclusivement sur les animaux; mais un récent travail dû à M. Laffite a prouvé, en expérimentant sur les animaux soit à l'aide de l'alcool pur, soit au moyen des différentes boissons susceptibles de déterminer l'alcoolisme, que l'on peut provoquer un alcoolisme expérimental du foie différent de celui que l'on peut rencontrer chez l'homme.

C'est principalement en Angleterre que cette relation de la cirrhose atrophique avec l'alcoolisme a été bien étudiée et mise en évidence; d'ailleurs le nom qui a été donné en Angleterre à cette cirrhose le prouve absolument : les anglais appellent la cirrhose atrophique le *Gin-drinker's liver*, c'est-à-dire le « foie des buveurs d'alcool. » Cette cirrhose alcoolique constitue d'ailleurs, dans l'espèce des cirrhoses, une variété nettement caractérisée. On constate la transformation fibreuse des éléments conjonctifs, puis le retrait de l'organe par suite de l'élasticité du tissu fibreux de nouvelle formation, enfin la dégénérescence atrophique et graisseuse.

Au début, il y a augmentation de volume, injection du parenchyme; puis, au bout d'un certain temps, on voit survenir l'atrophie de la glande hépatique, sa vascularisation est diminuée, des bosselages tout à fait particuliers se forment et donnent au foie l'aspect granuleux de sa surface, ce qui imprime au foie alcoolique des caractères tout à fait particuliers. On peut observer des colorations très différentes, soit une coloration brunâtre, soit une coloration jaunâtre, suivant la prédominance du pigment ou de la substance graisseuse.

L'intoxication venant à continuer, les produits nocifs ne sont plus arrêtés par les cellules hépatiques, qui se trouvent saturées et en état de moindre résistance, plus ou moins incapables, par conséquent, de remplir leurs fonctions normales ; l'irritation inflammatoire pourra alors atteindre les rameaux des veines sus-hépatiques et déterminer la cirrhose bi-veineuse, qui sera à la fois une cirrhose interstitielle et une cirrhose parenchymateuse. Mais, dans d'autres cas, — et les expériences de M. Laffite semblent donner à cette pathogénie une importance très considérable, — la propagation de l'inflammation gastro-intestinale par les voies biliaires, le canal cholédoque, les canalicules, le tissu conjonctif qui les entoure, peut donner naissance à une cirrhose hypertrophique. Cette action exercée par l'alcool, d'une part sur les veines hépatiques, d'autre part sur les canalicules biliaires, sur les cellules hépatiques elles-mêmes, explique la variété des accidents et la multiplication des différentes espèces de cirrhoses, encore compliquées par la susceptibilité individuelle et par l'action surajoutée des substances différentes de l'alcool.

Un fait à noter, c'est celui de la prédisposition héréditaire qui joue un rôle considérable dans les manifestations de la cirrhose chez les individus alcooliques. On a pu, en effet, dans un certain nombre de circonstances, noter ce fait que la cirrhose se produisait par suite d'une prédisposition héréditaire, très marquée, dans des familles d'alcooliques. D'autre part, un second fait qu'il n'est pas sans intérêt de mettre en évidence, parce qu'il se rattache à un phénomène que j'ai déjà signalé relativement à l'action dissolvante de l'alcool sur certains principes immédiats de l'économie, c'est celui-ci : on trouve très fréquemment des calculs de cholestérine dans la vésicule biliaire des individus en puissance de cirrhose alcoolique ; or, ainsi que nous le verrons plus tard, on trouve également dans la substance nerveuse, chez les vieux alcooliques, des concrétions de cholestérine enfermées dans des sortes de petits kystes qui se forment, probablement, par suite de la dissolution partielle que l'alcool exerce sur la substance nerveuse elle-même.

Je vous disais tout à l'heure, Messieurs, qu'il avait été fait dans ces dernières années des expériences relatives à l'action que l'alcool pouvait exercer sur le foie chez les animaux ; ces expériences ont été reproduites dans une thèse qui a été soutenue dans ces dernières années à la Faculté de Paris par M. Laffite. Il est résulté des observations très nombreuses auxquelles s'est livré cet observateur que le foie alcoolique expérimental, comme il l'appelle, diffère dans une assez notable mesure du foie alcoolique des véritables buveurs. Ce foie de l'alcoolisation expérimentale est légèrement augmenté de volume, plus ou moins congestionné, mais sa surface est lisse, ne présente pas l'aspect granuleux qui est si remarquable dans le foie des alcooliques, et le parenchyme n'en est pas induré. Si l'on fait des coupes de ce foie et qu'on les observe au microscope, on voit que la lésion provoquée est toujours identique, et que la cellule est touchée primitivement; il n'y a ni la phlébite, ni l'artérite que l'on observe d'une façon au contraire constante dans le foie des alcooliques.

Il en résulte, pour M. Laffite, que l'alcool porte son action surtout sur la cellule hépatique, laissant intacte la trame conjonctivo-vasculaire. La cellule hépatique est simplement atrophiée; il ne se produit ni phlébite, ni artérite, mais seulement une lésion de la paroi des capillaires déterminant la formation de nombreux foyers d'hémorrhagies punctiformes. Comme conséquence, l'abus des boissons spiritueuses ne paraît pas être la cause unique de cette cirrhose, décrite par Laënnec et qui porte le nom de cirrhose atrophique, hépatite ou cirrhose de Laënnec; et peut-être faut-il attribuer un rôle prépondérant à l'influence de la propagation qui peut se faire au foie par la voie de la muqueuse gastro-intestinale. L'inflammation, et surtout l'ulcération de la muqueuse gastrique, en ouvrant une voie sanguine ou lymphatique aux micro-organismes contenus normalement ou accidentellement dans l'estomac, peuvent retentir sur le foie et provoquer des phénomènes irritatifs des espaces périlobulaires, amenant ainsi la forme de cirrhose si commune chez l'alcoolique. Mais d'autres interventions que celle de l'alcool, et notamment celle du plomb, peuvent provoquer identiquement les mêmes phénomènes.

La stéatose du foie constitue une lésion qui est, en général, l'indice d'une intoxication durant depuis un certain temps. On a pu cependant l'observer chez des sujets, en état de bonne santé apparente, qui furent enlevés par une attaque de delirium tremens, spontanée, ou bien provoquée à la suite d'un traumatisme quelconque. Il semble donc que, dès le début, dès que l'alcool traverse le foie en quantité supérieure à celle que l'organisme est capable de transformer ou d'éliminer à l'état normal, cette dégénérescence graisseuse du foie soit un des premiers phénomènes qui signalent son action. Cependant, c'est surtout chez les vieux buveurs que l'on peut voir cette stéatose avec tous ses caractères, évidemment parce que c'est surtout chez les anciens buveurs que l'on a occasion de faire des autopsies. Cette stéatose et l'augmentation du volume du foie au début se traduisent par l'épaississement, qui est remarquable surtout au niveau du bord libre : lorsque la dégénérescence a atteint un degré assez avancé, on peut voir que l'aspect macroscopique du foie est complètement changé et qu'au lieu de présenter une forme aplatie, il tend à ressembler à une masse plus ou moins exactement cubique.

Je vous ai signalé, en parlant de l'alcoolisme aigu, l'ictère que l'on peut voir survenir assez fréquemment; on a signalé également l'ictère dans les cas d'alcoolisme chronique, mais d'une façon beaucoup plus rare. Cependant, il faut sans doute rattacher à cet ictère une coloration terreuse tout à fait particulière du tégument, coloration qui a dû sans doute vous frapper, car tout le monde a vu des alcooliques chroniques : cette coloration du tégument est telle que, bien souvent, tout en ne permettant pas à elle seule de faire le diagnostic, du moins elle met sur la voie et contribue efficacement au diagnostic de l'alcoolisme chronique.

Quant aux autres organes accessoires du tube digestif, ils ne présentent que fort peu de lésions. La rate est hypertrophiée, lorsque le foie est atteint de cirrhose. Quelquefois, au contraire, on la trouve petite, ratatinée et adhérant au diaphragme par des productions néoplasiques insérées sur sa coque qui présente alors l'aspect épaissi et opaque. Quant au pancréas, très fréquemment, il est le siège d'une dégénérescence graisseuse ou d'une atrophie ressemblant à celle du foie cirrhotique.

Voyons maintenant les lésions que l'alcoolisme chronique peut déterminer du côté du rein : ces lésions sont moins fréquentes et moins connues que celles du foie, mais cependant on sait qu'il existe des rapports extrêmement fréquents entre l'alcoolisme et la maladie de Bright; ces rapports ont été mis en évidence surtout par la magistrale étude de Magnus Huss, qui, en 1852, l'un des premiers, sinon même le premier, a fait de l'alcoolisme une description magistrale, qui n'a jamais été dépassée depuis. La dégénérescence granuleuse des reins brightiques a été observée dans plus du tiers des cas en relation avec l'alcoolisme. Par ordre de fréquence, c'est d'abord la dégénérescence, puis l'atrophie des reins qu'on peut observer. Le mécanisme qui détermine ces lésions est, en somme, assez obscur. Si l'on peut, d'une part, admettre qu'il se fait une congestion rénale pendant l'élimination de l'alcool, bien que, comme nous le savons, la quantité d'alcool éliminée par le rein soit extrêmement faible, on peut incriminer, d'autre part, la desquamation épithéliale des tubuli qui seraient excités par la diurèse que nous savons atteindre une proportion assez considérable.

D'autre part, il est un fait expérimental et par conséquent certain, c'est qu'on peut très bien déterminer l'albuminurie chez les animaux par injection d'alcool dans le sang. Cette albuminurie se produit sans hémoglobinurie, sans apparition d'hématies dans l'urine; elle est accompagnée seulement d'une hyperémie plus ou moins vive de la couche corticale du rein. C'est là, d'ailleurs, un phénomène tout à fait transitoire, ne laissant après lui aucune lésion apparente, et tout à fait comparable, sous ce rapport, à cette élimination urinaire de bile que l'on avait signalé comme un phénomène assez fréquent dans les cas d'alcoolisme aigu : cette élimination de bile par les urines se produit en effet sans qu'il subsiste à sa suite aucune lésion quelconque du foie.

Les reins chez les alcooliques subissent d'abord une dégénérescence graisseuse. On peut voir qu'ils conservent tout d'abord leur volume, leur aspect régulier, ou bien, à une époque plus avancée, c'est à peine si leur volume augmente; la substance corticale présente une coloration jaunâtre, soit uniforme, soit par plaques; les glomérules sont injectés, les tubuli sont distendus par des granulations graisseuses contenues dans les cellules épithéliales volumineuses, plus ou moins déformées. La substance des pyramides peut présenter des lésions de ce genre, mais à un degré moins avancé.

Si la lésion va plus loin, c'est-à-dire si elle arrive jusqu'à l'atrophie, on voit que le rein a diminué de volume et qu'il offre un aspect granuleux tout à fait particulier. Sa surface est parsemée de granulations ressemblant, dans une certaine mesure, à celles que je signalais tout à l'heure à la surface du foie. La substance corticale est amincie et la trame conjonctive est épaissie, surtout au pourtour des glomérules qui sont comprimés et atrophiés par elle. Les épithéliums sont granuleux et altérés. En même temps, on voit que les granulations parsemant la surface présentent, d'une façon constante, un volume plus petit et sont plus régulièrement distribuées que celles que l'on peut observer dans toutes les autres sortes de néphrites toxiques comparables, dans une certaine mesure, à celle déterminée par l'alcool.

En rapport avec les altérations que je viens de signaler, on trouve de l'anasarque, une décoloration plus ou moins considérable des téguments, et une modification dans la quantité, et dans la qualité surtout, des urines. Alors qu'au début, sous l'influence de doses un peu considérables d'alcool, la diurèse est augmentée, au contraire, lorsque l'alcoolisme chronique atteint une certaine période, la diurèse se trouve diminuée dans une assez notable proportion. Mais en même temps, et point beaucoup plus intéresant, on observe une augmentation notable des déchets dans l'urine, la nutrition éprouvant le contre-coup des accidents que je vous ai décrits, l'alcoolique subissant une déchéance notable. Les oxydations, les échanges dans l'organisme se font avec une intensité beaucoup moindre qu'à l'état normal ; et cette diminution dans l'intensité de la nutrition se traduit par l'élimination urinaire d'une quantité assez considérable de déchets, parmi lesquels on peut remarquer surtout l'acide urique. Fréquemment même, à cette période, on peut observer l'élimination par l'urine de cellules épithéliales et de granulations graisseuses provenant des tubuli. L'albuminurie est également assez fréquente dans ces cas ; et le catarrhe vésical est un symptôme presque constant de l'alcoolisme chronique, dès que les reins sont touchés.

Les testicules et les ovaires sont, à une certaine période, plus ou moins énergiquement intéressés par l'alcool. Tout d'abord, du côté des testicules, on peut constater une atrophie plus ou moins considérable. Comme vous le savez, après avoir excité l'appétit vénérien, l'alcool ne tarde pas à le diminuer dans un très notable mesure ; et, sous ce rapport, les alcoolisants chroniques sont assez comparables, à une certaine période de l'évolution de leur affection, aux morphinomanes : comme chez ces derniers, l'érection devient plus ou moins incomplète et même, à un moment donné, absolument impossible ; et l'on observe non seulement des modifications dans la structure anatomique des testicules et des vésicules séminales, mais même des modifications dans la sécrétion du sperme. Chez la femme, on observe également des troubles plus ou moins notables de la menstruation, une atrophie des ovaires; et il est fréquent, chez les femmes qui s'adonnent à l'alcool, de voir cesser la menstruation à un âge où cette fonction est bien loin de cesser habituellement.

L'abaissement de la virilité qui résulte de cette ingestion continue de l'alcool a un retentissement notable sur les produits de la conception. Ce fait est connu depuis fort longtemps; et il n'avait pas échappé aux hommes de l'antiquité, qui étaient d'excellents observateurs, car dans toutes les Républiques anciennes on voit des traces de l'attention apportée par le législateur à la diminution de la valeur des produits de la conception sous l'influence de l'alcoolisme aigu ou chronique : c'est ainsi qu'à Carthage une loi défendait absolument toute boisson autre que de l'eau le jour de la cohabitation maritale. D'autre part, nous savons par les faits historiques que dans les Républiques grecques, à Athènes, à Lacédémone et ailleurs, on faisait enivrer les esclaves, les Ilotes, de façon à inspirer au peuple, et surà la jeunesse, la répulsion et le mépris pour l'abus des boissons alcooliques.

Les indications que je vous ai données précédemment vont me permettre d'être assez bref relativement à l'influence exercée par l'alcoolisme chronique sur le sang et la circulation. J'ai signalé déjà ce fait de l'accumulation de gouttelettes graisseuses dans le sang des individus ou des animaux soumis à l'influence d'une quantité d'alcool un peu considérable; mais les palpitations, l'essoufflement, l'oppression au moindre exercice et la teinte terreuse particulière que je signalais tout à l'heure, révèlent, mieux que tout autre phénomène, la diminution de l'hématose, qui se produit sous l'influence de l'alcool. Cette diminution de l'hématose, à une certaine période de l'alcoolisme chronique, peut correspondre à une anémie avec état de cachexie plus ou moins profonde. Vous avez sans doute tous vu, dans les services hospitaliers, des individus en état d'alcoolisme chronique assez avancé et présentant du purpura ou de la mélanodermie.

Le cœur est intéressé, et, comme les différents organes dont j'ai parlé, est susceptible de subir, par le fait de l'alcool ingéré pendant un temps suffisamment long et à doses suffisamment répétées, la dégénérescence graisseuse. Mais cette dégénérescence présente un aspect assez particulier : les dépôts graisseux se montrent surtout à la base, sous le feuillet viscéral du péricarde. Les fibres musculaires deviennent plus ou moins granuleuses; de là précisément un obstacle à leur expansion et au travail normal de ces fibres, qui explique en partie les phénomènes dont je parlais tout à l'heure.

D'ailleurs, les anatomo-pathologistes ont caractérisé cette lésion, que l'on peut observer sur le cœur des individus alcooliques du nom de *myocardite partielle chronique*, qui peint parfaitement les lésions que je suis en train de vous décrire. Parfois même on a signalé des lésions des valvules aortiques, ressemblant plus ou moins à celles que l'on peut observer chez les individus affectés de rhumatisme articulaire aigu.

Avec ces lésions coïncident alors des palpitations, de la dyspnée avec sensation de constriction thoracique ; de la faiblesse, de l'inégalité et du ralentissement du pouls, surtout lorsqu'il y a surcharge graisseuse du cœur. Enfin, à une certaine période de l'alcoolisme, l'œdème des membres inférieurs est très fréquent et à rapprocher également des manifestations dont je viens de parler. On a même signalé parfois, chez certains alcooliques, des symptômes d'asystolie, dus précisément à cette dégénérescence graisseuse du cœur.

On a signalé également l'inflammation des tuniques des veines et des artères, notamment l'endartérite, sur laquelle j'aurai à revenir, lorsque je parlerai de l'action subie par le tissu nerveux et par l'appareil circulatoire : nous verrons que cette lésion joue un rôle considérable dans les phénomènes qui sont dus à l'alcoolisme chronique.

Un mot sur les modifications de la respiration : elles sont, naturellement, en accord avec ce que j'ai dit de l'élimination de l'alcool par l'appareil respiratoire. Cet appareil éliminant une proportion assez notable d'alcool, il est tout à fait rationnel que des altérations dues à ce contact répété, constant, peut-on dire, dans le cas d'alcoolisme chronique, se produisent sur la muqueuse des voies respiratoires. Ces lésions consistent, en ce qui concerne l'appareil respiratoire extérieur, en laryngo-bronchite : la voix est enrouée, rauque ; on peut même observer une aphonie plus ou moins complète. Le matin, presque en même temps que se produit le *vomitus matutinus*, les individus qui présentent ces accidents de laryngo-bronchite ont une exsudation muqueuse dont ils cherchent à se débarrasser en faisant le *hem !* caractéristique de cet acte. D'autre part, on a signalé également la congestion aiguë du poumon, avec ou sans infiltration sanguine ; cette congestion siège principalement aux bords postérieurs et aux bases.

Mais c'est principalement la pneumonie qui constitue un des facteurs les plus graves des accidents que peut présenter l'appareil respiratoire : cette pneumonie se distingue par une suppuration très rapide, un état d'agitation intense, du délire, des phénomènes typhoïdes, ataxiques ou adynamiques, qui lui donnent une tournure tout à fait particulière. Je vous rappelle que cette pneumonie vient très souvent juger l'alcoolisme chronique et terminer la vie du malade. On a remarqué que cette pneumonie siège très fréquemment aux sommets des poumons, et on l'y a constatée dans 50 p. 100 des cas.

Enfin, on a signalé également l'induration chronique des poumons et même la tuberculisation granuleuse. Beaucoup plus rarement, on a noté une pleurésie caractérisée par un début insidieux, une marche lente, un épanchement fort peu abondant, mais caractérisée surtout par la présence de membranes de nouvelle formation qui ont permis précisément de la rapprocher, dans une étroite mesure, de la forme de péritonite qui a été observée également chez les alcoolisants chroniques, et qui est caractérisée par l'abondance de ces néo-membranes.

Telles sont, Messieurs, résumées aussi brièvement que j'ai pu le faire, les altérations que l'on observe du côté des systèmes de la vie organique ; il nous restera, pour terminer cette étude, à voir comment le système nerveux est affecté par l'alcoolisme chronique : c'est là un point des plus importants à tous égards.

XIIᵉ LEÇON

ALCOOLISME CHRONIQUE. MODIFICATIONS SUBIES PAR LES FONCTIONS NERVEUSES : ENCÉPHALE, MOELLE, NERFS. TROUBLES DE LA SENSIBILITÉ, DE L'INTELLIGENCE, DE LA MOTILITÉ. — DELIRIUM TREMENS.

Nous avons examiné les phénomènes déterminés par l'alcoolisme chronique sur les fonctions organiques; il nous reste à voir à présent les phénomènes de même genre que l'alcoolisme chronique détermine sur les fonctions nerveuses. C'est, de beaucoup, comme vous l'allez voir, le chapitre le plus intéressant de l'alcoolisme chronique; et nous allons retrouver là des lésions ressemblant de très près à celles que j'ai eu à vous signaler, tant à propos du foie principalement que des divers autres appareils.

Tout d'abord, nous aurons à envisager l'action exercée par l'alcool sur l'encéphale, sur la moelle et sur les nerfs. Les lésions sont surtout marquées du côté de l'encéphale; elles sont, sinon nulles, du moins extrêmement rares en ce qui regarde la substance médullaire; et quant aux nerfs, nous allons voir que l'on a relevé différentes variétés de polynévrites déterminées par l'alcoolisme chronique. Comme conséquences de ces lésions, nous aurons à passer en revue, — très rapidement, car, je le répète, je n'ai pas la prétention de traiter ici la question de l'alcoolisme chronique avec tous les développements qu'elle mériterait, et c'est un simple résumé que je veux en donner, — nous aurons à passer en revue les troubles intellectuels, les troubles de la sensibilité, les troubles du mouvement que ces différentes altérations anatomiques entraînent avec elles, ainsi que les troubles trophiques qui sont également la conséquence de ces lésions.

Enfin, je dirai un mot d'un épisode transitoire de l'alcoolisme chronique caractérisé par une poussée, une crise de cette forme d'alcoolisme aigu qui a été désignée sous le nom de *delirium tremens* ; puis, nous arriverons, par des transitions insensibles, à envisager l'influence des produits qui accompagnent l'alcool éthylique, influence qu'il faut prendre en considération surtout lorsqu'il s'agit de certaines boissons qui sont nuisibles non seulement à cause de l'alcool qu'elles contiennent, mais, bien plus encore, à cause des essences qui accompagnent cet alcool ; je veux parler de l'absinthe et des différents apéritifs.

Voyons d'abord ce qui se passe du côté de l'encéphale sous l'influence de l'alcoolisme chronique. Sous cette influence, nous allons constater un certain nombre de lésions qui peuvent affecter soit les membranes d'enveloppe de l'encéphale, soit les cellules nerveuses elles-mêmes. Du côté de la dure-mère, d'abord, on peut voir assez fréquemment des productions membraneuses tapissant la partie de la dure-mère qui correspond à la région pariétale du crâne : c'est ce qui a été décrit sous le nom de *pachyméningite hémorrhagique* par Christian, de Strasbourg, en 1864, dans sa thèse inaugurale. Les fausses membranes que l'on trouve sur la face interne de la dure-mère, dans ces circonstances, ont en effet pour caractéristique une très grande vascularité et une remarquable tendance aux hémorrhagies : il est bien entendu que l'alcoolisme, n'est pas la seule affection capable de déterminer la production de fausses membranes de ce genre sur la dure-mère, mais ce qui caractérise plus particulièrement ces fausses membranes dans l'alcoolisme, c'est cette tendance à l'hémorrhagie, qui explique pourquoi elles sont très souvent parsemées d'un piqueté hémorrhagique et offrent même assez fréquemment des cristallisations d'hématoïdine, produit de transformation de la matière colorante du sang épanché. Il est inutile de faire ressortir les phénomènes de compression de la masse encéphalique qui sont la conséquence de ces productions.

Du côté de l'arachnoïde et de la pie-mère, on observe également une inflammation adhésive plus ou moins intense, qui a pour siège de prédilection la face supérieure des hémisphères cérébraux et la portion circonscrivant la grande circonférence du cervelet ; c'est surtout au voisinage du sinus longitudinal supérieur que l'on peut voir ces productions sous formes de petites plaques d'un blanc laiteux, semées de taches brunâtres ou rouges, qui sont le résultat d'extravasations sanguines. On observe, en même temps, une augmentation assez considérable de la masse du liquide céphalo-rachidien.

Pour le cerveau et le cervelet, la fréquence des altérations que l'on peut observer est en rapport avec la richesse vasculaire de la substance nerveuse : c'est ainsi que ces altérations frappent de préférence la substance grise, les couches optiques, les corps striés. Au début, ainsi qu'on peut l'observer à la suite de la mort déterminée accidendellement par une attaque de delirium tremens, à cette première phase, on aperçoit les capillaires dilatés, ayant une apparence sinueuse; la matière colorante est fréquemment extravasée, et l'on aperçoit, à l'extérieur où à l'intérieur des tuniques vasculaires, des granulations graisseuses réfringentes en nombre assez considérable. A une période plus avancée, ce sont plutôt des phénomènes d'atrophie qu'on observe : la lésion la plus fréquente consiste alors dans le ratatinement, avec une sorte d'induration et d'atrophie, de la masse encéphalique; c'est ce qui a été désigné sous le nom de *péri-encéphalite diffuse atrophique*. Les circonvolutions cérébrales se présentent, dans ce cas, sous forme de masses plus fermes que l'habitude, comme on l'observe sur le cerveau qui commence à macérer dans l'alcool; elles sont pâles, grisâtres, en quelque sorte lavées par le liquide céphalo-rachidien qui vient combler les vides se formant par suite du retrait des masses hémisphériques. Les ventricules sont dilatés, pleins d'un liquide séreux, transparent, leurs membranes sont épaissies et recouvertes d'assez nombreux corpuscules amyloïdes.

On a même signalé, à cette période, l'existence de petits kystes renfermant de la cholestérine; et c'est là un fait à rapprocher de ceux que j'ai signalés à propos des amas de cholestérine que l'on peut trouver dans le foie et dans la vésicule biliaire. Le liquide céphalo-rachidien est lui-même quelquefois envahi par un certain nombre de granulations amyloïdes qui restent en suspension dans ce liquide. Dans tous les cas, qu'il s'agisse d'induration, de ramollissement ou d'apparence cicatricielle, que peuvent présenter en tout ou en partie les hémisphères cérébraux, c'est toujours le même processus morbide; et vous voyez que ce sont des inflammations adhésives diffuses ou circonscrites et des dégénérescences graisseuses qui ressemblent, dans une très étroite mesure, aux lésions de même genre que j'ai eues à signaler à propos du foie.

- Eh bien, les manifestations qui sont les conséquences de ces lésions intéressent la sensibilité, l'intelligence et la motilité. La sensibilité se trouve pervertie, exagérée, ou diminuée : les troubles consistent en hallucinations de la sensibilité, hyperesthésies, anesthésies.

C'est généralement le soir, ou, pour parler plus exactement, après le coucher, lorsque la chaleur du lit commence à intervenir, que les individus sont en proie à ces perversions de la sensibilité : ils éprouvent alors des sensations de picotement, ou bien des sensations particulières de fourmillements dans les muscles des membres inférieurs, généralement dans la région du mollet ; et il vient même s'y joindre, dans de certaines circonstances, de véritables hallucinations de la sensibilité. Assez fréquemment l'hyperesthésie s'observe à cette période et cette hyperesthésie est remarquable par ce fait qu'elle est très circonscrite ; elle se localise tout particulièrement aux membres inférieurs, et c'est généralement la plante des pieds qui est le siège de prédilection de cette hyperesthésie coexistant presque toujours avec une sensation de fourmillements extrêmement pénible, ou même avec une anesthésie plus ou moins intense. On a reconnu que le siège particulier de ces points d'hyperesthésie était les points d'émergence des nerfs pour ce qui regarde les sensations périphériques, et le mollet en ce qui concerne l'hyperesthésie que l'on pourrait appeler intérieure ou interne, en ce sens que cette hyperesthésie ne siège pas en réalité à la surface des téguments, mais semble au contraire se localiser, plus ou moins profondément, dans les masses musculaires. Quant à l'anesthésie, lorsqu'elle se présente, et elle est fréquente à une période assez avancée de l'affection, elle débute par les extrémités ; elle peut se montrer aux mains, mais elle débute toujours par les membres inférieurs.

Les organes des sens sont eux-mêmes le siège de manifestations particulières : la vue est affectée par des scintillations, des mouches volantes, des visions qui sont caractérisées d'abord par l'apparition d'objets lumineux, bientôt par l'apparition d'objets sombres à contours plus ou moins limités, affectant très souvent la forme d'objets plus ou moins effrayants pour les malades en proie à ces hallucinations sensorielles. On observe en même temps des bourdonnements d'oreilles, et on a même signalé, dans nombre de cas, la diminution plus ou moins accentuée du goût et de l'odorat. A ces phénomènes, viennent se joindre une céphalalgie plus ou moins intensé, des vertiges présentant un caractère particulier, en ce sens qu'ils se font remarquer surtout au moment où l'individu se lève le matin, lorsqu'il sort du lit et met pied à terre, ou bien lorsqu'il exécute un mouvement brusque pour se détourner ou pour se lever alors qu'il était assis ou accroupi; dans certains cas, ces vertiges peuvent même atteindre une intensité telle qu'ils sont accompagnés de titubation.

L'insomnie est aussi un fait très fréquent et très pénible pour les alcoolisants chroniques ; cette insomnie s'accompagne, en général, de rêvasseries, de cauchemars à forme particulière : ces cauchemars sont, le plus souvent, professionnels, c'est-à-dire que les individus sont tourmentés par des objets relatifs à la profession qu'ils exercent ou aux circonstances journalières dans lesquelles ils peuvent se trouver. On a signalé également une sorte de dyspnée particulière qu'on à appelée la *dyspnée laryngienne* et qui doit son nom à ce fait qu'elle semble reconnaître pour cause principale un obstacle à la respiration qui se trouverait au niveau du larynx.

Quant à l'intelligence, elle est très fréquemment affectée, lorsque l'alcoolisme chronique a atteint une certaine période de son évolution. Il est absolument superflu, actuellement, de chercher à établir entre l'aliénation mentale et l'alcoolisme un rapport de cause à effet qui a été mis en évidence depuis longtemps par un grand nombre d'auteurs; il me suffira de dire, à ce sujet, que les statistiques s'accordent pour reconnaître l'influence de l'alcoolisme dans les différents cas d'aliénation mentale, et pour affirmer que cette influence s'exerce pour plus d'un tiers de ces cas. Les formes d'aliénation mentale que l'on observe le plus fréquemment comme les conséquences de l'alcoolisme sont, d'abord, la manie. Je vous ai parlé, à propos de l'ivresse, de la forme maniaque du délire de l'alcoolisme aigu; mais la forme qu'on observe le plus fréquemment est la forme lypémaniaque, c'est-à-dire cette forme se traduisant par de la tristesse et un état de dépression plus ou moins considérable. On a également signalé l'imbécillité et la démence comme étant des conséquences de l'alcoolisme chronique.

Les moindres troubles de l'intelligence consistent en des hallucinations déterminant une impression morale extrêmement pénible, pouvant aller depuis le simple étonnement jusqu'à la terreur profonde; très fréquemment, ces malades se croient l'objet de poursuites, de

persécutions par des gens, par des animaux, même par des choses :
ainsi on a cité, à plusieurs reprises, des malades qui arrivaient à se
suicider, à se jeter par leur fenêtre, par exemple, pour échapper à
un torrent qui menaçait d'envahir leur chambre; il y en a d'autres
qui se livrent à des actes délictueux, à des attentats contre les personnes, croyant ainsi échapper à des périls imaginaires ou aux
menaces qui leur sont continuellement faites par des êtres imaginaires. Quelquefois, ces hallucinations atteignent également les divers
sens, celui de la vue, celui de l'ouïe, quelquefois même celui du
goût. C'est principalement pendant la nuit que ces hallucinations se
montrent; mais elles peuvent aussi se présenter à l'état de veille, et
elles ont alors, presque toujours, pour conséquence d'amener l'individu qui en est l'objet, soit à des attentats criminels, soit, plus fréquemment encore, au suicide : on a reconnu, en effet, dans la plupart
des statistiques que le suicide avait pour cause l'alcoolisme dans un
très grand nombre de circonstances.

A côté de ces troubles de l'intelligence, il faut signaler, d'une façon
toute particulière, les amnésies, qui sont si fréquentes dans l'alcoolisme chronique. Ces amnésies doivent, évidemment, être interprétées
par suite de l'action de contact du sang chargé d'alcool, agissant
comme une substance irritante sur les tuniques artérielles, ainsi que
je l'ai déjà signalé, et y provoquant des dégénérescences granulo-
graisseuses et athéromateuses plus ou moins prononcées. L'amnésie
sera partielle suivant que l'athérome atteint telle ou telle région des
capillaires cérébraux; elle sera totale lorsque l'athérome intéressera
l'artère sylvienne. Cette dégénérescence graisseuse et cet athérome
permettent la production de nécrobioses cérébrales partielles, la formation de ramollissements, d'hémorrhagies, d'anémie cérébrale,
toutes lésions, comme vous le savez, capables de produire l'amnésie
à différents degrés.

Il est évident qu'il y a lieu de faire entrer ici en ligne de compte
l'action particulière exercée par la nature de la boisson alcoolique;
j'aurai à vous donner quelques détails à ce sujet, lorsque je vous
parlerai de l'absinthisme et du rôle accessoire des essences ou des
différentes substances qui accompagnent l'alcool dans les produits
tels que les apéritifs qui sont aujourd'hui l'une des grandes sources
de l'alcoolisme chronique.

Cette amnésie s'établit, en général, d'une façon lente et progres-

:sive, c'est même plutôt de la dysmnésie au début; elle peut devenir complète et même rétrograde. Elle procède quelquefois par des crises; quelquefois, au contraire, elle éclate subitement. On peut, à l'aide de ces amnésies, diagnostiquer un alcoolisme latent chez un individu qui commence à se livrer aux boissons alcooliques, ou chez lequel la diminution de résistance de l'organisme permet de réaliser un début insidieux : on le reconnaît à une dysmnésie plus ou moins accentuée et à une sensible dépression intellectuelle suivant une marche très lentement progressive; et la preuve que c'est bien au début de l'intoxication alcoolique qu'il faut rattacher ces phénomènes, c'est que ces affections suivent une marche régressive, et constamment, régulièrement régressive, par le fait seul de la suppression des boissons alcooliques.

Les troubles de la motilité pouvant résulter des différentes lésions que je viens de citer sont presque aussi accentués et fréquents que les troubles intellectuels et sensoriels sur lesquels je viens d'appeler l'attention. Ils consistent, principalement, en tremblements, soubre-sauts des tendons, crampes, contractures, convulsions, enfin des paralysies qui sont, de beaucoup, les phénomènes les plus importants à considérer.

Le tremblement affecte surtout les membres et se montre, de pré-férence, le matin au lever, ou bien après l'usage de toutes les bois-sons stimulantes, même de celles ne contenant pas d'alcool et renfer-mant, par exemple, de la caféine. Ce tremblement présente des caractères particuliers sur lesquels je n'ai pas à insister ici; il est d'autant plus marqué que l'individu qui y est sujet fait des efforts plus considérables pour le masquer. Il commence, en général, par les mains, puis s'étend aux bras; il affecte également les pieds et les jambes; puis, à une époque suffisamment avancée de l'alcoolisme chronique, il affecte même la langue et les lèvres. C'est un tremble-ment continu, ou, plus rarement, constitué par des secousses convul-sives; il est accompagné d'incoordination motrice, de la perte des forces et même de la disparition du sens musculaire.

Ce tremblement a une extrêmement grande analogie, je pourrais presque dire une identité, avec le tremblement déterminé par la nicotine et au sujet duquel Vulpian a fait des expériences si intéres-santes en montrant l'influence de cette portion de l'axe cérébro-spinal qui est désignée sous le nom de protubérance annulaire, pont de Varole, mésocéphale, et qui sert d'intermédiaire entre le bulbe et les pédoncules cérébraux. Je crois qu'il est utile de rappeler les expériences effectuées par Vulpian, parce que le tremblement qu'elles permettent d'étudier présente une analogie telle avec le tremblement alcoolique qu'on est tenté de dire identité au lieu d'analogie.

Lorsqu'on injecte à des grenouilles une petite quantité de nicotine sous la peau du dos, on voit survenir un tremblement généralisé à toutes les parties du corps de l'animal. Ce tremblement n'a pas lieu dans un membre lorsque l'on a pratiqué, préalablement, la section du nerf principal de ce membre : il s'ensuit donc que la nicotine n'agit ni sur l'extrémité terminale du nerf, ni sur les muscles innervés par lui. Si l'on pratique la section transversale de la moelle, on observe que le tremblement ne se produit plus dans les régions innervées par la partie de la moelle située au-dessous de la section : il s'ensuit donc qu'on ne peut admettre que ce tremblement se réalise par l'intermédiaire de la moelle. Si l'on pratique, avant de faire l'injection de nicotine, l'ablation successive des lobes cérébraux, des couches optiques, des tubercules bijumeaux, du cervelet, on voit que le tremblement se produit toujours de la même façon. Mais l'ablation de la partie de l'isthme de l'encéphale correspondant à la protubérance annulaire et au bulbe rachidien des mammifères détermine, immédiatement, la cessation du tremblement. Il en résulte que c'est, évidemment, à une modification morbide de cette partie de l'axe cérébro-spinal qu'il faut attribuer la production des tremblements

Je crois que cette explication est valable également pour l'alcoolisme, dont les tremblements sont absolument analogues, je dirais volontiers identiques, à ceux que l'on peut observer sous l'influence de la nicotine. Ces tremblements seraient donc d'origine centrale et sous la dépendance d'une lésion de la substance nerveuse de la région protubérantielle.

Les soubresauts des tendons marquent une période un peu plus avancée; ils coexistent avec des tiraillements spasmodiques accompagnant des fourmillements et des troubles de la sensibilité. A cette période, les douleurs dans les muscles du mollet et les fléchisseurs des pieds sont très intenses et suffisantes même, dans certaines circonstances, pour déterminer, à elles seules, l'insomnie. Elles s'accompagnent de crampes, et bientôt leur succèdent des convulsions qui sont des témoins de l'altération survenant à ce moment et dans le cervelet et dans le bulbe. Enfin, le summum de ces manifestations consiste dans ce syndrome que l'on a appelé l'*épilepsie alcoolique*, qu'on observe surtout chez les buveurs invétérés lorsqu'ils ont eu des attaques réitérées de *delirium tremens* et consécutivement à un état vertigineux : ces phénomènes s'observent de préférence chez les névropathes et les épileptiques.

J'arrive maintenant, Messieurs, aux paralysies, qui sont parmi les phénomènes les plus importants de l'alcoolisme chronique. Ces paralysies sont quelquefois signalées par des symptômes prodromiques consistant en crises viscérales, en coliques ayant tous les caractères des douleurs fulgurantes dans les membres : ces crises sont en rapport direct avec les troubles moteurs, elles coïncident avec la diminution de la force musculaire, et cette diminution se fait seulement remarquer dans les régions qui sont le siège de douleurs.

On a divisé ces paralysies en un certain nombre de groupes.

Le premier est constitué par des parésies matutinales passagères, qui ne sont, en quelque sorte, que l'exagération du tremblement matinal que je signalais tout à l'heure.

Un deuxième groupe a été constitué par les parésies limitées à un nerf ; leur étiologie alcoolique est assez difficile à établir dans certains cas, mais elle est cependant démontrée par les prodromes, par les troubles subjectifs et objectifs de la sensibilité, par la coexistence de troubles trophiques et vaso-moteurs, et enfin par la flaccidité des régions atteintes.

Un autre groupe est constitué par des parésies diffuses des membres supérieurs, succédant à des crises douloureuses ou à des coliques, comme celles que je signalais tout à l'heure : ces parésies sont accentuées surtout sur les extenseurs et accompagnées des symptômes des paralysies totales. Les réflexes tendineux sont abolis, mais cependant, quelle que soit l'intensité avec laquelle les extenseurs sont affectés sous l'influence de l'alcoolisme chronique, on n'observe jamais cette paralysie complète qui affecte ces mêmes groupes musculaires sous l'influence d'autres intoxications, notamment du saturnisme.

Un dernier groupe est constitué par les parésies des membres inférieurs, qui peuvent se montrer sous deux formes différentes : une forme avec prédominance sur le groupe des muscles extenseurs, une autre forme intéressant tous les muscles indistinctement ; ces parésies s'accompagnent toujours, plus ou moins, d'incoordination motrice.

Dans la grande majorité des cas, ces paralysies s'accompagnent d'atrophie musculaire, de troubles trophiques et vaso-moteurs caractérisés par des altérations de la peau, des ongles principalement, des eschares et surtout des œdèmes. On observe en même temps des troubles de la sensibilité plus ou moins accentués, plus ou moins intenses, consistant en douleurs très vives, en fourmillements, en hyperesthésie du tégument; il y a une diminution de la sensibilité au tact, du retard dans la perception des sensations, enfin de l'anesthésie accompagnant une hyperalgésie et succédant à l'hyperesthésie.

Les lésions qu'on peut observer dans ce cas sur les nerfs sont celles de la névrite parenchymateuse, c'est-à-dire des lésions dégénératives des nerfs périphériques respectant la moelle et les racines médullaires. Ces névrites sont plus ou moins généralisées, suivant les formes cliniques revêtues par l'affection; elles peuvent présenter, d'ailleurs, toutes les variétés des névrites multiples dont je vais avoir à parler.

Le plus généralement, cette paralysie a une forme atrophique, c'est-à-dire qu'elle se termine par atrophie plus ou moins marquée des muscles qui ont été d'abord soumis à la paralysie.

Ce sont les travaux de Magnus Huss, publiés en 1852, et sa magistrale description de l'alcoolisme, qui ont attiré pour la première fois l'attention sur ces phénomènes. Cependant, dans cinq cas rapportés par Magnus Huss dans le travail dont je parle, il n'a pas pu observer de lésions macroscopiques des nerfs. Leudet, quelques années plus tard, fut plus heureux et décrivit, le premier, chez les alcooliques, une hypertrophie du névrilemme qu'il put constater à la suite d'une paralysie du nerf cubital. Mais c'est surtout aux travaux de Lancereaux, à ceux de Charcot et Déjerine sur le pseudo-tabes alcoolique que l'on doit la connaissance très nette de ces paralysies.

Leur symptomatologie est extrêmement polymorphe et les modalités cliniques en sont extrêmement variées. On peut voir, en effet, toutes les manifestations des polynévrites en général. Cependant, les désordres de la mémoire et de l'intelligence sont aussi fréquents dans l'alcoolisme qu'ils sont rares au cours des polynévrites ayant une autre origine.

Ces désordres consistent principalement, comme nous venons de le voir, en amnésie, mais surtout en un certain état que j'appellerai l'incertitude. Je veux dire, par là, cet état moral particulier qui fait que l'individu ne sait à quel parti s'arrêter et peut, avec la plus grande facilité, changer d'opinion pour des choses même en apparence certaines : c'est ainsi que l'on peut parfaitement le faire douter de la date d'un jour, d'un fait facilement appréciable et des plus simples à vérifier, comme si les cellules cérébrales reculaient devant le moindre travail, la moindre fatigue. En même temps, cet individu se fait remarquer par une apathie, une passivité, un état d'indifférence, une impuissance de raisonnement tout à fait particulières et qu'on ne rencontre au même degré dans aucune autre circonstance.

De plus, ainsi que l'a fait remarquer M. Raymond il n'y a pas fort longtemps, l'état d'astasie et d'abasie qu'on peut observer chez les sujets au cours de cette affection relèvent beaucoup plus d'un désordre psychique que d'une véritable paralysie motrice, et ils présentent une relation beaucoup plus étroite avec un état hystériforme qu'avec une impuissance de la contractilité musculaire. D'ailleurs, la paralysie qu'on peut observer chez ces alcooliques va diminuant d'intensité depuis les extrémités des membres jusqu'à leurs racines; et, en outre, l'impuissance fonctionnelle est toujours en disproportion avec le degré de la paralysie et l'atrophie que l'on peut observer.

Il faut signaler également ce fait que l'amnésie est continue, et en opposition avec l'amnésie temporaire, un peu rétrograde, ou, comme le disait Charcot, un peu antérograde, qui caractérise l'alcoolisme aigu. Cette amnésie est rarement complète et définitive, et c'est bien plutôt, comme l'a fait remarquer M. Ribot, une amnésie d'évocation qu'une amnésie vraie : elle porte principalement sur les faits nouveaux venus à leur connaissance ; mais il est facile chez ces individus, chez qui paraît exister une amnésie plus ou moins profonde, de ressusciter les anciens souvenirs, de les évoquer en les mettant sur la voie, au moyen d'un fait capable d'exciter chez eux le souvenir des faits anciens. Chez les alcoolisants chroniques, la guérison de cette amnésie est la règle; mais il est bien entendu que cette guérison dépend de la durée de l'intoxication et de la gravité des lésions. A une certaine période de l'intoxication, les lésions peuvent arriver à être telles que l'amnésie est plus ou moins irréparable.

Un auteur russe, Korsakow, a cherché à faire de ces psychoses polynévritiques, aussi bien de celles qui se montrent sous l'influence de l'alcoolisme que de celles qui sont produites par d'autres intoxications, une théorie générale d'après laquelle ces psychoses seraient dues à une toxémie. Pour cet auteur, ce serait à une modification des qualités de nutrition du sang qu'aboutiraient en définitive ces différentes formes d'intoxications, et pour lui les psychoses seraient consécutives à la production de ptomaïnes qui constitueraient la cause de ces accidents.

Je trouve que M. Raymond a raison de s'élever contre cette interprétation; et que les faits sont assez nombreux maintenant qui permettent de montrer, dans les différentes psychoses, d'origine saturnine, arsenicale ou autre, des différences suffisantes pour ne pas permettre leur interprétation à l'aide de cette seule toxémie commune aux différentes manifestations que l'on peut observer.

D'ailleurs, il est un fait aussi facile à constater avec l'alcool qu'avec les autres substances toxiques : c'est que l'alcool exerce une influence délétère sur les nerfs périphériques, la moelle ou le cerveau, dans une mesure prépondérante suivant les prédispositions individuelles du sujet affecté. L'idiosyncrasie localise évidemment davantage l'électivité d'action que l'alcool manifeste déjà à un très haut degré sur le système nerveux; on peut dire, d'autre part, que l'hérédité crée ou exagère un *locus minoris resistentiæ*, mais il est évident que c'est en raison de ce *locus minoris resistentiæ* créé par l'hérédité ou les différentes façons d'être de l'individu, que telle manifestation se montre de préférence.

Ce fait, à lui seul, me paraît inconciliable avec la théorie de Korsakow, mais les faits expérimentaux sont encore en contradiction plus flagrante avec cette interprétation. On n'a pas pu, jusqu'alors, déterminer d'une façon indiscutable des névrites expérimentales chez les animaux : on peut bien, en provoquant un état de cachexie plus ou moins accentué, en soumettant les animaux à des conditions hygiéniques plus ou moins fâcheuses, arriver à favoriser le développement des névrites, mais jamais l'état de cachexie n'égalera les prédispositions individuelles que l'on peut observer chez l'homme et que l'on ne peut parvenir à réaliser chez les animaux.

Pour terminer ce qui est relatif à ce chapitre, je vais vous donner les caractères assignés par M. Raymond à la polynévrite alcoolique.

Un premier groupe de symptômes est caractérisé par des *troubles de sensibilité*, qui consistent en paresthésie, douleurs à caractères variables siégeant soit sur le trajet des troncs nerveux, soit à la surface du tégument, soit même dans la profondeur des muscles et prenant alors le caractère de crampes; hyperesthésie, soit superficielle, soit profonde; anesthésie, surtout plantaire; enfin, phénomènes de ralentissement dans la perception des impressions sensitives.

Un deuxième groupe de symptômes est caractérisé par les *troubles moteurs* : c'est la paralysie motrice; plus rarement, l'incoordination motrice qui accompagne, dans une certaine mesure, cette paralysie.

Un troisième groupe est constitué par les *troubles trophiques* : c'est une atrophie diffuse des muscles paralysés, atrophie qui peut même s'accompagner, d'une manière plus ou moins accentuée, de rétractions tendineuses, qui sont, en quelque sorte, le contre-coup de cette atrophie.

Un autre groupe de symptômes est constitué par les *troubles vasomoteurs*, qui consistent en refroidissement local, œdème des membres inférieurs; quelquefois cet œdème est plus ou moins localisé aux articulations.

Un cinquième groupe comprend les *troubles des réflexes* : l'abolition du réflexe rotulien, qui peut s'observer à une période assez avancée de l'alcoolisme chronique; l'exagération des réflexes cutanés au niveau des zones d'hyperesthésie.

Un sixième groupe de symptômes comprend les *troubles oculaires*, consistant principalement en anesthésie rétinienne, caractérisée par un scotome central elliptique; paralysie des muscles extrinsèques de l'œil; et Raymond fait ressortir la rareté tout à fait exceptionnelle du signe d'Argyll-Robertson, c'est-à-dire de l'abolition de la réaction des pupilles aux excitations lumineuses.

Enfin, un dernier groupe est constitué par les *troubles intellectuels* qui doivent toujours coincider avec les troubles dont je viens de parler, troubles intellectuels consistant principalement en manifestations délirantes, affaiblissement intellectuel, amnésie pouvant apparaître conjointement ou isolément. L'amnésie se présente très rarement indépendamment de toute trace d'affaiblissement intellectuel. L'affaiblissement intellectuel est caractérisé surtout par le défaut d'attention, de volonté, de jugement, de raisonnement : il peut même aller jusqu'à la confusion mentale. Enfin, les manifestations délirantes sont constituées par cet état que l'on a caractérisé par l'appellation de faiblesse irritable, par l'insomnie, par des sensations d'angoisse, des phobies, du délire, des illusions, des hallucinations quelquefois interrompues par des accès temporaires de délire maniaque, et enfin la démence comme expression extrême de ces troubles.

Les troubles de motilité que j'ai signalés antérieurement sont accompagnés, assez fréquemment, de dégénérescences particulières qui se montrent du côté des muscles : on peut observer des dépôts graisseux entre les faisceaux musculaires, ou bien une infiltration adipeuse interstitielle, et la dégénérescence granulo-graisseuse des fibres contractiles. La fibre musculaire perd sa striation, et elle est envahie par des granulations grisâtres et de nature graisseuse que l'on rencontre à l'intérieur du myolemme. Je vous ai déjà signalé, à propos des manifestations du côté des fonctions organiques, des lésions de ce genre sur le myocarde, en faisant ressortir leur importance relativement au mécanisme du muscle cardiaque.

Cette action de l'alcool doit être interprétée, d'une part, comme une action particulière de l'alcool sur le muscle, mais surtout, je crois, par l'existence de troubles trophiques qui paraissent bien plus en rapport avec les lésions du système nerveux. Dans tous les cas, on voit la substance musculaire passer par trois stades : d'abord un stade de décoloration, ensuite un stade de dégénérescence graisseuse, enfin un stade dernier d'atrophie.

On a signalé chez les vieux alcoolisants chroniques des altérations siégeant sur les os : ces altérations doivent se rapporter aussi à des troubles trophiques. Ils consistent dans la substitution plus ou moins accentuée de la graisse à la substance osseuse : pour employer une expression qui rende bien ma pensée, l'os devient vieux avant l'âge. On a signalé également l'ossification prématurée des cartilages. Quand il s'agit des os longs, on voit que le canal médullaire est agrandi; s'il s'agit des os courts, ce sont les vacuoles osseuses qui sont élargies. Dans les deux cas, les vides ainsi produits sont comblés par de la substance grasse.

Corrélativement aux altérations que je viens de signaler, se montre de la friabilité des os. On a également observé des ostéopathies qui ont pu faire penser aux douleurs ostéocopes de la syphilis, et, parfois même, des douleurs articulaires.

On a signalé un fait très intéressant, celui des altérations identiques du système osseux chez les animaux nourris presque exclusivement avec les résidus de distillerie.

Delirium tremens. — Telles sont, Messieurs, les modifications que l'on peut observer, sous l'influence de l'alcoolisme chronique, d'une part sur les fonctions organiques, d'autre part, sur les fonctions du système nerveux. Mais si vous supposez maintenant que ces troubles gastriques, ces troubles de la motilité, que ces troubles intellectuels, ces illusions, ces hallucinations, ces conceptions délirantes, latents ou en partie effacés, se trouvent réveillés tout à coup par une cause occasionnelle, telle qu'une orgie, une émotion violente, un traumatisme, un excès de travail intellectuel, alors vous assisterez à cet épisode aigu et accidentel de l'alcoolisme chronique, à cet épisode qui a été caractérisé par l'appellation de *delirium tremens*.

Au point de vue clinique, il y en a deux formes distinctes à reconnaître : une première à laquelle convient la désignation de *folie alcoolique lypémaniaque*, dans laquelle vont prédominer les conceptions délirantes de nature triste et dépressive, sans agitation ni exacerbation considérable du tremblement, sauf cependant chez les héréditaires où l'on peut voir survenir du délire de la persécution bien spécifié; une seconde, la forme la plus fréquente, est celle à laquelle convient la désignation de *folie alcoolique à forme maniaque*, et qui est caractérisée par une agitation extrême, une exagération considérable du tremblement, des illusions et des hallucinations menaçantes, du délire bruyant, loquace et incohérent.

Ces manifestations sont presque exclusives aux individus saturés d'alcool et, à ce point de vue, comme je l'ai laissé entrevoir tout à l'heure, on peut diviser les individus soumis à l'action de l'alcool en trois groupes, qui réagiront d'une façon fort différente en présence de la même quantité d'alcool, on pourrait presque dire : toutes choses égales d'ailleurs.

Le premier groupe comprendrait les sujets sains, exempts d'antécédents héréditaires fâcheux, chez lesquels l'alcool peut même devenir, par habitude, un excitant nécessaire : on a vu nombre d'individus chez lesquels l'état de plénitude des forces physiques et des facultés intellectuelles les plus brillantes et les plus élevées ne pouvait se manifester que sous l'influence du coup de fouet donné par l'absorption des boissons alcooliques. Ces individus seront peu ou pas affectés au point de vue de l'alcoolisme chronique : ce sont véritablement des privilégiés, mais ils sont toujours à la merci du moindre accident, puisque, sous l'influence d'une cause occasionnelle quelconque, leur réceptivité pour l'alcool peut venir à changer, et ils vont alors passer dans le deuxième ou même le troisième des groupes que je suis en train de vous dépeindre.

Le deuxième groupe serait caractérisé par l'absence de prédisposition héréditaire et névropathique, mais par la prédisposition à certaines affections organiques, notamment l'arthritisme : chez ces individus l'action de l'alcool va se porter de préférence soit sur l'appareil circulatoire, soit, plus fréquemment, sur l'appareil digestif : le système nerveux pourra encore rester plus ou moins indemne.

Enfin le troisième groupe serait constitué par les individus à tare névropathique plus ou moins accentuée ; tels, par exemple, ces individus chez lesquels l'entraînement à boire est absolument impulsif, ceux qui sont sur une pente de dégénérescence plus ou moins accentuée, quelle qu'en soit la cause, les fils de vésaniques, de névropathes, d'alcooliques, par exemple. Ce groupe serait caractérisé par cette appellation vulgaire, mais qui représente bien ma pensée, d'*individus supportant mal la boisson*, se grisant facilement, et, par conséquent, aptes à ressentir d'une façon toute particulière les atteintes de l'alcool qui, chez eux, va porter son action, principalement, presque exclusivement même, sur les fonctions nerveuses.

L'influence de l'alcool est variable, je crois vous l'avoir indiqué déjà, avec les différents climats, avec une vie plus ou moins active, un régime alimentaire plus ou moins substantiel, avec les races et même avec les sexes. Il y a également des circonstances dans lesquelles la receptivité se montre atténuée ou, au contraire, exaltée : il en est ainsi, par exemple, pour les femmes chez lesquelles on peut constater parfois, à l'époque de la ménopause, une consommation d'alcool contrastant absolument avec leurs habitudes antérieures et qui, sans être un véritable excès, dépasse cependant la quantité utile et raisonnable, et déterminant, à cette époque particulière de leur existence, des phénomènes toxiques que cette même quantité ne déterminerait pas dans d'autres circonstances. Dans le plus grand nombre des cas, on voit, au contraire, à l'époque de la ménopause, les femmes pouvoir supporter impunément des quantités d'alcool relativement considérables.

A côté de ces conditions qui peuvent permettre de tolérer l'alcool, s'en trouvent d'autres, au contraire, dont le rôle consiste à

faciliter les déterminations de l'alcoolisme : tels sont les excès vénériens, qui ont été regardés comme capables de venir en aide, dans
une très large mesure, à ces manifestations d'intoxication. Mais il
faut tenir compte surtout, ici, du rôle de ces substances que nous
étudierons dans notre prochaine réunion, sous le nom d'apéritifs et
de boissons alcooliques à essences, en même temps qu'il faut tenir
compte du degré de concentration de l'alcool : ce n'est pas seulement
l'ingestion de l'alcool à un degré de concentration assez élevé, mais
plus encore l'ingestion de ces boissons qui renferment des essences
exerçant une influence tout à fait particulière sur le système nerveux, qui réalise les meilleures conditions adjuvantes pour les
déterminations du délirium tremens.

D'autre part, un fait que je ne saurais passer sous silence est
celui des circonstances qui peuvent aider à l'explosion des attaques
de *delirium tremens*. On peut faire deux catégories différentes de ces
conditions déterminantes; et on les a groupées sous deux chefs : le
premier, que l'on a appelé *delirium a potu nimio*, c'est-à-dire caractérisé par la diminution dans la quantité des boissons alcooliques; le
deuxième, que l'on a appelé *delirium a potu suspenso*, c'est-à-dire
caractérisé par la suppression brusque de l'alcool; c'est le plus
fréquent.

Ce que les chirurgiens appelaient autrefois délire nerveux, délire
traumatique, lequel a été surtout bien étudié par Dupuytren, c'est-
à-dire le délire survenant à la suite d'une opération chirurgicale très
légère, est le plus souvent, — il ne faut pas dire toujours, — d'origine alcoolique. De plus, on voit très souvent le délire se montrer
chez des malades atteints de phlegmasies ou de pyrexies; c'est
presque toujours au cours de la pneumonie ou d'une fièvre éruptive,
réserve faite pour la variole, que se montrent les accidents du delirium tremens chez les alcooliques. D'autres circonstances peuvent
également favoriser l'éclosion de cette manifestation : telles sont les
hémorrhagies abondantes, les suppurations prolongées, qui semblent
affaiblir la résistance du système nerveux central et amener à l'éclosion de ces accidents d'une façon plus ou moins facile. Enfin, les
émotions morales vives, les préoccupations, les chagrins, les excès
de travail peuvent même être la cause de la détermination des accidents n'attendant, en quelque sorte, qu'une occasion pour éclater.

Ce delirium tremens peut, ou bien éclater tout d'un coup, ou être précédé d'une certaine période pendant laquelle il se manifeste par des prodromes essentiellement psychiques : c'est ainsi que l'on voit des individus, manifestement soumis à l'action de l'alcool, présenter tout d'un coup des modifications profondes de leur caractère, de leurs goûts, de leurs humeurs, de leurs facultés intellectuelles. Ces individus se trouvent alors en proie à des hallucinations visuelles légères, à une insomnie qui ne fait que s'accroître; ils sont affectés de tremblement léger, de troubles digestifs; et, tout d'un coup, après quelques jours de ces manifestations prémonitoires, on voit éclater brusquement le délire. En même temps, le sujet est agité par un tremblement intense, les hallucinations deviennent nombreuses et précises; le delirium tremens, se manifeste par son cortège de troubles de la sensibilité, de l'intelligence, de la motilité, des fonctions organiques, sur lesquels j'ai insisté précédemment.

Très souvent, le plus souvent même, ce début est brusque et se montre, comme je le disais, soit à la suite de l'absorption d'une quantité assez considérable de boissons alcooliques, soit vers le septième ou le huitième jour d'une pneumonie ou d'une fièvre éruptive, soit à la suite de la diminution ou de la suppression brusques de l'alcool ; en un mot, de toute cause, morale ou physique, capable de provoquer cet accès. Ces accidents de delirium tremens durent, en général, de trois à huit jours; exceptionnellement, on les a vus durer pendant quinze, vingt et trente jours. La plupart du temps, lorsque la mort s'observe, elle est due à la maladie — pneumonie, fièvre éruptive — au cours de laquelle l'attaque s'est montrée. Souvent, un sommeil profond et prolongé constitue la crise terminale.

On a signalé différentes formes de *delirium tremens* : en plus de la forme, on pourrait dire classique, que je viens de vous rappeler, on a décrit encore une forme subaiguë, une forme convulsive. Mais il y a surtout une forme suraiguë, décrite par Delasiauve, qui est intéressante parce quelle s'accompagne très fréquemment de la mort : c'est une forme extrêmement grave, entraînant la mort dans 50 p. 100 des cas, sinon même plus : elle est caractérisée par une prodigieuse activité nerveuse. L'individu est en proie aux manifestations motrices et nerveuses sans paix ni trêve. Elle se caractérise également par la multiplicité et l'intensité extrême des fausses sensations, qui ne permettent pas à l'individu de manifester autre chose qu'un délire absolument incohérent; au lieu que, très fréquemment, dans la forme la plus habituelle de delirium tremens, on peut observer un délire systématisé. Cette forme dure trois jours, dépasse rarement six jours, et entraîne très fréquemment la mort, ainsi que je vous l'ai déjà dit.

Il va falloir examiner maintenant le rôle extrêmement important, je ne saurais trop y insister, joué dans la détermination de ces phénomènes d'intoxication par les substances qui accompagnent l'alcool : j'aurai par conséquent à vous donner, au début de notre prochaine réunion, quelques indications relativement à la nature de ces essences que l'on trouve soit dans l'absinthe, soit dans les différents apéritifs qui sont, comme vous le verrez, les sources les plus fréquentes maintenant de l'alcoolisme aigu et chronique; et cela m'entraînera vers une sorte de parallèle entre les accidents déterminés par ces essences et ceux que nous avons vus se manifester jusqu'à présent sous l'influence de l'alcool. Il me restera ensuite, pour terminer cette étude, à envisager l'alcool au point de vue thérapeutique et alimentaire, et enfin à vous donner quelques notions relativement aux différentes boissons fermentées ou boissons hygiéniques, vin, bière, poiré, cidre, etc., et aux boissons médicamenteuses telles que le koumys et le képhyr, qui sont préparées à l'aide de substances fermentées dans lesquelles l'alcool joue évidemment le principal rôle.

XIIIᵉ LEÇON

PROVENANCE DES DIFFÉRENTES VARIÉTÉS D'ALCOOL. — CONSOMMATION DE L'ALCOOL EN FRANCE. — INFLUENCE DES SUBSTANCES AUTRES QUE L'ALCOOL ÉTHYLIQUE.

La question dont nous allons aborder aujourd'hui l'étude est, à mon avis, l'une des plus importantes et, certainement, des plus intéressantes concernant l'alcoolisme. Jusqu'à présent, elle a été envisagée d'une façon différente par les hygiénistes ou les gens qui s'en sont occupés; et ces adversaires, car ce sont tous des adversaires parfaitement résolus de l'alcoolisme, se sont divisés en deux camps. Pour les uns, l'alcoolisme devrait être envisagé strictement au point de vue de l'action de l'alcool éthylique; en d'autres termes, ce serait à l'alcool éthylique, seul, qu'il faudrait rapporter tous les accidents que j'ai décrits jusqu'à présent. Pour les autres, au contraire, non moins instransigeants que les premiers dans leur opinion, ce serait à ces produits accessoires dont nous allons faire une rapide étude aujourd'hui qu'il faudrait rapporter les accidents, tout au moins les plus graves, de l'alcoolisme.

A mon avis, Messieurs, et j'espère vous faire partager cette opinion qui est basée sur un certain nombre de faits absolument certains, absolument évidents, je crois que c'est une égale erreur de part et d'autre. Incontestablement, l'alcool éthylique le plus pur est une substance absolument toxique, cela ne saurait faire l'ombre d'un doute aujourd'hui; mais, à côté de cet alcool éthylique, nous allons voir qu'il existe, dans un certain nombre de boissons, même dans les boissons réputées les meilleures quant à leur qualité, un certain nombre de substances dont l'action sur l'économie est encore plus nocive; et je crois qu'il faut accorder à ces substances sinon la part prépondérante, ce que je crois exagéré, au moins une part considérable dans la genèse des intoxications que j'ai déjà décrites ; mais il faut surtout leur attribuer DES MODALITÉS PARTICULIÈRES de l'alcoolisme, dont je vous décrirai très succinctement, sous le nom d'absinthisme, la plus précise et la plus importante.

En effet, tous les adversaires de l'alcool, qu'ils soient partisans de l'action toxique exclusive de l'alcool éthylique, ou qu'ils reconnaissent l'action prépondérante, presque exclusive pour quelques-uns, des alcools supérieurs ou des produits accompagnant les alcools de fermentation, tous sont d'accord au point de vue clinique pour reconnaître trois degrés d'intoxication dans l'alcoolisme : ces trois degrés sont constitués, le premier par les accidents que déterminent le vin et les boissons analogues, telles que cidre, poiré, bière ; le deuxième, par les accidents que déterminent les alcools de différentes provenances, eaux-de-vie, cognacs, tafias, etc. ; le troisième groupe est constitué par les accidents, à forme particulière, qui caractérisent l'intoxication par l'absinthe et les liqueurs renfermant des huiles essentielles.

Il est nécessaire, pour bien comprendre les arguments que je vais avoir à fournir au sujet de ces différentes substances, de jeter un coup d'œil très rapide sur les sources d'où proviennent les différentes boissons alcooliques au sujet desquelles j'aurai à vous donner prochainement des détails un peu plus circonstanciés.

Les alcools qui entrent dans la composition de ces différentes boissons sont empruntés à différentes sources : ce sont d'abord les vins, les cidres, les poirés, les bières, qui résultent de la fermentation établie dans certaines conditions que nous déterminerons plus tard ; ensuite ce sont les marcs, les lies, les fruits sucrés, qui, soumis à la fermentation puis à la distillation, donnent des produits plus ou moins riches en alcool absolu ; ce sont ensuite les tiges, les racines, les tubercules sucrés, qui, soumis à la fermentation et distillés ensuite, donnent également naissance à des alcools de différente qualité, suivant leur provenance ; ce sont enfin les mélasses, qui constituent une source abondante d'alcool dans l'industrie, puis les matières amylacées, préalablement saccharifiées.

J'ai fait reproduire ici dans un certain nombre de tableaux un élément de statistique emprunté au très remarquable et documenté rapport du sénateur Claude, des Vosges, et reproduisant la production officielle d'alcool dans l'année 1885, ceci servant à donner une idée générale de la production de l'alcool, et, surtout, du rapport de quantité de ces différents alcools.

Production officielle de l'alcool en 1885.

Alcools de mélasses.	728 523	⎫
— de grains.	567 768	⎬ 94,50 p. 100.
— de betteraves.	465 451	⎭
— de marcs et lies.	43 823	⎫
— de vins.	23 340	⎪
— de cidres. . . , ...	20 908	⎬ 4,50 p. 100.
— de fruits divers.	14 708	⎭

1 864 521 litres.

Mauvais goût et moyen goût.	17,50	
Alcool au cours, fin.	22,50	⎫
Alcool dit extra-fin.	23 »	⎬ 45,50
Alcool de cœur, neutre.	37 »	⎭

100 »

Ce tableau vous montre que la plus forte proportion d'alcool est due à la distillation des mélasses, qui a donné, en 1885, 728 523 litres ; ensuite, viennent les alcools de grains, puis les alcools de betteraves ; ces trois sources réunies forment 94,50 p. 100 de la production totale. Si j'appelle votre attention sur ces chiffres, en voici la raison : c'est que ces alcools, dits alcools industriels, grâce au perfectionnement des appareils utilisés aujourd'hui, peuvent être obtenus à un état de pureté dépassant, de beaucoup, celui des alcools les plus réputés, les cognacs les plus fins que l'on puisse rencontrer.

Quant aux autres alcools provenant de la distillation des vins, cidres et fruits divers, leur somme n'atteint que 4,50 p. 100 de la quantité d'alcool produite dans cette seule année. Il est probable que les statistiques doivent être sensiblement les mêmes pour les autres années ; mais je tiens à attirer votre attention sur un point, c'est que cette quantité d'alcool est celle, précisément, qui échappe au contrôle et par laquelle peuvent entrer dans la consommation des alcools de qualité très inférieure, ce qui n'est pas sans inconvénient, comme vous l'allez voir tout à l'heure. Les chiffres de ce tableau ne reproduisent, en effet, que la quantité d'alcool *officielle*, c'est-à-dire déclarée ; on ne peut tenir compte de toute la quantité, distillée frauduleusement, et provenant des mêmes sources.

La seconde partie du tableau montre comment se répartit, dans l'industrie, un alcool convenablement purifié par les procédés employés actuellement : sur 100 parties d'alcool brut, ayant subi une première distillation, les procédés actuels donnent en alcools mauvais goût et moyen goût 17, 50 p. 100 : ce sont ces alcools qui devraient être rejetés de la consommation, mais qui y rentrent par une voie détournée; les alcools au cours — au cours de la Bourse, — les alcools fins, forment 22,50 p. 100; les alcools extra-fins, les plus parfaitement purifiés, forment 23 p. 100; enfin ce qu'on appelle l'alcool de cœur, l'alcool neutre, celui qui sert dans les laboratoires, dans la parfumerie et la pharmacie, forme 37 p. 100 de la totalité de ces alcools; cet alcool de cœur ne devrait pas entrer non plus dans la consommation; mais puisque l'on trouve moyen d'y faire rentrer les alcools mauvais goût, vous pensez qu'à plus forte raison on ne se fait pas faute d'y faire rentrer l'alcool de cœur.

Voici un autre tableau qui vous donne une idée de la marche que suit la fermentation, suivant la façon dont on surveille cette fermentation. Ce tableau représente les produits qui se sont formés à la suite de la fermentation de 100 kilos de sucre absolument pur avec des lies de vin blanc de Charente.

Composition de l'alcool fourni par 100 kilos de sucre pur fermentés avec lies de vin blanc de Charente.

Alcool éthylique (absolu)	50 kil.	615 grammes.
Glycérine	2	120
Acide succinique		452
Acide acétique		206
Isobutylène glycol		158
Aldéhyde / Furfurol — Petite quantité.		
Huiles de vin		207

Composition des huiles de vin.

Eau	5 gr.,5	
Alcool éthylique	145 »	
— propylique normal	2 »	
— isobutylique	1 ,5	207 grammes.
— amylique	51 »	
Éther œnanthique	2 »	

Les huiles de vin servent principalement à aromatiser des boissons artificielles : je vous en ai déjà parlé l'an dernier, au sujet des éthers composés et de leurs applications, mais j'aurai encore l'occasion d'y revenir [1].

Ce tableau vous représente ce que donne la fermentation normale, la fermentation bien conduite au point de vue industriel, dans des conditions de température particulières. Si la fermentation vient, comme disent les industriels, à être tumultueuse, si la température vient à s'élever, si, en même temps, à la levûre elliptique, qui prédomine dans les lies de vin blanc de Charente, viennent se mélanger d'autres ferments, les produits peuvent changer très notablement dans leur composition ; et c'est alors surtout que l'on voit apparaître l'alcool iso-butylique qui donne à ces huiles de vin une saveur absolument désagréable et qui jouit de propriétés toxiques assez énergiques. Si le *bacillus butylicus*, par exemple, intervient dans une proportion assez considérable, il se produit alors l'alcool butylique normal, que l'on appelle pour cette raison alcool butylique de fermentation ; il possède une saveur très agréable, c'est lui qui donne à certains cognacs et vieux armagnacs leur saveur particulière et tout à fait agréable ; et en même temps, il est remarquable par une moindre toxicité.

Si la fermentation est prolongée ou tumultueuse, si la température s'élève, cela donne lieu à la formation d'une quantité assez considérable de ces alcools dits *supérieurs*, parce que ce sont des homologues supérieurs de l'alcool éthylique, notamment d'alcool amylique, ce qui n'est pas sans intérêt, comme vous allez le voir dans un moment.

L'étude des travaux effectués par les différents hygiénistes ainsi que par les moralistes qui se sont occupés de cette question vous montrera d'une façon absolument évidente les progrès de l'alcoolisme, et surtout de l'aliénation mentale, en fonction des quantités d'alcool consommé depuis un certain nombre d'années. Tous les travaux qui ont été publiés depuis quelque temps sont unanimes pour démontrer le parallélisme absolu qu'il y a entre les différents cas d'aliénation mentale et la courbe de la consommation de l'alcool depuis un certain nombre d'années.

C'est vers le XVIe siècle que l'alcool en nature a commencé à entrer dans la consommation ordinaire. Jusque là, c'était plutôt un produit

1. Voir *Leçons de pharmacodynamie*, première série, p. 367.

médicamenteux, réservé, presque exclusivement, pour l'usage thérapeutique ; et il faut arriver jusqu'en 1514, au moment de l'Édit de
Louis XII accordant aux vinaigriers la permission de distiller les
marcs ou lies, pour voir entrer dans la consommation courante une
quantité appréciable d'alcool, sous forme suffisamment concentrée.
A partir du xviiie siècle, la consommation devient réellement énorme,
surtout dans les régions du nord de l'Europe ; et c'est ainsi qu'en
1764, on relevait, dans la ville de Saint-Pétersbourg seulement,
635 morts par l'alcool employé à l'état d'eau-de-vie à un degré de
concentration assez considérable.

Vers 1848, la Suède, en raison du privilège en vertu duquel la vente
des liqueurs alcooliques était réservée au Gouvernement, était arrivée
à occuper le premier rang de toutes les nations européennes au point
de vue de l'alcoolisme ; c'est à cette époque que Magnus Huss, des
travaux duquel je vous ai déjà entretenu, commença une véritable
croisade contre l'alcoolisme. Il fit, au sujet de l'alcoolisme, la magistrale étude qui servira toujours de modèle quand on voudra s'occuper
de cette question ; et c'est véritablement à la persévérance de cet
homme de bien, — c'est le cas de le dire, — que l'on arriva à
réduire l'alcoolisme en Suède dans une proportion telle que cette
nation qui, en 1849, avait une consommation représentant 23 litres
d'alcool à 50 p. 100 par tête d'habitant, en comprenant les femmes
et les enfants, est tombée, en 1895, à 6 litres : elle occupe actuellement le dixième rang.

Notre pays, malheureusement, ne suivit pas précisément le même
exemple : en France, en 1850, au moment où l'on commençait à
s'occuper du travail de Magnus Huss, la consommation par tête, y
compris les femmes et les enfants, représentait 3 litres 500, en alcool
à 50 p. 100, tandis qu'en cette même année 1895 la consommation
s'est élevée à 9 litres 500 : je ne parle que de l'alcool ; je ne parle
ni de vin, de bière, de cidre, d'autre boisson de ce genre.

J'emprunte au Bulletin de Statistique et de Législation comparée
les éléments des deux tableaux suivants qui permettent de suivre la
consommation de l'alcool et de quelques boissons alcooliques dans
un certain nombre de villes et de départements. Cette statistique est
relative à l'année 1898 et basée sur les chiffres du dénombrement
effectué en 1896. Elle donne, en litres, la consommation annuelle par
tête d'habitant. Il convient de faire observer à ce sujet que cette

répartition, s'appliquant à la totalité de la population, hommes, femmes et enfants, se trouve, par cela même, entachée d'inexactitude relative. Cela explique précisément la faiblesse du chiffre de la consommation de l'alcool dans une ville comme Paris ; ville dans laquelle on peut estimer que le nombre des individus, femmes et enfants surtout, ne consommant pas, ou consommant fort peu d'alcool atteint son maximum. Néanmoins, on peut admettre que cette inexactitude frappant à peu près dans le même sens tous les autres éléments de la statistique, cette statistique devient très sensiblement comparable. J'attirerai encore votre attention sur un fait, que je vous rappellerai, à propos de la consommation des cidres et des bières, à savoir que ces boissons étant des boissons *froides*, la consommation d'alcools en nature devient plus considérable dans les régions où ces boissons remplacent le vin pour la majeure partie.

Afin de ne pas inutilement surcharger les tableaux de chiffres, je n'ai fait figurer ici que les villes ou départements dans lesquels la consommation des alcools dépasse dix litres par tête, à l'exception de Paris qui figure à titre de comparaison.

Je donnerai seulement, pour fixer les idées, les chiffres afférents à la consommation la plus faible qui concernent les départements et villes ci-après :

Gers	0^{lit}.93 d'alcools	et 146 litres de vin :	250 472 hab.
Landes. . .	0 93	—	et 101	—	292 884 —
Beziers . . .	2 29	—	et 186	—	41 706 —
Roanne. . .	3 99	—	et 221	—	32 321 —

Consommation de quelques boissons alcooliques en France en 1898.

POPULATION	DÉPARTEMENTS	ALCOOLS	VINS	CIDRES
38 227 807	Totalité de la France. . . .	5,08 [1]	112	28
404 511	Oise.	10,64	62	45
543 279	Somme.	11,77	19	34
340 652	Eure	12,14	22	188
417 176	Calvados.	14,12	15	379
837 824	Seine-Inférieure	15,88	21	162

Recensement de 1896. Quantités des boissons exprimées en litres.

1. En 1850, la consommation d'alcools s'élevait seulement à 1 litre 46 par habitant.

Tableau de la consommation des alcools et de quelques boissons
alcooliques dans certaines villes de France en 1898.

POPULATION	VILLES	ALCOOLS	VINS	BIÈRES	CIDRES
2 481 223	Paris.	8,26	179	9	2
31 422	Cette.	10,49	163	7	»
36 434	Lorient.	11,14	55	32	47
49 665	Le Mans.	11,47	92	7	164
64 144	Brest.	11,50	62	11	7
74 808	Amiens.	11,70	39	84	17
45 558	Boulogne-sur-Mer. .	12,70	28	97	2
37 457	Caen.	15,44	30	9	211
106 825	Rouen.	16,74	37	4	107
117 009	Le Havre.	17,22	36	17	73
32 461	Cherbourg.	17,87	41	23	229

Recensement de 1896. Quantités des boissons exprimées en litres.

En 1850, la quantité d'alcools consommée s'élevait seulement
à 1 l. 46 par habitant pour toute la France; elle a passé par 4 l. 56
en 1893 et atteint 5 l. 08 en 1898. Si cette proportion semble
parfois décroître, cela tient sans doute à l'usage d'une proportion plus
grande d'alcool écoulé en fraudant le fisc. L'évaluation précédente
est faite en alcool absolu; mais, si l'on tient compte que le titre
moyen des spiritueux des qualités inférieures du commerce français
est de 37°5, il en résulte que la consommation par tête, sans faire de
distinction d'âge ou de sexe, serait de près de 14 litres de spiritueux
par tête en 1898. Si l'on défalque les femmes et les enfants qui boivent peu d'alcool et que l'on admette, avec la plupart des statisticiens,
que un huitième seulement de la population absorbe de l'alcool, on
arrive à trouver que chacun de ces consommateurs boit alors, annuel-
lement, de 110 à 112 litres d'alcool à 37, 5 p. 100, ce qui correspond
environ à 4 340 petits verres par an, soit de 11 à 12 par jour. Encore
faut-il remarquer que cette évaluation, comme toutes les autres
d'ailleurs, ne peut pas tenir compte de l'alcool fabriqué et vendu
clandestinement.

On peut citer la Norvège comme exemple du résultat d'une régle-
mentation étroite de la vente de l'alcool. Dans ce pays, la consom-

mation de l'alcool atteignait 10 litres d'alcool absolu par tête en 1851, soit 26 l. 66 en alcool à 37, 5 p. 100, et il existait 15 000 distilleries agricoles. Aujourd'hui, les distilleries agricoles ont disparu; et il n'y a plus, dans toute la Norvège, que 198 *débits* dans les villes et 25 dans les campagnes : la consommation par tête est tombée à 1 l. 30 d'alcool absolu, soit 3 l. 47 en alcool à 37, 5 p. 100. En France, actuellement, il existe dans quelques régions du Nord et de l'Ouest des communes dans lesquelles on trouve un *débit* pour trente ou quarante personnes; et, dans certaines communes du Nord, il y a jusqu'à un cabaret pour 15 hommes adultes. Dans la seule ville de Paris, le nombre des cabarets a augmenté de près de 80 000 en l'espace de vingt ans : en 1875, ce nombre était de 342 622, correspondant à 1 pour 109 habitants, et en 1894, il était de 422 164, correspondant à 1 pour 94 habitants. Il n'est pas sans intérêt de faire ce rapprochement : en 1850, le nombre des aliénés en traitement dans les différents asiles de France était de 20 061; il atteignait 70 422 en 1895.

Eh bien, la Suède est certainement un des pays de l'Europe qui occupe le meilleur rang au point de vue de l'amélioration en ce qui concerne l'alcoolisme. La Suède qui occupait le premier rang en 1848, ne vient plus qu'au dixième, grâce au beau travail de Magnus Huss, à la persévérance infatigable avec laquelle il s'est attaqué à l'alcoolisme, grâce aussi à ce que, dans ce pays, les pouvoirs publics se sont intéressés à cette question d'une façon un peu différente de celle avec laquelle ils s'y intéressent chez nous.

Les eaux-de-vie de différentes provenances peuvent avoir un titre alcoolique extrêmement variable; ce titre peut varier depuis 30, qui est certainement la limite inférieure de la consommation, jusqu'à 65 p. 100 d'alcool absolu. La moyenne du titre est, en général, de 45 à 50 p. 100 d'alcool absolu. Mais, ainsi que je le faisais remarquer tout à l'heure, l'alcool de consommation varie, quant à sa qualité, suivant la nature de la fermentation, suivant la température et la durée de cette fermentation, suivant les procédés de distillation, et, comme le montre un des tableaux précédents, suivant le moment de la distillation où cet alcool est recueilli : c'est précisément ce qui, pour les chimistes, constitue les impuretés, qui donne le parfum et le bouquet à ces différentes eaux-de-vie.

Dans ces dernières années, on s'est ingénié à préparer des bouquets artificiels pour faire, avec l'alcool plus ou moins pur, des substances douées de la saveur et de l'odeur des alcools bon goût, en un mot pour faire de toutes pièces des cognacs, des rhums, des eaux-de-vie artificiels : je vais y revenir dans un moment. Je vous signalerai, parmi ces mélanges, certaines substances qui sont toxiques et d'autres qui ne le sont pas. Au début de la fabrication industrielle de ces bouquets artificiels, on employait des substances qui étaient les unes extrêmement toxiques, les autres d'une toxicité moindre.

C'est ainsi qu'en 1884 MM. Magnan et Laborde, dans une étude très consciencieuse des différents bouquets artificiels qui étaient répandus dans l'industrie des alcools à ce moment, ont pu classer en trois catégories différentes les substances utilisées pour faire ces bouquets artificiels. La première comprenait les *produits épileptisants et tétanisants*, produits se rapprochant, dans une certaine mesure, de ceux que nous allons voir tout à l'heure exister dans les liqueurs à essences, et notamment dans l'absinthe : c'étaient ces produits connus sous le nom d'huiles de vin, d'une composition plus ou moins rapprochée de celle que je vous indiquais tout à l'heure, et qui contiennent du furfurol, de l'aldéhyde salicylique, du salicylate de méthyle, comme on en rencontrait, par exemple, dans les produits destinés à aromatiser le vermouth et le bitter, ou des substances telles que l'aldéhyde benzoïque et le benzonitrile, qui servaient, plus spécialement, à aromatiser cette liqueur connue sous le nom de noyau.

La seconde catégorie renfermait les substances possédant des propriétés narcotisantes et capables de déterminer des troubles fonctionnels graves à dose moyenne; c'étaient l'aldéhyde cinnamique, le cinnamate d'éthyle, les bouquets connus sous les noms de bouquets de whisky, de gin, de sherry-brandy, de genièvre, de duchbitter, de kirsch.

Enfin, le troisième groupe était constitué par des substances relativement inoffensives, c'est-à-dire ne déterminant de troubles fonctionnels qu'à dose suffisamment élevée : c'étaient presque toutes des éthers plus ou moins odorants, tels que ceux constituant les essences de poires, de pommes, d'ananas, etc. J'ai eu l'occasion l'année dernière, en parlant des hypnotiques, et notamment de l'éther, de vous dire quelques mots des formiates, des acétates, des valérianates de méthyle, d'éthyle, de propyle, de butyle, d'amyle, etc. Ces essences odorantes sont constituées par des mélanges d'éthers de ces différents alcools, notamment des acétates, benzoates, butyrates, succinates, valérianates, ainsi que d'acétal et de méthylal.

J'ai fait apporter ici un certain nombre de substances que l'on est arrivé maintenant à fabriquer, et qui possèdent sur celles dont je vous parlais, la qualité — si l'on peut appeler cela une qualité — de n'être plus ou presque plus toxiques. Les différentes substances que vous pouvez voir servent à faire les rhums et cognacs vieux, le cassis, l'anisette, le kirsch, la grenadine, etc. Voici la sève de médoc, qui sert à fabriquer les bordeaux; ces substances s'ajoutent à l'alcool plus ou moins pur — vous allez en voir l'importance, — plus ou moins dilué, et réalisent alors des vins ou des liqueurs que ces industriels n'hésitent pas à déclarer de premier choix et donnant, au goût, les mêmes sensations que les substances authentiques.

Eh bien, Messieurs, ces produits, je le répète, sont inoffensifs, je les ai expérimentés sur les animaux, et, à ce point de vue, il y a un progrès; mais il faut compter, ainsi que je vous le faisais remarquer l'année dernière, à ce sujet, avec la stimulation olfactive et gustative portant les individus qui ont déjà un petit faible pour les liqueurs alcooliques à en boire d'autant plus qu'elles sont plus agréables et flatteuses au goût et à l'odorat.

Mais le gros danger, à mon avis, et en dépit de ceux qui ne veulent voir que dans l'alcool éthylique seul la source de tous les méfaits de l'alcoolisme, opinion que je suis loin de partager, le gros danger réside surtout dans la possibilité d'écouler, grâce à ces produits fortement odorants, des alcools plus ou moins chargés d'impuretés; et je crois que les produits accessoires dont nous allons nous occuper dans un moment avec plus de détails, jouent un rôle énorme dans la genèse des différents accidents de l'alcoolisme. Ces substances, très fortement odoriférantes, permettent justement de masquer les alcools mauvais goût qui devraient être rejetés absolument de la consommation; elles permettent de les dissimuler et de les faire entrer ainsi dans la consommation; ces produits permettent, par conséquent, d'introduire des substances énergiquement toxiques à la place de l'alcool éthylique, déjà toxique par lui-même, mais à un degré certainement moindre que les alcools mauvais goût ou insuffisamment purifiés.

J'en dirai tout autant de cette substance qui porte dans l'industrie le nom de *sauce* : c'est une solution à l'aide de laquelle on aromatise l'alcool pur pour le transformer en cognac; comme vous pouvez le voir par la composition de ce mélange :

Cachou pulvérisé.	250 grammes.
Sassafras.	468 —
Fleurs de genêt.	500 —
Véronique	192 —
Thé hayswin (vert)	128 —
Capillaire du Canada.	128 —
Racines de réglisse.	500 —
Iris	16 —
Alcool (ou eau-de-vie).	6 litres.

il n'y a là, pourtant, absolument rien d'offensif : il y a de petites quantités de certaines plantes, sassafras, véronique, renfermant une substance un peu stupéfiante, mais en faible proportion, et si cette macération est faite dans l'alcool très pur et ajouté à de l'alcool éthylique également très pur, les inconvénients qui en résulteront seront très minimes et de beaucoup inférieurs aux inconvénients qui pourraient résulter de l'absorption de l'alcool mauvais goût aromatisé par les substances dont je viens de parler.

L'étude des différents cas d'alcoolisme n'a pas tardé à montrer aux observateurs, même les plus prévenus en faveur de telle ou telle interprétation, que la nature et la dose de la boisson imprimaient à l'ivresse une modalité tout à fait variable et particulière avec chaque substance. Ce ne fut pas sans quelque étonnement que furent accueillies il y a quelques années les très curieuses observations de M. Daremberg. Ces observations montrèrent ce que l'on savait déjà par les observations cliniques, mais elles le confirmèrent et permirent de l'interpréter. Elles montrèrent que les substances alcooliques les plus dangereuses étaient les liqueurs à essences, l'absinthe, l'anisette, par exemple — je m'expliquerai tout à l'heure là dessus — que les substances les moins nuisibles étaient non pas les bons cognacs, les eaux-de-vie des Charentes les plus pures et les plus soignées, distillées avec le plus de précautions, mais les boissons artificielles, constituées, comme je le disais à l'instant, avec l'alcool bon goût, au cours, fin ou extra-fin, aromatisé avec un bouquet non toxique.

Et en effet, Daremberg montra par des expériences très bien

conduites, en dépit des attaques dont elles furent l'objet, que, *pour une même proportion d'alcool*, les vins étaient beaucoup plus toxiques que les eaux-de-vie que l'on pouvait obtenir par la distillation de ces mêmes vins; que les eaux-de-vie de vins étaient plus toxiques elles-mêmes que les cognacs et armagnacs que l'on pouvait réaliser arti-ficiellement avec de l'alcool très pur et un bouquet non toxique; il montra que les vins blancs étaient moins toxiques que les vins rouges, que les vins plâtrés et les vins malades étaient des substances éminemment toxiques. C'était démontrer avec la plus entière certi-tude qu'il y avait, dans ces boissons, d'autres substances que l'alcool éthylique, capables d'intervenir dans les accidents d'intoxication.

Eh bien, Messieurs, déjà avant cette époque, car ces recherches datent de quatre ou cinq ans, dans un très intéressant travail, dont j'ai eu déjà l'occasion de citer quelques résultats, Dujardin-Beaumetz et Audigé avaient obtenu les résultats que j'ai fait consigner sur ce tableau, et desquels il résulte que les eaux-de-vie de vins, dans lesquelles prédomine l'alcool éthylique, sont les eaux-de-vie qui déterminent les accidents les moins graves chez les animaux : la gravité des accidents va en croissant au fur et à mesure que l'on s'adresse à des eaux-de-vie de poiré, de marc de raisin, de cidre, de grains, de betteraves ou de mélasse de betteraves, enfin de pommes de terre, à laquelle on peut ajouter les eaux-de-vie de topinambours et de sorgho, parce qu'interviennent les alcools homologues supérieurs de l'alcool éthylique, sur lesquels j'ai déjà attiré l'attention et parmi lesquels, d'après les recherches de Dujardin-Beaumetz et Audigé, l'alcool isobutylique et l'alcool amylique constituaient les substances

**Action nocive croissante des alcools d'après leur provenance
(Dujardin-Beaumetz et Audigé).**

1. Eaux-de-vie de vin.	Presque exclusivement alcool éthylique.
2. Eaux-de-vie de poiré . . . . 3. Eaux-de-vie de marcs de raisins, de cidre.	Alcools propylique, œnanthylique et caprylique.
4. Eaux-de-vie de grains. . . . . . 5. Eaux-de-vie de betteraves et de mélasses de betteraves.	Alcools propylique, isobutylique et amylique.
6. Eaux-de-vie de pommes de terre (topinambour, sorgho, etc.). . .	Alcools isobutylique et amylique. Huiles essentielles.

les plus émminement toxiques. Je dis, d'après les recherches de

Dujardin-Beaumetz et Audigé, car on a montré depuis que cette partie qui porte le nom d'huile lourde de vin et que vous voyez figurer dans ce tableau sous la dénomination d'*huiles essentielles*, cette partie comprend non seulement des alcools homologues supérieurs de l'alcool éthylique, mais encore des aldéhydes, des acétones, des éthers, des ammoniaques composées, des alcaloïdes tels que les bases pyridiques, qui ont été découverts au cours de ces dernières années dans les alcools de mauvaise qualité. Ces alcools sont d'autant plus toxiques, qu'ils renferment en proportion plus considérable soit des alcools homologues supérieurs, soit, surtout, ce mélange qui est groupé ici sous l'appellation d'huiles essentielles.

Des expériences que j'ai faites il y a déjà quatorze ans, en 1885, à propos d'un rapport médico-légal dont je vous citerai quelques conclusions, parce qu'elles me paraissent plus que jamais répondre à la vérité, ont montré le bien fondé des interprétations de M. Daremberg et de MM. Magnan et Laborde. Voici leurs résultats. Des cognacs et eaux-de-vie vieilles de bonne qualité se montraient, chez les animaux, plus toxiques immédiatement et par ingestion massive; si, au contraire, on les donnait à des animaux de même espèce par petites quantités, d'une façon continue, ces cognacs et ces eaux-de-vie de bonne qualité se montraient beaucoup moins toxiques que l'eau-de-vie de qualité inférieure, cette affreuse eau-de-vie d'assommoir, cette *goutte à deux sous* que l'on peut trouver chez les marchands de vins du plus bas étage. En effet, l'alcool à 38 p. 100 qui m'avait servi à faire ces expériences provenait d'un débit voisin de l'hôpital Saint-Louis ; il était très remarquable au point de vue de l'infériorité de ses qualités, et il déterminait chez les animaux un amaigrissement rapide, de l'albuminurie, de la congestion du foie, et une apparence de cirrhose, ou tout au moins de dégénérescence graisseuse, que l'on ne rencontrait pas chez les animaux auquels on faisait ingérer comparativement les eaux-de-vie vieilles, armagnacs et cognacs.

Il en est résulté, pour certains observateurs, qu'il fallait dire qu'une même quantité d'alcool est d'autant plus toxique qu'elle est plus concentrée : ce fait est indéniable, mais ne préjuge absolument rien en ce qui regarde, à côté de l'alcool, ces produits dont je veux montrer la toxicité. Il est certain que dans une boisson alcoolique forte, absinthe, bitter, par exemple, la proportion d'alcool éthylique est tellement considérable, par rapport aux impuretés quelle renferme, que lorsque la quantité toxique, en une seule fois, de cette boisson est introduite dans l'économie, il est certain que c'est à l'alcool et non aux impuretés qu'il faut attribuer les accidents ; mais cela est vrai pour l'intoxication aiguë, et cela devient absolument inexact lorsqu'il s'agit de l'intoxication chronique par de petites quantités journellement et constamment répétées.

Alors, les produits accessoires, en dehors de leur action propre, déterminent évidemment une prédisposition de l'individu à subir l'influence de l'alcool éthylique d'une façon beaucoup plus efficace : cela diminue la résistance individuelle, et je crois qu'à ce point de vue, les bases pyridiques dont je parlais tout à l'heure doivent jouer un rôle considérable, au moins égal à celui des essences dont je parlerai dans un moment. Ces bases pyridiques ont été découvertes il y a quelques années par MM. Lebel, Morin et Claudon, dans l'alcool d'industrie : ils ont isolé de ces différents alcools un certain nombre de bases, parmi lesquelles une a été essayée sur les animaux par M. Robert Wurtz qui a pu démontrer que cet alcaloïde possédait une action stupéfiante et, finalement, convulsivante très analogue à celle que nous verrons, plus tard, être exercée par l'essence de l'absinthe.

Mais, les observations que je viens de vous citer ont reçu, de la part de M. Féré, la sanction expérimentale la plus remarquable et la plus curieuse que l'on puisse imaginer. Je vous ai déjà entretenu des recherches de Féré relativement à l'influence tératogénique exercée par les vapeurs d'alcool éthylique sur le développement des embryons de poulets. Eh bien, cette action qui a été démontrée par le retard dans le développement, ou par la fréquence des monstruosités, a été étendue par Féré aux diverses substances que je passe en revue en ce moment et que l'on peut rencontrer dans les différentes boissons et les différentes alcools.

M. Féré ne s'est pas contenté seulement d'exposer des œufs en cours d'incubation aux vapeurs des alcools et des substances dont je parle, mais il a trouvé le moyen d'injecter dans l'albumen de petites quantités de ces produits dilués dans l'eau ; et voici les résultats auxquels il est arrivé. Qu'il s'agisse de vapeurs ou de dilution aqueuse de ces substances, les doses faibles d'alcool éthylique ont montré une action tératogénique assez peu offensive, on serait presque tenté de dire inoffensive ; mais les alcools propylique, butylique, amylique, se sont montrés progressivement plus nuisibles, cette pro gression suivant l'intensité de leurs propriétés toxiques et croissant comme leur poids moléculaire. Les iso-alcools sont encore plus nuisibles que les alcools ; et, fait bien curieux, confirmant les observations cliniques dont aucune expérimentation n'avait pu rendre compte, l'alcool méthylique a exercé une action tératogénique infiniment supérieure à celle de l'alcool éthylique.

Si cette loi, ou plutôt cette pseudo-loi, mise autrefois en avant par Rabuteau, s'était vérifiée, l'alcool méthylique aurait dû, au contraire, exercer une action moindre que l'alcool éthylique ; et c'est en effet le résultat auquel on arrive lorsque l'on recherche expérimentalement la valeur toxique de ces substances au moyen des injections intraveineuses ; mais vous comprenez facilement que les expériences tératogéniques de Féré sont infiniment plus délicates et que leur signification est bien supérieure à celle d'une injection intra-veineuse. Cette toxicité plus considérable de l'alcool méthylique explique, précisément, l'influence éminemment nuisible de certains alcools dénaturés, influence produite par de l'esprit de bois, par de l'alcool méthylique auquel on serait tenté d'attribuer justement un rôle peu offensif.

Mais, ce n'est pas seulement aux produits purs que s'est adressé Féré, il a fait comme Daremberg ; il a pris du cognac et de l'armagnac de bonnes marques et a constaté que ces substances étaient plus toxiques que l'alcool éthylique pur ; il a pris de l'alcool brut de pommes de terres, et il a vu cet alcool être infiniment plus toxique que les autres substances dont je viens de parler. A ce point de vue, l'acétone aurait une action tératogénique égale à celle de l'alcoo éthylique. Enfin, à degré de dilution égal, c'est-à-dire à richesse égale en alcool, il a vu les vins être plus nuisibles que l'alcool susceptible d'en être retiré par distillation, comme dans les expériences de Daremberg.

Quant aux essences d'anis, d'absinthe et d'autres plantes, elles augmentent, dans une proportion énorme, l'influence nuisible : c'est avec ces essences que les dégénérescences se montrent avec leur summum d'intensité, que l'on voit naître des animaux avec des articulations anormales, des doigts supplémentaires, un bec bifide ; et surtout, que l'on arrive à déterminer, chez les petits poussins qui parviennent à éclore, des attaques épileptiformes identiques à celles que l'on peut provoquer chez les animaux par injection intra-veineuse de la même essence.

Ceci bien établi, je vais exposer maintenant les résultats des expériences dues à MM. Joffroy et Serveaux, expériences desquelles Joffroy a cru devoir tirer cette conclusion que je ne saurais accepter, que l'alcool éthylique est à peu près la seule substance à incriminer dans l'alcoolisme. Le tableau que voici vous représente précisément les équivalents toxiques, déterminés chez le lapin avec différents alcools et produits de consommation. Vous pouvez voir, par exemple, ce qui est concordant avec les observations dont je parlais tout à l'heure, et tout a fait discordant avec les conclusions de Joffroy, que le cognac jeune, l'armagnac vieux, l'eau-de-vie de cidre, le marc de Bourgogne possèdent une valeur toxique se rapprochant presque complètement de celle de l'alcool éthylique, et que certains alcools mauvais goût, comme l'alcool de betteraves commercial, comme ce qu'on appelle, dans la rectification de l'alcool, les produits de tête qui passent au commencement de la distillation, les produits de queue qui passent à la fin de la distillation, possèdent une valeur toxique globale, si l'on

Équivalents toxiques (lapin) par voie d'injections intra-veineuses.

Alcool méthylique	25,25
— éthylique	11,70
— propylique	3,40
— isobutylique	1,45
— amylique	0,63
Aldéhyde	1,14
Furfurol	0,24
Acétone	5,27
Cognac jeune (un an)	11,41
Armagnac vieux	11,10
Eau-de-vie de cidre (un an)	10,57
Marc de Bourgogne	9,84
Eau-de-vie de prunes (un an)	9,41
Kirsch des Vosges	8,40
Alcool de topinambour (commercial)	7,82
Alcool de betterave (commercial)	9,20
Produits de tête	9,78
Produits de queue	7,90

peut ainsi dire, inférieure à celle de l'alcool éthylique. Qu'est-ce que cela prouve, Messieurs? Cela prouve le bien fondé de la réserve que je faisais relativement à l'action exercée par les substances injectées ou ingérées tout d'un coup dans l'organisme, et à l'action exercée par une substance introduite d'une façon continue, constante et à petites doses ; je crois avoir insisté suffisamment sur ce point.

Un détail sur la façon dont MM. Joffroy et Serveaux ont procédé. Afin d'arriver à injecter une quantité d'alcool suffisamment considérable sans déterminer la coagulation du sang, ils étaient obligés d'injecter le liquide au titre de 10 p. 100 d'alcool absolu seulement : cela les conduisait à injecter des quantités énormes de liquide ; et alors il arrivait, au début, des coagulations qui déterminaient des thrombus et la mort subite des animaux. Ces expérimentateurs ont très ingénieusement tourné ces difficultés. Se souvenant d'une expérience due à Haycraft et de laquelle il résultait qu'en injectant par les veines d'un chien ou d'un lapin de l'extrait alcoolique de têtes de sangsues on arrivait à rendre ce sang incoagulable, sans faire éprouver aux animaux de troubles généraux, ils ont institué une technique particulière, qui est la suivante : dans un litre d'eau, il font infuser le tiers antérieur, coupé en petits fragments, de 8 sangsues ; ils y ajoutent 8 grammes de chlorure de sodium, ils laissent le mélange en macération de quatre à six heures, au plus, et le filtrent : c'est ce liquide filtré, auquel on ajoute de l'alcool de façon à l'amener jusqu'au titre de 10 p. 100 d'alcool absolu, que l'on injecte alors dans la circulation de l'animal, à l'aide du flacon de Mariotte pour avoir une pression constante.

L'injection est faite avec une vitesse de 1 centimètre cube par minute et par kilo d'animal. De cette façon, les expériences sont absolument comparatives, et les chiffres que j'ai rapportés ont donc une valeur relative considérable.

Mais je dis qu'il est absolument impossible de juger de la valeur nocive d'une substance, quelle qu'elle soit, par l'expérimentation physiologique exclusivement relative à la toxicité *à court délai* de cette substance. Cela foisonne dans la science, les preuves de ce que j'avance : est-ce que le plomb, l'arsenic, l'ergot de seigle, est-ce que la saponine, se conduisent de la même façon lorsqu'on les injecte par fractions répétées, à petites doses, ou en une seule fois en quantité suffisante pour déterminer des accidents ?

Ce fait était déjà tellement bien dans mon esprit, depuis longtemps, qu'en 1888, dans un rapport que j'ai fait, avec le professeur Brouardel, au Comité consultatif d'hygiène publique de France, rela-

tivement à la consommation de l'alcool et au degré de pureté des
alcools qui sont consommés, voici ce que je disais :

« Les hygiénistes ont souvent invoqué, avec raison, les belles expériences de Rabuteau, celles de MM. Dujardin-Beaumetz et Audigé,
celles de M. Magnan, celles de M. Laborde, etc. Les auteurs ont mis
en évidence l'influence particulièrement nocive de certains alcools,
de certains produits contenus dans les alcools. Nous acceptons avec
eux que les alcools livrés à la consommation doivent être débarrassés
de ces substances particulièrement nocives. Mais il y a lieu de faire
une remarque. Alors même qu'une des substances expérimentées sur
les animaux, dans les conditions où se sont placés ces expérimentateurs, donnerait des résultats qui tendraient à en démontrer l'innocuité, nous serions en droit de faire les plus grandes réserves. Nous
savons, en effet, pour les substances dont la nocuité est le mieux
démontrée, que la même dose injectée sous la peau ou ingérée par le
tube digestif détermine des effets fort différents, suivant la voie d'introduction.

« Ainsi, on soumet couramment les syphilitiques à un traitement
mercuriel ; la quantité de mercure absorbée en quelques mois est
relativement considérable ; les accidents qui peuvent résulter du traitement diffèrent absolument, suivant que le mercure est administré
sous forme de potion, de pilules ou de frictions : ils diffèrent encore
bien davantage des accidents que l'on observe chez les ouvriers qui
étament les glaces, chez ceux qui font le secrétage avec le nitrate
acide de mercure et chez les ouvriers des mines de mercure.

« Un des traitements les plus fréquemment usités dans la dysenterie
au commencement du siècle était l'acétate de plomb, dont on donnait
journellement 60 à 80 centigrammes. On ne signalait aucun accident ;
que l'on fasse absorber, non plus en un jour, mais en un mois, la
cinquième partie de cette dose (10 à 20 centigrammes dans le mois)
à un sujet quelconque, il aura des coliques de plomb, des paralysies
saturnines.

« On ne peut donc pas affirmer qu'une substance contenue dans un
alcool est innocente, parce que, ingérée à une dose assez considérable
par le tube digestif d'un animal ou injectée sous sa peau, elle n'a
produit aucun accident appréciable.

« L'expérimentation physiologique pratiquée à l'aide des produits
obtenus par distillation fractionnée des alcools impurs n'a pas,

jusqu'alors, donné de résultats concordants avec ceux que l'on observe en employant les substances pures qui prédominent dans chacun de ces fractionnements.

« Les expériences de MM. Dujardin-Beaumetz et Audigé sur la puissance toxique des alcools homologues supérieurs de l'alcool éthylique, pas plus que celles de MM. Laborde et Magnan sur les bouquets artificiels, le furfurol etc., ni celles de MM. Morin, Claudon et Wurtz sur les bases retirées des alcools, ne peuvent suffire à interpréter l'intoxication aiguë ou chronique par les alcools : chacune de ces expériences est en quelque sorte un tableau du drame ; mais il en manque encore pour relier et coordonner le tout et reproduire la série des phénomènes que révèle l'étude clinique de l'alcoolisme.

« En résumé, on ignore encore à quel ensemble de composés sont dus les accidents de l'intoxication alcoolique : quelques substances bien définies peuvent être incriminées à juste titre, d'autres restent encore à trouver, et il semble que ce soit vers les mauvais alcools d'industrie que doivent être dirigées plus spécialement les recherches. Nous disons à dessein *mauvais alcools d'industrie*, car à l'aide des procédés actuellement connus, il est facile d'obtenir des produits d'une pureté de beaucoup supérieure à celle des meilleurs alcools de vin ou de fruits.

« Pour résoudre la question, il faudrait pouvoir se placer dans les conditions du buveur d'habitude, qui, journellement, à petites doses, absorbe pendant des mois ou des années des liquides alcooliques plus ou moins impurs ; ce sont là des expériences extrêmement délicates, difficiles, de très longue haleine, pour lesquelles l'association de chimistes, de physiologistes et de cliniciens est absolument nécessaire.

« Il n'est donc pas possible, actuellement, de dresser une liste des produits nocifs contenus dans les alcools de diverses provenances ; les plus subtils de ces produits toxiques nous sont encore inconnus. On ne peut dire qu'une chose, la nocivité de quelques-unes de ces substances est démontrée, mais les expériences actuellement connues ne nous donnent pas l'explication de tous les accidents dont nous sommes journellement témoins.

« Depuis quelques années, en effet, l'alcoolisme et ses diverses modalités sont devenus beaucoup plus inquiétants. D'une part, les hommes sont bien plus fréquemment frappés qu'autrefois ; dans nos services d'hôpitaux, ce sont les alcooliques qui dominent, les femmes elles-mêmes comptent pour une large part dans ce contingent des alcooliques. On en trouve même dans les hôpitaux d'enfants, même parmi les enfants nourris au sein, intoxiqués par leur nourrice alcoolique.

« D'autre part, si les formes anciennes de l'alcoolisme sont plus fréquentes depuis quelques années, certains accidents qui étaient rares, sinon inconnus autrefois, prennent rang dans la pathologie de l'alcoolisme.

« Quand on étudie le travail de Lunier et les cartes si démonstratives qu'il a jointes à ses observations, on voit que, dans les pays vignobles, les affections mentales étaient rares. Certes, il y avait des vignerons qui abusaient dans une large mesure de leur vendange; ils avaient l'ivresse gaie et n'allaient pas peupler les asiles d'aliénés. C'était en d'autres régions, en Bretagne, en Normandie, dans les Flandre que l'ivresse née du petit verre produisait ses ravages. Que l'on compare ces cartes avec les statistiques actuelles et l'on verra que les taches localisées au temps où Lunier fit ce travail ont envahi tout le territoire ».

Je n'ai absolument pas un mot à changer à ce que j'écrivais il y a onze ans maintenant. Sauf dans quelques cas exceptionnels, il est presque impossible d'apprécier l'influence exercée sur l'intelligence et les sensations par ces substances qui accompagnent l'alcool ou les alcools.

MM. Joffroy et Serveaux, dans leur travail, ont indiqué précisément dans un autre tableau que voilà le pouvoir toxique pour un litre d'eau-de-vie supposé ramené à 50 p. 100 d'alcool, et ils ont ainsi déterminé, en kilos d'animal, les quantités tuées par les différents alcools dont je parlais tout à l'heure. Les résultats sont absolument comparables à ceux du tableau précédent et vous pouvez voir qu'un litre d'alcool éthylique pur tue 64 kilos 102, tandis que le produit le plus toxique, l'eau-de-vie de prunes, ne tue que 68 kilos 199. Il y a évidemment un écart extrêmement faible entre ces deux chiffres. Ce sont des chiffres relatifs à la toxicité immédiate et non à la toxicité lente.

Pouvoir toxique pour un litre de produit supposé ramené à 50 p. 100 d'alcool.

Alcool éthylique pur.	64 kilos 102
Rhum de la Martinique.	64 — 947
Cognac (trois ans).	65 — 006
Eau-de-vie de Montpellier.	64 — 506
Armagnac (moins d'un an).	65 — 129
Marc de Bourgogne (trois ans).	68 — 079
Kirsch.	64 — 603
Eau-de-vie de cidre (Caen).	65 — 145
Eau-de-vie de cidre (Gournay).	64 — 717
Eau-de-vie de prunes.	68 — 199

Cependant une chose pouvait mettre ces observateurs en garde contre une interprétation prématurée de leurs résultats expérimentaux : c'était une expérience très curieuse de laquelle ressortaient les changements caractéristiques opérés par l'alcoolisme chronique. Un animal avait peu à peu perdu, sous l'influence répétée de petites doses d'alcool, les qualités de chien de garde qui le caractérisaient autrefois; il était devenu indifférent, taciturne, non pas méchant, mais tout à fait abruti au bout d'un certain temps.

C'est surtout, à mon avis, par l'emploi journalier des liqueurs renfermant des essences, les absinthes, les apéritifs, etc., que les faits sur lesquels je veux attirer votre attention maintenant sont parfaitement démontrés. Les résultats sont fort différents lorsqu'il s'agit des doses massives ou même seulement un peu élevées, ingérées en une fois, même quand on expérimente sur des animaux; et, bien qu'on ne puisse apprécier facilement chez l'homme des modifications dans l'intelligence et les sensations lorsque le sujet est plongé dans l'état comateux qui accompagne toujours l'absorption des grandes quantités de ces substances, les résultats sont cependant très nets lorsqu'on observe ce qui se passe sous l'influence des différents alcools ou des essences que l'on peut retirer de certaines boissons alcooliques ou qui servent à fabriquer ces boissons.

Je ne pourrais pas vous en fournir d'exemple plus démonstratif que le suivant : il s'agit d'un homme de trente ans, qui, dans l'intention de se suicider, eut l'idée bizarre d'absorber, en une seule fois, 75 centilitres d'absinthe. A peine eut-il effectué cette ingestion qu'il tomba foudroyé. Quatre heures après, on l'amenait à l'hôpital en état de mort apparente. On fit un lavage de l'estomac, grâce auquel on put retirer la majeure partie de l'absinthe ingérée, car, ici comme dans toutes les intoxications semblables, lorsque la première influence s'est produite, il y a, en quelque sorte, inhibition des phénomènes d'absorption et la substance reste à l'état inerte, ce qui permet heureusement de pouvoir en débarrasser l'organisme dans certaines circonstances. Cette inhibition, cet arrêt de l'absorption est surtout remarquable sous l'influence des doses élevées de substances narcotiques et de substances convulsivantes. On fit la respiration artificielle, on pratiqua des tractions rythmées de la langue ; grâce à ces manœuvres, la respiration reparut ; mais, malgré tous les soins qu'on put lui donner, malgré des injections d'éther, de caféine, de strychnine — j'aurais envie de dire *à cause* de ces injections — cet individu mourut au bout de dix-huit heures.

Je dirais volontiers *à cause*, parce que nous verrons que les essences d'absinthe sont des substances convulsivantes, épileptisantes : eh bien, dans ce cas, je crois que cela n'est pas indiqué du tout de faire intervenir la strychnine, la caféine, même l'éther, en injections souscutanées : comme traitement de ces accidents, cela ne peut qu'ajouter une action convulsivante à une autre. Je sais bien qu'avec ce malade on jouait le tout pour le tout, que quelqu'un ayant avalé 75 centilitres d'absinthe est à peu près perdu, et que l'on peut risquer une médication qui n'est pas absolument correcte, mais je la considère quand même comme un peu exagérée.

On fit l'autopsie, et voici ce que l'on trouva. L'observation macroscopique montra quelques points hémorrhagiques au niveau du grand cul-de-sac de l'estomac et absolument rien d'autre. On eut la curiosité de vérifier le fait de la localisation de l'alcool dans les différents viscères ; et les recherches chimiques permirent de constater que le cerveau renfermait une quantité d'alcool supérieure à celle contenue dans le foie. Mais l'examen histologique d'un certain nombre d'organes donna des résultats extrêmement intéressants. On observa des lésions profondes de la muqueuse gastrique, entre autres, la disparition complète des cellules principales des glandes — je vous ai indiqué déjà que c'était là un des premiers effets de l'alcool ; — ensuite, la présence de pigment hématoïdien dans le foie et la rate ; des signes de néphrite diffuse avec hémorrhagies glomérulaires ; la dissociation et la segmentation du myocarde. Le cerveau et la moelle examinés par la méthode de Nissl, ne montrèrent absolument aucune lésion.

Comme vous le voyez, il était impossible de faire intervenir l'alcoolisme chronique dans l'interprétation de ces phénomènes, ou alors il était au moins tellement à ses débuts qu'il ne peut entrer en ligne de compte dans la genèse des accidents; c'est donc l'alcool seul qui a tué ce sujet, en déterminant les mêmes phénomènes d'intoxication aiguë qu'aurait déterminés l'ingestion d'une quantité égale d'alcool éthylique pur, car, pendant toute la durée des phénomènes que l'on a observés, on n'a pas relevé chez lui la moindre crise épileptiforme; et nous verrons que ce qui caractérise l'intoxication lente ou subaiguë par l'absinthe, c'est précisément l'explosion de ces crises. Il faut songer, d'ailleurs, que la quantité d'absinthe ingérée correspondait à 450 centimètres cubes d'alcool absolu : cette quantité, ingérée en une seule fois et à un état de dilution tel que le volume d'eau ajouté représentait à peine 300 centimètres cubes — 450 centimètres cubes d'alcool absolu plus 300 centimètres cubes d'eau égalent 750 centimètres cubes — est évidemment bien suffisante pour expliquer la mort de cet individu.

Il me reste encore à vous entretenir maintenant de l'action particulière exercée par un certain nombre d'essences, l'absinthe, l'hysope, le fenouil, l'anis, la badiane, etc.; et vous verrez que, parmi toutes ces intoxications, les unes sont caractérisées par des phénomènes de narcose et une action stupéfiante, les autres, par des crises épileptiformes. Or cet individu n'est pas mort par l'absinthe, il est mort par l'alcool; et cela confirme l'opinion des partisans de l'action exclusive de l'alcool éthylique au moins pour ce qui concerne l'alcoolisme aigu; mais quand nous étudierons les accidents produits par les liqueurs à essences, nous verrons qu'il existe d'autres phénomènes, une symptomatologie fort différente qui semble confirmer, cette fois, la part prépondérante accordée par d'autres observateurs aux essences et aux produits accompagnant l'alcool éthylique.

Quant à moi, je ne suis partisan ni de l'une ni de l'autre de ces interprétations : la vérité est dans un juste milieu. L'alcool éthylique est une substance éminemment toxique, cela est indiscutable, mais cette action toxique est favorisée, dans une très large mesure, *suscitée* même, si je puis me servir de cette expression, par les produits accessoires dont nous allons à présent faire l'étude.

XIVe LEÇON

INFLUENCE DES SUBSTANCES AUTRES QUE L'ALCOOL ÉTHYLIQUE. — DIFFÉRENCES ENTRE L'INTOXICATION AIGUE ET L'INTOXICATION CHRONIQUE. — LIQUEURS A ESSENCES. — SYMPTOMATOLOGIE DE L'INTOXICATION PAR LES ESSENCES. — ABSINTHISME.

Je me suis efforcé, dans notre dernière réunion, de faire ressortir les inconvénients afférents aux alcools dits *supérieurs*, les homologues de l'alcool éthylique, et aux autres substances, aldéhydes, acétones, ammoniaques composées, etc., accompagnant généralement les alcools de mauvaise qualité. Il me reste encore à vous fournir à ce sujet quelques documents expérimentaux qui, comme vous allez le voir, ne manquent pas d'intérêt; et nous nous occuperons ensuite d'agents infiniment plus nuisibles, des essences, c'est-à-dire de ces substances constituées par un mélange de terpènes et de camphènes, que l'on a trouvées dans un certain nombre de boissons et qui constituent, bien certainement, les causes de certains accidents particuliers que l'on a dû réunir, au point de vue de leur symptomatologie clinique, sous la dénomination d'absinthisme.

Vous avez pu voir, d'après ce que je vous ai dit, que les expériences faites jusqu'alors, relativement aux produits accompagnant l'alcool éthylique, concernaient surtout l'action toxique aiguë de ces substances; il a cependant été fait des tentatives d'intoxication chronique avec les alcools de mauvaise qualité. Ces expériences sont dues à Dujardin-Beaumetz et Audigé, qui ont opéré sur le porc. La raison du choix de cet animal réside en ce que c'est à peu près le seul qui se prête à une expérimentation de ce genre : c'est, de tous les animaux sur lesquels on peut expérimenter, le seul qui consente à absorber, je ne dirai pas volontiers, mais dans une mesure facilitant l'expérimentation, des alcools mauvais goût pendant une durée suffisamment longue pour permettre d'étudier les résultats de cette expérience.

Dujardin-Beaumetz et Audigé ont vu que les alcools de mauvaise qualité — de grains, de mélasses, de sorgho, de topinambour, etc., — administrés d'une façon lente et continue à ces animaux, déterminaient, après un certain temps, de la congestion et de l'inflammation du tube digestif et du foie, sans que, cependant, l'on puisse arriver sur le porc à ce degré d'hépatite interstitielle que l'on peut constater chez l'homme; ils observèrent également une congestion du parenchyme pulmonaire pouvant aller jusqu'à l'apoplexie; des dégénérescences athéromateuses, des suffusions sanguines dans les muscles et le tissu cellulaire.

Comparativement, des expériences de même ordre ont été faites sur d'autres animaux de même espèce avec l'alcool éthylique parfaitement pur, et au bout de trente mois — vous voyez qu'il s'agit là d'une expérience de longue haleine —, les lésions dont je viens de parler tout à l'heure étaient absolument inappréciables chez les animaux que l'on avait soumis à l'usage de l'alcool éthylique parfaitement pur; elles étaient au contraire très accusées soit avec les alcools bruts dont je viens de faire l'énumération, soit avec les alcools mal rectifiés provenant de la distillation du suc de betteraves, des grains, des pommes de terre, ou bien des matières amylacées préalablement soumises à la fermentation.

Dans le même ordre d'idées, des expériences comparatives ont encore été faites, également par Dujardin-Beaumetz et Audigé, en employant, cette fois, des absinthes de différentes provenances et des liqueurs à essences; ils ont pu constater dans cette nouvelle série d'expériences une excitation plus ou moins violente; parfois même, la production de phénomènes convulsifs tout à fait analogues à ceux qui signalent l'absinthisme chez l'homme.

MM. Mairet et Combemale avaient également fait des expériences qui sont loin d'avoir la même valeur et la même durée que celles que je viens de citer : ces expériences avaient été pratiquées sur le chien, et ils avaient pu constater que les injections répétées de petites doses d'alcools de différentes provenances avaient déterminé chez eux de l'affaiblissement intellectuel, une sorte d'impression de peur accompagnée d'hallucinations terrifiantes, des troubles muscu-

laires d'ordre ataxique et paralytique, débutant par l'arrière-train,
et qui se généralisaient rapidement à tout le système quand l'expérience continuait pendant un temps suffisant : c'est comme vous le
voyez, dans une certaine mesure, une confirmation des expériences
de Dujardin-Beaumetz et Audigé sur le porc. Leurs résultats les plus
remarquables sont relatifs à l'influence dégénérative sur la descendance. Pendant plusieurs mois, ils intoxiquent une chienne à l'aide
de la liqueur d'absinthe du commerce, puis ils provoquent un accou-
plement avec un chien sain. La chienne mit bas trois petits présentant des malformations diverses : pied-bot, atrophie des orteils,
gueule de loup, persistance du trou de Botal, atrophie du train
postérieur. Ces expériences sont à rapprocher de celles de Féré.

Des expériences de même genre, exécutées par Strassmann à
l'aide d'alcools impurs qu'il injectait à des chiens aux doses progres-
sives de 10 à 22 centimètres cubes par kilo, montrèrent des convulsions, des paralysies du train postérieur, du tremblement, de l'affaiblissement de l'intelligence. Sur les animaux qui succombèrent, on
put constater du catarrhe chronique de l'estomac et la dégénérescence
graisseuse de la cellule hépatique.

Mais les recherches, de beaucoup les plus importantes, relativement aux essences qui peuvent accompagner les différents alcools,
sont les recherches de MM. Cadéac et Albin Meunier. Ces recherches
remontent à une dizaine d'années, et ont été faites systématiquement
avec un grand nombre d'essences provenant soit de plantes de la
famille des composées, l'absinthe, les différentes armoises, par
exemple, soit de plantes de la famille des labiées ou des ombellifères,
plantes qui sont, en plus ou moins grande quantité, mélangées soit
à la liqueur d'absinthe, soit aux liqueurs d'origines diverses, de
dénominations diverses, telles que l'anisette, le vulnéraire, le vespétro, le curaçao, le bitter, etc. Au début, les observations fournies
par ces expérimentateurs furent l'objet d'une discussion fort intéressante à la Société de Biologie, discussion à laquelle prit part
M. Laborde, qui, avec sa grande expérience des phénomènes expérimentaux de l'alcoolisme, rectifia quelques-unes des conclusions,
certainement prématurées, auxquelles MM. Cadéac et Meunier avaient
abouti ; et voici les résultats définitifs des expériences qui ont suivi
la discussion.

Les premières expériences de MM. Cadéac et Meunier les avaient amenés à cette conclusion, certainement bizarre et contraire à la réalité, que l'essence d'absinthe était beaucoup moins toxique que les autres essences qui pouvaient être renfermées dans cette liqueur. Parmi ces dernières, c'était surtout à l'essence d'anis que ces observateurs attribuaient la plus large part des accidents que l'on a réunis sous la dénomination d'absinthisme, et pour lesquels, en raison de cette provenance, ils proposaient le nom d'anisisme.

Il leur était arrivé un accident expérimental contre lequel il est presque impossible de se prémunir et en vertu duquel ils avaient fait leurs recherches avec des essences préparées surtout à l'aide des bulbes d'asphodèles, qui sont employés d'une façon courante en Algérie et donnent la majeure partie de l'absinthe consommée dans cette région. Or, un fait qui n'avait pas échappé aux différents observateurs était celui-ci : en Algérie, où la consommation de l'absinthe a pris la prédominance qu'elle possède maintenant, vous voyez des individus consommer des quantités relativement considérables d'absinthe sans éprouver d'accidents bien graves, puis, lorsque ces individus reviennent en France et se livrent à la même consommation d'absinthe d'origine française, des accidents très graves ne tardent pas à se produire chez eux.

En raison précisément de ces premières conclusions de MM. Cadéac et Meunier, qui bouleversaient un peu les données acquises jusqu'alors, une discussion s'éleva au sein de la Société de Biologie entre ces expérimentateurs et M. Laborde : toutes vérifications faites, il fut reconnu que les essences qui avaient servi aux expériences n'étaient pas constituées par de l'essence d'absinthe pure; et, ainsi que les recherches de Magnan et Laborde l'avaient montré depuis longtemps, lorqu'on opérait avec de l'essence d'absinthe parfaitement pure, les accidents que l'on pouvait observer, soit chez l'homme, soit chez les animaux, étaient des accidents extrêmement graves et empruntant à cette essence d'absinthe elle-même la plus forte part de leur gravité.

Dans leurs premières conclusions, MM. Cadéac et Meunier arrivaient également à ce résultat que l'essence d'absinthe existait seulement en très faible quantité dans les liqueurs d'absinthe, et que l'épilepsie était tout à fait exceptionnelle chez les buveurs d'absinthe, comparativement aux autres troubles cérébraux. Eh bien, c'est précisément en raison de la provenance de l'essence d'absinthe, sur laquelle j'insistais tout à l'heure, que l'expérimentation a pu conduire à des conclusions inexactes ; mais, depuis, Cadéac et Meunier sont revenus sur leurs premières assertions, et de la discussion sont résultées les conclusions définitives suivantes.

En dehors de l'alcool qui entre pour une très large part dans la liqueur portant le nom d'absinthe, puisque la proportion d'alcool n'est pas moindre de 40 p. 100 et peut s'élever jusqu'à 70 p. 100 en alcool absolu, il faut reconnaître dans cette liqueur d'absinthe la présence de deux groupes de substances, caractérisées les unes par leur action épileptisante, les autres par leur action stupéfiante.

Pour le *groupe épileptisant*, cette action est due en premier lieu à l'essence d'absinthe, en second lieu à l'essence d'hysope, en troisième lieu à l'essence de fenouil : ces différentes essences, mais surtout l'essence d'absinthe, déterminent de l'hyperesthésie généralisée, des tremblements, des fourmillements, des hallucinations, des convulsions avec crises épileptiformes ; puis, au bout d'un certain temps, ces phénomènes sont suivis d'une longue période de prostration et de somnolence.

Les expériences réalisées avec l'essence d'absinthe le furent principalement sur les animaux, en raison de la toxicité très considérable de cette essence. Mais MM. Cadéac et Meunier ont rapporté très en détail une expérience faite avec l'essence d'hysope sur quelqu'un qui voulut bien s'y prêter, et les résultats obtenus sont tellement intéressants que je crois devoir vous les rapporter, au moins dans leurs grandes lignes.

Il s'agit d'un jeune homme pesant 76 kilos, très vigoureux, et ne présentant absolument aucun antécédent nerveux remarquable. Il prit, à jeun, 1 gramme d'essence d'hysope, puis, au bout d'une heure, l'ingestion de ce premier gramme ayant déterminé des phénomènes très peu sensibles, il ingéra un second gramme de cette même essence d'hysope. Cinq minutes après cette seconde absorption, il fut en proie à une lourdeur de tête excessive, la vue était trouble, il avait des hallucinations, notamment des hallucinations visuelles lui faisant voir tous les objets entourés d'une atmosphère de feu. A ce moment, il fut pris de secousses violentes débutant par le bras droit, d'une sorte d'aura épileptique, et ces secousses furent bientôt généralisées à toutes les masses musculaires. Il perdit connaissance et fut en proie à des mouvements cloniques : la tête se trouvait en rotation, les yeux convulsés en haut ; il grinçait des dents, de l'écume se montrait aux commissures labiales ; la respiration, un moment suspendue, devint profonde et stertoreuse. La crise dura environ deux minutes ; et, comme vous le voyez, elle représente aussi exactement que possible une crise d'épilepsie.

Lorsque cet expérimentateur sortit de cet état de crise, il avait le regard hébété, il souffrait d'une violente céphalalgie frontale ; et, fait très important à considérer au point de vue médico-légal, il avait absolument perdu la mémoire et la notion du temps qui s'était écoulé pendant cette crise. Ce fut seulement deux heures après que l'on put constater chez lui le retour de l'intelligence. Aux phénomènes que je viens d'indiquer succéda un sommeil profond, continu, qui dura pendant un nombre d'heures considérable ; et ni le lendemain ni les jours suivants le sujet ne présentait plus absolument rien qui rappelât ces accidents. C'était, comme vous le voyez, une copie presque absolument exacte des accidents que M. Magnan avait pu reproduire par l'expérimentation, à l'aide de l'essence d'absinthe, sur les animaux.

Le deuxième groupe des essences constituant l'absinthe et les autres liqueurs de même genre possède la qualification de *groupe stupéfiant* ; il est constitué par les essences d'anis, de badiane, d'angélique, d'origan, de mélisse et de menthe. L'influence des essences de ce groupe est caractérisée par la somnolence, la torpeur, là perte de la mémoire, la paresse intellectuelle, l'hébétude, une sensation d'abdication plus ou moins complète de la volonté, et un engourdissement plus ou moins profond allant même, le plus souvent, jusqu'à l'abrutissement.

Chez l'homme, l'essence d'anis, ingérée en quantité assez considérable, détermine de la lourdeur de tête, de la paresse cérébrale, de la perte de la mémoire, un état de somnolence très accusé, des troubles de la vue, une fatigue extrême à penser, à réunir quelques idées les unes avec les autres. Et cependant cette essence est, en définitive, fort peu toxique : il n'en faut pas moins de 22 à 25 grammes pour tuer un chien du poids de 7 kilos, et, dans ces conditions, l'animal meurt en état d'adynamie, après un laps de temps de vingt-quatre heures, et sans avoir passé par la période de convulsions qui caractérise, au contraire, les essences du groupe épileptisant dont je viens de parler.

On pourrait résumer de la façon suivante les actions prépondérantes de chacune des substances de ce groupe : les essences d'anis et de badiane doivent être considérées surtout comme des produits narcotiques; l'action de l'essence d'angélique est caractérisée principalement par une dépression cérébrale et musculaire plus ou moins profonde; l'essence d'origan est un stupéfiant énergique; l'essence de mélisse est surtout soporifique, et l'essence de menthe est capable de déterminer une excitation, une ivresse tout à fait semblable à celle que détermine une dose assez considérable d'alcool éthylique ingérée en une seule fois : comme pour l'alcool éthylique, cette excitation est suivie d'une période d'abattement et de somnolence.

Lorsque l'on fait un mélange de ces essences, dans une proportion sensiblement égale à celle que représente la liqueur d'absinthe, on détermine chez les animaux une excitation passagère suivie d'une longue période d'abrutissement. Jamais on n'observe chez eux les crises épileptiformes que déterminent les essences du premier groupe; et l'on constate seulement, comme phénomènes persistants, après l'emploi de ce mélange, une grande faiblesse généralisée et une tendance aux syncopes. . . . .

Chez l'homme, l'ingestion de ce mélange d'essences détermine, comme phénomènes tardifs, surtout une fatigue cérébrale comme celle qui succéderait à un travail prolongé et très pénible; et l'on peut dire, en définitive, que ces essences dissimulent sous un bien-être passager, suivi de somnolence et de sommeil, le trouble qu'elles déterminent dans les fonctions cérébrales.

L'absinthe n'est pas la seule liqueur qui soit constituée par une proportion plus ou moins considérable de ces essences. Toutes les liqueurs amères, telles que le bitter, ou les liqueurs à principes aromatiques, comme l'eau vulnéraire, le vespétro, le curaçao et un grand nombre d'autres, toutes ont cet inconvénient, au point de vue de l'hygiène, de posséder un goût et une odeur agréables, de déterminer, au moment de leur ingestion, un sentiment de bien-être et une excitation factice passagère; mais la répétition de ces phénomènes par leur ingestion plus ou moins fréquente doit certainement prédisposer les cellules nerveuses à la perversion de leurs fonctions et amener des troubles plus ou moins profonds de la nutrition. Cela est d'autant plus certain, qu'actuellement, il est exceptionnel, paraît-il, de voir préparer l'absinthe par distillation comme elle devrait l'être.

Vous allez pouvoir juger, en comparant les formules de plusieurs de ces composés qui devraient être réservés à titre de médicaments

et qui sont, malheureusement, devenus des produits de consommation courante, combien ces mélanges peuvent exercer une action
énergique sur l'organisme de celui qui en fait un usage constant.
Voici d'abord la formule de l'*Alcoolat vulnéraire*, appelé également
Eau d'arquebusade, *Esprit traumatique* :

<pre>
 Feuilles fraîches d'absinthe. . . . .
     —   d'angélique . . . .
     —   de basilic. . . . .
     --   de calament. . . . . . .
     —   de fenouil. . . . .
     —   d'hysope. . . . .
     —   de marjolaine. . . . . .
     —   de mélisse. . . . .
     —   de menthe. . . . .
     —   d'origan. . . . .   ãã 100 grammes.
     —   de romarin. . . . . . .
     —   de rue. . . . .
     —   de sarriette. . . . . . .
     —   de sauge. . . . .
     —   de serpolet. . . . . . .
     —   de thym. . . . .
 Sommités fleuries et fraîches d'hypericum .
     —   de lavande. . . . .
 Alcool à 60°. . . . .   4 500   —
</pre>

Vous voyez que cette formule est extrêmement complexe et constituée par le mélange d'un très grand nombre de plantes de la
famille des ombellifères et de la famille des labiées, plantes à essences
présentant les unes des propriétés épileptisantes ou convulsivantes,
les autres au contraire des propriétés stupéfiantes. Le mélange de
toutes ces plantes est traité par une quantité de 4 litres et demi d'alcool à 60 p. 100; on laisse macérer pendant six jours, puis, en distillant
et recueillant seulement trois litres d'alcoolat, on obtient ce produit
qui a tant de succès dans la médecine populaire et qui constitue
l'*Eau vulnéraire*, à laquelle on se hâte d'avoir recours dans toutes
les circonstances possibles et imaginables.

L'absinthe devrait être préparée par distillation suivant l'une de
ces formules :

1

<pre>
 Grande absinthe. . . . . 3 kilos
 Graines d'anis 5   —
 Fenouil. 5   —
 Badiane. 2   —
 Coriandre. 1   —
 Semences d'Angélique. 0   —   500
</pre>

2

Grande absinthe	2 kilos 500
Petite absinthe	1 — 000
Hysope	0 — 500
Mélisse	0 — 500
Racine d'angélique	0 — 125
Graines d'anis	4 — 000
Badiane	2 — 000
Fenouil	1 — 000

Dans les deux cas, macération de douze heures dans 50 litres d'alcool à 60 p. 100, puis distillation. La coloration verte est obtenue par addition d'une macération de plantes fraîches d'hysope et de mélisse.

On prépare encore l'absinthe, dans l'industrie, au moyen de l'alcoolat d'absinthe composé, dont voici la formule :

Alcoolat d'absinthe composé.

Absinthe mondée	2 000 grammes.
Baies de genièvre	250 —
Cannelle de Ceylan	60 —
Racine d'angélique	15 —
Alcool à 60 p. 100	8 500 —

Macérer quinze jours, distiller au fort filet 6000, cohober et redistiller doucement 5000 grammes. La liqueur d'absinthe s'obtient à l'aide de la formule ci-dessous :

Alcoolat d'absinthe composé	1 720 grammes.
Sucre blanc	1 250 —
Eau de fleurs d'oranger	185 —
Eau distillée	1 250 —
Blanc d'œuf	n° 1.

Fondre le sucre à froid dans l'eau, ajouter l'eau de fleurs d'oranger dans laquelle aura été battu le blanc d'œuf, ajouter l'alcoolat d'absinthe composé, chauffer quelque temps au bain-marie fermé, refroidir et filtrer.

La coloration s'obtient avec un mélange de teintures de curcuma et d'indigo ou avec de la teinture de feuilles fraîches d'épinards, d'ortie, de persil, d'angélique, ou bien encore avec du suc d'hysope.

Or, d'après les indications fournies par MM. Cadéac et Meunier, ainsi que par nombre d'auteurs, la liqueur d'absinthe se prépare artificiellement en mélangeant les proportions des différentes essences inscrites dans la formule du tableau ci-dessous.

Formule pour la préparation de l'absinthe artificielle.

Essence d'anis.		6 grammes.
— badiane.		4. —
— absinthe.		
— coriandre.	ãã 2 —	
— fenouil.		
— menthe.		
— hysope.	ãã 1 —	
— angélique.		
— mélisse.		

Pour un litre d'alcool à 70 p. 100, coloré avec persil ou ortie, frais.

L'absinthe est fréquemment remplacée par le génipi, constitué par diverses variétés d'**artemisia** [**A.** *spicata*, *glacialis*, *mutellina*, *moschata*, *nana*] croissant dans les Alpes, le Dauphiné, la Savoie.

Et cela donne, dans une certaine mesure, raison aux conclusions premières de MM. Cadéac et Meunier, car les essences stupéfiantes prédominent dans cette absinthe artificielle : l'essence d'anis occupe le premier rang; il y existe bien aussi une certaine quantité d'essences d'absinthe, d'hysope et de fenouil; mais, sur une quantité totale de 20 parties d'essences, le groupe épileptisant ne figure que pour 5 parties, tandis que le groupe stupéfiant représente les 15 autres parties. La coloration verte est réalisée en chargeant le liquide de chlorophylle au moyen de feuilles fraîches d'orties ou de persil; et, dans certaines circonstances, on supprime même complètement l'absinthe, qui est d'un prix de revient assez élevé, et on la remplace par le génipi. Comme vous le voyez, cette seconde formule donne raison aux premières conclusions de MM. Cadéac et Meunier lorsqu'ils disaient que l'essence d'absinthe n'existe qu'en proportion assez faible dans les différentes absinthes du commerce; et que ce serait surtout aux essences d'anis et analogues, c'est-à-dire aux produits stupéfiants, que ces absinthes devraient leurs qualités dominantes.

Un certain nombre d'autres substances fort employées sont également préparées de la même façon. C'est ainsi que l'*Alcoolat de mélisse*, la fameuse eau de mélisse des Carmes, s'obtient d'après la formule suivante :

Alcoolat de mélisse composé.

Mélisse fraîche en fleurs	900 grammes.	
Zestes de citrons.	150	—
Cannelle de Ceylan.		
Girofles.	ãã 80	—
Muscade.		
Coriandre.		
Racine d'angélique.	ãã 40	—
Alcool à 80 p. 100.	5 000	—

Les substances, convenablement divisées, sont mises en macération dans l'alcool pendant quatre jours, puis on distille, au bain-marie, pour obtenir 4 250 grammes d'alcoolat. Ce mode de préparation est assez rarement suivi, et il est remplacé par la dissolution dans l'alcool d'un mélange d'essences de girofle, de muscade, de mélisse, de cannelle, de citron, de coriandre et d'angélique, d'après la formule que voici :

Essence de girofle.	228 grammes.	
—	muscade.	226	—
—	mélisse.	18	—
—	cannelle.	16	—
—	citron.	15	—
—	coriandre.	6	—
—	angélique.	5	—
Alcool à 80 p. 100.	100 litres	

Que résulte-t-il de cette substitution? Si nous envisageons séparément chacune des essences qui constituent cet alcoolat de mélisse, nous voyons que l'essence de girofle se caractérise surtout par des propriétés stupéfiantes et anesthésiantes ; l'essence de muscade, est surtout stupéfiante ; l'essence de mélisse peut être considérée comme calmante et hypnotique ; l'essence de cannelle est un stimulant et un irritant local, en même temps qu'un antiseptique énergique ; l'essence de citron détermine d'abord des phénomènes de stimulation, bientôt suivis de phénomènes de dépression ; l'essence de coriandre est un excitant assez énergique, puis un déprimant, mais, fait remarquable, elle provoque une excitation génésique assez intense au commencement de son action ; enfin, l'essence d'angélique est un excitant et un stimulant d'abord, puis, bientôt, un stupéfiant.

Il en résulte qu'il est assez difficile, aussi bien dans cette liqueur que dans celle dont je parlais précédemment, de déterminer la part qui revient à chacun de ces deux groupes, le groupe des épileptisants et

celui des stupéfiants. Cela résulte de la façon dont les différentes
liqueurs ont été préparées, mais, quel que soit le procédé de leur préparation, il n'en existe pas moins dans le mélange de ces différentes
substances une quantité relativement considérable de produits intéressant fortement le système nerveux central.

Un fait sur lequel je tiens à attirer votre attention est celui-ci :
l'eau de mélisse, telle qu'elle existe dans le commerce, est une substance capable de déterminer une excitation très fugace; puis, ensuite,
une action sédative ou même stupéfiante, ce qui est le contraire de ce
qu'on lui demande en général; mais une autre propriété très remarquable, c'est qu'elle constitue un agent antimicrobien de premier
ordre, en raison des essences qui, toutes, se caractérisent par une
action antiseptique plus ou moins énergique.

J'en dirai autant de l'*Alcoolat* ou de l'*Elixir de Garus*, qui est composé par un mélange d'essences de muscade, de girofle, de cannelle,
de safran, de myrrhe, d'aloès, auquel on ajoute, dans le but de le
parfumer davantage, néroli, vanille et capillaire. Il existe 20 centigrammes du mélange de ces essences par litre d'élixir de Garus; dans
ce mélange, la cannelle et la vanille peuvent seules être considérées
comme excitantes; toutes les autres sont plus ou moins énergiquement stupéfiantes.

La formule du Codex est la suivante :

Myrrhe.	2 grammes.	
Aloès \		
Girofles } āā.	5	—
Safran /		
Muscades.	10	—
Cannelle de Ceylan.	20	—
Alcool à 80 p. 100.	5 000	—

Faire macérer dans l'alcool, pendant quatre jours, toutes les substances convenablement divisées, filtrer le produit de la macération,
ajouter un litre d'eau distillée et distiller au bain-marie pour obtenir
4 500 grammes d'alcoolat.

On peut dire que l'élixir de Garus affaiblit la puissance et la contractibilité musculaires, diminue la sensibilité et agit beaucoup plus
comme sédatif que comme excitant. Sous son influence, on voit se
produire, en effet, assez rapidement, de l'engourdissement de la
volonté, une diminution notable de l'énergie psychique et physique,
tandis que les sécrétions de l'appareil digestif sont augmentées. En

définitive, ce serait plutôt un tempérant du système nerveux de la vie animale et un excitant du système nerveux de la vie organique. Je pourrais en dire à peu près autant des différentes substances dont j'ai parlé tout à l'heure, des liqueurs telles que le vespétro, l'eau vulnéraire, etc.

Mais je tiens, Messieurs, en terminant les généralités sur ce point, à attirer votre attention sur les résultats suivants. Même lorsque l'absinthe est préparée en faisant usage de l'absinthe vraie, de la plante en nature, MM. Cadéac et Meunier avaient certainement raison d'attirer l'attention sur la prédominance, au moins relative, de l'essence d'anis et des essences du groupe stupéfiant dans ce mélange ; et en effet, lorsque l'on cherche quelle est la quantité d'essence que ces différentes substances peuvent renfermer, on s'aperçoit que, tandis qu'une partie d'absinthe (plante entière) ne donne que 1 gr. 50 à 2 grammes d'essence pour 1000, l'anis donne, pour la même quantité, des proportions d'essence dont le chiffre inférieur est 13 grammes et le chiffre supérieur est 31 grammes. Comme vous le voyez, il y a une disproportion énorme entre ces chiffres, et, comme le faisaient remarquer Cadéac et Meunier, alors même que la liqueur d'absinthe est préparée suivant les procédés les meilleurs, le mélange qui constitue l'absinthe donne encore une proportion d'essences dans le rapport de 5 grammes d'essence d'absinthe pour 50 grammes d'essence d'anis : et cela, pour une liqueur préparée par distillation et avec un mélange de deux parties et demie d'absinthe entière pour 2 parties de semences d'anis. Il en résulte que, quelle que soit la provenance de l'anis, que ce soit de l'anis du Levant, qui renferme 13 p. 1000 d'essence ; d'Espagne, qui renferme 31 p. 1000 d'essence ; du Chili, qui en renferme 24 p. 1000, ou de la Russie, qui en renferme 28 p. 1000, quelle que soit l'essence d'anis employée, il est incontestable que cette essence d'anis joue un rôle extrêmement important, extrêmement considérable dans ces différents produits.

Cependant, il y a également lieu de faire attention à cette remarque sur laquelle M. Laborde insistait avec beaucoup de raison : c'est que, relativement aux différentes essences du groupe épileptisant dont je parlais tout à l'heure, la nocuité la plus considérable doit encore être incontestablement attribuée à l'essence d'absinthe. L'essence d'absinthe donne lieu, en effet, à cette sorte d'épilepsie systématisée que je signalais tout à l'heure, alors que l'essence d'hysope donne lieu à des convulsions qui se font remarquer surtout par leur caractère de convulsions cloniques. Enfin, la proportion relative de ces deux essences dans les différentes absinthes que l'on peut rencontrer dans la consommation est la suivante : pour la totalité des essences existant dans l'absinthe, l'essence d'hysope entre pour un vingtième, et l'essence d'absinthe à peine pour deux vingtièmes dans la totalité. Il faut tenir compte encore de ce fait, que l'action convulsivante du groupe des trois essences d'absinthe, d'hysope et de fenouil, est certainement aidée et comme exaltée par la présence des impuretés qui accompagnent les alcools de mauvaise qualité et dont plusieurs possèdent aussi des propriétés épileptisantes, convulsivantes, qui doivent, dans une large mesure, favoriser les propriétés de même ordre des essences.

Or, ainsi que je vous le faisais remarquer, il est extrêmement fréquent de voir employer, pour la préparation de ces liqueurs, des alcools d'industrie, et même des alcools de mauvais goût dont la présence est précisément masquée par la saveur et l'odeur intenses de ces différentes substances.

Dans tous ces produits, il ne faut pas perdre de vue l'action de l'alcool qui y existe toujours en très forte proportion. Je vous ai signalé l'absinthe ordinaire comme titrant de 40 à 70 p. 100 d'alcool absolu ; le bitter renferme 50 à 60 p. 100 d'alcool absolu avec un certain nombre des essences dont je viens de parler ; et les différentes liqueurs, dites liqueurs de table, renferment depuis 28 jusqu'à 55 p. 100 d'alcool éthylique absolu, plus des proportions variables des différentes essences dont il vient d'être question. Enfin, je vous citerai les quantités d'alcool que l'on peut trouver dans différentes boissons usuelles, et vous allez voir que ces quantités sont extrêmement considérables ; je vous ai déjà indiqué le chiffre relatif à l'eau-de-vie : il varie de 35 à 65 p. 100 d'alcool absolu, évalué en volume : le rhum a une richesse de 40 à 65 p. 100, également en volume : le kirsch, une richesse de 45 à 56 p. 100, et il renferme, en plus, une proportion variant de 30 à 100 milligrammes, et quelquefois plus, d'acide cyanhydrique ; encore le kirsch vrai est-il fort rare, et, très fréquemment, on y trouve de la nitrobenzine, dont l'action vient s'ajouter à celle des autres produits qu'il renferme.

Il a été fait en Angleterre des expériences fort intéressantes, quant à leurs résultats, relativement à l'action que pouvaient déterminer les différentes essences dont je viens de parler, et notamment

l'essence d'absinthe; ces expériences sont dues à Robert Boyce, qui
les institua de la façon suivante. Il prit des animaux qu'il partagea
en différents lots et sur lesquels il pratiqua, d'une part, l'ablation d'un
seul hémisphère; en second lieu, l'ablation des deux hémisphères; en
troisième lieu, l'ablation du cervelet en totalité ou en partie; enfin
l'ablation d'un hémisphère combinée avec l'hémisection de la moelle,
soit du même côté, soit du côté opposé. Son but était de chercher
ainsi à déterminer quelles étaient les régions du système nerveux sur
lesquelles se portait, de préférence, l'action toxique de ces différentes
essences.

Eh bien, malheureusement, les conclusions ne répondirent pas à la
peine que s'était donnée cet observateur. Aucune de ses expériences
ne fournit de résultats constamment démonstratifs : il est absolument
impossible, d'après les expériences de **M. Boyce**, de déterminer rigoureusement la part du cervelet dans la production des spasmes cloniques; le seul fait qui résulte avec certitude de ces expériences assez
nombreuses est celui-ci, que ces convulsions peuvent survenir en
l'absence du cervelet. Enfin, les convulsions sont unilatérales quand
l'animal est privé d'un hémisphère cérébral et de l'hémisphère céré-
belleux du côté opposé.

Je ne voudrais pas terminer ce sujet relatif aux différentes
essences, sans vous signaler les recherches faites il y a quelques
années par Peyraud, de Libourne, sur la remarquable action tétanisante et épileptisante de l'essence de tanaisie. Vous savez que
l'essence de tanaisie est employée parfois à titre anthelminthique,
et, très fréquemment, pour faire de la chartreuse ou de l'absinthe. Eh
bien, Peyraud a montré, par un très grand nombre d'expériences,
que cette essence de tanaisie possédait des propriétés convulsivantes
à type rabique.

Il est possible, en injectant l'essence de tanaisie à des chiens, de
leur donner absolument la tournure, le type, la symptomatologie
de la rage canine : on détermine chez eux des hallucinations terrifiantes, des syncopes, des spasmes pharyngiens, laryngiens, respiratoires, — et ces spasmes respiratoires peuvent même aboutir à
l'asphyxie si la quantité d'essence est suffisante, — une salivation
abondante; les animaux montrent une tendance à mordre, absolument comme les chiens enragés; ils poussent des cris rauques et sont
en état de paralysie plus ou moins durable suivant la quantité

d'essence qui leur a été injectée. Comme vous le voyez, cette essence de tanaisie peut jouer, dans les absinthes ou les liqueurs dans la composition desquelles elle est utilisée, un rôle au moins aussi considérable, sinon même dépassant celui de l'essence d'absinthe.

En définitive, ces essences, qui, comme je vous le disais au début, sont formées par un mélange de terpènes, c'est-à-dire d'homologues de l'essence de térébenthine et de camphènes, c'est-à-dire d'homologues du camphre, au point de vue de leur constitution chimique, sont des produits stupéfiants, narcotisants, et convulsivants. Qu'il s'agisse d'essences de labiées, de composées ou d'ombellifères, c'est tout au plus si l'on pourrait établir entre elles deux groupes : celui des essences stupéfiantes, et celui des essences convulsivantes.

Mais ce qui est particulièrement à retenir, c'est l'emploi industriel des essences en nature pour remplacer la distillation de l'alcool sur les plantes après macération. Il est incontestable que cette manière de préparer les diverses liqueurs doit leur conférer des propriétés toxiques encore plus considérable que lorsqu'on emploie les anciens procédés de préparation par macération et distillation consécutive.

Dans toutes ces conditions d'absorption de liqueurs plus ou moins toxiques, comme je vous l'ai déjà fait remarquer à propos des impuretés accompagnant l'alcool ou les essences que nous venons de passer en revue, l'âge, le sexe, le tempérament, la constitution, le *modus vivendi* personnel et actuel, aussi bien que ces dispositions latentes dans lesquelles on doit reconnaître les effets de l'hérédité ou qui sont puisées dans l'innéité même au moment de la création et du début de la vie, tout cela diversifie chacun devant la santé comme devant l'aptitude à la maladie, mais plus encore, peut-être, devant la modalité réactionnelle qui caractérise l'impression du système nerveux par une substance toxique ou médicamenteuse.

Dans toutes les circonstances où l'atteinte portée à l'organisme est réalisée par les liqueurs à essences, on peut dire certainement que l'alcool est la dominante de l'intoxication, car toutes ces liqueurs, comme vous venez de le voir, sont extrêmement riches en alcool; mais les produits accessoires impriment incontestablement, — je pense l'avoir suffisamment prouvé, — une modalité particulière, plus ou moins accentuée, aux accidents qui peuvent se produire. Je ne saurais trop insister sur ce point : il est absolument illogique, non conforme aux résultats des expériences et même aux résultats cliniques, d'admettre ou bien que les accidents soient produits exclusivement par l'alcool éthylique, ou bien, comme l'ont voulu d'autres observateurs, que ces accidents soient produits exclusivement par les impuretés qui accompagnent l'alcool éthylique. Je ne saurais trop le répéter, l'alcool éthylique est une substance infiniment toxique; mais, à côté de l'alcool éthylique, d'autres substances, encore plus toxiques que lui, interviennent en prédisposant l'organisme à subir désavantageusement les effets de cet alcool, et impriment à cet organisme, lorsqu'il s'agit des essences dont nous venons de parler, une modalité réactionnelle tellement particulière et accentuée qu'elle se traduit par une symptomatologie telle que l'on a cru devoir réunir sous le nom d'*absinthisme* les accidents particuliers produits par l'abus des liqueurs alcooliques chargées d'essences comme celles dont nous venons de faire l'étude.

Absinthisme. — Les signes différentiels que l'on peut observer entre l'absinthisme et l'alcoolisme relèvent tous, plus ou moins, des déterminations que ces différentes substances peuvent produire sur le système nerveux. C'est ainsi que l'on a pu noter les résultats suivants : la perte de la mémoire, l'impressionnabilité extrême de l'individu, sont des signes beaucoup plus intenses, sous l'influence de l'alcoolisation chronique déterminée par les liqueurs à essences, qu'ils ne le sont sous l'influence de l'alcoolisation chronique déterminée par les liqueurs exclusivement alcooliques.

Les rêves, les cauchemars présentent, à peu près, la même intensité. Les hallucinations terrifiantes ainsi que les hallucinations de la vue et de l'ouïe sont assez fréquentes dans les deux cas; mais les troubles de la vue, constitués surtout par une apparence de brouillard, de mouches volantes, de points noirs ou brillants, seraient, au contraire, beaucoup plus fréquents chez les individus intoxiqués par les boissons à essence.

Mais un fait qui emprunte à cette intoxication son caractère particulier est celui des convulsions hystériformes et épileptoïdes, qui se rencontreraient, exclusivement au dire de certains observateurs, presque exclusivement au dire de tous, chez les individus faisant usage des boissons à essences.

Quant aux fourmillements, aux picotements, aux tiraillements, surtout marqués aux membres inférieurs, existant quelquefois aux membres supérieurs, mais respectant toujours le tronc, ce sont des symptômes qui se rencontrent indifféremment dans toutes les intoxications alcooliques. Il en est autrement de l'hyperesthésie excessive que l'on peut rencontrer surtout chez les individus intoxiqués par les essences. Chez eux, l'hyperesthésie remplace l'anesthésie remarquable de l'alcoolisme simple; cette hyperesthésie affecte surtout trois foyers, qui sont la région plantaire, les parois latérales de l'abdomen, et enfin la région rachidienne.

De plus, elle remonte des extrémités vers la racine des membres et vers le tronc; l'anesthésie due à l'alcool seul occupe, au contraire, comme vous le savez, surtout les extrémités inférieures. D'ailleurs, ces hyperesthésies peuvent fort bien coïncider avec des zones d'anesthésie; elles se montrent aussi symétriquement comme l'anesthésie; elles sont révélées par l'attouchement, le chatouillement, un contact quelconque, qui rendent quelquefois si malheureux les individus en proie à ces phénomènes d'intoxication; très fréquemment, on a signalé comme caractère de l'absinthisme, des points névralgiques. Les crampes musculaires très douloureuses sont plus fréquentes que chez les alcooliques simples. Enfin, on observe également des soubresauts nocturnes, non accompagnés de douleurs; et des sensations subjectives de froid et de chaleur.

Les troubles vaso-moteurs consistent principalement en plaques violacées, en froid aux mains et aux pieds, en sueurs plus ou moins localisées : ces troubles peuvent aller, parfois, jusqu'à la gangrène symétrique des extrémités. Les troubles trophiques consistant en épaississement et déviation des ongles, ichthyose, urticaire, etc., ne sont pas plus spéciaux à telle ou telle des formes d'intoxication déterminées par l'alcool ou par les liqueurs à essences. A ce point de vue, je crois devoir appeler votre attention sur le fait que j'ai déjà cité à propos des chloralides : ces troubles vaso-moteurs sont extrêmement fréquents dans l'intoxication chloralique; et il existe un rapprochement intéressant à faire entre eux et les troubles du même genre que détermine l'intoxication par le seigle ergoté : j'ai appelé l'année dernière votre attention sur ce point[1]. Enfin, un phénomène très fréquent également chez les individus faisant usage des liqueurs à essences, c'est l'absence des désirs sexuels.

Quant aux paralysies, elles sont, en général, accompagnées de

---

1. Voir *Leçons de pharmacodynamie*, première série, p. 669.

troubles trophiques ou vaso-moteurs, de troubles subjectifs, tels que l'hyperesthésie, l'anesthésie, le retard dans la perception des sensations : ces paralysies restent localisées aux membres, et surtout aux membres inférieurs. On trouve, comme chez les alcooliques simples, une névrite parenchymateuse respectant la moelle et les racines médullaires; et ces lésions sont plus ou moins généralisées.

Un certain nombre d'autres manifestations impriment à l'intoxication par l'absinthe une caractéristique particulière, intéressante surtout au point de vue médico-légal. C'est ainsi, par exemple, que chez les absinthiques, on note la fréquence de l'homicide, et de l'homicide dans des circonstances tellement particulières, tellement exceptionnelles, que c'est là un élément diagnostique extrêmement important au point de vue de ce genre d'intoxication.

En effet, l'homicide des absinthiques se fait remarquer par sa violence, sa brutalité et sa rapidité d'exécution. C'est le plus souvent sans raison, ou bien sous l'influence de causes absolument futiles, que l'on voit les crimes contre les personnes se produire du fait des absinthiques. A la suite de ces crimes, on observe ou bien une amnésie — au point de vue médico-légal, il ne faut pas se laisser tromper par l'amnésie simulée, — ou bien une indifférence totale : c'est là, précisément, ce qui imprime à ces crimes un caractère tout à fait particulier. Chez l'absinthique, en effet, l'impulsion est absolument soudaine, irrésistible, inconsciente, automatique, absolument semblable à l'impulsion du vertige épileptique.

On observe également chez eux ce que l'on pourrait appeler des lésions de l'intelligence, — je crois suffisamment me faire comprendre en employant cette expression, — caractérisées par la persistance des hallucinations terrifiantes, persistance qui, très fréquemment, est précisément la cause occasionnelle des crimes dont je parlais tout à l'heure; et, de plus, un état de déséquilibre moral que l'on n'observe pas, à beaucoup près, chez les individus qui font exclusivement usage de boissons simplement alcooliques, vin ou alcool, par exemple.

Enfin, on a signalé également, sous l'appellation d'absinthisme héréditaire, un certain nombre de faits sur lesquels je crois devoir simplement attirer votre attention : c'est, d'abord, une prédisposition chez ces héréditaires à se livrer aux mêmes excès, c'est une *passion* de boire, et surtout des boissons à essences, telles que l'absinthe, —

de par son essence même, la passion comporte un caractère pathologique ; — d'autre part, des troubles fonctionnels plus ou moins
accentués de l'intelligence, l'épilepsie et l'hystérie, enfin des désordres
matériels du côté du crâne et de l'encéphale, la microcéphalie, l'asy-
métrie faciale.

Mais, Messieurs, si les preuves expérimentales, que je viens déjà
de vous fournir dans ces deux leçons, du rôle extrêmement important
joué dans les différents stades de l'alcoolisme chronique par les
alcools supérieurs, les éthers, les essences, etc., n'étaient pas suffisamment probantes, il me serait facile de trouver des preuves de ce fait
dans les observations qui ont été relevées depuis un certain nombre
d'années. Nous sommes malheureusement bien loin aujourd'hui de
cette phrase qui figurait dans le rapport fait en 1852, lorsque, à
l'Académie française, le beau travail de Magnus Huss dont je vous
ai déjà entretenu, fut présenté, analysé, discuté, et récompensé
comme il le méritait. Le rapporteur pouvait, en effet, à cette époque,
en 1852, trois ans après le travail de Magnus Huss, écrire cette
phrase :

« La France compte beaucoup d'ivrognes ; on n'y rencontre heureusement pas d'alcooliques. »

Cette phrase devrait presque être retournée actuellement ; et, s'il
faut faire une grande part à la dégénérescence héréditaire, chez les
descendants d'ivrognes, il n'en est pas moins vrai, d'áprès ce que
j'ai démontré, — c'est du moins ma conviction, — qu'il faut faire
aussi une part extrêmement importante à ces produits accessoires
qui accompagnent l'alcool. Comme je l'ai dit, les cliniciens eux-
mêmes étaient arrivés à faire trois groupes symptomatologiques dans
l'intoxication alcoolique : les individus intoxiqués par le vin, ceux
intoxiqués par les alcools, ceux intoxiqués par les apéritifs divers,
les absinthes, c'est-à-dire les liqueurs à essences.

Eh bien, Messieurs, depuis cette époque, 1852, la consommation
croissante des apéritifs, des amers, des fameux toniques de toutes
espèces, des quinquinas, des absinthes oxygénées, prouve la mise en
circulation et l'usage habituel croissants de ces substances éminemment toxiques ; et elle a pu donner l'explication des méfaits de tout
genre, très justement attribuables à l'abus de ces boissons. Actuellement, la consommation de l'absinthe tient, de beaucoup, le premier
rang dans la consommation des liqueurs usuelles ; autrefois, c'était

plutôt le vin avec lequel les individus se grisaient; et on voyait alors des ivrognes, comme disait le rapporteur de 1852; on ne voyait pas d'alcooliques.

Je sais bien que les conditions sont extrêmement complexes, et rendent les causes de l'alcoolisme bien difficiles à spécifier. Il est bien rare, surtout maintenant, qu'un individu se livrant à des excès de boisson, se livre, exclusivement, à une seule espèce de boisson : cela se voyait beaucoup plus fréquemment autrefois qu'aujourd'hui. Mais, si vous voulez rechercher comment les individus s'intoxiquent, quel est le mécanisme de leur intoxication, on arrive à classer les individus qui s'alcoolisent sous les quatre chefs suivants :

1° Les *œnophiles*; ce sont ceux qui consomment 2, 3, 5, jusqu'à 10 litres de vin par jour, en moyenne 2 à 3;

2° Les *éthylophiles*; ceux qui consomment 2 à 10 ou 12 petits verres de 20 à 25 centimètres cubes, quelquefois plus; cela fait déjà une assez grande quantité d'alcool;

3° Les *picrophiles*; ceux qui s'intoxiquent avec les apéritifs : cela varie de 2 à 10 verres de vermouth, absinthe, bitter, amers de toute sorte;

4° Enfin les *éclectiques* : j'attire votre attention sur la marche et sur les conditions dans lesquelles cette catégorie d'individus s'intoxique. En apparence, c'est très inoffensif : deux litres de vin, deux petits verres, deux apéritifs; cela a l'air assez innocent au premier abord; eh bien, c'est le chemin le plus remarquable pour aller à l'alcoolisme chronique en fort peu de temps.

Il faut compter ici avec l'alcool pris à jeun, — j'ai suffisamment attiré votre attention sur les inconvénients de l'ingestion de l'alcool lorsque l'estomac est vide pour n'avoir pas à y revenir : — les alcools de toute espèce, les quinquinas, les absinthes, les apéritifs dans lesquels il faut faire intervenir l'action des essences, sont presque toujours ingérés à jeun. Au bout de fort peu de temps, l'individu qui prend ces apéritifs n'a plus d'appétit; alors, il continue à ingérer ces prétendus apéritifs, mais il n'en prend plus un, il en prend deux, il en prend trois, etc., sous le prétexte spécieux de recouvrer son appétit. Il mange de moins en moins, il s'alcoolise de plus en plus. La conséquence de tout cela est bien facile à tirer.

Il y a déjà longtemps, malheureusement, que des médecins, des philosophes, des observateurs de tout genre ont attiré l'attention là-dessus : c'est la diminution de la natalité ; la faiblesse congénitale de plus en plus accentuée cbez les enfants, surtout dans les classes ouvriéres, qui, par le fait même de leur métier, de leur profession, se trouvent entraînées à boire plus qu'elles ne devraient ; c'est le rachitisme, l'accroissement du nombre des cas d'épilepsie congénitale ou acquise, l'accroissement de l'idiotie et des divers états névropathiques, états qui ont été caractérisés par ces deux mots peignant absolument bien la chose, *irritabilité et désorientation* de l'individu ; l'augmentation du nombre des phtisiques, l'augmentation des cas d'aliénation mentale sur laquelle j'ai déjà appelé votre attention.

Tous ces stigmates, toutes ces manifestations constituent, le plus souvent, le résultat de fécondations opérées pendant l'ivresse ; et cette opinion appuyée sur des observations nombreuses et répétées, vient de recevoir, tout récemment, la sanction expérimentale. MM. Bonni et Ch. Garnier ont, en effet, démontré l'existence d'ulcérations du tube séminifère au cours de l'alcoolisme expérimental chez le rat blanc ; et ces altérations entraînent nécessairement, dans le cycle spermatogénétique, des perturbations capables de donner lieu à la sécrétion de produits séminaux imparfaits.

On disait autrefois, et cette phrase est de plus en plus vraie, malheureusement, que le buveur donne, dans sa descendance, le meilleur signe des modifications profondes qui se produisent dans son organisme. En voulez-vous une preuve par des chiffres? Les chiffres ont parfois une éloquence brutale, mais ils sont bien utiles à consulter. Voici une statistique due à M. Bourneville : à Bicêtre, de 1880 à 1890, c'est-à-dire dans un espace de dix ans, sur mille enfants idiots, arriérés ou épileptiques, 471 avaient un père alcoolique, 84 une mère alcoolique, 65 leur père et leur mère alcooliques.

Darwin déjà, il y a longtemps, disait que toutes les maladies produites par l'abus des spiritueux sont héréditaires et transmissibles jusqu'à la troisième génération, et que cela s'aggrave jusqu'à l'extinction totale, si l'absorption de liqueurs alcooliques persiste ; il disait également, et vous en voyez la preuve dans la statistique précédente, que l'ivrognerie habituelle du père influait plus que celle de la mère sur la constitution des enfants.

Les tares héréditaires que l'on peut observer chez des individus ne présentant aucun des stigmates évidents et indiscutables de l'alcoolisme chronique sont plus particulièrement caractérisées par des troubles des fonctions nerveuses : ces tares peuvent s'observer ou dans l'enfance ou à l'age adulte. Dans l'enfance, ce sont des convulsions, l'idiotisme, l'imbécillité. A l'âge adulte, c'est la microcéphalie, le retard dans le développement, la stupidité, la susceptibilité nerveuse; un état de mobilité plus ou moins accentué, qui, malheureusement, semble envahir de plus en plus notre race; un état névropathique voisin de l'hystérie, des convulsions épileptiformes, ou, le moins qui puisse arriver, un état de sub-lypémanie, si vous voulez me permettre cette expression, caractérisé par des idées tristes, la mélancolie, l'hypochondrie.

Chez certains descendants d'alcooliques, arrivant à échapper aux conséquences graves de l'intoxication, l'hérédité se traduit par la passion de l'alcool, qui est enseignée en quelque sorte et infusée par voie d'hérédité aux enfants, et leur donne, pour le moins, une tendance à l'immoralité, à la dépravation et au cynisme, sur laquelle on a insisté beaucoup et sur laquelle on ne saurait trop insister.

Si vous remarquez, Messieurs, que le maximum d'alcoolisation se présente dans la période de la vie allant de vingt à quarante ans, c'est-à-dire pendant l'époque où l'individu peut être essentiellement nuisible ou utile à la société dont il fait partie, vous voyez quelle importance sociale énorme revêt cette question de l'alcoolisme, qui, ainsi qu'on l'a dit maintes fois, est un véritable péril social.

Ainsi, dans un document récent, M. Jacquet arrive à cette conclusion; en d'autres termes, les chiffres qu'il a pu relever l'amènent à ceci : sur 100 individus il en a trouvé 15 affectés d'alcoolisme qu'il dit *fort*, c'est-à-dire d'accidents tellement graves, tellement sérieux, que c'est là un véritable déchet absolu, au point de vue de la production sociale. Mais il y a mieux : sur 100 intoxiqués, d'après les statistiques de Jacquet, statistiques toutes récentes, établies avec un soin tout particulier et empruntées à plusieurs de ses collègues des hôpitaux, on trouve 4,57, c'est-à-dire tout près de 5 p. 100 d'intoxiqués ayant, exclusivement, des maladies spéciales à l'alcool. Pour les tuberculeux, la statistique de Jacquet révèle ceci : sur 100 individus tuberculeux, il y en a 71,42 p. 100, c'est-à-dire plus des deux tiers, alcoolisés avant l'éclosion des accidents tuberculeux.

Si l'on consulte d'autres statistiques, on voit donner les chiffres de 88 à 92 p. 100 de tuberculeux alcooliques : à mon avis, ce chiffre plus fort de la seconde statistique peut très bien s'expliquer par ce fait que, fort souvent, les tuberculeux, au début de leur affection, considèrent l'alcool comme un remède de la tuberculose. Je crois que, dans certaines circonstances, des individus au début d'une tuberculose ont pu devenir alcooliques en croyant se soigner au moyen de liqueurs alcooliques employées en proportion relativement pas trop considérable; mais que, sur ces terrains prédisposés à subir l'action de l'alcool, cet alcoolisme a pu se développer avec une grande rapidité. Ce serait là, pour moi, l'explication de l'écart, relativement considérable, de ces deux statistiques.

Pour ce qui regarde les cancéreux, on ne possède pas de statistiques portant sur des cas nombreux, mais Jacquet, sur 8 cancéreux, a relevé 6 alcooliques : ce chiffre me paraît intéressant à rapprocher de la fréquence concomitante du cancer et de l'alcoolisme; je serais même porté à dire que l'on pourrait faire une carte de la répartition géographique du cancer et de l'alcoolisme, sur laquelle on vérifierait une morbidité alcoolique et cancéreuse tout à fait comparables : je crois même qu'on pourrait affecter du même titre de répartition les régions dans lesquelles domine le cancer et celles dans lesquelles domine l'alcoolisme.

Un dernier mot, Messieurs, sur le fait, très caractéristique, des individus alcooliques quoique ne s'étant jamais enivrés. Vous savez que, très fréquemment, l'on trouve, chez les gens du monde surtout, des individus présentant des tares alcooliques indiscutables, et qui vous disent avec ingénuité : « Moi, mais je ne me suis jamais grisé! » Tout cela dépend de la façon dont l'alcool est supporté; mais, quelle que soit la façon dont il est supporté, une chose qui paraît bien certaine, c'est la diminution considérable de la force de résistance de l'individu, ce qui peut se manifester de deux façons : ou bien l'individu jouant un rôle actif, c'est-à-dire devenant la proie des paralysies, du *delirium tremens* ou de l'aliénation mentale; ou bien l'individu jouant un rôle passif, c'est-à-dire devenant un terrain de moindre résistance et un terrain sur lequel un très grand nombre d'infections, — tuberculose, syphilis, etc., — se sèment et prolifèrent avec une merveilleuse rapidité.

Dans le rapport dont j'ai eu déjà l'occasion de vous citer un passage, j'ai dû envisager aussi ce côté de la question relativement à la consommation de l'alcool; et voici de quelle façon je m'exprimais alors :

« En France, il en est de même, et nous nous débattons, sans pouvoir en sortir, dans cette cruelle alternative. Des gens qui ont fait, sans être des alcooliques démontrables, des excès faibles, mais journaliers, parfois prédisposés par hérédité, trouvent dans l'alcool l'impulsion nécessaire pour accomplir un crime ou un méfait. Quelle part faut-il réserver à cette intoxication? Sont-ce des justiciables de la cour d'assises, ou doivent-ils être dirigés vers un asile? Dans celui-ci, privés de leur cause d'excitation, ils redeviennent raisonnables, on ne peut les retenir enfermés, ils sortent, boivent et font de nouvelles victimes. Depuis quelques années, ces crimes, dus à une impulsion toxique, augmentent dans une proportion qui doit émouvoir le législateur. Ce n'est pas d'ailleurs l'intelligence seule qui est frappée, la sensibilité, la motilité le sont également.

« En présence de ces accidents, de ces formes toxiques de l'alcoolisme dont quelques-unes étaient inconnues, les médecins se sont demandé s'il fallait incriminer seulement la quantité d'alcool bu, ou s'il n'était pas survenu dans la constitution même des alcools consommés de profondes modifications. Ils ont accusé l'alcool d'industrie, à tort pour les alcools bien rectifiés; mais ne savons-nous pas que, dans les boissons vendues sous le nom d'absinthe, d'amers de toutes espèces, on livre souvent des alcools dont la composition est absolument défectueuse? Beaucoup de ces alcools peu ou mal rectifiés contiennent des proportions d'alcools de queue ou de tête dont le goût ne permettrait pas l'usage s'il n'était masqué par l'addition des aromes auxquels on attribue des propriétés apéritives.

« Ce que les médecins ont vu et ce qui est incontestable, c'est que les formes graves de l'alcoolisme se multiplient; ils ne peuvent aller plus loin ; les individus qu'ils observent ne boivent pas, en effet, de l'alcool sous une forme unique, et l'analyse des substances les plus toxiques contenues dans l'alcool est impossible par la clinique seule.

« Qu'il nous soit permis, en terminant, d'appeler l'attention sur un autre ordre de considérations. L'alcoolique, nous ne voulons pas dire en ce moment celui qui est malade, mais bien celui qui fait un usage un peu exagéré et journalier des liqueurs fermentées, est un être affaibli cérébralement. Il n'a aucune résistance devant une tentation même assez faible, il ne sait pas réfléchir ou prévoir. Chacun de nous a vu des individus excités par la boisson; ce qui fait l'étrangeté parfois bouffonne de ces individus, c'est que l'acte suit immédiatement l'idée; la période de réflexion est supprimée : l'homme ivre voit un fossé, il n'en calcule pas la largeur, il saute, atteint le bord ou tombe au fond, peu lui importe. L'alcoolique procède de même; une idée traverse son esprit, l'acte suit, honnête ou malhonnête suivant l'inspiration, l'instinct ou la sollicitation temporaire. C'est un affaibli cérébralement, ayant encore la puissance physique pour accomplir un acte, n'ayant plus la puissance mentale nécessaire pour en concevoir les conséquences. C'est au point de vue social un être dangereux; au point de vue familial, c'est un être malfaisant. On calcule volontiers la somme que l'État encaisse par l'impôt de l'alcool, il faudrait en déduire ce que coûte à la commune la famille de l'alcoolique ruinée, ses enfants dégénérés, infirmes, scrofuleux, épileptiques voués à l'asile.

« Cette invasion de l'alcoolisme doit donc apparaître aux yeux de tous comme un danger public, et il est nécessaire d'essayer d'inculquer aux masses cette vérité que, dans le monde, l'avenir appartient aux peuples sobres. »

Vous voyez, Messieurs, que je n'ai absolument rien à reprendre à ce passage qui résume, en définitive, les considérations que je vous ai présentées relativement à l'intoxication alcoolique aiguë et chronique.

XVᵉ LEÇON

CONSIDÉRATIONS MÉDICO-LÉGALES RELATIVES A L'ALCOOLISME AIGU ET CHRONIQUE. — DE L'ALCOOL ENVISAGÉ AUX POINTS DE VUE ALIMENTAIRE ET THÉRAPEUTIQUE.

L'alcoolisme place l'homme dans des conditions particulières, soit transitoires, soit permanentes, qui ont, au point de vue médico-légal, une importance considérable sur laquelle il me reste à vous donner quelques détails que le temps ne m'a pas permis de vous donner dans notre dernière réunion. C'est qu'en effet, sous l'influence de l'alcoolisme, on peut voir la liberté morale de l'individu plus ou moins atténuée, plus ou moins opprimée; et vous n'ignorez pas qu'au point de vue médico-légal c'est là une des questions les plus complexes et les plus difficiles que l'on puisse avoir à traiter. Il est, en effet, extrêmement important de tenir compte, dans certaines circonstances, de l'état d'ébriété plus ou moins profond dans lequel se trouvait un individu accusé d'un attentat ou d'un crime; et l'importance de l'intervention médico-légale dans ce cas est capitale. J'ai déjà, à plusieurs reprises, attiré votre attention sur ce point, mais je dois compléter aujourd'hui ce que je vous ai dit par des considérations qui regarderont plus particulièrement l'état d'alcoolisme chronique dont nous nous sommes occupés en dernier lieu.

Relativement aux applications médico-légales, le point qui me paraît avoir le plus d'importance consiste dans la distinction que l'on doit établir entre un sujet qui est dans un état pathologique fatal, c'est-à-dire qui est un héréditaire, qui, malgré lui, à l'encontre de sa volonté, se livrera à l'alcoolisme dès que les moyens matériels en seront à sa portée et commettra sous cette influence des actes délictueux, et celui qui, volontairement, de son plein gré, va s'enivrer pour trouver, dans le fait de l'excitation déterminée par l'alcool, le courage qui lui manque, ou l'oubli des sentiments moraux qui va lui permettre de commettre une action délictueuse ou même un crime.

Vous savez que la jurisprudence française rend l'individu responsable des crimes commis pendant l'ivresse : cela est très bien, très logique, très moral en soi; mais, au point de vue des applications médico-légales, il y a évidemment à interpréter la loi.

L'ivresse est une démence passagère qui anéantit, plus ou moins complètement, la conscience et la volonté de l'individu : la responsabilité, comme le voudrait la loi, et l'absence de liberté morale sont deux idées absolument contradictoires, n'est-il pas vrai? Or, si, au point de vue juridique, le principe de la responsabilité est absolu, vous comprenez combien est périlleuse la situation du médecin à qu incombe précisément le soin de prouver devant un tribunal qu'un individu était, ou n'était pas, responsable du crime ou des actes délictueux qu'il a commis sous l'influence de l'ivresse.

Cela est d'autant plus grave, Messieurs, qu'il ne faut pas tomber dans l'excès inverse; et, si c'est un excès de la part de la jurisprudence française de rendre certains individus responsables des crimes commis pendant l'ivresse, c'est un excès non moins redoutable aussi, d'un autre côté, de vouloir donner une sorte de caractère d'excuse légale à un fait répréhensible en lui-même. Si donc le magistrat a toujours évité, d'une part, d'interpréter la loi dans son sens par trop explicite; d'un autre côté, le médecin doit, lorsqu'il est constitué expert, tâcher de ne pas tomber dans le défaut inverse et ne pas faire admettre comme excuse des circonstances qui n'en peuvent pas constituer. Il n'y a donc pas, à vrai dire, de doctrine absolue; et l'application du principe est subordonnée absolument aux faits individuels.

C'est précisément la détermination de ce fait individuel qui est si délicate parfois, cette détermination qui met le médecin légiste dans une situation tellement difficile, tellement précaire, et vis-à-vis de l'individu qui est inculpé d'un acte délictueux, et vis-à-vis de la société dont il doit se constituer le défenseur. Les éléments d'appréciation, dans ce cas, sont relatifs à quatre ordres de faits : d'abord au mode d'inébriation qui a déterminé l'ivresse; ensuite aux différents degrés de l'ivresse, puis à l'individu accusé de l'acte délictueux ou du crime qui a été commis, enfin à l'acte incriminé lui-même.

Quelques mots seulement sur chacun de ces points, parce que les discuter entièrement nous entraînerait beaucoup trop loin. L'ivresse peut être provoquée chez certains individus par fraude ou par surprise; et il est bien évident que l'individu qui aurait commis un acte délictueux dans de pareilles circonstances devrait échapper absolument à la responsabilité de cet acte, s'il était parfaitement prouvé que l'ivresse avait été provoquée chez lui, au moyen d'un artifice quelconque, par quelqu'un qui avait intérêt à lui faire commettre cet acte délictueux : le fait est trop évident par lui-même pour que j'y insiste. Il en est tout autrement lorsque l'ivresse a été préméditée, lorsque l'individu a voulu rechercher dans le fait de l'ivresse une excuse ou même le courage d'accomplir une action qu'il n'aurait pas accomplie dans son état normal.

Ainsi que je vous l'ai déjà indiqué en étudiant les différents degrés de l'ivresse, la liberté morale de l'individu varie énormément suivant ces différents degrés; et, à ce sujet un proverbe italien, très éloquent dans sa manière réaliste de représenter les choses, pourra vous remémorer parfaitement les trois degrés de l'ivresse que nous avons étudiés en détail il y a quelque temps : voici sa traduction : « Les premiers verres donnent du sang d'agneau qui adoucit, les seconds du sang de tigre qui rend furieux, les derniers du sang de porc qui fait rouler dans la boue ». C'est bien la représentation très exacte, très franche, des trois degrés de l'ivresse que nous avons étudiés précédemment.

Relativement à l'état individuel, il faut tenir compte de la nature du sujet qui est accusé d'un acte délictueux ou d'un acte criminel; il faut tenir compte de ce que c'est ou un enfant, ou un jeune homme, ou une femme ; des circonstances dans lesquelles l'état d'ébriété peut avoir été déterminé; surtout des dispositions héréditaires et des antécédents de l'individu. Il est incontestable que le fils d'un alcoolique avéré, d'un individu qui a déjà donné des signes d'aliénation mentale d'origine alcoolique, est un sujet chez lequel les petites doses d'alcool pourront, beaucoup plus facilement que chez tout autre, déterminer un état de démence passagère qui pourrait le faire excuser, plus ou moins complètement, de certains faits.

Enfin, le mobile de l'acte lui-même joue, en médecine légale, un rôle dont l'importance est considérable : je vous le signalerai seulement en quelques mots. Ce mobile de l'acte, je vous en ai déjà dit quelques mots, notamment quand nous avons parlé de l'intoxication par les boissons à essences. Il résulte souvent des hallucinations dont sont obsédés les malheureux alcoolisants chroniques, hallucinations leur faisant croire qu'ils sont l'objet de persécutions plus ou moins suivies, des actes délictueux ou criminels : on voit ces sujets se jeter tout d'un coup sur un individu qu'ils n'ont jamais vu ni connu, croyant que c'est cet individu qui est la cause de leur peine et de leur tourment continuel.

D'autre part, on peut encore, dans quelques autres circonstances, arriver à démontrer avec le plus entière certitude qu'il est impossible de retrouver aucun mobile utile à l'acte commis, ni même aucun mobile expliquant cet acte et démontrant pour celui qui l'a commis la possibilité d'en utiliser les conséquences. Le but dans lequel l'acte a été accompli, but plus ou moins inconnu de celui qui a accompli cet acte, la façon dont il l'a réalisé, le plan suivant lequel il l'a exécuté, l'intention plus ou moins marquée de nuire, le plus ou moins de ruse déployée dans son accomplissement, le souvenir plus ou moins net des actes qui ont précédé et accompagné l'acte délictueux, la conduite de l'individu après l'acte incriminé, tout cela constitue autant d'éléments d'appréciation qui, convenablement rassemblés, vont vous permettre de porter sur le mobile de cet acte un jugement qui pourra, bien souvent, être définitif et faire classer l'individu parmi ceux qu'il faut rendre responsables ou parmi ceux, au contraire, pour lesquels il faut admettre l'excuse de l'irresponsabilité.

Il ne faut pas oublier ici, Messieurs, que l'alcoolisme constitue véritablement une maladie passagère entraînant un changement considérable, souvent même absolu, du caractère moral de l'individu ; et que l'on voit, sous l'influence d'une excitation alcoolique un peu intense, les individus montrer des qualités ou des défauts absolument contraires à leurs qualités et à leurs défauts naturels, que l'on peut voir, par exemple, des poltrons devenir audacieux, des gens scrupuleux devenir impudiques, des diplomates devenir indiscrets. Il faut encore tenir compte de ce fait que chez les alcoolisants, surtout chez les alcoolisants chroniques, la volonté est affaiblie d'une façon plus ou moins considérable. Il n'en est pas moins vrai qu'elle est encore libre, dans une mesure plus ou moins accentuée ; et, qu'en raison de ce fait, au point de vue juridique et même au point de vue purement moral, l'imputabilité persiste tant que la folie de l'individu n'est pas absolument démontrée.

Il faut donc, au point de vue médico-légal, faire d'une façon précise, absolue, la preuve de la démence pour que la responsabilité cesse au terme juridique de nos lois françaises. J'insiste sur ce point, Messieurs, et je l'ai déjà indiqué, que la raison et la conscience sont affaiblies chez les individus qui se livrent à l'alcoolisme d'une façon chronique; et que, chez eux, une moindre excitation est certainement suffisante pour les entraîner à commettre des actes délictueux : les passions n'ont plus de frein; mais, cependant, chez ces individus, il persiste encore une proportion plus ou moins considérable de liberté morale qui leur permet de discuter leurs actes et qui, dans une certaine mesure, les rend responsables de ces actes.

Vous voyez donc combien est délicate la tâche du médecin légiste qui est appelé à se prononcer dans ces circonstances et à tirer des conclusions précises de faits ou de circonstances aussi embrouillés et contradictoires. Il tient entre ses mains l'honneur et la liberté de l'individu à propos duquel il doit se prononcer. Je n'insiste pas sur ce fait, sur lequel j'avais déjà attiré votre attention, que le dipsomane vrai est un aliéné; il est absolument irresponsable, dans des conditions déterminées.

Un certain nombre d'autres considérations doivent encore être présentes à l'esprit du médecin légiste. C'est, d'abord, l'état d'ébriété de la victime qui peut prêter à certaines considérations médico-légales; ainsi, très fréquemment, les questions d'attentats à la pudeur se compliquent de ce fait que l'accomplissement de ces attentats a été facilité par l'ivresse dans laquelle a été plongée la victime : c'est là un point auquel il faut songer. Enfin, un autre point, très important également, et qui doit être signalé, relativement aux applications médico-légales, est celui-ci : l'ivresse produit des hallucinations érotiques, absolument comme nous l'avons vu pour les hypno-anesthésiques, et, par conséquent, il ne faut pas accueillir à la légère une accusation de tentative d'attentat à la pudeur qui serait portée par un individu reconnu en état d'ivresse au moment où le prétendu attentat aurait été accompli, attendu qu'au moment de l'acte incriminé des hallucinations seules peuvent avoir été en jeu : ces hallucinations, je le répète, peuvent être absolument analogues, identiques

même à celles dont j'ai eu l'occasion de vous entretenir l'année
dernière à propos des hypno-anesthésiques.

J'ajouterai, ainsi que je l'ai déjà signalé, que la mort peut être la
conséquence soit, le plus souvent, de l'alcoolisme aigu, soit, quelquefois, de l'alcoolisme chronique; et que le diagnostic médico-légal
doit, dans tous les cas, être établi sur trois ordres de points différents : le premier relatif aux antécédents, c'est-à-dire aux conditions
des manifestations alcooliques qui se sont montrées avant la mort;
le deuxième, sur les lésions anatomiques — j'y ai suffisamment
insisté pour qu'il me suffise de le rappeler ici —; et le troisième,
sur la recherche toxicologique de l'alcool, recherche qui se fait par
des procédés purement chimiques sur lesquels je n'insisterai pas,
que je ne ferai que signaler, et qui permettent d'arriver à une précision et à une sensibilité extrêmes, ainsi qu'il résulte des travaux de
Gréhant et de Nicloux.

Usage alimentaire de l'alcool. — J'en arrive maintenant, Messieurs, à une question encore extrêmement importante pour nous,
à la question qui envisage l'alcool au point de vue de son utilisation
comme agent alimentaire et relativement à l'hygiène. Comme vous
le savez, j'ai toujours l'habitude, chaque fois qu'une substance que
nous avons l'occasion d'étudier intéresse soit la médecine légale,
soit l'hygiène, de m'étendre sur les considérations qui ressortissent à
chacune de ces branches de l'art médical; et, comme vous l'allez voir,
celles qui concernent l'hygiène et l'alimentation sont, au point de
vue de l'alcoolisme, des questions extrêmement importantes Nous
allons donc aborder maintenant l'étude des boissons hygiéniques et
l'utilisation alimentaire de l'alcool.

Tout d'abord, il convient de fixer certains points, nécessaires pour
interpréter les phénomènes; et je suis tout à fait d'accord avec Voit
relativement à la façon dont il faut envisager les substances nutritives. Cet auteur admet deux sortes de substances nutritives, les
unes destinées à fournir les éléments nécessaires à l'organisme,
par exemple l'albumine, les graisses, l'eau, les sels minéraux; les
autres, simplement destinées à ralentir les phénomènes de désassimilation subis par les premières, telles que l'amidon par rapport aux
graisses, par exemple.

Eh bien, à ce point de vue, l'alcool, lorsqu'il est introduit à petite
dose dans l'organisme de l'homme, rentre dans le deuxième groupe.

J'ai déjà appelé votre attention sur ce point et je vous ai montré, par une série d'expériences fort intéressantes, que l'alcool pouvait déterminer dans l'organisme l'économie des matières grasses et des substances hydro-carbonées; mais qu'il ne déterminait jamais, même à petite dose, l'économie des matières albuminoïdes. Bien mieux, ces matières albuminoïdes sont désassimilées avec une activité plus considérable qu'à l'état normal, soit que la quantité d'alcool ingéré devienne un peu considérable, ou bien que des quantités relativement faibles soient ingérées d'une façon continue.

D'autre part, on n'avait pas été sans remarquer, dès le début de l'emploi de l'alcool, qu'une partie de cet alcool pouvait se décomposer dans l'organisme et, par conséquent, produire une plus ou moins grande proportion de force vive utilisable par cet organisme : cette force vive, ainsi que je l'ai déjà signalé, disparaît rapidement, absorbée qu'elle est par les mouvements et les décompositions intra-moléculaires qui se produisent dans l'évolution normale des actes nutritifs. Mais il est difficile d'envisager l'alcool à ce point de vue, en raison de l'impossibilité dans laquelle on se trouve d'employer des doses élevées d'alcool sans s'exposer à des accidents, que nous connaissons très bien maintenant, soit sur le tube digestif, soit sur le système nerveux.

J'insiste sur ce point que les doses élevées, absorbées en une fois, augmentent dans une très notable mesure la désassimilation des albuminoïdes et provoquent assez rapidement la dégénérescence graisseuse, par ralentissement des phénomènes de nutrition et, surtout, par suite de la diminution de l'oxygène absorbé. A ce point de vue, l'action de l'alcool est à rapprocher de l'action d'autres substances médicamenteuses ou toxiques, notamment du phosphore, de l'arsenic, de l'antimoine, qui déterminent, comme vous le savez, une augmentation considérable de la graisse dans l'organisme, et cela par le fait surtout, — je ne dis pas exclusivement, — de la diminution considérable de la capacité respiratoire du sang ainsi que de l'oxygène absorbé dans l'économie.

Les discussions sur la valeur alimentaire de l'alcool ont, tout naturellement, suivi les péripéties des vues théoriques qui se sont succédé relativement à la valeur de cet alcool. Il y a déjà fort long-temps que quelques observateurs avaient signalé ce fait de la survie — si l'on peut employer ce mot, qui, comme vous l'allez voir, est assez à sa place — d'individus qui ont entretenu leur existence pendant un temps très long en ne prenant guère d'autre substance alimentaire que de l'alcool. C'est ainsi que Swédiaur rapporte le fait d'individus ayant subsisté pendant une très longue période, rien qu'en absorbant du vin et quelques liqueurs alcooliques. Anstie est plus explicite encore; il cite le fait d'un homme de quatre-vingt-trois ans, qui, pendant vingt années consécutives, entretint son existence avec une bouteille de gin et un morceau de pain gros comme le doigt chaque jour : c'était là, comme vous le voyez, une ration alimentaire laissant fort à désirer, et il est fort probable que l'individu d'Anstie ne devait pas se livrer à un travail très considérable.

Un autre fait qui avait frappé depuis longtemps, c'était celui de l'obésité des buveurs; et, en raison de ce fait, on avait pensé que l'alcool devait être un excellent aliment puisqu'il était capable de faire engraisser. D'autre part, envisageant la nature de l'alcool, sa combustion facile, la production considérable de chaleur due à sa combustion, la consommation relativement considérable que l'on en faisait dans les pays froids et humides, on était tout naturellement porté à conclure que c'était un agent d'alimentation extrêmement important, et grâce auquel l'organisme pouvait résister à l'abaissement de la température et à l'humidité dans certains climats.

Mais les partisans de l'élimination de l'alcool en nature arrivaient avec une argumentation précisément opposée et ayant presque la valeur de la première. Ils déniaient à l'alcool la possibilité de servir de substance alimentaire, en se basant sur les points suivants. D'abord, l'alcool séjourne inaltéré dans le sang : nous savons que c'est là un fait absolument inexact et qui n'est vrai que lorsque la quantité d'alcool ingéré est suffisante pour que le surplus qui n'a pas pu être détruit se retrouve dans le sang. D'autre part, en utilisant l'alcool comme substance alimentaire, on ne trouvait pas trace de sa transformation et de son élimination, soit dans les produits de l'exhalation pulmonaire, soit dans l'organisme, soit dans l'état de la calorification même. Enfin, l'alcool est éliminé en nature par toutes les voies d'excrétion; et les modifications qu'il peut déterminer, à dose forte ou faible, sont des modifications des fonctions nerveuses, comme le montrent à la fois l'accumulation dans le tissu nerveux, l'action toxique et l'action pathogénique de l'alcool.

Eh bien, messieurs, comme presque toujours, la vérité est entre ces deux opinions extrêmes; et, si les partisans de l'action non alimentaire de l'alcool pouvaient très bien faire valoir les arguments que je viens de reproduire devant vous, on pouvait très exactement leur répondre que ces arguments n'étaient valables qu'à la condition que la quantité d'alcool introduite dans l'économie dépassât, de beaucoup, ce que nous appellerons la quantité hygiénique d'alcool, c'est-à-dire la quantité utile, réellement utilisable.

Maurice Perrin, qui, comme vous le savez, était un des partisans de la non-transformation de l'alcool dans l'économie, disait que l'alcool était un dispensateur des forces nerveuses, un régulateur et un modérateur par excellence du mouvement de nutrition, par le fait de son action sur le système nerveux; qu'il déterminait une stimulation générale, une excitation des forces empêchant la sensation de fatigue — il aurait été plus exact de dire émoussant la sensation de fatigue — et que, par l'influence modératrice qu'il exerce sur la désassimilation et sur l'usure des éléments organiques, il pouvait intervenir utilement, non pas à titre d'aliment, mais à titre de modificateur du système nerveux pour modérer les phénomènes de la nutrition.

La qualité d'un aliment respiratoire, comme on a voulu faire de l'alcool à un moment donné, est de faciliter les combustions nutritives : cet aliment respiratoire doit donc, pour mériter son nom et pour le justifier, d'une part, augmenter l'acide carbonique dans les produits de l'expiration, d'autre part, élever la température. A ce sujet, les adversaires de l'utilisation de l'alcool comme substance alimentaire ne manquaient pas de faire remarquer que l'alcool diminue l'excrétion de l'acide carbonique, qu'il abaisse la température : nous sommes bien fixés à ce sujet. Nous savons que, par un très grand nombre d'expériences fort exactement conduites, Maurice Perrin, Lallemand et Duroy ont montré que l'élimination de l'acide carbonique diminue sous l'influence de l'ingestion de doses d'alcool un peu considérables et même relativement faibles; et, d'autre part, j'ai cité bien des fois ce fait que si l'abaissement de la température pouvait n'atteindre que des chiffres presque insignifiants — 0° 5 à 1° — lorsque la dose d'alcool était très faible et l'état de l'individu normal, dans le cas d'ivresse on pouvait observer un abaissement parfois considérable de température, puisqu'on a pu noter jusqu'à 26° seulement, comme température vaginale, chez une femme en état d'ivresse profonde. D'autre part, un fait non moins constant dans les observations cliniques, c'est l'abaissement de température, très constant et très net, déterminé par l'alcool dans différentes pyrexies.

Comment donc peut agir l'alcool pour constituer une véritable substance alimentaire? Eh bien, c'est d'abord, ainsi que l'appelait Gubler, une substance *dynamophore*, c'est-à-dire un stimulant du système nerveux. A ce point de vue, l'alcool ralentit la désassimilation concurremment avec l'abaissement de chaleur de l'organisme qu'il détermine, il retarde la métamorphose des anciens tissus, favorise la formation des tissus nouveaux et limite, comme nous l'avons vu, la destruction des matières grasses. Et en effet, sous l'influence de doses modérées d'alcool, nous savons que, malgré une diurèse assez accentuée qui n'est autre chose qu'une diurèse aqueuse, on peut observer une diminution de l'urée, de l'acide urique et de la somme des matériaux fixes qui sont éliminés par les urines.

Mais, en même temps, nous savons que, par son action sur le système nerveux, l'alcool détermine la diminution de calibre des artérioles, l'abaissement de la température et l'élimination moindre d'urée, tous phénomènes très étroitement liés; et tout cela se produit exactement comme on peut l'observer après une excitation vive du grand sympathique et de la moelle.

Sous l'influence de faibles doses d'alcool, il se produit de la rougeur, de la congestion active par exagération circulatoire dans le réseau vasculaire, l'élévation de la température, la suractivité de la nutrition, et cela par suite de l'excitation rapide et instantanée des filets vaso-moteurs rachidiens qui sont plus facilement impressionnables que les filets sympathiques. Au contraire, sous l'influence de fortes doses ingérées en une seule fois, on voit survenir la constriction vasculaire, l'anémie, le refroidissement, le ralentissement des combustions et des transformations organiques, dus à une excitation plus tardive, mais prépondérante cette fois, des vaso-moteurs sympathiques. Nous savons, en effet, l'histoire d'un grand nombre de substances médicamenteuses ou toxiques est là pour nous le prouver, que les filets vaso-dilatateurs sont surtout cérébro-spinaux, tandis que les filets vaso-constricteurs sont surtout des filets sympathiques : cette interprétation rend donc très nettement compte des deux manifestations, absolument opposées, que des doses différentes d'alcool peuvent produire sur le même organisme.

D'autre part, on a voulu voir dans la production de la graisse que je vous ai signalée, sous l'influence de l'alcool à dose un peu élevée et d'une façon continue, on a voulu voir des phénomènes analogues à ceux que je vous signalais sous l'influence de certains poisons tels que l'arsenic, le phosphore, ou même les hypno-anesthésiques, car vous devez vous rappeler que nous avons reconnu à ces anesthésiques, et notamment au chloroforme, la même propriété d'accumuler la graisse dans l'économie que nous sommes en train de reconnaître à l'alcool. On a été même jusqu'à dire, mais cela est plus que douteux, que l'alcool pouvait, au sein de l'organisme, subir une transformation directe en matière grasse.

Ce qui est certain, c'est que, sous l'influence de l'alcool à dose modérée, on peut observer l'abaissement de l'activité des mutations qui se produisent dans l'organisme, que, d'autre part, la dégénérescence graisseuse accompagne toujours la nécrobiose des éléments anatomiques dont la vitalité est compromise; par conséquent, on peut très bien dire que l'alcool donne, en réalité, l'*illusion d'un aliment d'épargne*, et il engraisse tandis que d'autres substances, qui ont été données aussi comme aliments d'épargne, telles que le café, la coca, la kola, etc., amaigrissent.

Je vous ai déjà cité, Messieurs, des faits qui m'ont paru appuyés sur des résultats expérimentaux très nets : je vous citerai encore ceux-ci, qui sont au moins aussi probants que ceux que j'ai eu l'occasion de mettre sous vos yeux. Je les emprunte à un travail très documenté de MM. Chendrikowski et Dombrowski qui a fait l'objet d'une thèse soutenue, en 1895, à Saint-Pétersbourg. Il s'agit d'expériences relatives à l'influence que le cognac peut exercer sur l'assimilation de l'azote et des graisses ainsi que sur les échanges organiques : ces expériences ont été suivies pendant un temps très long et elles ont été faites sur des individus qui ont consenti à se soumettre à un régime alimentaire pas très agréable, comme vous l'allez voir, et à rester dans les conditions étroites de leurs expériences.

Les résultats, par conséquent, sont extrêmement importants. Ils concernent des sujets de vingt-deux ans à vingt-quatre ans, dont la ration alimentaire était constituée par un mélange de pain et de lait pendant cinq jours, auxquels on ajoutait, pendant les cinq jours suivants, une quantité de 105 centimètres cubes de cognac. Puis on fit l'expérience inverse, pour tâcher précisément d'éliminer les erreurs qui auraient pu être dues au changement de l'alimentation, c'est-à-dire que l'on renversa les termes des expériences : pendant les cinq premiers jours on donna le régime de pain et de lait avec addition de cognac, puis pendant les cinq jours suivants on revint au régime de pain et lait sans administration de cognac.

Sous l'influence de ces modifications de régime, voici ce qui a été observé.

Sous l'influence du cognac et pendant une période de cinq jours, voici quels furent les résultats des expériences :

Poids du corps : augmentation de 370 grammes.

Secrétion de l'urine : diminution de 657 centimètres cubes.

Assimilation de l'azote ; taux abaissé de 0,2 p. 100.

Échanges azotés : taux abaissé de 5,50 p. 100.

Rapport du soufre neutre au soufre acide dans l'urine : diminué de 2,90 p. 100.

Assimilation des graisses : taux augmenté de 1,26 p. 100.

Rapport de l'eau éliminée à l'eau absorbée : augmenté de 4,2 p. 100.

Pertes cutanéo-pulmonaires : augmentées de 1475 grammes.

Cette variation dans les données de l'expérience est plus sensible et plus facile à saisir en mettant ces résultats sous forme de tableau, comme ci-après :

	Augmentation.	Diminution.
Poids du corps.	370 grammes.	»
Sécrétion urinaire.	»	657 cent. c.
Assimilation d'azote.	»	0,2 p. 100
Échanges azotés.	»	5,50 p. 100
Rapport du soufre neutre au soufre acide.	»	2,90 p. 100
Assimilation des graisses	1,26 p. 100	»
Rapport de l'eau éliminée à l'eau absorbée.	4,2 p. 100	»
Pertes cutanéo-pulmonaires.	1 475 grammes	»

J'attire particulièrement votre attention sur la diminution du rapport du soufre neutre au soufre acide dans l'urine, rapport qui, comme vous le savez, est extrêmement important à considérer au point de vue des échanges nutritifs. Dans tous les cas, ces phénomènes de variations de chacun des éléments que je viens d'indiquer furent peu durables.

Comme vous pouvez le voir, il y a dans ces expériences une confirmation des faits que je vous ai indiqués déjà et qui ressortaient très nettement des expériences que je vous ai citées précédemment et desquelles il résultait qu'à petite dose, à dose modérée, à dose dite physiologique, l'ingestion de l'alcool économisait les hydrates de carbone et les matières grasses, mais n'économisait pas les matériaux azotés.

Je sais bien qu'il y a peut-être une objection à faire à ces expériences, mais cette objection, si elle est juste, fait ressortir, d'un autre côté, certaines conclusions : l'objection que l'on peut faire est relative à la faiblesse de la ration alimentaire. Cette ration consistant seulement en pain et lait pour des jeunes gens de vingt-deux à vingt-quatre ans, constitue une ration plutôt insuffisante. Mais cependant, on peut très bien arriver même chez des sujets de ces âges, à réaliser une ration d'entretien en proportionnant le travail à cette ration : c'est précisément ce qui a été fait dans ces expériences. Mais alors l'importance des faits que je vous signalais devient d'autant plus considérable, parce que si la ration est faible, les augmentations n'en ont que plus d'importance. D'autre part, l'activité des échanges nutritifs est démontrée dans ce cas par la valeur des pertes cutanéo-pulmonaires, pertes qui sont surtout afférentes aux hydrates de carbone.

Il est certain qu'il doit s'agir dans ces expériences de phénomènes peu durables et si, au lieu de maintenir ces expériences pendant cinq jours seulement, on les eût maintenues pendant un mois, il est fort probable que les résultats obtenus auraient pu changer en tout ou en partie. Mais cela n'influence en rien les premiers phénomènes observés; et il est absolument certain que l'ingestion continue de l'alcool, même à petite dose, — ce qui n'est pas tout à fait le cas ici, car ces 105 centimètres cubes de cognac absorbés d'une façon régulière constituent certainement une quantité plutôt supérieure à la quantité d'alcool qui peut être ingérée par un adulte sous forme de vin, — l'ingestion continue de l'alcool à petite dose doit certainement amener, à un moment donné, une désassimilation d'azote beaucoup plus accentuée que celle qui a été observée.

A l'état de santé, on fait usage de l'alcool non pas à cause de son importance comme agent nutritif, mais à cause des effets stimulants et agréables qu'il détermine. Il en est tout autrement dans le cas de l'organisme malade; l'alcool constitue alors un aliment important qui peut être absorbé et assimilé facilement, à la condition d'être très dilué, par l'appareil digestif qui se trouve accidentellement et momentanément incapable d'utiliser ses matériaux habituels. L'action excitante que l'alcool détermine sur le système nerveux et sur le myocarde est alors effacée, ou tout au moins subordonnée à sa valeur comme substance alimentaire.

Et en effet, chez un individu en état de maladie, l'alimentation à laquelle cet individu est réduit est parfois absolument insuffisante pour fournir les 2500 à 3000 calories qui sont nécessaires pour entretenir l'existence de l'individu pendant vingt-quatre heures. Ce déficit doit être nécessairement comblé avec des albuminoïdes ou des graisses empruntés aux tissus : le sujet devient ainsi de moins en moins apte à résister à la maladie, puisqu'il vit sur son capital; il utilise ses réserves, et ces réserves s'affaiblissent de plus en plus sans pouvoir se reconstituer. C'est dans ces cas qu'il est possible d'apprécier l'importance considérable que la thérapeutique alimentaire peut acquérir dans les maladies de longue durée.

L'alcool intervient alors avec une efficacité vraiment remarquable, et cela pour plusieurs raisons. D'abord, parce que le manque d'appétit ou bien la crainte d'une sensation douloureuse, suivie quelquefois de nausées et de vomissements, interdit d'une façon plus ou moins absolue au malade de s'alimenter avec des aliments ordinaires, même avec du lait : c'est alors que l'alcool acquiert véritablement le summum de sa valeur alimentaire. D'autre part, il ne faut pas oublier ceci, c'est que 1 gramme d'alcool peut, lorsqu'il est comburé dans le sein de l'organisme, donner lieu à un dégagement de 7 calories. Il en résulte ce fait que 100 centimètres cubes d'un bon vin, à 10 p. 100 en moyenne, peuvent fournir 700 calories, sans compter le nombre de calories qui peut être fourni également par l'extrait, le tannin, les sels organiques : — je ne parle pas des sels minéraux au point de vue des calories, mais on pourrait les faire intervenir au point de vue de la stimulation qu'ils sont capables d'exercer sur l'organisme, et au point de vue de leur fonction pour faciliter les phénomènes nutritifs.

Comme nous le savons, l'action d'épargne n'est pas exercée sur les albuminoïdes, mais l'alcool permet de réduire la ration des albuminoïdes au strict minimum, et, par conséquent, de réduire également au minimum les pertes de l'économie en matières albuminoïdes; de sorte qu'en réalité on peut dire que, chez les malades, l'alcool est un *aliment d'attente* et plutôt un préservateur d'une dénutrition trop accentuée, d'une destruction trop profonde des réserves de l'économie.

C'est là véritablement son rôle; mais il faut absolument bannir du langage médical cette appellation d'ALIMENT D'ÉPARGNE qui, comme vous le voyez, en définitive, ne convient pas plus à l'alcool qu'elle ne convient au café, à la kola, à la coca et à tous les prétendus aliments de même genre.

Je vous signalais tout à l'heure l'action antipyrétique de l'alcool, mais l'alcool est antipyrétique à la fois par les modifications qu'il produit dans le système vasculaire et par suite de l'excitation qu'il détermine sur le système nerveux. On peut dire qu'au point de vue de la transmutation des forces, l'excitation imprimée à l'appareil cérébro-spinal et aux fonctions qu'il gouverne doit s'accompagner de dépense de force et, par suite, d'une consommation plus ou moins considérable de chaleur. Or, l'oxydation de l'alcool absorbé est d'autant plus rapide et d'autant plus complète qu'elle est favorisée par la température plus élevée de l'organisme malade dans lequel cet alcool est introduit, et aussi par l'activité plus grande des combustions organiques en général : c'est ce qui explique ce fait que, dans certains cas de pyrexies, l'emploi de l'alcool détermine une action antipyrétique si efficace, en même temps qu'une action nutritive si appréciable également.

Voici, par exemple, un fait qui est susceptible de vérification expérimentale très étroite et qui ne manque pas d'intérêt. Chez un individu affecté de pneumonie, on administre 60 grammes d'alcool à 50 p. 100 dans une potion : on constate que les urines sont rares et ne contiennent pas la moindre trace d'alcool; on constate, d'autre part, qu'il est absolument impossible de percevoir la moindre odeur d'alcool ou d'aldéhyde dans les gaz expirés, à condition que l'on ait eu préalablement le soin de faire rincer la bouche du malade après l'absorption de la potion alcoolique et de lui faire boire ensuite un peu de lait pour entraîner l'alcool pouvant rester dans les premières voies. Dans ces conditions, l'alcool est entièrement comburé dans l'organisme et sert, d'une part, de substance alimentaire, d'autre part, de substance antipyrétique par le mécanisme que je viens d'indiquer.

Nous savons, d'ailleurs, que l'oxydation de l'alcool est retardée ou empêchée plus ou moins efficacement : par la diminution du nombre des mouvements respiratoires, par la stase veineuse et la congestion des organes, par le ralentissement de la circulation, par l'abaissement de la température, par l'abolition des mouvements musculaires, par la diminution graduelle de la capacité respiratoire du sang ; or, comme nous l'avons vu, tous ces phénomènes accompagnent le coma de l'ivresse et, par conséquent, aident dans une certaine mesure à la stagnation — je puis employer ce terme — de l'alcool dans l'économie.

Les boissons alcooliques ont été envisagées, et sont envisagées, surtout actuellement, par beaucoup, non seulement comme inutiles pour la vie, mais encore comme des boissons de luxe, voire comme des boissons nuisibles. Eh bien, j'ai assez fait le procès de l'alcool, en ce qu'il y a de mauvais à lui reprocher, pour pouvoir lui rendre justice et dire maintenant ce qu'il y a de bon à attendre de lui. Et en effet, il ne faudrait pas croire, comme cela pourrait vous être venu à l'esprit, après ce que vous m'avez entendu dire sur les méfaits de l'alcool, que je sois un de ces anti-alcooliques farouches qui veulent absolument proscrire l'alcool sous toutes ses formes. Non, pas du tout : je crois que c'est là une très mauvaise façon de diriger le combat contre l'alcoolisme ; et, pour ma part, j'ai la conviction que l'on n'arrivera à rien du tout par ce moyen.

Il faut tenir compte, en effet, de ceci : les matières alimentaires pures sont absolument insipides et indigestes ; et, comme le font très bien remarquer Nothnagel et Rossbach, si l'on prenait au mot ces fervents anti-alcooliques, il faudrait se condamner à l'inanition. Car ce ne serait pas seulement l'alcool, mais encore le café, le thé et tous les autres stimulants qu'il faudrait proscrire. Eh bien, on va réduire votre alimentation au strict nécessaire théorique : on va vous donner de l'albumine bien pure, un peu de sel — parce que c'est absolument nécessaire, — de l'eau distillée, quelques hydrates de carbone, un peu de graisse, et vous allez voir quelle exquise et inutilisable ration alimentaire on va vous constituer avec cela ! Je n'hésite pas à croire que je refuserais une alimentation de ce genre et je pense que vous partagez mon opinion relativement aux prétentions de ces anti-alcooliques.

Les aliments ne sont, en effet, *véritablement et effectivement nutri-*

tifs que par la présence des condiments et des épices : c'est là quelque chose d'absolument nécessaire, surtout à des organes digestifs fatigués. Mais les condiments et les épices n'agissent pas seulement d'une manière agréable sur les sens du goût et de l'odorat, ils aident directement à la digestion et à la nutrition en augmentant les sécrétions digestives, en excitant les mouvements de l'estomac et de l'intestin, en déterminant une stimulation du système nerveux et une sensation de bien-être général qu'il ne faut pas perdre de vue et à laquelle, dans un article que j'ai écrit il y a déjà douze ans, dans l'*Encyclopédie d'hygiène et de médecine publique*, j'attribuais une très grande part dans les résultats que l'on pouvait obtenir par une alimentation bien conduite et bien choisie. Je disais même, en un certain passage dans lequel j'étudiais les condiments et comparais les condiments à l'alcool précisément, je disais : « Dans les pays chauds, pour l'usage des condiments, comme pour celui des boissons alcooliques, il est d'autant plus difficile de ne pas arriver à l'abus, que leur emploi modéré est d'une incontestable utilité ». Si j'avais à écrire cela maintenant, je supprimerais tout simplement *dans les pays chauds* ; je dirais : Partout.

Les condiments sont, en effet, des dynamophores, en ce sens que les impulsions que ces substances déterminent au point de vue de la suractivité des phénomènes nutritifs se font sans déperdition de la provision des forces existantes, mais tout simplement en en facilitant l'emploi : ils donnent, en d'autres termes, le moyen d'obtenir le maximum de rendement. On a dit, et la comparaison n'est pas absolument juste, que cela donnait un coup de fouet à l'organisme : c'est vrai, mais il faut faire cette restriction que l'augmentation de travail à la suite du coup de fouet est fournie après une excitation douloureuse, tandis qu'ici elle est fournie après une sensation agréable.

C'est là précisément ce qui fait le danger de l'alcool et des substances analogues ; c'est l'excitation agréable poussant l'individu à rechercher cette excitation, alors qu'il ne la rechercherait pas aussi facilement ni aussi fréquemment si elle était douloureuse. Mais le remède doit être recherché dans la mise en œuvre de la raison et de la volonté de l'individu, et non pas dans une privation, une interdiction absolues : il faut véritablement faire à ce sujet l'éducation de la volonté. Et d'ailleurs, l'abus de toutes les choses agréables conduit à des conséquences funestes : il n'y a pas que l'alcool dont l'abus mène à la ruine de l'organisme. En suivant la voie que j'indiquais tout à l'heure, on finirait par supprimer tout de ce monde : on arriverait à ne plus manger parce qu'en mangeant trop on peut se faire du mal ; on supprimerait le café et toutes les boissons produisant une sensation stimulante et agréable, on ne prendrait plus rien ; on devrait même renoncer aux plaisirs de l'amour parce que leur abus peut faire du mal.

Eh bien, il faut envisager, à ce sujet, les individus à deux points de vue : il y a des individus malades et des individus normaux ; le traitement en doit être très différent. Pour les individus normaux, il faut faire l'éducation de la volonté, et vous n'aurez pas besoin d'imposer à ces individus un ostracisme que leur raison seule, aidée de la connaissance des méfaits pouvant résulter de l'abus, rendra parfaitement inutile.

Restent les malades. Ici, c'est une autre affaire. Il est incontestable que pour un individu malade, l'affaiblissement de la volonté, que je signalais à propos des considérations médico-légales, doit entrer en ligne de compte. Je vous ai cité ces malades que l'on doit maintenir un certain temps dans un asile, alors qu'ils sont sous l'influence de l'alcool : si on les laisse sortir, il est presque impossible que ces individus-là résistent à la tendance qui les pousse et ne recommencent à boire. Ceux-là se procureront toujours des boissons alcooliques, quels que soient vos moyens prohibitifs, comme des morphinomanes en liberté arrivent à se procurer de la morphine. Pour ces individus, j'admettrais même la coercition dans une certaine mesure ; mais alors je voudrais que cette coercition n'eût d'autre but que de les empêcher de boire de l'alcool et je voudrais que si, au besoin, on les maintenait dans un asile quelconque, cet asile fût aussi peu que possible semblable à une prison pour eux. C'est le sens dans lequel certain groupe cherche à marcher en ce moment ; et je crois que c'est là le seul moyen d'enrayer l'alcoolisme, car je le répète, je ne suis pas du tout partisan des Ligues anti-alcooliques et des moyens prohibitifs généralisés à tous les individus sans distinction. En fait de prohibition, je ne crois utile que celle des cabarets et des liqueurs à essences. L'exemple de la Suède et de la Norvège en est une preuve indiscutable.

XVIe LEÇON

DE L'ALCOOL COMME SUBSTANCE ALIMENTAIRE. BOIS-
SONS HYGIÉNIQUES. — VINS. COMPOSITION. CLASSIFI-
CATION. ÉTUDE HYGIÉNIQUE ET THÉRAPEUTIQUE. —
VINAGE. — SUCRAGE. — PLÂTRAGE.

Boissons hygiéniques. — Nous allons commencer aujourd'hui
l'étude de ces boissons dites *hygiéniques*, dont l'importance est aussi
considérable au point de vue purement alimentaire, au point de vue
bromatologique, qu'au point de vue de l'hygiène et même au point de
vue thérapeutique, comme vous l'allez voir. Ces boissons comprennent
un certain nombre de liquides, parmi lesquels quelques-uns occupent
un rang prépondérant non seulement à cause de la quantité de leur
production, mais peut-être plus encore à cause de leur composition
chimique et de leur rôle comme substance alimentaire. Parmi eux,
c'est le vin qui tient la première place et c'est par lui que je commencerai cette étude.

De toutes les boissons hygiéniques, le vin constitue certainement
la meilleure et la plus agréable : c'est une des sources de la richesse
de la France ; et il existe en somme fort peu de départements dans
notre pays dans lesquels il n'y ait quelques vignobles qui ne puissent
permettre de préparer du vin. Je n'ai pas à entrer, bien entendu, dans
la façon dont le vin est préparé, car cela sortirait absolument de nos
études ; je vous rappellerai seulement que, suivant sa provenance,
suivant les procédés utilisés pour sa préparation, sa richesse en alcool
est extrêmement variable. Cette richesse en alcool est, elle-même,
variable suivant la composition des grains de raisin qui ont servi à
la préparation du vin, et cette composition est sous la dépendance
extrêmement étroite du climat sous lequel s'est effectuée la maturation
du raisin.

22

D'une façon générale, la composition du moût servant à la fabrication du vin, c'est-à-dire la composition du jus de raisin, comprend
un certain nombre de substances dont l'énumération, tout au moins,
est nécessaire pour comprendre quelles sont les modifications que ces
substances peuvent subir par la suite, sous l'influence des fermentations qui vont donner naissance à la liqueur alcoolique.

Le grain de raisin, quelle que soit sa provenance, contient les éléments suivants, en proportion variable : des tannins; des substances
albuminoïdes, cellulosiques, gommeuses, cireuses; des matières
grasses, colorantes; des sels à acides minéraux, mais surtout des
sels à acides organiques, parmi lesquels se trouvent des malates, des
citrates, des tartrates; enfin un certain nombre d'hydrates de carbone
du groupe des sucres, qu'il s'agisse de saccharoses, de glucoses ou
même de sucres représentés par des alcools complètement saturés,
tels que la dulcite, quelquefois même la mannite.

L'acidité des grains de raisins diminue, comme celle de tous les
fruits en général, suivant les progrès de la maturation : c'est là un
point important à considérer, parce que, suivant la plus ou moins
grande acidité du moût, la fermentation peut se poursuivre d'une
façon plus ou moins profonde, et des composés nocifs peuvent s'accumuler parmi les produits de la fermentation. Les conditions dans
lesquelles se réalise la fermentation sont, également, extrêmement
importantes; et, dans ces dernières années, les très remarquables
études qui ont été entreprises, principalement sous l'influence des
beaux travaux de Pasteur, ont conduit à faire une véritable sélection
des levûres servant maintenant à faire fermenter les vins; mais je
reviendrai sur ce point lorsque, plus tard, je parlerai de la bière.

C'est surtout à propos de la levûre de cette dernière boisson que
des travaux très remarquables ont été faits, au cours de ces dernières
années, par Hansen, de Copenhague. Les conditions dans lesquelles
se produit cette fermentation dépendent, non seulement de la nature
des substances qui déterminent la fermentation, c'est-à-dire de la
nature de la levûre, ou plutôt des levûres, car il n'y a jamais une
seule levûre concourant à la fabrication du vin; mais elles dépendent
encore, dans une étroite mesure, de la température ambiante ainsi
que de la température du moût.

Lorsque j'ai parlé des différents alcools polyatomiques et des
alcools homologues supérieurs de l'alcool éthylique qui se produi-

saient pendant la fermentation, j'ai attiré votre attention sur ce fait que, quelle que soit la fermentation d'ailleurs, les différents alcools résultant de cette fermentation dépendent, dans une très large mesure, de la température à laquelle cette fermentation s'est effectuée, non seulement pour une même levûre, mais même pour des levûres différentes. Par conséquent, de la température ambiante, de la température du moût, de la nature des différentes levûres concourant à la fermentation, d'autre part de l'aération plus ou moins considérable du moût — nous allons voir tout à l'heure combien est importante cette condition, — et ensuite de la durée du cuvage, c'est-à-dire la durée pendant laquelle la fermentation est abandonnée à elle-même, de tout cet ensemble de circonstances, résulte un liquide dont la composition doit nécessairement varier, d'une part, cela va de soi, avec la composition du grain de raisin, et d'autre part, comme vous le voyez, avec les diverses circonstances que nous venons de passer en revue.

De telle sorte que les vins, une fois que la fermentation est finie, sont constitués par un mélange d'alcool éthylique avec une très faible proportion des homologues supérieurs de l'alcool éthylique, une petite proportion d'alcools polyatomiques, parmi lesquels il faut citer la glycérine, qui occupe la première place, comme quantité tout au moins, puis des alcools polyatomiques tels que l'isobutylglycol, des sucres tels que la mannite, la dulcite, qui n'ont pas été atteints par les différentes fermentations qui ont touché les autres substances du même groupe.

En même temps que ces produits, on trouve dans le vin une petite quantité de substances gommeuses, de matières pectiques et colorantes ; des traces d'aldéhydes et d'acétones ; des acides minéraux tels que l'acide sulfurique, en petite quantité, du chlore à l'état de chlorures alcalins, en petite quantité, mais principalement des acides organiques, parmi lesquels l'acide tartrique à l'état de crème de tartre, c'est-à-dire de tartrate acide de potasse, tient le premier rang, viennent ensuite les acides acétique, succinique, qui ne sont que des produits de fermentations particulières en présence de certaines espèces bactériennes. On constate, en outre, l'existence d'une très petite proportion d'huiles essentielles et d'éthers odorants, constituant les bouquets des vins dont j'ai déjà eu l'occasion de parler à propos des essences artificielles à l'aide desquelles on fabrique le bouquet artificiel des vins ; de petites quantités de substances albuminoïdes assez mal déterminées ; des traces de bases organiques qui sont les produits accessoires de toute fermentation ; enfin des sels minéraux, parmi lesquels il faut noter surtout les phosphates, qui paraissent être à un état particulier les rendant facilement assimilables et qui constituent, parmi les éléments minéraux du vin, une véritable sorte de substance médicamenteuse.

L'année dernière, lorsque j'ai traité des hypno-anesthésiques et des éthers, j'ai eu l'occasion d'attirer votre attention sur l'action inébriante tout à fait particulière que certains vins blancs possédaient, action inébriante qui a été attribuée, à très juste raison d'ailleurs, à l'acétate d'éthyle que ces vins renferment en proportion assez considérable. C'est en effet cette formation soit d'acétate d'éthyle, soit d'autres éthers, qui donne au vin son bouquet, sa saveur, et ses propriétés stimulantes. Cette synthèse d'éthers et de produits odorants est d'autant plus remarquable que le vin a vieilli davantage dans de bonnes conditions, car le vieillissement du vin peut l'améliorer dans une très large mesure, lorsqu'il se produit dans de bonnes conditions ; tout au contraire, il peut l'altérer plus ou moins profondément, jusqu'à en faire même une substance dangereuse pour la consommation, si ce vieillissement s'est accompli dans de mauvaises conditions, c'est-à-dire s'il a permis l'intervention de bactéries donnant naissance à des produits nuisibles.

C'est surtout l'acétal, mélangé à quelques éthers, dont on peut observer la production dans le vieillissement des vins : ce mélange donne aux vins vieux leur saveur, leur parfum, en même temps que leurs qualités stimulantes à faible dose et hypnotiques à dose un peu considérable. L'acétal se fait reconnaître par la saveur un peu particulière qu'il leur communique ; et l'on peut dire que tous les acides organiques, à partir de l'acide valérianique, sont à l'état d'éthers. Ce sont ces mélanges de substances odorantes et sapides qui contribuent à donner aux différents cépages, c'est-à-dire aux différents plants de vigne, la saveur si particulière qui fait que les gourmets recherchent certains vins de préférence à d'autres, et qui fait également qu'un gourmet un peu exercé sait reconnaître à la saveur seule la provenance d'un vin.

Tableau de la composition moyenne des vins.

ORIGINE DES VINS	Alcool pour cent en volume.	EN GRAMMES PAR LITRE						
		Extrait à 100°.	Crème de tartre.	Sels minéraux.	Glycérine.	Acidité totale en SO^4H^2.	Sucre réducteur [1]	Sulfate de potasse.
Moyenne des vins ordinaires de Bourgogne	10,8	20,5	2,6	2,1	4,5 à 7,0	4,7	1,3	»
Moyenne des vins rouges du Mâconnais.	10,1	19,3	2,2	1,9	5,8	5,5	0,7	»
Moyenne des vins ordinaires de Bordeaux.	9,8	22,5	1,9	2,2	5,0 à 7,5	4,1	1,1	»
Vins de Narbonne plâtrés.	11,7	21,8	»	4,5	7,0	4,5	1,3	2,0 à 2,5
Moyenne de vins blancs français. . .	7 à 11	13 à 18	1,8 à 2,4	1,7	4,0	5,5 à 7,0	0,9	»
Moyenne de vins rouges de diverses provenances	10,9	24,3	1,5	3,5	7,5	5,0	1,2	»
Vins rouges d'Algérie.	12,2	22,3	0,8	3,1	6,0	6,4	1,0	»
Moyenne de vins rouges de coupage .	9,5	19,1	1,9	3,1	6,5	5,8	1,8	1,0 à 2,0
Moyenne de vins rouges d'Italie importés en France.	13,7	23,7	2,6	4,0	7,8	5,5	3,5	2,0 à 3,0
Moyenne de vins rouges d'Espagne importés en France.	13,6	24,6	2,1	4,3	»	6,8	4,0	2,5 à 3,0

1. Le *sucre réducteur* signifie, calculée en glucose, la totalité des principes réduisant la liqueur de Fehling.

Étant donnés ces renseignements très superficiels que je viens de vous fournir sur la composition des différents vins, vous comprendrez facilement que l'action physiologique en est fort différente suivant la provenance; et en effet, nous pouvons tout de suite, pour fixer les idées, établir deux grandes catégories principales. La première, constituée principalement par les vins de la région du Bordelais, quelle qu'en soit la provenance, se comportant surtout au point de vue thérapeutique comme des médicaments toniques, cordiaux, tandis que, au contraire, les vins blancs de l'Anjou et de la Moselle, types de la seconde catégorie, sont des substances particulièrement excitantes. Cela n'est pas tant, hâtons-nous de le remarquer ici, la richesse de ces différents vins en alcool que la nature des éthers et des produits accessoires que ces différentes boissons alcooliques renferment, qui fait que les uns sont cordiaux et toniques, et les autres excitants.

Les vins de France dits *vins austères* proviennent pour la plupart, soit des régions bordelaises, soit de la Bourgogne, du Mâconnais, du Beaujolais : ces différentes régions fournissent des vins dont la richesse en alcool est assez variable, mais comprise, en moyenne, entre 8 et 11 p. 100 en volume. Ils renferment une quantité plus ou moins considérable de tannin, leur acidité est, en général, faible ; leur poids d'extrait, c'est-à-dire la quantité de substances solides qu'ils laissent par évaporation au bain-marie, à 100°, varie entre 20, 23 et 25 grammes au maximum par litre ; les sels minéraux y existent également en proportion assez faible, variant entre 2 et 3 grammes 5 par litre. Ces vins sont plus ou moins toniques et reconstituants et peuvent être employés en quantité relativement assez considérable sans déterminer ni excitation ni fatigue de l'estomac.

Les vins moins riches en alcool, provenant des mêmes régions, résultent de la fermentation d'un moût moins sucré, et c'est pourquoi ces vins sont également moins riches en extrait et plus acides que les vins dont je vous parlais tout à l'heure. Tandis que les premiers titraient de 4 à 6 grammes, au maximum, d'acidité calculée en acide sulfurique (SO^4H^2), les seconds, moins riches en alcool, sont plus énergiquement acides : leur équivalence en acide sulfurique peut s'élever jusqu'à 8 et 10 grammes même par litre. Quelquefois, ces vins agissent comme médicaments débilitants, laxatifs, irritants à la longue pour la muqueuse gastro-intestinale, et déterminent très souvent de la gastralgie et de la diarrhée chez certains individus qui n'y sont pas accoutumés ou qui en font un usage un peu prolongé. Ce sont, d'un autre côté, des vins plus énergiquement diurétiques que les premiers.

Quant aux vins blancs, car tout ce que je vous ai dit jusqu'alors s'applique exclusivement aux vins rouges, quant aux vins blancs des mêmes régions, ils se font remarquer surtout par leur richesse plus considérable en éthers : ils sont plus excitants du cerveau et de la moelle principalement; et, pour employer une expression vulgaire, peignant parfaitement le fait, « ils cassent les jambes ». Ces vins se font remarquer par une proportion assez considérable d'acétate d'éthyle, qui atteint parfois, chez certains d'entre eux, le chiffre de 4 à 5 grammes par litre.

A côté de ces vins blancs secs, on peut établir une autre catégorie de vins blancs qui sont les vins blancs mousseux : ce sont des vins sucrés, dont l'action capiteuse très remarquable est due tout autant à l'acide carbonique qu'ils renferment en excès qu'à leur proportion d'alcool. L'année dernière encore, en parlant de l'acide carbonique, j'ai attiré votre attention sur ce fait que l'acide carbonique, seul, ingéré sous forme d'eau chargée de ce gaz, était capable de déterminer une ébriété très passagère; et j'ai cité même quelques exemples d'observations qui avaient été relevées dans ce sens[1]. On a fait remarquer, et c'est là un fait très intéressant au point de vue de l'hygiène, la fréquence de l'athéromasie cérébrale et de l'arthritisme chez les individus qui faisaient un usage constant de ces vins.

Une autre catégorie est constituée par les vins secs et de liqueur, qui se font remarquer par leur richesse plus considérable en alcool en même temps que leur richesse assez grande en substances sucrées n'ayant pas subi la fermentation alcoolique sous l'influence des différentes sortes de levûres. Ces vins secs, dits vins de liqueur, ont une richesse en alcool allant de 12 jusqu'à 25 p. 100 en volume. On peut faire figurer parmi ces vins ceux qui nous viennent de l'étranger, tels que les vins d'Espagne et de Portugal, remarquables surtout par ce fait que la fermentation alcoolique y a produit une quantité assez considérable d'alcool dans un moût extrêmement sucré : l'alcool ainsi produit arrête la fermentation, ce qui explique

---

1. Voir *Leçons de pharmacodynamie*, première série, p. 424.

la richesse du moût en alcool, en acide carbonique et en substances sucrées. Un fait est à remarquer ; plus est grande la richesse en alcool, moins le vin ainsi produit peut dissoudre de sels minéraux ou de sels organiques ; ces sels cristallisent alors et se séparent du vin : aussi les vins riches en alcool possèdent-ils, en général, une saveur plus douce que les autres, et cela en raison de leur richesse moindre en sels minéraux.

Des expériences faites par Büchner relativement à l'influence exercée par les vins sur les phénomènes de la digestion, il résulterait ce fait, absolument contradictoire, comme vous l'allez voir dans un moment, avec ce que l'on observe dans la pratique, c'est que, dans ces expériences de digestion artificielle, tous les vins, quels qu'ils soient, ont entravé d'une façon plus ou moins accentuée la transformation des substances que l'on se proposait de digérer artificiellement. Ces expériences, suffiraient, à elles seules, à démontrer la différence qui existe entre les phénomènes naturels de la digestion, c'est-à-dire tels qu'ils se poursuivent dans le tube digestif de l'animal ou de l'individu en bonne santé, et les phénomènes de la digestion artificielle qui peuvent déterminer, dans une certaine mesure, des modifications plus ou moins identiques des différentes substances alimentaires, mais qui, comme vous le voyez, ne peuvent pas être pris pour une traduction fidèle des actes qui se passent dans la digestion.

Ces expériences de Büchner sont cependant intéressantes, parce qu'elles ont montré que les divers cépages agissaient d'une façon différente sous le rapport du ralentissement et de l'entrave apportés dans ces phénomènes : c'est ainsi que l'influence des vins blancs et des vins mousseux légers est moindre que celle des vins rouges. L'action la plus défavorable a été exercée par le vin de Marsala, et cette action défavorable s'est montrée, même lorsque ce vin était étendu de la moitié de son volume d'eau : cela n'est donc pas une action due, exclusivement, à la richesse particulière en alcool de ce vin, mais aussi à sa composition chimique générale.

Büchner prétend avoir également constaté, dans l'estomac des animaux, que l'action de ralentissement de la digestion était d'autant plus considérable que la quantité de vin ingérée était plus grande. A l'appui de cette observation, il rappelle ce fait, que l'on peut observer chez les individus atteints de maladies de l'estomac et de troubles de l'absorption, que de petites quantités de boissons vineuses peuvent arrêter, plus ou moins complètement, les actes digestifs.

Mais, en pratique, ce que l'on observe le plus généralement, c'est, au contraire, que l'ingestion modérée de vin, chez les individus normaux et en bonne santé, dont le tube digestif fonctionne normalement, produit une excitation bienfaisante et facilite la digestion. D'ailleurs, l'usage journalier de vin rouge léger, peu alcoolique, comme la plupart des vins de France qui représentent en moyenne 9 à 10 p. 100 d'alcool, à raison de 300 à 500 centimètres cubes par repas, suivant les conditions de vie physique et de travail à effectuer, est ce qui paraît convenir le mieux pour coopérer à l'alimentation normale de l'individu. Le vin blanc, au moins par son usage journalier, entraîne plus facilement des troubles dyspeptiques. Les vins blancs sont, en général, plus acides, plus légers, plus capiteux; et ces vins doivent être évités, plus particulièrement, par les sujets prédisposés à la gravelle et à la diarrhée. Par contre, les vins rouges et riches en tannin favoriseraient plutôt la constipation.

L'action excitante générale des vins est surtout remarquable dans les résultats que l'on peut obtenir pour le traitement des maladies scorbutiques; et, dans ce cas, le vin rouge présente une supériorité indéniable sur le vin blanc. Cette supériorité, il la doit, d'une part, à la présence des substances tannantes qu'il renferme en beaucoup plus grande proportion; et, d'autre part, je crois, à la différence de composition des sels minéraux qui caractérisent le vin blanc et le vin rouge. D'ailleurs, parmi les équipages des navires, ou la population des villes assiégées, — il y a trente ans, lors du siège de Paris en 1870, ces observations ont pu être répétées, car elles étaient déjà connues à ce moment —, l'emploi des vins rouges, en proportion modérée, a permis d'utiliser une alimentation plus qu'insuffisante et d'augmenter la résistance des individus qui, sans l'intervention bienfaisante de ces boissons vineuses, n'auraient certainement pas pu résister à la misère physiologique à laquelle ils étaient en proie à ce moment.

Il faut donc dire, en somme, que le vin détermine une stimulation provoquant les phénomènes de nutrition lorsque celle-ci est plus ou moins fortement ralentie. On obtient, sous l'influence du vin, comme sous l'influence des doses modérées d'alcool, mais bien mieux encore que dans ce dernier cas, en raison des substances qui accompagnent l'alcool lui-même, une meilleure utilisation de la ration alimentaire qui, sans cette intervention, serait insuffisante, le vin venant jouer ici ce rôle condimentaire sur lequel j'ai insisté précédemment.

De plus, c'est à l'aide du vin que l'on peut arriver à rendre possible le maintien de l'alimentation pendant les maladies fébriles. On obtient alors une stimulation très nette de l'activité cardiaque, qui peut être plus ou moins fortement amoindrie, dans certaines maladies infectieuses, soit par des hémorrhagies profuses, soit par l'action déprimante générale exercée par ces substances que nous appelons *toxines* sans trop en connaître la nature. Un fait absolument incontestable, c'est le relèvement très accentué de la tension artérielle par l'ingestion de petites quantités de boissons vineuses, surtout lorsque ces boissons sont constituées par les vins dont nous allons chercher maintenant à établir une classification au point de vue de leur emploi en thérapeutique.

Un mot seulement à propos de l'action antipyrétique du vin due exclusivement à l'alcool qu'il renferme. Il est presque inutile de le faire remarquer après ce que je vous ai dit de l'action antipyrétique exercée par l'alcool : j'ai insisté sur ce point que cette action antipyrétique de l'alcool ne doit pas être recherchée, car cela entraînerait à l'absorption de quantités beaucoup trop considérables de liquide, et les inconvénients qui en pourraient résulter compenseraient bien au-delà les avantages que l'on pourrait tirer de son emploi.

J'adopterai pour la classification des différents vins, au point de vue de leur emploi en thérapeutique, la division adoptée par Fonssagrives : elle me paraît excellente à tous égards. Fonssagrives les répartit en vins rouges austères, vins blancs secs, vins alcooliques secs, et vins sucrés.

Parmi les vins rouges austères, il fait une subdivision entre les vins de Bordeaux et les vins de Bourgogne. Les vins de Bordeaux possèdent des propriétés qui les distinguent assez nettement et qui font que leurs indications, au point de vue thérapeutique, sont absolument différentes; c'est le vin des malades, comme aussi celui des vieillards. De ces vins de Bordeaux on peut faire une sous-classification en vins ordinaires, vins fins, vins de premier choix; classification qui n'a guère d'intérêt qu'au point de vue de la sapidité, et je dirais volontiers aussi des conventions.

Les vins de Bordeaux ordinaires sont ceux récoltés dans la région du Bordelais et qui proviennent de cépages n'ayant pas de ces réputations extraordinaires qui donnent à certains vins une valeur marchande excessive. Ces vins des différentes régions du Bordelais se font remarquer par des caractères particuliers, certainement plus développés dans les vins de premier choix, mais qui sont cependant très remarquables aussi dans les vins dits ordinaires de ces régions. Les vins qui ont une valeur intermédiaire, ceux que l'on appelle les vins fins du Bordelais, comprennent un certain nombre de cépages, depuis ceux de Mouton-Brannes, qui est le plus ordinaire de ce groupe, jusqu'au Léoville et au Clos d'Estournel qui constitue le terme de transition entre les vins fins et ceux de premiers crus : ce sont des vins assez peu alcooliques, titrant, en moyenne, 9 p. 100 d'alcool ; le Gruau-Larose, le Cantenac, le Calande, etc., sont un peu plus riches et contiennent jusqu'à 10 p. 100 d'alcool.

Les vins de Bordeaux de premier choix sont le Château-Margaux, le Château-Laffite, le Château-Latour, le Haut-Brion, qui sont assez riches en substances tannantes, et dont la richesse en alcool s'élève à peine à 9 p. 100. En somme dans le vin de Bordeaux, la richesse alcoolique oscille de 9 à 10 p. 100. C'est, dit Fonssagrives, le vin par excellence des valétudinaires, chez lesquels on trouve l'indication d'une action tonifiante, mais qui portent en quelque point de leur organisme une épine congestive ou inflammatoire qu'il importe de ne pas réveiller.

Chez ces individus, la consommation, modérée bien entendu, des vins dont je viens de parler, donne toujours des résultats thérapeutiques extrêmement utiles. Ces résultats peuvent être groupés sous trois chefs différents : la stimulation générale, la réparation plastique, et l'exhilaration cérébrale. Eh bien, lorsque la quantité de vin unie à la ration alimentaire ne dépasse pas les chiffres de 600 à 800 centimètres cubes par vingt-quatre heures, ce qui est le chiffre moyen, on observe que la stimulation générale est plutôt faible ; mais cette sensation de chaleur qui se répand à partir de l'estomac et qui irradie dans tout l'individu, qui détermine cette sensation particulière de bien-être si recherchée des gourmets et si agréable pour un individu en état de convalescence, cette sensation est particulièrement remarquable sous l'influence de ces vins de Bordeaux. En même temps, on observe une acuité plus considérable de l'intelligence ainsi que de la sensibilité sensorielle et de la sensibilité affective. A ce point de vue, la présence de l'alcool joue un rôle important, mais il est évident que le rôle joué par le bouquet du vin, c'est-à-dire par les éthers dont j'ai parlé précédemment, est extrêmement utile à considérer; et il est très probable même que ce rôle joué par le bouquet des vins l'emporte de beaucoup sur le rôle joué par l'alcool, attendu qu'à richesse alcoolique égale on n'obtient certainement pas avec des vins d'autres régions, encore moins avec des mélanges d'eau et d'alcool, cette exhilaration cérébrale qui rend les vins de Bordeaux particulièrement remarquables au point de vue de leur emploi thérapeutique.

Sous leur influence, on n'observe pas l'excitation vasculaire et l'augmentation de la chaleur qui caractérise les effets si énergiques de l'ingestion des vins de liqueur secs, qui sont véritablement pyrétogénétiques. Les vins de Bordeaux possèdent, en conséquence, des indications très particulières, faciles à remplir en tenant compte des renseignements que je viens de vous donner.

Les vins de la région bourguignonne sont un peu plus riches en alcool, pas beaucoup plus, et cependant ils sont beaucoup plus fortement stimulants que ceux de la région bordelaise. C'est là encore une preuve à l'appui de ce que je disais tout à l'heure de l'intervention des bouquets des vins, c'est-à-dire des éthers qui constituent ce bouquet. On peut subdiviser les vins de Bourgogne en deux grands groupes : les vins de la région de Nuits, c'est-à-dire le Chambertin, les différents Romanée, le Clos-vougeot, qui se rapprochent dans une certaine mesure des vins de Bordeaux; ce sont les vins de Bourgogne le moins énergiquement stimulants; le second groupe serait constitué par les vins de la côte de Beaune, le Volney, le Pomard, par exemple, les plus énergiquement stimulants des vins de Bourgogne. Ces derniers ont une richesse alcoolique un peu supérieure au vin de Bordeaux : cette richesse varie, pour le vin de Nuits, de 10 à 11 p. 100, pour le vin de Beaune, de 12 à 12 1/2, quelquefois 13 p. 100. Mais c'est surtout la nature du bouquet de ces vins qui les rend particulièrement stimulants; et c'est un fait de connaissance vulgaire qu'il y a un certain nombre d'individus facilement excitables chez lesquels l'absorption, au dîner, d'un verre de vin de Bourgogne suffit à déterminer une excitation telle que le sommeil est presque impossible pendant la nuit suivante.

A côté de ces vins, d'autres régions de la France permettent de récolter des vins plus riches en alcool et plus riches aussi en matières tanniques : ce sont surtout les vins des régions du Roussillon, — et à ce point de vue le vin de Banyuls est le plus remarquable, — qui sont caractérisés par cette richesse en alcool, variant de 18 à 20 p. 100 pour le vin de Banyuls, et en principes tannigènes, imprimant à ces vins une action stimulante, une action cordiale tout à fait particulière.

Le deuxième groupe de Fonssagrives constitue les vins blancs secs de France, car nous ne parlons ici pour le moment que des vins de France. Ces vins ont une richesse très variable en alcool; elle peut atteindre 10 p. 100 dans quelques vins âgés, et oscille plus fréquemment depuis 8 jusqu'à 15 p. 100 d'alcool dans les vins très secs comme le Sauterne. On peut subdiviser ce groupe en vins non mousseux, tels que le Graves, dont la richesse alcoolique moyenne est de 12 p. 100, le Sauterne, la Blanquette de Limoux, et en vins mousseux, dont le vin de Champagne est le type et dont le titre alcoolique peut varier de 11 à 15 p. 100; la moyenne la plus habituelle est 12 p. 100. Ces vins mousseux constituent de précieux anti-émétiques, surtout lorsque le Champagne est employé dans certaines conditions, c'est-à-dire frappé; et ces vins doivent cette propriété, d'une part à l'alcool, d'autre part à l'acide carbonique qu'ils renferment en proportion assez considérable. Enfin on verra leurs propriétés anti-émétiques se manifester d'une façon encore plus remarquable lorsqu'on les emploie refroidis à une température voisine de 0°.

La troisième division, constituée par les vins alcooliques secs, comprend surtout des vins étrangers. Ce sont des vins très riches en alcool, dont le titre le plus inférieur atteint 15 p. 100, le supérieur 20 p. 100 et même au delà, d'alcool : ce sont les vins de Marsala, de Madère, de Porto, de Ténériffe, de Xérès. Le vin de Porto est le plus remarquable, surtout au point de vue de l'action médicamenteuse; et il peut permettre de remplacer dans une potion de Todd le rhum ou le cognac, à la seule condition de doubler le chiffre de 40 grammes de rhum ou de cognac figurant dans la potion de Todd.

Enfin, une dernière division est constituée par les vins sucrés, ces vins dans lesquels la proportion d'alcool qui s'est développée pendant la fermentation a arrêté l'action de la levûre de bière, et, par conséquent, donné une boisson dans laquelle existe en proportion assez considérable des substances sucrées n'ayant pas subi la transformation en alcool. Les principaux vins de cette catégorie sont le vin de

Malaga, dont la richesse alcoolique varie de 15 à 18 p. 100 et qui serait le type le plus parfait de ces vins sucrés s'il était toujours naturel et si ce n'était pas, la plupart du temps, un horrible mélange.

Les autres vins de ce groupe, les vins de Malvoisie, de Constance, de Frontignan, d'Alicante, etc., donnent, en général, de mauvais résultats chez les dyspeptiques ; et, en effet, en raison de leur richesse en sucre, qui est de 15 à 25 et quelquefois 30 grammes par litre, ces boissons constituent des milieux dans lesquels les mucédinées et certaines bactéries peuvent se développer assez facilement ; aussi obtient-on très fréquemment comme résultat une fermentation acide assez intense pour déterminer du pyrosis et une irritation plus ou moins violente de l'estomac.

Bien entendu, les boissons fermentées dont je viens de parler ont des contre-indications ; et ces contre-indications sont, en somme, assez faciles à résumer en quelques mots. D'abord, l'enfance : il est évident que chez les enfants il est irrationnel d'employer des vins riches en alcool. L'état d'excitabilité nerveuse plus ou moins prononcée constitue également une contre-indication plus ou moins formelle à la médication par le moyen des vins, quels qu'ils soient. Il en est de même de l'habitus apoplectique avec tendance aux congestions cérébrales qui peuvent être activées par l'emploi de ces vins ; de même encore pour la tendance aux hémorrhagies pulmonaires et pour les affections organiques du cœur.

D'autre part, toutes les fois que l'on a affaire à une muqueuse stomacale facilement irritable, en état d'hyperesthésie, notamment chez certaines chlorotiques et chez les anémiques, les convalescents en état de dépression assez intense, il peut y avoir intérêt à ne pas employer, en trop large mesure tout au moins, les vins dont nous venons de parler ; et il faut toujours songer à ce fait que, dans la plupart de ces circonstances, la douleur et l'irritation provoquées par l'ingestion de ces vins, surtout lorsqu'ils sont ingérés à l'état pur, dépassent de beaucoup les avantages que l'on en peut tirer. Enfin, il faut songer aussi aux individus affectés de lésions rénales, parce que l'ingestion de vin, et surtout de vin blanc dans ce cas, exaspère les altérations locales.

Il me reste, pour terminer l'étude pharmacodynamique du vin, à appeler votre attention sur l'influence hygiénique de certaines pratiques de vinification qui sont passées maintenant à l'état de faits courants et qui intéressent l'hygiène, comme vous l'allez voir, à plus d'un titre. La première de ces pratiques est celle du vinage.

Le vinage consiste à ajouter, artificiellement, une certaine quantité d'alcool à un vin dont la richesse alcoolique n'est pas suffisante. Un vin naturel et de bonne qualité doit contenir une proportion d'alcool qui présente un certain rapport avec la quantité de sucre, de matière albuminoïde, d'acide libre, etc., que ce vin renferme. Toutes les fois que ce rapport est troublé, il s'ensuit que les qualités du vin laissent à désirer, d'une part, mais, ce qui est beaucoup plus grave, que le vin ainsi atteint dans sa composition constitue un terrain de culture plus favorable pour des mucédinées ou des levûres particulières qui peuvent s'y développer et y déterminer, par leur prolifération, la présence de substances nuisibles pour l'organisme humain. L'alcool en quantité assez considérable est donc indispensable à la conservavation du vin : c'est un ennemi des parasites quelle que soit leur nature ; c'est, pourrait-on dire, un antiseptique naturel chargé de conserver le vin.

Aussi est-il assez logique que, dans les années où les intempéries saisonnières n'ont pas permis la maturation suffisante des grains de raisin, ou bien lorsque, pour toute autre circonstance, la vinification ne s'est pas accomplie dans des conditions normales, est-il naturel que l'on ait songé à relever le titre alcoolique des boissons fermentées ainsi obtenues et à ramener, autant que possible, ce titre à ce qu'il doit être normalement. Eh bien, Messieurs, si cette pratique était maintenue dans les limites que je viens d'indiquer, elle n'aurait évidemment absolument rien de répréhensible ni de nuisible au point de vue hygiénique; mais il faut bien dire que le vinage, l'alcoolisation artificielle, permet de faire entrer dans la consommation des vins de qualité extrêmement inférieure, et cela après leur avoir fait perdre une partie de leurs propriétés alimentaires, propriétés alimentaires que ces vins devaient surtout à la présence du tannin, des sels, de la dextrine, des matières gommeuses dont je parlais tout à l'heure, qui pouvaient être dissoutes dans le vin insuffisamment alcoolisé, mais qui vont être précipitées lorsque ces vins seront additionnés d'une proportion plus ou moins grande d'alcool. Mais ce n'est pas encore là le plus grand péril de ce vinage : ce péril réside surtout dans la possibilité, dans la nécessité même, pour dire la vérité, d'employer des alcools impurs pour cette opération. Et en effet, les alcools servant au vinage sont surtout des alcools des bouilleurs de crû, cela pour différentes raisons.

Je vous ai déjà signalé l'alcool des bouilleurs de crû, comme présentant un degré de pureté tout à fait insuffisant, étant obtenu au moyen d'appareils absolument imparfaits et résultant de la fermentation des produits les plus divers : ce sont, très souvent, des produits altérés que l'on a soumis à la fermentation alcoolique pour ne pas les perdre complètement, que l'on a distillés ensuite dans des conditions des plus imparfaites ; et, de plus, la distillation a, comme nous l'avons vu, accumulé dans les produits distillés toutes les substances nuisibles qui ont pu se développer sous l'influence de la fermentation et des conditions qui l'ont précédée.

Eh bien, Messieurs, le vinage économique ne peut véritablement se faire qu'en fraude, et cela grâce aux droits très élevés qui frappent l'alcool en France. En effet, ce droit, qui représente moins de 3 francs par hectolitre de vin à l'étranger, est en France de 7 fr. 50. La conséquence de ce fait, c'est que, comme en France, tous les vins paient le même droit d'entrée jusqu'à 15,9 p. 100 d'alcool — car à partir de 16 ils paient un droit supérieur, — il s'ensuit que les petits vins de mauvaise qualité qui ont besoin d'être vinés sont envoyés à l'étranger, où on les vine avec de l'alcool de mauvaise qualité, puis rentrent en France, titrant 15,9 p. 100 d'alcool, et vous devinez bien ce qui arrive après : on y met de l'eau. Les vins de mauvaise qualité sortent de France francs de droits, sont vinés à l'étranger jusqu'à 15,5 à 15,8 — on cherche à ne pas atteindre le titre de 16 qui est soumis à la surtaxe, — puis, rentrés en France, on les dédouble, avec de l'eau, quand ce n'est pas avec autre chose.

Cela est tellement vrai qu'il y a quelques années, au Reichstag, un député allemand a pu dire que la France, par cette voie aussi certaine que détournée, débarrassait l'Allemagne de tous ses alcools impurs : c'est à cela évidemment qu'a surtout servi notre belle législation française.

Voilà donc, à différents points de vue, une pratique absolument condamnable. Si, au point de vue hygiénique, la pratique du vinage en elle-même, lorsqu'elle est bornée à additionner du vin de qualité plutôt médiocre d'une certaine quantité d'alcool pur, ne présente rien de blamâble, les conséquences pratiques de ce vinage doivent cependant être rejetées pour les raisons que je viens de vous exposer :

aussi tous les hygiénistes sont-ils d'accord pour repousser le vinage.

Une autre pratique est celle du sucrage. Cette pratique qui est utilisée également dans les années où la maturation des grains n'a pas été suffisante, ou bien, lorsque cette maturation ayant été suffisante, la quantité de raisin récolté est trop faible, consiste à faire d'abord ce que l'on a appelé le vin de goutte, c'est-à-dire le vin résultant de la fermentation du liquide provenant directement de l'écrasement du raisin, puis à ajouter au résidu de cette première opération une plus ou moins grande quantité de sucre : on peut ainsi faire du vin de 2ᵉ, de 3ᵉ et même de 4ᵉ cuvée. Vous pouvez vous figurer aisément quel remarquable liquide cela doit être, et combien il mérite le nom de vin, que, d'ailleurs, la loi ne lui reconnaît pas.

Il est évident que l'on cherche à utiliser ainsi les matières colorantes, extractives, les sels, le tartre, les acides que renfermaient les enveloppes des grains, les pépins, etc.; mais jamais le mélange que l'on peut faire d'une solution aqueuse de sucre avec ces râfles ne peut représenter le liquide initial. Il en résulte que la fermentation du sucre en présence de ces produits donnera bien quelque chose de plus ou moins lointainement analogue au vin, mais cela ne sera jamais du vin; d'ailleurs, ces produits de fermentation doivent être explicitement désignés sous la dénomination de *piquettes*.

A côté de cela, je citerai également le vin de raisins secs. Le vin de raisins secs n'a aucun intérêt pour l'hygiéniste; il n'est pas nuisible, mais il est évident qu'il est moins savoureux que le vin de raisins frais. Il est certainement supérieur aux vins de deuxième cuvée, les plus parfaits de ceux que nous venons de passer en revue, obtenus par la méthode du sucrage.

Une troisième méthode constitue ce que l'on a appelé le plâtrage des vins. Le plâtrage consiste, toujours lorsque le grain de raisin a mûri dans des conditions insuffisantes, à additionner la vendange d'une certaine quantité de sulfate de chaux qui, par suite de la double décomposition s'effectuant au contact du suc du raisin, a pour conséquence très fâcheuse et inévitable d'introduire dans le moût du sulfate acide de potasse; de sorte que le vin plâtré est, en quelque sorte, du vin additionné de sulfate acide de potasse. Eh bien, l'existence de cette substance peut être, et est en effet, nuisible pour l'économie.

Cette quantité de plâtre a été fixée, dans ces dernières années, au maximum de 2 grammes par litre de vin, c'est-à-dire que l'on a déterminé que le vin, pour être loyal et marchand, ne devait pas renfermer une quantité d'acide sulfurique, exprimée en sulfate acide de potassium, supérieure à 2 grammes. Or, Messieurs, il existait autrefois, surtout dans la région méridionale où se pratiquait le plâtrage sur une vaste échelle, il existait des vins renfermant 5 et jusqu'à 7 grammes de sulfate de potasse par litre. J'ai eu pour ma part, en qualité de rapporteur au Comité consultatif d'hygiène publique de France, l'occasion d'analyser des vins de l'Hérault plâtrés à la dose de 7 grammes de sulfate de potasse par litre.

J'ai eu aussi entre les mains des documents très édifiants à ce point de vue, et comme ils ont été publiés, je puis en parler : ces documents consistaient en des lettres — pas très confidentielles, comme vous le voyez, puisqu'elles ont été publiées, — mais je crois que ceux qui écrivaient ces lettres n'auraient probablement pas dévoilé leurs secrets s'ils avaient su l'usage qui en serait fait. C'étaient des médecins, des confrères, qui étaient également viticulteurs dans le Midi, et qui faisaient leur petite confession : « Pour mon usage personnel, il n'y a pas de danger que je fasse du vin plâtré, disait un de ces correspondants, je me fais une petite cuvée à part; c'est le vin que je vends que je plâtre; celui-là, ça m'est égal ». C'était le meilleur jugement que l'on pouvait porter sur la question, jugement, comme vous le voyez, assez impartial, et qui montre bien que les fabricants de vin plâtré, les préparateurs de vin plâtré avaient reconnu eux-mêmes les inconvénients de leur méthode.

Et, en effet, ces vins à 5 et 6 grammes de sulfate de potasse par litre sont quelquefois capables de déterminer des accidents, même des accidents assez graves; et, dans le rapport qui a été fait par M. Marty à l'Académie de médecine, dans celui de Legouest au Comité consultatif d'hygiène, puis dans les rapports ultérieurs de M. Richard (du Val-de-Grâce), de moi et d'une foule d'autres, sur cette question, tout le monde a été d'accord pour reconnaître la nocuité de cette pratique et pour faire ressortir les inconvénients qu'elle pouvait présenter.

Même à la limite de 2 grammes par litre, il n'est pas rare de voir des accidents gastro-intestinaux plus ou moins graves succéder à l'emploi journalier de vin plâtré à cette dose. Souvent, ces accidents ne sont pas très graves; on constate simplement une sécheresse plus ou moins accentuée de la bouche et de la gorge, une soif vive, — et naturellement alors on se met à boire de plus en plus, — du pyrosis, de la gastralgie plus ou moins intense; mais on a vu aussi parfois, chez certains individus plus sensibles, plus susceptibles, des accidents consistant en diarrhée et vomissements : et ces accidents sont absolument imputables à l'usage de ces vins plâtrés; la preuve, c'est que dès que ces vins plâtrés étaient remplacés par des vins non plâtrés, les accidents cessaient, absolument comme par enchantement.

Vous comprenez sans peine que l'ingestion journalière, — et c'est le point de vue que je mettais surtout en évidence dans le rapport que j'ai fait il y a une douzaine d'années au Comité consultatif d'hygiène publique — que l'ingestion à la dose d'un litre par vingt-quatre heures, ce qui n'a rien d'exagéré, de ces vins plâtrés à 3, 4 grammes de sulfate de potasse et plus même, comme étaient les vins plâtrés avant l'intervention de la loi, devait déterminer une irritation permanente de la muqueuse digestive en même temps qu'une irritation rénale assez intense, et même, c'est là un point sur lequel il faut insister, une diminution notable de l'alcalinité du sang. Or, comme vous le savez, cette diminution de l'alcalinité du sang est toujours un phénomène fâcheux, la préparation, en quelque sorte, d'un terrain de moindre résistance, et, par conséquent, la constitution d'un terrain sur lequel pourront se développer plus facilement les germes d'une maladie infectieuse.

D'autre part, Messieurs, on avait remarqué, en faisant l'analyse des sels minéraux contenus dans le vin avant et après le plâtrage, que le vin plâtré se faisait remarquer par une augmentation d'acidité, ce qui tendait encore à augmenter sa nuisance, et par une diminution notable des phosphates. Par conséquent, c'était un produit moindre au point de vue de sa valeur alibile.

Un viticulteur du Midi, M. Hugounenq, a eu la très heureuse idée de remplacer le procédé du plâtrage par celui qu'il a appelé le phosphatage; et il a montré qu'en remplaçant le sulfate de chaux par le phosphate de chaux, on arrive, au point de vue de la conservation des vins, à d'aussi bons résultats et, au point de vue de la composition des éléments minéraux du vin et de son acidité, à des résultats infiniments supérieurs, le phosphatage conservant au vin sa valeur alibile et n'augmentant pas son acidité comme le plâtrage. Aussi dans certaines régions, à Lodève, notamment, l'attention n'a pas tardé à se diriger de ce côté, et l'on a même essayé de faire le tartrage, c'est-à-dire de substituer le tartrate de chaux au sulfate ou au phosphate. Mais cette pratique n'a pas donné de bons résultats.

Ce qui paraît certain, c'est que la pratique du plâtrage doit être absolument condamnée, non pas seulement au-dessus de 2 grammes par litre, mais d'une façon absolue. Cette pratique n'est d'ailleurs pas indispensable, loin de là, et les viticulteurs les plus consciencieux n'ont pas tardé à reconnaître qu'en prenant quelques précautions dans les méthodes de vinification, on pouvait arriver à supprimer le plâtrage et à avoir du vin constituant une boisson d'excellente qualité et se conservant bien.

Je vous dirai très peu de choses, relativement aux matières colorantes et aux bouquets artificiels. Je vous ai déjà parlé de ces derniers il y a quelque temps; les matières colorantes artificielles peuvent être condamnées au point de vue de l'hygiène, le seul intéressant ici, à la condition que ce soient des substances toxiques. Lorsque ces substances ne sont pas toxiques, il y a simplement tromperie sur la qualité de la marchandise vendue, et cela n'intéresse en aucune façon l'hygiène.

J'appellerai plus tard votre attention, en parlant de la bière, sur les tentatives qui ont été faites dans ces dernières années, et qui sont fort intéressantes au point de vue de leurs résultats, du remplacement du ferment naturel du vin par un mélange d'espèces diverses de ferments artificiels préparés avec le soin convenable et donnant lieu, autant que possible, à une fermentation d'espèce constante : c'est la sélection des ferments, qui a donné des résultats très intéressants en ce qui concerne la préparation de la bière.

Il me reste à ajouter un dernier mot, en ce qui concerne le vin, au sujet d'une pratique qui doit être rigoureusement proscrite : c'est l'addition d'antiseptiques. Ces matières doivent être proscrites, quelle que soit leur nature, et je ne pourrais en donner de meilleur argument que celui-ci : je l'ai signalé à maintes reprises, toutes les fois qu'il m'est arrivé, comme rapporteur au Comité consultatif d'hygiène, de me prononcer sur ce point à propos des matières alimentaires, quelle que fût leur nature. En effet, une substance n'est alimentaire qu'à la condition d'être susceptible d'un métabolisme aussi parfait que possible : un aliment n'est tel qu'à la condition de pouvoir subir le plus facilement et le plus parfaitement possible, dans l'organisme, le métabolisme qui permet les réserves alimentaires qui seront plus tard consommées par l'individu. Or que fait un antiseptique? Il empêche plus ou moins effectivement cette série de métamorphoses; par conséquent, il diminue dans une proportion plus ou moins accentuée la valeur alibile de la substance alimentaire; de telle sorte que, même toute question de toxicité ou de nuisance mise à part — j'entends par nuisance une toxicité faible, — le mieux qui puisse arriver, c'est ceci : si le breuvage, puisque nous parlons ici du vin, n'est pas nuisible d'une façon positive, il l'est d'une façon négative, en ne présentant pas la valeur alibile, ce que j'appellerai encore la valeur dynamique, sur laquelle on est en droit de compter. C'est là d'ailleurs un argument qui peut être présenté pour toutes les substances alimentaires et qui me paraît le plus solide argument sur lequel on puisse asseoir la proscription absolue de toutes les substances antiseptiques dans les boissons quelles qu'elles soient.

XVIIe LEÇON

CIDRE. POIRÉ. — BIÈRES. — FERMENTATIONS NATURELLE ET ARTIFICIELLE. GÉNÉRALITÉS SUR LES LEVÛRES. LEVÛRES SÉLECTIONNÉES. LEVÛRES SAUVAGES.

Cidre. Poiré. — Pour terminer l'étude des différentes boissons alcooliques qualifiées hygiéniques il nous reste à envisager quelques boissons fort répandues et connues de tous : ce sont la bière, le poiré et le cidre. Je commencerai par ce dernier.

Le cidre s'obtient au moyen de la fermentation du jus de pommes, le poiré avec celui de poires. Ces fruits se divisent en trois sortes : les *pommes douces*, riches en sucre, donnant peu de jus, ce qui oblige à leur ajouter de l'eau; elles fournissent une boisson agréable au début, mais devenant bientôt fade et plate. Les *pommes acides*, moins riches en sucre, donnant assez de jus pour qu'il ne soit pas nécessaire de leur ajouter de l'eau, mais ce jus, riche en principes astringents, brunit rapidement à l'air et ne se conserve pas. Les *pommes amères*, riches en tannin et en sucre, fournissant un jus dense, coloré, de bon goût et d'excellente conservation.

Dans le but de réunir les avantages de chacune de ces trois sortes et de compenser leurs inconvénients, on élimine, complètement autant que possible, les pommes acides et on fait un mélange de deux tiers de pommes amères avec un tiers de pommes douces, lorsqu'on se propose de fabriquer un cidre destiné à être conservé. Cent parties de pommes ou poires ne renferment que 4 à 5 parties de substances solides et peuvent fournir 95 à 96 parties de jus capable de subir la fermentation et de fournir la boisson appelée cidre ou poiré : pratiquement, la quantité de jus utilisable ne dépasse jamais 80 p. 100.

Le cidre se fabrique principalement en France dans les départements de l'Ille-et-Vilaine, du Calvados, de la Manche, du Morbihan, de l'Orne, de la Seine-Inférieure, de l'Eure, de la Mayenne et des Côtes-du-Nord. Dans presque tous les autres départements, il est encore préparé, en plus ou moins grande quantité, pour la consommation sur place : le petit cidre, appellé simplement *boisson*, est le breuvage usuel de la très grande majorité des travailleurs agricoles.

Le cidre s'obtient en soumettant à la presse, après pilage, des pommes d'une espèce particulière, dites pommes à cidre, que l'on cultive dans les régions que je viens de vous indiquer. Le pilage se pratique dans des auges ou tours, soit au moyen de masses en bois, soit à l'aide de cylindres à cannelures ou à dents; puis, la pulpe, après avoir été abandonnée quelque temps à l'air pour permettre la multiplication du ferment, est exprimée au moyen de presses hydrauliques, ou à l'aide de presses en bois. Les résultats obtenus varient notablement suivant que l'on se sert des premières ou des secondes. C'est ainsi qu'avec la presse hydraulique on obtient, pour 100 kilos de pommes, 75 à 80 litres de jus, tandis qu'avec la presse en bois, utilisée à la préparation du cidre dans la ferme, on obtient seulement 30 à 35 litres de jus.

L'emploi de la presse hydraulique donne lieu à l'écrasement des pépins des pommes, et cet écrasement entraîne la dissolution, dans le jus ainsi obtenu, d'une certaine quantité de substances amères, ainsi que de substances albuminoïdes et tanniques, qui concourent, dans une certaine mesure, à vicier les produits de la fermentation, et permettent la culture secondaire, dans le moût ainsi obtenu, d'organismes inférieurs donnant naissance à des alcools homologues supérieurs de l'alcool éthylique, de l'alcool amylique notamment, à des alcools polyatomiques, à des aldéhydes, à du furfurol, à des éthers, c'est-à-dire à une certaine proportion de ces produits que nous avons reconnus être de mauvaise qualité, au point de vue de leur action sur l'économie.

Le jus que l'on obtient ainsi porte le nom de gros cidre; en général ce n'est pas lui qui est soumis directement à la fermentation : on le mélange avec une certaine proportion d'eau, ou, mieux encore, on fait passer sur le marc, après l'expression, une certaine quantité d'eau que l'on ajoute ensuite au jus obtenu par expression directe. Généralement, on mélange le marc avec les 2/3 de son poids d'eau, quelquefois même on ajoute un peu de sucre, quand ce n'est pas un autre produit, et l'on fait de nouveau passer ce mélange sous la presse : on additionne ainsi le jus de la deuxième pression avec le gros cidre obtenu en premier lieu, et c'est ce mélange que l'on soumet à la fermentation.

Le liquide que l'on obtient ainsi a une densité assez considérable ; il renferme une assez forte proportion d'acide malique, d'acide citrique et d'acide tartrique, ainsi que de sels de potassium et de sodium ; il a, en moyenne, une densité de 1067 avant la fermentation. Il renferme une proportion plus ou moins considérable de sucre et de substances fermentescibles, proportions variant suivant le degré de maturité de la pomme avant qu'elle ait été soumise au malaxage et à la pression ; et, après la fermentation, sa densité tombe à 1042, quelquefois même à 1035, lorsque la fermentation du début est complète. En général, on pratique deux soutirages pour aérer le liquide et achever la fermentation, et l'on obtient ainsi un liquide dont la densité est de 1022, en moyenne.

La fermentation s'établit naturellement, par le fait de la présence, à la surface des fruits, d'un certain nombre de levûres, dont je vais avoir à vous dire un mot tout à l'heure, quand nous allons parler de la bière.

Cette fermentation est produite, pour la majeure partie, par le *Saccharomyces apiculatus*, le même qui prédomine dans les levûres déterminant la fermentation du jus de raisin. Tout à l'heure, je le répète, je donnerai, à propos de la fabrication de la bière, quelques détails sur ces levûres, sur les cultures de ces différentes levûres, et nous verrons, entre autres choses, comment ces levûres se conservent et comment il peut arriver que la fermentation se produise, sans interruption et par filiation directe, depuis le commencement du monde.

La richesse moyenne en alcool des cidres est assez variable, et variable surtout avec la proportion plus ou moins considérable de petit cidre qui est mélangée au jus primitif, ce que nous appelions tout à l'heure le gros cidre. Cette richesse en alcool varie depuis 2 p. 100 en volume pour les boissons de cidre, les petits cidres, jusqu'à 5 p. 100 d'alcool absolu, en volume, dans le cidre complètement fabriqué. Les cidres dits de *conserve*, titrent de 4,8 à 9 p. 100 d'alcool en volume ; les poirés de 6,5 à 7 p. 100. Les cidres et poirés préparés avec des soins spéciaux et embouteillés pour faire des produits mousseux peuvent être encore plus riches en alcool, mais ces produits sont excep-

tionnels. Le chiffre d'extrait est également fort différent : il varie
depuis 10 grammes par litre en moyenne pour les boissons de cidre,
jusqu'à 40 grammes pour les cidres les plus faits. La quantité des
cendres varie de 2 à 3 grammes par litre, et l'acidité est à peu près
la même que celle des vins : exprimée en acide sulfurique (SO^4H^2),
elle varie de 2 à 6 grammes par litre, suivant qu'il s'agit de boisson
de cidre ou de cidre complètement fabriqué.

Ainsi que je le disais tout à l'heure, très souvent il arrive que,
pour augmenter la quantité de la boisson spiritueuse que l'on se
propose de faire, on ajoute au marc de pommes ou de poires non
pas seulement de l'eau et du sucre, mais encore des produits de qualité très inférieure, susceptibles d'amener, pendant la fermentation,
la synthèse de produits nocifs : c'est ainsi qu'on emploie assez fréquemment, pour ne pas dire toujours, de mauvais fruits, des fruits
gâtés, envahis par toutes sortes de moisissures et de bactéries,
mélangés aux bons; mais, ce qui est encore bien plus grave au point
de vue de l'hygiène, on mélange à l'eau qui sert à épuiser de nouveau
le marc de pommes du sirop de fécule, des mélasses de betterave, etc.,
produits susceptibles, ainsi que vous le savez, de donner naissance,
comme produits secondaires de la fermentation, à ces substances
nuisibles que nous avons étudiées à propos des alcools.

Mais il est un autre point intéressant plus particulièrement l'hygiène relativement à la consommation du cidre, c'est celui-ci : la
fabrication du cidre n'est pas, à beaucoup près dans la plupart des
cas, surveillée avec les soins que l'on apporte à la préparation du
vin; elle est faite, d'autre part, très souvent, d'une façon que j'appellerai familiale, c'est-à-dire qu'elle est pratiquée dans les fermes par
chaque cultivateur en particulier, et il arrive qu'assez fréquemment,
surtout dans les mauvaises années, lorsque les pommes ne sont pas
parfaitement mûres, le cidre, étant un peu dur, comme l'on dit dans
les pays à cidre, est additionné de substances que l'on trouve dans
le commerce et qui sont destinées à l'*adoucir*.

Ces substances peuvent donner naissance à des accidents plus ou
moins graves, attendu que ce sont, le plus souvent, des composés
plombiques : c'est principalement de la céruse, de la litharge, du
sous-acétate de plomb, qui sont fréquemment employés pour
adoucir les boissons dures ainsi obtenues, et les hygiénistes ont, en
effet, très souvent observé des cas dans lesquels le cidre avait été

la cause d'une intoxication saturnine, en raison de l'adoucissement qu'il avait subi à l'aide des substances dont je viens de parler, ou bien encore parce que les parties intérieures des pressoirs en bois avaient été enduites de peintures à base de plomb. Telle était l'origine des affections désignées autrefois sous la dénomination de *coliques du Poitou, de Normandie*.

D'autre part, il arrive assez fréquemment que l'ingestion de cidre est accompagnée d'accidents dus, non plus cette fois au plomb, mais à d'autres métaux qui ont été employés dans la fabrication des tours ou des presses servant à écraser les pommes : ce sont le cuivre, le zinc le plus souvent; et, bien que l'on s'évertue à bannir ces métaux de la construction des presses et des tours et que l'on fabrique surtout ces instruments en granit, ou en bois, il n'est pas rare de voir des raccommodages effectués soit avec des morceaux de cuivre, soit au moyen de lames de zinc, soit même au moyen de lames de plomb; et alors vous concevez sans peine qu'étant donnée l'acidité assez considérable de la boisson que constitue le cidre, ou le poiré, acidité due surtout à l'acide malique, une certaine quantité de ces métaux, plomb, cuivre ou zinc, puisse se dissoudre et donner naissance à des boissons capables de produire des accidents. Au point de vue de l'hygiène, c'est là un point assez intéressant à mettre en évidence.

Un autre point intéressant également l'hygiène est relatif à la qualité de l'eau employée pour reprendre le marc. Dans la plupart des contrées — on pourrait presque dire toutes — où se fabrique le cidre, une croyance séculaire a établi ce préjugé que pour faire d'excellent cidre il faut employer l'eau des mares stagnantes : plus l'eau est sale, chargée de détritus de toute sorte, de purins, etc., plus elle sera apte à fournir d'excellente boisson; aussi peut-on voir, au moment de la préparation du cidre, des cultivateurs se donner la peine d'aller consciencieusement chercher, souvent loin de chez eux, l'eau d'une mare bien sale, mais fort réputée, qu'ils rapportent avec toutes les précautions et les soins imaginables.

Fort heureusement, une fermentation active est un excellent procédé d'épuration, capable de précipiter ou de transformer les albumoses toxiques en même temps que de tuer les organismes inférieurs autres que les levûres et les mucédinées; mais il ne faut pas compter aveuglément sur cette épuration, car la fermentation peut languir, se faire mal, incomplètement, être entravée par une circonstance fortuite, et on pourrait se trouver alors en présence d'un liquide offensif et capable, sinon, comme on l'en a accusé, de transmettre des affections virulentes telles que fièvre typhoïde, choléra, scarlatine, etc., tout au moins de déterminer des accidents plus ou moins graves, notamment des accidents dysentériformes, et de préparer le terrain du sujet pour l'évolution de germes infectieux.

J'ai, pour ma part, vainement recherché, à plusieurs reprises, voici déjà dix ans, le bacille typhique dans des cidres préparés avec l'eau de mares infectes ; et j'ai même constaté que le cidre constituait un très mauvais milieu, je ne dirai pas de culture, mais seulement de conservation, pour la bactérie typhique. Il en est tout autrement pour les diverses variétés du *Bacterium coli*, qui sont capables de végéter plus ou moins activement dans ce milieu, surtout au début de la fabrication, alors que son acidité n'est pas encore trop considérable, et qui y conservent leur virulence, quand elles en possèdent, d'une façon également plus ou moins accentuée.

Je suis donc très disposé à accepter l'influence du cidre dans l'étiologie de certaines épidémies de dysenterie ; mais je ne saurais l'accepter relativement à l'étiologie de la fièvre typhoïde. D'ailleurs, j'ai montré, voici déjà quinze ans, que le bacille typhique ne se conservait avec quelque facilité que dans des eaux relativement pures ; et l'on ne saurait vraiment incriminer à ce sujet l'eau des mares recherchée pour la préparation du cidre, car on s'adresse de préférence aux plus sales et aux plus chargées de principes de toute espèce, dans lesquelles on peut être à peu près sûr, *à priori*, de ne pas rencontrer cette bactérie. D'autre part, une culture pure de bacille typhique, ensemencée dans du cidre, perd toute virulence dans un espace de vingt-quatre à trente-six heures, au plus, et ne tarde pas beaucoup plus à périr.

Quoi qu'il en soit, rien ne saurait justifier cette pratique répugnante, voire même dangereuse, de l'emploi, pour la préparation de boissons, de l'eau des mares souillées par des déjections et des résidus de toute espèce.

Lorsque le cidre est constitué par ce qu'on appelle le *cidre soigné*, c'est-à-dire le produit de la fermentation de la goutte, ce que j'ai appelé tout à l'heure le gros cidre, c'est une boisson hygiénique dont l'emploi est très remarquable et dont la valeur dépasse même celle de la bière. De par la présence de l'acide malique et des malates, on lui a même attribué des propriétés lithontriptiques.

Mais voici le revers de la médaille. Dans tous les pays à cidre, on voit l'alcoolisme fleurir avec une intensité remarquable : cela ne vient pas tant, Messieurs, de l'emploi du cidre en nature, bien que ce cidre soit quelquefois fabriqué dans de mauvaises conditions et renferme des produits nocifs, que de ce fait que le cidre doit être considéré comme une boisson froide, et en raison de sa qualité de boisson froide, les gens qui en consomment éprouvent le besoin de la réchauffer; alors ils corrigent cette froideur du cidre avec de l'eau-de-vie, et, très souvent, c'est avec des eaux-de-vie de cidre.

Dans les très intéressants graphiques que Leudet avait établis relativement à ses études sur l'alcoolisme, dans la Normandie notamment, il avait remarqué que la courbe relative à l'acoolisme augmentait dans les pays à cidre quand la récolte était abondante, et ce fait de l'augmentation de l'alcoolisme dans ces graphiques est dû, non pas tant à l'augmentation de la consommation du cidre qu'à celle des boissons alcooliques qui accompagnent l'ingestion du cidre. Je vous ai donné précédemment, à propos de la statistique de la consommation de l'alcool en France, des preuves de ce fait (voir p. 275). Ces boissons alcooliques étaient très souvent, pour la plupart du temps même, constituées par l'eau-de-vie de cidre, et cette eau-de-vie de cidre, comme nous l'avons vu en étudiant l'alcool, manifeste des qualités particulièrement nocives : elle renferme en effet une assez forte proportion d'alcools dits supérieurs. J'ai défini suffisamment ce terme pour n'y pas revenir : vous savez que ces produits nocifs, aldéhydes, éthers, acétones, alcaloïdes et alcools supérieurs, se concentrent dans les produits distillés, et constituent, par conséquent la cause de l'activité nocive des eaux-de-vie de cidre.

Le poiré est absolument comparable au cidre et n'en diffère que parce qu'il se prépare avec la poire au lieu de la pomme. Je n'ai rien de plus particulier à vous en dire que ce que je vous ai dit à propos du cidre.

Bière. — Nous allons passer maintenant à l'étude de la bière, qui est certainement une des boissons les plus importantes, non pas seulement quant à son emploi au point de vue de la consommation, mais encore relativement à ses qualités de boisson hygiénique.

La bière résulte de l'infusion ou de la décoction d'orge germée, aromatisée avec une certaine proportion de houblon. Cette préparation est connue depuis un temps pour ainsi dire immémorial, puisque Théophraste parle de la préparation d'un vin d'orge, qui n'était certainement pas autre chose qu'une sorte de bière. D'autre part, l'histoire des temps reculés de notre pays mentionne l'emploi de la cervoise, qui était une variété de la bière, peut-être pas aussi parfaite que celle que l'on connaît maintenant, mais qui était obtenue dans des conditions analogues.

On a cherché à substituer à l'orge d'autres graines de céréales alimentaires, notamment le froment, le riz, le seigle, le maïs, l'avoine, voire la pomme de terre ; dans certaines régions, cette substitution s'effectue d'une façon courante : à Louvain, par exemple, on fabrique de la petite bière avec de l'avoine ; aux Indes, c'est le riz qui sert à faire une préparation très analogue à la bière de nos régions, et aux États-Unis le maïs est substitué, pour une forte partie, à l'orge dans la préparation de la bière. De plus, au Japon, de temps immémorial, l'emploi de riz, fermenté à l'aide d'une bactérie particulière à laquelle on a donné le nom d'*Aspergillus oryzae*, donne la boisson alcoolique appelée *koji*, boisson se rapprochant, dans une étroite mesure, de la bière. Cet *Aspergillus*, pour le dire en passant, est alors un mélange de mucédinées, de levûres proprement dites et d'aspergillus ; et l'on peut, comme on l'a démontré par la culture dans des milieux appropriés, séparer ces différentes bactéries.

Parmi les différentes boissons alcooliques, la bière tend à prendre un développement d'autant plus considérable que des circonstances diverses ont réduit dans une plus ou moins grande proportion la quantité des autres boissons mises à la disposition des consommateurs. C'est ainsi que, dans certaines années, le défaut de maturité des pommes a empêché, dans une plus ou moins large mesure, de fabriquer la quantité de cidre répondant à la consommation habituelle ; que, dans une proportion bien plus considérable encore, les différentes maladies de la vigne, et notamment le phylloxéra, ont réduit la quantité de raisin pouvant servir à la fabrication du vin : la consommation de la bière prend alors une importance considérable.

La fabrication de la bière comprend un certain nombre de préparations ; et le produit obtenu est différent suivant que, selon les fermes employés dans l'industrie, cette bière est produite par ce que l'on appelle la *fermentation haute* ou par la *fermentation basse*. La fermentation haute produit les bières anglaises et les anciennes bières françaises, quelques rares bières françaises actuellement encore. Quant à la fermentation basse, elle donne les bières allemandes et autrichiennes, et, actuellement, la plupart des bières françaises.

Les différentes opérations qui constituent la préparation de la bière comprennent d'abord le maltage, puis le brassage, le houblonnage, et enfin la fermentation du moût ainsi obtenu. Le maltage consiste dans une préparation que l'on fait subir à l'orge, qui est mouillée de façon à en obtenir la germination par une élévation convenable de température. L'orge est placée dans de grandes chambres, sur une épaisseur de 10 à 15 centimètres à peu près, dans des sortes d'étuves dont la température est élevée artificiellement quand cela est nécessaire, et elle est mouillée de façon que, sous cette double influence de l'élévation de température et de l'humidité, la germination de l'orge se met en train. On arrête cette germination lorsque la tigelle qui se développe ainsi a atteint, à peu près, les 2/3 de la longueur du grain.

On chauffe les chambres-étuves dans lesquelles se produit le maltage à une température suffisante; en général, la température étant au début de 12°, on l'augmente successivement de façon à atteindre 35° au maximum, et on laisse l'orge germer pendant une durée de huit à vingt jours, suivant les conditions de la température extérieure. Mais il faut avoir soin de ne pas dépasser la température de 60° pendant que le grain est humide, parce que, sans cela, on provoquerait la transformation de l'amidon de l'orge en empois, et le malt serait alors perdu. Dans cette opération, il se produit, au moment de la germination, une diastase extrêmement active qui possède la propriété de transformer l'amidon en glucose; et la diastase de l'orge ainsi germée est d'une activité telle qu'elle peut transformer plus de deux mille fois son poids d'amidon en glucose.

Le malt ainsi préparé est très rapidement refroidi pour éviter l'élévation brusque de température qui se produirait sous l'influence des progrès de la germination, puis desséché dans un courant d'air chauffé d'abord à 35°, et dont on élève la température progressivement, au fur et à mesure de la dessication, à 70°, et même à 100°. On sépare l'orge de la tigelle, cela s'appelle le dégermage; et l'on obtient ainsi du malt à l'état sec, qui peut se conserver indéfiniment;

à la condition d'être soustrait à l'influence de l'humidité atmosphérique.

Ce malt est ensuite soumis aux opérations du brassage; cette opération peut se faire par deux procédés différents, soit par l'infusion, soit par la décoction.

Relativement à l'emploi des eaux qui sont destinées à la fabrication de la bière, les brasseurs n'avaient pas tardé à reconnaître que certaines eaux donnaient de la bière de bonne qualité, tandis que d'autres eaux donnaient, au contraire, de la bière de qualité très inférieure. Ce fait a été expliqué en partie par l'opération que je signalais précédemment, relative au plâtrage des vins; et l'on a vu qu'il était avantageux d'employer dans ces circonstances de l'eau séléniteuse, parce que, lorsque l'on traitait le malt par l'eau distillée, on obtenait une solution aqueuse contenant une assez forte proportion de matières albuminoïdes capables de subir assez facilement la putréfaction au contact de l'air et des bactéries mélangées aux poussières atmosphériques, tandis que l'extraction du malt par l'eau séléniteuse produisait une sorte de collage, de plâtrage, séparant les matières albuminoïdes et donnant alors une liqueur ne subissant plus, ou très difficilement, les phénomènes de putréfaction dont je viens de parler.

Lorsque le brassage est fait par infusion, on traite le malt par de l'eau dont on élève progressivement la température jusqu'à 60° et 70°; on répète deux et même trois fois cet épuisement qui abandonne, à l'état insoluble, une pulpe employée sous le nom de *drèche*, pour la nourriture des animaux, ce qui n'est pas sans inconvénients lorsqu'on leur en donne une trop forte proportion. La méthode par décoction consiste à empâter le malt avec une certaine proportion d'eau froide, puis à soutirer environ la moitié de la quantité d'eau qui surnage, à la porter à l'ébullition, et à la rejeter sur le malt alors qu'elle est en pleine ébullition : cette opération, nommée trempe, est répétée quatre fois successivement, de façon à élever progressivement la température du mélange jusqu'aux environs de 80°. On refroidit ensuite la masse et on procède à la troisième opération, qui porte le nom de houblonnage.

Il existe, tout naturellement, une différence suivant que le moût obtenu avant le houblonnage a été préparé par infusion ou par décoction. Par le fait de l'application brusque d'une température assez élevée dans la méthode par décoction, on arrive à coaguler une certaine proportion des matières albuminoïdes, et l'on obtient ainsi des produits dont la fermentation donnera naissance à des substances de qualité différente. La décoction donne un moût plus riche en amidon soluble et en dextrine, moins riche en glucose, et avec une plus forte proportion de matières albuminoïdes à l'état coagulé, c'est-à-dire non nuisibles. La bière produite avec ce moût obtenu par décoction est également plus nutritive, plus moelleuse, de meilleure garde, comme l'on dit en brasserie, mais moins alcoolique que la bière obtenue à l'aide du moût préparé par infusion.

Le moût obtenu par l'un ou l'autre de ces procédés est alors porté à l'ébullition et, quand cette ébullition est réalisée, on ajoute une certaine proportion de houblon, on ferme les chaudières dans lesquelles cette addition a été faite afin de ne pas laisser perdre le produit aromatique et utile du houblon, car cette addition de houblon n'a pas d'autre but que celui de dissoudre dans le moût une substance amère, de donner un parfum spécial, et de déterminer, grâce au tannin qu'il contient, la précipitation d'une certaine proportion de matière albuminoïde. De plus, cette addition de houblon joue ainsi un rôle utile à la conservation et à la limpidité de la bière.

La liqueur refroidie après cette opération est alors soumise à la fermentation. Cette fermentation s'obtient, ici, d'une façon absolument artificielle, en mélangeant à ce dernier moût une certaine proportion de levûre provenant d'une opération antérieure. Parmi les levûres utilisées prédominent, dans une très large mesure, différentes espèces de *Saccharomyces*, qui sont comme vous le savez, les agents les meilleurs — au point de vue industriel tout au moins — de la transformation alcoolique des sucres et des substances capables de subir la saccharification.

Le *Saccharomyces apiculatus* est extrêmement répandu sur les fruits et il se développe spontanément le premier dans la fermentation du jus de raisin ou du jus de pommes ; mais, au bout d'un certain temps, il est étouffé par d'autres espèces, notamment par le *Saccharomyces ellipsoideus* et surtout le *S. pastorianus* qui intervient en dernier lieu : le *S. apiculatus* possède la propriété de ne pas intervertir le saccharose, mais cette interversion est déjà faite dans le moût par les diastases dont je viens de parler.

Ces trois levûres offrent des différences caractéristiques. Le *Saccha-*

romyces apiculatus présente un aspect qui le fait ressembler à un citron. Le *Saccharomyces ellipsoideus* a une forme ellipsoïdale et ses spores mesurent en moyenne 6 μ sur 4 à 5 μ : il constitue le ferment principal du moût de raisin. Ainsi que je l'ai indiqué à propos de la production des différents alcools supérieurs, c'est lui qui donne aux boissons fermentées un bouquet agréable, une saveur particulière et très recherchée, grâce précisément à la facilité avec laquelle se produit en sa présence une certaine quantité d'alcool iso-propylique. Quant au *Saccharomyces pastorianus*, il présente une forme ovale, pyriforme, ou allongée en massue et facile à reconnaître.

Mais, à côté de ces diverses levûres, on en rencontre d'autres variétés qui donnent lieu à des différences dans les produits obtenus : c'est ainsi que, dans la fermentation haute, on observe des cellules un peu plus grandes, à bourgeonnements plus rameux et plus rapides. Cette fermentation a lieu à une température variant de 16° à 20°; on la laisse se produire pendant quelques heures seulement, pour ce qu'on appelle la petite bière, et deux ou trois jours au plus, pour obtenir les bières dites de garde, c'est à dire se conservant mieux en raison de leur richesse plus considérable en alcool.

Quant à ce qui regarde la fermentation basse — et cette fermentation basse est caractérisée par ce fait que la levûre reste toujours au fond des bassins, — elle s'opère à une température infiniment plus basse et assez délicate à conduire; il faut pour cela que le brasseur s'ingénie à réaliser une cave à température basse et constante : la fermentation est prolongée pendant huit à dix jours à la température de 6° à 8° lorsqu'on veut faire de la petite bière; si l'on veut faire de la bière de conserve, la température ne doit pas excéder 1° à 2°, et on abandonne le produit pendant un espace de temps qui varie de six à douze mois.

Les cellules qui produisent la fermentation haute vivent en partie au contact de l'air, c'est-à-dire sont surtout aérobies; elles se présentent sous une forme plus globuleuse et un volume plus considérable, leur bourgeonnement est plus rameux et plus rapide, la température à laquelle se fait leur prolifération varie entre 16° et 20°; au contraire, les cellules de la fermentation basse sont surtout anaérobies; elles restent toujours au fond du liquide, séparées de l'air par une atmosphère sursaturée d'acide carbonique; la température à laquelle se fait leur bourgeonnement ne dépasse pas 6° à 8°, et cela explique précisément la différence dans la composition des produits que l'on peut obtenir dans ces deux espèces de fermentations.

La bière par fermentation basse se conserve beaucoup mieux que la bière obtenue par fermentation haute; et cela parce que les fermentations dites de maladie, c'est-à-dire ces fermentations accessoires qui peuvent donner naissance aux produits nuisibles, ne se développent que difficilement, je pourrais même dire pas du tout, à une température inférieure à 10°; et elles sont étouffées par la concurrence vitale des cellules utiles de la fermentation de la bière, qui, elles, se développent bien à cette température.

Ainsi que je le disais tout à l'heure, Messieurs, le vin et les différentes espèces de cidres résultent de fermentations naturelles; au contraire, la bière résulte d'une fermentation artificielle; et, dans ces dernières années, on a pu arriver, à la suite de travaux très remarquables sur lesquels je vais vous donner quelques indications, à faire une véritable sélection des différentes espèces de levûres pour en obtenir des bières qui soient constamment les mêmes, des produits constamment identiques à eux-mêmes, en assurant une fermentation régulière et dépendante de la volonté de l'opérateur, ce qui présente un grand intérêt au point de vue de l'hygiène. On est même arrivé à assurer le travail de la bière contre tout accident, si bien que, dans certaines brasseries bien et scientifiquement conduites, le travail du brassage est un véritable travail de laboratoire.

C'est à Hansen, de Copenhague, que l'on doit les recherches les plus importantes sur la sélection de ces différentes levûres. Si j'insiste sur les résultats qui ont été obtenus dans ces circonstances, c'est parce que la levûre de bière constitue maintenant une véritable substance médicamenteuse, mais cela n'est pas, à mon avis, le point de vue le plus important auquel ces faits doivent nous intéresser : nous verrons, en effet, que, dans la façon dont la levûre se nourrit, nous allons trouver des éléments très importants d'étude, relativement à la constitution des diverses rations alimentaires, et surtout dans la façon dont une cellule peut arriver à constituer pour elle une substance plus ou moins énergiquement alimentaire avec des matériaux qui, en apparence, lui paraissent étrangers au premier abord.

Je vous ai dit déjà que le *Saccharomyces apiculatus* est la levûre qu'on rencontre le plus fréquemment dans la nature, et en effet ce

Saccharomyces se trouve presque uniquement, dans la saison de l'été et de l'automne, sur les différents fruits mûrs : les cerises, les groseilles, les fraises, les prunes, les raisins en sont plus ou moins couverts. Lorsque cette levûre qui recouvre ainsi leur surface est balayée par la pluie et le vent, les spores sont entraînées à la surface du sol, et les recherches de Hansen ont montré qu'on pouvait retrouver ce ferment, pendant toutes les saisons, au sein de la terre qui se trouve au-dessous des arbres fruitiers. Hansen a montré par des expériences extrêmement intéressantes qu'il était possible de conserver, enterrées pendant trois années, des levûres de *Saccharomyces* enfermées dans des bougies Chamberland : pendant trois ans, cette levûre s'est trouvée en contact, dans la profondeur du sol, avec les produits solubles capables de traverser le tissu de la bougie, et elle a fort bien résisté, puisque, au bout de ce temps, elle a pu donner naissance à une fermentation active.

Le *Saccharomyces pastorianus*, le *Saccharomyces ellipsoideus*, et diverses variétés de levûres hautes et basses recueillies dans les brasseries peuvent également vivre dans le sol pendant plus d'une année; quelques-unes même pendant trois ans, comme le *Saccharomyces apiculatus*. Cela s'est surtout remarqué pour les levûres du vin du groupe *ellipsoideus*. Le *Saccharomyces apiculatus* possède la vitalité la plus grande; mais, dans le cours de la fermentation normale, il est bientôt étouffé par la concurrence vitale que lui fait la levûre elliptique, puis la levûre de Pasteur. La fermentation naturelle, celle du vin, par exemple, par opposition à la fermentation de la bière, que nous appelons artificielle, débute toujours par le *S. apiculatus*, puis l'*ellipsoideus* apparaît après un intervalle de soixante-douze à cent quarante-quatre heures. Dans les lies, on observe la prédominance de l'*ellipsoideus*, mais l'*apiculatus* n'est jamais absent. Comme vous le savez, les lies sont abandonnées à l'air, et c'est là encore une des causes de la conservation de ces levûres.

Les poussières de l'air renferment, principalement en été et en automne, un nombre de germes assez abondant, parmi lesquels se trouvent des levûres, mais on y remarque en même temps la présence d'un certain nombre de spores soit d'ascomycètes, soit de schizophytes des espèces Eurotium, Aspergillus, Dematium, Cladosporium, Penicillium, etc., germes qui sont tous capables de faire fermenter les sucres, mais qui sont aptes, en même temps, à déterminer, dans ces liqueurs sucrées, la formation des aldéhydes, des alcools supérieurs, des alcaloïdes, des éthers et des acétones qui occasionnent la nocuité des liquides fermentés obtenus ainsi. Au contraire, certaines espèces, et ce point est fort intéressant, sont assez rares dans les poussières de l'air : tels sont les germes des espèces Botrytis, Mucor, Oïdium.

C'est donc par l'air que se fait l'ensemencement des fruits mûrs; mais il faut aussi tenir compte du rôle possible des insectes dans la dissémination des germes sur les fruits et sur les fleurs nectarifères. Aussi est-ce à juste titre que M. Duclaux a pu écrire cette phrase :

« Après l'invasion générale de l'automne, lorsque ces levûres répandues partout ont présidé à la destruction de tout le sucre fourni par une génération de végétaux sucrés, elles meurent en grande partie; une autre portion se cultive dans le sol pendant l'hiver; une autre peut être emportée par les insectes hibernants dans leurs retraites d'hiver, et il y a, au printemps suivant, des germes tout prêts qui n'attendent qu'une culture dans les fleurs à nectaires ou dans les premiers fruits mûrs pour pouvoir envahir de nouveau l'ensemble du monde organique. »

Eh bien, Messieurs, à ce sujet, il me semble qu'il y aurait à faire une étude extrêmement intéressante qui n'a pas été tentée jusqu'ici, je le crois du moins, d'une façon convenable : ce serait de comparer les vicissitudes subies par ces levûres et les différents germes dont je viens de parler avec les variations des maladies épidémiques et saisonnières dans une même région. Il est certain qu'il y aurait là des rapports extrêmement intéressants à observer, parce que, comme vous l'avez pu voir, parmi les germes que je citais tout à l'heure, il y en a qui sont nettement pathogènes, notamment cet Oïdium dont je parlais précédemment; et j'ajouterai que, dans les études faites jusqu'ici, l'attention n'avait pas été particulièrement attirée sur les bactéries pathogènes pour l'espèce humaine.

Les études de Hansen ont conduit à des résultats très intéressants en ce qui concerne la préparation des boissons au point de vue de l'hygiène. Ses travaux ont montré qu'il y avait des levûres bonnes et des levûres mauvaises : par exemple, ses recherches ont montré que lorsque le *S. Pastorianus* intervient dans la préparation de la bière, il lui donne un goût vineux absolument désagréable, qui fait que cette boisson est mauvaise, non pas au point de vue hygiénique, mais au point de vue des qualités organoleptiques du breuvage ainsi obtenu. De plus, Hansen a décrit sous le nom de LEVÛRES SAUVAGES, parce qu'elles sont très répandues dans la nature et se reproduisent sur les milieux les plus variés, des levûres capables d'intervenir d'une façon très fâcheuse soit dans la fabrication de la bière, soit dans la préparation des autres boissons alcooliques. Ces levûres sauvages, constamment en suspension dans l'air, donnent notamment un goût amer et parfois un parfum très désagréable à la boisson; mais elles offrent surtout l'inconvénient de ne pas se déposer facilement, de ne pas donner lieu facilement à ce phénomène que les brasseurs appellent la cassure de la bière, c'est-à-dire le dépôt très rapide de la cellule de levûre, et ces levûres sauvages empêchent, par conséquent, la clarification de cette boisson.

Hansen a alors effectué un certain nombre de tentatives pour arriver à obtenir des levûres pures, issues des mêmes cellules d'origine, c'est-à-dire, en définitive, d'une cellule unique. Il a reconnu que les levûres que l'on peut préparer ainsi donnent aux bières qu'elles servent à fabriquer une homogénéité, une régularité, de goût et de propriétés qui font, de ces levûres sélectionnées, des agents industriels de premier ordre. Un certain nombre de procédés peuvent être utilisés pour cela.

D'abord, il y a ce que l'on pourrait appeler les méthodes physiologiques. La première consiste à mettre en œuvre la concurrence vitale, c'est la lutte pour la vie : elle met en concurrence vitale, dans un milieu nutritif déterminé, un certain nombre de levûres jusqu'à ce que la levûre la plus active, la plus forte, subsiste seule parce que c'est elle qui est la plus adéquate au milieu, c'est-à-dire celle qui trouve dans ce milieu les éléments qui lui conviennent le mieux. D'autre part, le milieu peut être modifié en y ajoutant une certaine proportion de substances déterminées, par exemple, d'acide tartrique, de glycérine, de différents sels minéraux, voire de certains antiseptiques; et les recherches d'Effront ont montré qu'il y avait intérêt à additionner ainsi les cultures d'acide fluorhydrique dilué.

En second lieu, viennent ce que l'on pourrait appeler les méthodes mécaniques. Ces méthodes, fréquemment usitées en bactériologie pour la séparation des espèces différentes, consistent à opérer la dilution de la levûre que l'on veut isoler dans un milieu approprié, à faire un mélange parfait pour répartir les cellules aussi exactement que possible dans la masse totale du liquide, et à réaliser une série d'ensemencements d'une dose de ce mélange assez petite pour que la quantité ainsi prélevée soit plus faible que celle correspondant à un seul germe : c'est là un calcul qui semble fort simple, mais qui, dans la pratique, donne de fort médiocres résultats. Pour cela il faut, nécessairement, utiliser un milieu très favorable et pouvant nourrir un seul germe qui y tomberait accidentellement; mais l'écueil contre lequel il est presque impossible de ne pas venir échouer, c'est celui-ci : si l'agitation du mélange sépare ce qui *peut* se diviser, il n'en est pas moins vrai que cette agitation agglomère ce qui *doit* se réunir. De sorte qu'en définitive on n'est jamais sûr d'avoir *un seul germe* dans la quantité de substance qui sert à faire les ensemencements.

Restent alors les méthodes mixtes, qui consistent à faire des cultures en milieu solide, en milieu gélatineux, à l'état de dilution, bien entendu, et à modifier le milieu en s'adressant aux divers besoins physiologiques : les variations que l'on peut apporter dans la température, la quantité et la qualité des sucres que l'on emploie, la nature de l'élément azoté fourni à la levûre pour sa nutrition, le degré d'alcalinité ou d'acidité du milieu, l'addition d'antiseptiques, sont autant de moyens qui permettent de faire prédominer telle ou telle espèce qui finira, grâce à son acclimatement au milieu ainsi modifié, par triompher de toutes les autres.

Lorsque l'on est arrivé à obtenir une culture pure, constamment identique à elle-même, — et Hansen a montré que c'est affaire de patience et de persévérance, — il ne reste plus qu'à ensemencer chacune de ces levûres, ainsi purifiées et séparées, dans un moût stérilisé de composition convenable, puis à déterminer sa multiplication par une aération suffisante, ni trop considérable, ni trop faible; et enfin, à enfermer la levûre ainsi obtenue dans un vase complètement clos et stérilisé. C'est de cette façon que l'on obtient maintenant des espèces de levûres constantes, toujours identiques, et qui donnent, comme je le disais tout à l'heure, des boissons fermentées dont les propriétés et les qualités sont constamment les mêmes.

Cette préparation des levûres pures a reçu, dans ces dernières années, un très grand développement, et il existe dans certaines régions du Nord, à Douai, notamment, de véritables écoles de brasserie, dans lesquelles on cultive ces levûres. A l'Institut Pasteur,

M. Fernbach, à l'aide d'un appareil qu'il a imaginé, a réalisé également ces cultures dans de parfaites conditions de pureté.

Ces procédés ont été appliqués non seulement à l'isolement des levûres spéciales à la bière, mais aussi aux levûres spéciales aux grands vins; et les résultats auxquels on est arrivé jusqu'à présent permettent d'espérer pour l'avenir de très heureuses améliorations. C'est ainsi que l'on a pu, par exemple, dans la région de la Bourgogne, ensemencer des moûts fournissant, habituellement et par la fermentation spontanée, des vins reconnus très ordinaires, avec des levures appartenant à des crus renommés, tels que le Moulin-à-vent, le Romanée-Conti, le Clos-Vougeot, le Chambertin, le Corton, le Volney, etc. Mais c'est surtout avec les Champagnes que l'on est arrivé, dans cet ordre d'idées, à des résultats particulièrement remarquables; et il est probable que dans quelques années il en sera des levûres des vins de champagne comme il en est actuellement pour les levûres de bière, et que l'on trouvera dans le commerce certaines levûres donnant à tous les vins de Champagne des qualités tout à fait particulières.

Ce qui est peut-être plus intéressant encore pour nous dans tout cela, c'est que l'étude des levûres faite par Hansen a montré ceci : il n'est pas absolument certain, comme on le croyait au début, qu'il se forme des alcools supérieurs dans la fermentation réalisée avec les levûres pures; mais ce qui semble s'y former surtout, ce sont des éthers composés qui proviennent soit des acides préexistants dans le moût, soit de ceux qui prennent naissance au cours de la fermentation. Un fait certain également, c'est que, par un mécanisme encore inconnu jusqu'ici, il se forme dans les bières une assez forte proportion de furfurol, et cela quelle que soit la pureté des levûres qu'on emploie.

Il est évident que l'on doit tenir compte dans ces faits, non seulement de la nature de la levûre, c'est-à-dire de la graine, mais aussi, dans une large mesure, de la nature du terrain, c'est-à-dire du milieu de culture que l'on offre à cette levûre. D'autre part, j'ai déjà appelé votre attention sur l'influence exercée par la température à laquelle se fait la fermentation; je vous ai montré, par des chiffres, que l'alcool amylique prenait naissance surtout dans les fermentations qui s'opèrent à une température assez élevée; et il y a une expérience de Hansen montrant, d'une façon très précise, la proportion des alcools supérieurs, des éthers composés et du furfurol qui peuvent exister dans ces différentes bières aux différentes époques de leur préparation. Il a trouvé qu'au fur et à mesure que les bières vieillissent, la quantité de ces différents produits augmente dans une assez notable mesure, et que, par exemple, dans une ale douce au sortir de la cuve de fermentation, la proportion d'alcools supérieurs est de 1, 5 p. 1000 d'alcool absolu; après trois mois de conservation, en bouteilles, cette proportion est devenue 1,8; celle des éthers composés augmente, dans les mêmes conditions, de 0,4 à 0,6; et celle du furfurol de 0,010 à 0,015.

C'est surtout l'alcool amylique qui augmente, lorsque la température à laquelle s'effectue la fermentation est assez élevée : on peut constater, par exemple, que pour une différence de température de 17° à 23°, la proportion globale des alcools supérieurs varie de 2,4 à 4,3 p. 1000 d'alcool absolu produit, et celle des éthers composés varie de 0,4 à 1,2. Mais, Messieurs, il faut tenir compte aussi d'un autre phénomène, c'est celui des fermentations secondaires qui peuvent être déterminées dans ce liquide par l'intervention des bactéries de l'air : ces fermentations peuvent être de différentes espèces et donner naissance à des produits nocifs.

Il me reste à vous dire quelques mots, maintenant, relativement à la richesse de la bière en alcool et en principes nutritifs. La richesse de la bière en alcool est assez variable, puisqu'elle peut aller de 1 jusqu'à 7 ou 8 p. 100 en volume, ceci exprimé en alcool absolu comme nous en avons l'habitude. La quantité d'extrait, c'est-à-dire le résidu sec que laisse la bière par l'évaporation, est assez forte et s'élève, en général, depuis 1,3 jusqu'à 2 p. 100 en poids par volume d'alcool. C'est le maltose qui forme en majeure partie cet extrait sec et qui y entre dans la proportion de 25 à 35 p. 100. Cet extrait comprend, en outre, une certaine proportion de glucose, d'amidon soluble, de dextrine, une faible proportion de matières albuminoïdes, d'acides organiques, de glycérine et une petite quantité de sels minéraux, notamment de sels alcalins et de phosphates.

Richesse en alcool des bières.

Ale Burton.	8 p. 100 en volume.
Ale supérieure de Londres.	7 à 8 —
Ale de Hambourg.	5,0 —
Ale ordinaire de Londres.	5,0 —

Pale-ale. . . . . 5,5 p. 100 en volume.
Porter. . . . . 4 à 7   —
Bière de Strasbourg. . . . . 2,5 à 5,8   —
Bières de Vienne. . . . . 1,5 à 2,5   —
Bières de Lille. 4,0   —
     —   Nancy. . . . . 5 à 6   —
     —   Paris. 3,5   —
     —   Lyon 5,5
Acide carbonique en excès. . . . . de 3 à 6   —

Composition de quelques bières.

Stout Allsopp.

Extrait. . . . . 70,63 grammes.
Cendres. 3,53   —
Oxyde de fer. 0,032   —
Fer[1]. 0,027   —
Dextrine. 32,50   —

Bière d'orge de bonne qualité.

Extrait. 32,48   —
Cendres. 1,60   —
Oxyde de fer. 0,016   —
Fer[1]. 0,0134   —
Dextrine. 14,50   —
Glucose. 0,56   —

Pale-ale Allsopp.

Extrait. 51,96   —
Cendres. 3,06   —
Oxyde de fer. 0,028   —
Fer[1]. 0,023   —
Dextrine. 24,15   —

Il faut tenir compte, au point de vue de l'hygiène, des produits qui peuvent être ajoutés à la bière, soit pendant sa fabrication, soit ultérieurement, par exemple pour masquer certains défauts d'une bière mal fabriquée. Parmi les produits qui peuvent être ajoutés au cours de la fabrication, il y a différentes substances, telles que le sirop de fécule, la mélasse de betterave, dont j'ai parlé à propos de la fabrication du cidre, qui peuvent être ajoutées à du malt de mauvaise qualité. Mais ce qui intéresse surtout l'hygiène, c'est le produit à l'aide duquel on donne l'amertume recherchée dans la bière. Cette amertume peut être obtenue avec l'acide picrique, le buis, le quassia amara, l'aloès, la gentiane, l'écorce de saule, la coque du Levant, la

---

1. Ce fer est intimement combiné aux matières organiques complexes qui sont précipitées par le sous-acétate de plomb; et, à ce point de vue, la bière constitue un aliment ferrugineux de premier ordre.

coloquinte, la petite centaurée, la gomme-gutte, la noix vomique. Dans cette énumération, je laisse de côté beaucoup d'autres substances et je ne cite que les principales. Vous pouvez voir que s'il y a certaines substances inoffensives, il y en a dont la nocivité est indiscutable, comme la coque du Levant et la noix vomique.

Je vous signalerai également une cause de saturnisme due à ce que l'on faisait parcourir à la bière une tuyauterie en plomb. En raison de son acidité assez considérable, et surtout de la nature de l'acide que la bière renferme, la dissolution du plomb peut se faire dans une assez notable proportion; et, dans le département de la Seine ainsi que dans quelques autres, les Préfets ont pris des ordonnances proscrivant absolument l'emploi des canalisations en plomb pour faire monter la bière de la cave au lieu de distribution, dans les cafés et autres établissements publics.

On pourrait dire de la bière ce que je disais tout à l'heure du cidre : c'est également une boisson froide, de par sa pauvreté relative en alcool, et une boisson débilitante. Dans les pays où la bière constitue la boisson alimentaire la plus répandue, il arrive ce qui se produit dans les pays à consommation de cidre; c'est que l'on *réchauffe* cette bière par l'ingestion subséquente d'alcool, et, à ce point de vue, le genièvre joue un rôle considérable.

La bière est certainement beaucoup plus nutritive que le vin, d'abord à cause des matières extractives très aisément assimilables provenant du malt, et ensuite en raison des sels minéraux : c'est un produit tonique, stomachique, en raison du principe amer du houblon qu'il renferme en quantité assez notable. Mais on a reproché à sa consommation habituelle de donner naissance à des phénomènes de somnolence et d'hébétude que l'on a attribués, avec raison, je crois, à la présence de l'huile essentielle du houblon; et en effet, sous l'influence de l'ingestion un peu considérable de bière, on voit se produire de l'engourdissement, de la fatigue musculaire, de la pesanteur de tête; mais cependant, on n'observe ni le vertige, ni la céphalalgie qui accompagnent les accidents d'intoxication que l'on peut réaliser à l'aide des principes actifs du houblon. La bière aurait également une action sédative et anti-aphrodisiaque principalement due au houblon. Vous savez que la bière est une boisson diurétique : cette action est due, pour une part, à la quantité que l'on en ingère, d'autre part, à ce fait que l'alcool très dilué qu'elle renferme est

très rapidement absorbé et entraîne l'absorption rapide de matériaux
salins et sucrés qui agissent sur l'épithélium rénal.

On a observé, sous l'influence de la consommation de bières
incomplètement fermentées, des accidents gastro-intestinaux : l'inflammation catarrhale de l'estomac, quelquefois des vomissements
et de la diarrhée. Il est inutile de faire ressortir que les véritables
dangers pouvant résulter de l'ingestion de la bière proviennent bien
moins des substances produites au cours de la fermentation que de
celles qui y sont ajoutées artificiellement, dans le but de relever sa
teneur en extrait, de lui donner du corps et la rendre plus moelleuse;
et, à ce point de vue, l'addition de glycérine offre un intérêt tout
particulier.

Cette substance, ainsi ajoutée à la bière, détermine une irritation
assez considérable de l'épithélium rénal, en même temps qu'elle
diminue dans une proportion correspondante la quantité des matières
extractives facilement assimilables, par suite de sa substitution au
glucose provenant de l'orge germée. Cette substitution diminue la
valeur nutritive de la bière et exagère certains de ses inconvénients.
Les recherches de Büchner, dont j'ai déjà parlé, relativement à l'action que les boissons hygiéniques exercent sur la digestion, ont été
reproduites par lui à propos de la bière; c'est-à-dire que cet auteur
a reconnu, encore cette fois, que l'addition d'une certaine quantité de
bière entravait les digestions artificielles : il est évident qu'il faut
faire ici les mêmes restrictions que je signalais à propos du vin;
c'est là un fait exclusivement applicable aux digestions artificielles.

De tout ce que j'ai dit, il résulte, en définitive, que la bière est
une boisson bien plutôt comparable aux liqueurs à essences dont
nous avons parlé qu'elle n'est comparable au vin; et en effet,
lorsque l'on ingère d'une façon continue une quantité un peu considérable de bière, on ne tarde pas à éprouver de l'inaptitude au travail,
une dépression plus ou moins marquée des facultés intellectuelles,
de la difficulté à soutenir une conversation animée. L'ivresse produite par la bière est moins gaie et à manifestations moins exubé-
rantes que celle produite par le vin; elle détermine une excitation
brutale amenant plus vite l'obscurcissement des idées, la paralysie
et le sommeil; et c'est, à richesse égale en alcool, une boisson absolument inférieure au vin et même au cidre. Et à ce sujet, un observateur qui ne peut être suspect de partialité, Hilger, a fait remarquer

qu'un mélange d'alcool et d'eau était, à richesse alcoolique égale, nettement moins enivrant que la bière. Il faut tenir compte ici, dans une large mesure, de la proportion assez élevée d'acide carbonique que renferme la bière. Cette proportion d'acide carbonique peut, en effet, varier de 3 à 6 volumes p. 100 de bière.

En réalité, la bière conviendrait de préférence aux sujets à système nerveux très excitable et chez qui, cependant, il y aurait indication à l'emploi d'une boisson, d'un aliment alcoolique. Il faudrait toutefois faire des réserves à cause de l'action du houblon et des substances à action analogue à celle des essences, action que nous venons de reconnaître à la bière. Le houblon, on l'a fait remarquer, et il ne faut pas le perdre de vue, est de la même famille que le chanvre indien : comme le chanvre indien, le houblon renferme une certaine proportion de substances résineuses et volatiles qui ne sont pas négligeables, puisque voici une analyse dans laquelle pour 100 parties de houblon on a noté 0,18 d'huile essentielle volatile. En outre, la matière résineuse du houblon est une substance qui ne paraît pas du tout dénuée de propriétés actives; et en effet, vous savez que le lupulin possède une action physiologique assez énergique. Il faut tenir compte de l'action de cette substance résineuse et de l'huile essentielle; et cela, d'autant plus que la bière aura été mieux préparée, c'est-à-dire plus honnêtement, avec le houblon.

Composition des cônes de houblon avec lupulin.

Huile essentielle volatile.	0,18	pour 100.
Tannin	2,30	—
Substance amère.	7,70	—
— gommeuse.	7,10	—
— résineuse.	4,90	—
Cellulose.	73,00	—

[Matériaux solubles dans l'eau 7,00.]

Si cette boisson mérite incontestablement son nom de boisson hygiénique, c'est une boisson hygiénique certainement moins avantageuse que ne l'est le vin, que ne l'est même le cidre, et elle prête, de plus, à certaines considérations particulières, relatives surtout à son analogie, dans une certaine mesure, avec les liqueurs à essence.

XVIII° LEÇON

ACTION DES LEVÛRES ET DES MUCÉDINÉES SUR LES DIFFÉRENTS ÉLÉMENTS DU LAIT. — DIASTASE ET ZYMASE DU LACTOSE. LEVÛRES DU LACTOSE. — KOUMYS. — KÉPHYR. — BIÈRE DE LAIT.

Avant de commencer l'étude proprement dite du koumys et du képhyr, produits de la fermentation du lait dans des circonstances encore assez mal déterminées, il me paraît nécessaire, pour vous faire bien comprendre la complexité des produits qui se forment dans ces conditions, de résumer aussi succintement que possible les connaissances acquises actuellement sur le rôle de certaines levûres et de certaines mucédinées relativement aux transformations, aux métamorphoses que vont subir, soit les matières albuminoïdes, d'une part, soit les substances fermentescibles, les substances sucrées que le lait peut contenir et qu'elles sont capables de dédoubler.

D'ailleurs, les recherches bactériologiques effectuées à ce sujet depuis quelques années ont beaucoup élucidé la question; et il me paraît absolument indispensable que cette question soit actuellement mise au point, parce que, dans tous les ouvrages traitant du koumys et du képhyr, ces deux produits sont encore l'objet de considérations très hypothétiques et inexactes, étant donné que les recherches auxquelles je fais allusion dans ce moment n'étaient pas encore effectuées et n'ont pas pu être appliquées, par conséquent, à l'étude de ces substances. Cela n'est pas que ces connaissances soient parfaites, il s'en faut de beaucoup : il reste à ce sujet encore infiniment à faire, mais enfin cela n'empêche pas qu'à l'aide des connaissances acquises on ne puisse élucider, dans une assez large mesure, la nature de ces substances médicamenteuses, très importantes comme vous l'allez voir.

Voyons d'abord quelle est l'action exercée par la levûre ordinaire, la levûre de bière, lorsqu'on la fait agir sur du lait. Lorsqu'on vient à ensemencer une culture pure de levûre de bière dans du lait préalablement stérilisé, on constate que ce micro-organisme s'y développe avec une extrême lenteur. Au bout de quelques mois, le lait se présente sous la forme d'une masse coagulée, molle — ce qui prouve, par conséquent, que la levûre de bière est capable de sécréter une certaine quantité de présure, — puis ce coagulum se redissout peu à peu, et on obtient, finalement, un liquide presque limpide, possédant la couleur du bouillon de viande, et qui n'est pas précipitable par les acides.

Si l'on recherche quelles sont les métamorphoses éprouvées dans ces conditions par les matières albuminoïdes, c'est-à-dire par la caséine, qui est la plus importante de toutes, on voit que cette caséine s'est transformée, sous l'influence des phénomènes qui caractérisent la vie de la levûre de bière, en leucine, en tyrosine et en sels ammoniacaux, exactement comme sous l'influence des diastases digestives. On constate même que, pour certaines espèces de levûres, la caséine est un meilleur aliment que le sucre de lait; et on en a la preuve dans ce fait que la caséine se trouve décomposée en proportion plus ou moins considérable dans du lait dans lequel le lactose reste à peu près intact.

Il en résulte que la solubilisation des matières albuminoïdes par les diastases et les processus d'utilisation de la caséine sont distincts. Et en effet, avec certaines espèces de ces cellules pures dont j'ai dit quelques mots, avec la levûre du type Frohberg, par exemple, on voit que la caséine est dissoute très rapidement, mais n'est pas métamorphosée aussi activement que par d'autres espèces de levûres : cette levûre donne moins de sels ammoniacaux, par exemple. D'autres levûres, comme celle de Lowenbrau, ne dissolvent pas beaucoup de caséine, mais décomposent complètement le peu qu'elles ont dissous. Vous allez voir tout à l'heure l'importance de ces considérations.

En définitive, il faut songer à ce fait que le milieu complexe constitué par le lait étant moins favorable au développement de la levûre qu'à celui d'autres organismes plus simples et moins difficiles quant à leur alimentation, ces derniers disputent le lait à la levûre et finissent très fréquemment par en triompher, c'est-à-dire par la détruire et par substituer, dans le lait ainsi envahi, leurs propres produits de transformation à ceux que la levûre aurait pu donner.

A ce point de vue, l'influence exercée par certaines moisissures est extrêmement importante. Comme vous le savez, les moisissures sont, pour la plupart, de puissants agents de combustion dans leur vie au libre contact de l'air. Les moisissures du groupe des mucorinées, par exemple, constituent de puissants agents d'oxydation, à la condition que l'air arrive en quantité suffisante à leur contact : ce sont des intermédiaires de l'oxygénation par l'oxygène de l'air. Si l'on vient, au contraire, à supprimer, dans une plus ou moins large mesure, l'accès de l'air au contact de ces mucédinées, on voit qu'elles sont capables de se conduire comme de véritables levûres, de sécréter une zymase et de déterminer des fermentations alcooliques.

Vous voyez donc déjà combien sont multiples les conditions dans lesquelles les organismes dont je viens de parler vont pouvoir travailler, si l'on peut employer cette expression, et transformer les différents produits constituant le lait en des substances utiles pour la plupart, nuisibles pour quelques-unes d'entre elles.

Lorsqu'on a soustrait, dans une plus ou moins large mesure, ces mucorinées au contact de l'air, — car il ne faut pas que cette soustraction soit complète; pour les levûres comme pour les mucédinées, il est nécessaire qu'il y ait une certaine proportion minima d'oxygène si on veut les voir vivre, — on voit alors qu'elles prennent un développement particulier : elles donnent naissance à des conidies, et ce sont les conidies formées dans ces conditions qui deviennent les agents de la fermentation. Certaines espèces sont même capables de déterminer, d'une façon concomitante, la saccharification et la fermentation que détermine la levûre de bière. Ces mucorinées ne sécrètent pas de sucrase; elles sont absolument incapables de transformer le sucre de canne et de le faire fermenter, parce qu'elles ne peuvent le transformer au préalable en sucre interverti. Mais cependant, elles sont susceptibles de se développer d'une façon assez intense et de végéter dans les solutions de sucre de canne, en donnant, exclusivement, un mycélium assez abondant comme cela se voit dans l'eau de levûre non sucrée. Dans une solution de glucose, qu'elles sont capables de transformer, on voit alors immédiatement ces filets mycéliens de tout à l'heure se transformer en grosses cellules sphériques douées d'un bourgeonnement rapide et considérable, et ces mucorinées provoquent, dans ces circonstances, une fermentation presque aussi active que celle que provoque la levûre de bière.

Lorsqu'on les ensemence sur du moût de bière, du maltose, de la dextrine, du glucose impur, de l'empois d'amidon, on les voit fournir d'abord des tubes mycéliens qui bientôt se gonflent, se cloisonnent, forment une succession d'articles à peu près cylindriques finissant par s'arrondir en boules qui se séparent et se reproduisent finalement à l'état de cellules sphériques pendant toute la durée de la fermentation alcoolique qui accompagne ce mode d'existence des mucorinées. Si on les ensemence dans de la dextrine soit pure, soit mélangée de maltose, on voit que la fermentation se produit avec énergie au bout d'un temps relativement court, et que tous les hydrates de carbone, qu'ils soient réducteurs ou non réducteurs, qu'il s'agisse de sucres ou même de dextrines, sont transformés en alcool : la teneur en alcool peut même atteindre dans ces circonstances, une proportion assez élevée, puisqu'on l'a vue arriver jusqu'à 4 et 5 p. 100 en volume.

Les mucédinées qui procèdent surtout à cette transformation sont des espèces extrêmement abondantes dans les poussières de l'air, et vous allez voir dans un moment l'intérêt que ce fait présente. Le type des transformations que je viens de décrire serait fourni par le *Mucor alternans*. Le *Mucor racemosus* est capable de produire des phénomènes de même genre avec une moindre intensité, et même le *Mucor circinelloïdes* ; mais la moississure qui possède l'activité la plus considérable appartient au genre *Eurotium*, c'est l'*Eurotiopsis Gayoni*, qui a été étudié dans ces dernières années avec beaucoup d'attention. Il en est de même de l'*Aspergillus*, qui est capable de donner naissance, dans certaines conditions, avec privation relative d'oxygène, à une véritable fermentation alcoolique.

Mais dans tous les cas, Messieurs, l'action de ces organismes fonctionnant comme levûres s'arrête bien longtemps avant celle de la levûre de bière, en ce qui regarde la transformentation d'un liquide sucré : le chiffre que je citais à l'instant de 4 à 5 p. 100 d'alcool en volume paraît être le chiffre maximum que ces mucédinées soient capables de produire ; nous savons, au contraire, que la levûre de bière, dans de bonnes conditions, peut donner un liquide alcoolique dont la richesse atteint jusqu'à 15, même 20 p. 100 d'alcool. D'autre part, il faut nous rappeler ce fait qui a été démontré par les recherches récentes des bactériologistes, c'est que *la variabilité dans la production des diastases est fonction du milieu fourni comme aliment*; à ce point de vue, des aliments médiocres peuvent être utilisés lorsqu'on offre en même temps au micro-organisme que l'on veut cultiver un aliment azoté médiocre aussi ou même nul. Je fais allusion ici à ce phénomène qui a été désigné par l'appellation de fermentation par entraînement. Vous savez, et je vais insister là-dessus dans un moment, que le lactose est susceptible de se dédoubler, dans certaines circonstances, en glucose et galactose. On avait signalé ce fait que le galactose est incapable de subir la fermentation directe par la levûre de bière; or, on n'a pas tardé à reconnaître que ce même galactose devenait capable de subir la fermentation alcoolique lorsqu'au préalable on avait en quelque sorte éduqué la levûre, et cette éducation de la levûre peut se réaliser en la mettant en présence de solutions de glucose auxquelles on ajoute des quantités progressivement croissantes de galactose. Dans un semblable mélange, le glucose sert d'abord à la fermentation alcoolique, et il semble que la levûre, s'habituant peu à peu à cette alimentation artificielle qu'on lui impose se contente à la fin du galactose et se décide à lui faire subir la fermentation alcoolique.

Eh bien, Messieurs, il semble que des résultats auxquels on est arrivé maintenant on peut tirer cette conclusion : c'est que toutes les levûres sont capables de sécréter toutes les diastases hydrolysantes des différents saccharides sauf, cependant, la lactase, cette diastase capable d'hydrolyser le lactose et de le transformer en une molécule de dextro-glucose et une molécule de dextro-galactose.

Depuis fort longtemps, on savait que le lactose était incapable de subir directement la fermentation alcoolique sous l'influence de la levûre de bière. Fourcroy et Vauquelin avaient déjà signalé ce fait; Bouillon-Lagrange et Vogel, en 1810, Bucholz, en 1811, avaient en vain essayé de faire fermenter le lactose directement au contact de la levûre et avaient conclu de leurs expériences qu'il était absolument infermentescible. Un peu plus tard, en 1812, Vogel fit remarquer qu'un acide minéral agissant sur le lactose était capable de le dédoubler et de le transformer en galactose, sucre fermentescible. Le dextro-glucose qui se forme dans ces circonstances avait échappé à son attention; et il croyait que le lactose se dédoublait intégralement en galactose qu'il regardait comme fermentescible; cela étant expliqué

par la démonstration de ce fait que le galactose subit la fermentation
par entraînement lorsqu'il se trouve en présence de dextro-glucose.
En 1833, Persoz montra que le même dédoublement pouvait être
obtenu avec l'acide acétique; et Hess, eu 1837, montra que l'acide
lactique était également capable de déterminer la transformation du
lactose en galactose et dextro-glucose, et ce phénomène intervient
sans doute, au moins pour une part, dans la fabrication du koumys et
du képhyr. Tout en remarquant que le lactose n'était pas fermentescible directement, c'est-à-dire capable de se transformer en alcool,
ces observateurs avaient remarqué cependant qu'il était capable de
servir d'aliment à la levûre, c'est-à-dire d'entretenir son existence;
actuellement, le fait est mis absolument hors de doute; mais on a
fait cette observation très curieuse, c'est que, lorsqu'on cultive de la
levûre de bière dans une solution de lactose pure, si l'on ne voit pas
se former d'alcool, on constate, dans les cellules de levûre, la formation d'endospores, absolument comme cela se produit dans les cas où
la levure est en état d'inanition.

Le lactose est brûlé lentement dans ces conditions, et, chose remarquable encore, chaque levure possède une activité comburante propre
et préfère tantôt un milieu légèrement acide, tantôt un milieu légèrement alcalin. Lorsqu'on ensemence la levûre de képhyr dans une
solution de lactose à 5 p. 100, on voit que la disparition du lactose
est extrêmement lente, car il n'avait pas entièrement disparu après
trois ans, dans une expérience de ce genre. La quantité d'alcool produit avait été extrêmement faible, de 2 p. 100 du poids du sucre
disparu; et quant à la proportion de levûre qui avait pris naissance
pendant cette opération, elle ne s'élevait qu'à 13 p. 100 du poids
du lactose utilisé.

Mais, à côté de ce fait, on connaît un certain nombre de levûres
qui font fermenter le lactose et qui, par conséquent, renferment une
diastase particulière, cette diastase que j'appelais tout à l'heure la
lactase, et qui a été isolée par Fischer des grains de képhyr; ces
grains de képhyr ne renferment pas de maltase, car ils sont incapables
d'intervertir le maltose.

Pour la première fois, en 1887, M. Duclaux a signalé et étudié
avec beaucoup de soin une levûre faisant subir au lactose la fermentation alcoolique véritable, c'est-à-dire une levûre capable, d'abord,
d'intervertir ce lactose et, secondairement, de faire fermenter les

produits de cette interversion. Depuis, deux autres levûres ont été décrites et étudiées avec beaucoup de soin par leurs auteurs : l'une s'appelle la levûre d'Adametz, du nom de l'observateur qui l'a découverte ; la seconde, la levûre de Kayser. Enfin, on pourrait ajouter à ce groupe une troisième levûre, celle qui a été étudiée par Fischer et Thierfelder dans leurs beaux travaux ; cette levûre transforme intégralement le lactose en alcool et acide carbonique. On pourrait encore ajouter à ces espèces un micro-organisme dont la biologie n'est pas encore bien nettement établie maintenant, le *Lactomyces inflans*, qui a été découvert par Bochicchio et étudié par lui au point de vue de la transformation du lactose en alcool et en acide carbonique. Tous ces microorganismes sécrètent de la lactase, dédoublant le lactose en dextroglucose et dextro-galactose, et une zymase capable de transformer ces produits d'hydrolisation du lactose en alcool et acide carbonique.

Je vous disais à l'instant que la lactase avait été isolée par Fischer ; il a démontré que cette lactase existait non seulement dans la levûre capable de faire fermenter le lactose, mais surtout dans la levûre du képhyr qui lui avait servi de sujet d'étude. Pour isoler cette lactase, il commence par laver la levûre à l'eau distillée qui enlève seulement la sucrase ; puis, en broyant cette levûre avec de la poudre de verre, après dessication, et l'épuisant ensuite par de l'eau distillée, il arrive à retirer une diastase capable de déterminer le dédoublement du lactose en dextro-glucose et en dextro-galactose. Cette diastase n'est pas diffusible en dehors de la cellule ; et c'est la raison pour laquelle on ne la rencontre pas dans les liquides de macération des levûres, avant le broyage et la dilacération. De plus, les recherches de Fischer lui ont montré que l'extrait obtenu avec les grains de képhyr était beaucoup plus actif que celui obtenu avec les levûres capables de produire la fermentation du lactose.

La première de ces levûres a été découverte par Duclaux dans le lait d'une grande exploitation du département du Loir-et-Cher : tous les laits s'étaient mis à fermenter subitement, d'une façon en apparence spontanée. M. Duclaux, en étudiant le phénomène, arriva à isoler la levûre qui porte son nom et qui a la propriété de faire fermenter directement le lactose. Cette levûre bourgeonne à la façon de la levûre haute que j'ai décrite précédemment au sujet de la bière ; elle se développe surtout au contact de l'air, et se présente sous la forme de cellules plus petites que celles des levûres ordinaires, presques rondes, mesurant 1 μ 5 à 2 μ 5 de diamètre. L'activité comme ferment de cette levûre va en décroissant au fur et à mesure de son ensemencement dans du lait préalablement stérilisé ; elle est plus aérobie que les levûres ordinaires, c'est-à-dire exige davantage d'oxygène, sans que cela gêne son activité comme ferment, car elle brûle à peine de sucre pour entretenir son existence. La température optima de culture de cette levûre est située entre 25° et 32°.

Tous ces faits ont démontré, avec la plus entière évidence, que le lactose est un édifice moléculaire plus stable que le saccharose : le lactose, en effet, résiste à la plupart des levûres, fournit difficilement à la vie anaérobie de celles qui l'attaquent et, en alimentant leur vie aérobie, ses transformations s'arrêtent à l'état intermédiaire d'alcool, au lieu de s'oxyder plus ou moins complètement comme le feraient les autres sucres en présence des levûres ordinaires. Cette fermentation est également plus lente et s'accompagne de la production d'aldéhyde : c'est précisément en étudiant les levûres de cette espèce que l'on a pu acquérir la certitude que l'aldéhyde était bien un terme constant des produits acessoires des fermentations sous l'influence des levûres.

Ainsi, dans les expériences de M. Duclaux que résument le tableau ci-après, une solution à 5 p. 100 de lactose, après trois jours, avait vu disparaître 1,6 p. 100 de la quantité de sucre, et il s'était formé 0,7 p. 100 d'alcool (en volume); il avait fallu onze jours pour transformer la totalité du sucre, et il s'était formé 2,5 p. 100 d'alcool, ce qui correspond à peu près au chiffre théorique de la transformation du lactose en alcool et acide carbonique.

Fermentation d'une solution à 5 p. 100 de lactose.

Nombre de jours.	Lactose détruit.	Alcool produit (en volume.)
3	1,6 p. 100.	0,7 p. 100.
5	2,7 —	1,3 —
8	3,1 —	1,7 —
11	5,0 —	2,5 —

Lorsque le lait est soumis à cette levûre de Duclaux, il ne se coagule pas et ne change pas de couleur; par conséquent, il n'y a pas de sécrétion sensible de présure ni de caséase. Il subit seulement une acidification légère; et en effet, en examinant le lait au microscope, on peut constater uu aspect granuleux du caséum. Le lait prend une certaine viscosité, mais il ne se forme jamais les grumeaux du lait qui s'acidifie franchement et que l'on observe dans le lait dit *tourné* : cependant, il a subi une modification assez notable, puisqu'il a perdu la propriété de pouvoir supporter, sans se coaguler, la chaleur de l'ébullition. Ce lait manifeste une saveur alcoolique et piquante due, cette dernière, à la présence de l'acide carbonique. Son odeur est celle que l'on peut remarquer dans les laiteries; elle participe de l'acide lactique et de l'acide butyrique. Il ne ressemble en aucune façon ni au képhyr ni au koumys; et en effet, nous allons voir que ces substances sont des produits mixtes dus à la fermentation de certaines levûres, mais qu'il faut aussi compter, pour une large part, avec l'intervention des mucédinées dont je décrivais le rôle tout à l'heure.

M. Duclaux, en terminant cette très remarquable étude de sa levûre, fait remarquer avec juste raison qu'il serait très désirable de pouvoir utiliser le petit-lait actuellement perdu dans la plupart des fromageries, parce que l'ensemencement du petit-lait avec cette levûre donne une boisson fermentée acidulée assez agréable, qui pourrait être recommandée à cause de ses propriétés nutritives et entrer dans la consommation pour une part qui ne serait pas négligeable.

Un fait remarquable, c'est que l'acidité du milieu gêne beaucoup le développement de cette levûre; et c'est là encore un fait à mettre en comparaison avec ce qui se produit avec le képhyr et le koumys, où nous allons voir, au contraire, que le degré d'acidité est parfois extrêmement élevé. Enfin, cette levûre fait fermenter facilement le saccharose, le lévulose et, plus difficilement, le maltose; elle brûle les sucres non fermentescibles sans donner d'alcool, et transforme également la dextrine sans fournir d'alcool.

Les deux autres levûres, celles d'Adametz et de Kayser, possèdent à peu près les propriétés de la levûre que je viens d'étudier; je n'insisterai donc pas. Elles ne diffèrent de la précédente que par leur morphologie. La levûre d'Adametz est ovale et mesure 5 et 7 μ de diamètre; la levûre de Kayser est elliptique et sa grandeur, intermédiaire à celle des deux autres, est de 6 à 8 μ pour son grand diamètre, sur 3 à 5 μ. Dans le lait, ces trois levûres ont pour caractère de produire la fermentation dans des conditions d'aération où d'autres levûres produiraient surtout un travail de multiplication. Toutes trois font fermenter difficilement le maltose, et font fermenter aussi vite le lactose que le saccharose. Enfin, la sensibilité aux acides est légèrement différente et va en augmentant depuis la levûre de Duclaux jusqu'à celle de Kayser, en passant par la levûre d'Adametz comme intermédiaire.

Vous voyez, Messieurs, que les microorganismes capables de déterminer des modifications lorsqu'on les ensemence dans le lait, sont en somme nombreux ; et il faut compter, comme je le faisais remarquer tout à l'heure, avec l'accoutumance au milieu nutritif et avec les produits variables que cette accoutumance doit faire naître dans le milieu en question : l'acidité de ce milieu est surtout alors importante à considérer. Ici, comme pour ce qui regarde la levûre de bière, le ferment lactique est plutôt favorable à la fermentation, et le ferment butyrique nuisible : c'est grâce au développement concomitant de la fermentation lactique avec différentes espèces de levûres et de mucédinées, que le koumys et le képhyr peuvent prendre naissance en toute sécurité, et qu'il ne se forme pas de produits accessoires nuisibles. Si, au contraire, la fermentation butyrique vient à prédominer et envahit le milieu de culture, c'est-à-dire le lait, on voit des produits absolument mal-odorants prendre naissance, et même des produits nuisibles. La production des éthers et des substances accessoires, acétones, alcaloïdes, ammoniaques composées, etc., que j'ai eu l'occasion de signaler à propos de l'alcool, est variable avec le milieu de culture et avec la nature des agents qui ont déterminé la fermentation : elle varie surtout avec les associations microbiennes, que ces associations microbiennes soient constituées par plusieurs levûres ou par un mélange de levûres et de mucédinées.

Ceci dit, Messieurs, nous allons pouvoir aborder l'étude du koumys et du képhyr, et interpréter le mieux qu'il sera possible les résultats des observations faites sur ces produits.

Koumys. — Le koumys est une substance que l'on obtenait primitivement au moyen de la fermentation du lait de jument. Ce sont les peuplades nomades de l'Asie centrale, les Kalmoucks, les Kirghiz, les Baskirs, chez lesquels on a trouvé l'habitude, importée depuis un temps immémorial, de faire fermenter le lait de jument et d'obtenir ainsi un produit constituant plutôt une substance alimentaire qu'une substance médicamenteuse. Ce produit provenait de l'addition au lait, *préalablement aigri*, d'un ferment obtenu par la macération de la farine de seigle ou de la levûre; mieux encore, du produit constitué par la dessication d'un koumys antérieurement préparé.

D'après ce que je viens de dire au sujet des levûres, il est évident que les produits que l'on doit obtenir par leur fermentation sont variables non seulement avec la nature des agents de la fermentation, mais encore avec la composition des différents laits qui présente des différences très sensibles.

Je vous ai fait reproduire sur ce tableau des documents que je n'avais pas encore pu compléter au moment où j'ai rédigé, en 1889, l'article ALIMENTS ET ALIMENTATION de l'*Encyclopédie d'hygiène et de médecine publique* et que j'ai pu compléter depuis. Vous pouvez voir qu'il résulte de l'examen de ce tableau que les divers laits présentent des différences de composition très notables. J'ai eu l'occasion d'avoir une moyenne d'analyses relatives au lait de femme, et je la fais figurer dans ce tableau, à titre d'élément de comparaison et bien qu'elle ne puisse avoir d'utilité directe dans la question du koumys et du képhyr. Mais vous pouvez voir que depuis le lait d'ânesse et de jument, dont la composition est très rapprochée l'une de l'autre, jusqu'au lait de brebis, il y a des différences extrêmement sensibles dans la composition de ces laits.

POUR 1 000 PARTIES	FEMME	ÂNESSE	JUMENT	VACHE	CHÈVRE	BREBIS
Densité à 15°. . . .	1 033,00	1 032,50	1 032,00	1 033,50	1 033,80	1 034,00
Eau.	872,00	885,50	900,00	865,00	840,00	832,00
Matériaux fixes. . .	128,00	114,50	100,00	135,00	160,00	168,00
Albumine, caséine. .	14,00	17,00	18,00	35,00	45,00	57,00
Matières grasses . .	42,00	30,00	20,00	40,00	59,00	61,00
Lactose	69,00	63,00	59,00	54,00	47,00	43,00
Sels minéraux . . .	2,80	4,50	2,90	6,00	8,80	6,90
Azote	2,15	2,60	2,77	5,38	6,92	8,77

Les matières albuminoïdes, constituées pour la presque totalité par la caséine, varient de 17 p. 100 dans le lait d'ânesse, à 18 p. 100 dans le lait de jument, à 35 p. 100 dans le lait de vache, 45 p. 100 dans le lait de chèvre, et 57 p. 100 dans le lait de brebis. Les matières grasses, de 30 p. 100 dans le lait d'ânesse, à 20 p. 100 dans le lait de jument, 40 p. 100 dans le lait de vache, 59 p. 100 dans le lait de chèvre, et 61 p. 100 dans le lait de brebis. Le lactose offre des variations encore plus accentuées : le lait le plus riche à ce point de vue est incontestablement le lait de femme, puis le lait d'ânesse et de jument, qui offrent une proportion de 63 et de 59 p. 100; viennent ensuite les laits de vache, qui contient 54 p. 100 de lactose, de chèvre, qui en contient 47 p. 100, de brebis, qui en renferme 43 p. 100.

Vous concevez que, dans ces conditions, l'action des différents microorganismes sur des milieux de culture aussi dissemblables doit contribuer à la variation des produits qui en résultent. C'est précisément pour cela, et en raison surtout de la difficulté de se procurer le lait de jument en quantité suffisante, que l'on a cherché à remplacer, dans la préparation du koumys, le lait de jument par un mélange artificiel reproduisant, autant que possible, la composition de ce lait. On a recherché quelles étaient les variations que l'ensemencement de certains laits, préparés dans certaines conditions, subissaient sous l'influence de la levûre de bière des brasseries; on a étudié l'action exercée par l'ensemencement sur le lait de vache frais additionné de sucre de canne, sur le même mélange écrémé, sur un mélange de lait de vache frais et de lait de vache écrémé additionné de sucre et de lactose, et l'on a vu que c'était surtout dans ce dernier mélange que les produits obtenus ressemblaient, autant que possible, au koumys que l'on pouvait obtenir par la fermentation du lait de jument. De sorte qu'en définitive, les auteurs anglais, qui ont fait sur ce sujet des études si intéressantes, ont donné la formule suivante, comme capable de remplacer autant que possible le lait de jument dans la préparation du koumys :

Lait de vache écrémé.	150 grammes.
Eau.	50 —
Levûre de brasserie.	1 —
Sucre de canne.	3 —
Lactose.	5 —

Le travail de M. Gibson a montré qu'on pouvait compter sur la fermentation de ce mélange pour donner un produit alcoolique aussi rapproché que possible de la composition du lait de jument fermenté. L'inconvénient du lait de vache, c'est la facilité avec laquelle il subit la fermentation butyrique, et précisément l'écrémage n'a pas d'autre but que celui d'éloigner les matières grasses qui sont si favorables à cette fermentation butyrique.

D'autre part, il faut tenir compte encore de ce fait, c'est la nature de la caséine du lait de jument; elle est, en effet, comme celle du lait d'ânesse et du lait de femme, très différente de celle du lait de vache. Les caillots que cette caséine peut déterminer par sa coagulation se présentent sous la forme de caillots mous, facilement digestibles, alors que ceux du lait de vache sont compacts et difficiles à digérer : il en résulte que l'action des mucédinées peut s'exercer d'une façon plus ou moins efficace, et qu'elle doit entrer pour une part dans l'action alimentaire du produit préparé, quel qu'en soit le moyen.

Le koumys se présente sous la forme d'un liquide lactescent, d'une odeur de petit-lait, d'une saveur agréable, acidulée et piquante, mousseux ; et on lui a précisément donné à ce sujet le nom de *Lait de Champagne*. Il possède une action stimulante générale et une action très notable sur les fonctions digestives. Parfois, on observe au début de son administration une diarrhée plus ou moins persistante, due en général à ce que le lait est incomplètement fermenté; au contraire, au bout d'un certain temps, lorsque l'accoutumance s'établit, il y a plutôt tendance à la constipation. Sous son influence, on voit la diurèse augmenter dans une notable mesure ; et c'est une véritable diurèse, car il ne s'agit pas seulement d'une augmentation de la quantité de liquide éliminé, d'une certaine quantité d'eau, mais cette diurèse s'accompagne également d'une augmentation des matériaux solides de toute espèce éliminés par les urines. On observe la diminution sensible de l'acidité des urines, mais cette diminution porte surtout sur l'urine émise pendant la veille; les urines du sommeil diminuent aussi d'acidité, mais n'arrivent jamais à la neutralité même qu'on peut observer sur les urines émises pendant le jour.

Sous l'influence du koumys, on observe l'accélération très notable du travail nutritif et l'élimination plus considérable des déchets. C'est ainsi que si l'on compare dans l'urine la quantité d'acide urique à celle de l'urée émise, on arrive à la proportion suivante : la quantité d'acide urique étant représentée par 1 et celle de l'urée par 36 chez l'individu que l'on va soumettre à la cure par le koumys, après l'emploi du koumys, cette proportion, qui était donc de 1/36, devient successivement 1/58, 1/95, et 1/108; on voit retomber la proportion à 1/46 après la cessation du médicament. Cette augmentation de l'urée est très considérable, puisqu'elle peut presque doubler dans la période de vingt-quatre heures sous l'influence de l'ingestion de 4 à 5 litres de koumys : on l'a vue monter de 24 à 40 grammes, et même à 50 grammes.

En même temps, on observe une augmentation notable des différentes sécrétions : non seulement les phénomènes de désassimilation, mais aussi ceux d'assimilation augmentent, comme vous pouvez en juger par ce que je viens de dire. Si l'on examine l'action du koumys sur le sang, on voit qu'elle est absolument comparable à celle que peut déterminer la transfusion chez l'individu ou l'animal; et, à ce sujet, Landowski, à qui l'on doit un des premiers et des plus considérables travaux sur le koumys, a appelé le koumys une véritable *eau minérale organique* : il disait que c'était une substance qui, sortant de la vie, est toute prête à y rentrer. Il est évident que le koumys devient une substance nutritive avec une facilité extrêmement remarquable. Sous son influence donc, on voit survenir une augmentation de l'hémoglobine et de la plasticité du sang, comme cela s'observe à la suite d'une transfusion. Les contractions cardiaques deviennent plus amples et plus énergiques; et l'on voit la tension sanguine s'élever dans une notable mesure. On note aussi l'augmentation de la capacité respiratoire, ainsi qu'une légère élévation de la température.

Les phénomènes accompagnant les modifications que je viens d'indiquer consistent principalement en une excitation physique et intellectuelle : ce sont des phénomènes d'exhilaration, bientôt suivis d'une période de calme et même de somnolence. A ce sujet, on a même été jusqu'à dire que le koumys était un véritable hypnotique : je crois que c'est là une exagération. Le koumys est hypnotique parce qu'il améliore, dans une très notable mesure, l'état de l'individu et qu'il permet le rétablissement des phénomènes naturels. On a voulu interpréter cette action hypnotique du koumys en raison de la quantité assez considérable d'acide lactique qu'il renferme. Lorsque, l'année dernière, nous avons étudié les différentes théories qui ont été proposées pour expliquer le sommeil, nous avons vu qu'en effet une de ces théories était fondée surtout sur la présence de l'acide lactique, mais nous avons vu que cette théorie était, au moins, très insuffisante. Quoi qu'il en soit, le fait est indiscutable, les individus soumis à la médication par le koumys montrent au bout de quelque temps une période de calme avec tendance au sommeil, et l'on observe que ce sommeil est parfaitement réparateur comme le sommeil naturel.

On a donné également le koumys comme une substance aphrodisiaque : c'est peut-être vrai, mais il me semble que cela doit être surtout dû à sa qualité d'analeptique remarquable, démontrée par ses bons effets dans la chlorose, l'aménorrhée, la dysménorrhée et, surtout, dans la tuberculose. Dans ce cas, on ne tarde pas à voir survenir chez les malades un engraissement très appréciable.

Je vous ai fait reproduire, sous forme de tableau, les résultats de l'analyse d'un koumys fini, d'un autre koumys ayant 48 heures de fermentation et d'un koumys artificiel obtenu après 8 jours de fermentation et préparé dans les conditions que j'indiquais tout à l'heure. J'y ai fait figurer, comparativement, les résultats de l'analyse, par les mêmes méthodes, des trois variétés de képhyr, faible, moyen et fort, dont je vais avoir à vous entretenir tout à l'heure. Comme vous pouvez le constater en comparant ce tableau à celui des analyses des différents laits, les produits albuminoïdes ont subi une certaine diminution, car il a fallu que les levûres vivent, et elles ont vécu surtout aux dépens des matières albuminoïdes; mais, considération importante, ces matières albuminoïdes ont subi un commencement de digestion, elles sont à l'état de propeptones, de peptones, de syntonines, c'est-à-dire à l'état de substances qui s'assimilent facilement et constituent un aliment de choix pour l'organisme : les matières grasses ont subi une diminution peu notable et proportionnelle à la durée de la fermentation.

La diminution la plus considérable a porté sur le lactose, qui s'est transformé, pour une part, en acide lactique et, d'autre part, en alcool et acide carbonique. La proportion d'acide lactique est surtout considérable lorsque le koumys est préparé, comme il devrait l'être, avec le lait de jument; cette proportion d'acide lactique peut alors atteindre un chiffre de 12 à 15 p. 1000, et cette proportion en fait précisément un médicament lactique dans le sens étroit du mot. Au contraire, dans le koumys artificiel, c'est-à-dire dans le koumys préparé à l'aide d'un mélange de lait de vache qu'on s'est efforcé de rapprocher de la composition du lait de jument, la proportion d'acide lactique n'atteint que 3 à 6 p. 1000. La proportion d'alcool est elle-même très variable : dans le koumys frais, préparé avec le lait de jument, elle peut atteindre 15 et même 20 p. 100, en volume; elle n'atteint que la proportion de 8 à 10 p. 100 dans le koumys préparé à l'aide du lait de vache. Quant à l'acide carbonique, sa proportion varie de 5 à 7, 9 ou 10 volumes p. 100.

POUR 1 000 PARTIES	KOUMYS			KÉPHYR		
	Naturel fini.	Naturel 48 heures.	Artificiel 8 jours.	Faible.	Moyen.	Fort.
Albumine. Caséine	11,20	28,40	26,70	38	32	12
Matières grasses	20,50	12,80	6,50	22	20	20
Lactose	22,00	61,20	59,75	38	20	15
Acide lactique	11,50	4,80	3,60	6	9	13
Sels minéraux	2,80	6,60	5,35	6	6	6
Matériaux fixes.	68,00	113,80	101,90	110	87	66
Eau et produits volatils. .	932,00	886,20	898,10	890	913	934
Alcool [1]	16,50	10,00	8,00	4	8	15
Acide carbonique [1]	7,85	9,00	5,20	5	8	10

Mais, Messieurs, en raison précisément de cette composition, le koumys fournit à l'organisme le plus possible de matériaux assimilables, en diminuant le travail digestif et assimilateur, et c'est pour cela qu'il constitue un aliment si important. Le maximum d'effet que l'on en peut obtenir se remarque lorsqu'on emploie ce produit fraîchement préparé, et, comme le recommandent surtout les médecins russes qui ont préconisé dès le début l'usage du koumys, ayant encore sa chaleur de fermentation, c'est-à-dire dans lequel la fermentation n'est pas entièrement terminée.

L'accoutumance s'établit très vite, et l'on en arrive à l'absorption de quantités quelquefois considérables : il y a des observations dans lesquelles on cite l'absorption de 3, 5, 8 et 10 litres même de koumys par jour. Bien entendu, l'appétit pour les autres aliments diminue dans une proportion notable, et cela se comprend, puisque le koumys est fortement alimentaire par lui-même. Lorsque l'ingestion du koumys atteint une proportion aussi considérable, il se fait remarquer

_____
1. Pour 100 et en volumes.

par l'odeur toute particulière des individus; en même temps on observe une sécrétion abondante de mucus, et quelquefois même de l'irritation et des inflammations catarrhales de certaines muqueuses. La peau, et notamment celle du visage, prend une coloration rosée accentuée que l'on a désignée sous le nom de *teint du koumys*. J'ai à peine besoin de rappeler les bons effets que le koumys a donnés à titre d'analeptique dans le traitement de la tuberculose. Mais les observations de tous les médecins qui ont employé ce produit ont montré que le koumys n'avait de bons effets, qu'à la condition que le processus tuberculeux ne soit pas en voie de progrès rapides, que les malades soient exempts de fièvre continue et ne présentent pas de tendance au hémoptysies.

Képhyr. — A côté de ce produit, se place une substance analogue, c'est le képhyr. Le képhyr est du lait de vache fermenté au moyen d'un mélange de levûre et de bactéries, que l'on appelle les grains de képhyr. Ces grains de képhyr se présentent sous la forme de petites masses d'aspect mûriforme, rappelant l'apparence du choufleur, de la grosseur d'une lentille, de coloration jaune-clair, et dont la provenance, au moins primitive, est des plus incertaine. Actuellement c'est dans le Caucase que l'on se procure le képhyr; les grains sont mis en culture avec une grande quantité de lait et reproduisent ce qu'on appelle la graine de képhyr. Je vous ai donné tout à l'heure les résultats les plus importants pour nous des recherches faites au sujet de ce produit.

Au début, c'était le lait de chèvre qui avait servi à obtenir le képhyr. Ce lait de chèvre était d'abord coagulé par de la présure de mouton ou de veau, et le lait ainsi coagulé était placé dans une outre soit en peau de mouton, soit en peau de cheval : il semble que la présence d'une peau, dont quelques-uns des éléments sont susceptibles de se dissoudre en quantité infinitésimale dans le lait, soit importante dans la production, ou tout au moins dans la nutrition, des microorganismes qui constituent ensuite les grains de képhyr. On remplace, au fur et à mesure, le lait coagulé par du lait frais; puis par un brassage suffisant, — et les populations Tartares réalisent ce brassage en faisant voyager les outres à dos de cheval ou de chameau, — on voit se produire la formation de ces grains servant ensuite de levûres pour faire fermenter une quantité indéfinie de lait. On a recherché la composition de ces grains : on y a trouvé des albuminates, des peptones, des graisses, des hydrates de carbone, des sels, de l'eau, certaines bactéries, des levûres et des mucédinées. Ce qu'il y a de certain, c'est que, dans l'action exercée par le grain de képhyr sur le lait, il y a deux fermentations : d'une part, la fermentation lactique, et d'autre part la fermentation alcoolique par une levûre qui paraît être différente des levûres que je vous ai décrites sous les noms de levûres de Duclaux, d'Adametz et de Kayser.

Lorsqu'on veut utiliser les grains de képhyr, il faut au préalable faire ce qu'on appelle leur blanchiment. Pour cela, il faut les mettre pendant 5 à 6 heures en contact avec de l'eau tiède, puis en présence de lait, renouvelé trois fois, de 3 en 3 heures ; la dernière fois, on additionne les grains de képhyr de lait de vache frais non écrémé, dans la proportion d'environ deux verres pour une cuillerée de grains, et on abandonne le mélange à une température de 16" environ, en l'agitant toutes les heures. Au bout de 8 heures, en moyenne, on passe le liquide sur de la mousseline, on le met en bouteilles, on le bouche, et on l'abandonne à la fermentation spontanée. Après 24 heures, on obtient le produit désigné sous le nom de képhyr faible ; après 48 heures, on obtient le képhyr moyen ; et enfin après 3 jours, on obtient le képhyr fort, c'est-à-dire le képhyr dont la fermentation est à peu près complètetement terminée.

Vous pouvez voir sur le tableau dont je vous ai déjà parlé tout à l'heure que, d'une façon générale, les éléments de ces liquides diffèrent assez notablement de ceux du koumys : ils s'en rapprochent surtout en ce qui regarde l'acide lactique et l'alcool, assez comparables dans le képhyr fort et dans le koumys qui aurait environ 3 ou 4 jours de fermentation.

Le képhyr ainsi obtenu se présente sous la forme d'un liquide crémeux et mousseux, d'un goût piquant, d'une acidité agréable, d'une odeur de petit-lait. Il renferme, en général, plus d'acide lactique, moins d'acide carbonique et d'alcool que le koumys ; il est plus agréable et mieux supporté, dit-on, dans les cures que l'on a pu réaliser à son aide.

Cependant, ce képhyr peut présenter certains inconvénients ; et cela dépend des soins qui ont été apportés à sa préparation. Si la préparation en a été faite avec tous les soins voulus, si l'on a cherché à réaliser la fermentation avec des levûres pures, aussi exemptes que possible des mucédinées pouvant s'y mélanger, on obtient un produit

qui, de l'avis de ceux qui s'en sont servi, n'a jamais donné d'accidents. Si, au contraire, il s'agit d'un képhyr pour lequel est inter-
venue la présence d'une certaine quantité de mucédinées, vous avez
affaire à une liqueur renfermant, en proportion plus ou moins considérable, des substances nuisibles et qui ont déterminé, je ne voudrais pas dire des accidents, mais des incidents, tout au moins, dans
la cure de képhyr. On a noté de véritables accidents lorsque le képhyr
avait été préparé avec du lait aigre, c'est-à-dire ayant subi, au préalable, la fermentation butyrique et dans lequel la caséine se trouvait
coagulée : c'est là l'indice d'un képhyr mal préparé et de mauvaise
qualité, la caséine ne doit jamais se coaguler dans le képhyr bien
préparé. Sous l'influence de ce produit altéré, on observe du pyrosis,
des coliques, de la diarrhée, des nausées et des vomissements.

Le képhyr faible manifeste des propriétés laxatives ; tandis que le
képhyr fort provoque la constipation.

Bière de lait. — A côté de ces produits, il me restera à vous
signaler une substance que l'on a décrite sous le nom de *Bière de lait*
et qui est assez analogue, au point de vue de sa préparation et même
par ses propriétés, au képhyr dont je viens de parler. Cette substance
se prépare absolument comme la bière ordinaire, avec cette seule différence que l'on substitue le lait à l'eau dans la préparation du moût ;
et le produit diffère dans une assez notable mesure du koumys et du
képhyr, parce que le malt à l'aide duquel il est préparé sert d'aliment
à la levûre et permet précisément à cette levure de se développer, en
quelque sorte en dehors de l'action qu'elle peut exercer sur les éléments du lait. Le liquide que l'on obtient après fermentation complète dans les conditions que je viens d'indiquer, se présente sous la
forme d'un liquide de couleur jaune rappelant la couleur du pale-ale,
d'un goût moelleux et très agréable. On y a décelé la présence de tous
les principes du lait, sauf la caséine et le beurre qui sont séparés ou
transformés par les processus de fermentation ; on y a trouvé les
matières extractives du malt et les matières aromatiques et amères
qui caractérisent le houblon ; de l'alcool et de l'acide carbonique,
cela va sans dire.

La proportion d'alcool que renferme la bière de lait est plutôt
faible, elle s'élève seulement à 5,5 p. 100 en volume ; l'extrait est
au contraire assez considérable, il atteint 90 et même 100 grammes
par litre, et il est formé de substances éminemment alibiles, puisque

ces substances sont à la fois les produits solubles du malt et les éléments du lait ayant subi la fermentation, et qui sont, par conséquent, en quelque sorte en cours de digestion. C'est précisément à cause de sa grande richesse en matériaux nutritifs et facilement assimilables que cette bière de lait a été recommandée comme un véritable succédané du koumys et du képhyr. C'est un produit excitant par l'acide carbonique, l'alcool et les principes amers provenant du houblon ; et l'on peut résumer son action en disant qu'elle est la combinaison de celle du petit-lait et de celle de la bière.

J'ai terminé l'étude des substances alcooliques employées à titre de substances alimentaires, car, à vrai dire, le koumys et le képhyr sont au moins autant des aliments que des substances médicamenteuses. Pour terminer cette étude de l'alcool, peut-être un peu longue, mais qu'il me paraissait cependant indispensable de faire à tous les points de vue intéressant les sciences médicales, il me restera à envisager l'emploi médical de l'alcool et des vins médicamenteux : ce sera l'objet de notre prochain réunion.

XIXe LEÇON

EMPLOI THÉRAPEUTIQUE DE L'ALCOOL ET DE SES DÉ-
RIVÉS. — TRAITEMENT DE L'EMPOISONNEMENT AIGU
ET CHRONIQUE. — POSOLOGIE. — ALCOOLATS. ALCOOLA-
TURES. TEINTURES. VINS ET VINAIGRES MÉDICINAUX.

On s'accorde généralement à faire remonter jusqu'à Arnauld de
Villeneuve les premières tentatives d'emploi de l'alcool en thérapeutique. Dans un Traité [*De secretis magnis medicinae et virtutibus vini,
Elixir doctissimi Arnaldi de vinorum confectione*] qui eut à cette
époque une célébrité considérable en raison précisément du sujet, et
qui parut en 1285, c'est-à-dire à la fin du xiiie siècle, au moment où
Arnauld de Villeneuve fut appelé en qualité de médecin auprès de
Pierre III, roi d'Aragon, ce chimiâtre avait en effet rassemblé un très
grand nombre de faits desquels il croyait pouvoir tirer cette conclusion que l'alcool était une substance médicamenteuse précieuse et
que, dans plusieurs circonstances, on pouvait tirer de son emploi
judicieux des avantages considérables. Toutefois, si c'est lui qui a
vulgarisé l'emploi de l'alcool et des liqueurs alcooliques, lorsqu'on
parcourt l'ouvrage dont je viens de parler, on s'aperçoit que, très
probablement, Arnauld devait tenir de praticiens antérieurs à lui les
données relatives à l'emploi de l'alcool qu'il préconisait ; et il est
certain que les liqueurs fermentées étaient connues bien avant lui et
même utilisées dans maintes circonstances au point de vue thérapeutique : on trouve, par exemple, dans les œuvres de Pline, de
nombreuses formules de vins aromatiques.

Cet alcool, il nous reste à l'envisager d'abord au point de vue de
son usage externe, ensuite au point de vue de son usage interne ; puis
nous verrons quelles sont les préparations médicamenteuses que l'on

26

peut réaliser par son intermédiaire ou bien par l'intermédiaire des produits alcooliques tels que le vin.

Au point de vue de l'usage externe, l'alcool peut être employé comme stimulant ou comme révulsif, en frictions, soit à l'état d'alcool pur, soit à l'état de composés que nous étudierons rapidement tout à l'heure sous le nom d'alcoolats ou d'alcoolatures. C'est dans les cas de syncope ou d'asphyxie de diverses origines, déterminées par le froid ou par des commotions physiques ou morales, par des hémorrhagies abondantes, ou bien encore dans les cas de débilité, d'épuisement, dans les convalescences des maladies longues et torpides, que l'on tire de l'usage des frictions avec les différents alcoolats aromatiques des avantages considérables. On a recommandé également l'emploi des fomentations alcooliques, et même des fomentations vineuses chaudes, pour le traitement des vomissements incoercibles.

L'alcool est encore utilisé, pour l'usage externe, à titre de réfrigérant, lorsque cet alcool est plus ou moins dilué et qu'on l'emploie sous forme de lotions ou d'ablutions : il détermine un abaissement assez notable de la température ainsi que le resserrement des capillaires ; et on trouve des indications de cet emploi dans les contusions, dans certaines formes de maladies infectieuses telles que l'érysipèle ou certaines affections cutanées comme l'intertrigo, l'érythème. Il est utilisé aussi à titre d'antiseptique et acquiert alors une importance considérable. Dans les cas de furonculose, Nélaton le considérait comme le meilleur antiseptique que l'on pût employer ; c'est également à ce titre d'antiseptique qu'il entre dans la composition du vin aromatique pour le pansement des chancres et des ulcères syphilitiques ; c'est encore à titre d'antiseptique, et bien plus encore à titre de coagulant qu'il a été utilisé en injections, dans le traitement de l'hydrocèle, où il a rendu d'assez grands services. On a vanté également son emploi dans les fissures à l'anus, soit pur, soit sous la forme d'un mélange de 10 grammes de chloroforme avec 50 grammes d'alcool à 85 p. 100.

Enfin, à ses qualités antiseptiques assez énergiques il joint les qualités d'un anesthésique et surtout d'un analgésique local, qualités précieuses qui se manifestent surtout lorsqu'il est utilisé pour le pansement des plaies. En même temps, il est fortement hémostatique, de par le fait de la coagulation qu'il détermine par son contact avec le sang. C'est également un tonique astringent ; il active la cicatrisation en augmentant l'exsudation de la lymphe plastique et en déterminant sa coagulation à la surface des plaies. C'est, en réalité, un coagulant et un antiseptique de premier ordre. Dans ces circonstances, l'alcool doit être employé plus ou moins étendu. On l'emploie en général, au moment des opérations chirurgicales, à un état relatif de concentration, à 50, à 60 p. 100 : on le dilue jusqu'à 20 p. 100 pour les pansements. Il ne faut pas perdre de vue, dans cette circonstance, que l'addition de l'alcool à une substance antiseptique diminue, dans une plus ou moins notable proportion, le pouvoir antiseptique de cette substance, et cela quelque soit l'antiseptique en question ; de telle sorte que, lorsqu'on utilise l'alcool dans ces conditions, il est presque préférable d'employer l'alcool seul, soit sous forme d'alcool dilué, soit sous forme de vin aromatique, à l'exclusion de toute substance antiseptique qui, elle, ne devra être employée qu'en solution aqueuse ou glycérinée, à moins qu'une nécessité telle que l'insolubilité relative dans l'eau n'oblige à la dissoudre dans l'alcool.

Au point de vue de son usage interne, l'alcool a été recommandé surtout par certaines Écoles. Pour Brown, c'était le type des médicaments de l'incitabilité, et pour lui l'alcool, de par les qualités que nous avons appris à lui reconnaître, luttait avantageusement contre les phénomènes qu'il désignait sous le nom d'asthénie. Il est certain que les petites doses d'alcool augmentent, d'une façon notable, comme nous l'avons vu, l'énergie respiratoire, et, fait très remarquable à l'appui de cette propriété très utilisable et très utilisée de l'alcool, cette action s'observe même après l'administration de la morphine.

Nous allons bientôt voir que la morphine, lorsqu'elle est administrée à une certaine dose, détermine une diminution notable de l'énergie respiratoire : eh bien, dans ces conditions, l'ingestion d'alcool rétablit l'énergie respiratoire primitive. Par conséquent, c'est bien une preuve de l'excitation active que l'alcool exerce dans cette circonstance sur les centres nerveux présidant à la respiration. C'est d'ailleurs là une question de dose ; et nous avons vu précédemment que cette excitation respiratoire est produite par des doses petites ou moyennes tout au plus, et qu'elle est au contraire diminuée par les doses fortes. Dans ces circonstances où nous avons remarqué que l'alcool peut déterminer cette augmentation de l'énergie respiratoire, il est préférable de se servir d'un vin généreux, tel qu'un vin titrant 16 p. 100 d'alcool, comme le xérès ou le malaga.

Cette tendance à utiliser l'alcool comme stimulant du système nerveux fit bientôt place, sous l'influence des doctrines de Broussais et de sa théorie de l'irritabilité, à un abandon plus ou moins complet de son emploi; et cependant, beaucoup de cliniciens de cette époque, et non des moindres, tels que Laënnec, Chomel, Franck, avaient reconnu les avantages de l'emploi de l'alcool dans la pneumonie des vieillards. Petit et Pinel avaient également fait usage du vin dans les fièvres typhoïdes à forme adynamique, et fait ressortir le grand avantage qu'on pouvait tirer, au point de vue de l'alimentation des malades, de l'emploi du vin dans cette circonstance. Mais ce sont les auteurs anglais à qui l'on doit la restitution à l'alcool de son rôle thérapeutique et la fixation très étroite des circonstances et des conditions dans lesquelles cet alcool devait être employé. C'est aux travaux de Carmichael Smith, de Graves, de Stokes, et surtout de Robert Todd, que l'on doit la résurrection, en quelque sorte, de l'emploi de l'alcool; et c'est à ce dernier auteur, Robert Todd, que l'on doit non seulement la formule qui porte son nom, mais une étude très circonstanciée de l'emploi de l'alcool et des conditions dans lesquelles cet alcool pouvait donner d'excellents résultats.

Todd démontra, ainsi que les auteurs précédents, les avantages considérables qu'on pouvait tirer de l'alcool dans les phlegmasies et les pyrexies en général; et il donna des conclusions qui sont encore extrêmement importantes à considérer aujourd'hui. Je crois devoir vous rappeler ces préceptes de Todd, autant en raison de leur caractère philosophique que de la hauteur de vues en pathologie générale de celui qui les a tracés.

D'après Todd, l'idée si souvent dominante en thérapeutique que les maladies aiguës pouvaient être prévenues ou guéries par des moyens déprimant ou réduisant les forces vitales ou nerveuses était une erreur absolue. Il prétendait d'abord que les maladies aiguës ne pouvaient être guéries par l'influence directe d'aucune forme de médicament ou par aucun agent thérapeutique connu, sauf les cas où ces agents étaient capables d'agir comme antidotes ou bien de neutraliser les poisons dont la présence dans l'économie produisait la maladie. D'autre part, la maladie guérit par évolution naturelle, pour le développement complet de laquelle le pouvoir vital, les forces vitales doivent être soutenues : alors, les remèdes, soit sous la forme de médicaments exerçant une action physiologique spéciale sur l'économie, soit sous toute autre forme, ne pouvaient être utiles qu'autant qu'ils étaient capables d'exciter, assister ou provoquer cette évolution naturelle curative. Enfin, le but du médecin, après, bien entendu, une étude soigneuse de l'histoire clinique de la maladie et après s'être rendu complètement maître du diagnostic, le but du médecin doit être de rechercher minutieusement la nature intime de ces processus curateurs, ce qu'il appelle leur physiologie, et de découvrir les meilleurs moyens de les favoriser, de rechercher les antidotes des poisons morbides, de déterminer les méthodes les meilleures et les plus convenables pour soutenir les forces vitales.

Pour lui, la maladie se manifestait par une évolution certaine, invariable, constante, et arrivait à la guérison par des phases successives et déterminées. Le rôle du médecin devait consister simplement à soutenir l'organisme malade, à le mettre en état de supporter sans danger et sans accident cette série de phénomènes constituant l'évolution nécessaire de la maladie vers la guérison. Un médicament, disait-il, ne peut être utile qu'autant qu'il peut exciter, seconder ou provoquer cette évolution, car, bien qu'elle soit morbide, elle tend toujours à la guérison. C'est le premier qui ait attiré l'attention d'une façon scientifique sur la nature du terrain ; et en effet, si on ne pouvait pas négliger le germe et les effets de la maladie, il fallait, à son avis, s'occuper surtout du terrain sur lequel évoluait la maladie, le tenir prêt, le tonifier, le fortifier pour ainsi dire, tandis que la maladie, suivant naturellement son cours, ne demandait aucune intervention thérapeutique pour elle-même. De sorte qu'en définitive, la médication, d'après lui, devait être dirigée contre et par l'organisme malade, bien plus que par et contre la maladie.

J'ai tenu à vous citer ces conclusions du travail de Todd, parce qu'elles représentent très exactement le sens dans lequel les doctrines actuelles sont dirigées ; et c'est en réalité pour la première fois qu'on voit apparaître, d'une façon très nettement déterminée, la notion de terrain. A ce sujet, il est inutile de faire ressortir ici le rôle considérable que l'alcool, judicieusement employé, peut remplir. Je vous ai parlé, à propos de l'emploi de l'alcool au point de vue hygiénique, de sa valeur alimentaire ; je vous ai montré l'influence efficace avec laquelle l'alcool pouvait lutter contre une nutrition insuffisante ou même contre la dénutrition de l'individu. Cet emploi judicieux de l'alcool, dans des conditions déterminées, permet de faire atteindre la période de retour et de reconstitution des réserves, c'est-à-dire permet aux individus qui, en apparence ne s'alimentent pas, d'attendre la période où ils pourront de nouveau s'alimenter et solder les frais de leur maladie.

C'est donc, surtout, à titre d'excitant du système nerveux que l'alcool doit être utilisé et est employé dans ces circonstances. Mais, comme l'ont fait remarquer les auteurs anglais qui ont très bien posé les indications de l'alcool au point de vue thérapeutique, il faut tenir compte, dans ce cas, de l'état général de l'individu, de l'excitation circulatoire et surtout de la température.

Un auteur anglais encore, Lauder-Brunton, a parfaitement synthétisé les circonstances dans lesquelles l'emploi de l'alcool peut donner des effets utiles, en disant ceci. Lorsqu'on administre l'alcool, s'il rend la langue du malade humide alors qu'elle était sèche ; s'il renforce et ralentit un pouls faible et accéléré ; s'il accélère le pouls dont la fréquence est descendue au-dessous de la normale ; s'il ralentit et facilite la respiration ; s'il rend à la peau chaude et sèche sa moiteur et sa température normales ; enfin s'il calme le délire et amène le sommeil, on a là les preuves bien évidentes des effets utiles que ce médicament peut produire. Si l'emploi de l'alcool n'amène pas des modifications de ce genre, loin d'être utile, son effet sera plutôt nuisible.

A ce point de vue, Lauder-Brunton recommande de surveiller l'administration d'une potion alcoolique, de sorte que l'on surprenne les phénomènes dont je viens de parler dans un espace de temps variant d'un quart d'heure à une demi-heure après l'administration de la potion renfermant la quantité d'alcool que l'on a voulu prescrire. De plus, il recommande d'administrer cette potion alcoolique le matin de très bonne heure, parce qu'à ce moment la température extérieure s'abaissant, le feu tendant à s'éteindre pour employer une image dépeignant bien ce qui se passe alors, le pouvoir vital des malades diminuant, c'est le moment de choix pour que la réaction due à l'alcool se produise et que l'on puisse en surveiller la manifestation ainsi que je l'ai indiqué.

Lauder-Brunton ne s'est pas borné seulement à ces considérations ; il rapporte à l'appui de sa manière d'employer l'alcool des faits extrêmement intéressants relevés par les médecins anglais qui ont accompagné, il y a déjà un certain nombre d'années, une colonne en expédition contre les Ashantis. Ils ont fait à ce moment une véritable étude relativement à l'emploi de l'alcool, non pas comme substance alimentaire seulement, mais comme substance stimulante sur des individus en état de bonne santé et en état relativement normal. Ils ont comparé les effets stimulants de l'alcool aux effets stimulants du bouillon de viande pris dans les mêmes conditions, et voici les résultats très intéressants de cette comparaison, résultats qui, comme vous l'allez voir, sont absolument concordants avec les phénomènes physiologiques que nous avons reconnus en faisant l'étude physiologique de l'alcool.

Cette colonne expéditionnaire était composée d'hommes jeunes et d'hommes, sinon vieux, ayant au moins atteint l'âge de la maturité complète. Eh bien, sous l'influence de l'absorption d'une première ration de rhum, peu après la mise en marche de la colonne, on s'aperçut qu'au premier moment il y avait une accélération de la marche, c'est-à-dire une apparence de surexcitation et production de travail musculaire plus considérable; mais, au bout de très peu de temps, après 5 kilomètres, cette excitation musculaire s'apaisa et la marche de la colonne se ralentit au point de devenir inférieure à ce qu'elle était au début de la mise en marche. On essaya alors l'administration d'une seconde ration de rhum : cette seconde ration donna des effets beaucoup moins marqués que la première, et, surtout, beaucoup plus courts. A la suite de la troisième ration de rhum, on n'obtint plus aucun effet d'excitation; au contraire, les sujets manifestèrent des symptômes de fatigue extrêmement rapides et l'on dut arrêter leur marche. Comparativement, sur les mêmes individus et le jour suivant, on fit une autre expérience dans laquelle on remplaça le rhum par du bouillon de viande; et, sous son influence, on n'observa pas la dépression secondaire dont je parlais tout à l'heure. Il n'y eut pas, évidemment, cette espèce de coup de fouet stimulant du début que produisit la ration de rhum, mais le travail fut plus soutenu, plus prolongé; et quand on arriva à l'étape, les hommes n'avaient pas cette sensation de fatigue extrême qui les maintient dans un état tel que l'ingestion alimentaire est difficile, pénible, et que la réparation se fait dans une mesure insuffisante. Lauder-Brunton ajoute qu'en arrivant à l'étape les hommes jeunes qui avaient absorbé le bouillon en guise de stimulant n'eurent aucune envie de la ration de rhum, que les hommes plus âgés acceptèrent au contraire avec empressement, parce que, chez eux, l'alcool stimulait les phénomènes digestifs, un peu moins prompts à cause de l'âge. Les résultats de cette expérience, effectuée dans des conditions telles que son interprétation ne peut être discutée, concordent absolument avec ce que nous avons appris, au point de vue de l'action physiologique de l'alcool.

Messieurs, je vous ai déjà parlé de l'alcool à titre antipyrétique, mais j'insiste sur ce point, parce qu'il est très important, qu'il ne faut pas rechercher l'action antipyrétique de l'alcool. Cette action antipyrétique de l'alcool se produit, la plupart du temps, par suite des modifications que l'alcool amène dans les processus de la nutrition ; mais il ne faut pas chercher à obtenir cette action antipyrétique, parce que pour cela il est nécessaire d'employer l'alcool à forte dose, comme d'ailleurs la plupart des substances dites antipyrétiques, et alors les inconvénients de l'alcool entrent en scène et ne tardent pas à dépasser, de beaucoup, les avantages qu'on en peut tirer. Pour synthétiser cela, je dirai que, pour l'alcool comme pour toutes les substances médicamenteuses très efficaces, les indications sont assez étroites, et qu'en somme une proscription complète de l'alcool comme celle que l'on tend à faire, même au point de vue thérapeutique actuellement, est véritablement aussi fâcheuse et irrationnelle qu'un emploi inconsidéré et à tout propos.

Avant d'aborder la posologie de l'alcool, un dernier mot sur un phénomène très remarquable au point de vue physiologique, et ensuite sur le traitement de l'empoisonnement aigu et de l'empoisonnement chronique par l'alcool. Je veux attirer votre attention sur l'antagonisme que l'on observe entre l'alcool et la strychnine. Cet antagonisme est démontré par un certain nombre de faits : lorsqu'on met un animal sous l'influence de la strychnine, c'est-à-dire quand on lui injecte une quantité de strychnine telle qu'on provoque chez lui des accidents d'intoxication strychnique, on voit que cet animal présente, lorsqu'on lui injecte ensuite de l'alcool en quantité suffisante, les phénomènes comateux propres à l'alcool, les phénomènes de tétanisation rétrocédant et s'annihilant même complètement. Bien plus, on peut arriver à déterminer, chez les animaux ainsi préalablement strychnisés, l'anesthésie et la résolution musculaire persistantes ; mais il est alors nécessaire d'injecter des doses d'alcool tellement considérables qu'il faudrait rendre un individu strychnisé ivre-mort pour arriver à ce résultat. On observe, sous cette influence, que le cœur est accéléré et désordonné, en raison de la paralysie graduelle du pneumogastrique, mais que *la respiration ne se ralentit plus*, c'est-à-dire que cette action ultime de l'intoxication strychnique qui détermine la mort par arrêt respiratoire se produit très difficilement, grâce à l'influence stimulante de l'alcool.

Si l'on fait l'expérience inverse, c'est-à-dire si on injecte d'abord à un animal une quantité assez considérable d'alcool, on constate que l'alcool, quoique à cette dose toxique, diminue mais n'empêche pas absolument les phénomènes de strychnisme. Il y a là un mécanisme analogue à ce qu'on peut observer dans ce que j'appellerai, pour bien peindre ce que je veux dire, la *prise de possession* du système nerveux par la substance toxique ou médicamenteuse, à ce qu'on observe, par exemple, avec la pilocarpine et l'atropine. Vous savez que, dans ces circonstances, suivant celui des deux alcaloïdes qui a pris possession du système nerveux le premier, il est nécessaire, pour arriver à manifester les phénomènes d'antagonisme, d'administrer des doses telles de l'antagoniste, qu'on arrive à provoquer la mort : l'antagonisme ne peut utilement se produire que si les deux injections sont faites à une distance suffisamment rapprochée l'une de l'autre. Eh bien, on observe, relativement à la strychnine et à l'alcool, quelque chose d'analogue. J'aurai d'ailleurs à revenir sur ce sujet à propos de l'opium et du prétendu antagonisme entre l'opium et la belladone.

Chez les animaux qui ont été préalablement soumis à l'influence de l'alcool, à dose toxique, mortelle, et auxquels on vient ensuite à pratiquer l'injection de strychnine, s'il survient des contractions tétaniques, que ces contractions soient spontanées ou provoquées par un choc sur la colonne vertébrale, on a observé dans la production de ce phénomène un signe que l'animal ne succombera pas à l'intoxication alcoolique. Ce pouvoir antagonistique, comme vous le voyez, est par conséquent assez intense, quoique ce ne soit pas un antagonisme absolu; et je crois qu'il doit être rapporté à ce groupement moléculaire particulier dans lequel une molécule de carbone centrale est saturée, ainsi que je vous l'ai dit dans une de nos leçons précédentes, en attribuant à cette structure moléculaire une importance de premier ordre dans la production des effets hypnotiques ainsi que la diminution de l'excitabilité réflexe de la substance grise. Le pouvoir

antagonistique vis-à-vis de la strychnine de ce groupement moléculaire augmente dans une proportion d'autant plus remarquable que
le pouvoir hypnotique de la molécule s'accentue lui-même et il se
montre au maximum chez les hypno-anesthésiques. Ainsi on obtient
les mêmes résultats avec les anesthésiques vrais, et je pourrais faire
une échelle croissante partant de l'alcool, passant par la paraldéhyde
le chloral, l'éther, pour aboutir au chloroforme. Je vous ai parlé
l'année dernière à propos du chloral et du chloroforme de leur action
antagonistique vis-à-vis de la strychnine ; et, comme vous le voyez,
cet ordre croissant de l'antagonisme est tout à fait net et tout à fait
précis.

On a cherché à utiliser cette action antagonistique de la strychnine
au point de vue du traitement de l'empoisonnement par l'alcool et
l'on en a tiré, en somme, d'assez bons résultats ; mais il ne faut pas
hésiter, quand on se trouve en présence d'une intoxication aiguë
grave par l'alcool, à employer des doses de strychnine qui seraient
beaucoup trop considérables en d'autres circonstances. C'est ainsi
que Luton et Dujardin-Beaumetz n'hésitent pas à pratiquer, en vingt-
quatre heures, chez un individu atteint de délire alcoolique chronique
des injections atteignant 15 milligrammes, c'est-à-dire 1 centigr. 1/2,
de sulfate de strychnine. J'insiste, Messieurs, sur l'énormité de ces
doses : une dose de 1 centigramme injectée en une fois est, en effet,
une dose mortelle ; et cette dose de 15 milligrammes ne peut-être
admise que chez les individus chez lesquels évoluent des accidents
graves d'intoxication alcoolique. Cette injection de 15 milligrammes
de sulfate de strychnine doit se faire en trois injections séparées de
5 milligrammes chacune ; ou bien encore, comme l'a indiqué Dujardin-
Beaumetz, on peut pratiquer d'abord une injection de 1 centigramme,
c'est-à-dire de 10 milligrammes, puis, toutes les trois heures, une
nouvelle injection de 2 milligr. 1/2 seulement, cette fois, jusqu'à ce
que l'on voie survenir une exagération des mouvements réflexes que
l'on peut provoquer, par exemple, au moyen de chocs sur la colonne
vertébrale, comme je le disais tout à l'heure.

Il faut bien retenir ceci : c'est que, dans ce cas, la dose de strychnine
est essentiellement variable, et doit être d'autant plus grande qu'elle
est administrée plus longtemps après le début de l'intoxication. Il y
a donc là une affaire de doigté, si vous voulez me permettre cette
expression, c'est-à-dire un de ces cas dans lesquels intervient l'art

appliqué à la thérapeutique; et j'insiste à dessein sur ces proportions relativement considérables de strychnine, qui sont absolument adéquates à des circonstances tout à fait particulières.

Il y a encore un certain nombre d'autres indications à remplir lorsqu'il s'agit de traiter un accès d'alcoolisme aigu : la première de toutes les indications consiste, bien entendu, à vider l'estomac, si cette opération n'a déjà été faite spontanément. Vous savez qu'il peut arriver, chez certains individus, que la forme comateuse de l'alcoolisme s'établisse d'emblée, sans avoir été précédée par la phase des vomissements amenant, quand ils se produisent, l'expulsion de la majeure partie de l'agent toxique. Dans ce cas, il faut donc vider l'estomac par un procédé quelconque, soit au moyen du tube de Faucher, soit au moyen des injections hypodermiques de chlorhydrate d'apomorphine dont il ne faut pas, cependant, attendre un grand bénéfice, car, dans ce cas, les différentes substances émétiques capables d'amener les vomissements, n'agissent qu'avec une extrême lenteur et avec une extrême difficulté : nous en comprendrons la raison en étudiant l'action physiologique de l'apomorphine.

L'emploi des excitants diffusibles, tels que les composés ammoniacaux, est absolument indiqué. Il faut lutter contre le refroidissement à l'aide des enveloppements chauds, des fumigations, des frictions stimulantes avec des linges chauds; enfin, pratiquer des inhalations d'oxygène.

Chez certains individus, on voit se manifester une forme particulière d'intoxication alcoolique aiguë, caractérisée par ce qu'on a appelé l'alcoolisme à forme cardiaque, c'est-à-dire par des signes d'angine de poitrine : ces cas d'alcoolisme cardiaque sont justiciables de l'emploi de la nitro-glycérine, des nitrites alcalins, à la dose d'un demi-milligramme, ou bien des inhalations de nitrite d'amyle; mais celles-ci devront être très modérées et faites avec beaucoup de précaution. Enfin, au point de vue de l'insomnie qui est quelquefois si rebelle chez les individus en cours d'intoxication par l'alcool, je vous ai indiqué les avantages que l'on pouvait tirer de l'emploi de l'hydrate d'amylène et de la paraldéhyde, que cette paraldéhyde soit employée seule ou, mieux encore, associée au bromure de potassium.

Je vous ai indiqué, en parlant de l'alcoolisme, quelle était ma manière de voir à cet égard; je vous ai montré que je regardais comme particulièrement intéressant et efficace de faire l'éducation

de la volonté de l'individu. C'est là, bien plus que dans la proscription
absolue, que l'on pourra trouver le moyen de lutter avantageusement
contre l'alcoolisme. Mais cela n'empêche pas qu'il faut aider dans
une aussi large mesure que possible cette bonne volonté de l'individu, si faible ou si forte qu'elle puisse se manifester. Eh bien, à ce
point de vue, un pharmacologue anglais que j'ai déjà cité, Lauder-
Brunton, a donné un moyen qui paraît extrêmement important et
que l'on ne doit pas négliger dans ces circonstances. Lauder-Brunton
compare le désir d'absorber des boissons alcooliques qui se produit
chez certains individus à cet état que nous étudierons bientôt chez les
morphinomanes sous le nom de *besoin*; et pour lui, ce besoin d'alcool
paraît provenir, pour une partie, de l'estomac, et, pour une autre
partie, de l'économie tout entière, manifestant son besoin d'alcool
par le fait de la dépression considérable qu'elle éprouve, chez les
individus habitués à cette stimulation régulière, lorsqu'elle vient à
être supprimée. Il recommande, dans ces circonstances, l'emploi
d'une potion composée de la façon suivante et capable de donner
satisfaction, dans une certaine mesure, à ce besoin, sans introduire
dans l'organisme une quantité assez considérable d'alcool ;

Alcoolat aromatique ammoniacal (Esprit de Sylvius).	XX à XXX gouttes.
Teinture de capsicum.	5 à 10 grammes.
Infusé de gentiane ou de cascarille. . .	70 —

Lauder-Brunton recommande de prendre cette potion au moment
où le besoin d'alcool se fait sentir; et ce besoin est ainsi trompé par
la saveur, le fait de l'excitation buccale et de l'excitation périphérique sur laquelle j'ai attiré votre attention à propos de l'action
propulsive de l'alcool : cela aide, bien certainement, l'individu qui
veut lutter contre le désir de consommer de l'alcool à résister à la
tentation qui le pousse à l'absorption des boissons alcooliques. Il
insiste de plus sur ce point, qu'à ce moment, sous l'influence de ce
véritable état de besoin, — car cette appellation peut s'appliquer à
l'alcool aussi bien qu'à la morphine, — il est nécessaire de ranimer
la circulation cérébrale et le travail cardiaque : eh bien, en tenant
compte de ces phénomènes sur lesquels j'ai déjà attiré votre attention,
c'est-à-dire de ces phénomènes d'excitation propulsive sur les extrémités périphériques des nerfs de la cinquième paire, Lauder-Brunton
recommande de manger des oranges, des citrons, ou bien de boire

quelques gorgées d'eau glacée ou d'eau gazeuse, justement pour donner satisfaction à cette excitation extérieure qui est sinon l'unique, au moins la principale satisfaction recherchée dans l'absorption de l'alcool. Cette médication doit être, en outre, aidée par l'emploi des toniques, notamment des toniques ferrugineux, du quinquina, et même de la strychnine.

Smirnoff attribue à la racine du cabaret, *Asarum europæum*, la propriété de relever l'appétit défaillant chez les alcooliques et de lutter efficacement contre le besoin factice, mais irrésistible de l'alcool. Il faudrait alors prescrire des pilules de 5 à 20 centigrammes de poudre de racine.

A côté de ces procédés, Messieurs, je signalerai ce qu'on pourrait appeler les moyens empiriques dont l'un, comme vous l'allez voir, ne manque ni d'originalité ni de bizarrerie; mais, par une sorte de fatalité assez habituelle aux choses de ce monde, bien que ce procédé ne date pas d'hier, il tend à se rapprocher d'un procédé absolument récent et qui, s'il n'a pas donné jusqu'alors des résultats bien certains, sollicite depuis quelque temps l'attention. Parmi ces moyens empiriques, il en est un, recommandé par les anciens auteurs, qui consiste à noyer une anguille vivante dans du vin rouge et à faire absorber ce breuvage à l'individu qu'on veut guérir de la passion de l'alcool. L'inventeur de ce procédé ajoute qu'après avoir bu cette infusion d'anguille, l'individu est pris d'un tel dégoût pour l'alcool qu'il renonce absolument à boire. Je vous avouerai que je n'accorde pas à ce procédé un degré de confiance bien considérable : il est certain qu'au moment où l'on vient d'absorber ce breuvage, l'appétence pour le vin ne doit pas être bien prononcée, mais vous connaissez le proverbe : qui a bu, boira. Très rapidement, le vieil homme tend à reprendre le dessus.

J'arrive maintenant à ce procédé qui date de quelques jours à peine : c'est la sérothérapie de l'alcoolisme. Vous savez que MM. Broca, Sapelier et Thébault, ont proposé d'employer le sérum des animaux ayant été alcoolisés pour déterminer, chez les alcooliques invétérés, la guérison de l'alcoolisme. Il n'y a peut-être rien là de bien extraordinaire, surtout en ces temps de sérothérapie à outrance dans lesquels nous vivons. Il y a cependant quelque chose qui m'inspire une certaine défiance, c'est que les résultats sont vraiment trop beaux : cela permettrait seulement de ne pas boire en quantité trop considérable, c'est-à-dire que cela n'enlèverait pas à l'alcoolique le goût du vin et des boissons alcooliques faibles, cela ne lui enlèverait que le goût des liqueurs spiritueuses, des liqueurs à essences.

Voici les conclusions des observateurs que je viens de citer. L'action du sérum anti-alcoolique — qu'ils ont déjà baptisée de l'appellation d'*anti-éthyline* — ne peut être attribuée à l'imagination ni à la suggestion parce que, parmi les succès, certains sujets ont ignoré la raison et la nature de leur traitement; parce que les hystériques, les neurasthéniques et les suggestionnables figurent tous dans les échecs, ou tout au plus dans les améliorations. Cette action est uniquement physiologique et consiste en un réveil des actes réflexes dont l'ensemble constituait primitivement le dégoût instinctif de l'homme pour l'alcool. Le sérum actionne l'économie en excitant les divers appareils à agir contre les effets du toxique, comme aussi en agissant sur la circulation, sur la nutrition, etc. Il rétablit l'habitude première nature physiologique, au lieu et place de l'habitude seconde nature, résultat de l'éducation, et perversion du goût à l'égard de l'alcool. Le sérum anti-alcoolique referait de l'alcoolomane un instinctif.

Ces expérimentateurs estiment que la production moins accentuée et moins énergique de ces phénomènes à l'égard du vin, s'expliquerait par la faiblesse relative du vin en alcool et par la tare résultant des désordres provoqués par le vin sur l'appareil digestif. Je crois qu'il faudra laisser à ce procédé le temps de faire ses preuves. Mais je devais le citer, ne fût-ce que comme terme de comparaison avec celui de l'anguille dont je parlais tout à l'heure.

Posologie. — Nous voici arrivés à la pharmacologie de l'alcool et des préparations alcooliques, c'est-à-dire aux différents modes d'emploi de l'alcool ayant pour but d'utiliser son action médicamenteuse. Les modes d'emploi de l'alcool peuvent se résumer en un certain nombre de formules dont deux ou trois surtout sont les principales, et ce sont les seules que je citerai. C'est tout d'abord la fameuse *potion de Todd*, qui est ainsi composée :

Eau-de-vie vieille, ou rhum.	40 grammes.
Sirop simple.	30 —
Teinture de cannelle.	5 —
Eau distillée.	75 —

Dans cette potion, ainsi que je l'ai déjà indiqué, on peut remplacer l'eau-de-vie ou le rhum par une quantité double de vin généreux tel que le xérès, le porto. A côté de cette formule, je citerai celle de la *potion cordiale de Gubler*, qui est la suivante :

    Alcool à 85. 50 grammes.
    Sirop de sucre. 30   —
    Eau distillée. 50   —

C'est, comme vous le voyez, une potion plus riche en alcool que la précédente. Le Codex donne une formule de *potion cordiale composée* à l'aide du vin de Banyuls ; voici cette formule :

    Vin de Banyuls. . . . . 110 grammes.
    Sirop d'écorces d'oranges amères. 40   —
    Teinture de cannelle. 10   —

Enfin, une dernière formule, due à Liebreich, utilise l'alcool à un degré de concentration plus considérable encore, relativement à la quantité de véhicule ; la voici :

    Alcool à 95. . . . . 120 grammes.
    Teinture d'oranges. 6   —
    Teinture de gingembre. 1   —
    Eau distillée. 200   —

Voilà un certain nombre de formules qui vous permettront de choisir celle qui vous paraîtra le mieux convenir aux indications que vous vous proposerez de remplir.

A côté de ces formules afférentes à l'alcool seul, dont l'alcool forme exclusivement la base, il y a un certain nombre de produits médicamenteux importants qui sont les *alcoolats*, les *alcoolatures* et les *teintures*.

Alcoolats. — Les alcoolats sont des produits qui proviennent de la distillation de l'alcool ayant préalablement macéré sur une ou plusieurs substances médicamenteuses ; il faut faire, cependant, une exception pour ces alcoolats qui porteraient plus exactement le nom de teintures d'essences, et qui se préparent par simple dissolution des essences actives dans l'alcool à 90 p. 100. Ces médicaments ont reçu quelquefois des dénominations qui ne rappellent en aucune façon leur nature d'alcoolat, c'est-à-dire la manière dont ils sont obtenus ; c'est ainsi que l'alcoolat de cochléaria porte le nom d'*esprit ardent de cochléaria* ; l'alcoolat vulnéraire, celui d'*eau vulnéraire spiritueuse* ;

l'alcoolat de térébenthine, le nom de *baume de Fioravanti*; l'alcoolat aromatique ammoniacal, s'appelle *esprit volatil huileux de Sylvius*; enfin, l'alcoolat de mélisse composé est très souvent désigné sous la simple appellation d'*eau de mélisse des Carmes*.

Pour la préparation de ces alcoolats, on fait usage des feuilles, des fleurs et des sommités fleuries fraîches; cependant, il entre dans certains alcoolats d'autres produits végétaux, par exemple des racines de crucifères, d'ombellifères, d'amomacées; des fruits et des semences d'hespéridées, d'orchidées, de myristicacées; quelquefois, ce sont des gommes-résines; d'autres fois, des térébenthines, des baumes, des huiles essentielles. Enfin, autrefois surtout, car aujourd'hui ces produits tendent de plus en plus à être abandonnés, on faisait usage de produits animaux, tels que le musc ou le castoréum.

Ces produits se préparent tous par macération dans l'alcool, pendant un temps plus ou moins considérable, des produits actifs de la plante, puis on distille au bain-marie, en ayant soin de mener cette distillation aussi rapidement que possible, pour éviter aux produits volatils l'action de la chaleur qui pourrait les dénaturer ou les altérer. Ces différents alcoolats se préparent avec de l'alcool à un degré de concentration différent. On emploie soit l'alcool à 60 p. 100, soit l'alcool à 80 p. 100, soit l'alcool à 90 p. 100.

Certains de ces alcoolats sont parfois utilisés pour l'usage externe : tels sont par exemple l'alcoolat de Fioravanti, l'alcoolat aromatique ammoniacal, l'alcoolat de cochléaria composé, l'alcoolat vulnéraire. D'autres, au contraire, sont surtout utilisés pour l'usage interne : tels sont l'alcoolat de mélisse, l'alcoolat ou élixir de Garus, l'alcoolat vulnéraire, l'alcoolat aromatique ammoniacal, l'alcoolat de cochléaria composé.

Voici les formules de ces médicaments :

Alcoolat de Garus.

Aloès.	5	grammes.
Myrrhe.	2	—
Girofles.	5	—
Muscades.	10	—
Cannelle de Ceylan.	20	—
Safran.	5	—
Alcool à 80.	5 000	—

(Distiller 4 500 grammes d'alcoolat.)

Alcoolat de mélisse composé.

(Eau de mélisse des Carmes.)

Mélisse fraîche en fleurs.	900 grammes.	
Zestes frais de citron.	150	—
Cannelle de Ceylan		
Girofles.	ãã 80	—
Muscades.		
Coriandre.	ãã 40	—
Racine d'angélique.		
Alcool à 80. . . . . . :	5 000	—

(Distiller 4 250 grammes d'alcoolat.)

Alcoolat vulnéraire.

(Eau vulnéraire spiritueuse.)

Feuilles fraîches d'absinthe.	
— d'angélique.	
— de basilic.	
— de calament.	
— de fenouil.	
— d'hysope.	
— de marjolaine.	
— de mélisse.	
— de menthe poivrée . . .	ãã 100 grammes.
— d'origan.	
— de romarin.	
— de rue.	
— de sarriette.	
— de sauge.	
— de serpolet.	
— de thym.	
Sommités fleuries et fraîches d'hypericum.	
— de lavande.	
Alcool à 60.	4 500 —

(Distiller 3000 grammes d'alcoolat.)

Alcoolat aromatique ammoniacal.

(Esprit volatil huileux de Sylvius.)

Écorces fraîches d'orange.	ãã 100 grammes.	
— de citron.		
Vanille.	30	—
Cannelle de Ceylan.	15	—
Girofles.	10	—
Chlorhydrate d'ammoniaque.		
Carbonate de potasse.	ãã 500	—
Eau distillée de cannelle		
Alcool à 80		

(Distiller 500 grammes d'alcoolat.)

Alcoolat de cochléaria composé.

(Esprit ardent de cochléaria.)

Feuilles fraîches de cochléaria.	3 000 grammes.	
Racine fraîche de raifort	400	—
Alcool à 80	3 500	—

(Distiller 3000 grammes d'alcoolat.)

Alcoolat de Fioravanti.

(Baume de Fioravanti.)

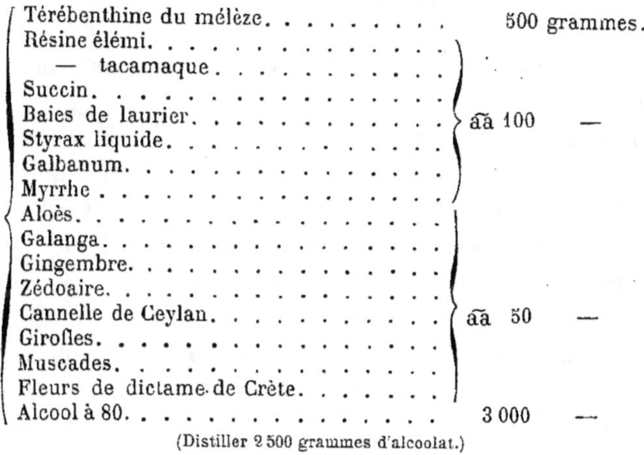

Térébenthine du mélèze.........	500 grammes.	
Résine élémi..............		
— tacamaque...........		
Succin...............		
Baies de laurier...........	āā 100	—
Styrax liquide............		
Galbanum.............		
Myrrhe..............		
Aloès..............		
Galanga.............		
Gingembre............		
Zédoaire.............		
Cannelle de Ceylan.........	āā 50	—
Girofles.............		
Muscades............		
Fleurs de dictame de Crète.......		
Alcool à 80..............	3 000	—

(Distiller 2 500 grammes d'alcoolat.)

Alcoolatures. — A côté de ces alcoolats renfermant des parties actives volatiles en dissolution dans l'alcool, il y a une autre série de produits alcooliques qui est constituée par les *alcoolatures*. Les alcoolatures résultent de l'action dissolvante de l'alcool sur des plantes fraîches, tandis que l'on appelle *teintures* les liquides résultant de l'action dissolvante de l'alcool sur des plantes sèches. Dans les alcoolatures, on utilise des plantes fraîches dont les propriétés seraient modifiées, en tout ou en partie, par une dessication plus ou moins avancée. Ces alcoolatures se préparent toutes par macération de la plante dans l'alcool à 90 p. 100, par parties égales. Cependant il y a quelques exceptions, et les alcoolatures de citron et d'orange, ainsi que l'alcoolature vulnéraire, entre autres, se préparent à l'aide d'alcool à 80 p. 100 : il y a entre l'alcoolat vulnéraire et l'alcoolature vulnéraire, cette différence que, la composition des produits actifs étant identiquement la même, pour préparer l'alcoolat vulnéraire on met 4 500 grammes d'alcool à 60 et l'on distille ensuite pour recueillir 3 000 grammes d'alcoolat; tandis que l'alcoolature vulnéraire est une simple macération des mêmes principes actifs dans 3 000 grammes d'alcool à 80 p. 100. Tandis que l'alcoolat vulnéraire porte aussi le nom d'*eau vulnéraire spiritueuse*, l'alcoolature vulnéraire s'appelle *eau vulnéraire rouge*, par suite de la couleur que lui donne la macération des plantes ayant servi à sa préparation.

Le Codex prescrit la préparation des alcoolatures ci-après. FEUILLES : aconit, anémone, belladone, ciguë, digitale, eucalyptus, jusquiame, stramoine. FLEURS : anémone, arnica, colchique, cresson de Para. RACINES : aconit, bryone, bulbes de colchique. PLANTE ENTIÈRE : drosera. De toutes ces alcoolatures, celle d'aconit est à peu près seule utilisée d'une façon courante.

Teintures. — Viennent ensuite les *alcoolés*, c'est-à-dire les *teintures alcooliques*. Je vous citerai, en même temps, quelques préparations dans lesquelles on utilise l'alcool à un degré de concentration assez considérable, certaines teintures éthéro-alcooliques, telles que la teinture de Bestucheff ou *Teinture nervine*, qui eut, au moment où elle fut composée, une réputation assez considérable. On raconte une histoire assez intéressante au sujet de son action aphrodisiaque : cette action était tellement réputée que la grande Catherine de Russie acheta à Bestucheff, pour une somme considérable, le secret de sa préparation en raison de ses propriétés énergiquement aphrodisiaques ; et elle utilisait cette teinture pour ceux auxquels elle faisait l'honneur de faire partager sa couche, afin que leurs exploits pussent rester à la hauteur de ses exigences. Cette teinture a la composition suivante :

Perchlorure de fer	10 grammes.
Alcool à 90	60 —
Ether à 65	30 —

C'est, comme vous le voyez, une teinture renfermant du perchlorure de fer dans la proportion de 10 p. 100, en même temps que de l'alcool et de l'éther ; à l'action tonique du médicament ferrugineux vient s'ajouter l'action stimulante de l'alcool et de l'éther. Cette teinture s'administrait à la dose de xxv à xxx gouttes dans de l'eau sucrée, trois ou quatre fois par jour ; et, je le répète, elle était utilisée surtout à ce moment comme panacée aphrodisiaque, ou comme une panacée équivalente à l'*élixir de longue vie* : il est une autre teinture du même genre, la *teinture de Klaproth*, qui n'est autre chose qu'une solution ferrugineuse mélangée d'alcool et d'éther acétique.

A côté de ces produits, je signalerai les alcoolés qui sont des teintures simples ou composées, préparées soit par macération, soit par lixiviation, soit par solution, et qui, pour la plupart, sont utilisées pour l'usage interne : cependant, certaines d'entre ces préparations

sont à peu près exclusivement réservées pour l'usage externe, telles
par exemple que la teinture d'essence de citron composée, vulgairement appelée *eau de Cologne*, la teinture d'iode, de cantharides, de
camphre, la teinture balsamique, qui porte communément le nom de
baume du Commandeur. Ces teintures sont préparées avec de l'alcool
à différents degrés de concentration. L'alcool à 90 p. 100 sert à
préparer la teinture de camphre concentrée dans la proportion de
1 de camphre pour 9 d'alcool en poids, — tandis que la *teinture de
camphre faible*, vulgairement appelée *eau-de-vie camphrée*, se prépare
en dissolvant 10 grammes de camphre dans 390 grammes d'alcool
à 60 p. 100; — la teinture d'iode, dans la proportion de 1 d'iode,
pour 12 d'alcool en poids; et les teintures d'essences, telles que de
labiées, d'ombellifères, de composées, qui sont préparées en ajoutant
2 grammes d'essence à 98 grammes d'alcool à 90 p. 100.

L'alcool à 80 p. 100, sert à préparer un nombre assez considérable de teintures, dont je vais donner l'énumération; ces teintures
résultent de la macération d'une partie de plante dans cinq parties
d'alcool à 80 p. 100 : c'est ainsi qu'on prépare les teintures d'anis,
d'asa fœtida, de badiane, de baume de Tolu, de benjoin, de feuilles
de Boldo, de buchu, de cannelle, d'écorce de cascarille, de cubèbe, de
feuilles d'eucalyptus, d'euphorbe, de fève de Calabar, de gingembre,
de girofle, de gomme ammoniaque, d'hellébore blanc, d'iris, de
feuilles de matico, de myrrhe, de noix vomique, de zestes d'oranges
amères, d'écorce de panama, de polygala, de pyrèthre, de résine de
gayac, de scammonée.

Les teintures d'ambre gris, de cantharides, de castoréum, de
cochenille, de musc, de safran, de succin, de vanille, sont préparées
dans la proportion de 10 d'alcool à 80 p 100, pour 1 de substance
médicamenteuse.

L'alcool à 60 p. 100 sert à préparer les teintures suivantes :
d'abord la teinture d'extrait d'opium, qui renferme 1 gramme d'extrait
thébaïque pour 12 grammes d'alcool; puis, alors dans la proportion
utilisée généralement d'une partie de plante pour cinq parties, en
poids, d'alcool à 60 p. 100, les teintures de feuilles d'absinthe, de
feuilles et de racines d'aconit, d'aloès, de fleurs d'arnica, de feuilles
de belladone, de cachou, de sommités fleuries de chanvre indien, de
feuilles de ciguë, de feuilles de coca, de semences de colchique, de
racine de colombo, de feuilles de digitale, de bois de gayac, de racine

de gentiane, de racine d'ipéca, de feuilles de jaborandi, de racine de jalap, de feuilles de jusquiame, de kino, de lobélie, de noix de galle, de bois de quassia, de quinquinas gris, jaune et rouge, de racine de ratanhia, de rhubarbe, de squames de scille, de feuilles de séné, de feuilles de stramoine, de savon amygdalin, de racine de valériane.

Voici les formules des principales teintures composées.

Teinture d'absinthe composée.
(Élixir stomachique de Stoughton).

Sommités d'absinthe.		
— de chamœdrys.		
Racine de gentiane.	āā	25 grammes.
Écorces d'oranges amères.		
Rhubarbe.		
Aloès.	āā	5 —
Cascarille.		
Alcool à 60		1 000 —

Teinture d'aloès composée.
(Élixir de longue vie).

Aloès.		40 grammes.
Racine de gentiane.		
Rhubarbe.		
Zédoaire.		
Safran.	āā	5 —
Agaric blanc.		
Thériaque.		
Alcool à 60		2 000 —

Teinture balsamique.
(Baume du Commandeur).

Racine d'angélique.		10 grammes.
Sommités fleuries d'hypericum.		20 —
Alcool à 80.		720 —

Faire macérer pendant 8 jours après division convenable, passer en exprimant fortement le résidu et ajouter :

Aloès.		
Myrrhe.	āā	10 grammes.
Oliban.		
Baume de tolu.	āā	60 —
Benjoin.		

Teinture d'essence de citron composée.
(Eau de Cologne).

Huile volatile de bergamote.		
— de Portugal.	āā	10 grammes.
— de citron.		
— de fleur d'oranger (néroli).	āā	2 —
— de romarin.		
Alcool à 90.		1 000 —

Teinture de gentiane alcaline.

(Élixir amer de Peyrilhe.)

Racine de gentiane en poudre grossière. . .	100 grammes.
Carbonate de soude.	30 —
Alcool à 60.	3 000 —

Teinture de jalap composée.

(Eau-de-vie allemande.)

Racine de jalap.	80 grammes.
— de turbith.	10 —
Scammonée d'Alep	20 —
Alcool à 60.	960 —

Teinture de raifort composée.

(Teinture antiscorbutique.)

Racine fraîche de raifort	200 grammes.
Semences de moutarde noire	100 —
Chlorhydrate d'ammoniaque	50 —
Alcool à 60	} āā 400 —
Alcoolat de cochléaria composé	

L'intérêt des détails qui précèdent est celui-ci : il faut savoir, pour certains produits médicamenteux très importants, comme la teinture d'opium et la teinture de noix vomique, que leur richesse en principes actifs n'est pas la même. Les élixirs sont également des produits importants au point de vue thérapeutique. Ce sont des mélanges de sirops avec des alcoolats. Les principaux sont l'élixir amer de Peyrilhe ou teinture amère alcaline, l'élixir de Garus, l'élixir de longue vie, l'élixir de Stoughton, ou teinture d'absinthe composée.

Vins médicinaux. — Les vins médicinaux se préparent avec du vin rouge ou blanc titrant en moyenne 10 p. 100 d'alcool; on utilise aussi des vins plus riches, le vin de Grenache, de Lunel, de Malaga, dont la richesse moyenne en alcool est de 15 p. 100. Ces vins se préparent à froid, dans un vase fermé, par macération, par épuisement ou par simple mélange des substances actives. Dans certains cas, on fait, au préalable, réagir l'alcool, pendant un certain temps, variant de 48 heures à quatre jours, sur les substances actives avant d'ajouter le vin pour les épuiser. Les formules sont un peu différentes : pour la plupart des vins cependant, tels que les vins d'absinthe, d'aunée, de gentiane, on fait macérer 30 grammes de ces substances avec 60 grammes d'alcool à 60 p. 100; puis on ajoute 1000 grammes de vin blanc. Pour les vins de quinquina, la proportion s'élève à 50 grammes lorsqu'il s'agit de quinquina gris, pour

100 grammes d'alcool à 60 p. 100; pour les quinquinas jaune ou rouge, cette quantité n'est plus que de 25 grammes pour la même quantité d'alcool.

Les vins plus riches, comme le vin de Grenache, etc., servent à préparer les vins composés dont vous voyez ici les formules. Les vins simples sont constitués de la façon suivante : on fait macérer, par exemple, dans 1000 grammes de vin de Grenache une quantité de 30 grammes de racine de colombo, de bois de quassia, de feuilles d'eucalyptus, de feuilles de boldo, de feuilles de buchu; tandis que pour les squames sèches de scille, les semences de colchique, les feuilles de coca, la racine de rhubarbe, cette quantité s'élève à 60 grammes, et à 100 grammes pour les bulbes frais de colchique. Enfin, sous le nom de *Vin chalybé*, il existe au Codex une formule d'un vin ferrugineux qui est préparé en ajoutant à un litre de vin de Grenache 5 grammes de citrate de fer ammoniacal.

Vin aromatique.

Alcoolature vulnéraire.	125	grammes
Vin rouge.	875	—

Vin antiscorbutique.

Racine fraîche de raifort.	30	grammes.
Feuilles fraîches de cochléaria.	ãã 15	—
— — de cresson.		
Feuilles sèches de ményanthe.	3	—
Semences de moutarde noire.	7	—
Alcoolat de cochléaria.	16	—
Vin de Grenache.	1 000	—

Vin de digitale composé.

[Vin de l'Hôtel-Dieu].

Feuilles sèches de digitale.	5	grammes.
Squames de scille.	7 gr. 50	
Baies de genièvre.	75	grammes.
Acétate de potasse (sec).	50	—
Alcool à 90.	100	—
Vin de Grenache.	900	—

20 grammes (un verre à liqueur) de ce vin correspondent à environ 10 centigrammes de poudre de digitale, 15 centigrammes de scille et 1 gramme d'acétate de potasse; le vin de Trousseau est trois fois plus riche en digitale et correspond, pour la même quantité, à 30 centigrammes de poudre de feuilles de digitale.

Vin de scille composé.

(Vin de la Charité.)

Racine d'asclépiade.		
— d'angélique.	ãã	15 grammes.
Squames de scille.		
Quinquina gris.	ãã	60 —
Écorce de Winter.		
Feuilles d'absinthe.	ãã	30 —
— de mélisse.		
Baies de genièvre.	ãã	15 —
Macis.		
Écorce fraîche de citron.		30 —
Alcool à 60.		200 —
Vin de Grenache.		4 000 —

J'aurai terminé quand je vous aurai dit quelques mots des bières médicamenteuses et des vinaigres. Parmi les bières, la seule que je citerai est la bière antiscorbutique, dont la composition est la suivante :

Bourgeons de pin desséchés.	30 grammes.
Feuilles fraîches de cochléaria.	30 —
Racine fraîche de raifort	60 —
Bière	2000 —

Les vinaigres résultent de la macération des principes actifs avec un mélange de vinaigre de vin blanc à 7 ou 8 p. 100 d'acide acétique et une certaine proportion d'acide acétique glacial, c'est-à-dire cristallisable. C'est surtout le vinaigre de colchique et le vinaigre de scille qui sont utilisés. Pour la préparation du vinaigre de colchique, la formule est la suivante :

Bulbes frais de colchique.	200 grammes.
Acide acétique cristallisable	20 —
Vinaigre blanc.	980 —

Pour le vinaigre de scille, on mélange 100 grammes de squames sèches de scille avec les mêmes proportions de vinaigre et d'acide acétique.

On a préparé également un vinaigre phéniqué, en faisant dissoudre 10 grammes de phénol dans 200 grammes d'acide acétique et en ajoutant à ce mélange 790 grammes d'eau distillée. Il existe encore un vinaigre camphré qui renferme, par litre, 25 grammes de camphre, 25 grammes d'acide acétique et 950 grammes de vinaigre ; enfin, un vinaigre aromatique, qui est composé de 125 grammes d'alcoolat vulnéraire et de 875 grammes de vinaigre. Je citerai encore la formule du *vinaigre antiseptique* :

Sommités sèches de grande absinthe. . .		
— — de petite absinthe . . .		
Rue.		
Menthe poivrée.	ãã	15 grammes.
Sauge.		
Romarin.		
Fleurs de lavande.		
Racine d'acore.		
Cannelle de Ceylan		
Girofles.	ãã	2 —
Muscades.		
Ail.		
Camphre.		4 —
Acide acétique à 1 060		15 —
Vinaigre.		1 000. —

Je citerai encore cette formule :

Huile volatile de cannelle.		
— — de giroles.	ãã	20 centigrammes.
— — de lavande.		
Camphre.		10 grammes.
Acide acétique à 1060.		100 —

XXe LEÇON

VARIÉTÉS DE PAVOTS UTILISÉS EN MÉDECINE. — COMPOSITION DU SUC DE PAVOTS. — OPIUM. — MATIÈRE MÉDICALE. — ANALYSE IMMÉDIATE DES DIVERSES SORTES D'OPIUM.

L'opium, dont nous allons commencer aujourd'hui l'étude, est constitué par le suc épaissi de certaines espèces de pavots. Le pavot est une plante annuelle, indigène dans le midi de l'Europe, en Orient, et que l'on cultive dans nos provinces pour ses fruits.

Les variétés qui fournissent l'opium sont assez différentes; et la richesse en principes actifs des opiums ainsi obtenus varie précisément avec ces diverses sortes de pavots; aussi est-il nécessaire de jeter un coup-d'œil, au point de vue de la matière médicale, sur celles qui sont le plus employées.

Boissier, dans sa *Flora orientalis*, rapporte à trois variétés principales les pavots qui sont cultivés pour la préparation de l'opium; ces trois variétés ont été désignées sous les noms de *Papaver somniferum* : *P. s. setigerum* ou α; *P. s. glabrum* ou β; *P. s. album* ou γ. La première variété, *Setigerum*, croît au Péloponèse, dans l'île de Chypre, les Iles d'Hyères, en Corse. Sa véritable forme sauvage possède des feuilles découpées en dents aiguës, avec des lobes pointus et terminés chacun par une soie : les feuilles, les pédoncules et les sépales sont couverts de poils soyeux, épais; elle se caractérise par une capsule à stigmate plus ou moins conique et possédant 7 ou 8 lobes stigmatiques.

La variété *Glabrum* fournit une capsule à peu près globuleuse qui possède 10-12 lobes stigmatiques; elle est cultivée surtout en Asie-Mineure et en Égypte. La variété *Album*, qui représente le *Papaver officinale* de Gmelin, fournit une capsule plus ou moins ovoïde et qui est dépourvue de pores ; elle possède une forme allongée (fig. 7) : on la cultive surtout en Perse. Cette dernière variété ne laisse pas échapper ses graines quand on la secoue, puisqu'elle ne possède pas de pores ; tandis que lorsqu'on secoue les capsules des autres pavots, on en fait tomber une certaine quantité de graines.

Ces variétés de pavots à opium se distinguent de notre coquelicot vulgaire, *Papaver rhœas*, par la hauteur de leur tige lisse, droite, ramifiée à la partie supérieure, et par leur aspect glabre auquel les amène peu à peu la culture sous l'influence de laquelle on voit même le *Papaver somniferum setigerum* arriver à perdre complètement ses poils. Les feuilles, oblongues-ovales, amplexicaules, cordées, très ondulées, divisées en lobes dentés, crénelés ou sinués, sont également très distinctes des feuilles pinnatifides, à lobes élargis, lancéolés, dentés sur les bords, du coquelicot. Les fleurs se font remarquer par une corolle large, de couleur blanche, rouge ou violette, qui porte, en général, une tache pourpre-sombre à la base : les filets staminaux sont épaissis à leur extrémité supérieure.

On peut obtenir par la culture, en Europe, et notamment dans les pays du nord, des variétés de pavots à capsules déprimées atteignant un volume relativement considérable et dont le diamètre va parfois jusqu'à 10 centimètres, la hauteur ne dépassant pas 5 à 6 centimètres (fig. 8). Ce sont ces grosses capsules qui sont utilisées pour faire des préparations extemporanées à l'aide des pavots : ces capsules se distinguent par un stigmate très déprimé au centre ; leurs parois sont épaisses, riches en latex.

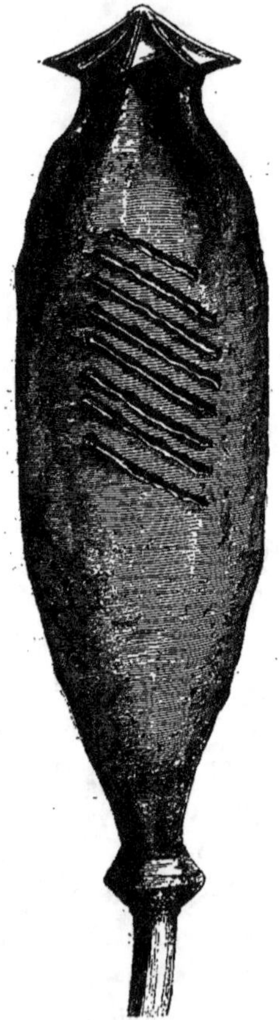

Fig. 7. — Capsule de *Papaver somniferum album*, incisée, provenant de Kashan. (grandeur naturelle).

Le plus riche en latex est le pavot de Perse, celui à capsule allongée, mais il devient malheureusement de plus en plus rare. On a remarqué que la culture de ce pavot, tentée par Aubergier à

Clermont-Ferrand, lui fait reprendre peu à peu la forme déprimée qui caractérise les capsules des pavots de nos régions, et cela, sans que la composition chimique de l'opium que l'on peut en extraire change sensiblement : cet opium est particulièrement riche en narcotine et en morphine.

A côté de ces variétés, certaines régions de l'Europe, et notre pays particulièrement, se distinguent, au point de vue de la culture du pavot, par la variété appelée *Papaver somniferum nigrum* qui est

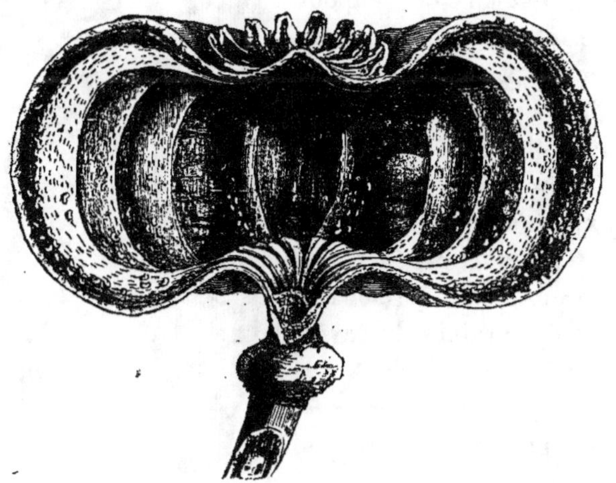

Fig. 8. — *Papaver somniferum album*, capsule déprimée, coupe verticale (grandeur naturelle).

constituée, comme vous le voyez, par une petite capsule subovoïde, à peu près globuleuse, possédant des graines dont la couleur varie du gris-bleu clair au gris et au brun-noirâtre.

Le *Papaver somniferum nigrum* fournit une tige ne dépassant guère un mètre de hauteur : les pétales sont blancs ou plus ou moins rouges ou violets, avec tache violet-foncé à la base. Dans la plupart des variétés, les capsules s'ouvrent au-dessous du stigmate par de petites valves situées dans l'intervalle des placentas et produisant, lorsqu'elles s'abaissent, des pores par lesquels sortent les graines : il existe cependant une sous-variété à capsules indéhiscentes, assez recherchée pour la préparation de l'huile d'œillette, en raison de ce qu'elle ne perd pas ses graines au moment de la récolte.

Ce pavot porte le nom vulgaire de pavot à œillette; c'est lui dont les graines fournissent l'huile connue sous la dénomination d'huile d'œillette : cette huile manifeste une saveur particùlière qu'elle perd à peu près complètement quand elle est suffisamment épurée : on la substitue à l'huile d'olives ; elle ne possède aucune propriété médicinale ou toxique. Les savons et les emplâtres préparés avec l'huile d'œillette restent mous et rancissent très rapidement. Les graines du pavot à œillette sont très fréquemment utilisées pour recouvrir la surface des gâteaux ou saupoudrer les instruments de boulangerie et empêcher le pain d'y adhérer. Dans certaines contrées même, ces graines sont utilisées pour l'alimentation de l'homme ; on en prépare des gâteaux et d'autres pâtisseries. Les Anciens avaient fort bien distingué ces propriétés différentes de la capsule et des graines du pavot, ainsi Virgile dit, en parlant des capsules, *papavera soporifera, lethœa* ; et, en parlant des graines, *papaver cereale, vescum*. Les capsules de ce pavot peuvent fournir un opium plus ou moins riche en principes actifs ; et il ne faut pas oublier que les principes actifs de toutes ces variétés résident, principalement, dans le tissu formant la paroi de la capsule du pavot, et que les graines ne renferment jamais aucune substance toxique.

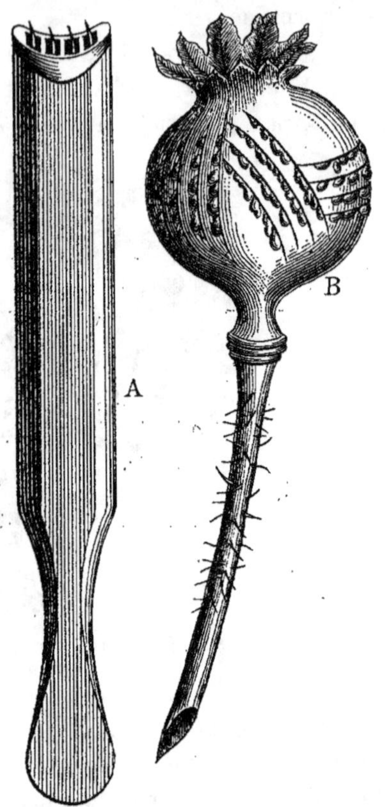

Fig. 9. — *Papaver somniferum nigrum*, Pavot à œillette cultivé dans le nord de la France.

A, scarificateur de Besnard d'Amiens.
B, capsule incisée (grandeur naturelle).

Les feuilles renferment des substances toxiques, mais seulement en assez faible quantité, ainsi que le démontre le fait suivant. Un éleveur essaya de faire servir les feuilles du pavot à la nourriture des moutons : ces animaux les mangèrent avec plaisir après leur dessication, mais ils ne tardèrent pas à éprouver des vertiges et des tranchées qui obligèrent d'en suspendre l'usage. Cependant, au dire de Tournefort et de Kaempfer, le pavot très jeune est utilisé comme aliment dans quelques contrées : à Trente et dans le Tyrol, on mangerait la plante avant l'époque où elle donne un suc blanc ; et l'on peut faire manger des pavots jeunes à des lapins sans qu'ils présentent d'accidents.

Pline nous apprend que l'on préparait avec les graines de pavot grillées et le miel un gâteau fort estimé et qu'on saupoudrait certaines sortes de pain avec ces mêmes graines. Galien les considérait aussi comme un excellent aliment. Dans son *Histoire des plantes*, Bauhin rapporte qu'aux environs de Trente et en Autriche on a con-

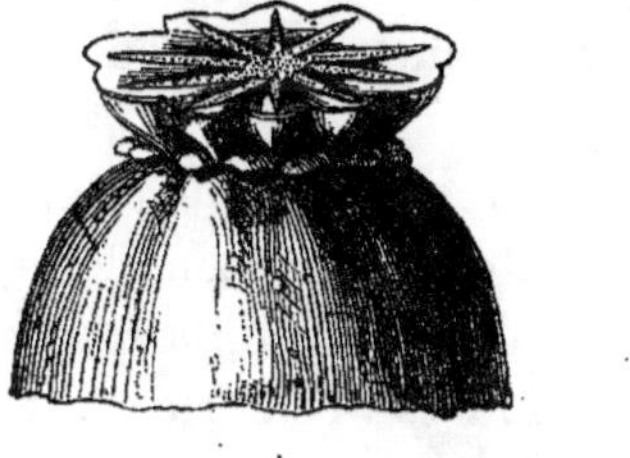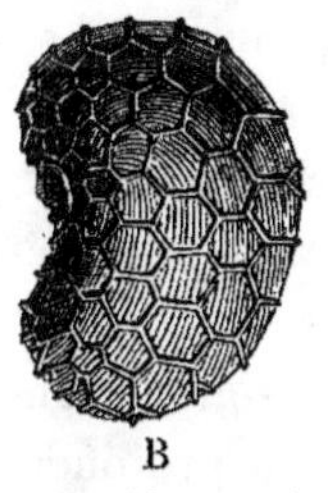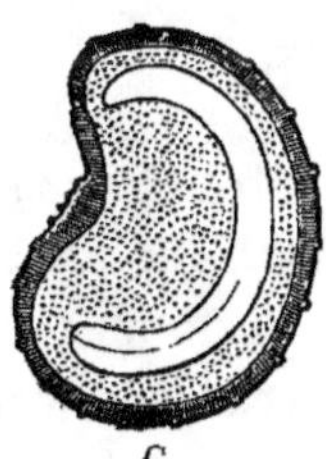

Fig. 10. — *Papaver somniferum nigrum.*
A, partie supérieure de la capsule.
B, graine entière.
C, Coupe de la graine.

servé l'usage de mélanger au pain les graines de pavot ; mais c'est surtout en Italie et en Sardaigne que les confiseurs les transformaient encore récemment en espèces de dragées très recherchées. Ces graines pourraient constituer, au besoin, une ressource alimentaire des plus sérieuses.

A côté de ces variétés de pavots, je vous dirai un mot du coquelicot (*Papaver rhœas*) qui est si commun dans nos régions. La capsule de ce papaver rhœas, lorsqu'elle est incisée avant sa complète maturité, peut donner issue à un suc laiteux d'odeur narcotique et dont l'action, à haute dose, est stupéfiante et se rapproche, dans une certaine mesure, de celle de l'opium ; on en a isolé une base qui a reçu le nom de *rhœadine*, qui est assez peu toxique, que l'on a retrouvée également dans les capsules de pavots et dont la composition se rapproche de celle de certains alcaloïdes dont on a reconnu l'existence dans l'opium.

Parmi les plantes de la famille des Papavéracés qui renferment une substance active analogue ou identique à celle dont nous allons nous occuper, je vous signalerai encore la Sanguinaire du Canada, *San-*

guinaria canadensis, qui contient la *Sanguinarine*, et la Chélidoine, *Chelidonium majus*, la Grande Éclaire de nos régions, qui renferme la *chélérythrine* ou *chélidonine*, principe dont on dit avoir retrouvé également les isomères dans le suc du pavot. Enfin, une autre espèce, le pavot cornu, *Glaucium flavum*, renferme également de la chélidonine ou de la sanguinarine, et son suc épaissi a servi à falsifier l'opium.

Ces plantes ne sont pas les seules qui renferment de la morphine ou des produits analogues ; on a reconnu en effet la présence, dans une espèce très voisine des pavots, l'*Argemone mexicana*, de la morphine, ainsi que d'une huile drastique analogue à celle du *Croton tiglium*.

Le fruit du pavot est formé par la réunion de 8 à 20 carpelles à bords induppliqués, formant à l'intérieur des cloisons incomplètes, de telle sorte qu'en réalité ce fruit est uniloculaire : avant la maturité, les sutures des carpelles sont nettement indiquées à l'extérieur par des sillons longitudinaux peu profonds. Il est surmonté, comme vous le voyez ici, d'un disque circulaire portant des surfaces stigmatiques en nombre égal à celui des carpelles, disposées en rayons et terminées par des lobes courts et obtus. Ces surfaces stigmatiques présentent une forme plus ou moins différente sur laquelle les botanistes basent des caractères différentiels pour reconnaître les variétés : cela n'a pas grand intérêt pour nous. Dans la plupart des variétés, des pores existent au dessous du disque en nombre égal à celui des carpelles : cependant, quelques variétés sont, je l'ai déjà dit, indéhiscentes.

La capsule est globuleuse, parfois un peu aplatie en dessous, ou bien ovoïde ; elle est rétrécie à sa partie inférieure et présente une sorte d'étranglement au-dessus d'un anneau renflé formant une sorte de plateau par l'intermédiaire duquel elle s'attache au pédoncule. Dans l'Asie Mineure et dans l'Inde, ces capsules ont un diamètre de 3 à 4 centimètres qui peut atteindre au moins le double lorsque les mêmes variétés sont cultivées dans nos régions dans un terrain suffisamment fertile et humide. La couleur des fruits varie du vert glauque pâle, pendant la maturation, au brun jaunâtre et au jaune, lorqu'ils sont parfaitement mûrs : ils sont fréquemment mouchetés de taches brunes ou noires. Avant maturité, sous l'influence de la plus légère blessure faite à la couche extérieure du péricarpe, on voit

s'écouler en assez grande abondance un suc laiteux et amer. La surface intérieure est rugueuse, striée transversalement, et l'on voit
se détacher des sutures des feuilles carpellaires des placentas minces
et cassants, formant des cloisons très incomplètes, et sur lesquels
sont insérés en grand nombre de petites graines réniformes de couleur variant du blanc au gris-bleu, au violet-foncé, et au noir. Les
fruits verts exhalent une forte odeur narcotique disparaissant par la
dessication : ils possèdent une saveur amère, persistante.

Lorsqu'on pratique l'analyse immédiate de ces fruits verts, on voit
qu'il y existe une petite quantité de morphine, et que cette quantité
diminue au fur et à mesure des progrès de la maturation du fruit.
Nous aurons l'occasion de vérifier cela dans une foule de circonstances : les progrès de la maturation de la plante doivent utiliser les
principes actifs, et il en résulte ce fait que l'observation avait déjà
montré depuis longtemps, qu'il est préférable, pour la préparation de
l'opium, de faire l'incision des capsules de pavots avant qu'elles
n'aient atteint leur complète maturité. La morphine semble, sinon disparaître entièrement, tout au moins diminuer dans une très notable
proportion avec les progrès de la maturation du fruit. D'autre part,
elle semble augmenter par une série de manipulations que la pratique
a également indiquées depuis longtemps, et auxquelles on soumet
l'opium au moment où on le récolte. Il résulte, en effet, d'un certain
nombre de recherches que la quantité de morphine contenue dans
une même espèce d'opium est d'autant plus considérable que cet
opium a été plus exactement malaxé et plus parfaitement soumis à
l'action de l'air et de la lumière au cours de sa préparation. Vous
pouvez voir, en jetant un coup d'œil sur le tableau reproduisant la
composition des différents alcaloïdes de l'opium, que cette composition est assez voisine, pour la plupart d'entre eux ; et il semble
rationnel d'admettre que, sous l'influence de l'air, de la lumière, des
réactions chimiques susceptibles de s'accomplir pendant l'opération
du malaxage et la récolte du suc de pavots, il puisse se produire des
dédoublements qui, dans une certaine mesure, favorisent les variations des principes actifs.

D'ailleurs, cette variation est encore en rapport avec un certain
nombre d'autres circonstances. D'abord et tout naturellement, avec la
nature des variétés de pavots qui sont employés pour la préparation
de l'opium ; ensuite, avec le mode de culture, avec le climat sous

lequel la plante est cultivée, la façon de recueillir le suc et les différentes manipulations dont ce suc est l'objet.

L'opium résulte des incisions que l'on fait à la capsule du pavot
alors qu'elle est encore un peu verte : il faut avoir soin, en pratiquant
cette incision, de ne pas sectionner la paroi interne de la capsule et
de borner l'incision à la surface extérieure, de façon que le suc puisse
se collecter sur la paroi externe. On a remarqué, en effet, que chaque
fois que la paroi interne est ouverte par l'incision, le suc qui s'écoule
à l'intérieur de la capsule est perdu, ne devient pas visqueux, solide,
comme le suc qui s'écoule à la surface extérieure, et est fort pauvre
en morphine. Ce fait vient à l'appui de ce que je disais tout à l'heure
sur le rôle de l'air et de la lumière dans la production de la morphine
et des autres principes actifs.

Le suc ainsi obtenu est recueilli lorsqu'il a acquis la consistance du
miel et une couleur variant du jaune au brun-rougeâtre, ce qui demande
environ six à dix heures ; on le malaxe, puis on le réunit en
masses que l'on enferme ensuite dans des feuilles de pavot et à l'aide
desquelles on forme des pains de volume très variable, analogues à
celui que vous voyez ici, et qu'on laisse sécher à l'ombre : ces pains
sont ensuite séparés les uns des autres au moyen de fruits secs de
rumex destinés à les empêcher de s'agglomérer. C'est là le caractère
distinguant précisément la variété d'opium qui est la meilleure au
point de vue de l'emploi médicinal : c'est l'opium de l'Asie-Mineure
comprenant l'opium de Turquie, celui de Smyrne et celui de Constantinople. Il est fourni par le *Papaver somniferum*, var. *glabrum*.
La culture en est assez délicate : elle exige un sol léger, soigneusement préparé l'année précédente, amélioré par des engrais choisis et
labouré deux fois. On choisit de préférence les graines claires, qui
donnent des plantes à fleurs jaunes ou blanches ; cette variété fournit
des capsules très vigoureuses, quand elle est entretenue par une culture soignée, et l'incision des capsules donne un suc abondant, clair,
prenant très rapidement au contact de l'air l'aspect d'une substance
analogue au miel. Les variétés à fleurs rouge-foncé ou pourpre,
dont les graines sont grises ou noires, fournissent moins de suc et
donnent un opium fortement coloré. La richesse moyenne en morphine de cet opium varie entre 11 et 12 p. 100 : le plus réputé est
fourni par le district de Kutaja ; il se présente sous la forme de
petites masses arrondies, de couleur brune lustrée ou bleuâtre, d'une

odeur particulière, plutôt agréable. Actuellement, cette variété est assez rare, et c'est plutôt avec l'aspect des pains que je vous présente ici que l'opium de l'Asie-Mineure pénètre en France. Les sortes les plus pauvres, provenant de la province de Konijah, renferment de 7 à 8 p. 100 de morphine.

A côté de cette variété, se place l'opium d'Égypte; il est fourni par un pavot à fleurs blanches. C'est un opium de qualité inférieure à celui d'Asie-Mineure, et cela à cause des soins moins minutieux que l'on prend pour la culture des pavots qui servent à l'obtenir. Gastinel, directeur du jardin d'études du Caire, a montré en effet, qu'en opérant la culture avec les soins employés en Asie-Mineure, la variété de papaver utilisée en Égypte permet d'obtenir un opium aussi riche, c'est-à-dire titrant, au minimum, 12 p. 100 de morphine. L'opium d'Égypte se présente sous forme de gâteaux un peu aplatis, durs, recouverts de débris de feuilles de pavots mais non de semences de rumex : sa cassure est conchoïdale, cireuse, et montre des fragments translucides. Sa couleur est d'un rouge-marron foncé et il semble parsemé de points brillants qu'on aperçoit facilement. Il possède la propriété de se ramollir légèrement à l'air, alors que l'opium d'Asie-Mineure devient plutôt sec et cassant. Cette variété d'opium, lorsqu'elle est due à une culture soignée des pavots, produit une qualité qui vaut sensiblement celle d'Asie-Mineure au point de vue thérapeutique.

Une troisième variété est l'opium de Perse : il est remarquable par sa richesse en narcotine, qui atteint sensiblement le chiffre de la morphine. Sa qualité est parfois égale, mais, en général, bien inférieure aux deux précédentes. Il est fourni par le *Papaver somniferum* variété *album*, à capsules ovoïdes, allongées ou arrondies (fig. 7). Il se présente sous forme de petits cylindres ou de cônes qui sont enveloppés de papier satiné; cet opium sert, en partie, à l'approvisionnement de la Chine. La qualité la plus inférieure, qui est mélangée de grains d'amidon et d'autres matières étrangères à la composition du suc de pavot, est vendue sous forme de bâtons d'un brun brillant; elle est récoltée à Shahabdulazim, Kashan et Kum. Au contraire, la région située à l'est du bas Tigre fournit la qualité la plus estimée, désignée sous l'appellation de *Teriak-e-arabistani*.

On voit aussi quelquefois cette sorte d'opium sous forme de morceaux arrondis ou de gâteaux plats possédant une consistance ferme, une bonne odeur opiacée : à l'intérieur, la coloration de la masse est d'un brun brillant; et l'on peut y distinguer, à l'aide de la loupe, des larmes agglutinées. La surface de ces pains est recouverte de débris de tiges et de feuilles. Le plus généralement, la coloration extérieure de l'opium de Perse est brune, son odeur vireuse, sa saveur amère; il se ramollit un peu à l'air. Le microscope permet d'y reconnaître des gouttelettes huileuses : on y constate aussi la présence

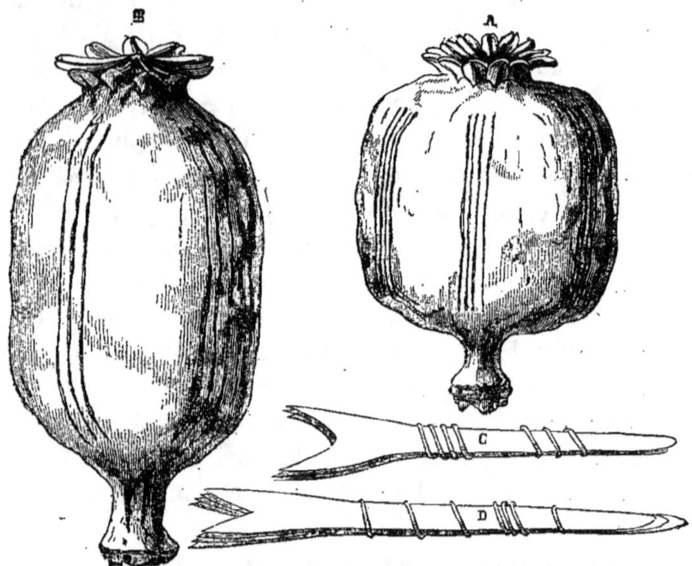

Fig. 11. — Capsules de Pavot cultivé à Patna et instruments employés
pour les incisions.
A, B, capsules de pavots (grandeur naturelle).
C, D, *nushtur* à trois et à quatre lames. [D'après Flückiger.]

du glucose; et ces deux produits étrangers sont dus aux manipulations de malaxage au cours desquelles on incorpore au suc de pavots, de l'huile, du miel, ou de la confiture caramélisée d'abricots. S'il existe en Perse une assez grande quantité d'opium de qualité fort inférieure, en revanche, on en prépare des sortes de qualité supérieure et fort recherchées; car il ne faut pas oublier que c'est en Perse qu'a pris naissance l'usage de manger l'opium; et l'action noosthénique et exhilarante de ce produit y est très appréciée, surtout dans les classes supérieures de la société..

L'opium de l'Inde constitue une autre variété possédant une importance considérable, C'est dans le Bengale surtout qu'on cultive le pavot fournissant l'opium à fumer, opium de qualité très médiocre, qui ne titre guère que 4 à 5 p. 100 de morphine, et qui est plus riche que les deux variétés précédentes en narcotine : dans les districts de Behar et de Bénarès, aux résidences de Patna et de Ghazipur, où l'opium est un monopole du gouvernement, on en fabrique une grande quantité qui est destinée à l'exportation pour la Chine. Mais la Chine prépare maintenant une grande quantité d'opium, et cet opium est à peu près exclusivement réservé pour faire de l'opium à fumer; c'est un opium de mauvaise qualité, très souvent falsifié, et renfermant seulement 2 à 3 p. 100 de morphine.

Les pains d'opium de Behar et de Bénarès se présentent sous forme de masses à peu près sphériques d'environ 15 centimètres de diamètre, recouvertes d'une poudre composée de tiges, de capsules et de feuilles de pavots, lorsqu'ils sont destinés à l'exportation : ceux qui doivent être consommés dans l'Inde sont mis sous forme de pains carrés ou en tablettes minces que l'on enveloppe de papier huilé. L'opium de Malwa est en masses rectangulaires, en briques, non enveloppées de débris de pavots : sa qualité est inférieure à celle des sortes précédentes. C'est le *Papaver somniferum* γ *album* qui est cultivé dans l'Inde pour la préparation de l'opium.

La Chine consomme à peu près les neuf dixièmes de l'opium exporté par l'Inde, une quantité considérable de celui de Perse et même d'Asie-Mineure, et de plus, encore tout celui qui se prépare dans ses différentes provinces. Autrefois, cette culture était rigoureusement prohibée, ce qui ne faisait que stimuler l'importation. Dans le sud-ouest de la Chine, on recherche, pour la culture, les pavots à fleurs blanches : l'opium de meilleure qualité forme une masse molle, semblable à un extrait de couleur brun-noirâtre, souvent recueilli dans une gaîne pétiolaire de bambou. D'ailleurs, en Chine, tout l'opium étant destiné à être fumé, la valeur de la drogue n'est pas fixée d'après sa richesse en morphine, mais d'après les particularités de son arôme et son degré de solubilité, car c'est l'extrait aqueux qui est fumé, après avoir subi certaines préparations que nous apprendrons plus tard.

D'autres variétés d'opium proviennent soit de l'Afrique, soit de l'Australie, soit de la Bulgarie. J'attirerai seulement votre attention sur une variété d'opium qu'on a essayé de préparer à un moment en France : c'est l'opium dit d'Aubergier ou *Affium*, qui résulte de la culture en France d'une variété de pavot donnant un opium tout à fait analogue à l'opium d'Égypte, et parfois extrêmement riche en morphine : c'est le pavot à œillette, la variété de pavot à petite capsule, qui fournit cet opium. On a pu préparer à l'aide des procédés de culture préconisés par Aubergier un affium renfermant 20, 25 et jusqu'à 30 p. 100 de morphine : d'ailleurs, la richesse en morphine est variable suivant certaines conditions encore assez mal déterminées; mais en moyenne, la culture soignée du *Papaver somniferum nigrum* donne un opium contenant de 15 à 18 p. 100 de morphine. A ce sujet, les expériences et tentatives de culture d'Aubergier ont conduit à des résultats fort intéressants. En les cultivant sous la même latitude et dans les mêmes conditions, il a trouvé que l'opium le plus riche en morphine, ainsi qu'en autres principes actifs, était fourni par le pavot de l'Inde; venait ensuite le pavot à œillette, puis le pavot noir à capsule indéhiscente, le pavot noir à pétales rouges, le pavot blanc à capsule indéhiscente, enfin le pavot lilas tacheté.

Si l'on s'en tenait seulement à la richesse en morphine, l'affium d'Aubergier serait préférable à toutes les autres variétés d'opium, à cause de sa teneur à peu près constante; et il a même fait concevoir au début de telles espérances que Réveil a été jusqu'à dire : « Tous les opiums indigènes sont bons, tandis que presque tous les opiums exotiques sont mauvais, à ce point que le médecin qui ordonne aujourd'hui des préparations opiacées préparées avec les opiums de Smyrne ou de Constantinople agit, la plupart du temps, en aveugle et doit toujours douter du résultat qu'il obtiendra. »

C'est l'illustre naturaliste Pierre Belon, qui, le premier, en 1588, dans son ouvrage intitulé *Singularités*, annonça que l'on peut obtenir de l'opium à l'aide du pavot indigène. De nombreux observateurs confirmèrent depuis cette remarque et un pharmacien de Valence (Drôme), Accarie, prépara, en 1800, une certaine quantité d'opium au moyen de suc de pavots indigènes; l'année suivante, Dubuc, pharmacien de Rouen, en obtint une plus grande quantité, et, en 1805, Bretonneau recueillit à Chenonceaux un opium de bonne qualité obtenu à l'aide du suc du *Papaver somniferum* de variétés diverses. En 1808, le gouvernement encouragea à Naples la culture du pavot et la récolte de l'opium.

Depuis ce moment, les tentatives se multiplièrent dans les différentes régions de l'Europe : Loiseleur-Deslongchamps, Palissot (de

Beauvais), Ricard-Duprat, Tilloy (de Dijon), Petit (de Corbeil), le
général Lamarque, en France ; Jones Young, Cowley, en Angleterre ;
Lainé de Mellay en Suisse, Carminati à Milan, Monticelli à Naples,
Prestrandra à Messine, Bonafous à Turin, Merck à Darmstadt, de
Pla en Belgique, obtinrent tous des succès plus ou moins marqués.
Mais c'est, principalement, aux essais systématiques et persévérants
d'Aubergier, de Clermont-Ferrand, que l'on est redevable de nos
connaissances sur cette question. Le premier, il réalisa en grand la
culture du pavot et la préparation de l'opium ; son but était de montrer que la production de l'opium est possible en France au point de
vue économique, et que l'on peut réaliser dans sa préparation cette
uniformité de composition que Chevallier et Payen considéraient, avec
juste raison, comme si désirable pour un agent énergique aussi
fréquemment employé en médecine. Aubergier concluait de ses
très nombreuses et remarquables expériences que, tandis que la
richesse en morphine de l'opium du commerce varie entre 2 et
13 p. 100, on peut obtenir en France des opiums dont la richesse en
morphine s'élève couramment de 15 à 18 p. 100 : la récolte de la
graine couvre tous les frais de culture. D'autre part, il nota que la
proportion de morphine contenue dans les opiums indigènes ou
exotiques varie suivant la variété de pavot qui les a produits, et,
pour une même variété, suivant l'état plus ou moins avancé de maturité du fruit ou même de la récolte : ces dernières observations ne
faisaient que confirmer des faits déjà connus.

A son exemple, Decharme, professeur de sciences physiques et
naturelles au lycée d'Amiens, fit tenter en grand, dans la Picardie, la
culture du pavot à œillette pour en retirer l'opium : on obtint
un produit riche de 16 à 20 p. 100 de morphine (analyses de
Decharme et Bénard, d'Amiens ; de Acar et Mialhe, de Paris) :
14752 capsules incisées dans l'espace de six jours fournirent
431 grammes de suc laiteux, et celui-ci produisit 205 grammes (soit
47,6 p. 100) d'opium sec. Decharme observa que la proportion de
morphine diminuait lorsqu'on faisait dessécher le suc très lentement.
Cette remarque est fort importante et à rapprocher des faits sur
lesquels j'appelais tout à l'heure votre attention : il semble que ce
soit par des réactions secondaires, s'effectuant au cours de la dessication et du malaxage, que la morphine se forme dans l'opium, sans
doute sous l'influence de réactions d'hydratation et de dédoublement

provoquées par des composés plus ou moins analogues ou identiques aux diastases. Et en effet, j'ai vérifié ce fait, déjà signalé par M. Adrian, que des capsules fraîches de pavots, immédiatement épuisées par l'alcool acidulé, se sont montrées fort pauvres en morphine, tandis qu'il fut possible d'en retirer une quantité fort appréciable de cet alcaloïde après trituration et malaxage d'une autre portion de la même récolte : en même temps, l'odeur, à la fois vireuse et aromatique, si caractéristique de l'opium, se développe parallèlement.

En répétant de nouvelles incisions sur la capsule, on obtient une nouvelle quantité de suc qui va toujours en diminuant, ainsi que sa richesse en morphine.

Aubergier a donné, à ce sujet, les chiffres suivants :

Opium de pavot pourpre.

Printemps.	Morphine.	Narcotine.
1re récolte.	10,90	1,75
2e —	10,18	0,80
3e —	6,33	0,46

Opium de pavot blanc.

Printemps.	Morphine.
1re récolte.	6,63
2e —	5,53
3e —	3,27

Dans le but d'éviter l'incision de l'endocarpe et de perdre ainsi, tout à la fois, et le suc coulant à l'intérieur de la capsule et les graines capables de servir à la fabrication de l'huile d'œillette, à la préparation des tourteaux destinés à la nourriture des bestiaux, et de couvrir ainsi, au moins en grande partie, les frais de culture, Bénard, pharmacien à Amiens, a imaginé un scarificateur à plusieurs lames dont la grandeur des lames est calculée de manière à ce que l'appareil promené sur la face externe de la capsule, ne puisse sectionner en même temps la paroi interne (fig. 9). Ce pavot à œillette, ou pavot blanc à graine noire, cultivé depuis si longtemps dans le Nord, uniquement pour sa graine, est donc, de l'avis de tous les expérimentateurs, susceptible de fournir un opium d'excellente qualité et riche en morphine. Le seul point sur lequel on puisse faire des réserves est relatif à la quantité d'opium proportionnellement au suc récolté. De très nombreuses observations, il résulte, en effet, que le suc ne donne que le quart environ de son poids d'opium sec. De plus, on a reconnu

que le suc du pavot à fleurs pourpres donne une plus forte proportion
d'opium que le suc du pavot à œillette.

L'opium ainsi obtenu se présente sous la forme de pains arrondis
et aplatis, parfois entourés d'une feuille de pavot : sa couleur est
d'un brun-rougeâtre à reflets brillants et irisés. Son odeur est forte,
à la fois aromatique et vireuse; sa consistance ferme, un peu élastique; sa saveur est amère et un peu nauséabonde. Il est très homogène; sa densité est de 1,30 à 1,35 : la chaleur de la main le
ramollit; lorsqu'on vient à le chauffer, il s'enflamme promptement.
Il est plus soluble dans l'eau que l'opium exotique; sa solution,
d'abord trouble, s'éclaircit bientôt.

L'opium fourni par le pavot à fleurs pourpres est d'une richesse
en morphine peut-être un peu moindre, mais plus constante que
celle du pavot à œillette. Cet opium est de couleur brun-rougeâtre
(chocolat), à reflets bleuâtres irisés; il est homogène; son odeur est
agréable, à la fois aromatique et vireuse; il renferme en moyenne
11 p. 100 de morphine et cette proportion d'alcaloïde est très peu
variable : il se dissout dans l'eau et l'alcool sans les troubler. C'est
l'opium de Clermont, l'*affium*, le type de l'opium indigène.

Dès le début de la conquête de l'Algérie, lorsqu'on songea à utiliser cette colonie, on chercha naturellement à acclimater les plantes
végétant dans des climats analogues à celui du nord de l'Afrique et
l'on pensa aussitôt aux pavots dans le but d'en obtenir de l'opium.
Vers 1840, des tentatives furent faites dans ce sens et, en 1844,
une commission de l'Académie des sciences fut chargée d'étudier
l'opium récolté. Cet opium ne donna que 5 p. 100 de morphine;
mais, par l'amélioration des procédés de culture et de récolte, on
arriva bientôt à obtenir de l'opium titrant 12 et 15 p. 100 de morphine. Les essais montrèrent en même temps que, sous cette latitude et dans ces conditions climatériques, la variété à capsules allongées (*Papaver somniferum album*) fournissait un opium plus riche que
la variété à capsules sphéroïdes (*Papaver somniferum nigrum*).

En présence de ces résultats, et surtout des efforts persévérants et
couronnés de succès d'Aubergier, il paraît regrettable que la culture du pavot à fleurs pourpres ne se soit pas plus étendue
en France pour la préparation de l'opium. Peut-être faut-il s'en
féliciter, cependant, en songeant, avec Fonssagrives, à quels excès
faciles la divulgation des propriétés d'un produit aussi dangereux,

et que l'on aurait bientôt partout sous la main, exposerait nos populations. Il y a déjà bien assez du fléau de l'alcoolisme pour qu'on ne
puisse regretter de voir s'éloigner la possibilité pour notre pays de
se peupler de thériakis. Il faut reconnaître, d'autre part, que l'extension considérable prise depuis quelques années par la morphinomanie, grâce aux injections hypodermiques de morphine, rend cette
appréciation optimiste assez illusoire.

Quels que soient les soins avec lesquels il ait été préparé et les
variétés de pavots ayant fourni le suc qui a servi à sa préparation,
l'opium présente un certain nombre de caractères communs dont
nous allons aborder l'étude, en même temps que celle de sa composition chimique.

Un certain nombre de propriétés physiques permettent, dans une
certaine mesure, de juger de la valeur de l'opium, au point de vue
commercial, au point de vue de son emploi en pharmacie. C'est
d'abord l'odeur particulière, forte, agréable lorsqu'elle est exhalée
par un opium de bonne qualité. La saveur est amère, un peu âcre ; il
se produit, lorsqu'on en mâche une certaine quantité, de l'irritation
des lèvres et de la langue qui peut aller jusqu'à une légère vésica-
tion. La couleur de l'opium de bonne qualité est brun-rougeâtre, sa
texture plus ou moins compacte et homogène suivant le procédé
de malaxage qui a présidé à la préparation ; la densité moyenne
est d'environ 1,33. Lorsqu'on frotte un fragment d'opium sur une
feuille de papier, il laisse une trace de couleur brun-clair, analogue
à celle que laisserait un crayon : l'opium de bonne qualité ne doit
pas s'écraser sur le papier comme le ferait, au contraire, un opium
de mauvaise qualité. A l'intérieur du pain, l'opium est plus ou
moins mou ; et, au bout d'un certain temps, il subit une dessication
graduelle qui change sa consistance et le transforme en une masse
fragile, à cassure brillante. Lorsque l'opinm n'est pas de bonne
qualité, ou lorsqu'il a été mélangé avec du miel ou de l'huile, comme
nous avons vu que cela se pratiquait pour certaines espèces, il se
ramollit au lieu de durcir, et cet état montre qu'il s'agit d'un opium
de qualité inférieure. L'opium est soluble dans l'eau, dans les différents alcools ainsi que dans les acides dilués ; il est insoluble dans
l'éther. Il doit s'enflammer et brûler facilement quand on l'expose
à la flamme d'une bougie, en laissant très peu de cendres, de
3 à 8 p. 100 au maximum.

L'opium de qualité inférieure se reconnaît à sa coloration plus pâle, tendant vers le grisâtre, à son odeur faible, plus ou moins empyreumatique, à sa saveur douceâtre, due le plus souvent à son mélange avec du miel, bientôt suivie d'une saveur amère et nauséeuse; sa consistance est molle, visqueuse, et devient presque huileuse lorsqu'on le maintient quelque temps à la chaleur de la main. De plus, lorsqu'on le frotte sur du papier, il s'écrase sans laisser de trace foncée, mais en faisant une empreinte rappelant une tache de graisse, à la manière d'une substance dont la consistance se rapproche plus ou moins du miel.

L'opium possède une composition chimique toujours fort complexe. La composition moyenne de l'opium d'Asie-Mineure, d'après les travaux des frères Smith, d'Édimbourg, est la suivante :

Morphine.	12 à 15 0/0
Narcotine.	6 à 7
Narcéine (très variable)	1 à 5
Papavérine.	0,5 à 1
Codéine	0,5 à 2
Thébaïne.	0,5 à 1
Autres alcaloïdes	traces
Méconine.	0,5 à 1
Acide méconique	4 à 6
Caoutchouc.	6 à 8
Résines.	2 à 3
Matières grasses.	1 à 2
Gommes	1 à 2
Sels minéraux.	3 à 4
Mucilage.	15 à 20
Eau	10 à 12
Acide lactique	1 à 3
Matière colorante brun rouge.	»
Matière odorante poivrée.	»
Produits solubles dans l'eau.	60 à 70
Alcaloïdes.	20 à 25

Cette analyse n'est pas absolument complète d'ailleurs.

Les mêmes auteurs ont donné la composition moyenne suivante pour un bon opium de Smyrne.

Morphine.	10,00
Narcéine.	0,02
Codéine.	0,30
Papavérine.	1,00
Thébaïne.	0,15
Narcotine.	6,00
Méconine.	0,01
Acide méconique.	4,00
Acide lactique.	1,25

Une partie plus ou moins considérable de l'opium est constituée, comme vous le voyez, par des substances facilement cristallisables et qui peuvent prendre, au sein même de l'opium, l'état cristallin. On s'aperçoit, en effet, que toutes les sortes d'opium ont une apparence plus ou moins cristalline, que l'on met en évidence par la trituration avec de la benzine de la drogue bien desséchée et examen au microscope. La forme des cristaux est variable. L'opium de l'Asie-Mineure fournit des aiguilles et des cristaux prismatiques courts, imparfaits, en assez faible proportion ; au contraire, l'opium de l'Inde, et surtout celui de Perse, présentent non seulement une quantité assez considérable de cristaux, mais encore une grande variété dans leur forme. La majeure partie de ces cristaux agit sur le plan de la lumière polarisée. Une partie de ces cristaux doit être constituée par des sucres — glucose, saccharose, etc., — provenant des manipulations ou existant normalement dans le suc de pavots, qui en renferme toujours de 6 à 8 p. 100. Mais les formes cristallines ne sont jamais assez nettes et la présence ainsi que la proportion de ces cristaux assez constante dans les sortes authentiques et irréprochables d'opium, pour qu'on puisse baser sur leur examen, malgré les très nombreuses et intéressantes recherches faites par Deane et Brady, des conclusions indiscutables relativement à la valeur et à la pureté de la drogue.

Le suc du pavot frais contient, sous forme d'émulsion, de la cire, de la pectine, du caoutchouc, de l'albumine et des sels calcaires insolubles. On y trouve également un mucilage particulier. Nos connaissances relativement à la matière colorante et au composé aromatique volatil qui donnent à l'opium sa couleur et son odeur, sont des plus rudimentaires. Autrefois, on attribuait à ce corps volatil une importance qui lui a été ensuite déniée après expérimentation sur les animaux. C'est peut-être tomber d'un excès dans un autre, et, pour ma part, je ne serais pas éloigné de croire que cette substance volatile joue, dans l'opium et les préparations galéniques qui en dérivent, le rôle, certes loin d'être négligeable, de ces composés que j'appelle, à l'exemple de Fonssagrives, des *condiments médicamenteux*. Les sels des bases inorganiques, notamment de calcium, magnésium, potassium, sont en partie combinés aux acides sulfurique et phosphorique : il y a fort peu de chlore. Ce suc de pavot ne renferme ni amidon ni tannin : il possède une réaction franchement acide aux réactifs colorés, due à la présence d'une certaine proportion d'acide libre, ce qui permet à l'eau de dissoudre la totalité des alcaloïdes qui seraient à peu près insolubles dans une liqueur alcaline ou neutre. La solution aqueuse est fortement colorée et tient en dissolution la totalité des principes actifs.

L'opium présente un certain nombre de caractères et de réactions chimiques qui sont importants à considérer.

Lorsqu'on traite par un grand excès d'eau une solution aqueuse d'opium, on voit que cette addition d'eau précipite la solution primitive. Voici une solution sirupeuse d'opium, à laquelle on ajoute de l'eau distillée, et vous voyez qu'on détermine un louchissement de la solution indiquant la formation d'une certaine quantité de substance en cours de précipitation.

D'autre part, lorsqu'on traite la solution aqueuse d'opium par le chlorure de calcium, il se forme un précipité qui est dû à la formation d'un sel de calcium avec un acide particulier existant dans l'opium, l'acide méconique : le méconate de calcium est en effet très peu soluble dans l'eau; enfin l'acide méconique se caractérise par la coloration violacée ou rouge-vineux qui prend naissance quand on ajoute à la solution d'opium une certaine quantité de perchlorure de fer. Les alcalis déterminent également la formation d'un précipité constitué par un mélange d'alcaloïdes et de sels minéraux.

Mais, Messieurs, c'est surtout en envisageant les matières solubles de l'opium et la quantité d'eau qu'il renferme qu'on peut acquérir des indices certains sur la valeur et la qualité de l'opium. L'opium de Turquie, de bonne qualité, ne renferme jamais plus de à 12 à 13 p. 100 d'eau; l'opium de qualité inférieure, tel que celui du Bengale qui ressemble à un extrait noir et mou, peut, au contraire, en renfermer jusqu'à 30 p. 100 et plus. Quant à la somme des matériaux solubles, elle varie dans l'opium d'Asie-Mineure de 58 à 66 p. 100; dans l'opium de l'Inde, de 60 à 68 p. 100. Nous allons voir bientôt quelle est la composition de ces produits solubles au point de vue des principes les plus importants.

Je vous rappelle que, depuis fort longtemps déjà, on avait recherché quelle pouvait être la nature des principes actifs existant dans l'opium, et que les premiers essais à ce sujet remontent à l'époque où Robert Boyle, en 1688, avait obtenu ce qu'il avait appelé *Magisterium Opii*. Il avait remarqué qu'en ajoutant à une solution alcoo-

lique d'extrait thébaïque une certaine quantité de cendres végétales,
on obtenait un produit plus actif que le produit primitif : il ne faisait
rien d'autre que de mettre en liberté la morphine, qu'il redissolvait
dans l'alcool servant à lixivier ce mélange. Mais, jusqu'aux recherches
de Derosne, on avait vainement essayé de retirer des solutions
d'opium un sel cristallisable dont on soupçonnait cependant la présence en raison des cristaux qui se montraient spontanément dans
l'opium ; et Bücholz, en 1802, avait encore inutilement renouvelé ces
tentatives. C'est Derosne qui, en 1803, prépara le premier, sous le
nom de *sel de Derosne*, un produit qui était constitué par de la narcotine et qu'il obtint par simple dilution d'une solution sirupeuse d'extrait longtemps abandonnée au repos : la précipitation de ce même
extrait par les alcalis lui donna un mélange de morphine et de narcotine, qui, en raison de son aspect amorphe, ne retint sans doute
pas son attention. L'année suivante, en 1804, Séguin reprit les
recherches de Derosne et parla, le premier, d'une substance alcaline
capable de verdir le sirop de violettes, se séparant sous l'influence
de l'addition d'alcalis à la solution aqueuse d'opium, formant des sels
par sa combinaison avec les acides ; mais, égaré par les idées préconçues que l'on avait à cette époque sur la nature des alcalis et des
principes existant dans les végétaux, il ne persista pas dans ses premières recherches, et surtout n'osa pas franchement donner au produit qu'il avait ainsi isolé la dénomination d'alcali et les fonctions
d'un composé basique. C'est également Séguin qui avait, en même
temps, reconnu la présence dans l'opium d'un acide auquel il n'avait
pas donné de nom spécial, qu'il s'était borné à appeler *acide de
l'opium* ; de sorte que c'est en définitive à Sertuerner que revint, en
1816, le mérite et, tout à la fois, le profit d'avoir mis nettement en
évidence, d'une part, l'existence de l'acide méconique qu'il avait
découvert de son côté, à peu près en même temps que Séguin, et
auquel il donna ce nom en raison de sa provenance ; et, d'autre part,
d'avoir affirmé très nettement la nature alcaline de l'autre produit
qu'on pouvait isoler de l'opium, produit auquel il donna primitivement le nom de *morphium*, qui s'est transformé depuis en celui de
morphine ; il fit ressortir l'analogie de ce composé basique avec l'ammoniaque et montra qu'il y avait une très grande différence entre son
sel à lui et le sel de Derosne, qui était constitué par de la narcotine.
De sorte que, si c'est une inexactitude et une exagération d'attribuer

à Sertuerner la découverte de la morphine, il n'en reste pas moins une chose évidente, c'est que ses idées étaient très arrêtées au point de vue de la nature basique de ce principe actif. De plus, il avait vérifié cette qualité de principe actif, non seulement par ses recherches chimiques, mais encore par un certain nombre d'expériences physiologiques effectuées sur lui-même et sur certaines personnes travaillant avec lui dans son laboratoire et qui avaient bien voulu s'y prêter. En définitive, on peut dire que la morphine a été entrevue par Séguin, mais c'est Sertuerner qui a indiqué le premier sa préparation et ses propriétés, tant chimiques que physiologiques.

Sertuerner caractérise nettement la morphine comme une base et insiste sur ce fait que certaines de ses propriétés semblent la rapprocher de l'ammoniaque. De plus il reconnaît par l'expérimentation physiologique qu'elle constitue la partie efficace de l'opium. Ce dernier point de son étude mérite de nous arrêter spécialement, d'une part, parce que les essais de Sertuerner constituent les premières tentatives d'expérimentation effectuées avec un alcaloïde, et, d'autre part, parce que l'auteur n'hésita pas à tenter ses expériences sur lui-même et sur des personnes de son entourage.

« La propriété la plus remarquable de la morphine, dit-il dans son mémoire, est l'effet qu'elle produit sur l'économie animale. Pour le déterminer avec exactitude, je me suis prêté moi-même à des expériences avec quelques autres personnes, parce que les expériences sur les animaux ne donnent pas des résultats exacts.

« Je dois fixer l'attention d'une manière particulière sur les effets terribles de ce nouveau corps pour prévenir des malheurs; car on a osé prétendre publiquement qu'on avait donné cette substance en quantité considérable à plusieurs personnes sans remarquer aucun effet. Si c'était bien de la morphine qu'on eût donné dans ce cas, il s'ensuivrait que cette substance n'est pas dissoute par le suc gastrique. Mes expériences antérieures, dont on n'a pas eu connaissance, comme il semble, m'avaient porté à demander expressément qu'on ne donnât cette substance que dissoute dans l'alcool où dans un peu d'acide, parce qu'elle se dissout difficilement dans l'eau et qu'elle n'est, par conséquent, attaquée qu'avec peine dans l'estomac sans l'intermédiaire de ces liquides.

« Pour examiner sévèrement mes propres expériences, j'engageai trois personnes, dont chacune n'avait que dix-sept ans, à prendre avec moi de la morphine. Mais, averti par les effets que j'avais vus antérieurement, je n'en donnai à chacune qu'un demi-grain (2 milligrammes 3) dissous dans un demi-gros (2 grammes) d'alcool étendu dans quelques onces d'eau distillée. Une rougeur générale, qu'on pouvait même apercevoir dans les yeux, couvrit leur figure, principalement les joues, et les forces vitales semblaient exaltées.

« Lorsque nous prîmes, après une demi-heure, encore un demi-grain de morphine, cet état augmenta considérablement, et nous sentîmes une envie passagère de vomir et un étourdissement dans la tête. Sans en attendre l'effet, nous avalâmes encore, après un quart d'heure, un demi-grain de morphine en poudre grossière avec quelques gouttes d'alcool et une demi-once d'eau. L'effet en fut subit chez les trois jeunes gens; ils sentirent une vive douleur dans l'estomac, un affaiblissement et un engourdissement général et ils étaient près de s'évanouir : j'éprouvais moi-même des effets semblables; en me couchant, je tombai dans un état rêveur et je sentis une espèce de palpitation dans les extrémités, principalement dans les bras.

« Ces symptômes évidents d'un empoisonnement véritable, et surtout l'état d'évanouissement des trois jeunes gens, m'inspirèrent une telle inquiétude, que j'avalai sans y penser 6 à 8 onces d'un vinaigre très fort et que j'en fis prendre autant aux autres. Il succéda un vomissement si violent que l'un de nous qui était d'une constitution délicate et dont l'estomac était tout à fait vide, se trouva dans un état très douloureux. Il me parut que le vinaigre communiqua à la morphine cette violente propriété vomitive. Dès lors, je donnai au jeune homme du carbonate de magnésie qui ne tarda pas à faire cesser les vomissements. Il passa la nuit dans un profond sommeil. Le lendemain le vomissement revint, mais il cessa bientôt après une forte dose de carbonate de magnésie. Le manque d'appétit, la constipation, l'engourdissement et les maux de tête et d'estomac ne cessèrent qu'après quelques jours. A en juger par cette expérience assez désagréable, la morphine est un poison violent, même à petites doses. Ses combinaisons avec les acides ont peut-être encore plus d'effet. Je crois que le demi-grain pris le dernier eut une action plus vive parce qu'il arriva concentré dans l'estomac et y fut dissous.

« Les autres parties constituantes de l'opium ne possédant aucune des propriétés dont il vient d'être fait mention, il me semble que les principaux effets de l'opium dépendent de la morphine pure. Nous pouvons ainsi attendre des effets efficaces des différents sels à base de morphine dans plusieurs maladies. »

Depuis, un très grand nombre de recherches ont mis en évidence une très grande quantité de principes alcaloïdiques qui jouent un rôle plus ou moins considérable dans l'action définitive exercée sur l'organisme par l'opium. Ces alcaloïdes peuvent se diviser en deux grands groupes : le premier, qui a pour chef de file la morphine, comprend actuellement 7 ou 8 alcaloïdes, parmi lesquels la morphine, la codéine et la thébaïne doivent nous intéresser plus particulièrement. Dans ce groupe, les alcaloïdes ont pour noyau de constitution le *phénanthrène*, c'est-à-dire que toutes les fois que, par un moyen chimique approprié, on cherche à dissocier ces substances, à résoudre la molécule complexe en ses éléments, on arrive à obtenir le phénanthrène. Au contraire, dans l'autre groupe, dont le chef de file est la papavérine, c'est l'*iso-quinoléine* qui formerait le noyau de la constitution moléculaire.

Tableau des alcaloïdes de l'opium.

Morphine.	$C^{17}H^{19}AzO^3$	Séguin (1804). Sertuerner (1816).
Codéine	$C^{18}H^{21}AzO^3$	Robiquet (1832).
Thébaïne.	$C^{19}H^{21}AzO^3$	Thiboumery (1835).
Pseudomorphine	$C^{17}H^{18}AzO^3$	Pelletier et Thiboumery (1835).
ISOMÈRES { Codamine / Laudanine. / Laudanidine.	$C^{20}H^{25}AzO^4$	Hesse (1870).
Laudanosine.	$C^{21}H^{27}AzO^4$	Hesse (1871).
Papavérine.	$C^{20}H^{21}AzO^4$	Merck (1848).
Narcotine	$C^{22}H^{23}AzO^7$	Derosne (1803).
Narcéine.	$C^{23}H^{27}AzO^8$	Pelletier (1832).
Hydrocotarnine.	$C^{12}H^{15}AzO^3$	Hesse (1871).
Méconidine.	$C^{21}H^{23}AzO^4$	Hesse (1870).
Lanthopine.	$C^{23}H^{25}AzO^4$	Hesse (1870).
Cryptopine.	$C^{21}H^{23}AzO^5$	T. et H. Smith (1864).
Protopine.	$C^{20}H^{19}AzO^5$	Hesse (1871).
Oxynarcotine.	$C^{22}H^{23}AzO^8$	Hesse (1871).
Gnoscopine.	$C^{34}H^{36}Az^2O^{11}$	Hesse (1871).
Tritopine.	$C^{42}H^{54}Az^2O^7$	Hesse (1871).
Méconine.	$C^{10}H^{10}O^4$	Dublanc (1826) [Couërbe].
Rhœadine	$C^{21}H^{21}AzO^6$	Hesse (1865).
Sanguinarine.	$C^{17}H^{15}AzO^4$	Dana (1824) [Probst].
Chélidonine.	$C^{19}H^{17}AzO^5$	Godefroy (1824) [Probst].

Parmi ces très nombreux alcaloïdes, qui sont, très probablement, des produits de dérivation les uns des autres, et peut-être même seulement des produits de transformation du premier terme de la série, la papavérine, au cours des opérations chimiques nécessitées pour ces recherches, trois seulement nous intéressent : la papavérine, la narcotine et la narcéine.

Je vous dirai quelques mots relativement à chacun de ces alcaloïdes, aux circonstances dans lesquelles on peut les isoler, et à leurs liens de parenté chimique. Vous verrez que cela ne sera pas inutile, parce que, dans ces dernières années, on a beaucoup préconisé, sous les noms d'*Héroïne*, de *Dionine*, de *Péronine*, des dérivés de la morphine dont certains semblent posséder, en effet, des propriétés pharmaco-dynamiques importantes pour nous; et il serait impossible de comprendre les relations que présentent ces corps les uns avec les autres ainsi qu'avec les alcaloïdes naturels de l'opium, si nous n'entrions pas dans quelques détails sur les six alcaloïdes que je vous ai plus particulièrement signalés.

PROVENANCE DE L'OPIUM	EXTRAIT AQUEUX	MOR-PHINE	NAR-COTINE	CODÉINE	THÉ-BAÏNE	PAPA-VÉRINE	NAR-CÉINE	ACIDE MÉCO-NIQUE
Smyrne.	56 »	15 à 17	6,5 à 8	0,2à0,5	0,1à0,5	1 à 2	0,1à0,7	3 à 4,50
Constantinople . .	62 »	10 à 11	4 à 6	0,5 à 2	0,5 à 1	0,5 à 1	0,5à0,8	
Égypte.		3 à 9	5 à 8					
Perse.		8 à 12	8 à 9					
Inde.	40 à 43	2 à 7	3 à 10					
Chine	35 à 40	2 à 7	2 à 8					
Afrique.		7 à 12	1 à 4					
EUROPE (Indigène . . .	65 à 75	12 à 25	0,7 à 2	0,5 à 1	traces	traces	traces	
{ Allemand. . .		10 à 15	6 à 10					
(Silésie. . . .		8 à 12	1 à 3					
Australie.	65 »	12 à 15	2 à 5					

XXIᵉ LEÇON

ÉTUDE CHIMIQUE DES PRINCIPAUX ALCALOÏDES DE L'OPIUM. — MORPHINE. — NARCOTINE. — CODÉINE. — NARCÉINE. — THÉBAÏNE. — PAPAVÉRINE. — BASES DE HESSE. — SELS DE MORPHINE. — RÉACTIONS COLORÉES DES ALCALOÏDES.

Morphine. — La morphine, $C^{17}H^{19}AzO^3$, par laquelle nous commençons l'étude des alcaloïdes de l'opium, puisque c'est le plus important de ses principes, a été préparée pour la première fois par un procédé remplacé aujourd'hui par un autre infiniment plus simple, c'est le procédé de Robertson modifié par Grégory : on épuise l'opium, préalablement divisé, par 8 fois d'abord, et ensuite par 2 fois son poids d'eau distillée, puis on sature la solution aqueuse ainsi obtenue avec du marbre pulvérisé : l'opium possède, en effet, une réaction acide très accusée, due non seulement à l'acide méconique, mais à l'acide lactique qui y existe en assez notable proportion ; et il est nécessaire de neutraliser cette acidité. Après avoir évaporé en consistance sirupeuse, on reprend par l'eau froide, on dilue le mélange jusqu'à ce qu'il marque 10° à l'aréomètre Baumé, on fait bouillir, et on ajoute du chlorure de calcium dans la proportion de 120 grammes par kilogramme d'opium ; on évapore, si cela est nécessaire, et, après refroidissement, il se dépose un mélange de méconate et de sulfate de calcium : au bout de quelques jours, on voit se former des aiguilles fines qui sont constituées par un mélange de chlorhydrate de morphine et de chlorhydrate de codéine ; c'est le produit qui porte le nom de sel de Grégory, du nom de celui qui l'a préparé pour la première fois. Ces cristaux sont dissous, à chaud, dans l'acide chlorhydrique dilué ; on les purifie par des cris-

tallisations successives et au besoin en les décolorant avec le noir
animal; enfin, on précipite la morphine par addition d'un excès
d'ammoniaque : la codéine reste en dissolution.

On obtient ainsi une substance à réaction faiblement alcaline susceptible de cristalliser lorsqu'on la traite par certains dissolvants.
Elle se présente alors sous forme de prismes ortho-rhombiques incolores, hémièdres à gauche, et déviant à gauche le plan de la lumière
polarisée; ils ont une densité de 1,322 : ils contiennent une molécule
d'eau, et produisent au bout de quelque temps, lorsqu'on les met sur
la langue, une saveur amère persistante. Ils perdent leur molécule
d'eau à 110° et fondent à 120°. La morphine est soluble dans les
alcools éthylique et amylique; mais surtout dans l'alcool éthylique
à 80° centésimaux qui dissout, à froid, 5 p. 100 de morphine :
l'éther acétique, les solutions acides ou alcalines, sauf l'ammoniaque,
constituent également de bons dissolvants de la morphine amorphe,
car la morphine cristallisée est très difficilement soluble dans tous
les dissolvants. Au contraire, elle est insoluble dans les éthers de
pétrole, l'éther ordinaire, la benzine; extrêmement peu soluble dans
le chloroforme et les huiles, et relativement plus soluble dans l'eau,
puisque une partie de morphine peut se dissoudre dans 500 parties
d'eau bouillante, et seulement dans 4000 parties d'eau froide.

Ces solubilités, j'y insiste encore, sont fort différentes suivant qu'il
s'agit de morphine amorphe, récemment précipitée, ou de morphine
cristallisée. A l'état amorphe, et lorsqu'elle vient d'être dégagée par
un alcali de ses combinaisons salines, la morphine est beaucoup plus
facilement soluble; et c'est à cet état qu'il faut, pour ainsi dire, la
surprendre, pour en effectuer la séparation dans les recherches toxicologiques. La morphine amorphe se dissout même avec facilité dans
l'ammoniaque, qui l'abandonne ensuite, par évaporation, à l'état cristallin. Il faut 470 parties d'éther acétique et 380 parties d'alcool
amylique pour dissoudre 1 partie de morphine.

Au point de vue chimique, c'est un agent réducteur d'une intensité
considérable; c'est même grâce à ses propriétés réductrices qu'on
peut reconnaître chimiquement la morphine : lorsqu'on ajoute de la
morphine à une solution d'acide iodique, on voit la réduction s'opérer
très rapidement et à froid : comme vous le voyez ici, cette réduction
est indiquée par le bleuissement de l'empois d'amidon qu'on ajoute
au mélange, ce qui démontre la mise en liberté de l'iode. La morphine

réduit, à froid également, les sels d'argent, les sels d'or, l'acide chromique, les permanganates; et, réaction plus importante au point de vue toxicologique, réduit les mélanges de ferricyanure de potassium et de chlorure ferrique : c'est bien important au point de vue toxicologique, parce que vous ne devez pas ignorer que cette réduction, remarquable par la formation de bleu de Prusse, a été donnée comme caractéristique de certaines ptomaïnes qui prennent naissance au cours des fermentations putrides; or, il est bon de savoir que plusieurs alcaloïdes naturels, et entre autres la morphine, donnent également la même réaction.

Je n'insiste pas, Messieurs, sur les produits d'oxydation, de condensation, les dérivés que la morphine peut donner en présence de certains agents tels que le chlore, le brôme ou l'iode; cela n'a, pour le moment du moins, aucun intérêt pour nous. Je vous signalerai simplement deux dérivés qui prendront une place assez importante dans l'étude physiologique, je veux parler de l'*Oxydimorphine* que nous retrouverons en étudiant la localisation et l'élimination de la morphine, et l'*Apomorphine*, qui constitue un agent médicamenteux particulier dont l'action est des plus intéressantes à comparer avec celle de la morphine. Je reviendrai bientôt sur la constitution de la morphine qui nous révèlera certaines particularités des plus accentuées.

Dans la plupart des procédés à l'aide desquels on prépare la morphine, il peut se faire que cette substance se trouve mélangée à un certain nombre d'alcaloïdes qui l'accompagnent; ce mélange est plus particulièrement intéressant en ce qui regarde la narcotine, à cause de sa proportion relative plus considérable et de son action convulsivante énergique. Voici un certain nombre de réactions très simples permettant d'avoir à cet égard une certitude; il est très important, au point de vue thérapeutique, de reconnaître ces mélanges, parce que, ainsi que je viens de vous le dire, la narcotine possédant des propriétés convulsivantes assez intenses que ne possède pas la morphine, le mélange de narcotine peut donner naissance à des inconvénients, sinon à des accidents. Lorsqu'on dissout dans l'acide chlorhydrique dilué, d'un côté de la morphine, de l'autre de la narcotine, et qu'on vient à additionner les solutions de potasse caustique en excès, la morphine pure donne un précipité qui se dissout dans l'excès de potasse, tandis que la narcotine donne un précipité qui est insoluble dans les mêmes circonstances. Si la dissolution est faite non plus cette fois dans l'acide chlorhydrique, mais dans l'acide tartrique, on voit que, sous l'influence de l'addition en excès d'une solution saturée de bicarbonate de soude, la solution de morphine pure n'est pas troublée, tandis que la narcotine donne un précipité. Enfin, une troisième réaction, très nette également, consiste dans la différence de résultat qu'on obtient avec le sulfocyanate de potassium : en présence de ce corps, la morphine ne précipite pas, tandis que la narcotine donne un précipité de couleur rosée.

Je vous indiquerai plus tard les réactions colorées, dites caractéristiques, des principaux alcaloïdes de l'opium.

Narcotine. — A côté de la morphine, la narcotine $C^{22}H^{23}AzO^{7}$, est un alcaloïde important à considérer, à cause de la proportion suivant laquelle elle se rencontre dans certaines espèces d'opiums : il y a, en effet, des variétés d'opium qui renferment près de 10 p. 100 de narcotine. La narcotine peut s'extraire directement en épuisant l'opium par l'éther; on indique même dans la pharmacopée américaine ce mode de traitement préalable de l'opium par l'éther pour le débarrasser de la narcotine. Un autre procédé consiste à traiter le marc d'opium par l'acide acétique et à précipiter la narcotine par l'ammoniaque. On peut encore traiter les eaux-mères de la préparation du sel de Grégory, préalablement diluées, par une quantité suffisante d'ammoniaque, qui précipite ainsi, en même temps que la narcotine, des produits résineux, différentes impuretés, et une petite quantité de thébaïne tandis que la narcéine reste dissoute. Une partie de ce précipité et alors traitée par l'alcool bouillant : par refroidissement, la narcotine impure se dépose; les eaux-mères servent à épuiser à l'ébullition une nouvelle fraction du précipité, et l'on continue ainsi jusqu'à complet épuisement. La narcotine impure est ensuite traitée par une petite quantité de lessive concentrée de potasse, lavée à l'eau et recristallisée dans l'alcool bouillant.

La narcotine ainsi obtenue cristallise en prismes brillants, incolores, qui fondent à 170°. La narcotine présente une solubilité très différente dans l'alcool froid ou l'alcool chaud et dans l'alcool à différents degrés de concentration. L'alcool à 80 p. 100 dissout une partie de narcotine pour 300 parties d'alcool froid et seulement 128 d'alcool bouillant. L'alcool à 96 p. 100 dissout une partie de narcotine pour 120 d'alcool froid et 22 d'alcool bouillant. L'éther, le chloroforme, la benzine, l'éther acétique, l'alcool amylique dissolvent également la narcotine en proportions différentes suivant la température. Une partie de narcotine est soluble dans 126 parties d'éther froid et 48 d'éther bouillant : il faut, à froid, 300 parties d'alcool amylique 60 parties d'éther acétique, 52 parties de benzine, 3 parties de chloroforme. Les huiles fixes et certaines huiles volatiles la dissolvent également. Cette narcotine est insoluble dans l'éther de pétrole, à peu près insoluble dans l'eau, puisqu'une partie se dissout seulement dans 25 000 parties d'eau froide et 7 000 parties d'eau bouillante. Elle est également insoluble dans les alcalis.

Lorsqu'elle est en solution, elle possède une saveur amère, mais n'a pas de réaction franchement alcaline, pas même cette réaction alcaline faible qui distingue la morphine. Comme un autre alcaloïde, la nicotine, dont nous aurons plus tard l'occasion de faire l'étude, la narcotine possède la propriété de dévier à gauche le plan de la lumière polarisée lorsqu'elle est isolée, tandis que lorsqu'elle est combinée avec un acide, elle le dévie à droite. La déviation à gauche en solution alcoolique ou éthérée est $\alpha_D = -130°$. C'est une base faible, susceptible de former des combinaisons instables avec les acides : ses sels se décomposent par l'addition d'un excès d'eau ou par simple évaporation de leur solution.

La narcotine est une base tertiaire et, comme telle, susceptible de fixer directement une seule molécule d'iodure de méthyle : ce qui rend cette propriété intéressante, c'est que l'iodure d'ammonium quaternaire ainsi obtenu, lorsqu'il est traité par un excès de potasse, donne naissance à une base isomère ou identique avec la narcéine, qui fait partie du même groupe que la narcotine.

Par hydratation, oxydation et réduction simultanées ou successives, cette base est susceptible de donner naissance à des produits de transformation dont on trouve certains représentants dans l'opium où ils proviennent, très évidemment, des modifications que l'opium subit, sous l'influence de la lumière et de l'air, en présence de l'eau et par le fait des manipulations auxquelles le suc des pavots est soumis : ces produits consistent, d'abord, en acide opianique et cotarnine ou hydrocotarnine, et, finalement, en méconine et acide hémipinique, signalé comme faisant partie de certaines variétés d'opium.

Voici les relations qui lient entre eux ces différents produits. L'hydrolyse dédouble la narcotine en hydrocotarnine et acide opianique : l'oxydation de l'acide opianique fournit l'acide hémipinique :

l'oxydation de l'hydrocotarnine fournit la cotarnine : l'hydrogénation de l'acide opianique conduit à un acide-alcool, non isolé jusqu'alors, et dont l'anhydride est la méconine. Les formules ci-après
rendent compte de ces transformations. La cotarnine

$$(C^{11}H^{10}O^3)\,(CH^3) = Az$$

est une base tertiaire.

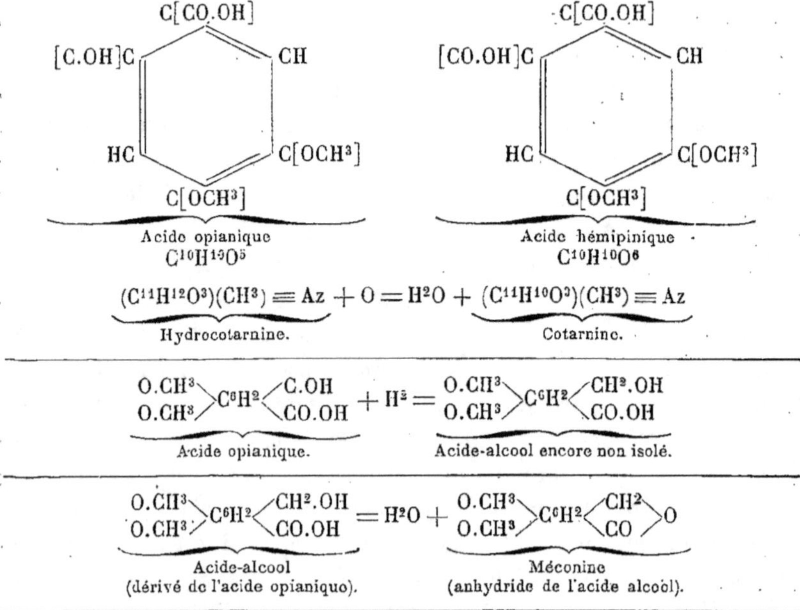

$$(C^{11}H^{12}O^3)(CH^3) = Az + O = H^2O + (C^{11}H^{10}O^2)(CH^3) = Az$$

Les formules développées de ces deux composés sont les suivantes :

L'acide hémipinique est lui-même oxydable et se détruit sous les
influences oxydantes qui lui ont donné naissance. En présence de

la potasse, l'acide opianique se dédouble directement en méconine et acide hémipinique, suivant les formules :

$$2[C^{10}H^{10}O^5] \;=\; \underbrace{C^{10}H^{10}O^4}_{\text{Méconine.}} \;+\; \underbrace{C^{10}H^{10}O^6}_{\text{Acide hémipinique.}}$$

$$\underbrace{2[C^{10}H^{10}O^5]}_{\text{Acide opianique.}}$$

A une température voisine de 200°, ou bien à 100° en présence de l'eau, la narcotine se dédouble en méconine et cotarnine, d'après l'équation :

$$\underbrace{C^{22}H^{28}AzO^7}_{\text{Narcotine.}} \;=\; \underbrace{C^{10}H^{10}O^4}_{\text{Méconine.}} \;+\; \underbrace{C^{12}H^{13}AzO^3}_{\text{Cotarnine.}}$$

Codéine. — La codéine $C^{18}H^{21}AzO^3$ a été isolée en 1832 par Robiquet : son nom dérive du mot grec κώδη qui signifie capsule du pavot. Elle existe en quantité assez notable dans les eaux-mères qui ont servi à la préparation de la morphine : ces eaux-mères sont évaporées jusqu'à cristallisation ; le chlorhydrate de codéine, moins soluble, se dépose le premier : ces cristaux sont redissous dans l'eau chaude et la solution précipitée par la potasse caustique, qui dissout la morphine, fournit la codéine sous forme d'une masse huileuse mélangée de cristaux pendant le refroidissement. Pour la purifier, on la redissout dans l'acide chlorhydrique dilué, décolore la solution au noir animal, précipite de nouveau par la potasse et, finalement, on fait cristalliser la codéine en la dissolvant dans l'éther aqueux, soigneusement dépouillé d'alcool, la présence de ce dernier empêchant la cristallisation de l'alcaloïde qui resterait à l'état de liqueur sirupeuse.

La codéine, que l'on obtient aussi par synthèse, puisque ça n'est autre chose que la méthyl-morphine, se présente en cristaux constitués par des octaèdres à base rectangulaire, plus ou moins gros, lorsqu'elle est anhydre, c'est-à-dire lorsqu'elle a été obtenue par cristallisation dans l'éther anhydre : ce sont des prismes ortho-rhombiques contenant une molécule d'eau, soit 5,68 p. 100 lorsqu'elle a été obtenue par cristallisation dans l'éther aqueux. Ces cristaux perdent leur eau à 120°. La codéine anhydre fond à 150°.

Elle dévie à gauche le plan de polarisation de la lumière : $\alpha = -118°$. La codéine présente la propriété de fondre lorsqu'on la met en présence d'une quantité d'eau bouillante insuffisante pour la dissoudre et de déterminer ainsi la formation d'une masse huileuse plus dense que l'eau : elle est beaucoup plus soluble dans l'eau que la narcotine : 100 grammes d'eau dissolvent 1 gramme 25 de codéine à froid et 59 grammes à l'ébullition. Elle est insoluble dans l'éther de pétrole et les alcalis caustiques, sauf l'ammoniaque, qui permet ainsi de purifier la morphine. Elle est très soluble dans l'alcool, dans l'alcool amylique [16 p. 100], dans la benzine [10 p. 100], dans le chloroforme, assez soluble dans l'éther et l'éther acétique.

La codéine constitue une base nettement alcaline, bleuissant le tournesol, précipitant les métaux de la dissolution de leurs sels, comme les bases minérales. Elle possède la propriété, lorsqu'on la soumet à l'action de l'acide chlorhydrique concentré, de donner naissance à un produit de condensation qu'on a appelé l'*Apocodéine*, par analogie avec l'apomorphine qui se forme dans les mêmes conditions. Mais lorsqu'on opère à une température suffisante, 150° en tubes scellés, ou bien par action prolongée, il se forme de l'apomorphine et du chlorure de méthyle, le méthyle se séparant et la morphine se régénérant, en donnant lieu à la formation de son propre produit de condensation.

La codéine est un produit assez utilisé en thérapeutique, et dont les réactions permettent une différenciation facile d'avec la morphine. Ainsi la codéine ne possède en aucune façon la propriété de réduire l'acide iodique; elle ne donne pas également les colorations que l'on obtient en présence du perchlorure de fer ou de l'acide nitrique; elle donne une coloration verte avec le sulfosélénite d'ammonium.

Narcéine. — La narcéine $C^{23}H^{27}AzO^8$ peut être retirée des eaux-mères incristallisables provenant de la préparation de la morphine par le procédé de Robertson, en les traitant d'abord par l'ammoniaque qui précipite un mélange de narcotine, de thébaïne et de matières résineuses, puis par l'acétate de plomb : on filtre et on sépare l'excès de plomb par l'acide sulfurique; on neutralise par l'ammoniaque et l'on évapore à une chaleur douce jusqu'à ce qu'il se forme une pellicule à la surface du liquide : par refroidissement et après un repos suffisant, on obtient des cristaux que l'on purifie par redissolution, décoloration au noir animal, et cristallisation dans l'eau bouillante : on enlève à l'aide de l'éther, dans lequel la narcéine est fort peu soluble, la méconine qu'elle pourrait avoir entraînée pendant sa cristallisation.

La narcéine constitue de longues aiguilles prismatiques, fines, incolores, soyeuses, de saveur amère et styptique, contenant 2 molécules d'eau, soit 7,21 p. 100, qu'elles perdent à 110°. Lorsqu'elle est anhydre, elle fond à 145°. Elle est très peu soluble dans l'eau. Une partie de narcéine se dissout dans 1150 parties d'eau froide, et dans 945 parties d'alcool froid ; elle est, au contraire, assez facilement soluble dans l'eau bouillante, et beaucoup plus encore dans l'alcool bouillant : elle est soluble dans l'ammoniaque ainsi que dans les solutions étendues des bases alcalines et alcalino-terreuses. Ses meilleurs dissolvants sont l'alcool amylique et le chloroforme. Elle est insoluble dans l'éther, les éthers de pétrole et la benzine. La narcéine dévie à gauche le plan de la lumière polarisée ; et, point important, ses sels sont assez facilement dissociés par l'eau, de sorte que les meilleures conditions pour l'emploi de la narcéine, en thérapeutique, seraient celles qu'a indiquées Regnauld, c'est-à-dire l'usage des solutions alcalines faibles : il a montré que 1 gramme de narcéine pouvait être dissous dans 64 centimètres cubes d'une solution d'hydrate de potasse à 1 p. 1000. Cette solution permet de faire des injections sous-cutanées et même intra-veineuses chez les animaux.

La narcéine possède une réaction particulière, c'est celle de bleuir en présence de l'eau iodée : lorsqu'on ajoute à de l'eau iodée un cristal de narcéine, on voit que ce cristal se colore immmédiatement en bleu intense.

Thébaïne. — La thébaïne $C^{19}H^{21}AzO^3$ est de tous les principaux alcaloïdes de l'opium, celui qui a reçu, jusqu'ici, le moins d'applications. Thiboumery l'isola de l'opium en traitant l'extrait par un excès de lait de chaux et épuisant par l'alcool bouillant le précipité calcaire, préalablement lavé à l'eau et desséché. La solution alcoolique est évaporée à siccité, et le résidu repris par l'éther qui dissout la thébaïne. Un autre procédé, dû à Anderson, consiste à évaporer à siccité les eaux-mères alcooliques provenant de la préparation de la narcotine et à reprendre le résidu par l'acide acétique dilué et bouillant qui dissout les alcaloïdes et un peu de résine. On ajoute alors du sous-acétate de plomb, en neutralisant au besoin l'acide libre par de la soude très diluée, jusqu'à réaction franchement alcaline : la narcotine et les substances résineuses sont seules précipitées. L'excès de plomb est précipité par addition ménagée d'acide sulfurique étendu ; on le sépare au moyen d'une filtration effectuée après quelque temps de repos pour permettre au sulfate de plomb de se rassembler, puis la thébaïne contenue dans la liqueur filtrée en est précipitée par l'ammoniaque, redissoute après dessication dans l'alcool bouillant, et la solution, décolorée par le noir animal, abandonne l'alcaloïde sous forme cristalline. On peut encore, suivant la méthode employée par Hesse, agiter avec de l'éther la solution aqueuse, préalablement alcalinisée, de l'extrait d'opium et épuiser cette solution éthérée avec de l'acide acétique dilué. La liqueur acide, préalablement bouillie ou évaporée partiellement pour chasser l'éther, est versée lentement, et en agitant continuellement, dans une lessive alcaline maintenue en excès. Le précipité, dans lequel la résine n'a pas dû s'agglomérer, est séparé au bout de vingt-quatre heures et redissous dans l'acide acétique étendu : la solution est décolorée à l'aide du noir animal et on y ajoute de l'acide tartrique en poudre fine. Le tartrate de thébaïne, fort peu soluble, cristalise peu à peu : on le recueille après vingt-quatre heures de repos; on le purifie par recristallisation dans l'eau bouillante, on sépare la thébaïne par addition d'un alcali et on la fait cristalliser dans l'alcool.

L'addition d'acide oxalique à la place d'acide tartrique, précipite, dans des conditions exactement semblables, la papavérine.

La thébaïne se présente sous forme de cristaux lamelleux ou d'écailles d'un éclat perlé, absolument insipide lorsqu'elle est pure, en raison de son extrêmement faible solubilité dans les liquides neutres ou légèrement alcalins. Elle fond vers 125°-130°. Elle est insoluble dans l'eau, les alcalis, l'éther de pétrole. Le chloroforme la dissout fort peu, l'éther davantage [1 p. dans 140 d'éther]; ses meilleurs dissolvants sont l'alcool amylique [1 p. dans 60 p.], la benzine [1 p. dans 20 p.], et surtout l'alcool [1 p. dans 10 p.]. La solution dans l'alcool présente une réaction alcaline. Les acides étendus la dissolvent également bien : les sels sont facilement solubles dans l'eau, sauf le tartrate acide, qui ne se dissout que dans la proportion de 1 partie de sel pour 150 parties d'eau à 20°. Les alcalis, y compris l'ammoniaque, ainsi que les carbonates alcalins, précipitent la thébaïne de ces dissolutions.

La thébaïne est assez facilement altérable en présence des acides : elle fournit, comme produits de transformation, de la *thébénine* et de la *thébaïcine*, substances au sujet desquels nos connaissances ne sont pas bien arrêtées. En présence des acides chlorhydrique et bromhydrique, et en tubes scellés, à 90°, la thébaïne perd $2CH^2$ et se transforme en composé possédant la composition $C^{17}H^{17}AzO^3$ qui a reçu le nom de *morpnothébaïne*; il se produit en même temps un gaz combustible, dérivé chloré ou bromé d'éthyle ou de méthyle.

La thébaïne est une base tertiaire : elle fournit un seul dérivé acétylé sous l'influence de l'anhydride acétique. On a voulu en faire le dérivé diméthylé de la morphine; mais sa formule ne répond pas exactement à cette hypothèse : il est vrai que, dans la fixation de la composition centésimale de l'alcaloïde, il est bien difficile d'être absolument certain de la détermination de 2 atomes d'hydrogène en plus ou en moins. La formule brute $C^{19}H^{23}AzO^3 = C^{17}H^{17}(CH^3)^2 AzO^3$, répondrait en effet à celle de ce dérivé diméthylé : elle ne diffère de la formule $C^{19}H^{21}AzO^3$, le plus généralement adoptée pour représenter la thébaïne, que par H^2 en plus. Nous verrons plus tard l'intérêt que peut présenter cette remarque.

Papavérine. — La papavérine $C^{20}H^{21}AzO^4$ s'obtient en précipitant au moyen de la soude une solution aqueuse d'extrait d'opium : le précipité, composé pour la plus grande partie de morphine, est repris par l'alcool; on évapore cette solution et on traite le résidu par un acide dilué qui sépare les alcaloïdes de la majeure partie des substances résineuses. La solution acide traitée par l'ammoniaque laisse précipiter une matière résinoïde contenant beaucoup de papavérine : on la redissout dans de l'acide chorhydrique étendu et la liqueur est additionnée d'acétate de potassium qui provoque la précipitation d'un composé résineux, de couleur foncée, qu'on lave d'abord à l'eau et qu'on traite ensuite par l'éther bouillant. Cette solution éthérée laisse, par refroidissement, déposer la papavérine sous forme cristallisée. Un autre procédé, recommandé par Hesse, utilise les eaux-mères de la préparation du sel de Grégory. Ces liqueurs sont diluées de leur volume d'eau, précipitées par un excès d'ammoniaque, puis, après filtration, épuisées par l'éther. La solution éthérée est reprise par l'acide acétique dilué; et, après séparation de l'éther, la liqueur acide est versée lentement dans une lessive alcaline maintenue en excès et continuellement agitée afin que la résine qui se sépare ne puisse pas s'agglomérer. Lorsqu'on opère avec soin, la plupart des autres alcaloïdes restent en dissolution, et, seules, la narcotine, la thébaïne et la papavérine constituent le précipité insoluble dans l'excès d'alcali. Ce précipité est redissous dans l'acide acétique, on additionne la solution d'alcool et on la neutralise avec précaution, ce qui détermine la formation d'un précipité cristallin renfermant la papavérine mélangée à un peu de narcotine. On redissout ce précipté dans l'acide acétique dilué, et on sépare la papavérine en la faisant cristalliser sous forme d'oxalate acide, comme il a été dit précédemment à propos de la séparation de la thébaïne sous forme de tartrate acide. Le tartrate de papavérine étant beaucoup plus soluble que celui de thébaïne permet précisément d'effectuer leur séparation. La recristallisation dans l'eau bouillante de l'oxalate de papavérine permet de l'obtenir très pur; et il ne reste plus qu'à en séparer l'alcaloïde au moyen d'un alcali et de le faire cristalliser dans l'alcool.

La papavérine forme des prismes ortho-rhombiques incolores, insolubles dans l'eau et les solutions alcalines, peu solubles à froid dans l'éther [1 p. dans 260 p. d'éther], le chloroforme, la benzine et même dans l'alcool : à chaud, elle est, au contraire, bien soluble dans ces dissolvants. Elle possède une réaction faiblement alcaline et un pouvoir rotatoire peu élevé $[\alpha_{\text{D}} = -4°]$. Elle fond à 148°.

En présence de la potasse fondante, elle donne naissance à de l'acide vératrique et à de la diméthyl-iso-quinoléïne. L'acide iodhydrique lui enlève $4CH^3$ et donne naissance à la *papavéroline*. Par oxydation, on obtient une série de composés complexes, parmi lesquels on remarque la *cryptopine*, la *protopine*, etc., aboutissant à la formation d'acide hémipinique, ce qui montre la parenté très étroite de ces bases les unes avec les autres : j'ai déjà fait ressortir celle existant entre la narcotine, la narcéine et l'hydrocotarnine.

Ces propriétés chimiques justifient, comme vous le voyez, la division en deux groupes principaux, celui de la morphine et celui de la papavérine, que je vous ai déjà signalés au sujet du tableau reproduisant l'énumération des alcaloïdes de l'opium actuellement connus; et elles justifient, en même temps, cette opinion que la plupart de ces alcaloïdes ne sont que des produits de métamorphose d'une ou de deux substances fondamentales préexistant dans le suc frais de pavots. Les procédés utilisés pour la séparation de ces alcaloïdes confirment absolument cette interprétation, en raison de l'énergie des réactifs employés et de l'appoint que la brutalité, si l'on peut ainsi dire, de ces procédés, apporte à la réalisation des processus d'hydratation, de dédoublement, d'oxydation, etc.

C'est dans les eaux-mères alcalines ayant servi à la séparation de la morphine et de la codéine que Hesse a pu isoler les autres alcaloïdes que je vous ai énumérés. Ces eaux mères sont épuisées par l'éther; les alcaloïdes contenus dans cette solution se divisent en deux catégories : les uns sont solubles, les autres insolubles dans un excès d'alcali.

A. ALCALOÏDES SOLUBLES DANS UN EXCÈS D'ALCALI. — La solution éthérée est agitée avec de l'acide acétique qui lui enlève tous les alcaloïdes qu'elle peut contenir, on chauffe doucement cette solution acide pour en chasser la petite quantité d'éther qu'elle retient en dissolution, puis on la verse lentement dans une solution alcaline maintenue en excès et agitée continuellement pour que la résine qui se sépare ne puisse pas s'agglomérer. Si l'opération a été faite avec soin, la *méconidine* et d'autres bases que nous allons déterminer tout à l'heure restent en dissolution. On laisse déposer pendant vingt-quatre heures; puis, la liqueur séparée du précipité est sursaturée par l'acide chlorhydrique et immédiatement additionnée d'ammoniaque qui précipite la *méconidine*. On agite ensuite la solution alcaline, sans la filtrer, avec du chloroforme qu'on traite, comme précédemment, par de l'acide acétique; le chloroforme resté en dissolution dans la liqueur acétique est chassé par évaporation, puis la solution est exactement neutralisée par l'ammoniaque; il se forme un précipité de couleur rougeâtre et d'aspect résineux, devenant ensuite cristallin, et qui renferme la *lanthopine*. On laisse reposer durant vingt-quatre heures, puis, après avoir filtré la liqueur, on la verse dans une petite quantité de solution de potasse, et l'on agite ensuite avec de l'éther afin d'enlever un peu de codéine qui la rendait trouble.

Dans ces conditions, la *méconidine*, la *laudanine* et deux isomères de ce dernier alcaloïde, la *codamine* et la *laudanidine*, restent en solution dans la liqueur potassique. En saturant cette solution potassique avec du chlorhydrate d'ammoniaque, l'épuisement subséquent à l'aide de l'éther lui enlèvera ces alcaloïdes. Par évaporation lente de la solution éthérée, la *laudanine* cristallise d'abord, et les autres alcaloïdes ne donnent qu'un résidu amorphe après évaporation complète. Pour obtenir leur séparation à l'état cristallin, il ne faut pas pousser l'évaporation jusqu'à siccité; on décante les eaux mères après cristallisation de la *laudanine*, et on les traite par une solution aqueuse de bicarbonate de soude; l'éther décanté et soumis de nouveau à l'évaporation fournit bientôt des cristaux de *codamine*. On sépare encore une fois les eaux mères éthérées, on les agite avec de l'acide acétique étendu, puis on ajoute du chlorure de sodium ; il se dépose alors du chlorhydrate de *méconidine*, et la *laudanidine* reste en dissolution. On purifie la méconidine en répétant plusieurs fois cette opération, en dissolvant son chlorhydrate dans un peu d'eau, épuisant par l'éther la solution aqueuse préalablement additionnée de bicarbonate de soude ; finalement, l'évaporation de la solution éthérée abandonne la *laudanidine*.

B. ALCALOÏDES INSOLUBLES DANS UN EXCÈS D'ALCALI. — Ce précipité est, en grande partie, formé de thébaïne, de papavérine, de narcotine et d'alcaloïdes nouveaux. Pour effectuer leur séparation, on dissout le précipité dans de l'acide acétique, on ajoute de l'alcool et on neutralise exactement la liqueur par un alcali ; la *papavérine* et la *narcotine* se déposent à l'état cristallin. Dans la solution acétique neutre, on sépare la *thébaïne*, à l'état de tartrate acide, par addition d'un excès d'acide tartrique pulvérisé. Les eaux mères additionnées d'acide chlorhydrique concentré laissent déposer du chlorhydrate de *cryptopine* peu soluble.

D'après leurs colorations en présence de l'acide sulfurique concentré et à chaud, Hesse a réparti les alcaloïdes de l'opium en quatre groupes.

COLORATIONS AVEC SO⁴H²

I. *Groupe de la morphine*, morphine, codéine, pseudomorphine ; coloration vert foncé sale.

I. *Sous-groupe de la laudanine*, laudanine, codamine, laudanosine ; coloration rouge-violet sale.

II. *Groupe de la thébaïne*, thébaïne, cryptopine, protopine ; coloration variant du vert sale au vert brun.

III. *Groupe de la papavérine*, papavérine ; coloration violet foncé.

III. *Sous-groupe de la narcéine*, narcéine, lanthopine ; coloration noir brunâtre ou brun foncé.

IV. *Groupe de la narcotine*, narcotine, hydrocotarnine ; coloration rouge-violet sale.

La méconine donne, dans les mêmes conditions, une coloration pourpre.

En employant de l'acide sulfurique dans lequel se trouve en dissolution une petite quantité d'un sel ferrique, les bases du sous-groupe I de la laudanine déterminent une coloration violet foncé, tandis que celles du groupe IV de la narcotine produisent une coloration rouge-violet sale.

. Ces colorations peuvent servir à classer ces bases, au point de vue chimique, mais ne sauraient avoir aucune valeur pour leur détermination au point de vue toxicologique. Ces colorations montrent, en effet, que les produits de décomposition de ces divers alcaloïdes sont, sinon identiques, du moins très voisins.

Pour terminer ce qui a trait aux propriétés physiques et chimiques des alcaloïdes de l'opium, je vous dirai un mot seulement de certains sels qui sont plus spécialement employés à cause de leur facile solubilité ou de certaines propriétés qui les rendent plus aisément utilisables. Voici un tableau qui représente la richesse en morphine des différents sels qu'on emploie le plus généralement, en même temps que leur solubilité.

Composition des principaux sels de morphine utilisés en thérapeutique.

	MORPHINE	EAU	SOLUBILITÉ DANS L'EAU
Acétate	71,43	13,54	1 p. 15 [un excés décompose]
Sulfate cristallisé.	75,20	11,87	1 p. 35
Sulfate desséché	89,80	»	»
Bromhydrate.	78,89	7,96	1 p. 25
Chlorhydrate cristallisé	75,90	14,38	1 p. 20
Chlorhydrate desséché.	89 »	»	»

Parmi ces sels, vous voyez figurer l'acétate, qu'on ne trouve pour ainsi dire plus maintenant; c'est d'ailleurs un très mauvais composé, peu stable, il se dissocie en présence de l'eau en excès, ou d'une légère élévation de température, ou même par la simple évaporation de ses solutions; et il est infiniment préférable de lui substituer le sulfate ou, mieux encore, le chlorhydrate, celui de tous les sels de morphine qui est le plus facile à obtenir dans un grand état de pureté et que l'on trouve d'une façon commune. On a proposé également l'emploi du biméconate, du phtalate, du salicylate, et aussi d'un mélange soluble, sinon d'une combinaison, de la morphine avec le phénol.

A côté de ces composés se trouve le bromhydrate, qu'on pourrait aussi employer à la rigueur, car c'est un composé très bien défini, nettement cristallisé et facile à obtenir pur ; mais, je le répète, c'est le plus souvent le chlorhydrate que l'on emploie.

Ce chlorhydrate se présente sous l'aspect de cristaux extrêmement fins, formant des aiguilles soyeuses, que l'on agglomère dans le commerce en petits cubes, comme de petits pavés, ce qui permet précisément de le reconnaître à première vue. Ces cristaux sont assez riches en morphine, ils renferment 75,90 p. 100 de morphine, et leur solubilité est assez grande également : elle est de 1 gramme pour 20 grammes d'eau, à froid ; à l'ébullition, l'eau dissout son propre poids de chlorhydrate de morphine.

En raison de son emploi très répandu, trop répandu même, pourrait-on dire, comme nous le verrons plus tard, il est extrêmement important de pouvoir préparer, surtout pour l'usage des injections hypodermiques, du chlorhydrate de morphine parfaitement neutre et soluble. Regnauld a préconisé le procédé suivant qu'il avait adopté pour la pharmacie centrale des hôpitaux.

On additionne 50 grammes d'eau distillée de 5 grammes d'acide chlorhydrique pur à 1,17 de densité ; on place ce mélange dans une capsule de porcelaine et on le porte rapidement à l'ébullition. On y verse alors, par petites quantités à la fois et en agitant, 10 grammes de morphine finement pulvérisée qui se dissout à mesure qu'elle sature l'acide : aussitôt que la dissolution est complète, on cesse de chauffer ; on place la capsule dans un endroit frais, à l'abri des poussières, et, au bout de douze heures de repos, on recueille une masse spongieuse constituée par du chlorhydrate de morphine. On débarrasse entièrement ce sel des eaux mères légèrement acides qui le baignent en le soumettant à la presse après l'avoir enfermé dans une toile résistante.

Le chlorhydrate de morphine, bien comprimé, est divisé en petits fragments que l'on place sur des feuilles de papier à filtrer et que l'on sèche dans une étuve à 35° ou 40°. Les eaux-mères sont précipitées par l'ammoniaque, et la morphine ainsi recueillie est réservée pour une opération subséquente.

Ce manuel opératoire conviendrait aussi bien, toutes proportions de doses réservées, à la préparation des chlorhydrates des autres alcaloïdes de l'opium. Les chlorhydrates sont, en effet, les sels qui se préparent et se purifient le plus facilement.

Réactions colorées des alcaloïdes de l'opium. — Il me reste maintenant à vous montrer les réactions chimiques dites caractéristiques des principaux alcaloïdes de l'opium; mais il ne faut pas perdre de vue que ces réactions sont tellement sujettes à variation, dans des conditions aussi nombreuses qu'indéterminées, qu'il n'est guère possible de pouvoir compter sur elles que lorsqu'elles sont obtenues avec des produits absolument purs; et si je fais cette restriction, c'est en raison précisément de leur application aux recherches médico-légales. Vous savez, et je ne saurais trop insister sur ce point, qu'il ne faut jamais, en médecine légale, baser son appréciation, surtout en ce qui concerne les empoisonnements causés par les substances d'origine organique, uniquement sur des réactions chimiques.

Lorsqu'il s'agit de certaines réactions telles que la formation d'un anneau d'arsenic ou d'antimoine avec l'appareil de Marsh, la conclusion est tout à fait indiscutable; mais, quand il s'agit, comme ici, de colorations plus ou moins franches et discutables données par des produits extraits des matières suspectes, ça n'est plus qu'un élément d'information, extrêmement important, sans doute, et dont il faut tenir le plus grand compte, mais qui ne doit pas, à lui tout seul, entraîner votre conviction : cet élément d'information doit toujours être confirmé par l'expérimentation physiologique; et, dans le cas actuel, en ce qui concerne les alcaloïdes de l'opium, l'expérimentation physiologique n'est pas facile à réaliser : c'est pourquoi les réactions que je vais vous montrer ont une grande importance. Il est nécessaire de les effectuer sur les résidus solides de l'évaporation des dissolvants utilisés pour isoler les alcaloïdes que l'on cherche à caractériser.

Morphine. — Une trace de morphine prend, au contact d'une dissolution étendue de perchlorure de fer neutre, une coloration d'un bleu plus ou moins franc, suivant le degré de pureté de l'alcaloïde : en général, cette coloration est toujours plus ou moins verdâtre, au moins avec la morphine obtenue au cours des recherches toxicologiques. Ça n'est pas une réaction extrêmement sensible, mais elle est assez caractéristique.

Le *réactif de Fröhde* [solution sulfurique de molybdate de sodium] produit avec les plus faibles traces de morphine libre ou d'un de ses sels, pourvu que ces produits soient à l'état solide, une coloration lilas-violet très pure, assez fugace passant bientôt au vert, puis au vert-brunâtre, enfin au jaune. Cette coloration est surtout remarquable avec un réactif récemment préparé.

Les colorations obtenues avec le réactif de Fröhde peuvent acquérir une importance capitale lorsqu'on resserre d'une façon encore plus étroite les conditions dans lesquelles elles sont obtenues. M. Bruylants a insisté dernièrement sur les caractères suivants. La morphine solide est dissoute dans une petite quantité d'acide sulfurique pur et on divise le liquide en deux parties. L'une est additionnée, à froid, de son volume de réactif de Fröhde et donne la coloration lilas-violet : la seconde est chauffée au bain-marie et additionnée de réactif de Fröhde seulement alors qu'elle est bouillante ; il se produit, dans ces conditions, une coloration verte, due probablement à la formation d'apomorphine, car ce dernier alcaloïde donne avec le réactif de Fröhde, aussi bien à froid qu'à chaud, une coloration verte. En ajoutant dans l'essai qui a fourni à chaud une coloration verte une parcelle de nitrate de potassium, on voit cette coloration verte passer rapidement au rouge, au rouge-orangé, enfin au jaune.

Le *réactif de Lafon* [solution sulfurique de sélénite d'ammonium] produit une coloration verte intense, mais c'est principalement pour la diagnose de certains dérivés de la morphine, notamment de la codéine, que ce réactif est précieux.

Parmi les actions réductrices exercées par la morphine, celle relative à l'acide iodique constitue un bon procédé pour caractériser cet alcaloïde : la réaction peut être obtenue soit avec une solution concentrée d'acide iodique, soit avec une solution d'iodate potassique additionnée d'acide sulfurique. La mise en liberté de l'iode, conséquence de la réduction, est démontrée soit par le bleuissement d'un peu d'empois d'amidon ajouté au mélange, soit par la dissolution de l'iode dans du chloroforme qui se colore en violet quand on l'agite avec le mélange.

Réactif de Mandelin [solution sulfurique de vanadate d'ammonium] coloration rouge violacé, passant rapidement au lilas et au bleu-violet.

Codéine. — Lorsqu'à une solution de codéine dans l'acide sulfurique ou ajoute une trace d'un sel ferrique, sulfate ou chlorure, il se produit, si l'on chauffe légèrement, une coloration bleu-violacé.

Les *réactifs de Fröhde et de Mandelin* produisent des colorations très voisines de la précédente.

Le *réactif de Lafon* donne une coloration intense vert-émeraude, avec des traces seulement d'alcaloïde.

Il ne se produit aucune réaction en présence du perchlorure de fer ou de l'acide iodique.

Narcéine. — La narcéine se colore en bleu foncé au contact d'une solution aqueuse d'iode : c'est là sa réaction la plus sensible et la plus caractéristique.

Réactif de Mandelin. — Coloration vert-bleuâtre, passant au brun-rouge, et enfin au bleu-violacé.

Réactif de Fröhde. — Coloration brune, passant au brun-verdâtre, au brun-rouge, puis au rouge-orangé.

Lorsqu'on ajoute à de la narcéine d'abord de l'eau de chlore, puis de l'ammoniaque, il se produit une coloration rouge.

Narcotine. — Lorsqu'on chauffe doucement une solution de narcotine dans l'acide sulfurique concentré, elle se colore en rouge : cette même solution, additionnée, après refroidissement, d'une trace d'acide nitrique ou de nitrite de sodium prend une coloration violette. Cette dernière coloration violette peut même se produire spontanément par le simple chauffage de la solution sulfurique jusqu'à 200°.

L'eau de chlore produit avec la narcotine une coloration verdâtre que l'addition d'ammoniaque fait passer au jaune.

Réactif de Fröhde. — Coloration verte passant au vert-brunâtre, au jaune, puis au rouge. Cette réaction se rapproche beaucoup de celle que la narcéine donne avec le même réactif.

Réactif de Mandelin. — Coloration rouge-cinabre passant peu à peu au rouge-carmin.

Papavérine. — Lorsqu'on chauffe doucement une solution de papavérine dans l'acide sulfurique concentré, elle se colore en violet tirant, plus ou moins, sur le bleu. Certains échantillons de papavérine prennent même, à froid, une coloration variant du bleu au bleu-violacé.

L'eau de chlore produit avec la papavérine une coloration verdâtre qui passe au rouge foncé sous l'influence de l'ammoniaque et qui brunit peu à peu.

Réactif de Fröhde. — Coloration verte, passant lentement au bleu, au violet, puis au rouge-cerise.

Réactif de Mandelin. — Coloration bleu foncé passant au vert, puis redevenant bleue.

Thébaïne. — La thébaïne donne une coloration brun-rouge au contact de l'acide sulfurique à froid. On peut dire que c'est là une réaction dénuée de tout intérêt, l'acide sulfurique possédant la propriété de produire des colorations de ce genre en présence d'une quantité considérable de substances organiques; et c'est même là une observation qui montre que les réactions colorées obtenues, soit avec l'acide sulfurique seul, soit avec les réactifs dont l'acide sulfurique concentré est le véhicule, réactifs de Fröhde, de Mandelin, de Lafon, notamment, ne peuvent avoir quelque valeur que si elles sont produites par un alcaloïde ou un principe immédiat bien purifié.

L'eau de chlore dissout la thébaïne et l'addition d'ammoniaque produit une coloration brun-rouge : cette réaction s'observe également avec la codéine.

Réactif de Fröhde; *réactif de Mandelin*. — Coloration rouge-orangé [due à l'acide sulfurique].

J'ai reproduit dans le tableau suivant les colorations fournies, en présence des réactifs de Fröhde, de Mandelin et de Lafon, par les principaux alcaloïdes de l'opium et certains dérivés de la morphine dont je vous parlerai bientôt. La succession de ces colorations est, le plus souvent, fort difficile à saisir et à préciser par une appellation certaine et invariable. Cette série de colorations comprend les changements de teinte observés depuis le moment du contact du réactif avec l'alcaloïde jusqu'à une période de six à douze heures après ce moment. Quelques virages de teinte se font très rapidement; d'autres, au contraire, très lentement. Je me suis attaché à n'indiquer que les teintes nettement perceptibles.

Tableau des réactions colorées obtenues avec

SUBSTANCES	RÉACTIF DE FRŒHDE	RÉACTIF DE MANDELIN	RÉACTIF DE LAFON	ACIDE SULFURIQUE FERREUX
Morphine.	Lilas, violet, vert.	Violet, vert.	Bleu, vert, vert de vessie, brun.	Bleu.
Codéine	Gris-bleu, bleu, gris-bleu.	Violet, vert, bleu-violet.	Vert, bleu, bleu-paon, vert.	Bleu, bleu-violet.
Dionine	Vert, bleu-verdâtre, gris-bleu.	Vert, brun, brun-violacé.	Vert-jaunâtre, vert, vert-émeraude, vert.	Bleu.
Héroïne	Lilas, violet, vert sale.	Violet-rose, brun-rouge, brun-violacé, brun.	Bleu indigo, vert, vert de vessie, brun.	Bleu, lilas-violet.
Apomorphine. . . .	Bleu, vert, bleu-verdâtre, brun.	Bleu intense, bleu-verdâtre, rouge, brun.	Brun violeté, violet, brun-noir, brun-rouge.	Bleu-violet, lilas-rose.
Thébaïne.	Vert, vert-jaunâtre, brun-jaune.	Rouge cerise.	Vert, bleu, rouge.	Rouge.
Papavérine.	Violet, gris, vert, bleu.	Bleu-verdâtre, brun-verdâtre, bleu, brun.	Violet, gris-bleu, bleu, brun-violacé.	Jaune, rose.
Narcotine	Vert, vert-jaunâtre, brun-jaune.	Rouge cerise.	Vert, bleu, brun-vert, rouge.	Jaune, rouge-orangé.
Narcéine.	Brun, noir, brun-verdâtre, brun-rouge, rouge-orangé.	Bleu, brun-rouge, rouge-violacé.	Brun, vert, violet.	Rouge.
Péronine.	Bleu-violet, lilas, rouge, violet-bleu, brun, violet.	Lilas, violet-brun, brun.	Vert, bleu, vert, brun-noir, brun-verdâtre, brun.	Brun-rougeâtre, rouge, décoloration.
Stypticine	Orange, vert.	Rouge sang, violet, bleu.	Jaune, rouge.	Jaune-vert, décoloration.

XXIIe LEÇON

CONSTITUTION MOLÉCULAIRE DES PRINCIPAUX ALCA-
LOÏDES DE L'OPIUM. — DÉDOUBLEMENTS ET TENTA-
TIVES DE SYNTHÈSE DE LA MORPHINE, DE LA CODÉINE,
DE LA PAPAVÉRINE, DE LA NARCOTINE, DE LA NAR-
CÉINE. — SYNTHÈSES D'ÉTHERS DE LA MORPHINE. —
DIONINE. — PÉRONINE. — HÉROÏNE.

J'ai à vous entretenir aujourd'hui de questions théoriques qu'il est tout à fait indispensable de passer en revue, parce que, sans la connaissance des travaux qui viennent d'être faits tout récemment, relativement à la constitution moléculaire de la morphine, il serait absolument impossible de comprendre la façon dont plusieurs médicaments nouveaux, la dionine, la péronine, l'héroïne, se sont introduits en thérapeutique, et les rapports que ces médicaments présentent avec la morphine, rapports très intéressants, comme vous l'allez voir, au point de vue de leur action physiologique : nous pourrons puiser, en même temps, dans cette étude quelques renseignements sur les variations que la différence de structure moléculaire imprime à l'action physiologique.

Je ferai tous mes efforts pour vous rendre aussi simples et aussi faciles à comprendre que possible les détails assez arides dans lesquels je vais entrer, mais cette incursion dans le domaine de la chimie pure me paraît absolument indispensable.

Je vous ai déjà parlé de certaines réactions chimiques que présentait la morphine, et je vous ai dit que lorsqu'on cherche à déterminer quelle est la constitution de cet alcaloïde, c'est-à-dire quel est le noyau de sa structure moléculaire, quels sont les produits ultimes auxquels on peut arriver par sa décomposition, on s'aperçoit que, par tous les procédés permettant d'attaquer aussi profondément que possible sa structure, par exemple, lorsqu'on soumet la morphine à la distillation en présence de poudre de zinc, on obtient d'une façon constante un hydrocarbure qui porte le nom de phénanthrène et qui est, comme vous le savez sans doute, un isomère de l'anthracène. Cette réaction se produit encore lorsqu'on soumet la morphine à l'action d'agents violemment oxydants, tels par exemple, que la potasse fondante : dans ces circonstances, il ne se produit pas seulement du phénanthrène, mais encore des bases pyridiques dérivant de celui-ci, de la phénanthrène-quinoline, de la triméthylamine, du pyrrol et des dérivés pyridiques : il est bien établi, d'ailleurs, que la morphine se comporte comme un alcali tertiaire.

D'autre part, l'oxydation de la morphine, lorsqu'elle est poussée à fond, par exemple, avec le permanganate de potasse, ou mieux encore l'acide chromique, donne toujours naissance à un terme constant de métamorphose, qui est l'acide protocatéchique, ou bien de l'acide picrique, dans le cas où l'oxydation a été effectuée à l'aide de l'acide nitrique; et, par conséquent, il s'ensuit qu'il doit y avoir au moins un noyau benzénique dans la constitution de la morphine. D'un autre côté, la morphine ne renferme qu'un atome d'azote, et lorsqu'on cherche à quel état cet atome d'azote est libéré par les différentes décompositions auxquelles on peut soumettre la morphine, on voit que cet azote est fixé d'une façon assez constante à un groupement propylique : il y a donc là une série de raisons, au point de vue chimique, pour admettre que la morphine renferme un noyau phénanthrénique et que ce noyau est uni, d'une façon que nous allons rechercher, à une amine complexe dans laquelle figure le groupe propyle.

Nous pouvons trouver encore des preuves en faveur de cette constitution de la morphine dans les métamorphoses subies par certains autres alcaloïdes de l'opium. Vous vous souvenez que l'acide opianique est susceptible de se combiner avec la cotarnine et de donner ainsi naissance à la narcotine qui, comme nous l'avons vu, se dédouble en acide opianique et hydrocotarnine : vous savez qu'on peut trouver normalement dans l'opium cette hydrocotarnine, qui diffère simplement de la cotarnine par deux atomes d'hydrogène en plus, et c'est là une des preuves de la transformation possible, les uns dans les autres, de ces alcaloïdes de l'opium.

Mais vous allez voir qu'on peut arriver, par une réaction beaucoup

plus suivie, et en s'adressant directement à un composé du groupe
de la morphine, à fournir la preuve de l'existence du noyau phénanthrénique dans sa constitution. Si, au lieu de prendre la morphine
pour point de départ, nous prenons la codéine, qui, ainsi que nous le
verrons bientôt, n'est autre chose que l'éther méthylique de la morphine, on s'aperçoit que par la substitution d'une molécule de méthyle CH^3 à l'atome d'hydrogène, on a rendu la molécule de codéine
plus facilement vulnérable aux différentes réactions chimiques et
qu'il est alors facile d'obtenir, en partant de la codéine, des produits
de substitution qui vont nous conduire à ce que je cherchais à vous
démontrer en partant de la morphine. Les résultats que va nous
fournir la codéine sont, indiscutablement, applicables à la morphine ;
et, comme l'ont montré les recherches de Grimaux, il est aisé de
passer de l'une à l'autre. Morphine, codéine et quelques autres alcaloïdes constituent en effet, le groupe d'alcaloïdes dans la constitution
duquel l'analyse permet de reconnaître l'existence du noyau phénanthrène, tandis que les autres alcaloïdes de l'opium ont pour noyau,
comme je vous l'ai déjà dit, une isoquinoléine.

Eh bien, si nous fixons sur la codéine une molécule d'iodure de
méthyle, nous obtiendrons par simple addition, comme cela se réalise
sur toutes les bases tertiaires, l'iodométhylate dont j'écris ici la
formule :

$$C^{17}H^{18}(CH^3)O^3 = Az.CH^3J$$

en faisant ressortir la substitution du méthyle à un atome d'hydrogène de la morphine

Si nous soumettons cet iodométhylate de codéine à l'action de la
potasse caustique, nous donnerons naissance à de l'iodure de potassium et à un hydrate qui se déboublera, en perdant une molécule
d'eau, et nous fournira ainsi un nouvel alcali tertiaire que l'on a
appelé la *méthocodéine* suivant l'équation :

$$\underbrace{C^{17}H^{18}(CH^3)O^3 = Az.CH^3OH}_{\text{Hydrate de l'iodométhylate.}} = H^2O + \underbrace{C^{18}H^{20}(CH^3)O^3 = Az}_{\text{Méthocodéine.}}$$

Si, au lieu de faire cette substitution avec l'iodure de méthyle, nous
la faisons avec l'iodure d'éthyle, la même réaction se produira, mais
nous aurons un dérivé dont la formule sera légèrement différente,
c'est l'*éthocodéine* et qui se produira d'après la réaction :

$$\underbrace{C^{17}H^{18}(CH^3)O^3 = Az.C^2H^5OH}_{\text{Hydrate de l'iodéthylate.}} = H^2O + \underbrace{C^{18}H^{20}(C^2H^5)O^3 = Az}_{\text{Éthocodéine.}}$$

Cette éthocodéine est très remarquable, parce qu'elle constitue elle-même une base tertiaire capable de fixer encore une fois une molécule d'iodure de méthyle et de fournir, par ce moyen, l'hydrate d'un ammonium quaternaire qui se dédouble complètement à 100° en donnant naissance à un dérivé phénanthrénique méthoxylé et oxydé dont la formule est :

$$C^{14}H^7(CH^3)O^2 \text{ ou } C^{14}H^7O.OCH^3,$$

en même temps qu'il se forme une ammoniaque composée à trois radicaux alcooliques différents, répondant à la formule :

$$Az \begin{cases} CH^3 \\ C^2H^5 \\ C^3H^7 \end{cases}$$

La formule qui interprète cette réaction est la suivante :

$$\underbrace{C^{18}H^{20}(C^2H^5)O^3 \equiv Az.CH^3OH}_{\substack{\text{Hydrate dérivant de} \\ \text{l'iodométhylate d'éthocodéine.}}} = H^2O + \underbrace{Az(CH^3)(C^2H^5)(C^3H^7)}_{\text{Amine complexe.}} + \underbrace{C^{14}H^7O.OCH^3}_{\substack{\text{Dérivé méthoxylé} \\ \text{et oxydé du} \\ \text{phénanthrène.}}}$$

Le caractère phénanthrénique de ce dérivé est bien mis en évidence par les schémas suivants :

$$\underbrace{C^{14}H^7O.OCH^3}_{\substack{\text{Dérivé méthoxylé} \\ \text{et oxydé} \\ \text{du phénanthrène.}}} = \underbrace{\begin{array}{l} C^6H^4 \underline{\qquad} C \\ | \qquad\qquad \| \ \rangle O \\ C^6H^3(OCH^3) \underline{\quad} C \end{array}}_{\substack{\text{Dérivé méthoxylé} \\ \text{et oxydé} \\ \text{du phénanthrène.}}} \qquad \underbrace{\begin{array}{l} C^6H^4 \underline{\quad} CH \\ | \qquad\quad \| \\ C^6H^4 \underline{\quad} CII \end{array}}_{\text{Phénanthrène.}}$$

Il résulte en même temps, des considérations auxquelles peut prêter ce mode de dédoublement, que le groupe phénolique existant dans la morphine doit se trouver dans le noyau phénanthrène; ce dont nous allons trouver l'application dans un moment.

Nous retrouvons, dans l'amine complexe qui prend naissance pendant cette réaction, le groupement propylique que l'on obtient d'une façon constante parmi les termes du dédoublement de la morphine, ainsi que les groupements éthyle et méthyle que nous avons successivement ajoutés à la codéine. Il en résulte donc que l'on peut arriver d'une autre façon que par une réaction brutale comme celle dont je parlais au début, — action de la poudre de zinc à haute température sur la morphine, — à prouver l'existence du phénanthrène comme noyau de constitution de la molécule de la morphine.

La présence d'un oxhydrile phénolique dans la morphine est

caractérisée très nettement par un certain nombre de réactions colorées qui constituent précisément des réactions dites caractéristiques de la morphine, notamment la coloration bleue que donne le perchlorure de fer; d'autre part, la solubilité de la morphine dans les alcalis est encore en concordance avec ce caractère; c'est aussi grâce à cet oxhydrile phénolique que, non seulement, la morphine se dissout dans les alcalis, mais encore donne, en présence du sodium, un dérivé de substitution dans lequel le sodium vient prendre la place de l'hydrogène de cet oxhydrile; l'action réductrice intense exercée par la morphine est encore justiciable de ce même noyau phénolique; enfin, la substitution possible d'un radical alcoolique à cet oxhydrile phénolique est encore une preuve de son existence.

Mais, lorsqu'on soumet la morphine à l'action de certains radicaux acides, l'acide acétique par exemple, on s'aperçoit qu'on peut obtenir deux dérivés, la mono-acétylmorphine, et la diacétylmorphine [c'est ce dernier produit auquel on a donné le nom d'*Héroïne*]; il en résulte donc qu'il doit y avoir un second oxhydrile, et celui-là doit être un oxhydrile alcoolique, parce qu'il est incapable d'être remplacé par un radical alcoolique; un radical acide peut seul lui être substitué.

On a prétendu que la morphine, en raison de sa très étroite parenté avec toutes les bases de cette seconde série, qui s'étend depuis la papavérine jusqu'à la tritopine, ne pouvait avoir un noyau de constitution différent de celui de ces dernières; et un certain nombre de savants, à l'exemple de M. Vis, ont admis que la morphine est un dérivé phénylisoquinoléïque du méthane. Une pareille conception, qui ne tient aucun compte du phénanthrène ou de ses dérivés parmi les produits de décomposition de la morphine, ne me paraît pas acceptable. Elle conduit d'ailleurs à une formule en désaccord avec certaines propriétés très exactement fixées de l'alcaloïde. Il en est de même de la formule donnée par M. Prunier dans son traité *Les médicaments chimiques*, schéma que l'auteur rattache toutefois sans hésiter au phénanthrène et à une amine propylique. Ce schéma est le suivant :

$$H^4C^6 \;—\; C^6H^3.OH$$
$$| \qquad\quad |$$
$$HO.HC \quad\; CH.OH$$
$$\searrow\;\swarrow$$
$$Az.C^3H^7$$

Je vous ai montré qu'il y avait deux oxhydriles dans la morphine : l'un est certainement un oxhydrile phénolique, et l'autre un oxhydrile alcoolique, mais il n'y en a qu'un autre. Or, ici, nous en avons trois ; et, malgré toutes les tentatives, on n'a jamais réussi à obtenir de dérivés tri-substitués de la morphine, c'est-à-dire dans lesquels il y eût plus de deux oxhydriles remplaçables : il est donc absolument impossible d'admettre cette formule pour représenter la série des métamorphoses que la morphine est susceptible de fournir.

Dans ces dernières années, Knorr, à qui sont dues de très nombreuses et intéressantes recherches relativement à la morphine, a donné de la constitution de cet alcaloïde une interprétation qui me paraît beaucoup plus près de la vérité, et qui est appuyée par des essais de synthèse du plus grand intérêt. Mais cette interprétation me paraît incomplète, en ce sens qu'elle ne rend compte que d'une partie des métamorphoses que peut subir la morphine : elle me semble, en revanche, permettre de compléter l'opinion que l'on peut se faire sur la constitution de la morphine, en tenant compte, à la fois, de toutes les considérations que je viens de vous rappeler. C'est ce que j'espère vous démontrer après vous avoir mis au courant des recherches de Knorr.

Knorr part de ce point de vue que, dans la morphine, existe comme noyau de constitution une base que l'on peut préparer artificiellement, la *morpholine* : cette base est un produit de déshydratation d'une des bases oxéthyléniques que Wurtz avait préparées il y a environ une quarantaine d'années.

Lorsqu'on fait réagir à froid, pendant quelques heures, l'ammoniaque en solution aqueuse concentrée sur l'oxyde d'éthylène, on arrive à remplacer successivement un, deux ou les trois atomes d'hydrogène par le radical $C^2H^4.OH$ et l'on obtient ainsi les dérivés.

$$Az\!\!\begin{cases} C^2H^4.OH \\ H^2 \end{cases} \qquad Az\!\!\begin{cases} [C^2H^4.OH]^2 \\ H \end{cases} \qquad Az \equiv [C^2H^4.OH]^3$$

Éthanolamine.					Diéthanolamine.					Triéthanolamine.

Ces bases peuvent être isolées par distillation fractionnée.

La *diéthanolamine* constitue la fraction qui passe entre 210° et 220° sous une pression réduite de 150 millimètres de mercure. Elle constitue des prismes fusibles à 28°, solubles dans l'alcool, l'éther, les alcalis caustiques, notamment la potasse, peu solubles dans les autres dissolvants usuels. Elle fixe l'eau et l'acide carbonique de l'air.

Cette base, étudiée autrefois par Wurtz sous le nom de dioxéthylé-
namine, est l'hydrate de la morpholine.

Si vous concevez qu'il se fasse ce qu'on appelle un anhydride
interne de cette base, c'est-à-dire une déshydratation portant sur les
deux groupes OH des extrémités libres de la chaîne, l'anneau va se
fermer, et vous obtiendrez la morpholine dont la formule de constitution va devenir celle que je trace à présent

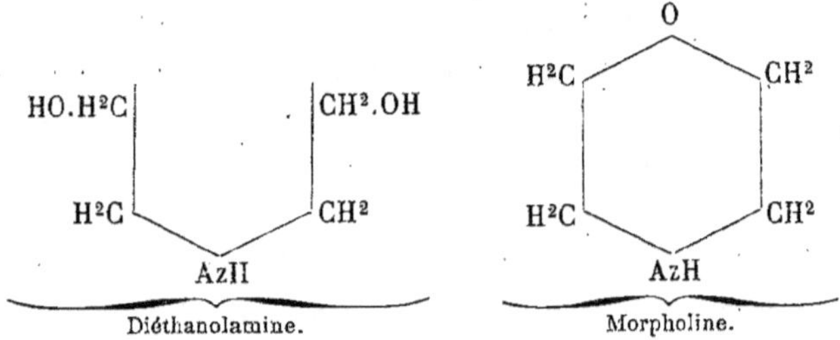

dans laquelle l'atome d'oxygène restant ferme la chaîne. Ceci explique
déjà comment, dans la morphine, un atome d'oxygène n'est pas
engagé dans un oxhydrile et rend compte de l'insuccès des tentatives
faites pour obtenir, par exemple, un dérivé tri-acétylé.

Cette déshydratation s'effectue facilement en chauffant la diéthanolamine à 160° avec de l'acide sulfurique dilué à 70 p. 100. Après
8 heures, on laisse refroidir, on neutralise avec de la lessive de soude
caustique concentrée, on ajoute de l'hydrate de soude solide et on
distille; la morpholine passe dans les premières portions. En neutralisant le liquide alcalin par l'acide chlorhydrique, rajoutant de la
soude solide et distillant de nouveau, on purifie l'alcaloïde. Finalement, on le dissout dans l'éther et on déshydrate la dissolution par
addition de soude caustique en fragments.

La *morpholine* se présente sous forme d'une huile incolore, très
hygroscopique, bouillant entre 128° et 130°. C'est une base à odeur
de pipéridine, qui attaque le verre à chaud, même en solution étendue,
et douée, par conséquent, de propriétés énergiquement alcalines et
caustiques. Elle se dissout dans l'eau avec élévation de température,
fume à l'air humide, et attire énergiquement l'acide carbonique et
la vapeur d'eau. Sa solution éthérée donne, sous l'influence d'un
courant d'acide carbonique, un précipité cristallin de carbamate. La chlorure de benzoyle donne de la benzoylmorpholine; le
chlorocarbonate d'éthyle de la morpholinuréthane. Elle précipite

avec la solution de sublimé et les réactifs généraux des alcaloïdes, mais ne donne pas de précipité avec le réactif de Nessler.

A l'aide des diéthanolméthylamine et diéthanoléthylamine, Knorr a obtenu les méthylmorpholine et éthylmorpholine; et il a étudié sous le nom de *bases morpholiniques* une série d'alcaloïdes dérivés de la morpholine. Il a montré que la phénomorpholine et son dérivé méthylé ressemblent d'une façon frappante, par leurs propriétés, à la tétrahydroquinoléine; ce qui permet peut-être d'expliquer l'erreur d'interprétation des savants qui, à l'exemple de M. Vis, veulent faire de la morphine un dérivé de la quinoléine.

Une de ces bases présente pour nous un intérêt tout particulier : c'est la *naphtalane-morpholine*, base formée par l'union des noyaux de la tétrahydronaphtaline et de la morpholine, obtenue en chauffant au bain-marie, en vase clos, un mélange équimoléculaire d'oxyde de tétrahydronaphtaline $C^6H^4 \left\langle {CH^2 - CH \atop CH^2 - CH} \right\rangle O$ et d'éthanolamine. Le produit de cette réaction, formé principalement par de *l'oxéthylamido-tétrahydro-β-naphtol*, est déshydraté par chauffage entre 150° et 160° avec de l'acide sulfurique à 60 p. 100, et la base est mise en liberté par sursaturation avec de la soude caustique et distillation. On recueille ainsi un mélange de naphtalane-morpholine et d'une base complexe tertiaire d'où la naphtalane-morpholine est séparée en formant sa nitrosamine ou son dérivé benzoylé. Lorsqu'on l'a dégagée de ces combinaisons, la naphtalane-morpholine se présente sous forme de prismes fusibles entre 62° et 63°, distillant à 312° sous une pression de 754 millimètres de mercure, peu solubles dans l'eau, à réaction alcaline, solubles dans les dissolvants organiques (alcool, éther, benzine, etc.) et donnant les réactions caractéristiques des alcaloïdes avec les réactifs par précipitation. Ses sels sont cristallisables et peu solubles.

Il n'est pas sans intérêt de rappeler ici que la codéine peut se dédoubler, dans certaines conditions faciles à réaliser, en méthyl-dioxyphénanthrène et éthanoldiméthylamine.

Mais ce qui vient ajouter à l'importance de cette étude, c'est que la naphtalane-morpholine posséderait des propriétés physiologiques très semblables et même absolument identiques, a-t-on été jusqu'à dire, avec celles de la morphine.

Bien que je sois, comme vous le savez, très partisan de l'action

physiologique dépendant de la formule de constitution des corps, — et
dans ce cas les formules de constitution de ces deux bases sont aussi
voisines l'une de l'autre qu'il est possible, — je suis cependant choqué
de cette prétendue identité d'action; et je crois que cela ne peut s'appliquer qu'à une expérimentation physiologique très superficielle.
Vouloir, en effet, que les actions physiologiques de la morphine et de
la naphtalane-morpholine soient absolument identiques me paraît
un peu trop beau et aller au delà de la vérification exigée par la
théorie. Je me contenterais, pour ma part, de trouver certaines
ressemblances physiologiques dans ces deux bases. Mais, je le
répète, je crois que l'interprétation de Knorr est insuffisante, parce
qu'elle ne tient pas compte du phénanthrène.

Des chaînes benzéniques seraient fixées autour de ce noyau morpholine, dont le point de départ serait, en définitive, le *furfurane* :
ce furfurane fournit d'abord le *furane*; ce dernier, la *furazine*; et
l'hydrogénation de cette base conduit à la *tétrahydrofurazine*, qui n'est
autre que la morpholine. Les formules suivantes expliquent cette
série de transformations.

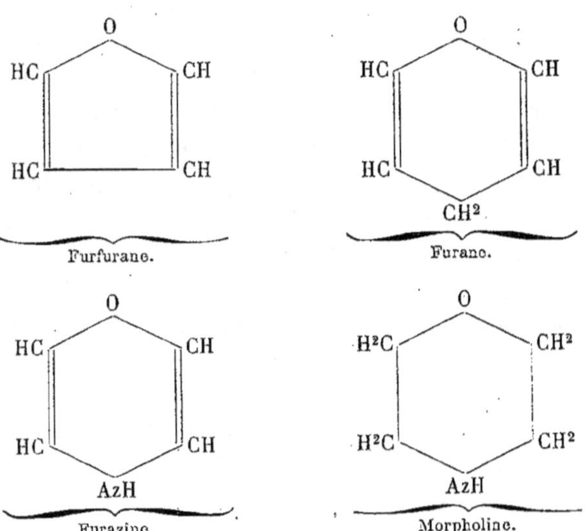

Voici la formule de constitution que je proposerai actuellement
pour la morphine, formule qui tient compte, à la fois, de l'existence
du noyau morpholine et de l'existence du noyau phénanthrène; je
trace comme centre de la figure le noyau de la base morpholine, et le

noyau phénanthrène serait représenté par des hexagones qui occupe-
raient latéralement la situation que je dessine ici :

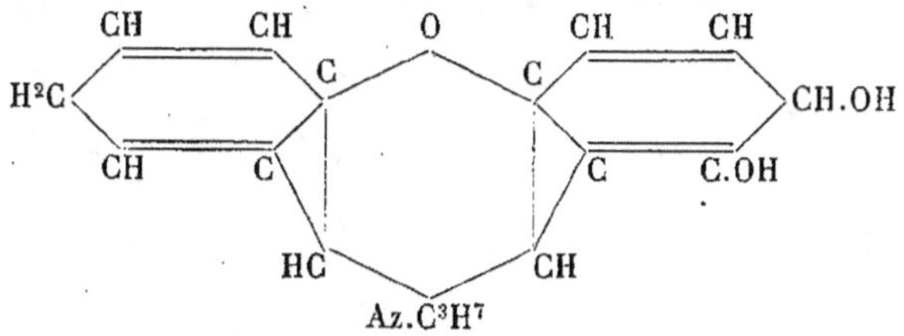

$$\text{CH} \quad \text{CH} \quad \text{O} \quad \text{CH} \quad \text{CH}$$
$$H^2C \diagup \cdots \diagdown C \diagdown \diagup C \diagup \cdots \diagdown CH.OH$$
$$\text{CH} \quad C \qquad\qquad C \quad \text{C.OH}$$
$$HC \diagdown \diagup CH$$
$$Az.C^3H^7$$

Cette formule, complètement développée avec la figuration des
échanges d'atomicités, représente, pour moi, la formule de constitution de la morphine : voici l'atome d'azote qui rentre dans le groupe
central de la morpholine avec sa liaison au radical propyle; et voici
le groupe phénanthrénique. Je vous rappelle, pour vous montrer le
bien fondé de l'interprétation de cette structure moléculaire, que la
formule de constitution du phénanthrène que je trace ici, concurremment avec cette figure, est la suivante :

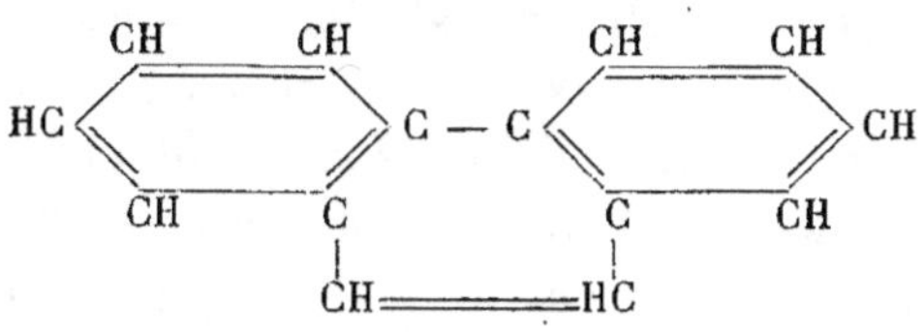

$$\text{CH} \quad \text{CH} \qquad\qquad \text{CH} \quad \text{CH}$$
$$HC \diagup \cdots \diagdown C - C \diagup \cdots \diagdown CH$$
$$\text{CH} \quad C \qquad\qquad C \quad \text{CH}$$
$$CH = = = HC$$

Vous voyez qu'il y a, de part et d'autre, une analogie très remarquable dans les deux formules, et que ce noyau phénanthrénique
peut très bien se séparer à un moment. On peut s'expliquer la séparation de ce noyau en même temps que celle de l'azote à l'état de
propylamine; on peut s'expliquer, également, l'intervention du noyau
morpholine. En même temps, cette formule vous montre qu'il y a
seulement deux oxhydriles, susceptibles d'être remplacés, comme je
le faisais remarquer tout à l'heure, l'un, l'oxhydrile phénolique, par
un radical alcoolique ou un radical acide, l'autre, l'oxhydrile alcoolique, seulement par un radical acide. Cette formule est aussi d'accord avec ce résultat expérimental que la morphine contient seulement deux oxhydriles. Eh bien, Messieurs, c'est précisément en
adoptant cette formule de constitution que je crois qu'il est parfaitement possible non seulement d'interpréter les différentes métamorphoses subies par la morphine, mais encore la formation des

composés dont il me restera, tout à l'heure, à vous dire quelques mots.

Cette formule que je propose ici peut être simplifiée dans son écriture et rapprochée de celle de la furazine; elle devient alors :

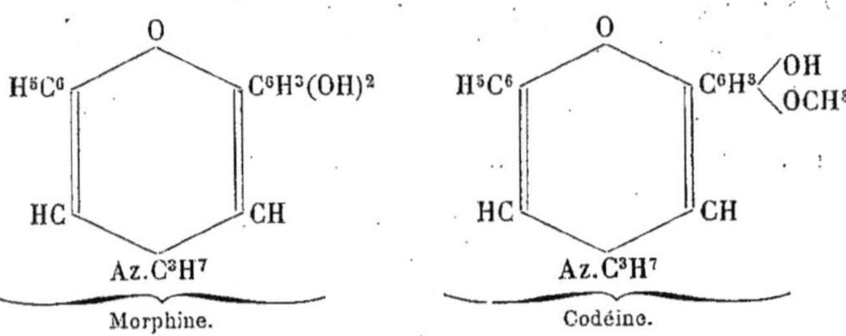

La codéine, que les recherches de Grimaux ont montré n'être que l'éther méthylique de la morphine, possède une formule de constitution se rapprochant très étroitement de celle de la morphine. Quant à la thébaïne, Freund la considère comme un dérivé tri-substitué du phénanthrène et contenant deux fois le groupement méthoxyle, ce qui me paraît, en effet, en rapport avec ses propriétés nettement plus convulsivantes que celles des alcaloïdes précédents.

Nous avons vu que la papavérine, le chef de file des alcaloïdes à noyau isoquinoléique, fournissait, sous l'influence des réactions oxydantes, réductrices ou hydratantes, des produits de décomposition différents de ceux donnés par la morphine : acide vératrique et diméthylisoquinoléine avec la potasse fondante; formation de papavéroline et enlèvement de quatre molécules méthyliques avec l'acide iodhydrique; formation successive d'acide papavéraldique, acide papavérique, acide pyridinotricarbonique, enfin acide metahémipinique ou diméthylprotocatéchique, par oxydation.

D'après l'ensemble de ces dédoublements et de ces dérivés, Goldschmidt fait de la papavérine une *tétraméthoxyl-benzyl-isoquinoléine*. qu'il représente par le schéma suivant :

Les relations de ces différentes bases entre elles, la formation de
l'alcaloïde isomère de la narcéine qui prend naissance lorsqu'on traite
par la potasse l'iodométhylate quaternaire de méthylnarcotinium, les
parentés de ces composés entre eux et avec l'hydrastine, sont indiquées dans les schémas suivants, qui représentent la constitution de
ces alcaloïdes d'après les recherches de Rosen, Freund et Frankfurter.

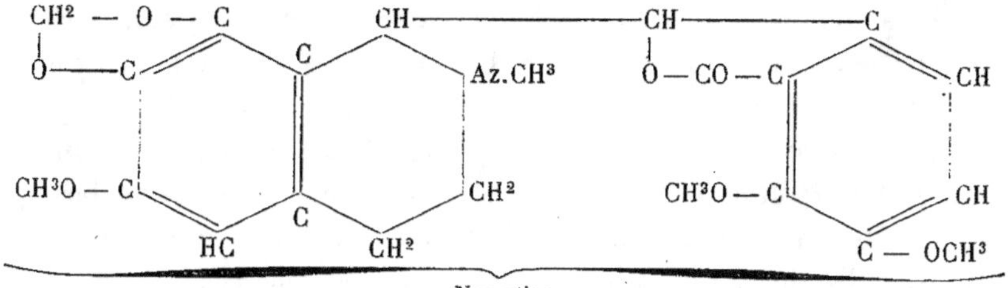

Narcotine.

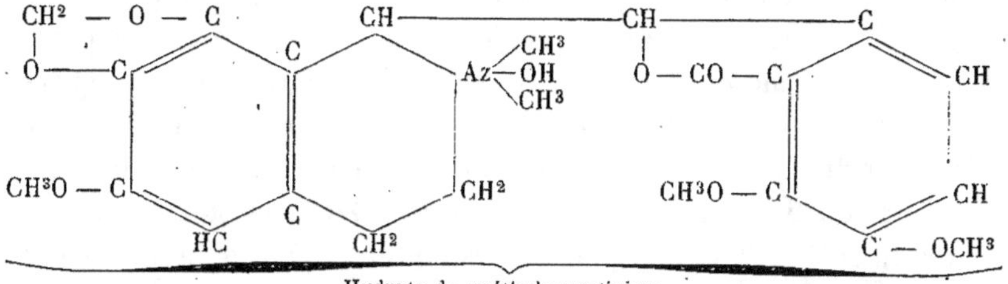

Hydrate de méthylnarcotinium.

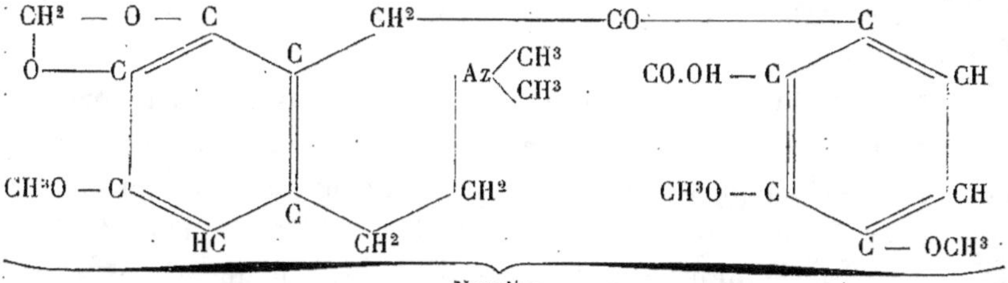

Narcéine.

Les progrès qui ne peuvent manquer d'être réalisés dans l'avenir
changeront peut-être quelque chose à ces interprétations de la structure moléculaire des principaux alcaloïdes de l'opium ; mais, cependant, telle que je viens de l'exposer, elle permet déjà de se rendre
compte d'un certain nombre de réactions et de métamorphoses ; et
elle constitue, dans tous les cas, un acheminement vers une conception
plus parfaite.

Nos connaissances relativement aux alcaloïdes isolés et étudiés
par Hesse sont encore trop imparfaites pour nous permettre de les

représenter par des schémas; ce que l'on peut en dire, c'est que leurs principales métamorphoses les rattachent très étroitement aux précédents.

Il me reste à vous signaler, à présent, les tentatives de synthèse partielle d'un certain nombre de composés qui intéressent au plus haut point la thérapeutique et dont la constitution moléculaire est calquée, en quelque sorte, sur celle de la morphine : je veux parler de ces *Éthers de la morphine* qui ont été proposés depuis peu comme d'énergiques substances médicamenteuses; et, bien que je n'aie pas l'intention de faire actuellement l'étude physiologique de la *Dionine*, de la *Péronine*, et de l'*Héroïne*, dont la place me paraît venir beaucoup plus normalement à la suite de l'étude physiologique que nous aurons à faire de la morphine et des autres principaux alcaloïdes de l'opium, je dois au moins profiter des données théoriques que je viens d'exposer pour fixer vos idées au sujet de la constitution de ces composés, et vous montrer quelles considérations ont guidé les chercheurs, tant pour les idées que l'on pouvait préconcevoir au sujet de leurs vertus thérapeutiques, que pour les modifications à apporter dans leur constitution moléculaire, par les réactions chimiques. On a expérimenté l'action physiologique d'un grand nombre de ces dérivés avant de s'en tenir aux trois que je citais précédemment; et il n'est pas sans intérêt de jeter un coup d'œil sur les essais tentés dans cette voie.

C'est à von Mering que l'on doit l'étude systématique des dérivés que l'on peut obtenir en substituant divers radicaux à l'oxhydrile phénolique, à l'oxhydrile alcoolique, ou aux deux, dans la morphine. Guidé par cette idée théorique, fort plausible d'ailleurs, que les éthers carboniques de la morphine posséderaient probablement des propriétés hypnotiques plus accentuées que celles de la morphine elle-même, en raison des propriétés narcotiques manifestées par ces éthers, et notamment par un de ceux que nous avons étudiés dernièrement, l'uréthane, qui n'est autre chose que l'éther amido-éthylcarbonique, von Mering fit, à ce point de vue, l'étude d'une série de composés très soigneusement préparés et purifiés par Merck, de Darmstadt. Les chlorhydrates et les sulfates des éthers *morphine-méthylcarbonique, morphine-éthylcarbonique, morphine-propylcarbonique, morphine-amylcarbonique* servirent à des essais d'expérimentation sur les animaux; et il étendit ses investigations à toute une série de dérivés dont je vais vous entretenir d'une façon sommaire.

Reprenons la formule de la morphine que j'ai tracée précédemment, et nous allons facilement suivre les tentatives de synthèse d'un certain nombre de composés qui possèdent des propriétés physiologiques différentes, suivant les conditions dans lesquelles les substitutions ont été faites dans telle ou telle chaîne de la morphine. La formule générale de constitution des éthers carboniques de la morphine peut être représentée par $C^{17}H^{18}(CO.OR)AzO^3$ dans laquelle R représente un radical monovalent quelconque faisant partie d'une chaîne carboxylée monovalente elle-même et remplaçant un atome d'hydrogène de la morphine : ce radical pourrait être C^2H^5 et l'on aurait alors le groupement $CO.OC^2H^5$ caractéristique de l'uréthane.

Après cette série de composés qui sont, en quelque sorte les plus simples, vient celle des éthers mixtes, c'est-à-dire les éthers dans lesquels un premier atome d'hydrogène de la morphine est remplacé par un groupement du genre de ceux que je viens d'indiquer et un deuxième atome d'hydrogène par un radical acide; ainsi le composé

$$C^{17}H^{17}[CO.OC^2H^5]\,[C^2H^3O]AzO^3.$$

Une troisième série est constituée par les dérivés bi-acides, c'est-à-dire ceux résultant de la substitution de deux radicaux acides à deux atomes d'hydrogène de la morphine; ou, plus exactement, d'un radical acide à chacun des atomes d'hydrogène de l'oxhydrile phénolique et de l'oxhydrile alcoolique : parmi ces dérivés bi-acides, le plus important, bien certainement, est ce médicament qni a été introduit récemment dans la thérapeutique sous le nom d'héroïne, et qui constitue le dérivé diacétylé de la morphine; voici sa formule : $C^{17}H^{17}(C^2H^3O)^2AzO^3$.

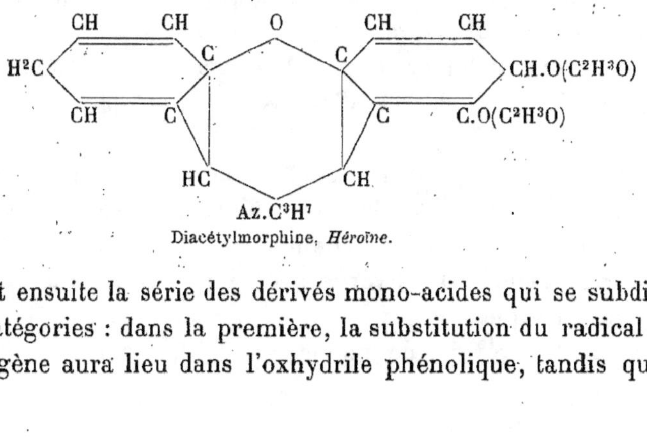

$$\begin{array}{ccccccc}
& CH & CH & O & CH & CH & \\
H^2C & & & C \quad\quad C & & & CH.O(C^2H^3O) \\
& CH & C & & C & & C.O(C^2H^3O) \\
& & HC & Az.C^3H^7 & CH & &
\end{array}$$

Diacétylmorphine, *Héroïne*.

Vient ensuite la série des dérivés mono-acides qui se subdivise en deux catégories : dans la première, la substitution du radical acide à l'hydrogène aura lieu dans l'oxhydrile phénolique, tandis que dans la deuxième elle aura lieu dans l'oxhydrile alcoolique. D'après ce que je disais précédemment, il est évident que cette substitution dans deux oxhydriles caractérisant des fonctions différentes devra donner naissance à des produits dont l'action physiologique sera différente elle-même; et c'est en effet ce que l'expérimentation physiologiqne est venue confirmer.

Parmi les dérivés pour lesquels la substitution s'est faite dans l'oxhydrile alcoolique, aucun de ceux qui ont été obtenus ne présente de propriétés physiologiques permettant de retenir l'attention sur eux; je ne fais donc que vous les citer pour mémoire, en ajoutant seulement que leurs propriétés physiologiques se rapprochent beaucoup de celles de la morphine dans l'expérimentation sur les mammifères, et notamment sur les chiens. Il n'en est pas de même des dérivés dans lesquels la substitution porte sur l'hydrogène de l'oxhydrile phénolique. Nous trouvons ici deux dérivés importants : la dionine et la péronine, qui sont tous deux les chlorhydrates de ces dérivés, présentent des propriétés physiologiques fort intéressantes.

Enfin une dernière série est constituée par les dérivés alcoylés, les éthers diéthyléniques de la morphine, dont la formule générale est la suivante :

$$(C^{17}H^{18}AzO^3)^2.C^2H^4$$

représentant l'éther dimorphinéthylénique.

Cette dernière série de composés n'a pas fourni de substances susceptibles d'une application thérapeutique et sur lesquelles il soit nécessaire d'arrêter notre attention.

Nous nous occuperons plus tard de l'action physiologique de la péronine, de la dionine et de l'héroïne, lorsque nous aurons étudié, d'une façon détaillée, l'action physiologique des différents alcaloïdes de l'opium et surtout de la morphine. Pour le moment, je veux simplement vous indiquer les résultats généraux obtenus par von Mering dans ses tentatives d'expérimentation physiologique et d'application thérapeutique.

Tout d'abord, ainsi que je vous l'ai déjà indiqué, l'observation montre que, dans les dérivés de la morphine, le radical acide substitué à l'hydrogène de l'oxhydrile alcoolique est plus fixe que celui substitué à l'hydrogène de l'oxhydrile phénolique. C'est là un fait banal qui confirme ce que l'on savait déjà et ce que les vues théoriques permettaient de prévoir, de même que le fait suivant : les deux

oxhydriles peuvent être remplacés par un radical acide, un seul oxhydrile, l'oxhydrile phénolique, est susceptible d'être remplacé par un
radical d'alcool : c'est ce qui le caractérise.

Parmi les éthers carboniques de la morphine, von Mering a expérimenté avec les éthers morphine méthyl, éthyl, propyl et amylcar-
bonique : tous ces corps, en raison de l'analogie de leur constitution
avec l'uréthane, sur laquelle j'insistais tout à l'heure, devaient être,
dans l'esprit de cet expérimentateur, des composés déterminant une
action hypnotique au moins égale, sinon supérieure, à celle de la
morphine. Malheureusement ce sont des produits assez facilement
décomposables, spontanément, en acide carbonique et en alcool, sous
l'influence de l'air, de la lumière, et surtout eu présence de l'eau :
cette décomposition rend très difficile, pour ne pas dire impossible,
de préparer à l'avance ces substances médicamenteuses, et, par suite,
leur emploi en thérapeutique est inapplicable.

Au point de vue de leur action physiologique, il y a cependant certains faits intéressants à retenir; les voici : tous ces composés se sont
montrés plus toxiques que la morphine chez la grenouille; chez le
chien, ils ont été plus puissamment hypnotiques que la morphine; et
chez l'homme, leur action analgésique a été également plus accentuée
que celle de la morphine.

Le plus efficace, à ce dernier point de vue, fut l'éther morphine-
éthylcarbonique : encore la supériorité de son action sur celle de la
morphine n'a-t-elle point paru suffisante pour justifier son emploi, en
considération surtout de sa très facile altérabilité.

Je tiens toutefois à vous mettre en garde, dès maintenant, contre
une assimilation prématurée des phénomènes qui peuvent se montrer
chez les animaux et chez l'homme; nous verrons bientôt que la morphine manifeste des actions fort dissemblables quand on expérimente
sur différents animaux, et l'on sait aussi, depuis longtemps, que la
codéine, qui se montre chez l'homme comme une substance calmante
beaucoup moins active que la morphine — elle est supportée à des
doses 10, 15, et même 20 fois plus considérables que la morphine —,
devient chez la grenouille et le lapin beaucoup plus convulsivante
et plus toxique que la morphine. Chez les mammifères, on constate
pour la morphine, des effets très différents suivant les familles; par
conséquent, il ne faut pas se hâter de conclure des mammifères à
l'homme, et il est nécessaire de contrôler, par l'observation cli-

nique, les expériences qui peuvent être faites au laboratoire sur des animaux tels que le chien.

De tous les dérivés de cette série, celui qui se montra comme le plus puissant narcotique, ce fut l'éther morphine-anilido-carbonique; mais il ne peut se prêter à l'usage thérapeutique, en raison de sa toxicité et des grandes variations que l'on observe dans les résultats de son emploi.

Parmi les éthers mixtes, un seul corps, plus stable que les précédents a été étudié par von Mering : c'est l'éther acétyl-morphine-éthyl-carbonique : cette substance, dont le chlorhydrate est facilement soluble dans l'eau, provoquerait, chez l'homme, moins de phénomènes secondaires que la morphine.

Nous arrivons maintenant à la série des dérivés bi-acides : ces dérivés résultent, comme je le disais tout à l'heure, de la substitution et dans l'oxhydrile phénolique, et dans l'oxhydrile alcoolique, d'un des atomes d'hydrogène par un radical acide; M. von Mering a étudié les dérivés obtenus avec les acides acétique, propionique, iso-butyrique et valérianique parmi les acides de la série grasse, et avec l'acide benzoïque pour la série aromatique : ces corps se font remarquer par l'instabilité de leurs solutions et par leur très faible solubilité dans l'eau, telle qu'il faut toujours les employer sous forme de solution acidifiée par l'acide chlorhydrique. Nous ferons de l'héroïne une étude particulière, parce que c'est un médicament intéressant et qui me paraît destiné à prendre dans la thérapeutique une place importante; mais les renseignements que je vous donne en ce moment concernent le groupe de ces corps en général.

Chez la grenouille, ces dérivés bi-acides se sont montrés exercer une action beaucoup plus énergique que celle de la morphine; ils déterminent beaucoup plus facilement des contractures tétaniques, et la dose mortelle est également moins élevée : chez le chien, l'action narcotique est nettement plus accentuée que celle de la codéine, et l'action tétanisante est également plus intense que celle de la morphine, car il ne faut pas oublier que si la morphine est, dans certaines circonstances, une substance calmante, elle n'est pas sans présenter des propriétés convulsivantes auxquelles il faut songer quand on administre ce médicament.

Chez l'homme, on a essayé la diacétylmorphine, la dipropionyl-morphine et la dibenzoylmorphine. Leur action s'est montrée moins

énergique que celle de la morphine. On a obtenu la diminution de
l'excitabilité réflexe en général, et surtout, principalement pour
l'héroïne (diacétylmorphine), une suppression presque complète de
la toux, c'est-à-dire la disparition des réflexes donnant naissance à
la toux. Mais, d'autre part, l'action analgésiante est certainement
moindre que celle déterminée par la morphine. Enfin, la décomposition relativement facile, et la très faible solubilité dans l'eau de
ces dérivés en font encore des substances médicamenteuses assez
difficiles à employer, susceptibles seulement d'être utilisées dans des
circonstances restreintes ; ce qui, à mon avis, explique les différences
dans les résultats expérimentaux obtenus par les divers observateurs, lorsqu'ils se sont servis d'héroïne dans des conditions différentes et absolument dissemblables les unes des autres, les uns disant
que les résultats obtenus étaient merveilleux, parce qu'ils avaient
certainement employé l'héroïne en dissolution, les autres disant qu'ils
n'avaient rien obtenu du tout, parce qu'ils n'avaient pas su dissoudre
la substance médicamenteuse ou qu'ils l'avaient laissée se dissocier.

Voyons maintenant quelle va être l'action des dérivés dans lesquels
l'hydrogène de l'oxhydrile alcoolique seul est remplacé par un radical
acide : et d'abord, la preuve qu'il ne s'agit bien que d'une substitution dans l'oxhydrile alcoolique seul nous est fournie par ce fait que les
dérivés qu'on obtient ainsi produisent, directement, avec le perchlorure de fer une coloration bleue ou verdâtre ; je vous rappelle que
cette coloration caractérise la morphine, en même temps qu'elle est
une preuve de l'existence de cet oxhydrile phénolique, et, par conséquent, une preuve que la substitution a porté sur l'oxhydrile alcoolique et non pas sur l'oxhydrile phénolique qui est resté intact et
capable de se manifester par sa réaction habituelle.

Les dérivés que l'on a obtenus dans ces conditions sont, en général,
peu solubles : les chlorhydrates d'acétyl et de propionylmorphine
sont solubles dans environ 50 parties d'eau ; le chlorhydrate de ben-
zoylmorphine ne se dissout plus que dans la proportion de moins de
50 centigrammes dans 100 grammes d'eau.

Chez la grenouille, leur action s'est montrée absolument identique
à celle de la morphine. Un point intéressant, c'est que, chez les animaux à sang chaud, l'action de ces dérivés mono-substitués est manifestement moins intense que celle des dérivés bi-substitués dont je
parlais tout à l'heure. C'est ainsi, par exemple, que chez un lapin du

poids de 2 kilos, l'injection de 32 centigrammes de chlorhydrate de mono-acétylmorphine a déterminé une narcose profonde, interrompue de temps à autre par de violentes convulsions; cette narcose eut une durée de huit heures, et, le lendemain, l'animal était absolument revenu à lui-même, mangeait de bon appétit, ne présentant plus aucune espèce de trace de l'action médicamenteuse à laquelle il avait été soumis. Après huit jours, on reprit le même animal et on lui injecta 22 centigrammes de diacétylmorphine, sous forme de chlorhydrate et en solution fraîchement préparée : cette fois, il mourut au bout de trois heures, au milieu de violentes convulsions tétaniques. C'est là un fait qui montre que l'action du chlorhydrate de diacétylmorphine, autrement dit, du chlorydrate d'héroïne, n'est pas sans danger, et qu'il faut songer, lors de son administration, aux accidents tétaniformes. Il est vrai que cette même substance a manifesté, chez les chiens, une action tétanisante beaucoup moins marquée.

Les grenouilles et les lapins sont des animaux extrêmement susceptibles à l'action tétanisante de la morphine et de ses dérivés; chez le chien, au contraire, l'action tétanisante des dérivés acétylés, quoique manifeste, est beaucoup moindre.

A l'appui de cette assertion, M. von Mering cite l'expérience suivante. Un chien du poids de 6 kilos 700 reçoit le matin, par voie d'injection sous-cutanée, une quantité de 8 centigrammes de chlorhydrate de monacétylmorphine en solution aqueuse. Au bout de 10 minutes, l'animal est couché sur le flanc et lève la tête de temps à autre sans répondre aux appels : les bruits intenses, le pincement énergique des pattes, la piqûre de l'oreille ne provoquent aucune réaction. Dans la journée, la narcose devient moins profonde, les bruits intenses font lever la tête à l'animal et sollicitent son attention pendant quelques instants. Ces phénomènes se dissipèrent peu à peu, et le lendemain, il subsistait encore un état de torpeur très appréciable. Huit jours après, on fit à ce même chien une injection hypodermique de 10 centigrammes de chlorhydrate de diacétylmorphine (chlorhydrate d'héroïne) en solution aqueuse. Au bout de 10 minutes, l'animal est étendu sur le sol; 15 minutes après, lorsqu'on l'appelle, il se relève et essaie de courir, se mouvant péniblement à l'aide de ses membres antérieurs, tandis que le train postérieur reste étendu inerte, parésié, sinon même complètement paralysé. Une demi-heure après l'injec-

tion, le chien est couché sur le ventre, les membres dans l'extension;
il se déplace si l'on frappe le sol ou si l'on bat des mains. Une heure
plus tard, la pression énergique des pattes provoque des signes de
douleur. Huit heures après, l'animal est couché sur le ventre; il
dort, mais se dérange de temps à autre en faisant péniblement quelques pas. Le lendemain, le chien a manifestement échappé à l'influence médicamenteuse; son attitude est à peu près normale, seulement l'appétit lui fait défaut. Ces résultats diffèrent nettement de
ceux observés dans l'expérience précédente.

Il en résulte que, au moins en ce qui regarde les mammifères et
notamment les chiens, la substitution d'un radical acide dans
l'oxhydrile alcoolique de la morphine donne un produit se rapprochant beaucoup de l'action de la morphine et dont l'action tétanisante est moins intense que celle qui résulte de la substitution des
deux oxhydriles par le même radical acide, tandis qu'au contraire
l'action hypnotique et l'action analgésiante sont certainement plus
développées : ces phénomènes ont d'ailleurs été confirmés par l'observation clinique, et von Mering, après avoir expérimenté sur les animaux, a pu, avec beaucoup de circonspection, vérifier ces résultats
chez l'homme.

Nous allons passer maintenant aux dérivés dans lesquels l'hydrogène de l'oxhydrile phénolique est remplacé par un radical appartenant soit à la série grasse, soit à la série aromatique, l'oxhydrile
alcoolique restant, cette fois, intact. Parmi les assez nombreux
dérivés qui ont été proposés et dont von Mering a fait l'étude au point
de vue pharmacodynamique, il y en a deux qui ont un intérêt assez
considérable au point de vue thérapeutique. Les dérivés qui ont été
préparés sont les dérivés éthyl, propyl, isobutyl, amyl et benzyl.
L'action de ces produits sur les animaux à sang chaud et à sang
froid est fort analogue à celle de la codéine; et, d'ailleurs, la codéine
n'est autre chose que le premier terme de cette substitution; elle
résulte précisément de la substitution du radical méthyl à un atome
d'hydrogène de l'oxhydrile phénolique de la morphine : c'est la
méthylmorphine.

Eh bien, il y a, à côté de la méthylmorphine, un produit qui résulte
de la substitution du radical éthyl à l'hydrogène de l'oxhydrile phénolique, qui constitue par conséquent l'éthylmorphine, produit dont
le chlorhydrate a reçu l'appellation de *Dionine*, et cette dionine est

certainement un produit extrêmement intéressant au point de vue
thérapeutique. Son action hypnotique et calmante est beaucoup
plus intense et plus durable que celle de la codéine ; elle est en
même temps plus constante ; et, pour ma part, je ne puis m'empêcher de rattacher cette qualité intense et durable, au point de
vue de l'action hypnotique et de l'action calmante, à l'introduction
du radical éthyl dans la molécule, sur laquelle j'ai déjà suffisamment
insisté à propos des hynotiques en cherchant à vous montrer combien l'intervention de la molécule éthyle, dans la composition d'un
corps doué de propriétés médicamenteuses déjà manifestes, exaltait
ces propriétés hypnotiques, ces propriétés calmantes. Il est donc
pour moi absolument naturel de voir le dérivé éthylique de la morphine beaucoup plus calmant, beaucoup plus hypnotique que le
dérivé méthylique ; nous avons eu d'ailleurs, je vous le rappelle, à
constater des phénomènes du même genre dans la série des dérivés
des disulfones acétoniques, du sulfonal, du trional, du tétronal. Je
reviendrai sur cette action quand nous nous occuperons des alcaloïdes
en particulier. La dionine est le plus énergiquement actif des dérivés
de cette série.

A côté de ces produits, von Mering a étudié l'éther morphinéthylé-
nique, résultant de l'action du bromure d'éthylène sur la morphine
sodique en dissolution dans l'alcool. En sa qualité de phénol, la morphine est capable de fournir un corps dans lequel l'hydrogène de
l'oxhydrile phénolique a été remplacé par du sodium ; et alors le
bromure d'éthylène réagissant sur ce produit donne naisance à l'éther
morphine-éthylénique.

Cette substance est très toxique pour les animaux à sang froid,
tout au moins pour la grenouille. Chez les animaux à sang chaud,
elle paraît, sinon dénuée de propriétés actives, au moins douée de
propriétés assez faibles : il faut en administrer des quantités élevées
aux animaux à sang chaud pour voir survenir des vomissements,
des phénomènes de fatigue, d'abattement, et cela sans que se produise la narcose, ni une augmentation de l'excitabilité réflexe.

On a essayé ce produit chez les tuberculeux, chez lesquels la dionine a donné de fort bons résultats au point de vue de la suppression
de la toux, et l'on a obtenu seulement la production de sueurs profuses, sans diminution de la toux et sans le calme qui succède à
l'administration de la dionine : c'est dire qu'il faut absolument

renoncer à l'emploi de cette substance au point de vue médicamenteux.

J'arrive maintenant, messieurs, au dernier produit qui nous intéresse; c'est la *Péronine*; constituée par le chlorhydrate de benzylmorphine : c'est le produit de la substitution, dans la morphine, d'un radical benzylique acide à l'hydrogène de l'oxhydrile phénolique. Cette substitution donne naissance à un corps doué, comme tous les composés dont nous venons de parler, de propriétés basiques assez faibles, mais susceptible néanmoins de s'unir aux acides et de former des sels assez bien cristallisés : cette péronine est analgésiante, narcotique, calmant la toux; elle paraît posséder une action analgésique locale très intéressante et que l'on cherche à utiliser depuis quelque temps en clinique.

Sous l'influence de la péronine, tous les réflexes sont augmentés sauf un seul, celui de la toux. Le fait est d'autant plus remarquable qu'il a été mis en évidence par l'expérimentation sur les animaux de la façon suivante. Vous savez avec quelle facilité l'homme et les animaux réagissent par le réflexe de la toux sous l'influence de l'inhalation de certaines vapeurs irritantes, notamment des vapeurs ammoniacales; eh bien, lorsque l'on soumet les animaux à l'inhalation de vapeurs ammoniacales déterminant chez eux des phénomènes de toux assez violente et répétée pour faire craindre l'asphyxie, si, au préalable, on injecte à l'animal une certaine quantité de péronine, il ne tousse plus, ne suffoque plus. On a pensé à appliquer cette propriété; on a recherché l'action calmante que ce médicament pouvait déterminer sur les phénomènes de la toux; on a obtenu, comme nous le verrons, d'excellents résultats dans ce sens; mais la dionine est encore préférable, pour cette raison qu'elle est plus active et beaucoup plus facilement soluble que la péronine.

D'autre part, sous l'influence de la péronine, on observe chez les animaux des convulsions tétaniques précoces, tout au moins chez la grenouille. Un centigramme de péronine détermine chez une grenouille de forte taille des phénomènes d'empoisonnement très accentués, rappelant ceux déterminés par la morphine. Après un état de narcose prolongé durant quelques heures, on voit survenir des convulsions tétaniques violentes et la mort arrive tardivement. Des doses de 25 milligrammes sont capables de tuer des grenouilles dans l'espace de quelques jours.

Chez les chiens, l'injection hypodermique de 20 centigrammes de péronine détermine une légère exagération des réflexes, une diminution très nette de la sensibilité à la douleur, un léger état de narcose. Chez ces animaux, l'action de la péronine ressemble très étroitement à celle exercée par la codéine : une excitation suffisamment intense est capable de réveiller le sujet en expérience, et il ne montre pas cet état d'ataxie motrice qui est si remarquable avec la morphine.

Le dérivé provenant de la substitution du radical de l'acide toluique possède sensiblement les mêmes propriétes physiologiques; mais la tolylmorphine a l'inconvénient d'être encore moins soluble que la benzylmorphine.

J'ai reproduit dans le tableau ci-après, que j'emprunte aux *Annales de Merck*, la solubilité des principaux dérivés de la morphine que l'on utilise actuellement, ce qui vous permettra de fixer vos idées sur le plus ou moins grand avantage que chacun de ces dérivés peut présenter un point de vue de la pratique.

C'est surtout sous forme de phosphate que l'on emploie la codéine, parce que ce sel est le plus soluble que l'on puisse obtenir avec cet alcaloïde ; ce phosphate de codéine se dissout dans la proportion d'une partie de phosphate pour quatre parties d'eau. Seulement la réaction de ce sel est fortement acide, et les injections sous-cutanées de ce produit sont extrêmement douloureuses, en raison de l'acidité considérable de cette solution.

La dionine, dont je vous parlais tout à l'heure, vient immédiatement après ; elle se dissout dans la proportion d'une partie de dionine pour 7 parties d'eau.

La solubilité du chlorhydrate de codéine est de 1 pour 20 parties d'eau.

Le chlorhydrate de morphine se dissout aussi dans la proportion de 1 pour 20 parties d'eau.

La codéine en nature, c'est-à-dire, comme je vous l'ai indiqué tout à l'heure, la méthylmorphine, se dissout dans la proportion de 1 pour 78.

Vous voyez qu'au fur et à mesure que nous avançons, les solubilités diminuent.

La péronine ne se dissout plus que dans la proportion de 1 pour 133.

L'éthylmorphine, c'est-à-dire ce produit qui est analogue à la codéine, et qui en diffère seulement parce qu'il résulte de la substitution du radical éthyl au radical méthyl dans la morphine, ne se dissout que dans la proportion de 1 pour 286.

Enfin, la morphine en nature et l'héroïne, c'est-à-dire la diacétylmorphine, sont à peu près complètement insolubles dans l'eau.

Vous aurez, par ce tableau, l'indication de la mesure dans laquelle il vous sera possible de préparer une dissolution aqueuse des différentes substances médicamenteuses dont nous venons de parler. Cela nous évitera de revenir sur les propriétés physico-chimiques de ces substances lorsque nous nous occuperons de leurs propriétés physiologiques.

Solubilité dans l'eau.

Phosphate de codéine.	1 p. 4
Dionine.	1 p. 7
Chlorhydrate de codéine.	1 p. 20
Chlorhydrate de morphine	1 p. 20
Codéine (methylmorphine)	1 p. 78
Péronine	1 p. 133
Éthylmorphine (codéthyline de Grimaux).	1 p. 286
Morphine	} Insolubles.
Héroïne	

XXIIIe LEÇON

POSOLOGIE DES ALCALOÏDES DE L'OPIUM. — MORPHINE. APOMORPHINE. — CODÉINE. — NARCOTINE. STYPTICINE. — NARCÉINE. ANTISPASMINE. — PAPAVÉRINE. — CHÉLIDONINE. — DÉRIVÉS ARTIFICIELS DE LA MORPHINE. DIONINE. PÉRONINE. HÉROÏNE.

Le rôle considérable que jouent en thérapeutique les alcaloïdes de l'opium justifiera, bien certainement, les détails dans lesquels je vais entrer aujourd'hui, relativement à leur utilisation. Aussi bien est-ce là d'ailleurs une partie absolument pratique de l'enseignement qui m'incombe, et je crois devoir vous donner, d'une façon assez détaillée, la posologie de ces différents alcaloïdes, parce que, d'une part elle est, en général, assez mal représentée dans les différents formulaires, et que d'autre part, en ces dernières années, l'introduction dans la thérapeutique des médicaments que nous avons appris à connaître dans notre dernière réunion sous les noms de dionine, de péronine et d'héroïne, a donné lieu à une sorte de formulaire particulier de ces substances et qu'il est assez difficile de trouver actuellement les sources auxquelles se reporter pour formuler dans ces différentes conditions.

Morphine. — Nous allons donc suivre l'ordre le plus naturel en commençant par la posologie de la morphine, c'est-à-dire du plus important des alcaloïdes de l'opium. Tout d'abord, en vous parlant des sels de morphine, je vous ai déjà indiqué que le plus employé était le chlorhydrate, en raison de sa facile solubilité et de la stabilité relative de sa molécule, c'est-à-dire de son assez difficile décomposition. A côté de ce sel, il conviendrait peut-être de ranger le bromhydrate, auquel certains thérapeutes attribuent des qualités que ne posséderait pas le chlorhydrate, entre autres celle de ne provoquer ni céphalée, ni vomissements : c'est là un point qui me paraît assez discutable, car l'action émétique des sels de morphine est due à la morphine elle-même et il ne paraît guère possible d'admettre que sa combinaison avec une quantité d'acide bromhydrique aussi faible que celle contenue dans le bromhydrate de morphine soit suffisante pour atténuer ces propriétés émétiques de l'alcaloïde. Je ne fais donc que vous indiquer le bromhydrate que vous pourrez employer. Voici une formule banale d'injections sous-cutanées :

$$\left\{ \begin{array}{l} \text{Chorydrate de morphine.} \ldots \ldots \ldots \text{Vingt centigrammes.} \\ \text{Eau distillée de laurier cerise.} \ldots \ldots \\ \text{Eau distillée.} \ldots \ldots \ldots \ldots \ldots \end{array} \right\} \ \bar{a}\bar{a} \ 5 \ \text{grammes.}$$

Chaque seringue de Pravaz contient donc 2 centigrammes de chlorhydrate de morphine. On peut, sans inconvénients, opérer la dissolution dans 10 grammes d'eau distillée de laurier cerise, surtout au cas où la solution doit être conservée quelques jours.

Il est indispensable de faire certaines remarques au sujet de cette solution. Tout d'abord, elle doit être employée alors que sa préparation est aussi récente que possible. Bien que le chlorhydrate de morphine soit un sel assez stable, il ne laisse pas cependant de se dissocier assez facilement, surtout lorsqu'il est en solution dans une quantité d'eau assez considérable. Sans insister sur les conditions physiques de la dissociation des sels solubles, je n'ai qu'à vous rappeler ce fait que la morphine est un alcaloïde à manifestation basique assez faible, en sa qualité de corps à fonction phénolique : les sels se dissocient donc assez facilement en présence de l'eau.

C'est précisément ce qui arrive dans les solutions aqueuses de chlorhydrate de morphine. Lorsqu'elles sont préparées depuis un certain temps, cette dissociation a lieu, et alors de deux choses l'une : ou bien il se forme un sel de morphine basique, moins soluble que le chlorhydrate, et qui, se déposant au fond de la solution, fait courir le risque d'injecter en une seule fois, en suspension dans le liquide aqueux, une quantité d'alcaloïde capable de provoquer quelques accidents ; ou bien il se fait de l'acide chlorhydrique et un dérivé de la morphine et la solution devient plus ou moins complètement inerte. Dans une autre circonstance, et c'est le cas le plus fréquent, il arrive fort bien que le vieillissement des solutions de morphine détermine la formation d'une certaine proportion d'apomorphine, ce qui ne fait qu'augmenter l'activité émétique de cette solution ; et, à ce point de vue, il n'est aucun praticien qui n'ait reconnu que les solutions anciennes déterminent beaucoup plus facilement des vomissements que les solutions récemment faites. On peut trouver, d'ailleurs, la preuve de cette formation d'apomorphine dans ce fait que les solutions anciennes, et peut-être incorrectement préparées, de chlorhydrate de morphine, verdissent à la lumière par suite de la décomposition spontanée de l'apomorphine elle-même : j'ai eu entre les mains des solutions de ce genre dans lesquelles il était facile de caractériser l'apomorphine ou ses produits de décomposition.

C'est là, précisément, encore une raison pour laquelle la solution dans l'eau distillée de laurier-cerise est infiniment préférable à la dissolution dans l'eau seule. J'ajoute un fait que vous devez avoir constamment à la mémoire; c'est que ces solutions se laissent envahir assez facilement par les mucédinées et les bactéries dont les spores sont toujours en suspension dans les poussières de l'atmosphère et que l'eau de laurier-cerise s'oppose au développement de ces microorganismes et, par conséquent, aux altérations subséquentes de la solution. La transformation partielle en apomorphine est peut-être bien aussi la conséquence de la prolifération des germes bactériens dans la solution.

Messieurs, le Codex, dans son édition en préparation, supprime un certain nombre de formules de sirops; parmi ceux qu'il conserve se trouve le sirop de morphine. Et cependant, je vous recommande de ne jamais employer cette préparation; en voici la raison : le chlorhydrate de morphine est encore plus facilement altérable dans les solutions sucrées, qui se laissent envahir par les fermentations, les moisissures, les bactéries de toute espèce. Ce sirop est une excellente préparation au moment où il vient d'être préparé, quand on l'utilise d'une façon extemporanée; mais quand il a un certain temps de séjour dans une officine, à plus forte raison quand il a quelques années de préparation, il est évident que c'est sinon un médicament nuisible, tout au moins un médicament sur lequel on n'est pas en droit de compter. Par conséquent, il est infiniment préférable de substituer à ce sirop une préparation magistrale telle que celle dont voici la formule :

<pre>
(Chlorhydrate de morphine. . . . . . .   Quinze centigrammes.
{ Eau distillée. . . . .   100 grammes.
(Sirop de framboises.   60   —
</pre>

Ceci fait une potion représentant, très sensiblement, 10 cuillerées à soupe; chaque cuillerée renferme donc 15 milligrammes de chlorhydrate de morphine.

La formule du sirop du Codex est telle que, pour 20 grammes, ou une cuillerée à soupe, il renferme 1 centigramme de chlorhydrate de morphine. Ce sirop de morphine doit alors être préparé en faisant dissoudre 50 centigrammes de chlorhydrate de morphine dans 10 grammes d'eau distillée et ajoutant cette solution à 990 grammes de sirop de sucre préparé à froid. Mais, je le répète et je ne saurais trop y insister, c'est une préparation infidèle et sur laquelle il ne faut pas compter. *Toutes les solutions de morphine, quelles qu'elles soient, doivent être effectuées au moment même de l'emploi pour donner tous les résultats que l'on est en droit d'en attendre.*

Le chlorhydrate de morphine a une saveur extrêmement désagréable, et il peut arriver que l'on soit obligé, dans certaines circonstances, de chercher à dissimuler cette saveur : on y arrive très facilement en utilisant le dérivé sodique de la saccharine, qui, comme vous le savez, possède une saveur sucrée extrêmement intense. En ajoutant par exemple 3 à 5 centigrammes de saccharine sodique à la formule que je viens de vous indiquer, on réaliserait ce résultat.

Sous le nom de *Gouttes roses de Magendie*, il existe dans certaines pharmacopées une préparation de morphine dont je crois devoir vous indiquer la composition, parce qu'il peut arriver que vous ayez à tenir compte de la composition de ce produit. La formule de ces gouttes roses est la suivante :

Morphine.	Quatre-vingt centigrammes.
Acide citrique.	50 —
Eau distillée.	30 grammes.
Teinture de cochenille.	8 —

On en administre de V à XXX gouttes dans une potion appropriée.

La morphine est utilisée quelquefois à titre de médicament externe pour produire une action analgésiante à plus ou moins brève échéance. Voici deux formules qui répondent à cet emploi : la première est la vaseline morphinée, dont la composition est celle-ci :

Morphine.	Vingt centigrammes.
Chloroforme.	8 grammes.
Vaseline.	30 —

Cette pommade constitue un médicament externe d'une valeur

analgésiante assez considérable, mais je crois qu'elle serait très avantageusement remplacée par l'huile morphinée, dans laquelle la morphine est en complète et parfaite dissolution, grâce à l'acide oléique, et dont la composition est la suivante :

    Morphine. . . . . Dix centigrammes.
    Acide oléique. 90   —
    Huile d'amandes douces. . . . . 99 grammes.
C'est donc une solution au millième.

Cette solution de morphine possède cet avantage sur la vaseline morphinée que l'alcaloïde est entièrement en dissolution et que son action topique analgésiante peut s'exercer avec une beaucoup plus grande activité.

Apomorphine. — Messieurs, comme je m'occupe aujourd'hui de la posologie des différents alcaloïdes de l'opium, je crois qu'il est utile de vous indiquer en même temps celle des dérivés de ces alcaloïdes; c'est pourquoi je passerai maintenant à la posologie de l'apomorphine.

J'insiste sur cette appellation d'*apomorphine*, qui est très malheureuse, parce qu'elle a donné naissance à des erreurs regrettables, quelquefois suivies d'accidents mortels. Il faut avoir soin, quand vous prescrivez cette substance, de bien écrire son nom en toutes lettres et très lisiblement, de façon à ne pas même fournir de prétexte à une erreur de lecture qui pourrait amener à lire *morphine* au lieu d'apomorphine, comme cela est arrivé à plusieurs reprises : il est regrettable qu'elle ne porte pas un nom absolument différent de celui de la morphine.

L'apomorphine est utilisée sous la forme de chlorhydrate; or il existe deux chlorhydrates d'apomorphine : l'un est cristallisé, l'autre est amorphe; leur valeur au point de vue thérapeutique, comme au point de vue physiologique, est extrêmement différente, et, ainsi que nous aurons l'occasion de le voir, certaines espèces d'animaux sont infiniment plus sensibles au chlorhydrate d'apomorphine amorphe alors que d'autres, et c'est le plus grand nombre, sont plus sensibles au chlorhydrate d'apomorphine cristallisé; seulement, comme celui-ci est plus constant dans ses effets, il est donc indiqué de s'en servir et les ordonnances que vous rédigerez à ce sujet devront porter la mention de *Chlorhydrate d'apomorphine cristallisé*. Cela est d'autant plus important que le chlorhydrate d'apomorphine amorphe est sur-

tout un dépresseur nervin et musculaire n'amenant pas, où très difficilement, le vomissement.

Ce chlorhydrate d'apomorphine cristallisé constitue des cristaux
assez solubles dans l'eau, mais qui possèdent, beaucoup plus encore
que le chlorhydrate de morphine, la propriété de se dissocier au contact de l'eau : voici une solution de chlorhydrate d'apomorphine, qui,
comme vous le voyez, s'est transformée, environ trois ou quatre
jours après sa préparation, en une liqueur gris-verdâtre sale, dans
laquelle nage un précipité qui est formé précisément par les produits
de décomposition de l'apomorphine. Eh bien, sans parler des accidents qui pourraient résulter de l'injection d'une semblable solution,
dans laquelle on a prétendu qu'il pouvait exister des produits offen-
sifs, il est évident que le moins qui pourrait arriver serait de ne pas
réaliser le but thérapeutique qu'on se propose d'obtenir avec l'apomorphine, c'est-à-dire le vomissement.

De plus, il est une chose à laquelle il faut toujours songer quand
on administre l'apomorphine, c'est que l'action médicamenteuse
s'accompagne toujours d'une diminution constante et assez considérable de la tension sanguine ; par conséquent, dans certaines circonstances, ceci peut être une contre-indication formelle à l'emploi du
chlorhydrate d'apomorphine. Ceci dit, voici la formule d'une solution
pour injection hypodermique :

Chlorhydrate d'apomorphine cristallisé. . Dix centigrammes.	
Eau distillée de laurier-cerise.	ãã 5 grammes.
Eau distillée.	

Chaque seringue représente 1 centigramme de l'alcaloïde : c'est
une demi-seringue seulement qu'il faut injecter au début, quitte à
injecter ensuite la seconde moitié si cela est nécessaire.

Jurasz a dressé le tableau suivant des doses de chlorhydrate d'apomorphine que l'on peut employer par la voie d'injections hypodermiques.

Au-dessous de 3 mois.	de 0 milligr. 5	à 0 milligr. 8			
De 3 mois à 1 an.	de 0 —	8	à 1 —	5	
De 1 an à 5 ans.	de 1 —	5	à 3 —		
De 5 ans à 10 ans.	de 3 —		à 5 —		
Au-dessus de 10 ans.	de 5 —		à 20 —		

Cet observateur fait remarquer qu'il ne lui a jamais été nécessaire
d'employer plus de 1 centigramme (10 milligrammes) pour déterminer le vomissement.

L'apomorphine peut s'employer également sous forme de potion; voici une formule répondant à ce genre d'emploi.

> Chlorhydrate d'apomorphine cristallisé. . Vingt centigrammes.
> Eau distillée. . . . . 10 grammes.
> Sirop de fleurs d'oranger 75   —

Une cuillerée à soupe de cette solution représente, très sensiblement, 5 centigrammes de chlorhydrate d'apomorphine.

Comme nous le verrons en étudiant ses propriétés physiologiques, l'apomorphine détermine assez fréquemment, d'une façon secondaire, une action irritante et des effets fâcheux, sans parler de la dépression de la tension sanguine. Assez souvent, il en résulte qu'on est forcé d'administrer l'apomorphine par la voie rectale. M. Guinard a montré que, dans un très grand nombre de circonstances, l'injection rectale de l'apomorphine était infiniment préférable à son emploi en injections sous-cutanées ou en potion. La formule suivante répond à cette indication :

> Chlorhydrate d'apomorphine cristallisé. . . Deux centigrammes.
> Eau distillée. . . . . 25 grammes.

A injecter en une fois par le rectum après avoir vidé le contenu de l'intestin au moyen d'un grand lavement.

Codéine. — Je passe maintenant aux formules concernant les autres alcaloïdes de l'opium, que je vais passer en revue en suivant, autant que possible, l'ordre de leur importance en ce qui regarde les applications thérapeutiques. A cet égard, c'est la codéine qui vient en premier lieu, en raison du grand nombre de circonstances où l'on a tenté de la substituer à la morphine. La codéine peut s'employer soit en nature, soit sous forme de sels : elle présente sur la morphine certains avantages et certains inconvénients. Elle est certainement beaucoup moins analgésique que la morphine, mais elle a l'avantage, qui compense de beaucoup ses inconvénients, d'être supportée à dose beaucoup plus considérable; en outre, elle est plus calmante de certains phénomènes, notamment de la toux; et, d'autre part, on ne voit pas se produire sous son influence les phénomènes, je ne dirai pas seulement d'accoutumance, mais de bien-être, d'euphorie, de satisfaction, qui poussent les individus qui ont fait usage de la morphine à recourir d'une façon exagérée et habituelle à l'emploi de ce médicament. La codéine, en raison de sa beaucoup plus grande solubilité

que la morphine, peut s'employer plus facilement en solution aqueuse;
il existe au Codex un sirop de codéine dont la formule est la suivante :

<pre>
{ Codéine pulvérisée. . . . .   Vingt centigrammes.
{ Alcool à 60. . . . .   5 grammes.
{ Sirop de sucre préparé à froid. 95   —
</pre>

Chaque cuillerée à soupe de ce sirop représente 4 centigrammes de
codéine : je ferai à ce sirop absolument le même reproche que
j'adressais au sirop de morphine; la codéine est plus stable que la
morphine, il est vrai, mais les sirops, quels qu'ils soient, sont des
substances sur lesquelles il ne faut pas compter; de sorte qu'il vaudrait beaucoup mieux remplacer ce sirop par une préparation que
vous formuleriez de la façon suivante :

<pre>
{ Codéine. . . . .   Cinquante centigrammes.
{ Eau distillée. . . . .   100 grammes.
{ Sirop de framboise.   60   —
</pre>

préparation qui vous donnerait 10 cuillerées à soupe; par conséquent,
chaque cuillerée représenterait 5 centigrammes de codéine.

On a proposé également la forme pilulaire pour l'administration
de la codéine; cette forme est assez avantageuse dans certaines circonstances; voici une formule qui répond à ce mode d'administration :

<pre>
{ Codéine pulvérisée. . . . .   Soixante centigrammes.
{ Poudre de réglisse. . . . .   2 grammes.
{ Extrait de gentiane. . . . . Q. S.
                  Pour 20 pilules.
</pre>

Chaque pilule représente 3 centigrammes de codéine; on en administre de 3 à 4 par jour. On a proposé, pour les injections sous-cutanées, l'emploi particulier de certains sels de codéine; j'ai déjà appelé
votre attention sur la plus soluble de ces préparations, le phosphate
de codéine, qui a été préconisé dans ce but. La formule de l'injection
est celle-ci :

<pre>
{ Phosphate de codéine. . . . .   Un gramme.
{ Phénol neige. . . . . }
{ Menthol. . . . .   } āā 25 milligrammes.
{ Eau distillée de laurier-cerise. . . . .   10 grammes.
</pre>

On a ainsi une solution dont chaque centimètre cube représente
10 centigrammes de codéine : il convient de débuter par une demi-
seringue, renfermant par conséquent 5 centigrammes de codéine,
c'est-à-dire une quantité largement suffisante pour produire l'action

de la codéine sans risquer les accidents qu'une dose plus considérable
pourrait déterminer. On a beaucoup vanté l'emploi de ces injections
au cours du traitement effectué pour la cure de la morphinomanie.
Je leur verrais surtout cet avantage, qu'étant fort douloureuses, elles
pourraient contribuer, par là même, à lutter efficacement contre la
manie de l'injection, qui n'est pas toujours l'un des moindres écueils
de la cure.

Dans ces derniers temps, on a beaucoup préconisé l'iodate de
codéine, en se basant sur ce fait que les iodates d'un certain nombre
d'alcaloïdes étaient des produits bien classés, bien définis, faciles à
préparer dans un état de pureté parfaite et présentant, en général,
un degré de solubilité assez considérable : cet iodate de codéine
posséderait, en même temps, la propriété d'être moins douloureux en injections que le phosphate de codéine. La formule suivante répond à son emploi.

{ Iodate de codéine . . . .   Cinquante centigrammes.
{ Eau distillée bouillie. . . . .   10 grammes.

L'iodate de codéine n'est pas, à mon avis tout au moins, un produit bien recommandable, au moins pour faire une solution que l'on
se proposerait de garder assez longtemps; et, en effet, si les iodates
ont l'avantage d'être des produits bien définis, ils ont, d'autre part,
quelques inconvénients, notamment celui de se dissocier assez facilement, et si facilement même que l'eau distillée de laurier-cerise est
capable, à elle seule, d'activer cette décomposition, qui donne lieu à
la mise en liberté de l'iode : la solution jaunit, c'est là un signe qui
peut faciliter la reconnaissance de son altération; mais je crois qu'il
vaudrait mieux avoir recours à la codéine en nature et même au
phosphate qu'à cet iodate de codéine.

Narcotine. — Je passe à un autre alcaloïde de l'opium, à la narcotine. La narcotine ne possède pas de propriétés narcotisantes; et
l'on a proposé de la qualifier du nom d'*Anarcotine*, pour ne pas
laisser subsister l'erreur d'interprétation que peut entraîner son nom.
En revanche, elle s'est montrée un médicament fébrifuge et antipériodique exerçant une action extrêmement remarquable dans certaines circonstances. Chez des paludiques chez lesquels l'administration du sulfate de quinine, ainsi que de tous les autres médicaments
antipériodiques possibles, n'avait pas amené de résultats, l'adminis-

tration de la narcotine a déterminé très rapidement la disparition de la fièvre avec autant d'intensité que le fait la quinine. On a même été jusqu'à dire que les différentes modalités du paludisme étaient justiciables d'entozoaires particuliers existant dans le sang et qu'il n'y avait alors rien d'extraordinaire à ce que certains d'entre eux fussent impressionnés par la quinine, et d'autres par la narcotine. La narcotine s'administre à la dose de 10 centigrammes par prise, sans dépasser 1 gr. 50 à 2 grammes par jour. Une formule commode est la suivante :

Narcotine.	Deux grammes.	
Eau de Rabel.	4	—
Eau distillée.	300	—

C'est là, si je puis m'exprimer ainsi, une solution mère, qu'il ne faut pas employer sous cette forme; chaque cuillerée à soupe représente 10 centigrammes de narcotine, qui est maintenue en dissolution grâce à la présence de l'eau de Rabel. On administre cette solution en la diluant dans un verre d'eau ou de tisane sucrée.

A côté de la narcotine existent certains produits de sa métamorphose qui présentent au point de vue thérapeutique un intérêt assez considérable, comme vous l'allez voir. Je vous ai déjà indiqué, en parlant de la composition de l'opium, que la narcotine était susceptible, dans certaines conditions, notamment en présence des agents d'hydratation et d'oxydation, de se dédoubler en donnant naissance à deux séries de substances suivant la façon dont se fait cette hydratation ou cette oxydation : ces deux séries de produits sont, d'une part, la cotarnine et l'hydrocotarnine, et d'autre part l'acide opianique et l'acide hémipinique. Si l'oxydation et l'hydratation ont atteint leur dernier terme, c'est l'acide hémipinique et l'hydrocotarnine; si, au contraire, elles ne sont pas poussées jusqu'au bout, c'est la cotarnine et l'acide opianique que l'on obtient. L'un de ces produits, l'acide opianique, présente encore pour nous cet intérêt que c'est un acide alcool, dont la méconine dérive par hydrogénation et déshydratation successives, tandis que l'acide hémipinique est deux fois acide et deux fois dérivé méthoxylé.

$$\left.\begin{array}{l} OCH^3 \\ OCH^3 \end{array}\right\rangle C^6H^2 \left\langle\begin{array}{l} CO.OH \\ CO.OH \end{array}\right. \qquad\qquad \left.\begin{array}{l} OCH^3 \\ OCH^3 \end{array}\right\rangle C^6H^2 \left\langle\begin{array}{l} C.OH \\ CO.OH \end{array}\right.$$

Acide hémipinique.   Acide opianique.

L'acide opianique présente cet intérêt que, lorsqu'on le soumet à l'action de l'hydrogène naissant produit par l'amalgame de sodium, on réalise la formation d'un acide-alcool primaire, non encore isolé, mais dont on connaît l'anhydride, produit que l'on retrouve également d'une façon constante dans l'opium : c'est la *méconine*.

Vous voyez combien sont subintrantes, si l'on peut employer ici cette expression, les métamorphoses que les alcaloïdes de l'opium peuvent subir les uns par rapport aux autres; et cela explique que dans un même opium on puisse trouver, suivant la façon dont il a été préparé, des proportions très différentes des divers alcaloïdes : j'ai suffisamment insisté sur ce point, d'ailleurs, en passant en revue devant vous les principes actifs de l'opium. Le produit sur lequel je désire attirer votre attention en ce moment, c'est la *cotarnine*. Sous le nom de *Stypticine*, on a préconisé l'emploi du chlorhydrate de cotarnine.

L'hydrocotarnine présente quelque chose de très intéressant, non seulement au point de vue thérapeutique, mais au point de vue chimique pur : c'est qu'elle ne diffère d'un autre alcaloïde qu'on appelle l'*hydrastinine* que par la substitution d'un radical méthyle à un atome d'hydrogène. Je vous ai déjà parlé de la constitution de la cotarnine, je vous rappelle ici sa formule que je compare à celle de l'hydrastinine pour montrer cette analogie.

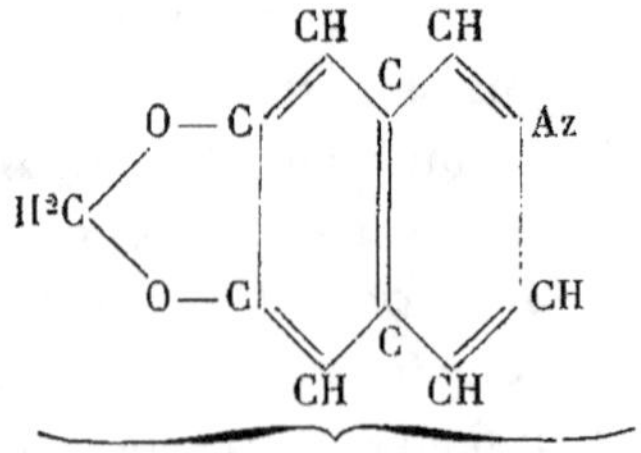

Méthylène-dioxyisoquinoléine.

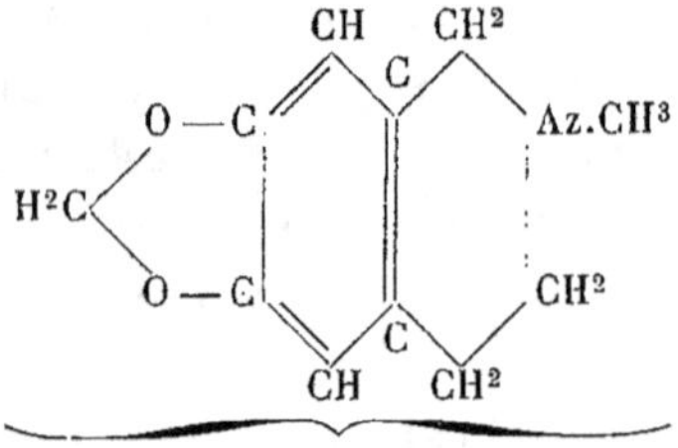

Hydrohydrastinine.

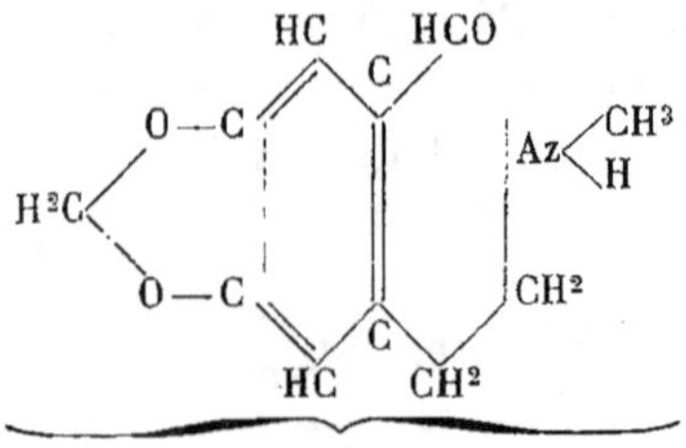

Hydrastinine.

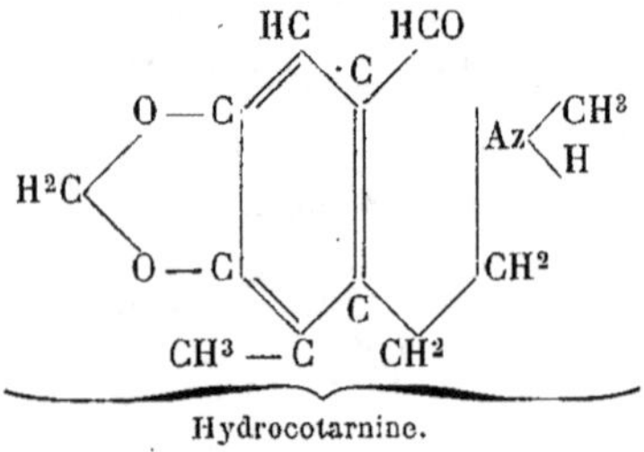

Hydrocotarnine.

Hydrastine.

Narcotine.

Le *pipéronal* [ou *héliotropine*, qui existe à l'état naturel dans l'hélio-trope, mélangé à la vanilline ou aldéhyde méthoxyprotocatéchique] fournit, en présence de l'acétal et de l'ammoniaque, le *pipéronal-acétal-amine*, qui, traité dans des conditions convenables par l'acide sulfurique, perd deux molécules d'alcool et donne naissance à la *méthylènedioxyiso-quinoléine*. Le dérivé méthylé de cette dernière base, obtenu par réaction avec l'iodure de méthyle, traité par l'acide chlorhydrique et l'étain fournit un dérivé hydrogéné qui est l'*hydrohydrastinine*. L'hydrohydrastinine, oxydée par le chromate acide de potassium, fournit l'*hydrastinine* qui, par sa combinaison avec l'acide opianique conduit à l'*hydrastine*.

Cette série de formules met bien en évidence les liens de parenté que la constitution chimique établit entre les composés : isoquinoléine, hydrastinine, hydrastine, narcotine, etc. (Voir plus haut page 455.)

L'hydrastine jouit de propriétés vaso-constrictives très intenses, et qui ont été utilisées dans les cas de métrorrhagies : eh bien, les propriétés de la stypticine sont non seulement très intéressantes à envisager au point de vue hémostatique, mais, en plus de cette action, le chlorhydrate de cotarnine possède des propriétés calmantes et analgésiantes que ne possède pas le chlorhydrate d'hydrastine : par conséquent il y a intérêt à employer la stypticine, par exemple, dans les cas de dysménorrhée accompagnée d'hémorrhagies avec crises douloureuses pendant la menstruation, dans les cas de tumeurs dou-loureuses donnant naissance à des métrorrhagies violentes.

Puisque je vous parle de ces propriétés, je vous ferai remarquer que la stypticine n'est pas un agent d'arrêt de l'avortement, parce que, en même temps que cette action hémostatique se produit, il se fait une contraction des parois vasculaires donnant lieu à un état anémique de l'utérus et provoquant, indirectement, les contractions utérines. Par conséquent, il ne faudrait pas compter sur cette substance pour empêcher un avortement. Cette stypticine s'emploie dans les conditions que voici :

> Stypticine. . . . .   Cinquante centigrammes.
> Eau distillée. . . . .   200 grammes.
> Sirop de framboises.   150   —

Ceci fournit une potion représentant 20 cuillerées à soupe, et pour laquelle chaque cuillerée renferme 25 milligrammes de stypticine : on en administre de 4 à 5 cuillerées par vingt-quatre heures. On a proposé également l'emploi de la stypticine sous forme d'injections hypodermiques : la formule, en ce qui regarde la quantité de dissolvant, serait alors celle que j'ai déjà indiquée pour le chlorhydrate de morphine :

> Stypticine. . . . .   Un gramme.
> Eau distillée. . . . . } ãã 5   —
> Eau distillée de laurier cerise. . . . . }

Chaque seringue de 1 centimètre cube représente 10 centigrammes de stypticine.

Narcéine. — J'arrive à un alcaloïde plus intéressant au point de vue de l'action hypnotique et analgésique, la narcéine; cet alcaloïde est efficacement narcotique; il est très difficilement soluble, même dans les solutions acides, et les sels qu'il forme ont l'inconvénient de se dédoubler en présence de l'eau et de donner naissance à un produit insoluble : il est infiniment préférable, comme je crois déjà vous l'avoir indiqué, de faire des solutions de narcéine dans les alcalis, et, à ce sujet, Regnauld a montré que 1 gramme de narcéine était soluble dans 64 centimètres cubes d'une solution à 1 p. 1000 de potasse caustique; cette solution peut être assez facilement mélangée à un liquide quelconque pour en faciliter l'absorption, mais elle ne saurait certainement pas servir pour les injections sous-cutanées, parce que l'action irritante de la solution alcaline serait encore beaucoup trop considérable. On a recherché à remédier à cet inconvénient et on a proposé la formule suivante :

$$\left\{\begin{array}{ll} \text{Chlorydrate de narcéine.} \ldots \ldots & \text{Cinquante centigrammes.} \\ \text{Alcool à 90.} \ldots \ldots \ldots \ldots & \text{2 grammes.} \\ \text{Eau distillée.} \ldots \ldots \ldots \ldots \\ \text{Eau distillée de laurier-cerise.} \ldots \end{array}\right\} \tilde{a}\tilde{a}\ 9 \quad —$$

Cela donne, comme vous le voyez, 20 centimètres cubes de solution, et chaque centimètre cube représente 25 milligrammes de narcéine; mais la narcéine n'agit qu'à dose relativement assez élevée, et, de cette solution, il est nécessaire d'employer une, deux, trois, quelquefois même quatre seringues de 1 centimètre cube, et par conséquent l'on retombe dans l'inconvénient des corps peu solubles. Aussi est-il préférable d'employer la narcéine à l'état de potion en déterminant sa dissolution dans le liquide aqueux par l'intermédiaire du benzoate de soude, et, dans ce cas, voici la formule qui répond le mieux à ce mode d'administration :

$$\left\{\begin{array}{ll} \text{Narcéine.} \ldots \ldots \ldots \ldots & \text{Vingt-cinq centigrammes.} \\ \text{Benzoate de soude.} \ldots \ldots \ldots & \text{50} \quad — \\ \text{Sirop de framboises.} \ldots \ldots \ldots & \text{500 grammes.} \end{array}\right.$$

On obtient ainsi une solution parfaite pour laquelle chaque cuillerée à soupe représente 1 centigramme de narcéine : c'est un mode d'administration beaucoup plus facile que celui que j'indiquais tout à l'heure.

La narcéine est non seulement soluble dans les solutions alcalines, mais elle est capable, puisqu'elle est un phénol, comme la plupart des dérivés de la morphine, ou bien en raison du groupement carboxylique CO.OH qui entre dans sa constitution, de se combiner avec les métaux alcalins. La narcéine sodique, obtenue par la substitution du sodium à l'hydrogène de l'oxhydrile phénolique ou carboxylique de la narcéine, possède, à son tour, la propriété de se combiner au salicylate de soude dans la proportion d'une molécule de narcéine sodique pour trois molécules de salicylate de soude, et de donner naissance à un composé bien défini, cristallisable, facilement soluble dans l'eau, qu'on a préconisé dans ces dernières années sous le nom d'*Antispasmine*. Cette antispasmine renferme la moitié de son poids [50 p. 100] de narcéine; elle est décomposée par l'acide carbonique, et, par conséquent, altérable à l'air; mais elle possède sur la narcéine elle-même et ses sels le grand avantage d'une facile solubilité dans l'eau.

Cette substance a été proposée surtout comme un sédatif et un

hypnotique dont on a recommandé tout particulièrement l'emploi
dans la thérapeutique infantile; c'est une substance qui manifeste
surtout ses propriétés hypnotiques et sédatives dans les cas de douleurs liées à un état spasmodique. L'étude de l'antispasmine sur les
animaux, et sur des espèces particulièrement sensibles à certains
alcaloïdes de l'opium, comme le lapin, par exemple, a montré que
l'action de cette substance était assez faible : ainsi il est nécessaire
pour réaliser une dose mortelle d'injecter sous la peau 1 gramme de
ce sel par kilo chez le lapin; et, chez les mêmes animaux, on obtient
des effets très nettement narcotiques avec une dose variant de 1 à
10 centigrammes par kilo. Sous l'influence de cette antispasmine, on
a observé, notamment chez les enfants, une diminution très nette du
réflexe laryngien, d'où son application au traitement de la toux,
notamment dans la coqueluche; mais sous ce rapport, il faut reconnaître que nous avons dans la dionine et dans les autres corps dont
nous allons parler dans un moment, des agents encore supérieurs à
l'antispasmine, d'autant plus que l'accoutumance à ce médicament
est assez rapide, ce qui oblige à élever les doses. Quoi qu'il en soit,
voici une forme répondant à l'emploi de cette combinaison dont je
viens de parler :

```
( Antispasmine. . . . . . . . . . .  Cinquante centigrammes.
) Cognac ou rhum . . . . . . . . )
) Eau distillée . . . . . . . . . . . )  āā 30 grammes.
( Sirop de mûres. . . . . . . . .     40    —
```

On obtient ainsi une potion qui correspond, très sensiblement, à
8 centigrammes du sel, c'est-à-dire à 4 centigrammes de narcéine,
par cuillerée à soupe et dont on peut administrer 3 à 4 cuillerées par
jour.

On a proposé également l'emploi de cette antispasmine par la voie
d'injections sous-cutanées, en raison de sa facile solubilité dans l'eau.
La formule serait analogue à celle que je vous ai donnée précédemment pour la stypticine :

```
( Antispasmine . . . . . . . . . . . . . . . .  Un gramme.
) Eau distillée de laurier-cerise. . . . . . . . )
( Eau distillée. . . . . . . . . . . . . . . . . )  āā 5    —
```

Cette solution est telle que X gouttes correspondent à 5 centigrammes d'antispasmine; mais, en raison surtout de ce qu'elle est
presque exclusivement utilisée dans la thérapeutique infantile, il est

préférable de l'administrer par la voie stomacale, en diluant cette
solution dans un liquide approprié. On a, dans ce but, préconisé deux
solutions, l'une renfermant 1 gramme d'antispasmine pour 10 centimètres cubes d'eau distillée de laurier-cerise, et l'autre 1 gramme
d'antispasmine pour 20 centimètres cubes d'eau distillée de laurier-
cerise. De ces solutions la première est deux fois plus riche que la
seconde : X gouttes représentent 5 centigrammes d'antispasmine,
tandis que la même quantité, X gouttes, de la seconde ne représente
plus que 25 milligrammes d'antispasmine; en d'autres termes il en
faut XX gouttes pour représenter 5 centigrammes d'antispasmine.
Cette dernière solution s'emploierait chez les tout jeunes enfants de
la façon suivante, dans les cas de coqueluche, d'après M. Frühwald.

Au dessous de 6 mois.	III à VI gouttes.
De 6 mois à 1 an.	V à X —
De 1 an à 2 ans.	VII à XII —
Au dessus de 2 ans.	XV à XX —

doses répétées trois à quatre fois dans l'espace de vingt-quatre heures.
Au dessus de trois ans, ce serait la solution au dixième qui serait
substituée à la première, en commençant par VII à XV gouttes pour
chaque prise. C'est Demme, de Berne, qui a expérimenté d'abord
l'emploi de ce médicament; après sa mort, ses recherches ont été
continuées par son assistant et reprises par M. Rabow, de Lausanne :
celui-ci semble avoir complètement confirmé les premiers résultats
obtenus par Demme. L'antispasmine a manifesté des propriétés calmantes surtout dans les cas d'irritation des appareils respiratoire et
intestinal chez les enfants; dans les cas de toux rebelle, chez les
adultes. Sa valeur comme hypnotique est faible, au moins chez les
adultes.

Papavérine. — On a proposé d'employer la papavérine, sous la
forme du chlorhydrate, principalement dans les cas de diarrhée
infantile; et l'on a assuré que ce chlorhydrate de papavérine exerçait
une action particulièrement calmante sur le péristaltisme intestinal.
De plus, on peut employer cette substance chez les enfants alors
qu'on ne peut pas employer chez eux, sans d'extrêmes ménagements,
l'opium ou la morphine et sans risquer de provoquer des accidents
parfois très graves, tout au moins les phénomènes de lourdeur de
tête, de torpeur, enfin tous les inconvénients, les dangers même,
que fait risquer dans ces cas l'emploi de la morphine.

C'est Leubuscher qui a préconisé l'emploi du chlorhydrate de papavérine dans les diarrhées et la toux chez les enfants; il a prescrit ce
produit chez des enfants âgés seulement de 15 jours. Dans ces conditions, la dose de début serait de 5 milligrammes et les doses varie-
raient, entre quinze jours et cinq ans, de 5 à 50 milligrammes. La
solution qu'il a proposée est formulée ainsi :

> Chlorhydrate de papavérine. . . . . . Cinq centigrammes.
> Sirop de coings . . . . 40 grammes.

Cela donnerait une solution telle que chaque *cuillerée à café* représenterait 5 milligrammes de chlorhydrate de papavérine en dissolution. De cette solution on administrerait chaque jour de une à dix
cuillerées à café, suivant l'âge des enfants, et en fractionnant la dose
pour les enfants en bas âge.

Chélidonine. — Un mot seulement sur une substance que l'on a
essayé d'introduire en thérapeutique dans ces dernières années, et qui
ne paraît pas, jusqu'à présent, avoir donné de merveilleux résultats;
si j'en parle ici, c'est parce que c'est un des alcaloïdes que l'on
peut retirer de l'opium, mais on le trouve également dans d'autres
plantes de la famille des papavéracées : je veux parler de la chélidonine, dont le nom figure à côté de celui de la sanguinarine. La
chélidonine serait narcotique et surtout analgésique à la manière de
la morphine, et cela sans présenter certains des inconvénients de
cette dernière, notamment l'exagération des réflexes qu'on observe si
fréquemment par l'emploi de la morphine, non plus que l'étourdissement, la somnolence, la constipation et autres phénomènes gênants
qui accompagnent l'action de cet alcaloïde; de plus, elle serait beaucoup moins toxique pour les animaux à sang chaud que pour les
animaux à sang froid.

On l'a préconisée aussi comme analgésique local au moins égal à
la cocaïne; cette assertion demande de nouvelles recherches. Dans
tous les cas, on a essayé l'emploi des sels solubles, du sulfate, du
phosphate, ou bien des sels insolubles, tels que le tannate : les sels
solubles auraient donné, aux doses de 10 à 50 centigrammes chez
les adultes, des résultats assez avantageux dans certains cas d'ulcère
de l'estomac, de carcinome gastrique, d'entéralgie; mais ce serait,
surtout dans les deux premiers cas, l'emploi du tannate, sel insoluble, qui, à la dose de 25 à 40 centigrammes par vingt-quatre heures,

aurait donné de très bons résultats. Malgré cette dose relativement élevée, on n'aurait pas observé l'état de somnolence, d'étourdissement, que l'on peut observer avec l'emploi de la morphine. Je répète que ces résultats demandent la sanction d'expériences plus nombreuses et suivies.

Le phosphate et le sulfate de chélidonine constituent des cristaux blancs, soyeux, facilement solubles dans l'eau : la tannate forme une poudre jaunâtre, presque insoluble dans l'eau, soluble dans l'alcool; elle renferme 53,50 p. 100 de chélidonine.

Dérivés de la morphine. — J'arrive maintenant, Messieurs, aux nouveaux médicaments dérivés de la morphine, que nous avons appris à connaître dans notre précédente réunion sous les noms de dionine, de péronine, et d'héroïne.

Dionine. — La dionine, comme vous le savez, est le chlorydrate d'une base représentée par de la codéine dans laquelle le radical méthyle est remplacé par le radical éthyle : c'est le chlorhydrate d'*éthyl morphine*. Cette dionine s'emploie aux mêmes doses et dans les mêmes circonstances que la codéine. Ainsi que je vous l'ai déjà indiqué, on dit avoir obtenu de ce corps les meilleurs effets : cela ne doit pas nous surprendre, au premier abord, puisque nous savons que l'introduction du radical éthyle dans un médicament déjà doué par lui-même de l'action hypnotique ne peut qu'exalter cette propriété hypnotique. Cette dionine s'administre à la dose de 8 à 15 centigrammes en vingt-quatre heures par la voie buccale, et de 15 à 30 milligrammes par la voie sous-cutanée. J'ai déjà appelé votre attention sur les avantages considérables de la dionine en raison de sa facile solubilité dans l'eau; les modes d'administration peuvent consister soit dans l'emploi d'une solution telle que celle-ci :

{ Dionine. . . . . Cinquante centigrammes.
{ Eau distillée de laurier-cerise. . . 10 grammes.

dont X gouttes représentent 25 milligrammes de sel. Ces X gouttes peuvent être ajoutées à un liquide quelconque, sucré de préférence, parce que la dionine possède une saveur amère assez désagréable. Elle peut s'administrer également en potion :

{ Dionine. . . . . Cinquante centigrammes.
{ Eau distillée. . . . . 200 grammes.
{ Sirop de framboises. 150   —

ce qui correspond à 25 milligrammes de dionine par cuillerée à soupe et à 6 milligrammes par cuillerée à café.

Van Heufel a proposé l'administration de pilules ainsi composées, destinées, à son avis, à remplacer la poudre de Dower :

Dionine.	Quarante centigrammes.
Poudre d'ipéca.	Dix centigrammes.
Amidon.	4 grammes.
Blanc d'œuf.	Q. S.

Pour 60 pilules, prises à la dose de 5 à 10 par jour. Je crois que le remplacement de la Poudre de Dower, en admettant qu'il soit justifié, serait bien plus exactement atteint à l'aide de la formule suivante :

Dionine.	Vingt centigrammes.
Poudre d'ipéca	Cinquante centigrammes.
Acétate de potasse.	3 grammes.

Pour 10 cachets, dont on prendra 6 à 10 par jour.

La dionine s'administre également sous forme d'injections sous-cutanées, dans la proportion de 30 centigrammes de dionine pour un mélange à parties égales de 5 grammes d'eau distillée de laurier cerise et d'eau distillée, chaque seringue de 1 centimètre cube contenant, par conséquent, 30 milligrammes de sel; on administre d'abord une demi-seringue représentant 15 milligrammes de dionine.

Péronine. — Je passe maintenant à la péronine. La péronine, je vous le rappelle, est un dérivé benzylique de la morphine, c'est le chlorhydrate de benzylmorphine : elle possède le désagrément d'être fort peu soluble; aussi son emploi sous forme d'injections hypodermiques est-il à peu près complètement impossible. Elle s'administre sous forme de pilules dont voici une formule :

Péronine.	Trente centigrammes.
Poudre de réglisse	2 grammes.
Extrait de gentiane.	Q. S.

Masse pilulaire que l'on divise en 30 pilules.

Chaque pilule renferme 1 centigramme de péronine.

On peut aussi employer la potion suivante :

Péronine.	Vingt centigrammes.
Eau	200 grammes.
Sirop de frambroises	150 —

Ce qui correspond à 1 centigramme de péronine par cuillerée à soupe.

Enfin, cette péronine possédant une saveur particulièrement désagréable, pour laquelle il est nécessaire de mettre en usage la saccharine sodique, voici une formule qui répond à cette indication :

Péronine.	Vingt centigrammes.
Alcool à 95.	10 grammes.
Eau distillée	90 —
Saccharine sodique.	5 centigrammes.

Cette potion est destinée à être administrée par cuillerées à café ; chaque cuillerée à café représente un centigramme de péronine et doit être diluée dans un liquide approprié.

Comme la morphine, la péronine serait un narcotique et surtout un analgésique efficace, présentant à un degré bien moindre les phénomènes désagréables accompagnant l'emploi de la morphine : ce serait une sorte d'intermédiaire entre la morphine et la codéine. La péronine s'administre à la dose de 2 à 6 centigrammes par prise, de 10 à 30 centigrammes par vingt-quatre heures.

On a proposé aussi l'emploi de la péronine comme analgésique local ; et, très récemment encore, en Italie notamment, Buffalini et Gaîta ont prétendu que la substitution de la péronine à la cocaïne, à l'eucaïne, dont nous avons fait l'étude l'année dernière, permettrait d'obtenir une analgésie très profonde, très durable de la cornée, sans manifester d'accidents secondaires, sous l'influence de l'instillation de II ou III gouttes d'une solution à 2 p. 100 de péronine ; seulement, la péronine étant fort peu soluble dans l'eau, qui n'en dissout, à froid, que 1 gramme pour 133 d'eau distillée, il est nécessaire de faire chauffer la solution pour que 2 grammes de péronine puissent se dissoudre dans 100 centimètres cubes d'eau. C'est là un désavantage de la péronine.

Enfin, on a proposé l'emploi de la péronine à dose massive pour déterminer le calme chez les aliénés excités, surtout chez les paralytiques généraux : il faudrait alors administrer 3 à 10 centigrammes de péronine comme dose de début ; ce qui n'est pas sans offrir d'inconvénients. Je vous rappelle à ce sujet que nos connaissances relatives aux accidents déterminés par l'emploi prolongé, ou par les hautes doses, de substances hypnotiques ont été acquises, presque exclusivement, par l'étude des phénomènes produits chez les aliénés et les nerveux pour lesquels on employait ces médicaments à forte dose ou d'une façon continue. C'est ce que j'ai eu déjà l'occasion de vous faire remarquer à propos des disulfones acétoniques.

Héroïne. — L'héroïne est presque aussi insoluble que la morphine; il est indispensable d'en faire une solution acide analogue à celle dont je vous ai donné la formule pour la narcéine. Les sels d'héroïne sont plus solubles, mais cette solubilité est néanmoins assez faible pour que l'emploi de cette substance ne puisse s'utiliser efficacement que dans une liqueur un peu acide. L'héroïne s'administre à la dose de 5 à 10 milligrammes par prise, et de 25 à 40 milligrammes par vingt-quatre heures. On peut l'administrer sous cette forme :

> Héroïne . . . . Trois à quatre centigrammes.
> Sucre de lait. . . . . } āā 30   —
> Magnésie calcinée. . . . .

Mélange à diviser en 6 prises.

Si l'on veut obtenir une solution d'héroïne, il est nécessaire de faire intervenir une quantité assez considérable d'acide, et je vous proposerai dans ce cas la formule suivante :

> Héroïne. . . . . Dix centigrammes.
> Acide acétique . . . . X gouttes.
> Eau distillée . . . . 10 grammes.

On a ainsi une solution pour laquelle X gouttes comptées au compte-gouttes normal représentent 5 milligrammes d'héroïne. Ces X gouttes sont administrées, à quatre ou huit reprises dans une période de vingt-quatre heures, diluées dans un liquide approprié.

Enfin on peut faire une potion ainsi composée :

> Héroïne. . . . . Cinq centigrammes.
> Alcool à 90 . . . . Q. S. p. dissoudre.
> Sirop de fleurs d'oranger. . . . . . . }
> Sirop de tolu . . . . } āā 50 grammes.
> Glycérine pure. . . . .)

On obtient ainsi une potion dont chaque cuillerée à soupe représente environ 6 à 7 milligrammes d'héroïne, et dont on administre de 4 à 7 cuillerées dans une période de vingt-quatre heures.

On peut encore utiliser des pilules préparées suivant cette formule :

> Héroïne. . . . . Quinze centigrammes.
> Poudre de réglisse. . . . . 2 grammes.
> Extrait de gentiane. . . . . Q. S.

Masse pilulaire à diviser en 30 pilules renfermant chacune 5 milligrammes d'héroïne.

Enfin, on a proposé l'association du trional et de l'héroïne; cette association donnerait lieu à des phénomènes de sédation beaucoup plus marqués que ceux qui ont été obtenus par ces deux médicaments employés séparément; on a proposé par exemple cette formule :

{ Héroïne. . . . . Cinq milligrammes.
{ Trional. . . . . Un gramme.
Pour un cachet.

Mais c'est là une mauvaise formule; il ne faut jamais mettre un pharmacien dans la nécessité de peser 5 milligrammes d'un médicament actif : quelque soit le soin apporté à l'opération, il est en effet presque inévitable qu'il se produise une erreur, et il est préférable de faire préparer une quantité un peu plus considérable de cachets; ceux-ci d'ailleurs peuvent se conserver sans s'altérer. Il serait plus logique, par conséquent, de recourir à la formule suivante :

{ Héroïne. . . . . Cinq centigrammes.
{ Trional. . . . . Dix grammes.
Mélanger exactement et diviser en 10 cachets.

Vous trouverez dans certains formulaires une formule que je vais retracer ici pour vous montrer combien elle est mauvaise; cette formule est la suivante :

{ Héroïne. . . . . Dix centigrammes.
{ Eau distillée de laurier cerise . . . . . 10 grammes.
XV à XX gouttes dans un demi verre d'eau sucrée, trois à quatre fois par jour.

Eh bien, Messieurs, cette formule est mauvaise pour cette excellente raison que l'héroïne ne se dissoudra jamais à froid dans ce volume de liquide, il se reformera un précipité dans le cas où la solution aurait été effectuée à chaud; vous risquerez alors d'administrer ou bien une solution inoffensive, ou bien, au contraire, une trop grande quantité du médicament et vous aurez des accidents.

La solubilité dans l'eau du chlorhydrate d'héroïne est nettement plus accentuée que celle de l'héroïne, à laquelle il serait très avantageusement substitué dans toutes les formules que je viens d'indiquer.

Je vous fais remarquer en passant que sous le nom de dionine on a désigné le chlorhydrate d'éthylmorphine, sous le nom de péronine le chlorhydrate de benzylmorphine, tandis que l'héroïne représente la diacétylmorphine elle-même, et qu'il faut spécifier chlorhydrate d'héroïne si vous voulez employer le sel, plus soluble.

On a préparé, dans ces derniers temps, des comprimés — forme pharmaceutique très commode et qui tend à se répandre de plus en plus — soit d'héroïne, soit de chlorhydrate d'héroïne; étant donné le peu de solubilité de ces substances, ces comprimés seraient, en somme, une manière excellente d'administrer ces médicaments; ils représenteraient, en quelque sorte, des pilules d'une composition particulière et dont la dissociation, la dissolution même, s'opère avec la plus grande facilité au contact des liquides.

XXIVᵉ LEÇON

ÉVALUATION DE LA RICHESSE DE L'OPIUM ET DES MÉDICAMENTS OPIACÉS EN PRINCIPES ACTIFS. TITRAGE DE L'OPIUM. — POSOLOGIE DES MÉDICAMENTS A BASE D'OPIUM ET D'EXTRAIT THÉBAÏQUE. — LAITUE ET LACTUCARIUM.

En présence du nombre considérable des formes pharmaceutiques qui ont été proposées pour utiliser soit l'opium, soit son principal dérivé, l'extrait thébaïque, il me paraît très rationnel de nous poser tout d'abord cette question et de voir si elle est susceptible de recevoir une solution. Existe-t-il une différence appréciable entre l'action des nombreuses préparations dont l'opium est la base, lorsque la dose est la même et lorsque l'opium n'est pas associé à des substances jouissant, par elles-mêmes, d'une activité médicamenteuse spéciale? Cette question a été résolue de façons différentes, suivant les observateurs, les temps et les conditions. Il semblait, d'après les observations des cliniciens du dernier siècle et du commencement de celui-ci, que la forme pharmaceutique n'avait qu'une importance très secondaire, et Sydenham a même écrit à ce sujet que les « merveilleux effets de l'opium doivent être attribués à l'excellence, à la bonté de sa nature, et non à l'adresse ingénieuse de l'artiste qui le met en œuvre ». Il paraissait, en effet, résulter des observations effectuées jusqu'alors que les effets médicamenteux obtenus avec les différentes préparations galéniques, dont nous allons nous occuper aujourd'hui, étaient absolument les mêmes; cependant il y a quelques restrictions à faire à cette manière d'envisager la question, et des faits que je vous citerai tout à l'heure viennent absolument à l'encontre de cette manière de voir, ainsi que vous pourrez vous en rendre compte

D'une part, les effets d'une substance médicamenteuse sont, comme vous le savez, fort souvent influencés par les conditions qui président à son administration, par l'état de dilution plus ou moins considérable de la préparation, par ce que Fonssagrives a appelé les *condiments médicamenteux*, c'est-à-dire les substances qui, sans posséder par elles-mêmes une action pharmacodynamique spéciale et effective, jouissent cependant de la propriété d'activer dans une certaine mesure l'absorption ou l'action de la substance active; d'autre part, il faut tenir compte de l'action des substances synergiques ou antagonistes qui sont associées à la première dans certaines formes pharmaceutiques, ainsi que nous l'allons voir dans un moment. Le mode de préparation, d'ailleurs, élimine ou conserve la totalité ou une partie seulement des principes actifs; et il en résulte qu'il est parfaitement logique d'admettre, ce que l'expérience vient confirmer, que les formes médicamenteuses dans lesquelles la totalité des principes actifs est conservée doivent posséder une activité médicamenteuse assez notablement différente d'une autre préparation dans laquelle une partie, plus ou moins considérable, des substances qui accompagnent la morphine aurait été éliminée par suite d'un artifice de préparation.

Mais, avant d'aborder l'étude de ces préparations galéniques, il est extrêmement important de fixer un point : c'est celui relatif à la richesse en morphine soit de l'opium, soit des différentes préparations galéniques à base d'opium. C'est en effet la morphine qui prédomine dans une très large mesure dans l'opium, et il est assez naturel que ce soit à ce principe actif que l'on rattache la majeure partie des effets déterminés par l'opium; aussi, en raison de l'activité médicamenteuse très énergique de cette substance, est-il rationnel de s'en rapporter à sa détermination pour fixer, non seulement la valeur commerciale, mais encore la valeur pharmacodynamique d'une préparation opiacée.

Il est certain que ce procédé d'appréciation laisse à désirer, surtout au point de vue pharmacodynamique, la morphine n'étant pas le seul principe actif de l'opium; mais, si l'on voulait évaluer la proportion de chacun de ces principes actifs, l'opération du titrage de l'opium deviendrait impraticable, en raison de ses difficultés, et l'on courrait le risque de consommer pour ces essais uue telle quantité d'opium qu'il n'en resterait pour ainsi dire plus pour l'usage thérapeutique.

Thiboumery, la pharmacopée d'Édimbourg, Berthemot, Payen et Couërbe, Merck, Guillermond, de Vrij, Réveil, Guibourt, pour ne citer que les principaux, ont proposé des procédés destinés à évaluer la richesse de l'opium ; et les résultats obtenus par ces diverses méthodes et avec un même opium donnent lieu à des différences telles, qu'il était nécessaire d'en étudier les causes et d'instituer un procédé définitif, capable de fournir des résultats constants. Réveil a dressé le tableau suivant des résultats fournis par l'essai du même opium à l'aide de ces différentes méthodes.

	Morphine.	Narcotine.
Procédé de Thiboumery	5,92	1,13
— de Couërbe et Payen	3,95	0,26
— de pharmacopée d'Édimbourg	1,13	0,23
— de Berthemot	2,10	0,95
— de Merck	1,07	0,18
— de Guillermond	8,33	1,85
— de Réveil	8,93	2,13

Ce qu'il importe de réaliser ici, ça n'est pas tant un procédé fournissant des résultats d'une exactitude rigoureuse que des résultats constants, et qui soit, en outre, d'une application facile : on pourrait presque dire que l'écueil consiste à vouloir trop bien faire. Le Codex a fixé à 10 p. 100, au minimum, et à 12 p. 100, au maximum, de morphine la proportion de cet alcaloïde que l'opium destiné aux préparations pharmaceutiques devait contenir.

Il est assez facile de se rendre compte de la richesse d'un opium en morphine ; il suffit de vous rappeler quelques-unes des propriétés que nous avons passées en revue en faisant l'étude chimique de la morphine et celle de l'opium ; par exemple ce fait que lorsqu'on traite l'opium par l'alcool faible, la totalité de la morphine se dissout dans ce dissolvant, qu'ensuite en ajoutant à cette solution aqueuse une certaine proportion d'ammoniaque on précipite la totalité de la morphine mélangée à une proportion plus ou moins considérable de narcotine ; qu'enfin, par lavage de ce précipité avec le chloroforme ou l'éther, on peut enlever la totalité de la narcotine, la morphine étant insoluble dans ces dissolvants. C'est précisément sur cet ensemble de propriétés qu'est fondé le procédé d'appréciation de la richesse en morphine de l'opium, ainsi que des différents médicaments galéniques qui ont l'opium ou l'extrait thébaïque pour base : cette méthode a été étudiée par Regnauld et figure actuellement au Codex.

Son procédé consiste à prendre 60 grammes d'opium découpé en petits fragments, de façon à constituer la moyenne d'une certaine quantité d'opium : on sèche un poids déterminé de cette prise d'échantillon à 100° à l'étuve, ce qui permet de déterminer la proportion d'eau; puis on prélève de cet opium desséché une quantité de 50 grammes qu'on traite par 150 grammes d'alcool à 70 p. 100. On laisse le mélange en macération à la température de 35° ou 40° pendant douze heures, en agitant ce mélange jusqu'à ce que l'opium soit parfaitement désagrégé et délayé dans l'alcool : puis on décante après refroidissement et on lave le marc avec 50 grammes d'alcool à 70 p. 100 : après égouttage complet, on lave une dernière fois sur filtre le résidu insoluble avec 100 grammes d'alcool, on exprime; on réunit toutes les liqueurs, et on prélève de ce mélange 100 grammes, auxquels on ajoute, goutte à goutte et avec une burette graduée, une quantité d'ammoniaque telle que l'odeur ammoniacale soit perceptible à l'odorat dans la liqueur bien mélangée par agitation; on ajoute alors les deux autres tiers du liquide alcoolique et on additionne le tout du double de la quantité d'ammoniaque qui avait servi dans la première opération, et après avoir bien assuré le mélange par une agitation convenable, on laisse reposer pendant vingt-quatre heures dans un endroit frais. Au bout de ce temps, il se forme un dépôt peu cohérent et à peine coloré, constitué par un mélange de morphine et de narcotine cristallisées : on le jette sur un filtre, et après l'avoir laissé bien égoutter, on le lave par affusions de petites quantités d'alcool à 40 p. 100 qui ne dissout pas la morphine et extrêmement peu la narcotine, et l'on continue ce lavage jusqu'à ce que la liqueur qui s'écoule soit complètement incolore; on sèche, et l'on peut peser une première fois l'ensemble des deux alcaloïdes, morphine et narcotine. Pour les séparer, on épuise cette masse cristalline, en la broyant dans un mortier, soit par le chloroforme, soit par l'éther, qui dissolvent complètement la narcotine et laissent la morphine dont on peut apprécier la quantité par une dernière pesée. Abandonnés à l'évaporation, le chloroforme ou l'éther laissent la narcotine sensiblement pure. C'est ce procédé qui doit être employé non seulement pour le titrage de l'opium, mais encore pour celui de la morphine dans toutes les préparations opiacées.

Médicaments à base d'opium en nature. — L'opium, directement, est la base d'un certain nombre de préparations galéniques dont je vous citerai seulement les principales. J'appellerai tout d'abord votre attention sur le tableau ci-après, dans lequel se trouve la correspondance des principaux médicaments galéniques opiacés relativement à leur teneur en morphine, et comparativement à une dose de 5 centigrammes d'extrait thébaïque qui, comme vous le savez, correspond elle-même à 1 centigramme de morphine, étant donné le titre de 10 p. 100 de l'opium en morphine.

Proportions, en poids ou en volume, des médicaments correspondant à :

	Grammes.	Gouttes.
Opium brut.	10 centigrammes.	
Extrait thébaïque.	5 —	
Morphine.	1 —	
Gouttes noires anglaises.	0,20	VII à VIII
Laudanum de Rousseau.	0,40	XIV
Teinture d'opium.	0,60	XXXIII
Laudanum de Sydenham.	0,80	XXVI
Élixir parégorique.	10,00	DL
Masse de cynoglosse.	0,50	
Poudre de Dower avec l'extrait.	0,50	
— de Dower avec l'opium.	1,00	
Sirop d'opium [sirop thébaïque].	25 »	
— de Karabé.	25 »	
— de pavots blancs.	50 »	
— Diacode.	100 »	
— de lactucarium opiacé.	200 »	
Pâte pectorale du Codex.	250 »	
— de lichen.	250 »	
— de réglisse brune.	250 »	
Diascordium.	8 à 10	
Thériaque.	8 à 10	

Les deux principales préparations qui ont l'opium en nature pour base et doivent se préparer à l'aide de l'opium titré sont celles qui portent les noms de *Vin d'opium composé* ou *Laudanum de Sydenham*, et l'autre de *Laudanum de Rousseau*. Le laudanum de Sydenham possède la composition suivante :

Opium titré.	200 grammes.	
Safran.	100 —	
Cannelle de Ceylan.	} āā 15 —	
Girofles.		
Vin de Grenache.	1 600 —	

On divise convenablement les substances qu'on fait macérer pendant quinze jours dans le vin de Grenache ; on filtre et on exprime le résidu, et l'on obtient ainsi environ 1500 grammes de ce produit que vous connaissez tous : la coloration que lui donne le safran permet précisément de le reconnaître assez facilement à la simple vue.

80 centigrammes de laudanum de Sydenham correspondent exactement à 5 centigrammes d'extrait thébaïque : en d'autres termes, il faut 4 grammes de laudanum de Sydenham pour représenter 50 centigrammes d'opium ou 25 centigrammes d'extrait thébaïque. Ce laudanum possède une densité d'environ 1070 à 1075, c'est-à-dire marque environ 10° à l'aréomètre Baumé ou Cartier; et cette densité est telle qu'il faut XXXIII gouttes de laudanum pour correspondre à 1 gramme.

Lorsqu'il vient d'être préparé, le laudanum renferme en dissolution une proportion très appréciable de la narcotine qui existe dans l'opium; mais au bout d'un temps assez variable, suivant les circonstances extérieures auxquelles il se trouve exposé, cette narcotine se précipite, pour la majeure partie, et c'est elle précisément qui constitue le dépôt qu'on voit dans le laudanum préparé depuis un certain temps : ce dépôt est constitué non seulement par la narcotine, mais surtout par une certaine proportion de matière colorante et de matière astringente de la cannelle et du safran; l'huile volatile qui est contenue dans le safran reste au contraire en dissolution. On a prétendu qu'en raison de l'addition de cannelle et de girofle, une certaine proportion d'alcaloïdes pouvait être précipitée sous la forme de tannate; mais la quantité de tannin renfermée dans les 30 grammes de ces deux substances, est assez faible pour influencer, en somme, fort peu la richesse du produit en morphine.

Cette préparation, lorsqu'elle a été faite avec le vin de Grenache, comme il est ordonné de le faire au Codex, possède un titre alcoolique qui varie de 15 à 18 p. 100, 17 en moyenne. Elle laisse 20 p. 100 d'extrait; et son intensité de coloration est telle qu'une partie de laudanum mélangée avec 57 000 fois son volume d'eau fournit encore un liquide présentant une teinte jaune très appréciable.

A côté de ce produit, le laudanum de Rousseau présente une composition assez différente au point de vue de sa richesse qualitative et quantitative en substances alcaloïdiques, et répond, par conséquent, à des usages différents en thérapeutique : le laudanum de Rousseau est plus riche en principes actifs que le précédent, mais il en diffère encore par la nature des substances alcaloïdiques qu'il renferme. Sa préparation est la suivante :

Opium officinal	200 grammes.	
Miel blanc.	600	—
Eau distillée.	3 000	—

On divise d'abord le miel dans une partie de l'eau portée à 30°-40°, puis l'opium dans l'autre; on réunit les deux liqueurs, dans lesquelles on divise convenablement 40 grammes de levûre de bière fraîche, et on abandonne le mélange dans une enceinte chauffée entre 25° à 30° jusqu'à ce que la fermentation soit terminée. Lorsque la fermentation est complètement arrêtée, on exprime à la presse dans une toile forte, on filtre, on évapore au bain-marie jusqu'à réduction à 600 grammes de la totalité du liquide, puis on ajoute au résidu d'évaporation une quantité d'alcool à 60 p. 100 égale à 200 grammes, et après vingt-quatre heures, on filtre de nouveau. Dans la préparation primitive, celle qui avait été indiquée par l'abbé Rousseau, on distillait au lieu d'évaporer la liqueur résultant de la fermentation, et l'on condensait l'alcool dilué, qui entraînait les matières volatiles contenues dans l'opium : c'était l'hydrolat ainsi obtenu que l'on rajoutait ensuite au résidu de la distillation et de l'évaporation; mais on a aujourd'hui transformé de la façon que je viens de vous indiquer cette partie de l'opération, qui était assez inutile d'ailleurs, car les substances volatiles entraînées ne possèdent pas d'action thérapeutique par elles-mêmes.

Cette préparation a une richesse en alcaloïdes double de celle du laudanum de Sydenham; 40 centigrammes de laudanum de Rousseau correspondent à 80 centigrammes de laudanum de Sydenham et à 5 centigrammes d'extrait thébaïque ou à 1 centigramme de morphine. Il faut XXXV gouttes de laudanum de Rousseau pour faire 1 gramme de ce médicament; mais, ainsi que je le disais tout à l'heure, ce n'est pas le seul point par lequel le premier de ces deux produits diffère du second : il s'en distingue encore par ce fait que la totalité des alcaloïdes convulsivants, ou exagérant l'excitabilité réflexe, y sont totalement en dissolution, alors que la majeure partie de ces principes est laissée insoluble dans la préparation du laudanum de Sydenham. Le laudanum de Rousseau s'emploie presque exclusivement pour l'usage externe, soit en nature, soit mélangé, et dans des circonstances très différentes sur lesquelles il me paraît inutile d'insister, parce qu'il faudrait alors faire à ce sujet une foule de formules qui nous entraîneraient trop loin.

Une autre préparation ayant pour base l'opium officinal est celle qui est connue sous le nom de *Gouttes noires anglaises* [*Black drops, gouttes de Lancastre, gouttes des Quakers*]; leur composition est la suivante, d'après la pharmacopée anglaise :

Opium.	16 grammes.	
Muscade.	3	—
Safran incisé.	1	—
Vinaigre distillé.	50	—

On fait infuser à une douce chaleur pendant quarante-huit heures, on passe avec expression et on épuise le marc avec 50 nouveaux grammes de vinaigre, qu'on laisse digérer pendant vingt-quatre heures : on filtre, et, après égouttage, on lave avec du vinaigre distillé jusqu'à ce qu'on ait obtenu 100 parties de liquide, en volume, en réunissant les liqueurs de lavage aux premières; puis on ajoute 24 parties de sucre et l'on évapore au bain-marie jusqu'à ce qu'on ait atteint 100 parties, en poids, du médicament : on obtient ainsi un produit dont la richesse est assez variable, suivant les conditions de la préparation et qui correspond, environ, au sixième de son poids d'opium brut. Pour éviter les différences d'activité résultant des différents modes de préparation, la dernière édition du Codex a fixé pour la préparation de ces gouttes noires anglaises une formule invariable qui diffère un peu de celle que je viens de donner, et qui est la suivante :

Opium officinal.	100 grammes.	
Acide acétique à 1060.	60	—
Eau distillée.	540	—
Safran.	8	—
Muscade.	25	—
Sucre.	50	—

On commence par mélanger l'eau et l'acide acétique et on se sert des 3/4 de ce mélange pour épuiser l'opium, le safran et la muscade, préalablement divisés de façon convenable; puis, lorsque cet épuisemet est fait, au bout de 10 jours de macération, on chauffe au bain-marie pendant une demi-heure, on passe et on exprime fortement; on ajoute sur le marc le dernier quart de liquide acide qu'on a réservé pour faire cet épuisement, et après vingt-quatre heures de contact on exprime à la presse : les liquides sont réunis, filtrés, on ajoute alors le sucre, et l'on évapore au bain-marie jusqu'à ce que le poids total de la préparation soit réduit à 200 grammes. On obtient ainsi un liquide qui pèse environ 1,25 au densimètre, qui est très sensiblement constant comme activité et qui est quatre fois plus actif que le laudanum de Sydenham, c'est-à-dire qu'il en faut seulement 20 centigrammes pour correspondre à 5 centigrammes d'extrait thébaïque ou 1 centigramme de morphine. Cette quantité de gouttes noires anglaises correspond à VII ou VIII gouttes du médicament.

Une préparation qui figure dans certaines pharmacopées étrangères donne également une liqueur d'opium beaucoup plus riche que celle-ci : c'est cette préparation qui porte le nom de *Liqueur de Porter*, et qui est composée avec 2 parties d'opium, 1 partie d'acide citrique et 16 parties d'eau. Je vous cite ces préparations parce que, comme vous le verrez plus tard, nous aurons l'occasion d'en parler à propos des accidents auxquels ces divers médicaments peuvent donner lieu. D'ailleurs le nombre des préparations opiacées utilisées à titre de stimulants est très considérable et leur richesse en principes actifs extrêmement variable.

Une autre préparation fort importante également et fort utilisée en thérapeutique, c'est la *Poudre de Dower*; la poudre de Dower était préparée autrefois avec l'extrait thébaïque, mais depuis l'édition de 1884 du Codex, c'est l'opium en nature qui sert à sa préparation, et il y a là, par conséquent, à tenir compte de la différence d'activité des produits préparés suivant l'ancienne ou la nouvelle formule; la formule actuelle est la suivante :

Opium officinal sec et pulvérisé.	10	grammes.
Poudre d'ipéca.	10	—
Sulfate de potasse.	40	—
Nitrate de potasse.	40	—

Cette poudre renferme par conséquent le dixième de son poids d'opium en nature; 1 gramme correspond à 10 centigrammes d'opium et à 5 centigrammes d'extrait thébaïque, c'est-à-dire 1 centigramme de morphine. Cette poudre de Dower est la base d'un certain nombre de préparations parmi lesquelles je vous en indiquerai quelques-unes, en raison précisément des substances qui sont jointes à la poudre de Dower dans le but d'exalter certaines de ses propriétés : c'est ainsi que, fréquemment, l'on associe la poudre de Dower au goudron pour calmer la toux, par exemple, dans les pilules suivantes :

Poudre de Dower.	2 grammes.
Goudron purifié.	1 —
Benjoin de Siam.	1 —

Masse à diviser en 20 pilules. — De ces pilules on administrera 4 à 10 par jour.

Dans une foule de circonstances, on cherche à obtenir au moyen de la poudre de Dower, d'une part, avec l'opium, la sédation des accès de toux, et, d'autre part, une action expectorante qui relève de la poudre d'ipéca et des sels potassiques. Eh bien, certaines associations permettent d'exalter dans une très large mesure le pouvoir expectorant de cette poudre : c'est le but auquel répond la formule suivante :

Poudre de Dower.	90 centigrammes.
Gomme ammoniaque.	āā 30 —
Benjoin de Siam.	
Baume de soufre anisé.	XII gouttes.

Masse à diviser en 12 pilules. — Une toutes les heures.

Cette préparation est à la fois calmante de la toux et assez énergiquement expectorante, en raison de la présence du benjoin et de la gomme ammoniaque qui viennent aider l'action de l'ipéca et des sels de potassium. Chez les enfants, l'administration de la poudre de Dower dans les cas de coqueluche ou bien au début de la rougeole et de la scarlatine donne, dans la plupart des cas, de bons résultats, mais, cependant, ils paraissent bien meilleurs lorsque la poudre de Dower est associée à du soufre lavé, et qu'on prescrit, pour un paquet à prendre dans du miel, un mélange, à parties égales, de 20 centigrammes de poudre de Dower et autant de soufre lavé.

On a recommandé dans les cas de congestion pulmonaire d'origine grippale le mélange dont voici la formule :

Poudre de Dower.	āā Trente centigrammes.
Sulfate de quinine.	
Poudre de jusquiame.	Quinze —

Pour une prise : deux à trois par jour.

Enfin, dans les cas de diarrhée due à l'entérite tuberculeuse, la poudre de Dower associée à la craie composée et à la poudre de colombo donne également d'excellents résultats :

Poudre de Dower.	10 grammes.
Poudre de craie composée.	āā 20 —
Poudre de colombo.	

Diviser en 60 paquets. Deux par jour.

Je dois vous citer encore, comme préparation à base d'opium, la liqueur connue sous le nom de *Liqueur sédative de Batiley*, qui est très usitée en Angleterre : sa composition se rapproche assez de celle du vinaigre d'opium préparé suivant la formule :

Opium officinal.	1 gramme.
Vinaigre blanc.	8 —

C'est comme vous le voyez une solution très riche en opium.

L'opium en nature entre encore pour une part dans la drogue dont je vais reproduire la formule compliquée, et qui représente la poudre nécessaire pour préparer la fameuse thériaque : c'est la poudre thériacale. Cette thériaque renferme de l'opium en proportion telle qu'il en faut de 8 à 10 grammes pour représenter 5 centigrammes d'extrait thébaïque ou 1 centigramme de morphine.

Électuaire thériacal [Thériaque].

Cette formule est celle figurant dans la dernière édition du *Codex*.

	grammes		grammes
Gingembre.	60	Poivre noir.	60
Iris de Florence.	60	Fruits de persil.	30
Valériane.	80	— d'ammi officinal.	20
Acore aromatique.	30	— de fenouil.	20
Rhapontic.	30	— d'anis.	50
Quintefeuille.	30	— de séseli de Marseille. . .	20
Racine d'aristoloche clématite. .	10	— de daucus de Crète. . . .	10
— d'asarum.	10	Semences d'Ers [*Ervum Ervilia*]. .	200
— de gentiane.	20	— de navet sauvage [*Brassica napus*]	60
— de meum.	20		
Bois d'aloès.	10	— de petit cardamome. .	80
Écorce de cannelle de Ceylan. . .	100	Agaric blanc.	60
Squames sèches de scille. . . .	60	OPIUM DE SMYRNE.	120
Dictame de Crète.	30	Suc de réglisse.	60
Feuilles sèches de laurier commun.	30	Cachou.	40
— de scordium. . .	60	Gomme arabique.	20
Sommités de calament.	30	Myrrhe.	40
— de marrube blanc. . .	30	Oliban.	30
— de pouliot de montagne.	30	Sagapenum.	20
— de Chamædrys. . . .	20	Galbanum.	10
— de Chamæpitys. . . .	20	Opopanax.	10
— de millepertuis. . . .	20	Benjoin.	20
— de petite centaurée. . .	10	Castoreum.	10
Pétales de rose rouge.	60	Mie de pain desséchée.	60
Safran.	40	Terre sigillée.	20
Fleurs de stœchas.	30	Sulfate de fer desséché.	20
Écorce sèche de citron.	60	Bitume de Judée.	10
Poivre long.	120		

Toutes ces substances sont pulvérisées et passées au tamis fin
(n° 100) de manière à constituer une poudre bien homogène désignée
sous le nom de *Poudre thériacale*. On prend alors :

Poudre thériacale.	1 000 grammes.
Térébenthine de Chio.	50 —
Miel blanc.	3 500 —
Vin de Grenache.	250 —

La térébenthine est liquéfiée à une douce chaleur et on lui ajoute
assez de poudre thériacale pour la diviser exactement : ce premier
mélange est délayé avec le miel fondu au bain-marie et on lui ajoute,
peu à peu, le reste de la poudre et le vin en malaxant convenablement, de manière à obtenir une pâte molle que l'on conserve dans
un vase fermé. Après quelques mois, le mélange, qui a pris une consistance ferme, est trituré de nouveau dans un mortier pour rendre
la masse parfaitement homogène.

4 grammes de thériaque contiennent environ 5 centigrammes
d'opium brut, représentant 25 milligrammes d'extrait thébaïque.

Ce médicament constituait autrefois un des arcanes de la pharmacologie et, dans ce que l'on est convenu d'appeler le bon vieux temps,
la Faculté déléguait, le jour où l'on préparait la thériaque, plusieurs
de ses membres pour assister officiellement et en grande pompe à
cette préparation solennelle, qui se faisait avec tous les honneurs dus
à un aussi précieux médicament. Dans la dernière édition du Codex,
la thériaque figure encore; c'est la dernière fois : dans la prochaine
édition, elle aura complètement disparu, quoique cependant une
thériaque bien préparée aurait, disaient les anciens, donné des
résultats merveilleux, impossibles à obtenir avec les autres médicaments.

C'est précisément ce fait de la disparition de la thériaque du
nombre des formules inscrites au Codex qui m'engage à vous fournir
à son sujet quelques indications. L'histoire de la thériaque est intimement liée à celle de l'opium, et ce médicament ne mérite peut-être
pas le discrédit dans lequel il est tombé aujourd'hui.

Une très curieuse dissertation va nous éclairer sur l'histoire de la
thériaque, c'est l'opuscule intitulé : THÉRIAQUE D'ANDROMACHUS, *avec
une description particulière des Plantes, des Animaux et des Minéraux
employés à cette grande Composition, et les Réformations et Observations
nécessaires, tant sur leur Élection et Préparation, que sur leur dernier*

mélange; *par* MOYSE CHARAS, *Docteur en Médecine et Chymiste du Roy de la Grande Bretagne, avec Approbation et Privilège du Roy, 1681.* Ce traité, qui débute par une pièce de vers adressée par Charas *candido lectori*, se termine par la « Relation de ce qui s'est passé en une nouvelle préparation de thériaque que l'auteur de ce livre a fait en public, Autorisée par la présence de M. de la Reynie, Lieutenant général de police de Paris, et par celle de M. le Procureur du Roy, Examinée et approuvée par MM. les Doyen, ex-Doyen et Docteurs Régents de la faculté de médecine et par MM. les Gardes de la Pharmacie, qui y ont assisté en qualité de Députez, par l'ordre de mondit Sieur de la Reynie, le 22 may 1670 ».

« Ceux qui ont expérimenté les beaux effets que peut produire la Thériaque, préparée mêmes selon l'ancienne institution, dit Moyse Charas qui était déjà un réformateur, ne s'étonnent pas beaucoup lorqu'ils apprennent que les anciens Empereurs Romains ont été presque autant curieux de la faire bien préparer, que du gouvernement de leur Empire, et qu'ils ont très volontiers fourni à toute sorte de dépenses, pour faire venir des endroits du monde les plus éloignez, tout autant de drogues exquises que leurs Médecins en pouvaient désirer pour la perfection de cet excellent Remède. Ils ne s'étonneront pas non plus de ce que la plupart des Rois et des Princes qui les ont suivis, les ont imités en cela, et de ce que cet Antidote conserve sa réputation depuis tant de siècles, nonobstant mille contradictions, arrivées de temps en temps, et qui se renouvellent encore tous les jours. Mais ceux qui ne sont jamais venus à l'expérience, sont d'abord effarouchez d'une si longue liste de drogues, différentes pour la plupart en qualitez, et en vertus, et ne peuvent comprendre, comment pour une seule composition, on a pris non seulement des Animaux et des Minéraux, mais même presque de toute les parties des Plantes, pour faire du tout un mélange qui leur semble plûtost un véritable chaôs, qu'un corps bien ordonné. »

C'est principalement à des compositions douées de vertus contre les venins que les Anciens attribuaient la dénomination de thériaque; et Charas adopte cette opinion qu'Andromachus a changé le nom de Mithridate en celui de Thériaque à cause des vipères qu'il a ajoutées à la composition de cet antidote. Les historiens rapportent en effet que, sous le règne de Néron, pendant la guerre entre les Romains et les Carthaginois, Annibal fut vainqueur dans un combat naval grâce

à un grand nombre de vipères qu'il avait fait enfermer vivantes dans
des pots en terre que l'on projeta dans les vaisseaux au moment de
l'abordage. Néron en apprenant ce fait ordonna à son médecin
d'imaginer un Antidote qui fût capable de lutter contre la morsure
des vipères; et Andromachus, profitant de la composition du Mithridate, alors fort en honneur chez les Romains, en choisit les drogues
qu'il estima les plus propres à remplir le but proposé, en ajouta un
petit nombre d'autres, et se servit de la chair de vipères comme base
de cette nouvelle composition.

La thériaque, comme nous l'apprend Moyse Charas, devait être
préparée dans des conditions particulières bien définies et subir une
fermentation avant d'avoir acquis toutes ses qualités. « Il est fort
nécessaire que tout Apoticaire sçache en premier lieu, qu'il ne doit
point employer la thériaque qu'elle n'ait été suffisamment fermentée,
et que le moindre temps requis pour cela, est celuy de six mois;
encore faut-il qu'elle ait été exposée au soleil pendant plusieurs
jours, et qu'elle ait été agitée de temps en temps dans son vase pour
réduire en acte la puissance des Drogues qui contiennent la semence
des esprits fermentatifs, sans lesquelles circonstances, on serait
obligé d'attendre bien plus longtemps avant que de s'en servir. Ce
n'est pas que nous ne trouvions que Galien même s'est servi de la
Thériaque deux ou trois mois après l'avoir faite, et que les médecins
d'aujourd'hui n'en puissent bien encore faire tout autant, voire
davantage, si bon leur semble; mais nous devons considérer cela
comme des licences permises aux grands Poëtes, et ce n'est pas
aux Apoticaires de l'entreprendre sans un bon conseil. Tous les
auteurs conviennent qu'avant la fermentation les ingrédients de la
thériaque rendent pesle-mesle et assez confusément leur vertu, et
que surtout dans le commencement, l'opium démontre la sienne par
dessus toutes les autres, mais que par la fermentation, qui est une
espèce de cuite, la confusion des vertus de cette grande quantité
d'ingrédients, se change en une union si intime et si parfaite, qu'il
en résulte une vertu particulière, toute nouvelle, au delà même de
la portée de tous les ingrédients, et qu'encore que l'Opium fasse
connaître en tout temps sa vertu parmi tous les autres, néanmoins
son action est beaucoup plus puissante et beaucoup plus manifeste
tandis que la thériaque est récente. »

Quant aux applications de la thériaque, après une longue énumération des circonstances, fort diverses, dans lesquelles on doit l'employer principalement, « contre toute sorte de poisons, prise par la bouche; contre toute morsure et contre toute piqueure de bêtes venimeuses, intérieurement et extérieurement; contre la morsure des chevaux et même des chiens enragés ». Moyse Charas ajoute : « Je souscriray aussi très volontiers en tout temps à ceux qui reconnaîtront la Thériaque fidèlement et artistement préparée, pour le meilleur et le plus universel Remède que la médecine Galénique ait jamais inventé. »

Cette période fut l'apogée de la thériaque. Moins d'un siècle après, en 1760, Bordeu, dans ses *Recherches sur l'histoire de la médecine*, dit en parlant d'Andromachus : « Il fit un composé monstrueux qui dure encore, et qui durera toujours; qui toujours sera l'écueil de tous les raisonnements, de tous les systèmes, et qu'on ne bannira jamais : elle est, pour ainsi dire, suivant le cœur, suivant l'instinct, ou suivant le goût de tous les hommes.

« Il me semble que la thériaque, qui tient essentiellement des liqueurs spititueuses, et qui ne peut-être suppléée en partie que par le vin et ses préparations, contient éminemment toutes les vertus nécessaires dans les incommodités et dans beaucoup d'accidents des maladies : elle console la nature, elle la remet dans tous les cas de langueur, de faiblesse, de tristesse; elle réveille les fonctions de l'estomac, toujours en faute dans les maladies ; elle excite dans les corps un tumulte d'ivresse nécessaire pour vaincre les dérangements de ce viscère important, qui est, à tant d'égards, un des centres de la vie, de la santé, et de l'exercice de toutes les fonctions. Elle réussit dans mille cas qui semblent opposés, parce qu'elle a mille côtés favorables à la santé; elle réunit, pour ainsi dire, tous les goûts possibles de tous les estomacs.

« J'en suis fâché pour la théorie et pour les médecins de toute autre secte que celle des empiriques. Ils l'attaqueront tant qu'ils voudront; ils prouveront que cette composition n'a pas le sens commun, suivant les règles de la bonne pharmacie; mais le langage de tous les siècles est plus fort que les plus belles dissertations. Andromaque fit un chef-d'œuvre nécessaire à l'espèce humaine et non moins utile aux animaux, lorsqu'il imagina ou qu'il ramassa les matériaux de la thériaque ».

J'ai tenu à citer IN-EXTENSO ce passage des œuvres de Bordeu parce qu'il me semble juger le médicament en question avec une remarquable impartialité et une grande largeur de vues. Après avoir été en butte à des attaques violentes et avoir résisté environ deux cents ans à tous les dénigrements, la thériaque, contrairement à l'opinion de Bordeu, finit par être bannie du Codex. Ce ne sera plus désormais qu'un souvenir, étroitement lié aux discussions et aux querelles des sectes médicales ; et le résumé que j'ai tenu à faire de son histoire est un adieu à cet Ancêtre des médicaments galéniques.

D'ailleurs, avec le temps, la formule de la thériaque avait notablement changé ; et si Moyse Charas était déjà, en 1670, un réformateur au sujet de sa composition et de son mode de préparation ; cette composition est encore plus différente dans la formule qui figure dans la dernière édition du Codex et que je reproduis ici, comparativement avec celle de Moyse Charas. Il y a entre les deux formules cette différence essentielle que celle de 1670 s'appliquait surtout à un *Antidote*, comme en témoignent les longs et circonstanciés détails fournis par le traité de Charas au chapitre concernant les vipères ; tandis que la formule du Codex s'applique à un *médicament*, ce qui en a fait disparaître, en même temps que la chair de vipère, plusieurs autres ingrédients.

Thériaque d'après la formule de Moyse Charas (1670).

Pastillorum Scilliticorum. ℥ xxxvj.

Pastillorum Viperinorum.
Magmatis Hedychroï . .
Piperis longi. . . . . .
Opii thebaïci. . . . . .
} ãa ℥ xviij.

Rosarum rubrarum. . .
Iridis . . . .
Succi Glycyrrhizæ . . .
Seminis Buniadis. . . .
Scordii . . . .
Opobalsami . . . . . .
Cinnamomi. . . . . . .
Agarici . . . .
} ãa ℥ ix.

Myrrhæ . . . .
Costi . . . .
Croci . . . .
Cassiæ ligneæ . . . . .
Nardi Indicæ. . . . . .
Schœnanthi . . . . . .
Thuris masculi. . . . .
Piperis albi . . . . . .
Piperis nigri.. . . . . .
Dictamni Cretici . . . .
Prassii albi . . . . . .
Rhapontici. . . . . . .
Stœchadis Arabicæ. . .
Calaminthes montanæ .
Petroselini Macedonici .
Terebenthinæ Chiæ. . .
Zinziberis . . . .
Pentaphylli. . . . . . .
} ãa ℥ iiij . ß

Polii montani . . . . . .
Chamæpityos . . . . . .
Styracis calamitæ . . .
Meii. . . . .
Amomi . . . .
Acori veri . . . .
Nardi Celticæ . . . . .
Terræ lemniæ . . . . .
Valerianæ majoris . . .
Chamædryos. . . . . .
Malabathri. . . . . . .
Chalcitidis. . . . . . .
Gentianæ . . . .
Anisi . . . .
Fœniculi. . . . .
Hypocistidis . . . . . .
Carpobalsami . . . . .
Gummi arabici. . . . .
Cardamomi minoris. . .
Seseleos. . . . .
Acaciæ . . . .
Thlaspeos. . . . . . .
Hyperici. . . . .
Ammeos. . . . .
Sagapeni . . . .
} ãa ℥ iij.

Aristolochiæ tenuis. . .
Dauci Cretici. . . . . .
Bituminis Judaïci. . . .
Opopanacis . . . . . .
Galbani . . . .
Centaurei minoris . . .
Castorei. . . . .
} ãa ℥ j . ß

Mellis præstantissimi, *omniũ tripl. pond.*
Vini generosi, *Quantũm satis.*

Médicaments à base d'extrait thébaïque. — Je vous ai cité les principaux médicaments qui ont pour base l'opium en nature ; j'arrive maintenant aux médicaments qui ont pour base l'*extrait thébaïque*. L'extrait thébaïque diffère assez notablement de l'opium en nature, principalement par l'élimination de la narcotine. Il se prépare en faisant macérer pendant 12 heures l'opium découpé en tranches minces dans 6 fois son poids d'eau distillée froide : au bout de ce temps, on malaxe avec les mains pour assurer

une désagrégation aussi parfaite que possible, on laisse encore en
macération douze heures, puis on passe sur une toile, on exprime fortement le marc et l'on mélange de nouveau le résidu de cette expression
avec 6 parties d'eau froide ; on laisse macérer, on malaxe, on exprime,
on filtre, puis on réunit les liqueurs aqueuses, et l'on évapore jusqu'à consistance d'extrait mou. Le résidu est repris par 16 fois son
poids d'eau distillée froide ; on filtre à la chausse, et l'on évapore à
consistance pilulaire. Grâce à cette préparation à l'aide de l'eau froide,
75 p. 100 au moins de la narcotine contenue dans l'opium reste à l'état
complètement insoluble, de sorte qu'il y a, au point de vue de la
narcotine tout au moins, entre l'opium en nature et l'extrait d'opium,
une différence considérable, qui est telle que l'action médicamenteuse de l'extrait d'opium sera, évidemment, beaucoup moins convulsivante que ne l'est l'action de l'opium en nature. Les principes
gommeux et colorants se dissolvent, ainsi qu'une certaine proportion des substances résineuses et oléagineuses dont la majeure partie
se sépare, mélangée encore à de la narcotine, et sous forme d'une
masse d'apparence goudronneuse, pendant la concentration et l'évaporation. La quantité d'eau distillée froide, c'est-à-dire à la température moyenne de 15°, dans laquelle on dissout l'opium, et surtout
l'extrait d'opium résidu de la première concentration, exerce une
influence directe et certaine sur la séparation des principes résinoïdes
et leur élimination partielle. Ainsi, l'addition d'un excès d'eau à une
solution aqueuse d'opium ou d'extrait d'opium détermine la formation d'un précipité qui se redissout très facilement dans une solution
concentrée du même opium ou extrait d'opium. Il importe donc de
suivre rigoureusement les prescriptions du Codex pour obtenir un
extrait d'opium aussi constamment que possible identique à lui-
même : il me paraît superflu de faire ressortir cette importance pour
un médicament aussi fréquemment et aussi universellement employé
que l'extrait thébaïque.

Vous voyez que l'extrait thébaïque est une substance extrêmement
riche en principes actifs : l'extrait thébaïque renferme en effet plus
du quart de son poids, environ 26 p. 100, d'alcaloïdes, dans lesquels la morphine est représentée par plus des deux tiers. Pour
l'opium, la richesse en alcaloïdes est moindre que le cinquième du
poids total, et la morphine en représente plus de la moitié. La proportion des principes résinoïdes, gommeux, extractifs, etc., est, au

contraire, beaucoup plus considérable; et, parmi ces produits, il peut y en avoir, sinon d'actifs, par eux-mêmes, au moins capables de favoriser l'action des alcaloïdes. Il y a donc lieu de tenir compte d'une différence assez considérable entre les préparations à base d'opium en nature et celles qui ont pour base l'extrait thébaïque : ces différences avaient été remarquées depuis longtemps, et l'on s'était évertué en quelque sorte à les accentuer encore en traitant par des moyens particuliers soit l'opium, soit l'extrait thébaïque; ou bien en soumettant l'opium à un certain nombre de procédés physiques ou mécaniques à l'aide desquels on espérait obtenir, en totalité, les principes actifs qu'il renfermait, en éliminant les nocifs et conservant les utiles.

C'est ainsi qu'un de mes prédécesseurs dans cette chaire, Deyeux, avait proposé de faire un extrait thébaïque par fermentation : c'était une préparation ressemblant, dans une certaine mesure, à celle du laudanum de Rousseau, et qui ne paraît pas présenter de propriétés différentes de celles du produit obtenu par le procédé ordinaire. Deyeux avait remarqué que l'opium perdait son odeur vireuse quand on l'additionnait de levûre en suspension dans l'eau : il pensait éliminer ainsi les *principes vireux* de l'opium, auxquels on attribuait autrefois une action exlusivement nocive, et conserver seulement les principes utilement médicamenteux.

On avait encore proposé de préparer un extrait d'opium par digestion, en soumettant à une ébullition continuelle, pendant six mois, de l'eau dans laquelle se trouvait en suspension de l'opium. On pensait ainsi priver l'opium de ses qualités vireuses, parce que, à la suite de cette ébullition prolongée, l'odeur vireuse avait presque entièrement disparu, et l'on s'imaginait, notamment, empêcher ainsi l'action de l'opium sur les hémisphères cérébraux, ainsi que son action excitante générale. C'était là une erreur, bien entendu, et l'on n'a pas tardé à reconnaître que, toutes proportions de doses gardées, ce mode de préparation n'avait d'autre résultat que de diminuer dans une notable mesure les vertus hypnotiques et calmantes de l'opium, tout en laissant cependant subsister ses propriétés excitantes; vous devez, en effet, penser que cette ébullition prolongée n'était pas sans altérer d'une manière assez profonde la composition de l'opium.

Enfin, on avait essayé de torréfier l'opium avant d'en faire un extrait : c'était encore un plus mauvais procédé. On avait également tenté de préparer un extrait d'opium en se servant de vin au lieu d'eau pour l'épuisement : on ajoutait dans ce cas des semences de jusquiame à l'opium et on faisait macérer dans le vin. Je ne vous signale ces différents procédés que pour mémoire.

Je crois devoir insister cependant sur un point sur lequel, d'ailleurs, j'ai déjà appelé votre attention tout à l'heure, relativement à la composition différente du laudanum de Rousseau et du laudanum de Sydenham. En ce qui concerne le laudanum de Sydenham, je vous ai indiqué ce fait qu'au début il était assez riche en narcotine, et qu'il convient par conséquent de le laisser vieillir pour séparer le plus possible la narcotine. L'extrait aqueux d'opium et la teinture préparée à l'aide de cet extrait, sont au contraire, presque complètement exempts de narcotine. Dans toutes ces préparations, il faut se rappeler ceci : c'est que l'effet sédatif est toujours égal à la différence des actions narcotique et convulsivante, tandis que l'effet toxique est toujours égal à leur somme. J'aurai plus tard à rappeler votre attention sur ce point.

Or toutes les préparations pour lesquelles on utilise un dissolvant autre que l'*eau froide* renferment, en presque totalité, les principes convulsivants de l'opium. La dissolution de ces principes est non seulement facilitée quand le véhicule servant à l'épuisement est constitué par une liqueur acide telle que du vinaigre, du vin, etc.; mais, il faut songer encore que dans les préparations obtenues en utilisant la fermentation, telles que l'extrait préparé par la méthode de Deyeux ou les gouttes de l'abbé Rousseau (laudanum de Rousseau), outre la dissolution de tous les alcaloïdes dans un milieu acide, les phénomènes physico-chimiques corrélatifs de la fermentation peuvent déterminer, sous l'influence des zymases, soit des dédoublements, soit des synthèses capables de modifier d'une façon très efficace l'action physiologique, et par suite médicamenteuse, de la préparation. J'ai suffisàmment insisté, précédemment, sur les relations que présentent entre eux les alcaloïdes de l'opium, ainsi que sur leur genèse aux dépens des matériaux contenus dans le suc primitif du pavot, pour vous faire apprécier la valeur de de ces considérations.

Un bon opium doit donner, en moyenne, 50 p. 100 d'extrait, et celui-ci correspondant au double de son poids d'opium est deux fois plus riche en morphine, c'est-à-dire renferme 20 p. 100 de morphine. Je vous ai montré que cet extrait d'opium était soluble dans une certaine proportion d'eau et que l'affusion d'une grande quantité de ce liquide détermine la formation d'un précipité.

On a proposé, dans le but d'éliminer complètement la narcotine et les autres alcaloïdes convulsivants, de faire un extrait d'opium en épuisant préalablement l'opium par l'éther : c'est Magendie qui avait proposé cette préparation, prescrite actuellement par de très rares pharmacopées, la pharmacopée américaine, par exemple. Cependant, en raison des conditions de la préparation, que je rapportais tout à l'heure, il ne semble pas qu'il y ait grand avantage à épuiser préalablement l'opium par l'éther; et le procédé habituel est parfaitement suffisant.

L'extrait thébaïque correspond très sensiblement, pour une dose de 5 centigrammes, aux quantités suivantes de divers principes actifs : 10 milligrammes de morphine, 4 dixièmes de milligramme de codéine, 3 dixièmes de milligramme de narcéine, 2 dixièmes de milligramme de thébaïne, 1 dixième de milligramme de narcotine, et seulement des traces de papavérine.

Un mot encore pour essayer, sinon d'expliquer, au moins d'interpréter, certaines formules que l'on a cru devoir conserver malgré leur bizarrerie, parce que, pourrait-on dire, ce sont celles de médicaments ayant fait leurs preuves. Dans les formules reproduisant la composition du laudanum de Sydenham, de la thériaque; dans celle de l'électuaire diascordium, des pilules de cynoglosse, des élixirs parégoriques, vous serez certainement frappé de la complexité, parfois extraordinaire, des substances appelées à réaliser ces médicaments. Parmi elles figurent à la fois des substances actives et d'autres plus ou moins inoffensives; cela vient de ce qu'on s'imaginait, à l'époque où ces médicaments ont été conçus et appliqués, que leurs vertus thérapeutiques étaient en rapport avec leur complexité, et, comme l'écrivait Sydenham dans son *Traité de la goutte* : « Quand il s'agit, pour guérir une maladie, de remplir telle ou telle indication, chaque ingrédient contribue de son côté, et plus il en entre dans un remède, plus il a de vertu ». C'est là une assertion exagérée, surtout par l'application qui en été faite, mais pas tant qu'il semble au premier abord. Comme toujours, c'est par les écarts auxquels cette opinion, légitime au fond, a donné naissance qu'elle a amené la réaction qui l'a suivie, réaction d'ailleurs exagérée elle-même.

A une certaine époque où les sciences expérimentales n'existaient pas, au moins quant à leurs applications à la médecine, et où l'observation était, de ce fait, essentiellement trompeuse, justifiant ainsi la phrase d'Hippocrate, *Experientia fallax*, on avait cru pouvoir attribuer à certaines plantes, à certains minéraux ou à leurs dérivés, à certains produits animaux mêmes, des vertus médicatrices justifiant leur emploi dans ces formules si compliquées. Ces propriétés étaient rien moins que prouvées, mais admises cependant sans conteste; et Paracelse, qui brûlait si bien sur la place publique de Bâle les œuvres de Galien et des Arabistes, aurait probablement trouvé fort mauvais et irrespectueux que l'on contestât les vertus médicamenteuses du suc de corail, du magistère de perles et de la quintessence d'or entrant dans la composition de son *Spécifique anodyn* qui, en raison, sinon du nombre, au moins du bruit fait autour des cures célèbres attribuées à ce médicament, en fait, en quelque sorte, une partie intégrante de l'histoire de l'opium : c'est la raison pour laquelle je crois devoir mettre sous vos yeux cette formule, qui n'est pas sans présenter quelques analogies avec celle du laudanum de Sydenham et à laquelle l'illustre médecin anglais avait dû songer en composant son laudanum, qui était surtout pour lui un médicament cordial et stimulant; d'où l'association du safran, de la canelle et des girofles.

Spécifique anodyn de Paracelse.

Opium.	4 parties.
Suc d'oranges et de citrons.	180 —
Cannelle	4 —
Girofles.	45 —

Exposer au soleil pendant un mois, exprimer et ajouter :

Ambre gris	4 parties.
Safran.	45 —

Digérer encore 1 mois, filtrer, ajouter :

Suc de corail.	
Magistère de Perles.	āā 2 parties.
Quintessence d'or	

Revenons à l'extrait thébaïque.

Cet extrait d'opium sert à préparer un très grand nombre de

substances médicamenteuses, et il entre dans la composition d'une foule de formules magistrales ; je vous citerai par exemple les pilules de Segond, qui possèdent la composition suivante :

Poudre d'ipéca.	Quarante centigrammes.	
Calomel à la vapeur.	Vingt	—
Extrait thébaïque	Cinq	—
Sirop de nerprun	Q. S.	

Masse pilulaire à diviser en six pilules.

De ces pilules, on administre une toutes les deux heures. Cette préparation a été très recommandée dans les cas de dysenterie des pays chauds, à la fin de la dysenterie aiguë, ou au cours de la dysenterie chronique.

L'extrait d'opium est le principe actif médicamenteux d'un certain nombre de sirops pour lesquels il faut se garder d'opérer des confusions : le *sirop d'opium* ou *sirop thébaïque* a la composition suivante :

Extrait d'opium	Deux grammes.	
Eau distillée.	8	—
Sirop de sucre.	990	—

Ce sirop est tel que pour 20 grammes, c'est-à-dire pour une cuillerée à soupe, il correspond exactement à 4 centigrammes d'extrait thébaïque ; il constitue le *sirop de karabé*, lorsqu'on a ajouté dans la formule précédente 5 grammes de teinture de succin, de sorte que, par cuillerée à soupe, le sirop de karabé renferme 4 centigrammes d'extrait thébaïque et 10 centigrammes de teinture de succin.

A côté de lui, le *sirop diacode*, qu'il est fort important de ne pas confondre avec le sirop thébaïque, ne renferme que 50 centigrammes d'extrait d'opium que l'on fait dissoudre dans 4 gr. 50 d'eau distillée, solution à laquelle on ajoute 995 grammes de sirop de sucre ; par conséquent 20 grammes de ce sirop renferment 1 centigramme seulement d'extrait thébaïque

La *teinture d'opium* est faite dans la proportion d'une partie en poids d'extrait d'opium pour 12 d'alcool à 60 ; c'est la teinture thébaïque : sa richesse est telle que 60 centigrammes correspondent à 5 centigrammes d'extrait thébaïque, et ces 60 centigrammes de teinture représentent XXXIII gouttes de la liqueur.

L'extrait d'opium sert encore à la préparation du glycéré d'extrait d'opium, fait en mélangeant 10 grammes d'extrait thébaïque avec

90 grammes de glycéré d'amidon. Il sert aussi à la préparation des *mouches d'opium*, d'après la formule :

> Extrait d'opium. . . . . 90 parties.
> Résine élémi purifiée . . . . 10 —
> Emplâtre diachylon. . . . . 20 —

Je dois vous citer encore quelques préparations inscrites au Codex, médicaments fort importants, et dont l'extrait thébaïque est la partie active. Tel est l'*Élixir parégorique de Dublin*, qu'il ne faut pas confondre avec l'Élixir parégorique de la pharmacopée d'Édimbourg.

> Extrait d'opium. . . . . 3 grammes.
> Acide benzoïque. . . . . 3 —
> Huile volatile d'anis. . . . . 3 —
> Camphre. . . . . 2 —
> Alcool à 60 p. 100. . . . . 650 —

Cette préparation porte également le nom de *Teinture d'opium camphrée*; il en faut 10 grammes pour correspondre exactement à 5 centigrammes d'extrait thébaïque et ces 10 grammes correspondent à DL gouttes d'élixir parégorique : c'est donc une substance médicamenteuse qu'il faut prescrire par grammes chez l'adulte et par gouttes seulement dans la médication infantile. L'élixir parégorique d'Édimbourg est beaucoup plus actif, et sa richesse est telle que 3 grammes seulement correspondent à 5 centigrammes d'extrait thébaïque; il est donc plus de trois fois plus riche en principes actifs.

Un autre produit constitue la *Masse de cynoglosse*, qu'on divise au moment du besoin pour en faire des pilules de 20 centigrammes. Les pilules de cynoglosse constituent un moyen extrêmement commode d'administrer l'opium lorsqu'on veut, pour une raison quelconque, cacher la présence de cette substance au malade. Voici la formule de la masse de cynoglosse :

> Extrait d'opium. . . . . 10 grammes.
> Poudre de semences de jusquiame. . . . . . . 10 —
> Poudre d'écorce de racine de cynoglosse. . . 10 —
> Poudre de myrrhe. . . . . 15 —
> Poudre d'oliban. . . . . 12 —
> Poudre de safran. . . . . 4 —
> Poudre de castoréum. . . . . 4 —
> Mellite simple. . . . . 35 —

Masse à diviser en pilules de 20 centigrammes.

Chacune de ces pilules correspond à 2 centigrammes d'extrait thébaïque et à 2 centigrammes de poudre de jusquiame.

Une préparation encore fort utilisée et donnant d'excellents résultats dans la pratique est l'*Électuaire diascordium*, dont je vous transcris ici la formule :

Électuaire Diascordium.

	grammes		grammes
Feuilles sèches de scordium	60	Dictame de Crète	20
Pétales de rose rouge	20	Benjoin	20
Racine de bistorte	20	Galbanum	20
— de gentiane	20	Gomme arabique	20
— de tormentille	20	Bol d'Arménie préparé	80
Semences d'épine-vinette	20	EXTRAIT D'OPIUM	10
Gingembre	10	Miel rosat	1300
Poivre long	10	Vin de Grenache	200
Cannelle de Ceylan	40		

On fait évaporer le miel rosat jusqu'à ce qu'il soit réduit à 1000 grammes, et tandis qu'il est encore chaud, on lui ajoute l'extrait d'opium dissous dans le vin, puis on mélange intimement à la masse toutes les autres substances préalablement réduites en poudre fine et passées au tamis fin [n° 100], pour assurer leur mélange parfait : on malaxe suffisamment pour obtenir une masse exactement homogène.

1 gramme de diascordium contient environ 6 milligrammes d'extrait thébaïque; en d'autres termes, sa composition est telle que 8 à 10 grammes correspondent à 5 centigrammes d'extrait thébaïque.

Guéneau de Mussy a proposé de remplacer cette préparation par la formule suivante :

Poudre de colombo.	
Extrait de ratanhia.	ãã 6 grammes.
Cachou [ou extrait de monésia].	
Cascarille.	ãã 4 —
Poudre d'anis.	
Poudre de fenouil.	ãã 1 —
Essence de menthe.	50 centigrammes.
Extrait thébaïque.	cinquante —
Conserve de roses.	Q. S.

Masse à diviser en 50 pilules.

De ces pilules, Guéneau de Mussy administrait de 4 à 6 par jour, une demi-heure avant le repas.

Enfin, l'extrait thébaïque peut être employé également pour l'usage externe : voici, par exemple, la formule d'une pommade calmante qui donne d'excellents résultats :

Extrait thébaïque.	ãã 4 grammes.	
Extrait de ciguë.		
Extrait de belladone.	ãã 2 —	
Extrait de jusquiame.		
Camphre pulvérisé.	2 —	
Vaseline blanche.	40 —	

La vaseline serait remplacée avantageusement par un mélange de 30 grammes de lanoline et 10 grammes d'axonge; je vous rappelle que la lanoline ne doit pas être employée seule.

Concurremment avec ces médicaments, il convient de ne pas perdre de vue une préparation qui avait été délaissée pendant un certain temps, mais qui a été rétablie, avec raison je crois, dans la dernière édition du Codex : c'est l'extrait de pavots blancs. Très fréquemment, en prescrivant des préparations de pavots blancs ou bien l'infusion de têtes de pavots, on croit administrer quelque chose d'anodin, ce terme étant pris ici dans son acception banale, mais inexacte, c'est-à-dire quelque chose d'inoffensif; et c'est là une confusion très regrettable, car en prescrivant l'infusion de têtes de pavots, soit en lavement, soit comme topique externe, plus rarement pour l'usage interne, il peut arriver que, suivant l'époque à laquelle les têtes de pavots ont été récoltées, leur richesse en morphine soit extrêmement différente. Vous savez que lorsque les pavots sont récoltés avant leur complète maturité, c'est le moment où le suc est le plus riche en principe actif; si, au contraire, on laisse la capsule se dessécher un peu plus, il arrive que les têtes de pavots ne renferment presque plus de suc, et, de plus, ce suc est pauvre en principes actifs. C'est la raison pour laquelle ces préparations seront toujours moins fidèles que celles effectuées avec un opium titré.

Le Codex prescrit la préparation d'un sirop de pavots blancs à peu près exclusivement réservé pour la thérapeutique infantile; il doit être préparé avec les têtes de pavots blancs convenablement cueillies à une certaine époque de leur maturité, de façon qu'une partie de l'extrait corresponde, très sensiblement, à six parties de capsules et renferme environ 1 milligramme de morphine pour 5 centigrammes d'extrait. C'est donc un extrait au moins dix fois plus faible que l'extrait thébaïque : je dis au moins, parce que, dans cette appréciation, je ne tiens compte que de la morphine et laisse de côté les autres alcaloïdes.

Cet extrait de pavots blanc sert alors à la préparation du *sirop de pavots blancs* dont voici la formule :

Extrait de pavots blancs	10 grammes.	
Alcool à 60.	30	—
Eau distillée.	340	—
Sucre blanc.	630	—

Lorsque le sirop est préparé suivant cette formule, et avec des pavots convenablement recueillis, 20 grammes ou une cuillerée à soupe correspondent à 20 centigrammes d'extrait, c'est-à-dire, en raison de la richesse en morphine que je viens d'indiquer, à 4 milligrammes de morphine.

Enfin, les préparations opiacées font encore partie d'un certain nombre de composés médicamenteux, tels que les différentes pâtes pectorales, dans lesquelles entre, en proportion plus ou moins considérable, l'extrait thébaïque qui les rend précisément calmantes de la toux. Je vous citerai encore le *Sirop de lactucarium*, dans lequel existe une certaine proportion d'extrait thébaïque, et qui paraît présenter, au moins en ce qui regarde la thérapeutique infantile, des avantages assez considérables sur le sirop de pavots blancs lui-même.

Voici la formule d'une pâte pectorale et celle du sirop de lactucarium, tous deux opiacés :

Extrait d'opium.	1 gr. 50	
Eau distillée de laurier cerise.	100 grammes.	
Espèces pectorales	100	—
Eau distillée	3 000	—
Gomme du Sénégal.	3 000	—
Sucre blanc.	2 000	—

100 grammes de cette pâte correspondent à 2 centigrammes d'extrait thébaïque.

Extrait alcoolique de lactucarium.	1 gr. 50	
Extrait d'opium.	0 — 75	
Sucre blanc.	2 000 grammes.	
Eau de fleurs d'oranger.	40	—
Eau distillée.	Q. S.	
Acide citrique.	0 gr. 75	

20 grammes ou une cuillerée à soupe de ce sirop correspondent à 1 centigramme d'extrait de lactucarium et à 5 milligrammes d'extrait thébaïque.

Laitue et lactucarium. — Je suis amené ainsi, tout naturellement, à vous parler du suc de laitue, qui possède des propriétés le rapprochant du suc de pavots. La laitue manifeste, en effet, des propriétés calmantes qui ont été utilisées dans la préparation portant le nom de *lactucarium*. On prépare également à l'aide de la laitue un extrait appelé *thridace*, du nom grec θριδαξ, qui désignait la principale espèce du genre Lactuca, extrait qu'il ne faut pas confondre avec le lactucarium.

Les laitues se distinguent par des propriétés différentes suivant l'époque à laquelle on les récolte. Lorsque la laitue est jeune, sa feuille épaisse, charnue et tendre, est remplie d'un suc doux, d'une saveur légèrement amarescente et agréable; elle constitue un aliment léger et de facile digestion, doué même, a-t-on dit, de propriétés sédatives auxquelles, grâce à une consommation assez considérable de cette plante, les solitaires de la Thébaïde prétendaient devoir la possibilité de conserver leur chasteté. Les Pythagoriciens appelaient la laitue *plante des eunuques* et la fable représente Adonis enseveli sous des laitues. Les graines font partie des semences froides mineures, anaphrodisiaques. Chez les anciens, la laitue passait, en effet, pour posséder d'énergiques vertus calmantes et anaphrodisiaques, et même Ettmüller la recommande encore, en 1680, comme convenant dans les cas de songes libidineux et de pollutions nocturnes répétées.

Lorsque la laitue atteint l'âge adulte, sa tige devient rameuse, et elle laisse exsuder un suc très amer et un peu âcre, possédant des propriétés médicamenteuses que nous allons déterminer; l'aliment doux et émollient de tout à l'heure est remplacé par une substance à propriétés assez énergiquement médicamenteuses. C'est principalement dans la variété portant le nom de laitue vireuse (*lactuca virosa*), que ces propriétés médicamenteuses sont portées au plus haut degré; et certains pharmacologues pensent même que c'est à elle, exclusivement, qu'il faut les attribuer. Son appellation de *laitue papavéracée* montre bien que ces vertus thérapeutiques étaient fort appréciées et assez bien définies; et Galien compare son suc au suc de pavot, toutes réserves faites pour la différence d'activité.

Les divergences que l'on peut relever dans les assertions des auteurs qui se sont occupés des propriétés médicamenteuses des laitues tiennent évidemment à ce que les observations n'ont pas été effectuées à l'aide de plantes de la même variété, ni de plantes de même âge. L'appellation même de *Thridace* désigne tantôt du suc épaissi, le plus souvent un extrait obtenu en contusant les laitues, encore relativement jeunes, exprimant le suc, et l'évaporant à consistance d'extrait. Il faut, par conséquent, établir une distinction entre la thridace qui est l'extrait de laitue, et le lactucarium, qui est le suc de la laitue adulte, et doit même être celui de la lactuca virosa, obtenu au moyen d'incisions faites sur la tige de la plante, incisions analogues à celles que l'on pratique sur la tige des pavots pour en retirer l'opium; le lactucarium paraît seul doué de propriétés thérapeutiques assez intéressantes.

Le suc de la laitue vireuse possède une réaction acide; il a une composition assez complexe : outre une matière colorante, des produits résineux, du caoutchouc, des albuminoïdes, de la gomme; des acides oxalique, malique, citrique, succinique; du sucre, de l'asparagine; des phosphate et nitrate de potasse, ce dernier en assez forte proportion; des sels de calcium et de magnésium, du soufre, du chlore, une huile volatile odorante, on y a signalé comme principes actifs particuliers des composés hydrocarbonés cristallisés, la *lactucérine*, la *lactucine*, l'*acide lactucique*. On n'a pu en isoler aucune substance de nature alcaloïdique. Des tentatives d'expérimentation physiologique effectuées à l'aide de ces derniers composés, il paraît résulter que, pour le lactucarium, de même que pour l'opium, lorsqu'on veut obtenir certains effets, et en particulier les effets calmants, il est préférable de s'adresser à la drogue elle-même plutôt qu'à tel ou tel de ses principes actifs. Parmi ces principes actifs, l'un d'entre eux, la lactucine, se rapproche de la méconine par sa compostion.

Le lactucarium, ou suc desséché de la laitue vireuse, se présente sous forme de masses cireuses de coloration foncée, brun-rougeâtre, d'une odeur forte et vireuse rappelant celle de l'opium, d'une saveur âcre et très amère.

D'après Barbier, d'Amiens, la thridace exercerait une action particulière sur l'appareil digestif, en excitant sa tunique musculaire, et sur l'appareil urinaire, en augmentant la sécrétion de l'urine : il la regardait même comme un irritant de la muqueuse gastro-intestinale. Sans doute, le produit avec lequel il a fait ses essais devait renfermer des composés étrangers à la laitue, ou il s'est agi d'une simple coïncidence; car, de l'avis de tous les cliniciens, la thridace est à peu près complètement dépourvue de propriétés médicamenteuses. Il en est autrement du lactucarium, surtout lorsqu'il provient du suc récolté dans de bonnes conditions et sur une plante de laitue vireuse adulte. Son activité médicamenteuse est alors absolument indiscutable : elle est certainement moins énergique que celle de l'opium, mais elle a son action propre, et le lactucarium mérite d'occuper, dans le groupe des hypnotiques, une place à part, bien justifiée par l'influence sédative qu'il exerce sur l'éréthisme nerveux.

C'est à Aubergier, dont je vous ai parlé au sujet de la culture des pavots à opium en France, qu'est due la vulgarisation du lactucarium ; il a réalisé en grand dans les plaines de la Limagne la culture de la *Lactuca virosa altissima* (Thuillier), qui donne le plus de suc lorsqu'elle a atteint l'état adulte ; il a réussi à obtenir une race fixée et fournissant un produit constant. Les expériences faites par un assez grand nombre de cliniciens ont montré que les propriétés calmantes et sédatives du lactucarium étaient réelles, et que ces propriétés se manifestaient sans présenter aucun des inconvénients qu'on peut avoir avec l'opium, c'est-à-dire la constipation, la congestion cérébrale, l'inappétence, qui signalent l'emploi, au moins prolongé, des préparations opiacées.

Sous son influence, on observe une diminution de l'excitabilité réflexe, des mouvements volontaires et de la sensibilité, sans phase préalable d'excitation, sans que la circulation soit accélérée ni, par conséquent, qu'il se produise d'engorgement capillaire, sans action fâcheuse sur le tube digestif.

On l'a employée avec succès contre les spermatorrhées rebelles et son influence énergiquement sédative permet d'interpréter cette action dans toutes les circonstances où l'éréthisme nerveux est la cause principale de l'affection.

Je vous signalerai encore son efficacité contre le priapisme symptomatique de la blennorrhagie, efficacité d'autant plus remarquable que l'opium, auquel on a eu quelquefois recours dans le but de calmer les douleurs violentes et d'obtenir ainsi le sommeil, possède une action aphrodisiaque, variable il est vrai, suivant les individus, mais en tous cas incontestable.

Au point de vue de la médication infantile, le lactucarium présente donc de grands avantages, et surtout l'avantage capital résultant de ce que si, certainement, le lactucarium semble agir par lui-même comme calmant, il présente la propriété, plus remarquable encore peut-être, de faciliter chez les enfants la tolérance de petites doses d'opium : c'est ainsi que le sirop de lactucarium opiacé est un médicament très précieux dans la thérapeutique infantile, et il est incontestablement beaucoup mieux supporté que ne l'est le sirop diacode à dose égale d'extrait d'opium.

XXVᵉ LEÇON

DE L'OPIUM COMME CORRECTIF. — RÉSUMÉ HISTORIQUE DE L'EMPLOI DE L'OPIUM.

Un dernier mot me reste à dire relativement à l'emploi de l'opium comme correctif. Vous savez qu'à ce point de vue, l'opium joue un rôle considérable en thérapeutique dans une foule de circonstances; on emploie le plus souvent l'opium dans le but d'atténuer, dans une certaine mesure, l'action irritante que peut exercer une substance médicamenteuse sur telle ou telle partie de l'organisme. Mais l'action corrective peut s'exercer de différentes façons : elle peut s'entendre soit d'une substance qui masque ou neutralise le goût, la saveur ou l'odeur d'autres substances médicamenteuses, cela n'est pas évidemment le rôle de l'opium; soit d'une substance qui empêche ou modère l'intolérance gastro-intestinale, les nausées, les vomissements, la diarrhée, la flatulence, l'irritation plus ou moins intense que peut exercer un médicament; soit, enfin, d'une substance capable de faciliter, sinon même d'exalter les propriétés actives des autres médicaments. A ces deux derniers points de vue, l'action de l'opium est tout particulièrement remarquable; l'opium peut alors faciliter l'action du médicament en entravant les phénomènes que je viens de vous indiquer, ou bien il peut exalter les propriétés d'une autre substance active en préparant, en quelque sorte, le système nerveux à ressentir avec une sensibilité exquise l'impression exercée par ce médicament. Il en est ainsi, par exemple, pour le tartre stibié, que l'on fait mieux supporter en administrant, avant ou en même temps que son ingestion, une certaine quantité d'extrait thébaïque. Delioux de Savignac a publié une très intéressante étude au sujet de l'influence exercée par l'opium et les huiles essentielles, sur la tolérance et l'action thérapeutique des antimoniaux.

Si les Rasoriens purs blâmaient cette association comme constituant un contre-sens thérapeutique, en raison des propriétés hyposthénisantes du tartre stibié opposé aux propriétés sthénisantes de l'opium, l'expérimentation au lit du malade n'en démontrait pas moins que l'opium, en même temps qu'il amoindrit les effets physiologiques du tartre stibié dans la pneumonie, en exalte les effets thérapeutiques.

Dans certains cas de diarrhée des pays chauds, accompagnée d'hépatite, alors que les matières fécales se présentent sous la forme de selles farineuses, plus ou moins complètement décolorées, plus ou moins féculentes, l'emploi simultané de l'extrait thébaïque et du sulfate de cuivre donne d'excellents résultats. Il en est de même relativement à la diarrhée de dentition et à l'entéro-colite chez les enfants. L'addition de l'extrait thébaïque à l'iodure mercureux permet de prolonger une cure nécessaire et de faire supporter le médicament; et l'action du sublimé, de même que celle du calomel, paraissent nettement plus efficaces lorsqu'on leur associe l'opium.

Des essais ont été faits par différents expérimentateurs, et l'un d'eux, Eisenmann, qui a publié un très remarquable travail sur les propriétés correctives de l'opium, en arrive à conclure que *tous les remèdes héroïques gagnent en vertu curative et perdent de leurs propriétés toxiques par leur association avec l'opium.*

C'était remettre en honneur cette opinion qui faisait, à partir du xvi° siècle, associer l'opium à la presque totalité des autres médicaments. D'ailleurs, cette propriété corrective n'appartient pas plus particulièrement et exclusivement à l'opium, et il existe certaines substances médicamenteuses avec lesquelles vous pourrez également corriger les effets d'autres médicaments : ainsi l'association de 10 centigrammes de sulfate de quinine à 10 centigrammes d'aloès produit un effet purgatif que les deux substances médicamenteuses, prises isolément, sont incapables de produire dans la grande majorité des cas.

Un point important à retenir est celui-ci : c'est que, comme l'a observé le premier Hallé, l'association du camphre à l'extrait thébaïque et aux préparations opiacées, semble exalter certainement la valeur hypnotique de ces différentes préparations.

Vous savez qu'il existe non seulement une très grande différence entre les diverses préparations galéniques dont nous venons de parler, mais aussi entre les divers alcaloïdes : ce fait résultera d'ailleurs bien plus nettement encore de l'étude que nous ferons plus tard de ces différents alcaloïdes. Je ne veux, pour aujourd'hui, que vous signaler cette différence et faire ressortir ce fait qu'avec l'opium, plus encore qu'avec d'autres médicaments, l'action thérapeutique de la drogue en nature est essentiellement différente de celle des alcaloïdes.

L'action de l'opium entier est la résultante de toutes les actions alcaloïdiques et manifeste une action plutôt atténuée de la morphine. J'ai déjà appelé votre attention sur ce fait que l'extrait thébaïque n'était pas seulement deux fois plus riche en morphine que l'opium ; il faut tenir compte, en outre, de la différence dans la proportion des autres alcaloïdes, ainsi que de l'absence de certains principes, en apparence inertes. On peut mettre franchement en évidence cette action différente entre l'opium et le principal de ses alcaloïdes, la morphine, en étudiant par exemple l'influence de chacun d'eux sur les appareils digestif et sudoripare ; les détails dans lesquels nous allons entrer au sujet de leurs actions physiologiques, vous convaincront de ce fait. Il y a longtemps que la clinique a démontré que les préparations médicamenteuses à base d'opium brut ou d'extrait thébaïque étaient beaucoup moins nauséeuses que la morphine, plus efficaces, par suite, que cet alcaloïde, dans les cas de dyspepsie intestinale, de diarrhée ; elles provoquent mieux et plus facilement la diaphorèse, elles déterminent une stimulation cardiaco-vasculaire, thermogénétique et intellectuelle plus marquée. Par contre, la morphine est un meilleur hypnagogue, et, surtout, un analgésique plus efficace.

Il est bien difficile, pour ne pas dire impossible, de donner actuellement une interprétation physiologique suffisante de ces divergences. L'étude, au point de vue de son action physiologique, de l'opium entier présente, comme nous allons bientôt le voir, des difficultés presque insurmontables ; et, d'autre part, l'étude des alcaloïdes de l'opium est bien loin de nous permettre d'avoir, en dehors de la morphine, des opinions suffisamment précises sur le point de savoir comment ces composés impressionnent l'organisme humain : c'est à peine si l'on possède pour quelque-uns des données encore incertaines ; et vous allez voir, par ce que l'expérience nous a appris relativement à la morphine, avec quelle prudence il faut accepter les résultats de l'expérimentation physiologique et combien il faut se garder de transporter ces données d'une espèce animale à une autre. Malgré ses difficultés et ses incertitudes, c'est encore l'observation chez l'homme qui doit nous guider.

Les applications de l'opium, d'ailleurs, portent en elles-mêmes la preuve de que ce je viens de vous dire : l'opium a été employé comme substance analgésique, hypnotique, noosthénique, exhilarante, aphrodisiaque, sédative de l'incoordination nerveuse, modificatrice par substitution des délires vésanique ou morbide, stimulante, cardiacovasculaire, corrective, sudorifique [alors que c'est un dépresseur des autres sécrétions]; enfin, dans un assez grand nombre de circonstances, l'opium exerce encore une action non susceptible d'être théorisée et qui se révèle uniquement par des faits cliniques comme dans les cas de syphilis, de gangrène, d'empoisonnements, etc.

Il ne faut jamais perdre de vue, dans l'étude des actions médicamenteuses, que l'organisme n'est pas un mécanisme simple, homogène, mais bien une fédération d'organes possèdant leur sensibilité propre et une réactivité spéciale, et manifestant d'une façon différente l'impression médicamenteuse. Ce sont ces nuances, parfois si délicates, qui constituent la modalité pharmacodynamique des diverses substances médicamenteuses; et, à ce point de vue, je ne saurais trop le répéter, aucune, plus que l'opium, ne donne lieu à des différences de détails dans ses manifestations. Dans une foule de cas, on voit l'opium exercer une action médicamenteuse qui relève de toute autre chose que de l'action médicamenteuse exprimée par la morphine toute seule : aussi est-ce avec raison que Fonssagrives, en terminant l'étude qu'il faisait autrefois sur l'opium, disait : « Combien nombreuses sont les applications de l'opium, ce *Médicament princeps* qui domine en quelque sorte la thérapeutique tout entière et que le praticien apprend à manier pendant toute la durée de son activité professionnelle, sans pouvoir espérer qu'il arrive jamais à en prendre une possession complète. C'est un sujet d'étude en quelque sorte inépuisable; il a commencé avec la médecine et il finira avec elle. »

Résumé historique de l'emploi de l'opium. — L'opium paraît avoir été connu dès la plus haute antiquité, mais on ne peut fixer l'époque à laquelle il prit place dans la matière médicale. Faut-il, à l'exemple de Kurt Sprengel, rapporter à une préparation opiacée cette poudre qui « dissipe les chagrins, apaise la colère et fait oublier tous les maux » qu'Hélène, femme de Ménélas, tenait de Polydamna l'Égyptienne et qu'elle versa dans la coupe de Télémaque? Faut-il se rallier à l'opinion qui fait de cette poudre une préparation dans laquelle prédominaient les solanées vireuses? Ou bien faut-il adopter la manière de voir d'Adanson et l'identifier avec le *Bangh*, que nous étudierons bientôt à propos du chanvre indien? Peu importe; ce qui me paraît important à retenir ici, c'est ce fait que, déjà à cette époque, certains individus versés dans la connaissance des choses considérées alors comme surnaturelles, savaient préparer des produits doués d'une activité des plus remarquables et dont l'action noosthénique et exhilarante était surtout recherchée et mise à contribution. L'étymologie du mot *Nepenthès* — νη, particule négative, et πενθος, chagrin — ne vise en effet que ses propriétés exhilarantes, ce qui semblerait devoir faire accorder la préférence à l'interprétation d'Adanson, le chanvre indien étant, comme nous le verrons plus tard, encore plus exhilarant, plus hallucinant et moins hypnotique que l'opium. Ces précieuses qualités étaient bien nettement spécifiées d'ailleurs dans ce passage du grand poète grec; « Celui qui en buvait ne peut verser des larmes de tout le jour, vît-il mourir son père ou sa mère, ou massacrer à ses yeux un frère ou un fils bien-aimés ».

On peut retrouver de même dans les fastes mythologiques la trace de l'utilisation de l'opium à titre de substance hypnotique et aphrodisiaque. C'est à Cérès que serait due la découverte des propriétés du suc de pavots. Ovide nous rapporte qu'elle rendit par ce moyen le sommeil à Triptolème : ce doit être la raison pour laquelle, pendant fort longtemps, le pavot fut dédié à la déesse des moissons et l'origine, peut-être autant que l'usage alimentaire de ces graines, de l'épithète de *cereale* que lui assignaient les latins. Les statues de Cérès étaient ornées de têtes de pavots, ses prêtres en portaient des couronnes les jours de fête; et il n'est pas jusqu'à l'appellation de Μηκωνη, sous laquelle les Grecs désignaient la déesse, qui ne rappelle cette consécration. Le pavot était également un des attributs de Morphée et de la Nuit : il présidait aux songes. Pour Eusèbe, les têtes de pavots dont Cérès était environnée étaient un symbole de fertilité, ce qui pourrait expliquer pourquoi on retrouve parfois les pavots parmi les attributs de Vénus Genitrix. Le nombre de graines contenues dans un fruit de pavot est, en effet, remarquablement élevé; et Linné a calculé qu'un seul pied pouvait en fournir 32 000. Dans ses idylles, Théocrite assure qu'on en faisait des couronnes utilisées en Sicile le jour des noces, et que les amants plaçaient des feuilles de pavots sous leur chevet afin de savoir s'ils étaient oubliés des personnes qu'ils aimaient. Festus désigne sous le nom de *Coccetum* une boisson préparée avec du miel, du lait et du suc de pavots que les femmes buvaient en l'honneur de la déesse, au moment des fêtes de Vénus, et que la plupart des jeunes mariées employaient le jour de leurs noces, ainsi que nous l'apprennent les *Fastes* d'Ovide : « *Cum primùm Cupido est Venus deducta marito hoc bibit, ex illo tempore nupta* ». Il est donc fort exact de dire que la connaissance des propriétés noosthéniques, exhilarantes, excitantes et hypnotiques de l'opium se perd dans la nuit des temps. C'est sans doute pour rappeler ces vertus multiples que la qualification Οπος, qui signifie suc par excellence, a été attribuée par les Grecs au suc épaissi du pavot.

On s'accorde à faire remonter jusqu'à l'époque d'Hippocrate les premières applications méthodiques du suc des pavots. Dans les œuvres du Père de la médecine, le pavot blanc (μηχων λευχὸν) figure parmi les drogues employées pour combattre les maladies utérines : il est représenté également comme propre à réfréner les flux intestinaux. Hippocrate insiste sur ce fait que le pavot noir est doué de propriétés plus énergiques que celles du pavot blanc, et il mentionne la haute valeur nutritive de ses graines : « *Papaver alvum sistit, idque nigrum prestat magis quod etiam album facit ; potenter autem nutrit.* » [*De victus ratione*]. Il accole l'épithète d'hypnotique au suc qu'il désigne par le terme μηχων υπνοτιχον et qu'il recommande pour traiter les déplacements de l'utérus, ce mot de déplacement s'appliquant ici à des migrations imaginaires de cet organe que l'on supposait, comme il n'y a pas encore si longtemps, capable d'aller troubler les principales fonctions : en réalité, cet emploi de l'opium s'adressait à l'hystérie. Bien qu'il connût certainement les propriétés somnifères des pavots, Hippocrate ne cite pas une seule fois l'application de cette drogue à la production de l'hypnose, bien qu'il ait tant insisté, dans maints passages de ses œuvres, sur ce qui a trait au sommeil. Il en est de même en ce qui concerne les propriétés analgésiques de l'opium, qui ne paraissent pas même soupçonnées ; de sorte que, comme le fait très justement remarquer Fonssagrives, la phrase hippocratique *Divinum est opus sedare dolorem* apparaît bien plutôt « comme le vœu d'une médecine désarmée que comme l'expression d'une thérapeutique enorgueillie de sa puissance ». En définitive, la place occupée par l'opium dans les œuvres d'Hippocrate est bien faible pour un médicament de cette importance ; et cet auteur lui attribue même parfois des propriétés qui lui sont absolument étrangères, par exemple des propriétés purgatives. A ce sujet, il est bon de noter, d'après Galien, que l'on a souvent confondu le *Peplus*, qui est une euphorbe, avec le *Papaver* ; et Leclerc, dans son *Histoire de la médecine*, fait observer, également, que Pline affirme que la tithymale, plante de la famille des Euphorbiacées, et le pavot portaient le même nom chez les Grecs, fait appuyé aussi de l'autorité de Galien.

Après Hippocrate, c'est dans les œuvres de Diagoras qu'il faut chercher des indications sur l'emploi du suc de pavots ; mais ce médecin ne le conseille que pour l'usage externe, redoutant l'action fâcheuse qu'il produit sur le cerveau lorsqu'on l'administre à l'intérieur, action qui se traduirait par de l'assoupissement et de l'affaiblissement de la vue. Avant lui, Théophraste avait seulement désigné sous l'appellation de μηχώνιον le suc de la plante entière ; et ce n'est que quatre siècles plus tard, à l'époque de Pline et de Dioscoride, que le mot οπος, d'où dérive opium, apparaîtra dans les œuvres des savants pour désigner un produit spécial, le suc des capsules.

On doit à Thémison, de Laodicée, qui vivait dans le siècle précédant l'ère chrétienne, l'invention du mot diacode (δια, avec ; χωδια, tête de pavots) qui désignait alors un mélange de suc de pavot et de miel. Au début de l'ère chrétienne, Celse signale dans ses œuvres la *lacryma papaveris* et, peu après, Scribonius Largus, dans son ouvrage *De compositione medicamentorum* rapporte que ce suc est fourni par les capsules du pavot et non par le feuillage.

C'est dans les œuvres de Dioscoride et surtout de Pline que l'on trouve, parmi les Anciens, les renseignements les plus circonstanciés au sujet du pavot et des préparations dont il est la base. Le premier, Dioscoride établit une distinction entre l'opium et le méconium : il désigne par les termes οπος le suc des capsules, μηχωνειον le suc provenant de l'écrasement de la plante entière, et οπιξειν l'action d'inciser les capsules. Il nous apprend que, de son temps, c'est-à-dire au cours du premier siècle de l'ère chrétienne, la culture du pavot et son utilisation constituaient une branche importante de l'industrie de l'Asie Mineure ; et que déjà on falsifiait le suc à l'aide de diverses substances, le plus souvent avec de la gomme, des sucs de *glaucium* et de *lactuca*. Dioscoride s'étend longuement sur les pavots, dont il distingue six espèces, et il donne comme la plus estimée celle provenant du pavot à semences noires, notre pavot à œillette d'aujourd'hui : il insiste sur ses propriétés analgésiques, sans méconnaître son pouvoir toxique, il blâme ceux de ses contemporains qui, par crainte des accidents, avaient été jusqu'à en proscrire l'emploi dans les maladies des yeux et des oreilles et il nie les accidents qu'on lui a attribués dans ces cas.

Pline paraît avoir employé le premier le mot ὄπιον. Voici ce qu'il dit à ce sujet « Le pavot noir donne un suc qui provoque le sommeil et qui, à plus haute dose, occasionne la mort. — Ce qu'on nomme ὄπιον s'obtient de la manière suivante : on fait au milieu de la journée, et par un temps sec, des incisions longitudinales sur la tête du pavot; il faut avoir soin que ces incisions ne soient pas trop profondes. Le suc qui s'écoule ne tarde pas à s'épaissir; lorsqu'il est sec, on l'enlève avec l'ongle, on le pile, et on le réduit en trochisques. On reconnaît l'*opion* à son odeur forte et vireuse; étant allumé, il donne une flamme claire et brillante; c'est ce qui distingue le véritable opium de l'opium falsifié, qui s'enflamme plus difficilement et s'éteint plus vite. — On s'assure encore de sa bonté en l'exposant aux rayons ardents du soleil; car alors le vrai opium sue et se liquéfie de manière à prendre l'aspect d'un suc découlé de l'arbre. — Le liquide provenant de la décoction des feuilles et des têtes de pavots dans l'eau s'appelle *méconium*; il a bien moins de force que l'opium. — Le *diacode* se fait de la manière suivante : prenez 120 têtes de pavots sauvage, faites-les macérer deux jours dans trois sextaires (1600 centimètres cubes) d'eau de pluie, puis faites-les bouillir dans la même eau; passez la décoction à travers un linge; reprenez la colature avec du miel, et évaporez-la jusqu'à réduction de moitié ».

Galien ne paraît pas avoir eu grande confiance dans l'opium, dont les propriétés toxiques s'expliquaient pour lui par ce qu'il était du nombre de ces médicaments qui ne changent pas leur nature en celle du corps humain : il en proscrit absolument l'usage pour les enfants Les propriétés exhilarantes de l'opium lui étaient connues et il y fait allusion à propos de son emploi dans le traitement des formes déprimées de l'aliénation mentale. Il lui attribue également la vertu de guérir la fièvre quarte; propriété sur laquelle on a insisté de nos jours et qui constitue encore un trait de rapprochement entre l'alcool et l'opium. Galien semble avoir connu les troubles causés par l'empoisonnement lent, car il assure que les chairs de ceux qui font un fréquent usage de l'opium éprouvent un changement analogue à la mortification. Il n'y aurait rien de surprenant à ce qu'il existât, dès cette époque, des individus abusant d'une drogue dont les vertus, sinon excitantes, du moins exhilarantes, étaient parfaitement appréciées. Mais, ce que Galien paraît avoir préféré à l'opium, ce sont les préparations opiacées fort complexes déjà en vogue avant lui, telles que le *Philonium*, inventé par Philon de Tarse; le *Mithridate*, qui doit son nom à l'usage habituel qu'en faisait le fameux roi de Pont; enfin la *Thériaque*, imaginée par Andromachus, médecin de Néron, auteur d'un poème exaltant les nombreuses vertus de son médicament.

Marcellus de Pamphylie faisait un fréquent usage de l'opium, qu'il faisait entrer dans la composition de la plupart des collyres : il attire l'attention sur la substitution du suc des feuilles de pavot à l'opium vrai. Mais c'est surtout à Oribase que l'on doit les notions les plus étendues sur les falsifications dont l'opium était l'objet à cette époque. Dans la savante compilation qu'il fit à la demande de l'empereur Julien, il put recueillir une grande quantité de documents qui nous apprennent que l'on fraudait volontiers l'opium par addition de suc de feuilles de pavot, de suc de chélidoine, de suc de laitue, de débrits végétaux, de terre, etc. ; sans parler d'une sorte de fabrication de toutes pièces, au moyen de l'extrait obtenu par macération et décoction dans l'eau de la plante entière, soit seule, soit mélangée à d'autres, capables de fournir un extrait de même apparence, comme chélidoine, laitue, etc.

Parmi les médecins grecs, beaucoup imitèrent Galien; quelques-uns, toutefois, accordèrent à l'opium une importance méritée. Alexandre de Tralles imagina la *masse de cynoglosse* : il avait émis, relativement à l'action médicamenteuse de l'opium, des idées singulières et que rien ne paraît justifier; par exemple, qu'il faut préférer dans la pratique l'opium ancien à l'opium récent, parce que l'opium ancien fait courir moins de risques de provoquer un état soporeux menaçant. Il recommandait particulièrement l'usage de l'opium dans les cas de céphalées accompagnées d'insommie.

Aetius d'Amide, contemporain d'Alexandre de Tralles, déclarait l'opium le plus puissant des stupéfiants et le remède le plus sûr dont on puisse disposer dans le traitement des coliques. Il décrivit avec beaucoup de soin et de clarté, au chapitre *De succo papaveris*, ses effets physiologiques et toxiques : « Il serait difficile, à raison de sa saveur, de son amertume et de son odeur, de donner secrètement du suc de pavots à un homme en état de santé, à dose suffisante pour produire la mort. Quelqu'un a-t-il pris volontairement une certaine quantité de ce suc, qu'il l'avoue ou ne l'avoue pas, on voit se dérouler chez lui des symptômes significatifs : il tombe dans un sommeil profond, se refroidit et est pris d'un prurit assez intense parfois pour le réveiller; il exhale une odeur d'opium; sa mâchoire inférieure est pendante et ses lèvres sont gonflées; il est pris de hoquet, le nez est pincé; il y a de la pâleur, les ongles sont livides, la respiration est courte et interrompue, l'air expiré est froid; à la fin surviennent des convulsions. »

La chute de l'Empire romain entraîna la décadence de toutes les sciences, et plus spécialement de la médecine, qui resta pendant long-temps l'apanage des moines, subissant ainsi les déformations de l'ignorance et de la superstition. Cependant, les Arabes la cultivaient encore; et l'on retrouve des indications relatives à l'opium dans les ouvrages de Rhazès, Mesué le jeune, Avicenne, Avenzoar. Ce médica-ment était alors employé surtout comme sédatif contre le catarrhe et la toux. Le *Ricettario Fiorentino*, imprimé en 1498, contient la for-mule d'un sirop de pavot simple d'après Mesué. L'histoire nous apprend encore qu'Avicenne mourut empoisonné pour avoir absorbé du mithridate trop riche en opium.

Dans la relation du voyage entrepris en 1288 par Simon de Cordo, dit Simon de Gênes, médecin du pape Nicolas IV, puis, chapelain du pape Boniface VIII, pour examiner sur les lieux mêmes les plantes décrites par les Grecs et les Arabes, il est fait mention de l'*opium thebaïcum* et du *meconium*. Malheureusement, le chapelain de Boni-face VIII était peu observateur; et, suivant la tournure d'esprit scien-tifique de cette époque, il croyait superflu de s'occuper de la descrip-tion des plantes ou des préparations, l'attention étant exclusivement attirée sur les qualités élémentaires, les propriétés physiques et la complexion des plantes. A la même époque, l'ouvrage *De composi-tione medicamentorum opus. De antidotis* (traduction de Léonard Fuchs en 1549), de Nicolas Myrepsus d'Alexandrie, compilation pour laquelle l'auteur s'est surtout inspiré de l'Antidotaire composé près de deux siècles avant lui par Nicolas Præpositus, de Salerne, et de celui de Mesué, encore plus ancien, nous montre que l'opium figurait habituellement dans les formules des drogues complexes des médecins grecs et arabes : il faisait également partie de son fameux *Antidotus Adriani*, que l'on recommandait dans tous les cas désespérés et qui était regardé comme capable d'amener toutes les guérisons.

En 1520, Jacques Dubois, dit Sylvius, dans sa traduction de Mesué qu'il accompagne de commentaires, donne à l'opium une importance considérable et bien au-dessus de celle qu'il occupait alors dans la matière médicale d'Europe, car c'était presque exclusivement par les médecins grecs et arabes et leurs disciples que ce médicament était recommandé.

Mais ce furent surtout, à la même époque, c'est-à-dire au commencement du XVIe siècle, Théophraste Bombast von Hohenheim, plus connu sous le surnom de Paracelse, en Suisse et en Allemagne, Fracastor, en Italie, qui imprimèrent à l'opium et aux préparations opiacées une vogue qui ne fit que s'accroître pendant plus d'un siècle. Avant de brûler solennellement sur la place publique les œuvres de Galien et des Arabistes, Paracelse les avait au moins parcourues et en avait retenu la confection des *thériaques* et des *antidotes*, qui lui servit à composer son fameux *Specifique anodyn* dont je vous ai parlé à propos du laudanum de Sydenham, ce remède qu'il appelait modestement la *pierre d'immortalité*, le *fameux remède universel*, dont il garda longtemps la préparation secrète. Les polémiques passionnées que soulevèrent d'abord la guérison, ensuite la mort du célèbre imprimeur Jean Froben, mort attribuée par les ennemis du réformateur à l'abus des préparations opiacées, les soins que Paracelse donna au vieil Érasme, tout ces faits concordèrent à donner à son *laudanum*, car c'est Paracelse qui paraît aussi avoir créé ce mot, une réputation que le tempérament et le savoir-faire du promoteur de ces panacées faisaient tourner habilement au profit de la renommée qu'il voulait acquérir. Fracastor, en imaginant le *diascordium*, préparation encore utilisée de nos jours, contribua aussi pour une large part à répandre l'usage des préparations opiacées.

Prosper Alpino, dans la relation de son voyage en Égypte, en 1580, décrivit de nouveau les procédés de récolte du suc de pavots, ainsi que de la préparation de l'opium et du méconium de Thébaïde.

Les disciples de Paracelse, Félix Plater, van Helmont, et surtout

François Dubois de Cambrésis, dit Sylvius de le Boë, surnommé *Doctor opiatus* par ses contemporains, l'auteur de cet aphorisme « *Nollem praxim medicam exercere si carerem opio* », portèrent à son apogée la vogue et la renommée de l'opium ; à tel point qu'à cette époque tous les guérisseurs, charlatans, abstracteurs de quintessences, faisaient un usage continuel des préparations opiacées.

Avec Robert Boyle, Sydenham, Ettmüller, apparaît le début des tentatives d'étude de l'action physiologique de l'opium. La quintessence d'opium de Boyle, son *Magisterium opii*, devait constituer une préparation fort active et assez constante comme effets. A partir de la fin du xviie siècle, en effet, l'opium cesse d'être envisagé comme un antidote et devient un médicament, c'est-à-dire un instrument de médications. Sydenham s'attacha surtout à la constatation de ses effets cliniques : il fit ressortir les qualités de l'opium comme médicament cordial et stimulant, montra l'inanité des secrets de préparation et insista sur la spécificité d'action de l'opium en nature. « *Et profectò non hic mihi tempero, quin gratulabundus animadvertam, Deum Omnipotentem* παντων δωτηρα εαων *non aliud remedium, quod vel pluribus malis debellandis par sit, vel eadem efficacius extirpet, humano generi, in miseriarum solamen, concessisse, quam sunt Opiata, Medicamenta sc. ab aliquâ Papaverum specie desumpta. Et quamlibet sunt nonnulli, qui credulis persuadere velint, omnem ferè Narcoticorum, Opii præsertim ipsius, virtutem ab artificiosa ac debita, quam soli adhibent, præparatione pendere; qui tamen experientiâ judice certaverit, et tam simplicem succum a naturâ oblatum, quâ ejus præparata cum diligenti observatione in usum frequenter revocaverit, nullum ferè discrimen intercedere comperiet, et mirandos illos effectus, quos edit, nativæ ipsius plantæ bonitati atque excellentiæ, non verò artificis polydædali solertiæ deberi certò sciet. Quinimo ità necessarium est in hominis peritis manu organum, jam laudatum Medicamentum, ut sine illo manca sit ac claudicet Medicina, qui verò eodem instructus fuerit, majora præstabit, quam quis ab uno Remedio facilè speraverit. Rudis enim sit oportet, et parum compertam habeat hujus medicamenti vim, qui idem sopori conciliando, demulcendis doloribus, et Diarrhœæ sistendæ applicare tantum novit, cùm ad alia plurima, gladii instar Delphici, accommodari possit, et præstantissimum sit Remedium Cardiacum, unicum penè dixerim, quod in rerum natura hactenus est repertum.* (Thomæ Sydenham opera medica, Londres, 1685.) »

Ettmüller est un de ceux qui ont le mieux étudié l'opium et le premier qui attira l'attention sur son action diaphorétique, dont il rechercha la cause. Les effets vomitifs et emménagogues, l'influence de l'opium sur les crises, avaient été également l'objet de ses études.

Kæmpfer rapporta de son voyage en Perse, en 1687, des données nouvelles sur la préparation de l'opium dans cette région du globe; il introduisit en France des échantillons d'opium parfumé avec de la muscade, de la cardamome, de la cannelle, du macis, de l'ambre gris, etc. Il dévoila également le secret de la préparation appelée *Thériaka* , et fit ressortir les applications de l'opium à titre de substance stimulante.

A cette époque, d'ailleurs, on commençait à s'occuper des propriétés noosthéniques et exhilarantes de l'opium; et, dans la curieuse monographie qu'il a écrite au sujet de sa méthode de préparation de la Thériaque, en 1681, Moyse Charas, comparant l'opium à l'alcool, en déduit qu'il n'est pas plus suprenant pour l'un que pour l'autre de les voir produire l'excitation d'abord, puis, à plus forte dose, le sommeil. « Je diray sur ce sujet que le soulfre de l'opium étant de sa nature chaud et inflammable, et étant le principal auteur de tous les effets de l'opium, ceux-là se sont bien trompez qui ont crû qu'il étoit d'une substance froide, et que sa vertu soporifère ne provenait que des qualitez froides qui estoient en luy; puisque nous voyons tous les jours que le vin bû par excès, ne manque pas de donner de l'assoupissement, lequel, d'un commun consentement, est attribué à l'esprit de vin qui est sulfureux et inflammable, et par conséquent chaud. Et les expériences souvent réitérées que j'ay veu de l'opium extrait suivant ma methode, m'ont appris que la vertu assoupissante qu'on croit remarquer principalement en l'opium n'est pas celle qui est la plus considérable, mais bien cette vertu secrète, que son soulfre luy donne, pour appaiser tous mouvements internes surnaturels, et pour fortifier les parties en sorte qu'elles soient après cela beaucoup plus propres à faire leurs fonctions. Je ne m'étonne pas aussi que les Turcs aient accoutumé de prendre jusques à une dragme [3 grammes 90] d'opium tout crud, lors qu'ils doivent aller à la bataille, ou lors qu'ils veulent faire quelque ouvrage qui demande le concours de toutes leurs forces, puisque l'opium est bien capable de cela, sur tout en des corps qui s'y sont habituez.

« J'ay sceu aussi par des docteurs fort dignes de foy, qu'ils avoient pris eux-mêmes, et fait prendre très souvent à leurs malades de l'extrait d'opium dans une même maladie, non pas veritablement en une si grande dose, mais qu'ils n'avaient jamais remarqué d'assoupissement extraordinaire, mais bien une très grande tranquillité, une pacification de tous mouvements internes, et une suspension de toutes sortes de fluxions [sécrétions]; qu'ils avaient toujours reconnu que celuy qui en avoit pris se trouvoit tout fortifié, et qu'il y en avoit eu de ceux-là qui s'étoient plaints d'avoir eu ensuite une érection toute extraordinaire. Ce qui correspond aussi à ce que j'ay appris, qu'on s'en sert en Turquie, entre plusieurs autres usages, pour exciter le coït, et pour multiplier la semence, ce qui ne m'est pas difficile à croire. Je laisse aux Philosophes le soin de raisonner sur tous ces divers effets de l'opium, qui méritent bien un attachement tout particulier pour en découvrir la véritable cause. »

Dans ses *Recherches sur le pouls* publiées en 1754, Bordeu énonça nettement, le premier, l'action cardiaco-vasculaire exercée par l'opium. En effet, l'opium *élève* le pouls, il le *dilate*, le rend plus souple, moins convulsif, quelquefois plus fréquent; il lui fait éprouver une modification à peu près semblable à celle qu'il subit dans un sommeil profond et qui approche beaucoup du pouls *développé*, du *supérieur* et de celui de la *sueur*. Ces modifications constituent, pour lui, des qualités favorables à la production des *crises*, ces *phenomènes judicateurs* de nos ancêtres.

A cette époque, apparaît le traité de Balthazar de Tralles [Breslau, 1757], *Opii usus salubris et noxius in morborum medela, solidis et certis principiis superstructus*, la plus complète et la plus remarquable monographie qui ait jamais été écrite sur l'opium, et que l'on peut encore consulter aujourd'hui comme la source la plus riche de nos connaissances sur l'action physiologique de cette drogue, révélée par ses effets cliniques.

En raison de sa qualité de médicament universellement et à tout propos employé, l'opium ne pouvait manquer, mieux encore que des nouveaux venus dans la matière médicale tels que l'antimoine et le quinquina, de servir de prétexte aux discussions théoriques. Ainsi que le dit Fonssagrives, il fut pour toutes les doctrines médicales un terrain de controverse et une sorte de pivot d'argumentation.

Les libelles dans lesquels on prétendait révéler une partie des méfaits qui lui étaient imputables ne furent pas plus épargnés à l'opium qu'aux autres médicaments que je viens de citer : telle la dissertation de Stahl, intitulée *Impostura opii*, qu'il termine par l'espoir de voir bientôt l'opium rayé de la liste des médicaments : « *Veniet fortè tempus ad posteritatem omnibus votis præcipiendum quò ejus facinora severiore quam nudarum de hortationum energiâ compescantur, faxit Deus* ».

C'est peut-être à ce jugement, aussi sévère qu'injuste, porté sur l'opium par une des illustrations de la fin du xviie siècle — c'est vers 1694 que Stahl publiait son libelle — qu'il faut attribuer le peu d'intérêt que lui porta Étienne-François Geoffroy et la place peu importante qu'il occupe dans son *Traité de matière médicale*. Hecquet chercha à relever l'opium de la défaveur dans laquelle il était tombé et résuma dans une dissertation en forme de lettre, intitulée *Réflexion sur l'usage de l'opium, des calmants et des narcotiques pour la guérison des maladies* (1726) les résultats de ses observations : entre autres choses, il y signale le danger de l'administration de l'opium aux nourrices et aux enfants. Des voix plus autorisées que la sienne, celles de Tissot, de Barthez, de Lorry surtout, auquel n'échappa point la remarquable action stimulante exercée par l'opium et qui fit de cette drogue une étude particulière et attentive, s'élevèrent au milieu du xviiie siècle en faveur de ce médicament. J'ai déjà cité l'opinion de Bordeu et le Traité de Balthazar de Tralles, contemporains des précédents. Mais c'est surtout avec John Brown, d'abord le disciple et l'ami, plus tard l'ennemi le plus acharné de Cullen, que la controverse prit un caractère agressif.

Dans son *Traité de matière médicale*, Cullen affirma nettement les propriétés excitantes de l'opium, déjà entrevues plus d'un siècle auparavant, comme le démontre la citation de Moyse Charas reproduite précédemment. Cullen combat l'opinion que l'opium exerce exclusivement son action sur le cerveau pour provoquer le sommeil; il pense que la substance nerveuse en totalité, quel que soit son agencement, cerveau, moelle, troncs nerveux, ganglions, subit l'influence du médicament qui possède la propriété d'émousser la sensibilité et l'irritabilité du système anatomique et d'en diminuer les propriétés fonctionnelles motrices. Supposant l'existence d'un fluide nerveux doué d'une mobilité extrême, il admet que l'opium est capable de la diminuer, et même de l'enchaîner complètement si la dose est suffisante; mais il établit, à côté de cette sédation sur les fonctions de la vie animale, le fait d'une stimulation particulière ; et il assure que l'opium *recèle des propriétés stimulantes* que la thérapeutique peut utiliser. Il remarque que les narcotiques, au lieu d'agir toujours comme sédatifs ou de diminuer l'action du cœur, sont fréquemment un puissant stimulant pour cet organe, dont ils augmentent souvent la force et la fréquence quand ils commencent à agir.

Comme l'avait fait Moyse Charas dans le passage que j'ai cité, il compare l'action de l'opium à celle des spiritueux, qui sont des narcotiques et qui recèlent cependant un principe stimulant ; mais, cherchant à pousser plus loin l'interprétation et la connaissance des causes, il reconnaît deux genres de stimulation, l'une directe, et l'autre indirecte ou par *force réactive*, représentant la résistance, suivie d'un certain degré d'activité, que l'économie animale oppose naturellement à tout ce qui est capable de lui nuire : ce serait cette dernière, au sujet de laquelle il fait intervenir dans une puissante mesure la *force conservatrice et médicatrice de la nature*, que détermineraient l'opium et les liqueurs alcooliques.

Poussant à outrance les vues de son ancien maître, Brown fit de l'opium un agent uniquement stimulant. Sa fameuse exclamation : « *Me, Hercle, opium non sedat* ! » fut l'enseigne de sa réforme ; et la lutte entre le *stimulisme* et le *contro-stimulisme* fut, par moments, réduite à savoir si l'opium stimulait ou calmait.

Avec Hufeland, la question reprend, à la fin du xviiie siècle, l'allure exclusivement scientifique dont Brown l'avait fait dévier dans son intransigeance de sectaire et d'illuminé. Hufeland développe plus encore qu'on ne l'avait fait jusque là les effets stimulants de l'opium ; mais il n'en dissimule pas les effets sédatifs.

L'opium agirait comme stimulant du système sanguin, mais comme sédatif du système nerveux. Hufeland partage, d'ailleurs, l'enthousiasme de certains partisans de l'opium, tout en appuyant son opinion de faits et d'observations rigoureuses. Ce dernier point est important à mettre en relief pour justifier les éloges un peu dithyrambiques qu'il prodigue, en certains passages, à ce *médicament héroïque*, « cet agent puissant, mystérieux, extraordinaire, dont les effets dépassent encore les bornes de notre intelligence et que la nature n'a point en vain décoré d'une couronne sur le sommet des capsules du pavot ». On lui rapporte généralement, bien à tort, l'honneur d'avoir fait ressortir, le premier, les qualités stimulantes de l'opium. C'est une erreur manifeste; car, indépendamment de l'opinion très précise formulée dans la citation de Moyse Charas et reproduisant bien certainement la moyenne, si l'on peut ainsi dire, de l'opinion des médecins du milieu du xviie siècle relativement aux qualités de l'opium, il serait facile de trouver, dans les œuvres de Paracelse, peut-être même dans celles de ses prédécesseurs, des preuves de l'utilisation de l'opium ou des préparations opiacées à titre de stimulant général. Mais ce qu'il est juste de reconnaître, c'est que grâce à Hufeland, l'opium reprit dans la matière médicale le rang qui convient à ce précieux agent et dont les exagérations des charlatans, ou des sectaires comme Brown, l'avaient fait décheoir.

Les discussions entre les Rasoristes et les Broussaisiens remirent en question les qualités de l'opium. L'École de Rasori admet que l'opium est un hypersthénisant cérébral et un hyposthénisant quant à ses autres applications. C'est un hypersthénisant au même titre que l'alcool, les éthers, les essences, les ammoniacaux; et ce qui doit déterminer son adaptation clinique, c'est surtout son électivité organique. Le sommeil produit par l'opium est une hypersthénie; tous ses effets physiologiques s'expliquent par une stimulation cérébrale; son association avec les hypersthénisants en augmente l'énergie: les empoisonnements qu'il combat efficacement et les maladies dans lesquelles l'observation démontre son utilité sont la conséquence d'une hyposthénie toxique ou morbide; enfin son association avec les médicaments hyposthénisants atténue, ou neutralise complètement, l'action hypersthénisante de l'opium.

Pour l'École de Broussais, l'opium est un *agent des médications stimulantes directes*, et elle adoptait sur ce point l'opinion de Brown, mais elle utilisait fort peu ce médicament, qui était, au contraire, avec l'alcool, la base de l'intervention thérapeutique des Browniens. Dans son *Traité de thérapeutique rédigé d'après les principes de la nouvelle doctrine médicale* (1825), J. Bégin définit de la façon suivante les propriétés de l'opium : « Augmentation des mouvements vitaux dans les parties qui reçoivent l'impression immédiate de l'opium; actions secondaires produites par sympathies, et surtout par absorption, sur l'encéphale; enfin trouble consécutif dans les fonctions du cœur, du poumon, des muscles, tels sont les principaux phénomènes produits par l'ingestion de l'opium : cette substance ne débilite pas le système nerveux, mais le stimule, y détermine l'afflux du sang; et, suivant les

degrés divers de cette excitation, elle entraîne soit un surcroît
d'énergie dans toutes les actions organiques, soit une prostration
générale plus ou moins profonde et l'apoplexie. — Peu de médicaments sont aussi inconstants, aussi *perfides,* en quelque sorte, dans
leurs effets. Jamais il ne convient chez les gens affectés d'inflammations aiguës qu'à la suite des évacuations sanguines et des anti-
phlogistiques ; encore dans les cas mêmes où des douleurs vives et
des agitations nerveuses persistent après la diminution de l'irritation
sanguine, les bains tièdes et les adoucissants réussissent presque toujours mieux que les narcotiques les plus vantés ».

Il est très remarquable de voir que, chez presque tous les auteurs
qui se sont occupés de l'opium, c'est l'action *narcotique* qui les
préoccupe plus particulièrement ; et il a fallu venir presque jusqu'à
l'époque actuelle pour comprendre que la narcose était une *action
toxique* et non plus une action médicamenteuse de l'opium. Ce sont
les observations réalisées sous l'influence de la méthode expérimentale qui ont conduit à ce résultat ; et c'est surtout l'étude des
alcaloïdes isolés qui a permis de se guider à la suite des essais de
Magendie et de Claude Bernard.

A l'exemple de Fonssagrives, dans son très remarquable article
Opium du *Dictionnaire encyclopédique des sciences médicales,* auquel
j'ai emprunté la majeure partie de ces matériaux, j'ai pensé qu'il
n'était pas sans intérêt d'esquisser ici l'histoire doctrinale de l'opium,
ce médicament si intimement mêlé aux controverses qui ont agité les
diverses Écoles, et qui a pris naissance avec l'exercice de l'art de
guérir. Je considère cette étude comme une transition, sinon indispensable, au moins intéressante, entre la matière médicale et la pharmacodynamie de l'opium et de ses alcaloïdes : elle me semble constituer une préface et une sorte d'introduction à l'étude de l'action
physiologique.

XXVIᵉ LEÇON

ACTION PHYSIOLOGIQUE DE L'OPIUM EN NATURE. — ACTION SUR LE CŒUR ET LA CIRCULATION, LA TEMPÉRATURE, LA RESPIRATION, LES SÉCRÉTIONS, LE SYSTÈME NERVEUX, LE SYSTÈME MUSCULAIRE.

Soit directement, soit par ses composants, l'opium est une substance médicamenteuse extrêmement importante, qui intéresse tout à fois la physiologie, la thérapeutique, l'hygiène, l'anthropologie, la démographie et même la psychologie. Aucun médicament, en effet, ne détermine des effets aussi variés; aucun ne donne lieu, dans son action sur les différentes espèces animales, à des particularités aussi intéressantes et aussi remarquables; et vous allez voir, par l'étude que nous allons être amené à faire, d'une part de l'opium entier, et d'autre part des différents alcaloïdes dont nous avons appris à connaître quelques-uns, combien est importante l'étude de l'opium en nature, aussi bien que celle de chacun des alcaloïdes qui le composent.

Cette importance de l'opium est connue depuis fort longtemps déjà, et elle a rarement été aussi bien mise en évidence que dans les œuvres de Sydenham : « Ce remède est si nécessaire à la médecine, qu'elle ne saurait absolument s'en passer, dit-il dans sa *Médecine pratique*; et un médecin qui saura le manier comme il faut fera des choses surprenantes et qu'on n'attendrait pas aisément d'un seul remède, car ce serait être peu instruit de la vertu de celui-ci que de l'employer seulement pour procurer le sommeil, calmer les douleurs et arrêter la diarrhée. L'opium peut servir dans plusieurs autres cas; c'est un excellent cordial et presque l'unique qu'on ait découvert jusqu'ici. »

Il n'y a absolument rien à modifier à cette appréciation de

Sydenham : elle est toujours vraie; et vous allez voir que dans une foule de circonstances l'opium va nous rendre des services qu'on pourra utiliser en thérapeutique, à la condition de savoir quels sont ces services et de chercher dans quelles circonstances ils pourront être utilisés. Toutefois, un grave écueil résulte de la complexité de l'opium, complexité dont nous avons eu l'idée par le nombre considérable de substances que j'ai énumérées, et en raison de la difficulté d'interpréter l'action de chacune de ces substances. Il est extrêmement difficile de se faire, autrement que par une observation continue, une idée des avantages que peut présenter l'opium au point de vue de son emploi en thérapeutique. A ce sujet, l'action séparée de chacun des alcaloïdes de l'opium, non pas de tous les alcaloïdes qui figurent sur le tableau que je vous ai exposé, mais seulement des six ou sept principaux, dont nous avons fait plus attentivement l'étude, ne peut pas servir à nous renseigner exactement sur l'action physiologique du mélange, en proportions variées, de ces alcaloïdes. En effet, il s'agit d'actions à la fois synergiques et contrastées pour lesquelles c'est l'étude seule, soit sur l'homme, soit sur les animaux, qui peut arriver à nous éclairer.

Fonssagrives estimait avec raison qu'il était peut-être plus difficile aujourd'hui qu'il y a une centaine d'années de faire l'histoire pharmacodynamique de l'opium; et il avait exprimé le désir qu'on réalisât des synthèses partielles de l'opium, pour aider à cette étude, en enlevant successivement chacun des principaux alcaloïdes, et en étudiant comparativement l'action physiologique spéciale de chaque espèce pharmacologique ainsi produite, et en réalisant, d'autre part, des espèces particulières d'opium, par la réunion deux à deux, trois à trois, quatre à quatre, des principaux alcaloïdes. Il estimait qu'on pourrait arriver ainsi à obtenir, peu à peu, une série d'études comparatives qui répandraient une lumière fort utile au point de vue de l'action physiologique de l'opium entier. Et bien, disons tout de suite que c'est là un désideratum absolument irréalisable, d'abord parce que, même parmi les alcaloïdes les plus importants dont nous nous sommes occupés, beaucoup ne sont pas des substances faciles à isoler actuellement; leur préparation est assez difficile; et d'autre part, en faisant même abstraction de toutes les autres substances alcaloïdiques qui existent dans l'opium seulement en très petite proportion, les procédés chimiques qu'il faudrait employer pour isoler chacun des principes actifs ne laisseraient pas d'altérer dans une considérable mesure les substances autres que ces alcaloïdes, et il est incontestable que les *espèces pharmacologiques* dont parlait Fonssagrives ne seraient pas réalisées efficacement.

Au surplus, comme le disait encore le même observateur, l'opium est une véritable thériaque, c'est-à-dire un mélange naturel de médicaments divers, et il est nécessaire, à ce point de vue, de l'étudier comme un médicament simple : la découverte des alcaloïdes et l'isolement d'un nombre d'alcaloïdes de plus en plus considérable, au fur et à mesure que notre connaissance sur la composition immédiate de l'opium fait des progrès, cette découverte a fait négliger l'étude du médicament complexe. On a même été, à un moment donné, jusqu'à considérer comme une véritable *gangue inutile* les principes immédiats accompagnant les alcaloïdes : c'est là l'expression dont s'est servi Claude Bernard, qui ajoutait, au sujet des alcaloïdes dont il a fait une si remarquable étude, que la thérapeutique offrait déjà bien assez de difficultés par elle-même sans qu'on vînt encore les augmenter en continuant d'employer des médicaments complexes comme l'opium, n'agissant que d'une manière souvent extrêmement variable.

Eh bien, Messieurs, si c'est là une appréciation absolument exacte pour un physiologiste, elle cesse d'être vraie pour un clinicien; la thérapeutique n'a, et n'aura de longtemps encore, pas assez de ressources fondamentales pour ne pas conserver soigneusement celles que lui a léguées un empirisme corroboré par une suite concordante d'observations séculaires, et pour les sacrifier à une simplification en apparence rationnelle. C'est se laisser trop facilement entraîner, sinon par la paresse, au moins par l'attrait du travail plus rapidement et plus facilement accompli, que de refuser de voir, par une observation attentive et délicate, des modifications, légères peut-être mais incontestables, dans la façon dont l'organisme humain, tout au moins, est impressionné par le produit complexe tel que le donne la nature, le suc du pavot et l'opium, et les substances relativement plus simples que l'art est arrivé à en extraire, les alcaloïdes de l'opium.

Et, en effet, lorsqu'on étudie sur l'homme ou certains animaux la façon dont l'opium en nature se conduit, on s'aperçoit que cette action est fort différente dans une foule de circonstances justiciables de l'ac-

-tion physiologique d'un seul ou de plusieurs des alcaloïdes de l'opium. On ne peut abstraire l'effet simultané de ces différents principes; et il se manifeste une véritable *synergie curative* de ces éléments complexes, en apparence si contradictoires, puisque nous savons déjà que certains de ces alcaloïdes ont une action éminemment sédative, d'autres, au contraire, une action éminemment excitante.

D'ailleurs les exemples à ce sujet, seraient très faciles à fournir, et l'un de ceux qui a été choisi, très justement d'ailleurs, est celui des eaux minérales; vous savez qu'on a essayé de faire des synthèses d'eaux minérales et que jamais on n'est arrivé à reproduire exactement l'eau minérale naturelle, quels que soient les soins et la minutie avec lesquels aient été conduites les analyses chimiques ainsi que les tentatives subséquentes de reconstitution. Jamais l'action thérapeutique de ces eaux artificielles n'a pu reproduire intégralement celle des eaux naturelles. On pourrait encore citer la quinine; bien qu'il y ait une moindre différence d'action pharmacodynamique entre la quinine et le quinquina qu'entre l'opium et l'un de ses alcaloïdes, même la morphine.

Cet exemple me paraît absolument applicable à l'opium; et il est aussi impossible de réaliser une synthèse de l'opium qu'il est impossible de réaliser une synthèse d'une eau minérale naturelle. Inversement, il est très rationnel d'attribuer à l'opium une action médicamenteuse particulière, analogue à celle d'une eau minérale naturelle, qui ne peut être égalée par une eau minérale artificielle. L'opium présente, bien certainement, une différence essentielle entre son action physiologique et celle de chacun de ses composants; la résultante sensible de cette différence d'action physiologique à des moyens d'appréciation grossiers, tels que nous les fournit actuellement la physiologie, se traduit par une différence entre les propriétés sédatives et les propriétés excitantes; mais le mécanisme intime de ces manifestations est encore profondément caché, et ne peut être soupçonné que par les bons effets obtenus à l'aide de l'opium dans ses applications cliniques. Et à ce point de vue, l'étude séparée de chacun des alcaloïdes, toute importante qu'elle puisse être, ne peut éclairer que très imparfaitement celle de l'opium en nature.

D'ailleurs, les obscurités et les contradictions fourmillent dans l'histoire pharmacodynamique de l'opium étudié à l'état d'opium entier : ces obscurités et ces contradictions viennent, pour la plupart du temps, d'une analyse incomplète des phénomènes ou d'une synthèse trop hâtive de ceux-ci ; elles viennent aussi d'expériences effectuées sur les animaux et qu'on a voulu transporter à l'homme. Comme j'ai eu déjà l'occasion de vous le dire, et comme nous allons le voir bientôt, pour certains alcaloïdes de l'opium, il est absolument impossible de transporter des animaux à l'homme les résultats des expériences. J'insisterai plus tard sur ce point, lorsque nous ferons l'étude détaillée de chacun de ces alcaloïdes ; mais, je tiens à vous prévenir, dès à présent, que tandis que certaines espèces animales éprouvent des phénomènes de sédation, d'autres éprouvent des phénomènes d'excitation : il est donc absolument impossible de savoir, à priori, par une expérimentation sur un animal, ce qui se passera dans l'essai sur l'homme. D'autre part, la question de dose joue ici un rôle énorme ; et nous allons voir à chaque instant des effets d'apparence absolument différente résulter de l'absorption du même opium, lorsque les doses varieront dans des proportions que nous chercherons à déterminer.

Il faut encore tenir compte des variations impossibles à éviter dans la composition immédiate de l'opium : ce que j'ai dit des différents alcaloïdes vous a montré bien suffisamment, je pense, les métamorphoses que ces alcaloïdes pouvaient éprouver les uns par rapport aux autres, les modifications que l'opium pouvait subir sous l'influence d'un malaxage plus ou moins prolongé, de l'action de la lumière, de la température, du climat, des conditions de sa récolte, du degré de maturité des capsules de pavots : voilà autant de circonstances qui influent, d'une façon très importante, sur la composition immédiate de l'opium et sur les résultats obtenus par son administration.

Mais ces variabilités sont encore plus considérables lorsqu'on vient à envisager le facteur organisme vivant, quel que soit d'ailleurs cet organisme ; et c'est alors qu'il faut tenir compte des idiosyncrasies, hygides ou morbides, qui déterminent chez des individus d'apparence aussi semblable que possible des différences de réceptivité vis-à-vis de la même dose d'opium. Il n'est pas étonnant qu'étant données ces conditions de susceptibilité individuelle, tel ou tel des alcaloïdes de l'opium excerce sur un individu déterminé et dans ces conditions étroites une action différente, en d'autres termes, que l'impressionnabilité soit variable pour tel ou tel de ces alcaloïdes.

Nous en sommes donc réduits, comme moyen d'étudier l'action physiologique et médicamenteuse de l'opium entier, à des observations au lit de malade, ou bien à l'observation des symptômes de cette *maladie temporaire*, de cette *physiologie troublée* par l'impression médicamenteuse que détermine l'ingestion, chez l'homme sain, d'une certaine quantité d'opium en nature. A cet égard, on peut se placer à deux points de vue; ou bien étudier ce qu'on peut appeler l'action sensible ou phénoménale de l'opium, c'est-à-dire relever très exactement et avec tout le soin possible la succession des phénomènes, les modifications des propriétés fonctionnelles qui vont se produire sous l'influence de l'absorption de l'opium chez l'individu; ou bien rechercher ce qu'on peut appeler l'action intime, l'action moléculaire, c'est-à-dire utiliser les données de l'observation précédente en les combinant aux expériences de laboratoire, les comparant aux faits cliniques et toxicologiques, pour les grouper en une théorie cherchant à interpréter l'action intime du médicament et la cause de cette action : c'est évidemment dans ce second chapitre de l'étude de l'opium que les erreurs peuvent le plus facilement se commettre.

Circulation. — Examinons d'abord les différentes façons dont l'organisme normal de l'homme va être influencé, lorsqu'on y introduira une certaine dose d'opium. L'effet le plus frappant, sinon pour un observateur ordinaire, au moins pour un médecin, celui qui se révèle le premier, c'est l'effet déterminé par l'opium sur l'appareil circulatoire. Sous l'influence de doses faibles d'opium, on voit survenir une activité notable des contractions cardiaques, le pouls est plus fréquent et plus fort, et le nombre des pulsations peut augmenter dans la proportion du sixième au quart : c'est ainsi qu'on a vu le nombre des pulsations monter de 71 à 84, de 75 à 86, de 75 à 100. Tout autre est l'effet d'une dose forte : si l'on introduit dans l'économie normale, d'un seul coup, une dose relativement considérable d'opium, — et nous verrons tout à l'heure ce qu'il faut entendre par ces mots doses fortes et doses faibles, — au lieu d'avoir une augmentation d'amplitude du pouls et de l'activité circulatoire, on observe, au contraire, un ralentissement et des irrégularités; cependant, presque toujours, le pouls reste plein et fort jusqu'à la fin. Mais c'est là une action toxique avec laquelle il ne faut pas compter, parce que je n'envisage en ce moment que l'action des doses thérapeutiques, c'est-à-dire des doses non toxiques de l'opium.

On observe, sous l'influence de ces doses thérapeutiques, non seulement une augmentation d'amplitude, d'énergie, mais aussi une augmentation de fréquence des contractions cardiaques chez l'individu normal. Lorsque cette dose faible d'opium est administrée à un individu chez lequel la circulation est déprimée, au préalable, pour une raison quelconque et chez qui le nombre des pulsations est augmenté, on voit l'amplitude des contractions cardiaques subir une augmentation; mais, au lieu de l'accélération que j'indiquais tout à l'heure, on note, au contraire, une diminution de la fréquence, qui correspond d'ailleurs à cette augmentation d'amplitude : les tracés qu'on peut obtenir dans ce cas chez les animaux ne sont pas suffisamment probants, mais on peut cependant, sur quelquesuns des tracés que je vais vous faire passer, et qui ont été obtenus à l'aide de la grenouille, remarquer une augmentation très notable de l'amplitude, sinon une augmentation de la fréquence qui s'observe mieux chez les animaux à sang chaud.

Les médecins du siècle dernier qui se sont occupés de l'étude de l'opium ont dépeint son action sur la circulation par des épithètes en apparence fort différentes, mais qui revenaient cependant à caractériser le même phénomène : ainsi Bordeu dit que, sous l'influence de doses faibles d'opium, le pouls *se dilate*; on observe la production de ce qu'on appelait alors le *pouls critique*, c'est-à-dire cet état particulier du pouls précédant l'apparition des modifications dans l'état du sujet et qu'on appelait les *crises*, et cette crise, ici sous l'influence de l'opium, va être représentée par une diaphorèse plus ou moins considérable, constituant ce qu'on appelait à cette époque le *phénomène judicateur*, qui tranchait la question dans un sens favorable au malade : j'ai déjà appelé votre attention sur ce point à propos de l'histoire doctrinale de l'opium. Cette action de l'opium est, en effet, immédiate et constante, comme le faisait remarquer Hufeland, dans toutes les circonstances où l'on peut se placer : sous l'influence des petites doses, on voit toujours se produire la stimulation cardiaque, sur laquelle insistait Cullen, par suite de la stimulation du nerf accélérateur — provenant de la moelle, d'où il se détache en même temps que le troisième rameau du ganglion cervical inférieur — ou bien par suite de la dépression des filets modérateurs : dans cette dernière

interprétation, la substance médicamenteuse exercerait d'abord son
action sur le bulbe et de là sur le cœur par l'intermédiaire des
pneumogastriques, mais cette dernière interprétation n'est pas,
comme nous allons le voir, en concordance avec les actions physiologiques les plus accentuées et les plus constantes de l'opium. Et en

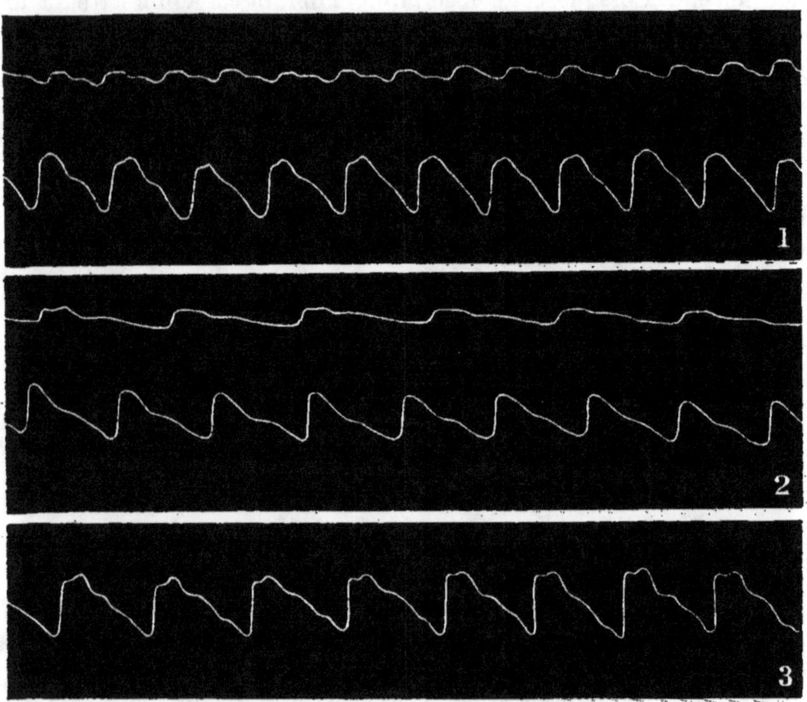

Fig. 12. — Action de l'opium sur la circulation chez l'homme.

1. — Ligne supérieure, tracé du pouls, au sphygmographe de Marey, avant l'ingestion d'opium :
tension élevée. Ligne inférieure, tracé après ingestion d'opium : augmentation d'énergie du
cœur ; diminution de contractilité de la paroi artérielle ; léger dicrotisme, caractéristique de
faible tension.
2. — Ligne supérieure, tracé du pouls avant l'ingestion d'opium : tension élevée. Ligne inférieure,
tracé après ingestion d'opium : nombre des pulsations accru en raison progressivement
inverse de la tension.
3. — Tracé, au sphygmographe de Marey, du pouls normal d'un homme profondément endormi.
[D'après M. Bordier].

effet, ce n'est pas une action déprimante que l'opium exerce, *à petite
dose*, sur le système nerveux, c'est au contraire une action excitante :
il est donc probable que cette conséquence doit être attribuée à la
stimulation du système nerveux dans ce cas. Lorry, Murray, Samuel
Bard et un certain nombre d'autres observateurs ont insisté encore

sur cette action stimulante de l'activité cardiaque exercée par l'opium.

En même temps on observe au premier abord une augmentation assez notable de la tension artérielle, mais qui fait rapidement place à une diminution de cette tension : c'est ce que vous montrent les tracés que j'ai fait dessiner ici : la comparaison des tracés de la figure 12 vous montre les phénomènes sur lesquels j'insiste en ce moment. Le graphique 1 représente le sphygmogramme d'un individu dont la tension artérielle, est forte, comme l'indique le peu d'élevation du tracé, et le graphique 2 montre les modifications déterminées chez le même individu sous l'influence d'une faible dose d'extrait thébaïque. Vous pouvez constater d'abord une diminution considérable de la contractilité du système artériel que traduit l'élévation du tracé; puis, d'autre part, un surcroît d'énergie du cœur mis en évidence par la verticalité presque parfaite de la ligne ascendante montrant que l'impulsion cardiaque se fait d'une façon brusque et énergique, alors qu'auparavant elle se faisait suivant une ligne extrêmement oblique. En même temps, la tendance à la formation d'un plateau sur cette seconde partie de la courbe montre qu'il y a eu une augmentation progressive de la tension artérielle avec état stationnaire pendant un moment, caractérisé par le plateau, en même temps qu'un certain état d'inertie du système vaso-moteur.

L'obliquité de la ligne de descente prouve que l'écoulement du sang par les petits vaisseaux est moins facile; et cette résistance à l'écoulement est encore démontrée par ce fait de la dilatation passive du système capillaire à la suite de la paralysie des vaso-moteurs. Au fur et à mesure que cette hypertension du début s'affaiblit, on voit apparaître un léger dicrotisme, plus apparent dans le graphique 4 que dans le graphique 2. On voit, en effet, survenir, au bout d'un certain temps, des phénomènes de dilatation capillaire sur lesquels je vais revenir dans un moment. [Partie 1 de la figure 12.]

Le nombre des pulsations est lui-même augmenté, comme vous le voyez par la comparaison des graphiques 3 et 4 : le graphique 3 est pris avant l'administration de l'opium; le graphique 4 représente le pouls du même individu pris après l'administration de l'opium : l'augmentation du nombre des contractions est nette, elle atteint jusqu'à un quart; mais ce qu'il y a de remarquable, c'est que cet accroissement du nombre des pulsations est en raison progressivement inverse de la tension. [Partie 2 de la figure 12.]

Le graphique 5 représente le pouls d'un individu en état de profond sommeil : je l'ai fait figurer là pour vous montrer l'analogie, la presque identité même, des phénomènes qui se passent du côté de la circulation sous l'influence de l'opium et sous l'influence du sommeil. [Partie 3 de la figure 12.]

Je vous disais que sous l'influence de l'opium une vaso-dilatation ne tardait pas à se produire, et c'est en effet le phénomène le plus constant de l'action de doses moyennes et surtout des doses fortes d'opium. On voit se produire, à la surface de la peau, des plaques violacées dues à des stases veineuses ; et on peut les faire disparaître en activant la circulation par un procédé quelconque, notamment par une excitation douloureuse violente. Les expériences de Gscheidlen et de quelques autres observateurs ont montré qu'il se produisait, préalablement à cette dilatation passive, due à la paralysie des vaso-moteurs, une période de tétanisation plus ou moins accentuée des petits vaisseaux, et qui est en rapport, précisément, avec l'augmentation passagère de tension que je signalais tout à l'heure comme accompagnant le début de l'action de l'opium sur la circulation.

Quant au sang, les expressions qu'on employait autrefois à son égard sont très imagées, quoique en désaccord apparent : Hufeland disait que le sang était *dilaté*, Cullen le disait *raréfié* ; mais, quand on recherche ce que voulaient exactement dépeindre ces observateurs, on s'aperçoit que tous deux veulent dire qu'il se produit une véritable turgescence, une sorte de pléthore sanguine, qui ne peut s'expliquer que par la réplétion des capillaires élargis, au début par une augmentation de tension active, et, dans la deuxième période, sous l'influence de la vaso-dilatation passive qui s'établit et favorise les hémorrhagies qu'on voit fréquemment se produire dans les cas d'intoxication par l'opium. Cullen regardait même l'opium comme capable de favoriser et de susciter l'écoulement des règles.

Température. — Les variations que l'opium fait éprouver à la température étaient fort bien caractérisées par les anciens, qui l'appelaient un *médicament chaud*. L'élévation marquée de température qui signale son action est en parfaite concordance, d'ailleurs, avec l'excitation circulatoire sur laquelle a tant insisté Hufeland. L'opium est un médicament *fébrigène*. Dans l'empoisonnement par l'opium et les opiacés, les sujets éprouvent une impression de chaleur vive et mordicante qui n'est pas un des symptômes les moins pénibles de cette intoxication. Les doses médicamenteuses un peu élevées — surtout lorsque vient s'y joindre l'élément *impressionnabilité individuelle* — déterminent une sensation de chaleur irradiante et de sécheresse brûlante dans la paume des mains : c'est là un phénomène très constant et facilement éprouvé par les sujets impressionnables.

Malheureusement, il n'a pas été fait de recherches thermométriques suivies, comme celles dont j'aurai à vous exposer les résultats en étudiant l'action physiologique de la morphine ; mais ces constatations imposent l'obligation de ne pas perdre de vue des résultats aussi certains lors du traitement des fièvres hyperthermiques, l'action thermogénétique de l'opium pouvant alors constituer une contre-indication plus ou moins absolue.

Respiration. — La respiration est modifiée dans le même sens que la circulation : ici encore, il y a une question de doses ; mais les différences dans les modifications imprimées à cette fonction sont bien plus accentuées que celles déterminées sur la circulation par les mêmes variations de doses. En d'autres termes, l'influence néfaste des doses toxiques est bien plus accusée sur la respiration que sur la circulation. Les faibles doses déterminent une augmentation assez notable des mouvements respiratoires, surtout de leur amplitude ; les doses toxiques provoquent, au contraire, un ralentissement considérable et en même temps une respiration entrecoupée, irrégulière, arythmique, le malade *oublie* en quelque sorte de respirer ; seules, des stimulations violentes peuvent le faire sortir de cet état très proche de l'asphyxie. Quand nous allons étudier bientôt l'action de la morphine sur la respiration, nous verrons que cette façon de dépeindre, à cette période, l'état du sujet, en disant qu'il *oublie de respirer*, n'est pas une simple figure de rhétorique, mais que la respiration est, bien effectivement, privée de la stimulation que le cerveau exerce normalement sur cette fonction.

Une congestion pulmonaire passive, secondaire, ne tarde pas à se montrer à la suite de l'ingestion des doses un peu notables d'opium. En effet lorsqu'après une excitation vive, survient, par réaction, la paralysie des vaso-moteurs, cette congestion est inévitable : dans le cas de doses toxiques, on observe à leur summum l'engouement pulmonaire d'une part, et d'autre part le ralentissement et l'arythmie des mouvements respiratoires.

Comme toujours, en définitive, nous voyons ces trois grandes

fonctions, circulation, respiration, thermogénèse, étroitement unies
et affectées de la même façon par la substance médicamenteuse. En
activant la circulation, en ranimant, par son intermédiaire, tous les
organes auxquels afflue un sang plus abondant et plus oxygéné, plus
réparateur; en rendant la ventilation pulmonaire et les échanges
gazeux plus efficaces par l'augmentation d'amplitude des mouvements
respiratoires; en relevant la température, tant périphérique que centrale, l'opium, à doses modérées, est donc un médicament précieux;
et, par là s'expliquent ses applications si variées et si importantes,
ainsi que son usage si répandu et si vanté. Les merveilleux effets que
l'on peut en obtenir, dans nombre de cas, lorsqu'il est habilement
manié, permettent de comprendre et justifient l'enthousiasme que ses
plus zélés partisans s'efforçaient, au siècle dernier, de traduire par
les louanges les plus hyperboliques : en réalité, c'est un véritable
médicament pyrétogénétique, un médicament cardiaco-vasculaire,
aussi est-il tout naturel de voir les médecins du xviiie siècle le recommander particulièrement pour lutter contre des phénomènes de
dépression menaçante, pour relever rapidement le pouls, pour
ramener la chaleur, en un mot et pour employer la métaphore qui
leur était chère, pour *renouer les synergies*.

On peut observer, sous l'influence de l'opium, des variations
remarquables dans l'élimination de l'acide carbonique et la fixation
de l'oxygène, lors des échanges gazeux : ces variations sont très
sensiblement de même sens que celles qu'on peut observer sous
l'influence de la morphine, et il est très probable qu'ici, comme dans
un certain nombre d'autre cas, l'influence de la morphine prédomine
dans l'opium. C'est à elle, en grande partie, qu'est due la variation
dont je viens de vous parler dans l'exhalation de l'acide carbonique
et dans la fixation de l'oxygène : ici, on pourrait presque superposer
les phénomènes observés dans le cas de l'opium en nature et dans le
cas où on a employé la morphine. La fixation de l'oxygène et, par
conséquent, la consommation de ce gaz diminuent au fur et à mesure
qu'augmentent les doses. Quant à l'exhalation de l'acide carbonique,
sa diminution est assez nette aux doses modérées de morphine et
devient, au contraire, à peu près nulle sous l'influence des doses élevées; elle peut même dépasser la normale pendant les périodes d'excitation : il faut tenir compte, en effet, pour cette diminution de
l'exhalation de l'acide carbonique, du moment où l'on fait l'expé-

rience, parce que, suivant que l'animal ou l'individu, sur lequel on fait cette recherche, sera dans une période d'excitation ou de dépression, il est évident que les résultats seront fort variables, voire opposés.

Sécrétions. — J'arrive maintenant, Messieurs, à l'étude de l'action de l'opium sur les différentes sécrétions. A une activité plus grande de la circulation, de la respiration et de la thermogénèse, correspondent naturellement et presque fatalement des propriétés sudorifiques ; au contraire, à une dépression plus ou moins intense de ces fonctions correspondent des propriétés diurétiques. Tous les médicaments cardiaco-vasculaires — et nous venons de voir que l'opium est, à ce point de vue, sinon le meilleur, au moins un des meilleurs — sont des médicaments diaphorétiques ; les dépresseurs cardiaco-vasculaires sont diurétiques.

Depuis fort longtemps, l'attention avait été attirée sur les propriétés sudorifiques de l'opium contrastant, comme le faisait remarquer Balthazar de Tralles, avec son action sur les autres sécrétions, dont il diminue, au contraire, l'abondance : on avait voulu, à un moment donné, expliquer cette diaphorèse par le fait du sommeil déterminé par l'opium ; et Ettmüler remarquant que cette action diaphorétique coïncidait avec une action hypnotique plus ou moins marquée, faisait observer combien la diaphorèse était sensiblement plus considérable pendant le sommeil normal qu'à l'état de veille, combien, par exemple, le sommeil favorise l'apparition des sueurs profuses chez les tuberculeux, et il rapprochait très volontiers l'action diaphorétique de l'opium de son action hypnotique. Mais, soit qu'on étudie l'opium isolément, ou bien par comparaison avec d'autres substances capables de déterminer également l'hypnose, il est très facile de voir que cette action hypnotique n'entre pour rien dans l'action diaphorétique exercée par l'opium ; certains autres médicaments très manifestement hypnotiques ne sont en aucune façon diaphorétiques ; cette diaphorèse qui s'observe sous l'influence de l'opium coïncide seulement avec l'hypnose, l'opium étant généralement narcotique à dose modérée ; et elle est, au contraire, plus ou moins nettement entravée sous l'influence des hautes doses qui amènent immanquablement la narcose.

Une particularité n'avait pas échappé à la sagace observation d'Ettmüller : c'est que si l'opium était capable de déterminer l'apparition de sueurs plus ou moins profuses, en revanche il arrêtait, dans une mesure plus ou moins accentuée, les sueurs pathologiques. Les causes de la sudation sont alors fort différentes; et ce fait montre bien que l'action diaphorétique de l'opium doit lui être attribuée en propre, et ne relève nullement de son action hypnotique.

D'ailleurs cette diaphorèse est toujours accompagnée de manifestations cutanées assez souvent très intenses et telles qu'elles causent à l'individu qui les éprouve des sensations fort désagréables. En dehors du prurit, toujours plus ou moins intense, ces manifestations cutanées peuvent être dues soit à l'exagération d'activité des glandes diapnogènes, soit même à l'élimination par les glandes sudoripares des principes actifs de l'opium, car le prurit est quelquefois primitif. Balthazar de Tralles avait fait remarquer à ce sujet que les manifestations cutanées susceptibles d'être observées sous l'influence de l'opium apparaissaient aussi, fréquemment, sous l'influence de causes provoquant une diaphorèse plus ou moins accentuée; il en est ainsi pour les bourbouilles des pays chauds. C'est surtout les types lichen et miliaire que revêtent ces manifestations cutanées.

A ce point de vue, il y a lieu de retenir un fait d'observation constant, c'est que la sueur est déterminée beaucoup plus rapidement et plus efficacement par l'ingestion de l'opium en nature que par l'injection de la morphine; et cependant, on peut acquérir assez facilement la certitude que la morphine s'élimine, partiellement, en nature par les glandes sudoripares, et cette élimination peut intervenir, dans une certaine mesure, pour provoquer les manifestations cutanées dont il vient d'être question.

Ce qui est encore remarquable, c'est que l'hypercrinie dont je parle en ce moment est exclusivement sudorale, et que, sous l'influence de l'opium, les autres glandes éprouvent, au contraire, une action dépressive plus ou moins accentuée. Ceci tend à prouver un fait que démontre d'ailleurs également d'autres considérations d'ordre physiologique, que chaque glande a son activité propre et son impressionnabilité particulière vis-à-vis des agents médicamenteux : il n'y a donc rien d'étonnant à ce que les glandes sudorales soient affectées d'une façon différente de celle des autres glandes. On peut voir, dans ce fait, les résultats de l'action exercée par l'opium sur les cellules nerveuses des filets dont les extrémités sont en relation avec les éléments anatomiques des glandes.

La sécrétion qui subit la diminution la plus frappante c'est la sécrétion mucipare; cette diminution se traduit par un certain nombre de phénomènes, notamment par la sécheresse du pharynx, mais plus particulièrement peut-être par l'oligurie; cette oligurie a été attribuée à une sécheresse anormale de la muqueuse vésicale, et avec beaucoup plus de raison, je crois, à l'obtusion de la sensibilité des nerfs cérébro-rachidiens du col de la vessie. La sensation du besoin d'uriner ne se fait sentir que d'une façon plus ou moins vague, en tous cas fort atténuée; et, par conséquent, le réflexe qui consiste à vider la vessie n'est pas aussi obligatoire pour l'individu. Mais, à côté de cela, il faut noter une diminution très notable dans le volume des sécrétions, sous l'influence de l'opium; toutes les fois, par exemple, qu'il a été nécessaire de sonder un malade auquel on avait administré une quantité assez notable d'opium, tous les observateurs ont noté constamment une diminution très considérable dans la quantité de l'urine secrétée, et Balthazar de Tralles avait insisté sur l'oligurie déterminée par l'opium. C'est là un fait qui trouve son application au point de vue thérapeutique; vous savez, en effet, que le diabète insipide est très amélioré par l'opium; et cette amélioration résulte, pour une large part, de la diminution de la sécrétion urinaire.

Le foie est affecté par l'opium d'une façon assez particulière : sous son influence, on note une dépression de l'activité de cette glande quant à la sécrétion biliaire. Cette dépression se traduit par la décoloration des matières fécales et par ce fait que les produits biliaires étant sécrétés en beaucoup moindre quantité, il en résulte une diminution de la stimulation intestinale qui vient s'ajouter à l'action hypocrinique exercée déjà sur les sécrétions des glandes de l'intestin. L'opium manifeste ici une action extrêmement complexe, car, sous son influence, l'activité glycogénique est, au contraire, excitée; et il résulte des recherches de Claude Bernard qu'on peut déterminer, chez les animaux tout au moins, un diabète passager par l'administration, en une seule fois, d'une quantité un peu considérable d'opium. La diminution notable des sécrétions des glandes intestinales, ainsi que de la quantité de mucus, jointe encore à la diminution de la sécrétion biliaire, la consistance des fèces moins fluides et moins irritantes, et en même temps une sorte de parésie que l'opium imprime à la tunique musculaire de l'intestin, expliquent précisément la constipation qui résulte de l'ingestion de l'opium en certaine quantité.

Cette constipation semble donc résulter bien plus d'une diminution dans la stimulation exercée sur la tunique musculaire contractile que de l'inertie de cette tunique sous l'influence de l'opium : l'inertie n'est certainement pas négligeable, mais n'intervient qu'à titre de condition accessoire; et il ne faut pas oublier non plus, à ce sujet, l'émoussement des impressions sensitives, comme je le faisais remarquer tout à l'heure à propos de l'oligurie.

Toutes les autres sécrétions sont également plus ou moins diminuées sous l'influence de l'opium, comme en témoignent la sécheresse de la muqueuse buccale, la dysphagie, la difficulté dans l'articulation des sons par suite d'une humectation insuffisante de l'appareil vocal : il y a, tout à la fois, diminution de la sécrétion salivaire et, fait probablement plus important au point de vue du mécanisme physiologique de ces appareils, diminution de la sécrétion du mucus. Il n'est pas jusqu'à la sécrétion lactée que l'ont n'ait assuré subir également une diminution sensible.

Système nerveux. — J'aborde maintenant une question beaucoup plus importante, quant à ses applications thérapeutiques. Je veux parler de l'action de l'opium sur le système nerveux. Les modifications imprimées par l'opium au système nerveux sont, de beaucoup, les plus importantes : ce sont, certainement, celles qui impriment à l'opium son individualité pharmacologique; aussi ont-elles toujours attiré de préférence l'attention des observateurs.

L'action hypnotique de l'opium a passé de tous temps pour son action la plus saillante; on pourrait presque dire qu'elle se perd avec les origines de l'opium et elle a été acceptée sans la moindre contradiction par la plupart des observateurs : l'opium a même été choisi comme type des substances somnifères, et le pavot a passé de tous temps, aussi bien parmi les poètes que parmi les artistes, pour l'emblème du sommeil et du repos. Il s'en faut cependant que ces opinions soient absolument exactes; et, si l'on peut dire que la narcose est l'expression certaine, inévitable, des doses élevées d'opium, il n'en existe pas moins un très grand nombre de cas dans lesquels c'est l'excitation qui caractérise les doses modérées ou faibles; et cela nous amène tout naturellement à chercher dans quelle mesure les modifications de doses peuvent influencer les effets physiologiques qu'on peut observer. Pour l'opium, plus encore peut-être que pour toute autre substance médicamenteuse, cette opinion qu'il y a, dans une même substance médicamenteuse, autant de médicaments différents qu'il y a de catégories dans les doses auxquelles ou l'emploie, se trouve continuellement vérifiée.

Pour cette étude, j'adopterai la division de Fonssagrives qui a fort bien décrit les modifications que l'opium en nature peut exercer sur l'organisme et qui les a groupées sous quatre chefs : l'impression, l'imprégnation, la saturation, et l'intoxication. Pour lui, l'*impression* effleure en quelque sorte simplement les organes ; l'*imprégnation* les pénètre et permet déjà la manifestation de symptômes beaucoup plus accusés ; la *saturation* porte à son summum l'activité médicamenteuse de la substance toxique : quant à l'*intoxication*, c'est l'exagération de la dose précédente ; l'organisme se trouve alors accablé sous la cause de destruction qui l'opprime et réagit par une symptomatologie particulière que nous étudierons avec détails lorsque nous ferons l'étude de l'action toxique de l'opium et de ses principaux alcaloïdes.

Eh bien, Messieurs, voici le moment de déterminer ce que nous entendons par les appellations doses fortes, faibles et moyennes. Mais, avant de chercher à déterminer ces doses, j'ai le devoir de vous avertir, qu'en ce qui concerne l'opium, cette détermination est ESSENTIELLEMENT INDIVIDUELLE, et les chiffres que je vais vous donner ne représenteront absolument qu'une moyenne extrêmement variable, extrêmement élastique, parce que, je ne saurais trop insister sur ce point, de tous les médicaments héroïques, l'opium est certainement celui qui varie le plus dans les doses capables d'amener les mêmes résultats, non seulement chez des individus différents, mais encore chez un même individu, suivant les circonstances particulières dans lesquelles il se trouve placé. Toutefois, comme il est nécessaire de fixer certaines quantités pour représenter ce qu'on veut dire, voici quelles sont, en moyenne, les quantités d'opium, en extrait thébaïque, capables de déterminer chacune des quatre phases que je viens de vous indiquer : l'impression, l'imprégnation, la saturation et l'intoxication.

L'impression par l'extrait thébaïque est caractérisée par l'absence de sommeil, et on remarque, au contraire, une suractivité cérébrale, un état agissant du cerveau, qui est précisément cet état recherché par les morphinomanes, par les consommateurs d'opium sous quelque forme que ce soit : cet état particulier est réalisé par l'ingestion, en une seule fois et chez un individu qui n'y est pas accoutumé, bien

entendu, d'une dose variant de 2 centigrammes 1/2 à 5 centigrammes
d'extrait thébaïque. La dose d'imprégnation qui, cette fois, va déterminer, au moins dans la grande majorité des cas, un effet hypnotique, est, en moyenne, de 5 à 10 centigrammes. La phase de saturation, caractérisée par une excitation cérébrale plus ou moins intense,
sera atteinte par l'ingestion d'une dose de 10 à 20 centigrammes.
Enfin la phase d'intoxication, caractérisée par l'enchaînement de
toutes les fonctions nerveuses, sera réalisée avec les doses supérieures
à 20 centigrammes.

Je fais, encore une fois ici, toutes réserves sur les questions de
susceptibilité individuelle relativement à ces doses; et je répète que
la réceptivité est extrêmement variable, montrant ainsi, une fois de
plus, l'individualité du système nerveux.

Il n'est peut-être pas de substance médicamenteuse à propos de
laquelle on ait fait de plus déplorables confusions; et c'est précisément parce que, la plupart du temps, les auteurs qui ont étudié
l'opium se sont surtout préoccupés des effets déterminés par les doses
toxiques, qu'on peut voir des divergences aussi marquées entre
des auteurs également recommandables et habitués à bien observer.
Tandis qu'en effet vous verrez certains auteurs admettre comme une
vérité absolue et indiscutable l'effet hypnotique de l'opium, quelle
que soit la dose à laquelle on l'administre, vous en verrez d'autres
lui dénier, au contraire, tout effet hypnotique et vouloir que ce soit
une substance exclusivement excitante, à moins que les doses
n'atteignent tout d'un coup les doses toxiques dont je viens de vous
parler.

Il est évident que lorsque l'on atteint d'emblée une dose considérable, on peut très bien passer, d'une façon plus ou moins rapide,
par dessus la phase d'excitation qui marque toujours le début de l'action de l'opium; mais, quelle que soit la dose administrée, lorsqu'on
observe avec un peu d'attention les manifestations qui se produisent,
il est impossible de ne pas saisir, à un moment donné, quelques manifestations de cette phase d'excitation qui peut, je le répète, être réduite
dans une extrême mesure, mais qui se montrera toujours à un observateur attentif. Il faut tenir compte d'ailleurs, à cet égard, d'une foule
de circonstances, surtout de la susceptibilité spéciale de l'individu, et
il faut remarquer, en outre, ce fait, que l'accoutumance à l'opium et
à la morphine s'établit avec une très grande facilité, et que telles doses

qui, au début, suffisaient pour obtenir les phénomènes d'excitation, seront bientôt insuffisantes, devront être doublées, triplées, quintuplées même, pour amener les mêmes phénomènes.

On a remarqué, relativement à l'action hypnotique de l'opium, un phénomène assez curieux : c'est que le sommeil déterminé par l'opium est un sommeil beaucoup plus agissant, plus entremêlé de rêves, que ne l'est le sommeil naturel ou celui déterminé par les autres substances hypnotiques. Quelle que soit la dose d'opium qui ait été administrée pour produire cet effet, le sommeil obtenu est suivi, le lendemain, d'affaissement cérébral, de céphalalgie, d'un état gastrique plus ou moins accentué ; et c'est là, certainement, un des écueils de l'administration de l'opium à titre de substance hypnotique. Il faut tenir compte, comme je le disais tout à l'heure, non seulement des doses plus ou moins fortes, mais de la réceptivité plus ou moins délicate des individus ; et, à ce sujet, les auteurs, tels que Bordeu, Lorry, Cullen, Hufeland, Balthazar de Tralles, ont observé des phénomènes plus ou moins curieux. Telle est l'observation de Murray, relative à un recteur d'une Université anglaise qui ne pouvait pas prendre quelques gouttes de laudanum sans éprouver des phénomènes d'excitation extrêmement intenses, auxquels succédaient bientôt une sédation des spasmes convulsifs dont ses membres étaient agités. En plus de l'exaltation de la mémoire et de l'imagination, imposant à son esprit une suractivité fatigante, ce sujet ressentait surtout l'action excitante de l'opium sur le système cérébral. Il faut bien songer aussi, d'ailleurs, que les propriétés hypnotiques ne sont pas dévolues à *tous* les alcaloïdes de l'opium ; que certains, la narcotine, la thébaïne, la papavérine, sont surtout convulsivants ; que la morphine et la codéine même, bien que manifestement hypnotiques, ne sont pas dépourvues de propriétés excitantes ; et que, par conséquent, la résultante de ces sollicitations, aussi multiples que différentes, peut se traduire d'une façon variable, suivant que l'impressionnabilité du sujet sera plus intense pour le groupe excitant que pour le groupe sédatif.

Pour interpréter l'action hypnotique de l'opium, on a fait intervenir un très grand nombre d'explications plus ou moins probantes, et desquelles il peut y avoir à tirer un certain enseignement. Je ne vous referai pas ici les diverses théories du sommeil : j'ai eu l'occasion de m'étendre sur cette question l'année dernière à propos des hypnotiques et des hypno-anesthésiques [1]; mais je dois cependant vous rapporter certains faits qui ont été démontrés en ces dernières années par des expériences bien conduites, faites presque exclusivement avec la morphine. Ces expériences permettent d'interpréter, d'une façon très satisfaisante, l'action hypnotique de l'opium en raison de l'influence exercée par la morphine et ses dérivés sur l'amœboïsme des prolongements protoplasmatiques et cylindraxiles des neurones. Vulpian avait, en quelque sorte, le pressentiment de cette interprétation quand il admettait que les hypnotiques, et notamment l'opium et la morphine, produisaient leurs effets par suite d'une action particulière exercée sur la cellule cérébrale dont ils modifiaient la vitalité.

Avec les solidistes, Boerhaave pensait que l'opium produisait le sommeil en ramenant simplement la laxité normale du tissu nerveux cérébral; pour Sydenham, l'opium agissait sur les *esprits animaux*, les calmait, et le sommeil était la conséquence de cet apaisement; plus tard, on a cherché dans un certain nombre de théories physiologiques l'explication des phénomènes que pouvait déterminer la morphine, et je vous rappelle simplement les différentes interprétations qui ont été données pour expliquer le sommeil naturel.

Les questions que se posèrent les expérimentateurs modernes étaient les suivantes : Le sommeil est-il une fonction positive ou négative du cerveau? Doit-il être considéré comme un état apathique des extrémités périphériques nerveuses dont la sensibilité est émoussée par la fatigue et qui n'envoient plus au *sensorium commune* les excitations dont il a besoin pour se tenir éveillé? Est-il le résultat d'une modification vasculaire de l'encéphale?

Je vous ai exposé comment chacune des théories, de Preyer (*théorie des substances ponogènes*), de Sommer (*théorie de l'oxydation insuffisante*), de Pflüger (*théorie de la soustraction de l'oxygène actif*), de Léo Errera (*théorie des leucomaïnes*), de Libermann (*théorie des actions vaso-motrices*), renfermait une part de vérité et permettait d'interpréter certains phénomènes, dans certaines conditions déterminées. On était arrivé ainsi, les uns à soutenir que l'action stimulante de l'opium épuise les cellules cérébrales et qu'il endort par excès de fatigue, les autres qu'il détermine une compression cérébrale lente et graduelle par accumulation du sang dans le cerveau et en abolissant par là même les fonctions cérébrales.

1. Voir *Leçons de pharmacodynamie et de matière médicale*, première série, p. 115.

Je vous ai montré comment la *théorie histologique du sommeil* était venue heureusement relier et coordonner tous ces faits d'observation; or, c'est précisément à l'aide de la morphine que des expériences très suivies et fort probantes ont été réalisées dans ces dernières années à l'Institut Solvay, de Bruxelles, par M. Demoor.

Cet expérimentateur a soumis trois séries de chiens aux conditions expérimentales que voici : un premier lot de chiens est tué au moyen d'injections de morphine, pratiquées de 5 en 5 minutes, jusqu'à ce que mort s'ensuive; pour le second lot d'animaux, auxquels avaient été pratiquées des injections de morphine dans les mêmes conditions, on n'attend pas que la mort se produise par le fait de l'intoxication, mais on la provoque par la section du bulbe. Le troisième lot a été traité de la façon suivante : on a pratiqué chez ces animaux, des deux côtés et au niveau du sillon crucial, une couronne de trépan et on les a laissés jusqu'au lendemain pour se remettre du traumatisme; on a alors enlevé, à l'aide d'une curette tranchante, une certaine partie de la substance nerveuse corticale de l'hémisphère gauche que l'on fixa immédiatement par les réactifs histologiques; puis, après avoir soumis les animaux à une morphinisation intense, on pratiqua de la même manière, avec la curette tranchante, l'ablation d'une partie de la couche corticale de substance nerveuse de l'hémisphère droit, et on la fixa immédiatement, comme la précédente.

Des modifications cellulaires identiques se sont montrées dans les trois cas : vous savez que les ramifications protoplasmatiques des cellules pyramidales, chez les animaux normaux, se montrent hérissées de petites aspérités abondamment et régulièrement distribuées, déjà décrites par Ramon y Cajal sous le nom d'*épines* et que Demoor à comparées à une *échelle suédoise*, c'est-à-dire une de ces échelles à support central traversé par des échelons transversaux. Eh bien, sous l'influence de la morphine, presque tous les prolongements, surtout, d'une façon encore plus intense, les filaments du panache, se trouvaient rétractés d'une façon plus ou moins remarquable; et, non seulement on voyait ces épines en quelque sorte rentrées dans la tige qui les supporte normalement, mais encore, on observait une rétraction et un épaississement de cette tige, modifications qui se traduisaient par l'aspect moniliforme plus ou moins accentué du prolongement. Cet aspect était même si accentué sur les filaments du panache qu'ils semblaient, à première vue, formés par une série de petites

cellules cylindriques juxtaposées, de dimensions variables et totale-
lement séparées ; mais alors l'emploi d'un grossissement plus considérable et l'examen de coupes suffisamment minces montraient que
ces cellules étaient réunies entre elles par un filament plus ou moins
ténu et que le prolongement cellulaire moniliforme se terminait par
une granulation terminale, toujours relativement grosse.

Si, au lieu de morphiniser profondément les animaux, on ne les
soumettait qu'à l'influence d'une dose relativement faible de morphine, les modifications précédentes s'observaient encore, mais à un
degré moindre, et ce ne sont plus alors que les ramifications les plus
délicates qui prennent l'aspect moniliforme.

Le chloroforme et l'hydrate de chloral ont déterminé des modifications structurales du même genre. Elles furent, cependant, moins
accentuées avec le chloral et elles ne purent intéresser les arborisations dans toute leur étendue ; c'est seulement au niveau des fines
ramifications que l'état perlé fut manifeste.

Enfin, une très intéressante expérience de contrôle fut la suivante.
Un chien narcotisé par la morphine fut trépané des deux côtés, puis
abandonné en liberté durant trente-six heures pour se remettre du
choc opératoire. Au bout de ce temps, un fragment de substance nerveuse de la couche corticale fut enlevé d'un côté, tandis que de l'autre
côté on appliquait à la même région une excitation électrique intense
après laquelle on enlevait aussitôt un fragment de tissu. Ces deux
fragments, traités immédiatement et rigoureusement de la même
façon, présentèrent les différences suivantes. Les cellules du premier,
celui prélevé après la période de repos, se montrèrent normales,
c'est-à-dire munies de leurs prolongements, de leurs pseudopodes
épineux, et non moniliformes, ce qui prouve que la modification
qu'avait dû leur imprimer la morphine injectée trente-six heures
auparavant était seulement passagère et susceptible de disparaître
après un certain temps de repos ; le protoplasma des arborisations
revient donc à sa forme normale lorsqu'il n'est plus sous l'influence
de la morphine. Quant aux cellules du second fragment, celui prélevé
après la faradisation de la substance nerveuse, elles présentèrent des
caractères analogues à ceux que détermine la fatigue, le surmenage
de ces éléments anatomiques, et que je vous ai décrits en détail l'an
dernier : ces cellules étaient globuleuses ; le prolongement du
sommet était notablement plus gros que normalement et souvent

moniliforme dès la sortie de la cellule ; les ramifications en panache
des prolongements basilaires et le cylindre-axe étaient granuleux.
Après leur impressionnement par la morphine, et leur retour à l'état
normal sous l'influence du repos, les cellules nerveuses ont donc
complètement recouvré leurs propriétés fonctionnelles normales et
sont capables de subir, de la part des modificateurs physico-chimiques, les mêmes modifications que des cellules normales et
intactes. Ceci, bien évidemment, à la condition que l'action de la
substance médicamenteuse, la morphine dans le cas particulier, ne
s'exerce que d'une façon passagère. Il serait fort intéressant de
rechercher quelles pourraient être les modifications, durables sans
doute celles-là, que la morphinisation habituelle pourrait provoquer
chez les morphinomanes succombant à leur lente intoxication.

Voyons à présent comment il est possible d'interpréter l'action
analgésique de l'opium. Cette action peut être ou locale ou générale.
L'emploi de l'opium pour déterminer une action analgésiante
remonte presque aussi loin que son utilisation ; et l'on sait, par
toutes les observations qui ont été faites dans ce sens, que, par suite
de son action directe sur les extrémités nerveuses terminales, l'opium
est capable de déterminer une sédation de la douleur, sédation pour
la production de laquelle l'action de la morphine est certainement
beaucoup plus efficace que ne l'est celle de l'opium en nature.

Quant à l'action analgésique générale déterminée par l'opium,
elle peut être interprétée de deux façons différentes, mais il me
semble, étant données précisément les expériences de Demoor dont
je viens de vous entretenir, que l'une de ces interprétations paraît
beaucoup plus proche de la vérité que l'autre. On avait attribué
d'abord l'action analgésiante de l'opium à une action centrale, à une
action cérébrale : on disait que sous son influence les centres perce-
vaient moins nettement, ou même pas du tout, la douleur. On a soutenu également que cette action serait plutôt d'origine périphérique
et que ce serait par suite de l'action exercée sur les extrémités terminales périphériques que l'action analgésiante de la morphine se
manifesterait. Cette dernière interprétation paraît maintenant beaucoup moins probable, et les expériences que je citais tout à l'heure
concordent bien mieux avec l'hypothèse d'un défaut ou d'une interruption complète de conductibilité entre les neurones sensitifs centraux et périphériques, et entre les neurones sensitifs centraux et

les neurones psychiques, par suite d'un état moins parfait de la contiguïté de leurs prolongements protoplasmatiques et cylindraxiles.

De plus, on peut très bien observer une atténuation de la douleur, sous l'influence de l'opium, sans qu'on arrive pour cela jusqu'à l'action hypnotique, tandis que pour beaucoup d'observateurs cette action analgésiante de l'opium était, en quelque sorte, une conséquence de son action narcotique : or il n'est pas nécessaire du tout que l'opium manifeste son action hypnotique pour qu'on observe en même temps une action analgésiante. D'autre part, la persistance des réflexes pendant l'hypnose, même très accentuée, sous l'influence de l'opium, rend peu probable que l'action puisse s'exercer dans ce cas par les extrémités terminales nerveuses périphériques.

Système musculaire. — L'action de l'opium sur les muscles lisses et striés se traduit, au début, par un orgasme musculaire plus ou moins intense, mais ne laisse jamais de se manifester lorsque l'opium est administré à des doses suffisamment faibles : c'est un véritable excito-moteur, lorsqu'il est employé à dose modérée. Il détermine alors cette sensation d'*alacrité musculaire* que Fonssagrives, qui a imaginé cette expression, regardait avec raison comme l'une des caractéristiques des impressions sensuelles causées par ce médicament, et que recherchent précisément les morphino-manes et les consommateurs d'opium. Au contraire, sous l'influence de doses toxiques, on voit se produire très rapidement l'abolition des propriétés de la moelle en tant que foyer d'innervation motrice ; et ces manifestations se traduisent par une impotence fonctionnelle plus ou moins considérable, en même temps que par l'augmentation de l'acide carbonique dans le sang ; et, en définitive, par des phénomènes d'asphyxie qui sont, comme nous le verrons, ceux qui terminent la scène, lorsque l'opium est administré en quantité suffisante pour déterminer la mort.

Cette action sur les muscles, soit lisses, soit striés, est assez importante à considérer dans certaines circonstances ; vous savez qu'on a proposé l'opium comme un médicament anti-abortif, en se fondant précisément sur l'action qu'il exercerait dans ce cas sur les muscles lisses. Je ne crois pas que ce soit là la véritable interprétation, car les muscles lisses sont certainement beaucoup moins influencés que les muscles striés, et cela me semble explicable par ce fait qu'ils ne sont influencés par l'opium que secondairement, c'est-à-dire par l'intermédiaire du système sympathique : je crois qu'il est beaucoup plus rationnel d'attribuer ce résultat à ce que la perception des phénomènes douloureux que déterminent les contractions utérines est plus ou moins atténuée sous l'influence de l'opium, et ce fait seul paraît suffisant pour expliquer l'arrêt, la suppression de ces contractions.

La prétendue action dépressive exercée par l'opium sur d'autres muscles de la vie organique, tels que ceux de l'intestin, de la vessie, des bronches, est justiciable de pareille réserve : j'ai appelé précédemment votre attention sur la moindre excitation de la tunique musculaire intestinale par des fèces moins fluides et moins riches en produits de sécrétion biliaire.

Il est vrai que l'inertie du système musculaire strié ne tarde pas à succéder à l'emploi de doses un peu élevées d'opium; l'éréthisme est alors remplacé par une langueur musculaire qui incite au repos. Mais c'est là un phénomène qui sert, en quelque sorte, de transition entre les doses médicamenteuses et les doses toxiques; et je ne discute cette action dépressive qu'en ce qui concerne les doses faibles ou modérées, la dépression et la narcose généralisée étant l'aboutissant fatal des doses élevées.

La preuve que les muscles lisses sont peu influencés par l'opium nous est fournie par ce qui se passe du côté de la pupille, fait qui est certainement justiciable, non pas de l'action exercée sur les muscles, mais de l'action exercée par l'intermédiaire du système nerveux. En effet, l'influence excitante déterminée par l'opium sur le cerveau, au début de son action, retentit sur les fibres circulaires de l'iris, innervées, comme vous le savez par la troisième paire qui fournit au ganglion ophthalmique sa racine motrice; et, en même temps, il y a une paralysie des fibres radiées, à innervation principalement sympathique — par la racine sympathique du ganglion ophthalmique — et accessoirement cérébrale — par quelques filets moteurs de la branche naso-ciliaire du nerf ophthalmique — parce que, sous l'influence de l'opium, on observe presque toujours une paralysie du système sympathique. Vous savez, en effet, que l'irritation du cordon cervical du grand sympathique détermine la dilatation de la pupille par suite de l'exagération d'action des fibres radiées de l'iris, tandis que la section de ce cordon cervical, ou bien sa paralysie, déterminent la prédominance d'action des fibres circulaires, d'où le myosis.

Cette paralysie est même tellement remarquable, que l'action de l'opium peut, dans une certaine mesure, être comparée à celle résultant de la section du grand sympathique; l'opium agit, dans tous les cas, exactement dans le même sens que la section du grand sympathique. On voit se produire la sécheresse des muqueuses, la chaleur à la peau, la rougeur des tissus, l'élévation de la température, tous phénomènes que nous savons être la conséquence de la section ou de la paralysie momentanée du grand sympathique. L'opium paralyse les filets du sympathique que le ganglion cervical supérieur envoie au ganglion ophthalmique et de là aux fibres radiées de l'iris, comme il paralyse les filets vasculaires du grand sympathique et détermine de la vaso-dilatation. La pupille est contractée surtout par action prédominante et isolée des fibres circulaires de l'iris; et l'opium agit au même titre que l'ablation du ganglion cervical supérieur ou la section des filets supérieurs qui s'en détachent.

L'action sur l'intestin paraît contradictoire, parce qu'en effet, en admettant cette action du l'opium sur le grand sympathique, il semblerait que le péristaltisme intestinal devrait être exalté par modération ou paralysie du splanchnique; mais, pour pouvoir interpréter tous ces phénomènes, il faut tenir compte des conditions complexes de l'action stupéfiante exercée par l'opium sur les éléments anatomiques, et particulièrement sur la sensibilité de la muqueuse de l'intestin, enfin de la diminution des sécrétions et de la moindre irritation de la muqueuse intestinale. De plus, cette coexistence d'une excitation motrice éprouvée par le tissu musculaire, au moins au début, avec la paralysie du sympathique, détermine un état de spasme capable d'entraver, plus ou moins complètement, le péristaltisme intestinal.

Enfin, une preuve, d'ordre expérimental celle-là, qu'il ne faut pas attribuer une importance trop considérable au rôle joué par le nerf splanchnique, c'est que sa section préalable reste sans produire des modifications apparentes dans l'influence exercée par la morphine ou l'opium sur le péristaltisme et sur les sécrétions de l'intestin.

XXVIIe LEÇON

ACTION PHYSIOLOGIQUE DE L'OPIUM EN NATURE. —
ACTION SUR LES APPÉTITS ORGANIQUES. — ACTION
NOOSTHÉNIQUE ET EXHILARANTE. — CONDITIONS QUI
FONT VARIER L'ACTION PHYSIOLOGIQUE. — AGE-SEXE-
IDIOSYNCRASIES.

Action sur les appétits organiques. — Quelques faits, relatifs
à l'action de l'opium sur les différents appétits organiques, vont me
servir de terme de transition entre les phénomènes d'ordre physiologique que nous avons étudiés jusqu'à présent et les phénomènes
d'ordre psychique sur lesquels il me reste à attirer votre attention.
Vous avez pu remarquer, d'après ce que je vous ai dit précédemment, qu'il existe une différence essentielle, très appréciable, entre
l'action exercée par l'opium sur les phénomènes de sensibilité et sur
ceux de motilité; en effet, tandis que la motilité est toujours plus ou
moins nettement exaltée, la sensibilité est, au contraire, déprimée
dans une plus ou moins large mesure.

Ceci se traduit par une sensation particulière, caractérisée par ce
fait que le poids du corps semble disparaître, que la marche est
facile et légère; l'individu, sous l'influence des doses modérées
d'opium, éprouve une sensation d'énergie physique, de jeunesse, de
puissance, qu'il ne ressentait pas auparavant. Ces effets sont plus ou
moins durables, d'une part en proportion de la dose d'opium employée,
et d'autre part en raison de la susceptibilité, la réceptivité individuelle; mais dans tous les cas, ces effets d'excitation sont toujours
suivis d'une dépression dont l'intensité est proportionnelle au degré
d'excitation qui l'a précédée. De là résulte, précisément, pour les
individus qui s'adonnent à la consommation de l'opium, la nécessité

en quelque sorte de recourir pour une excitation nouvelle à une augmentation de dose; et ceci les conduit fatalement à l'opiomanie ou à l'opiophagie, dont nous nous occuperons plus tard. Ce fait est en relation avec l'accoutumance qui s'établit si facilement et sur laquelle j'aurai quelques détails à vous fournir lorsque nous étudierons la morphinomanie et le morphinisme; mais, dès à présent, vous pouvez voir qu'il y a entre l'action exercée par l'alcool et celle exercée par l'opium une très étroite analogie.

De part et d'autre, excitation initiale avec les doses modérées; narcose avec asphyxie menaçante, si les doses sont plus fortes ou la réceptivité plus délicate; accoutumance facile et rapide, nécessité d'élever bientôt les doses initiales pour obtenir le même effet; intoxication chronique presque fatale, le sujet n'étant plus capable de gouverner sa volonté; manifestations graves très analogues de ces deux intoxications chroniques, tare héréditaire des plus lourdes infligée à la descendance. Il existe cependant quelques caractères différentiels. L'alcoolisme détermine surtout des accidents délirants, à forme hallucinatoires, tandis que le morphinisme provoque, avant tout, des accidents d'ordre trophique et moteur. L'alcool s'attaque immédiatement aux facultés sensorielles, tandis que la morphine peut les laisser indemnes pendant des années, tout en modifiant profondément le caractère et la volonté. Enfin, les accidents psychiques justiciables de l'alcoolisme résultent de l'*excès* de la substance toxique dans l'organisme, tandis que les mêmes accidents justiciables du morphinisme résultent, comme nous le verrons bientôt, de l'*insuffisance* ou du *défaut* de la morphine. Et, dans ce dernier cas, la symptomatologie des accidents est tellement semblable que l'on a caractérisé cet épisode de l'intoxication morphinique par l'appellation de *Delirium tremens amorphinique.*

Il y a lieu également d'établir une distinction, au point de vue de cette dépression de la sensibilité, entre la sensibilité matérielle et la sensibilité psychique; et, en effet, tandis que la sensation de la douleur, notamment, est très amoindrie, vous allez voir tout à l'heure que les sensations psychiques sont, au contraire, exaltées dans une très large mesure.

Au point de vue de l'appétit, nous savons que la sensation de faim est émoussée par l'opium, et qu'il en est de même de la soif, après, toutefois, une période pendant laquelle celle-ci est plus ou moins exagérée et pendant laquelle le sujet ressent une sécheresse accentuée de la bouche et de la gorge, que cette exagération soit attribuable directement à l'opium, ou bien, ce qui est beaucoup plus probable, qu'elle constitue une simple conséquence de la diaphorèse très intense que l'usage de l'opium entraîne presque toujours. Si les vomissements sont fréquents avec la morphine, comme nous le verrons plus tard, ils sont au contraire fort rares avec l'opium ; et il est tout à fait exceptionnel que les doses modérées d'opium, capables d'amener l'exaltation des facultés intellectuelles et l'excitation motrice dont je parlais tout à l'heure, entraînent des troubles digestifs assez intenses pour amener des vomissements.

A propos de l'action de l'opium sur les sécrétions et sur les fibres musculaires lisses, j'ai eu l'occasion de vous parler de l'action constipante et de la décoloration des matières fécales, déterminées par l'opium ; j'ajouterai simplement ici que les exonérations intestinales sont extrêmement rares chez les opiophages, et qu'on a vu des individus adonnés à l'usage de l'opium rester quelquefois plusieurs semaines sans aller à la garde-robe. La diarrhée se montre quelquefois comme phénomène ultime ; c'est un accident d'intoxication lente, à moins que, comme l'a rapporté Oppenheim, qui a donné une très bonne relation des mœurs et des coutumes des opiophages, cette diarrhée ne soit due parfois à l'addition du sublimé à l'opium, ainsi que cela se pratique dans certaines contrées, comme en Perse, dans le but de lutter contre l'action constipante de l'opium, mais, en réalité, sans que l'on ait donné une raison bien plausible de ce mélange. Quant au péristaltisme, comme je vous l'ai déjà fait remarquer, il est entravé par le spasme de la tunique musculaire de l'intestin, spasme dû tout à la fois à l'excitation motrice du système musculaire et à la paralysie du système sympathique. J'attire également de nouveau, à ce sujet, votre attention sur un fait que Vulpian interprétait comme une preuve de l'existence d'une action vaso-constrictive, c'est la sécheresse de la muqueuse intestinale.

Action aphrodisiaque. — Messieurs, quand nous nous occuperons de la morphinomanie et du morphinisme, nous verrons que la recherche de l'action aphrodisiaque de l'opium a été très souvent le point de départ de la morphinomanie, c'est-à-dire de l'usage soit de l'opium, soit de la morphine pour exagérer les sensations qu'on éprouve durant l'acte sexuel. Eh bien, à ce point de vue, les résul-

tats observés peuvent être diamétralement opposés. Une analyse
attentive permet précisément de se rendre compte des circonstances
dans lesquelles ils se produisent, et montre que, par une étude très
fouillée et très soigneuse des phénomènes physiologiques déterminés
par l'opium, on peut arriver à concevoir le mécanisme physiologique de ces deux actions, en apparence absolument contradictoires.
La réputation de l'opium comme aphrodisiaque a existé de tout
temps, et la stimulation génésique, au début tout au moins, est absolument indiscutable. On a cherché à expliquer cette action aphrodisiaque en se basant sur ce fait qu'une excitation médullaire succédait,
au bout d'un temps plus ou moins long, à l'excitation cérébrale et que
la stimulation génésique dériverait de cette excitation médullaire :
c'est là un fait qui, certainement, doit intervenir pour sa part; mais
vous allez voir qu'il n'est pas nécessaire d'arriver à cette interprétation pour comprendre les conditions dans lesquelles l'action aphrodisiaque ou anaphrodisiaque de l'opium peut se réaliser.

En effet, l'individu qui ne recherche absolument dans l'accomplissement de l'acte sexuel que le côté matériel, et pour qui cet acte
constitue exclusivement, suivant la définition de Chamfort, le contact
de deux épidermes, celui-là ne tarde pas à éprouver l'effet déprimant
qui prédomine dans l'action exercée par l'opium sur la sensibilité.
Au bout d'un temps en général assez court, les perceptions sensitives,
quelles qu'elles soient, sont plus ou moins déprimées, et par conséquent la jouissance particulière pour la recherche de laquelle il
employait l'opium est plus ou moins atténuée; elle arrive même à
être complètement anéantie : nous verrons, en effet, qu'il y a peu de
substances capables, comme l'opium, de déterminer plus sûrement
l'anaphrodisie complète par un usage prolongé. Mais à côté de ceux
dont je viens de parler, il y a ceux qu'on pourrait appeler les psychiques, les poètes, qui cherchent dans l'acte sexuel la satisfaction
d'un désir moral, et qui alors trouvent, de par les hallucinations que
l'opium peut déterminer chez eux, un état d'exaltation psychique, des
transports immatériels d'ordre absolument moral, bien supérieurs à
la satisfaction des seuls appétits organiques : chez ceux-là, évidemment, l'opium aura, pendant un temps plus ou moins long, plus ou
moins court, suivant les circonstances, une action aphrodisiaque très
nette, pour la recherche de laquelle beaucoup de gens s'adonnent
soit à l'opiomanie, soit à la morphinomanie; mais vous voyez que

c'est en quelque sorte une action trompeuse, c'est plutôt une satisfaction psychique que matérielle.

Les sujets qui emploient surtout l'opium dans le but d'en obtenir des stimulations d'ordre principalement psychique arrivent à prolonger assez longtemps l'action aphrodisiaque que ce médicament provoque chez eux. D'une part, leur recherche d'exaltation psychique se réalise avec des doses plutôt faibles ; d'autre part, la satisfaction de leurs appétits de jouissances idéales les plonge dans un état de lassitude béate pendant lequel l'âme se trouve comme dégagée de ses liens terrestres, la matière est en quelque sorte annulée, et l'esprit plane seul dans l'infini, tandis que le sujet, se laissant aller à cette abstraction, prolonge ce rêve autant qu'il lui est possible. Celui-là se contente en quelque sorte de l'illusion du bonheur et de la jouissance ; il n'use pas, on use peu, ses forces matérielles.

Celui, au contraire, qui demande à la stimulation de l'opium de lui faciliter la satisfaction de ses instincts, de ses appétits, de ses vices, celui-là éprouvera bientôt la nécessité d'élever les doses pour obtenir l'excitation ; les jouissances qu'il recherche ont un côté matériel, borné par les forces dont il dispose, et pour l'exaltation desquelles il va arriver, inévitablement et rapidement, à la saturation. Celle-ci entraînera fatalement l'impuissance génitale plus ou moins absolue, comme nous le verrons plus tard, et le malheureux morphinomane réalisera une nouvelle forme du supplice de Tantale, par le contraste entre cette impuissance effective et les images que ses désirs, impossibles à assouvir, lui représentent sans cesse. Car c'est à un pareil résultat qu'amène fatalement, au bout d'un temps variable, l'emploi de l'opium à titre d'aphrodisiaque.

L'impuissance génitale est, en effet, plus ou moins absolue lorsqu'il est fait un usage suffisamment prolongé soit de l'opium, soit de la morphine ; et, en définitive, c'est à une action *anaphrodisiaque* qu'on aboutit, bien qu'au début l'action aphrodisiaque de l'opium ou de la morphine ait été plus ou moins nettement démontrée. J'ajouterai encore qu'à cette action aphrodisiaque on a l'habitude de rattacher l'excitation du flux menstruel déterminée par l'ingestion d'une petite quantité d'opium : c'est un fait à rapprocher de l'excitation des organes génitaux, excitation qui peut évidemment s'accompagner d'un certain degré d'aphrodisie.

Action noosthénique et exhilarante. — Sous la dénomination de *noosthéniques*, Fonssagrives rangeait tous les stimulants de l'intelligence, que cette stimulation portât soit sur les phénomènes intellectuels en général, soit, d'une façon élective, sur quelques facultés psychiques en particulier. Il faisait de ces corps une classe particulière dans laquelle il rangeait l'alcool et l'acide carbonique : nous avons déjà étudié en détail l'alcool, et, chemin faisant, je vous ai signalé dans quelle mesure l'acide carbonique pouvait intervenir au point de vue noosthénique, au point de vue de l'excitation intellectuelle. Fonssagrives rangeait également dans cette classe la plupart des essences qui, comme l'alcool, sont douées du pouvoir de stimuler les facultés intellectuelles; il y ajoutait l'opium, le chanvre indien et le kawa, et terminait ce groupement par la série des caféiques.

Eh bien, je crois qu'il faut distraire le groupe des caféiques de celui des noosthéniques, parce qu'il existe entre l'action stimulante exercée par les caféiques et celle qu'exercent l'alcool, l'opium et le chanvre indien, une différence qui me paraît essentielle : cette différence, j'en veux trouver l'explication, ainsi que je vous l'ai déjà indiqué, à propos des généralités concernant les modificateurs intellectuels, dans ce fait que l'action noosthénique exercée par les caféiques est surtout une action secondaire qui me paraît une conséquence de l'augmentation de la pression sanguine déterminée par les caféiques, augmentation de pression qui se fait sentir dans le névraxe aussi bien que dans les autres régions de l'organisme; et que, dans ce cas, l'action noosthénique est surtout tributaire de cette augmentation de pression, d'une part, et, d'autre part, de l'action particulière exercée par les principes actifs des caféiques sur le système nerveux exclusivement moteur, ainsi que sur le système musculaire. Au contraire, dans l'action exercée par l'alcool, par les essences, par l'opium, par le chanvre indien, l'observation et l'expérience montrent qu'il y a une action particulière et *primitive* sur la cellule nerveuse, que cette cellule réagit par elle-même *primitivement*, en raison de l'action particulière exercée par les substances actives de ces différentes drogues sur l'élément nerveux lui-même. Je crois, en conséquence, qu'il est beaucoup plus logique de rejeter l'étude des caféiques à côté de celle des modificateurs du système musculaire ainsi que de la circulation et de la pression sanguine, c'est-à-dire à côté de la digitale et des digitaliques : leur place est beaucoup mieux là que parmi les substances stimulantes des fonctions intellectuelles.

Cette action noosthénique de l'opium se traduit par un état de bien-être, de bonne humeur, de force physique et intellectuelle. Sous son influence, les idées sont nettes, précises; la mémoire est fidèle; la conception est plus rapide et plus ferme; l'expression, la traduction des idées sont tout à fait faciles, abondantes et sans effort; et, de l'aveu de tous ceux qui ont essayé les différents stimulants ou qui les ont étudiés de très près, nulle autre stimulation ne peut, certainement, être comparée à celle que détermine l'opium.

Sous l'influence des petites doses, ainsi que je l'ai déjà décrit à propos de l'action hypnotique, l'état de stimulation et de veille est plus ou moins prolongé; puis, à cet état de stimulation, qui n'est pas sans causer une certaine fatigue, succède nécessairement un état de dépression plus ou moins intense, état qui se traduit assez souvent par la phase hypnotique, puis, le lendemain, c'est de l'affaissement, de la migraine, de l'embarras gastrique, un état absolument semblable à celui qui succède à l'ingestion d'une quantité trop considérable de boissons alcooliques. Cet état gastrique, cet état migraineux qui suit l'ingestion de l'opium, est peut-être, est même très certainement un des correctifs du péril dans lequel on peut tomber par l'emploi des préparations opiacées; mais, malheureusement, on pourrait dire à propos de l'opium, comme à propos de l'alcool, que ces inconvénients sont encore insuffisants pour empêcher ceux qui recherchent la satisfaction de jouissances particulières, de faire usage, et même abus, soit de l'alcool, soit de l'opium.

Quant aux effets stimulants de la morphine, que nous étudierons plus tard, ils sont loin d'être aussi éminemment psychiques et profonds que ceux de l'opium : les effets de l'opium paraissent, en effet, électivement intellectuels et plus durables que les effets stimulants de la morphine; il semble que la stimulation due à la morphine évolue d'une façon plus rapide, mais en même temps plus brutale.

La *vertu dormitive* de l'opium, comme vous le voyez, est, en somme, en contraste assez flagrant avec ces faits : l'état d'hébétude qui peut succéder à cette excitation primitive est un résultat absolument secondaire et la conséquence de la production d'une excitation factice. Comme cela se produit avec toutes les substances capables d'exalter une jouissance, le plaisir de l'heure présente fait oublier la peine du lendemain; et on peut dire, en définitive, pour l'opium, ce qu'on peut dire également pour l'alcool, que son emploi à dose modérée — mais malheureusement, pour des raisons que nous verrons plus tard, ces doses ne peuvent pas rester longtemps modérées — produit un état d'excitation, de force, d'expansion, de gaîté et d'hallucinations joyeuses.

Ces qualités de l'opium comme stimulant général étaient d'ailleurs bien connues et appréciées, de temps immémorial pourrait-on dire, dans certaines contrées où cette drogue a toujours été employée d'une façon courante. En plus des faits que je vous ai rapportés au sujet de l'historique de l'emploi de l'opium et de son histoire doctrinale (voir page 558), je vous citerai certains passages d'un travail intitulé *Qvelques réflexions sur l'abus de l'opium*, dû au Dr J. Matteï que ses fonctions de médecin de la marine ont mis à même d'étudier sur place les opiophages et les opiomanes.

« Personne ne doute, en France, que les mangeurs d'opium ne soient des abrutis, d'une pâleur extrême, condamnés à une vie misérable qui ne va guère au-delà de trente ans, le corps déformé par de nombreuses périostoses, cadavres vivants dont l'opium est même impuissant à calmer les souffrances.

« Convaincu de ces faits, nous n'avons pas été peu surpris de voir des mangeurs d'opium avérés, munis d'un embonpoint raisonnable, jouir de toutes leurs facultés et ayant dépassé de beaucoup l'âge auquel ils auraient dû mourir, ne présenter aucun dérangement important dans leur organisme et vivre comme tout le monde.

« Il est certain que l'opium est pour les peuples de l'Orient ce que sont le vin et l'alcool pour les Occidentaux.

« Les Orientaux emploient l'opium comme excitant ; le peuple en prend pour augmenter ses forces, et les hommes qui ont à supporter de longues fatigues et souvent la faim, comme les courriers tartares, par exemple, qui parcourent des distances extraordinaires avec une célérité remarquable, en usent comme restaurant et excitant de leurs forces. C'est dans ce but que le gouvernemant en donne une provision aux soldats turcs entrant en campagne, qui leur tient lieu de l'eau-de-vie que nous donnons à nos soldats. C'est comme stimulant aussi qu'en usent les hauts personnages et les grands dignitaires de l'État, qui, à cause de leur position et de leur caractère, ne peuvent boire du vin.

« Ainsi donc, dans la grande majorité des cas, les personnes qui ont contracté l'habitude de cette substance la prennent comme un stimulant général. »

Au point de vue de son action stimulante sur l'intelligence, l'opium est certainement la plus remarquable de toutes les substances noosthéniques que nous possédions. Brown, qui faisait un large usage, exagéré certainement, non seulement de l'opium, mais aussi de l'alcool, attribuait à la première de ces substances toutes les vertus noosthéniques dont je viens de parler : d'après lui, l'opium aiguise l'esprit, donne de l'entrain, de la bonne humeur; et, prêchant peut-être un peu trop d'exemple, il recherchait précisément dans l'emploi de quantités assez considérables des stimulants dont je viens de parler la combativité qui l'a rendu sans doute le plus ardent défenseur de ces vertus stimulantes qui caractérisent l'opium et qui furent cependant assez méconnues jusqu'à cet observateur. Mais, si l'opium est un stimulant de l'intelligence, il faut ajouter que ça n'en est pas un tonique, et que, par le fait même de l'excitation plus ou moins répétée qu'elle peut éprouver sous l'influence de cet agent, l'intelligence ne tarde pas à éprouver des effets d'amoindrissement, se traduisant par une symptomatologie qui appartient au tableau de la morphinomanie et du morphinisme.

Un côté absolument particulier de l'excitation intellectuelle déterminée par l'opium est ce que Fonsagrives a caractérisé par l'appellation d'*affranchissement de l'esprit* : « J'attribue, dit-il, en grande partie cette puissance que l'opium donne à l'esprit à cette sorte de voile sensuel qu'il jette entre celui qui en éprouve l'action et le monde extérieur et qui, par une sorte de *minutio corporis*, affranchit l'intelligence, autant qu'elle peut l'être, de toute servitude corporelle. » C'est à ce point de vue, surtout, qu'il y a une distinction à faire entre l'action noosthénique de l'opium et celle des caféiques. Sous l'influence du café, la stimulation intellectuelle qu'on éprouve s'accompagne d'un état de nervosisme, d'un état spasmodique; les mots partent avant les idées, on sent très bien le caractère laborieux de leur coordination. Pour ma part, je serais assez disposé à rattacher ces modifications à ce phénomène que je signalais tout à l'heure : l'action noosthénique, secondaire de la part des caféiques, est sous la dépendance de l'augmentation de la tension sanguine et de l'excitation de tout le système musculaire. Au contraire, sous l'influence de l'opium, on observe une égale stimulation du jugement

et de la mémoire ; les créations de l'imagination sont plus abondantes
et plus faciles, les termes remarquablement appropriés ; l'enchaînement des idées se fait sans confusion, sans heurts, sans ces difficultés
que l'on éprouve sous l'influence des caféiques et qui ne permettent
pas la pleine et entière possession de soi-même.

On pourrait synthétiser ces effets en disant que, sous l'influence
des caféiques, on obtient un éréthisme nerveux accompagné de pro-
pension à la violence, au désordre, en accord, à mon avis, avec
l'excitation déterminée sur le système musculaire, le plus énergiquement intéressé dans ce cas, et avec l'augmentation de la tension sanguine que je signalais tout à l'heure ; tandis que, au contraire, sous
l'influence de l'opium, c'est une sorte de *minutio corporis*, d'isolement de l'entourage, de rêve calme, qui permet à l'intelligence de se
développer tranquillement et de laisser complètement de côté toute
autre chose que les objets moraux, psychiques, sur lesquels on veut
appliquer son attention.

Mais, Messieurs, à côté de ces phénomènes noosthéniques, constituant l'attrait le plus puissant pour ceux qui recherchent une stimulation purement intellectuelle, l'opium est encore capable de provoquer un effet exhilarant particulier, recherché surtout par ceux qui
veulent trouver dans son emploi une simple excitation sensuelle :
j'ai déjà appelé votre attention, tout à l'heure à propos de l'action
aphrodisiaque, sur cette distinction. Le côté sensuel est en effet
assez développé dans les phénomènes d'excitation que peut produire
l'opium. On peut trouver une analogie assez étroite entre les phénomènes sensuels déterminés par l'excitation obtenue sous l'influence
des opiacés et les phénomènes du même genre qu'on a observés
au début de l'emploi du protoxyde d'azote : — l'année dernière,
lorsque j'ai étudié avec vous ce dernier corps, je vous ai fait remarquer combien les phénomènes du début de l'action du protoxyde
d'azote, décrits par Humphry Davy, étaient différents de ceux
qu'on peut observer maintenant [1] : cette exaltation sensuelle était
en effet extrêmement marquée et ne paraît plus se retrouver
aujourd'hui dans les phénomènes d'excitation que détermine le protoxyde d'azote pur qu'on prépare actuellement ; ce qui me faisait
dire, à juste titre, semble-t-il, que le protoxyde d'azote préparé à

1. Voir *Leçons de Pharmacodynamie et de matière médicale,* première série, p. 374.

cette époque renfermait sans doute quelque impureté, quelque substance spéciale exerçant une action particulière sur l'organisme.

Parmi les différents principes de l'opium, la morphine détermine
une action noosthénique qui entre, pour une large part, dans l'action
déterminée par la drogue entière ; mais, à côté de la morphine, certains des autres alcaloïdes de l'opium possèdent à un degré peut-être
encore plus considérable cette propriété céphalique et exhilarante :
c'est ainsi que la codéine, par exemple, possède, sous ce rapport, une
activité remarquable encore dépassée par celle de la dionine. J'insiste sur ce point que je vous ai signalé déjà, que la stimulation
purement intellectuelle est infiniment moins développée sous l'influence de la morphine qu'elle ne l'est sous l'influence de l'opium en
nature. C'est là un des caractères les plus différentiels qu'on puisse
observer entre l'action de l'opium entier et l'action de la morphine
pure.

Si l'on cherche à appliquer à l'action déterminée par l'opium les
méthodes d'analyse qui ont été imaginées par Flourens et Longet
au sujet de l'étude des substances hypno-anasthésiques, et particulièrement des diverses phases de l'éthérisation, on voit que ce
sont successivement les lobes cérébraux, le cervelet, la protubérance, le bulbe et enfin la moelle qui entrent dans la sphère d'action
de la substance active, au fur et à mesure que les quantités en sont
plus considérables : il ne s'agit pas, bien entendu, de transport mécanique successif de l'opium dans les diverses régions des centres nerveux, car le fait du coup de bélier cardiaque imprime à la circulation une activité telle, que, presque au même moment, les différents
territoires organiques dont je viens de parler vont tous se trouver
en conflit avec la substance active ; cela veut dire simplement que
l'impressionnabilité de ces divers territoires est différente, et qu'il
s'agit là, non seulement d'une question d'impressionnabilité différente, mais aussi d'une question de dose. Les doses qui agissent sur
les hémisphères et modifient l'activité intellectuelle ne sont pas
encore capables de réactionner les autres régions de l'axe cérébro-
spinal, au moins au point de déterminer des phénomènes objectifs.

La région qui va, la première, éprouver l'influence de l'opium, est
constituée par les hémisphères cérébraux : cette influence se traduit
par la période d'excitation généralisée qui caractérise le début de
l'action de l'opium ; puis, au bout d'un temps variable, le cervelet

manifeste son impressionnabilité par des troubles de la motilité.

Durant ce que Fonssagrives a appelé les phases d'*impression* et d'*imprégnation*, les hémisphères, seuls parmi les organes cérébraux, sont sous l'influence de la substance médicamenteuse. Sous ce rapport, on peut établir entre l'action exercée sur les hémisphères et celle exercée sur le cervelet une différenciation que l'alcool ne nous a pas permis d'établir : en effet, sous l'influence de l'alcool, comme vous vous le rappelez sans doute, l'impressionnabilité de ces deux régions se manifeste simultanément, ce sont des phénomènes associés, les troubles de la motilité sont contemporains de ceux de l'intelligence; au contraire, sous l'influence de l'opium, on peut dissocier ces deux phénomènes et observer d'abord la période d'excitation afférente aux hémisphères seuls, puis les troubles de motilité relatifs à l'action exercée par l'opium sur le cervelet : en d'autres termes, le cervelet se montre moins facilement impressionnable à l'opium que les lobes cérébraux.

A l'action exercée sur la protubérance se rapporte l'état comateux qui est la conséquence d'une imprégnation plus profonde et plus considérable; puis, à la période d'action sur le bulbe répond la phase d'asphyxie qui se caractérise, en même temps, par l'abaissement de la température, le ralentissement extrême de la respiration, et l'arrêt du cœur, à la limite de l'action toxique; enfin, comme preuve de l'action sur la moelle, nous aurons les convulsions, puis la paralysie, qui signalent la période ultime de l'intoxication sur laquelle nous reviendrons plus tard avec détails.

En définitive, au point de vue de l'action de l'opium sur le cerveau, il est extrêmement difficile de dissocier les deux premiers degrés d'impression et d'imprégnation : ils sont essentiellement subintrants, et sous la dépendance étroite, non pas seulement des différentes quantités d'opium, mais, surtout, de la réceptivité plus ou moins délicate des individus. La période d'excitation est plus ou moins violente, et très rapidement suivie d'une période de dépression, également plus ou moins accentuée.

Sous l'influence de la période d'excitation, on voit se produire l'accroissement d'activité cardiaque avec élévation, plénitude et fréquence du pouls; l'augmentation de la chaleur organique; la coloration des téguments riches en capillaires, par suite de la dilatation de ceux-ci et de l'afflux sanguin; l'orgasme musculaire, avec cette sensation de bien-être, et d'accroissement de force, qui fait rechercher l'opium par tant de morphinomanes ; la stimulation intellectuelle avec exhilaration ; enfin la diaphorèse, la soif et la diminution de l'appétit.

Certes, si les phénomènes qui succèdent à l'ingestion d'une certaine dose d'opium étaient constants et ne dépassaient jamais ceux que je viens de résumer, ce serait un moyen admirable de réaliser un paradis perpétuel ; mais, à cette phase d'excitation succède bientôt une phase de dépression, d'autant plus accentuée que l'excitation a été elle-même plus intense, et je ne saurais trop insister sur ce fait que cette dernière phase est tellement pénible, qu'il faut une extraordinaire force de caractère pour ne pas recourir alors immédiatement au stimulant capable de procurer de nouveau les sensations si agréables du début. De là, tout naturellement, la pente fatale par laquelle on arrive à l'opiomanie et à la morphinomanie ; car, sous l'influence de cette répétition des doses, apparaissent les troubles des fonctions stomacales et intestinales, la constipation, la lourdeur de tête, l'hébétude, la difficulté et la lenteur du fonctionnement cérébral en dehors de la période de stimulation : par conséquent, la nécessité de recourir plus que jamais au stimulant et d'en augmenter la dose, en raison des phénomènes d'accoutumance sur lesquels j'ai appelé précédemment votre attention : on tombe alors peu à peu dans les accidents que nous étudierons plus tard en traitant de la morphinomanie.

Si les doses sont élevées d'emblée, c'est alors l'action hypnotique particulière de l'opium qui prédomine, mais ce sommeil est une sorte de narcose toxique ; et l'on voit apparaître des effets en complet désaccord avec l'excitation précédente : la lenteur du pouls et de la respiration ; l'abaissement de la température ; des taches livides ou violacées à la surface de la peau, causées par l'embarras de la circulation capillaire ; puis le coma stertoreux, enfin la mort avec ou sans convulsions préalables ; tout cela, dans des conditions absolument identiques à celles dans lesquelles la mort se produit chez les individus qui sont soumis soit à l'action du froid, soit à l'action de l'alcool.

Action sur la nutrition. — Un mot, pour terminer, sur la façon dont les échanges organiques sont intéressés par l'opium. Le fait le plus remarquable, c'est la diminution considérable du mouvement de désassimilation. On a tablé sur ce fait pour employer l'opium dans la cure du diabète, de même qu'on a utilisé son action dépressive sur les sécrétions dans le traitement de la polyurie simple.

Sous l'influence de l'ingestion de l'opium, on voit survenir un amaigrissement et une perte assez rapide des forces, résultant bien plus de l'insuffisance de la nutrition que de phénomènes de dénutrition exagérée. Je vous ai signalé déjà, à propos de l'action de l'opium sur la respiration, la diminution notable de la proportion d'acide carbonique exhalé, mais ce n'est pas là tout : on observe également une diminution de la quantité de l'urée, de l'acide sulfurique, de l'acide phosphorique et du chlore dans l'urine; vous voyez, par conséquent, que les phénomènes de dénutrition sont manifestement diminués, déprimés, et cela est en accord avec la série des phénomènes qu'on peut observer sous l'influence de l'ingestion de doses répétées d'opium. Un fait remarquable est celui-ci : la sécrétion de l'urée n'est pas modifiée d'une manière appréciable par la morphine et la narcotine; elle est au contraire augmentée sous l'influence de la thébaïne, de la papavérine et de la narcéine. Malheureusement Fubini, à qui on doit les recherches dont je viens de vous exposer les résultats, n'a pas donné d'indication sur la façon dont l'azote total des urines est influencé par ces différents alcaloïdes; mais néanmoins, vous pouvez voir que l'action de l'opium est loin de pouvoir être interprétée — les faits précédents seuls suffiraient à le prouver — soit en tenant compte de l'action des divers alcaloïdes qui le composent, soit seulement du plus important de ceux-ci, au point de vue quantitatif, je veux dire de la morphine.

J'insiste sur le ralentissement marqué des mutations, de la désassimilation nutritive. Le besoin de réparation est extrêmement réduit, on pourrait dire qu'il est réduit presque au minimum ; et on en arrive, en quelque sorte, à une anorexie physiologique, justifiée par ce fait du besoin minime de réparation nutritive. On trouve encore ici une assez étroite analogie entre l'opium et l'alcool, par rapport à ce qu'on a si malheureusement et malencontreusement appelé des *agents d'épargne*. C'est précisément à ce point de vue que l'emploi de l'opium a été mis en œuvre par des individus ayant à fournir une grande somme de travail sans être assurés d'une réparation alimentaire suffisante : c'est ainsi par exemple que l'opium est employé utilement par les courriers tartares, lorsqu'ils s'engagent à travers les steppes pour de longues courses. Les travailleurs de l'Inde utili-

sent également ce moyen de réduire la quantité de leur ration alimentaire ; et, pendant les famines, les indigènes connaissant parfaitement ces propriétés de l'opium, avaient recours à cette substance
pour suppléer aux aliments qu'il leur était impossible de se procurer.
C'est encore pour la même raison qu'autrefois, comme le rapporte
Matteï dans le passage que je vous ai cité précédemment, on distri-
buait aux soldats de l'armée turque, avant d'entrer en campagne, une
provision d'opium capable de leur permettre d'endurer les privations
d'aliments, absolument comme on a l'habitude, en d'autres pays, de
distribuer aux soldats une ration d'eau-de-vie ou de rhum, dans les
mêmes circonstances.

Résumons, Messieurs, les propriétés principales de l'opium. Ainsi
que vous le verrez quand nous traiterons de chacun des alcaloïdes
que l'on peut isoler de cette substance, les propriétés de l'opium sont
nettement différentes des propriétés de ces alcaloïdes qu'il nous
faudra étudier en détail. Tout d'abord, les qualités sédatives de
l'opium, les seules que beaucoup d'auteurs aient paru vouloir prendre
en considération, au point que les *vertus dormitive et sédative* de
l'opium étaient en quelque sorte passées à l'état de dogme vulgaire,
ces qualités sont, comme vous avez pu le voir, une question de circonstances contingentes : c'est une question de dose, de réceptivité,
et surtout d'état physiologique, qui fait que l'opium exercera une
action sédative ou, au contraire, une action excitante.

La seule action vraiment sédative que l'opium exerce d'une façon
constante, quelles que soient les conditions et les circonstances dans
lesquelles on se place, c'est une action sédative sur la sensibilité à
la douleur. Toutes les autres activités organiques sont, au contraire
exaltées ; il en est ainsi de la motricité nerveuse, de la contractilité
musculaire, des fonction intellectuelles, de la circulation, de la respiration, de la thermogénèse. A la stimulation primitive correspond
un affaissement consécutif proportionnel à la stimulation exercée.

D'autre part, suivant les variations de la composition de l'opium,
mais surtout, et bien plus encore, suivant l'impressionnabilité individuelle, on voit quelquefois l'opium déterminer, d'emblée, une
action hyposthénisante sur toute l'activité nerveuse : cela s'observe
surtout quand l'opium est employé, pour la première fois, ou bien
à de rares intervalles, chez certains individus particulièrement susceptibles ; et cela, principalement dans l'usage des doses médiocres

d'opium. Cette action particulière disparaît par l'accoutumance et il ne subsiste plus alors que l'action excitante dont je parlais tout à l'heure. Enfin, des doses énormes, administrées en une seule fois, peuvent supprimer, plus ou moins complètement, l'excitation du début et produire une véritable sidération d'emblée.

L'excitation des facultés intellectuelles est plus profonde, plus puissante et plus complète que celle provoquée par les autres stimulants intellectuels, les alcools, les essences, etc., même le chanvre indien; et surtout beaucoup plus effective encore que celle exercée par les caféiques. Enfin, et c'est là un fait très intéressant, en désaccord avec les données habituellement reçues, mais qui n'en est pas moins certainement vrai, l'insomnie, sous l'influence de l'opium administré à un individu sain et qui ne souffre pas, est au moins aussi fréquente que le sommeil; et l'habitude de l'emploi de l'opium la rend permanente. Nous verrons, en effet, qu'un des véritables supplices des morphinomanes est celui de ne plus pouvoir, sous aucun prétexte, et quelles que soient les conditions dans lesquelles ils se placent, obtenir le moindre sommeil.

Par le puissant mouvement d'expansion que provoque l'opium, il augmente très notablement l'exhalation cutanée, il diminue les sécrétions, et, plus particulièrement, les sécrétions intestinale et urinaire; et à ce sujet, au sujet de la diminution des sécrétions internes particulièrement, on peut se demander à très juste titre si l'opium n'exercerait pas sur certaines de ces sécrétions internes, dont des travaux physiologiques récents nous ont appris l'énorme importance, une action dépressive telle que certains des phénomènes graves de la morphinomanie, dont l'interprétation est assez difficile, pourraient recevoir une explication qui n'a pas été trouvée jusqu'ici.

Enfin, la désassimilation est notablement diminuée, mais l'assimilation également est fort ralentie, et entravée dans une notable proportion.

Quant aux grandes indications de l'emploi thérapeutique de l'opium, il résulte des faits que je vous ai exposés jusqu'ici que c'est à l'élément nerveux, à l'élément spasme, à l'élément douleur, que s'adresse plus particulièrement la médication opiacée — que ces phénomènes soient essentiels ou symptomatiques, — pourvu qu'ils soient liés à un état d'asthénie, de faiblesse, de dépression : dans ce cas, le pouls petit, mou, dépressible, semble, comme disaient les anciens, ou tout au moins les cliniciens du siècle dernier, indiquer absolument l'emploi de l'opium. Au contraire, une contre-indication, formelle celle-là, c'est la phlogose, l'état inflammatoire, l'état d'éréthisme sanguin, l'état de surexcitation circulatoire ou générale : alors le pouls plein, et surtout le pouls plein et dur, comme le disaient si bien Bordeu, Sydenham, Cullen, Hufeland et tous ces auteurs du siècle dernier qui se sont tant et à si juste titre occupés de l'opium, ce symptôme est une contre-indication formelle à son emploi qui, loin de donner de bons résultats, ne pourra, dans ce cas, que produire des accidents graves.

Aux doses diététiques, c'est-à-dire à ces doses petites ou modérées chères aux opiophages, on observe l'accélération et le renforcement du pouls, l'excitation de l'esprit, une diminution légère de la sensibilité générale, le rétrécissement des pupilles, un apaisement de la faim et de la soif, une diminution des sécrétions, et enfin cette impression voluptueuse plus intense et plus profonde dans l'accomplissement des fonctions sexuelles, sans que, comme je le disais tout à l'heure, l'opium puisse être envisagé pour cela comme un aphrodisiaque dans le sens absolu du mot.

L'accoutumance aux effets de l'opium est extrêmement rapide; nous y reviendrons, d'ailleurs, en parlant du morphinisme; et en raison précisément de cette accoutumance si facile à obtenir, l'usage habituel de l'opium est encore plus dangereux que celui de l'alcool; nous verrons, en effet, que le morphinomane est un individu encore plus dépourvu, plus incapable de volonté que ne l'est l'alcoolique. La dépression plus ou moins profonde qui suit toujours l'excitation déterminée par l'opium, entraîne presque fatalement le retour à l'excitant et l'augmentation des doses; mais je tiens à vous faire remarquer ici que la cachexie qu'on observe sous l'influence de l'emploi prolongé de l'opium est bien moins rapide et moins profonde que celle qu'on observe sous l'influence des seules injections de morphine, et que, de plus, sous l'influence de l'opium, la stimulation intellectuelle et psychique est plus prolongée en même temps que plus charmeuse et plus délicate, plus immatérielle, si l'on peut ainsi dire.

J'aurai terminé ce que je voulais vous dire à propos de l'action physiologique de l'opium, lorsque je vous aurai cité ce passage de Hufeland, qui me paraît résumer, dans la perfection et avec une véritable éloquence, les qualités de l'opium que je viens de m'efforcer de vous exposer :

« Quelle substance possède au même degré que l'opium cette propriété de répandre des consolations sur la vie! Je ne crains pas d'avancer que, n'en eût-il pas d'autres, nous devrions voir en lui l'un des plus grands bienfaits de la Providence, comparable, sous ce rapport, au sommeil qui marche en frère à ses côtés.

« Nul moyen n'est aussi propre que lui à calmer les douleurs, à diminuer les angoisses, à les faire cesser pendant quelque temps... »

Reprenant ators une phrase qu'on attribue à Sydenham, mais qui, en réalité, doit remonter jusqu'à Sylvius de le Boë, car c'est lui qui l'a dite le premier, Hufeland s'écrie :

« Qui voudrait être médecin sans opium? Combien de malades ce médicament n'a-t-il point arrachés au désespoir! Car, ce qu'il y a de plus remarquable dans ses effets, c'est qu'il ne se borne point à faire cesser les douleurs physiques, mais donne de l'énergie à l'âme, la relève et lui procure du calme.

« L'un des effets les plus précieux de cette propriété calmante est celui qui consiste à rendre la mort plus douce dans les cas difficiles, à procurer cette *Euthanasie* qui est aussi un devoir sacré pour le médecin et son plus beau triomphe quand il ne peut plus retenir les liens de la vie. Non seulement l'opium enlève les douleurs de la mort, mais il inspire le courage de mourir; il contribue même physiquement à faire naître la disposition morale qui rend l'esprit apte à s'élever dans les régions célestes. »

Ce passage me paraît déceler, à la fois, les qualités morales d'un profond philosophe et le talent d'observation d'un grand médecin : ce sont les raisons pour lesquelles j'ai cru devoir vous le rappeler ici.

Quelques mots, à présent, sur les conditions qui font varier l'action physiologique de l'opium. Ces conditions sont relatives à plusieurs circonstances, à l'âge, au sexe et aux idiosyncrasies principalement.

Age. — Relativement à l'âge, les enfants manifestent vis-à-vis de l'opium une impressionnabilité extrême et, chez eux, la période d'excitation est à peu près nulle : d'emblée, on voit apparaître la période soporeuse et le coma, par conséquent, les manifestations toxiques de l'opium. Trousseau rapporte le cas d'un enfant d'un an qui tomba brusquement dans un état comateux sous l'influence d'une seule goutte de laudanum. Charles West signale également dans ses « *Leçons sur les maladies des enfants* » plusieurs cas d'accidents plus ou moins graves, quelques-uns même mortels, survenus chez les enfants à la suite de l'administration de l'opium ; et enfin, Parrot proscrivait absolument l'opium de la médication infantile. Cette proscription absolue est peut-être exagérée, car, en somme, l'opium est capable de rendre de grands services dans la médication infantile ; mais les faits que je viens de citer montrent que si les enfants ne sont pas intangibles à l'égard de l'opium, tout au moins est-il nécessaire d'apporter avec eux, dans l'administration de cette substance médicamenteuse, une circonspection et une surveillance tout à fait particulières : il faut alors administrer les préparations opiacées à très petites doses réfractées, successivement et lentement accrues. Il faut toujours se souvenir de ce fait que, dans une statistique anglaise, due à Christison, on a relevé, sur 177 morts causées par l'opium, celles de 72 enfants.

Quelle peut être la cause de la susceptibilité si particulière des enfants relativement à l'opium? Lorsque nous étudierons la morphine, j'aurai l'occasion d'insister sur l'action tout à fait particulière que cet alcaloïde exerce sur les cellules nerveuses cérébrales ; je veux seulement vous faire remarquer ici la différence considérable qui existe dans le poids proportionnel du cerveau par rapport à la masse totale. Chez l'enfant nouveau-né, le cerveau représente le dixième du poids du corps; il est d'environ 330 grammes. Chez l'adulte, cette proportion est égale au quarante-sixième du poids du corps, le cerveau d'un adulte pesant, en moyenne, 1390 grammes. En d'autres termes, le poids du cerveau, rapporté au kilo de masse totale, varie de 21 à 23 grammes pour l'adulte, et de 95 à 110 grammes pour le nouveau-né. Chez les enfants, le poids proportionnel du cerveau est donc près de cinq fois plus fort que chez l'adulte; et, étant données l'impressionnabilité particulière d'un cerveau d'enfant, l'activité plus grande de sa circulation, en rapport, en outre, avec le volume de l'organe, et l'action éminemment élective exercée par la morphine sur la cellule nerveuse encéphalique, il me semble qu'il y a là une explication très rationnelle de la susceptibilité que l'enfant montre, non seulement à l'égard de l'opium, mais encore à l'égard de la morphine.

C'est faits sont d'ailleurs en rapport très étroit avec les expériences de Charles Richet sur la dose convulsivante de cocaïne chez les animaux, expériences que j'ai eu l'occasion de mettre sous vos yeux l'année dernière, et je vous rappelle à ce propos que ces expériences ont montré que la dose convulsivante de cocaïne est d'autant plus faible que la masse cérébrale de l'animal est plus grande [1].

De plus, je vous signale que si les enfants sont hyperesthésiques pour l'opium, ils sont en quelque sorte apathiques pour la belladone ; si je vous cite ce fait actuellement, c'est que tout à l'heure je vais avoir à vous parler du prétendu antagonisme de la belladone et de l'opium, et que ce fait de l'hyperesthésie des enfants vis-à-vis de l'opium et de leur apathie à l'égard de la belladone n'a pas été l'un des moindres arguments de ceux qui ont voulu soutenir l'action antagonistique existant entre l'opium et la belladone.

Chez les vieillards, les maladies prenant facilement une forme soporeuse, l'opium est sinon contre-indiqué, du moins doit être employé avec ménagement et prudence.

Sexe. — Les femmes montrent également une très gande impressionnabilité à l'opium : c'est chez elles qu'on trouve le plus grand nombre de faits de saturation toxique sous l'influence de l'administration de doses d'opium qui n'ont certainement rien d'exagéré. Cette ressemblance physiologique de la femme avec l'enfance se montre non seulement pour l'opium, mais encore pour un assez grand nombre d'autres substances médicamenteuses qui exercent chez la femme une action beaucoup plus considérable que celle qu'elles exercent chez l'homme de même âge et dans les mêmes conditions. Dans tous les cas, la différence de poids du cerveau n'est pas suffisante pour expliquer cette sensibilité plus intense : le cerveau de la femme adulte pesant, en moyenne, 1235 grammes, cela donne, comme proportion au kilo de masse totale, de 20,5 à 22,5 grammes.

Idiosyncrasies. — J'arrive maintenant, Messieurs, aux faits d'idiosyncrasies, et ces faits sont tellement curieux, tellement remarquables, qu'ils réclament une étude un peu détaillée : ils peuvent être rangés sous trois chefs différents ; phénomènes d'apathie, phénomènes d'hyperesthésie, phénomènes de paresthésie. Les phénomènes d'apathie sont plus rares que les phénomènes de paresthésie, et beaucoup plus rares encore que les phénomènes d'hyperesthésie.

A. *Apathie.* — C'est surtout, presque exclusivement même, chez les malades qu'on observe les phénomènes d'apathie, et principale-

---

1. Voir *Leçons de Pharmacodynamie et de matière médicale*, première série, p. 529.

ment chez les malades atteints d'affections du système nerveux ; ce
fait n'a rien de particulièrement surprenant, puisque nous venons de
voir de quelle façon le système nerveux était intéressé par l'opium :
il est assez naturel, semble-t-il, qu'un système nerveux qui n'est pas
normal réagisse différemment de la façon dont réagirait un système
nerveux normal sous l'influence de l'opium.

Sous ce rapport, les affections qui se caractérisent par de l'excitation, une tendance aux manifestations convulsives, sont particulièrement remarquables : on a vu des choréiques, par exemple, supporter
dans une période de 24 heures des doses de 10 à 15 grammes
d'extrait thébaïque, sans éprouver autre chose que des phénomènes
thérapeutiques utiles. Trousseau rapporte dans sa *Clinique médicale*
un fait encore plus remarquable : c'est celui d'un individu affecté de
douleurs ostéocopes qui était arrivé à absorber tous les jours 200 à
250 grammes de laudanum de Rousseau : un jour ce malheureux ne
trouve plus dans l'emploi de cette quantité fantastique de préparation
opiacée le soulagement qu'il recherchait ; il a l'idée de se suicider, et
il absorbe, en une seule fois, 750 grammes de ce même laudanum,
c'est-à-dire la valeur d'une bouteille à Bordeaux, et il éprouva s'im-
plement un sommeil qui dura 3 heures, après l'absorption de cette
quantité de laudanum représentant de 90 à 95 grammes d'extrait
thébaïque.

Les sujets affectés de tic douloureux de la face, les rabiques, les
individus atteints de tétanos, présentent encore vis-à-vis des préparations opiacées des phénomènes de tolérance qui, sans atteindre
les proportions de ceux que je viens de citer tout à l'heure, sont
néanmoins extrêmement remarquables : dans des cas de tic douloureux de la face, par exemple, on a pu administrer, en vingt-quatre
heures, plus de 60 centigrammes d'extrait thébaïque sans produire de
narcose. Il y a d'ailleurs à faire un rapprochement qui n'est pas sans
intérêt entre les doses énormes nécessaires pour amener l'effet sédatif
sur des cellules qui ne sont pas normales, qui sont en puissance
d'une action surexcitante, quelle qu'en soit l'origine, et celles qui
sont également nécessaires pour impressionner un organisme déjà
sous l'influence d'une substance médicamenteuse capable de provoquer l'hypersthénie du système nerveux. C'est une preuve qui vient
s'ajouter aux faits expérimentaux que je vous ai cités pour démontrer
que l'action des préparations opiacées est la conséquence d'une action

élective sur les cellules nerveuses. Il y a, en quelque sorte, une véritable *prise de possession* de la cellule nerveuse, dans le tétanos, l'hydrophobie ou toute autre affection analogue, qui empêche l'action médicamenteuse de l'opium de s'exercer; je vais revenir dans un moment, à propos de l'antagonisme et de l'antidotisme, sur ce qu'il faut entendre par cette prise de possession pour vous bien faire comprendre ce que je veux dire.

Au contraire, chez les individus affaiblis, les blessés les individus victimes d'un choc traumatique violent, les convalescents chez lesquels le système nerveux est en état d'alanguissement, on voit l'opium produire des phénomènes exagérés.

B. *Hyperesthésie.* — Les phénomènes d'hyperesthésie sont, de beaucoup, les plus nombreux parmi les anomalies que l'on peut observer sous l'influence de l'opium. A côté des doses formidables dont je vous ai parlé tout à l'heure, et qui n'ont déterminé aucun accident, je vous citerai le fait rapporté par Marc, d'après Werner, de cette femme qu'un lavement contenant seulement 7 milligrammes d'extrait thébaïque, plongeait dans un état lipothymique dont on avait beaucoup de peine à la tirer. Dans un autre cas, chez un homme, cette fois, 2 centigrammes d'extrait thébaïque, administrés par la voie buccale, déterminèrent des accidents extrêmement graves; et la mort fut très péniblement conjurée.

Ce sont là des faits extrêmes que je vous cite, tant dans les cas d'absorption exagérée d'opium non suivie d'accidents, que dans ceux de doses très minimes entraînant des accidents graves; et, comme vous le voyez, il y a une marge formidable entre ces deux ordres de doses. Mais ce sont des chiffres qu'il est bon de se remémorer, pour être toujours très prudent et scrupuleux dans l'emploi qu'on peut faire des préparations opiacées.

Il faut toujours étudier soigneusement la susceptibilité, l'impressionnabilité de son malade, avant de lui administrer une dose, même modérée, d'opium ; car c'est une des substances médicamenteuses avec lesquelles on est le plus facilement surpris par des phénomènes d'idiosyncrasies absolument impossibles à prévoir. On ne doit commencer l'administration que par de faibles doses; et l'on n'est autorisé à les répéter ou à les augmenter que lorsque l'observation attentive du sujet a fourni la certitude qu'il possède, pour ce médicament, le degré moyen habituel de sensibilité.

C. *Paresthésie.* — Relativement aux phénomènes de paresthésie, on a observé assez fréquemment des individus chez lesquels l'emploi de l'opium, loin de donner lieu aux phénomènes, soit d'excitation, soit de sédation, dont je parlais tout à l'heure, donne lieu à des phénomènes absolument différents, et n'ayant en quelque sorte aucun rapport avec l'action physiologique que nous avons reconnue à cette substance médicamenteuse. C'est ainsi que chez certains individus on a vu, sous l'influence de faibles doses, un état lipothymique contrastant avec l'action cordiale et la stimulation vasculaire que l'opium détermine toujours dans ces conditions. Chez d'autres, c'est de la salivation; chez d'autres encore, on voit survenir une exaspération des phénomènes contre lesquels on administrait l'opium, très justement d'ailleurs, en croyant amener leur sédation : ainsi l'on a pu le voir agir tantôt comme purgatif, tantôt déterminer une irritation de la vessie et de l'urèthre, ou bien de l'insomnie. Enfin, dans certains cas, ainsi que le mentionne J. Hunter, on a vu l'ingestion de l'opium déterminer un sentiment de malaise; et se conduire absolument comme un véritable *poison*, en prenant ce mot poison dans son acception vulgaire.

XXVIIIe LEÇON

SYNERGIQUES ET ANTAGONISTES DE L'OPIUM. — PRÉTENDU ANTAGONISME ENTRE L'OPIUM ET LA BELLADONE. — CONSIDÉRATIONS GÉNÉRALES SUR L'ANTAGONISME. — ANTAGONISME VRAI ET FAUX, COMPLET ET INCOMPLET. — ANTAGONISME ET ANTIDOTISME.

J'arrive à une question très intéressante, celle des synergiques et des antagonistes de l'opium : cette dernière surtout est tellement importante, et les idées émises à cet égard dans certaines circonstances me semblent tellement superficielles et incompatibles avec les données expérimentales incontestables, que je crois absolument nécessaire d'entrer dans quelques détails à ce sujet, et de vous faire voir comment il convient de concevoir celte action d'antagonisme.

Des causes d'ordre pharmacodynamique peuvent faire varier l'action de l'opium, tout comme des causes d'ordre physiologique ou patholologique : cette action sera exaltée par les synergiques et plus ou moins atténuée par les antagonistes.

Les substances synergiques de l'opium sont surtout celles que l'on peut envisager comme synergiques au point de vue cardiaco-vasculaire : c'est vous dire tout de suite que les alcools et les essences seront les principales; ces essences, nous irons les chercher de préférence parmi les *Ombellifères*, les *Crucifères*, les *Labiées* : ce sont en effet, avec l'alcool, les substances qui sont le plus énergiquement synergiques de l'action de l'opium. Au point de vue hypnotique, la synergie est moins nette et ne peut guère être mise en jeu que par les hypno-anesthésiques, ou par le chloral, ce terme de transition entre les hypno-anesthésiques et les hypnotiques. Je vous rappelle ici cette remarque, faite par Hallé, que le camphre augmenterait notablement la valeur hypnotique de l'opium.

Voyons maintenant les antagonistes : la belladone, les strychnées, le quinquina, ont été considérés et donnés comme des substances antagonistes de l'action de l'opium.

Pour l'école italienne, les services rendus par l'opium dans les *empoisonnements froids*, caractérisés par une hyposthénie profonde, le ralentissement circulatoire et l'abaissement de la chaleur organique, constituent la preuve que les médicaments ci-dessus, la belladone surtout, sont les meilleures substances à opposer à l'action de l'opium. Giacomini assure même que cet antagonisme entre l'opium et la belladone était connu dès le xvie siècle et en attribue les premières observations à Lobel, de Lille, et à Prosper Alpino. En réalité, un assez grand nombre d'observateurs rapportèrent des faits appuyant cette interprétation, tant à l'époque de Prosper Alpino que dans les siècles suivants; mais c'est surtout à notre époque que la question fut serrée de près, et je crois que l'on peut dire actuellement résolue.

Mais, si l'on a rapporté certains faits où apparaît plus ou moins nettement l'antagonisme entre la belladone et l'opium, il y en a un bien plus grand nombre dans lesquels l'action combinée de ces deux substances médicamenteuses n'a eu d'autre résultat que d'entraîner la mort du sujet; et des expériences répétées ont montré que des animaux empoisonnés avec des doses léthales d'opium meurent aussi vite et dans les mêmes conditions lorsqu'on fait, ou non, intervenir la belladone.

Cependant, et tout en admettant l'exactitude ainsi que la portée des faits cliniques semblant prouver les effets antagonistiques de l'opium dans l'empoisonnement par la belladone, ou inversement, ceux de la belladone dans le morphinisme, faits rapportés d'une manière très complète dans les thèses de Constantin Paul et de A. E. Raynaud, en 1866, Béhier fait observer que, pour neutraliser les effets d'une dose quelconque de belladone, il faut une proportion d'opium quatre fois plus forte, ce qui ne laisse pas d'exposer, sinon à des dangers, au moins à de graves inconvénients.

En 1860, Brown-Séquard avait déjà fait remarquer que si l'opium et la belladone ont quelques propriétés physiologiques différentes, telles que l'action sur la pupille et sur les petits vaisseaux de la moelle ou de ses enveloppes, ces deux agents ont, par ailleurs, des effets communs toxiques qui peuvent s'ajouter pour aggraver le danger. Un peu plus tard, Erlenmayer, de Bendorf, expérimentant avec la morphine et l'atropine observa que la morphine — notons en passant qu'il employait des doses massives pour obtenir de pareils résultats — produit le ralentissement du pouls et de la respiration, la pâleur de la face et l'atrésie pupillaire, tandis que l'atropine accroît le nombre des contractions cardiaques, détermine l'hypérémie de la muqueuse buccale, des conjonctives, des joues, du pharynx, ainsi que de la mydriase. Voilà bien des manifestations antagonistes très nettes lorsque ces alcaloides sont introduits isolément dans l'organisme. Eh bien, lorsqu'on les oppose l'un à l'autre par des injections hypodermiques successives chez le même sujet, en commençant tantôt par la morphine, tantôt par l'atropine, cet antagonisme n'apparaît plus; et, au contraire, certains effets physiologiques paraissent renforcés : la sécheresse de la gorge est plus intense, l'accélération du pouls plus marquée, les effets stupéfiants plus accentués; et il n'y aurait plus d'antagonisme sur les effets respiratoires.

Dans un très intéressant et documenté travail de thérapeutique intitulé *the Old vegetable Neurotics*, Harley a vivement et scientifiquement critiqué le prétendu antagonisme entre l'opium et la belladone et indiqué les effets désastreux de l'atropine dans quelques cas d'intoxication thébaïque. Sa discussion porte sur 43 cas, 21 cas d'empoisonnement par l'opium, 22 cas d'empoisonnement par la belladone; et l'antagonisme vrai, l'*antidotisme* en prenant ce mot avec sa qualification primitive, ne lui a paru évident en aucune circonstance. Bien au contraire, dans le morphinisme, les effets stupéfiants ont été exagérés par la belladone qui n'a, de plus, jamais pu agir efficacement sur les troubles respiratoires si graves dans ces cas. La belladone serait plutôt un adjuvant de l'opium, car elle accentue ses effets hypnotiques et analgésiques, et elle en prolonge la durée. Ces conclusions furent confirmées dans une série d'essais expérimentaux effectués sur l'homme, en 1866, par Fraigniaud à l'aide d'injections hypodermiques d'un mélange, en proportions variables, de morphine et d'atropine. Avec un mélange renfermant 5 centigrammes de morphine et 2 milligrammes d'atropine, il provoqua trois fois des accidents inquiétants de morphinisme : contraction pupillaire, lipothymies, nausées, vomissements, pouls filiforme, sommeil invincible, sueurs froides. Une malade ne se rétablit qu'après quinze heures de soins assidus. On pourrait objecter ici que la dose de morphine était trop élevée, cela est exact; mais des recherches de A. Denis ont démontré qu'avec des doses faibles, un centigramme de chlorhydrate de morphine mélangé à un milligramme de sulfate d'atropine, l'antidotisme n'est pas plus évident. Cet expérimentateur prouva encore qu'il n'existait pas davantage d'antagonisme entre l'atropine et la codéine, l'atropine et la narcéine.

Ces constatations expérimentales de Brown-Séquard, Erlenmayer Harley, Fraigniaud, etc., semblaient devoir juger définitivement la question et démontrer, tout au moins, le danger auquel on pouvait s'exposer. Aussi n'est-ce pas sans étonnement que l'on voit l'antagonisme de l'opium et de la belladone repris par certains auteurs et soutenu avec une conviction passionnée dont rien ne peut donner une idée plus exacte que l'observation lue à l'Académie de médecine en 1868 par M. Abeille et que je crois devoir reproduire ici.

Le 22 juin 1868, à neuf heures du soir, une mère commettait, par la plus stupide inadvertance, sur son fils unique qu'elle avait veillé pendant trente jours, un épouvantable empoisonnement.

Voici sommairement et avec précision comment les choses s'étaient passées :

Mme X. avait eu, pendant un mois, son jeune fils, âgé de six ans et demi, malade d'une broncho-pneumonie grave. Je lui avais donné des soins pendant cette maladie. Le 19 juin, cet enfant, déjà convalescent, avait fait une promenade en voiture. A la suite de cette promenade, survint un torticolis avec angine érythémateuse. Le 22, le torticolis avait disparu; il restait encore un peu d'érythème à la gorge. Je revis le malade à six heures du soir; l'enfant était à table avec tous ses parents, au nombre de quatre. La domestique servait. Je prescris à ce petit malade une simple potion gommeuse avec addition de 10 grammes de sirop de thridace, à prendre par cuillerée par heure. J'allais sortir, quand la mère me demande quelque chose pour soulager des rages de dents qui empêchent de dormir, depuis quatre nuits, une dame de la maison que je connais et que j'avais soignée, dame qui n'avait pas le courage de se faire extraire la dent malade.

Je formule sur un autre bout de papier l'ordonnance suivante : « Sulfate neutre d'atropine, 5 centigrammes, eau distillée, 5 ; pour mettre 10 gouttes sur un cataplasme à appliquer sur la joue, et, si la douleur persiste, imbiber une boulette d'ouate avec deux gouttes, et la poser sur la dent malade. » Je recommande de remettre de suite l'ordonnance à la dame, en faisant observer que c'est un poison violent pris à l'intérieur.

On dîne; le couvert est enlevé, sans que cette dernière ordonnance ait été donnée à la personne pour qui elle était; bref, les deux ordonnances restent sur la table. A huit heures et demie, la domestique, qui avait un rendez-vous à Neuilly, veut s'empresser d'aller faire préparer la potion pour le petit malade; elle prend justement l'ordonnance de l'autre personne, et court à la pharmacie Fournier, rue d'Anjou, 26. Là, toutes les précautions sont prises. La toute petite fiole qui contient la liqueur est étiquetée rouge, avec l'inscription : Usage externe, en gros caractères. De plus, le pharmacien dit à cette domestique que c'est du poison, et de bien prendre garde, que c'est pour employer à l'extérieur ; mais cette malheureuse, oubliant tout en chemin, monte dans la chambre de Mme X. qui couchait son fils, et lui remet cette petite fiole en lui disant : « Voilà la potion pour le petit » ; puis elle s'échappe pour ne rentrer qu'à minuit. Comment cette mère n'a-t-elle pas vu l'étiquette rouge ; comment n'a-t-elle pas compris qu'une si petite fiole n'est pas une fiole à potion par cuillerée par heure? C'est à n'y rien comprendre. La lassitude, l'abrutissement de trente jours de veille, un demi-sommeil peut-être pourront l'expliquer. Quoi qu'il en soit, elle fait tant et si bien, qu'elle fait avaler en deux fois le contenu de la fiole à son fils, après y avoir goûté elle-même, et employant la menace, parce que l'enfant la trouvait mauvaise; puis elle s'endort tranquillement auprès de lui.

Il y avait plus d'une demi-heure que l'enfant avait avalé le poison, quand la grand'mère, par un hasard providentiel, découvre l'erreur. Le temps de courir chez le pharmacien, qui, à son tour, envoie chez moi pour demander conseil; le temps de formuler une prescription pour faire vomir le malade, de la faire préparer et de la porter à domicile; total, trois quarts d'heure d'écoulés. J'arrive près de cet enfant. Il y avait beaucoup de monde auprès de lui (car la mère tenait une maison meublée), et tout ce monde était plus embarrassant qu'utile.

Voici la situation du petit malade à mon arrivée, plus d'une heure et quart après l'ingestion du poison : malade assis sur son lit, face rouge, vultueuse, titubant comme un homme ivre, ne comprenant rien, ne répondant à aucune question; pupilles énormément dilatées, sourire hébété, incertain; les mains gesticulant en avant comme pour saisir des objets dans l'espace. Je le fais prendre par un domestique qui le maintient; je cherche à lui faire avaler le vomitif. Il se raidit avec fureur et on ne peut le maintenir. Trois fois il me mord les doigts et rejette avec violence, par suite d'un sentiment de strangulation, les quelques gouttes de la potion vomitive que j'avais introduites dans sa bouche. Sa répulsion instinctive et inconsciente pour avaler n'a d'égale que celle des hydrophobes. Dans l'impossibilité de faire avaler quoi que ce soit, j'envoie chez M. Laroche, pharmacien, rue Miromesnil, 29, l'ordonnance suivante, avec prière de la préparer lui-même et de me rapporter la préparation : hydrochlorate de morphine, 0,30, eau distillée, 10. Faire dissoudre, pour injections souscutanées.

Le malade est, pendant ce temps, déposé sur son lit, où il tombe tout d'une pièce sur le dos, comme s'il avait été frappé d'un coup de massue, la tête légèrement renversée en arrière, le cou saillant en avant et gonflé, la bouche bavant une écume légèrement sanguinolente à cause de la violence de mes doigts pour forcer la déglutition. La respiration devient ron-

flante et saccadée; les yeux, d'abord saillants et fixes, sont recouverts par
les paupières supérieures abaissées; en les découvrant, je les trouve convulsés en haut. La face a passé au rouge cerise; les carotides battent
avec une violence telle que les assistants s'en aperçoivent. Il y a insensibilité absolue; les mains et les avant-bras sont dans la demi-flexion; les
pouces, pliés en dedans des mains, recouverts par les autres doigts
infléchis; les mains sont infléchies en adduction des deux côtés; les coudes
reposent sur le lit, et les avant-bras sont à demi-fléchis et en adduction
sur les bras. Quand on les palpe, on les sent contracturés; il faut une certaine force pour les amener à l'extension, qu'ils abandonnent de suite
pour revenir à la flexion. Même effet sur les jambes, qui sont à demi-
fléchies sur les cuisses et contracturées, dans un quart d'adduction; les
cuisses elles-mêmes sont au quart de flexion sur l'abdomen, en sorte qu'il
ressort de cet examen rapide que la contraction des fléchisseurs l'emporte
sur celle des extenseurs pour les membres. Cependant, je puis facilement
écarter les mâchoires pour ouvrir la bouche, qui reste alors demi-béante;
les mucles masséters ne sont nullement contracturés; la langue est gonflée
et violacée; elle est agitée d'un mouvement régulier de soulèvement et
d'abaissement, comme les mouvements d'un pendule; les lèvres et les
lobules des oreilles sont violacés aussi; la respiration, de ronflante, saccadée qu'elle était d'abord, devient rapidement stertoreuse, sans soulèvement des côtes. Il se forme un gargouillement trachéal effrayant; les
parois de la poitrine et celles de l'abdomen offrent une raideur insolite :
on dirait des planches; le ventre est ballonné; le pouls est dur, plein et
vibrant : il bat 90 pulsations à la minute. Tel est l'état du malade, après
une heure et quart à une heure et demie d'ingestion du poison, quand le
pharmacien, M. Laroche, qui doit prêter son concours toute la nuit,
m'apporte la solution de morphine demandée, et que j'ai hâte d'employer
en injections sous-cutanées, dans l'impossibilité absolue où je suis de faire
prendre quelque chose par la bouche.

Il n'y a encore eu aucune évacuation par haut ni par bas; il n'y a pas eu
d'émission d'urine. L'enfant avait dîné quand il a pris les 5 centigrammes
d'atropine. La liqueur, tombant au milieu des aliments qui garnissaient
l'estomac et se mélangeant à eux, n'a pas été absorbée avec rapidité. Si
l'estomac avait été vide, ce petit garçon eût été probablement foudroyé
sans ressource. Je fais donc sur chaque cuisse une injection sous-
cutanée, dans ces deux injections, je vide le contenu d'une seringue
sortie des ateliers Luër, c'est-à-dire quarante gouttes de la solution
d'hydrochlorate de morphine[1]. J'avais commandé une tasse de café pour
lavement; on n'avait pu trouver du café noir préparé. Ce n'est que
50 minutes après qu'il fut administré.

Après l'injection hypodermique de morphine, nous attendions tous,

1. Dans ma lecture à l'Académie de médecine, j'avais dit 40 gouttes de solution,
soit 6 centigrammes d'hydrochlorate de morphine injectés en une fois. Comme le contenu de la seringue est gradué à 40 gouttes, d'après ma solution, les 40 gouttes
auraient dû contenir 6 centigrammes de morphine. Mais sur une observation fort
juste de M. Mialhe que les gouttes de la seringue ne donnent pas à la goutte le même
poids qu'au pèse-gouttes, j'ai voulu vérifier combien les 40 grammes de solution

anxieux, pantelants. Il y avait là huit personnes, tous les parents,
M. Laroche, pharmacien, qui voulait bien me prêter son concours, et des
locataires de l'hôtel, des domestiques. J'avais de suite écrit à M. Tardieu
de venir m'aider de ses lumières en lui précisant le cas. Un exprès portait ma lettre; je l'attendais avec impatience.

Trois minutes après les injections, nous observons tous une détente
dans les membres contracturés. Ils tombent doucement et graduellement
dans le relâchement complet; la respiration, rare, prend de l'accélération;
j'explore le pouls : il devient souple, dépressible, et je compte 110 à 112
pulsations à la minute; puis, les téguments de la face, du cou, qui présentaient une chaleur sèche, brûlante, deviennent graduellement humides.
Je relève les paupières supérieures tour à tour : le globe de l'œil des deux
côtés se présente directement en face, n'est plus convulsé en haut; il
est insensible à la lumière. Néanmoins, M. Laroche croit remarquer, et je
le crois aussi, que les pupilles sont un peu moins dilatées. Le cou est
moins gonflé. Les bras et les extrémités inférieures, ainsi que le ventre,
semblent refroidis. Il est vrai que toutes ces parties sont à découvert. En
tout cas, elles ne sont pas encore baignées de sueur comme la tête, le cou,
et un peu le thorax. Mais si la respiration se fait plus vite, il y a, d'autre
part, un bouillonnement dans toute la poitrine, des râles bronchiques plus
ou moins fins qui semblent devoir asphyxier le malade; le gargouillement
trachéal a augmenté. La teinte violacée des lèvres et de la langue a plutôt
augmenté aussi. La langue n'est plus agitée aussi ostensiblement par son
mouvement rhythmique de balancier de pendule.

Je cherche à dégager avec un pinceau les mucosités qui obstruent la
gorge, sans pouvoir y parvenir. Je fais coucher sur le côté le petit malade,
la tête un peu inclinée, afin que ces mucosités puissent s'écouler, ce qui
arrive effectivement. Je fais moi-même des pressions cadencées sur le
thorax, pour déterminer une respiration artificielle; pendant ce temps, on
applique des sinapismes aux jambes, aux cuisses et à la plante des pieds.
On a apporté de la glace, et je remplace les compresses d'eau froide sur
la tête par des morceaux de glace dans un linge. L'enfant ne sent rien; il
n'a perçu ni le pincement à la peau, ni les piqûres. Il n'a fait aucun mouvement indiquant la perception, le réveil de la sensibilité : la vie de relation est complètement éteinte. J'avais envoyé chercher 70 grammes de sulfate de soude. J'allais en faire donner la moitié en lavement. Il y avait à peu
près vingt minutes que j'avais fait des injections d'hydrochlorate de morphine, quand nous voyons les membres se contracter doucement, la tête
se renverser en arrière. En une minute, les quatre membres ont repris la
demi-flexion avec la contracture que j'ai dépeinte tout à l'heure. Les
pouces sont infléchis dans la main, et les autres doigts infléchis sur les

contiennent de seringues emplies. J'ai empli huit fois le corps de la seringue; en
sorte que, chaque fois que la seringue a été vidée, il n'a été injecté que 37 milligr.
5 dixièmes au lieu de 60. Cela ne modifie en rien la quantité totale injectée, puisque
j'ai injecté en dix heures une première solution de 10 grammes, total 30 centigrammes
de morphine, plus un tiers de la seconde solution, même formule, ce qui, en défal-
quant les pertes dans les emplissages, porte la dose à 33 centigrammes.

pouces. J'écarte les paupières, les yeux sont de nouveau convulsés en haut. La dilatation des pupilles est revenue, telle que l'iris ne forme qu'un tout fin cordonnet circulaire. Il y a insensibilité absolue de l'œil à la lumière, aphagie toujours complète, tension et gonflement du cou. Les carotides battent grosses comme le doigt annulaire. Le pouls, exploré en ce moment, est revenu dur et plein; je ne compte que 86 à 90 pulsations. La coloration écarlate de la face reparaît plus intense. Il n'y a eu encore aucune évacuation d'aucune sorte. La langue a repris son mouvement de balancier. Nouvelle injection aux deux bras, de quarante gouttes de solution de morphine (soit vingt gouttes à chaque bras), faite au moyen d'un fort pli à la peau, qui permet l'introduction du liquide. J'exerce des frictions sur le cou, qui semblent diminuer la strangulation. M. Laroche exerce des pressions rhythmiques sur la poitrine. Les assistants frictionnent les jambes et le ventre. Deux minutes se passent après l'injection; puis nous voyons tous, parce que je le fais remarquer à l'assistance, que les avant-bras tombent nonchalement sur le lit, et les mains se détendent pour cesser d'être fléchies. Alors je puis faire mouvoir mollement ces membres, les soulever pour les voir retomber inertes, dans le relâchement. Mêmes phénomènes aux extrémités inférieures, qui se sont allongées mollement. J'écarte les paupières, et les yeux sont tournés directement en face; mais sans qu'on puisse percevoir le moindre signe de vision. Cependant, il est évident pour tous que les pupilles sont moins dilatées; l'iris forme un liséré en banderolle bien plus prononcé qu'auparavant. On continue les pressions rhythmiques sur la poitrine, les frictions sur les membres et le ventre. Le pouls a repris sa fréquence. Je compte jusqu'à 116, 120 pulsations; il est déprimé, faible, mais je le compte bien. Je ne puis plus rien dire sur la calorification; je n'ai pas de thermomètre; mais la tête seule paraît toujours brûlante; le cou, le thorax ont perdu leur chaleur mordicante; les parties inférieures sont froides; je commande un cruchon d'eau chaude pour mettre aux pieds. Les lèvres sont rosées, la bouche est entr'ouverte, les mouvements rhythmiques de la langue sont presque nuls, et ont fait place à un tremblotement. L'enfant ne sent toujours rien, n'entend rien, ne perçoit rien; la poitrine, bouillante toujours de plus en plus; le gargouillement trachéal est à son comble, et, si le pouls ne se maintenait, je croirais que le malade va expirer. Je dégage quelques mucosités de la gorge. Les mouvements respiratoires, après avoir été très rares durant la période de contracture, au point de faire croire que la respiration ne se faisait plus, se sont accélérés à nouveau; je puis en compter 16 à 18 à la minute. Je profite de ce moment pour chercher à faire ingurgiter un peu de café; j'en porte une petite cuillerée dans la bouche, et renverse la tête en arrière pour le faire déglutir; mais aussitôt cet enfant s'asseoit d'un bond sur le lit, ouvre de grands yeux, pousse un cri guttural, devient livide et écume en toussant. J'ai cru qu'il allait expirer. Nous avons tous été horriblement effrayés. On le maintient quelques minutes dans cette position. Il étouffe; je frictionne le cou, on fait des pressions rhythmiques sur la poitrine, sur le diaphragme, puis tout se remet peu à peu. L'enfant est recouché et reste dans le relâchement ; il est inutile de songer à lui faire avaler quoi que ce soit ; l'aphagie persiste.

Je dois désormais poursuivre la lutte avec les injections de morphine ; ce que je viens d'observer à deux reprises différentes a corroboré ma conviction. Je conserve quelque espérance, et puis la nécessité, cette nécessité impérieuse me pousse ; tout le monde attend, craint, espère. Je n'ai qu'à vaincre les appréhensions des assistants à l'endroit des piqûres faites à cet enfant qui ne sent rien. Il y a déjà plus d'une demi-heure que la deuxième injection à été faite et la contracture n'a pas reparu. Cependant les mouvements respiratoires deviennent rares : de 12 à 14. J'en profite pour faire administrer un lavement avec 30 grammes de sulfate de soude et 30 grammes de miel de mercuriale, espérant obtenir une évacuation. Vingt minutes se passent encore, pendant lesquelles on continue frictions, sinapismes, pressions rythmiques sur la poitrine, et il n'y a aucun réveil de la vie de relation. Cinquante minutes environ après la deuxième injection de morphine, les mains s'infléchissent de nouveau lentement, graduellement ; les avant-bras se fléchissent sur les bras et les jambes sur les cuisses, qui sont elles-mêmes au quart de flexion ; la langue reprend son mouvement de balancier, cette fois plus rapide ; il n'y a pas de serrement des mâchoires, les masséters ne sont pas contractés. Ce signe, avec l'absence du rire sardonique, la contracture des membres en demi-flexion, distinguent seuls ces accidents de la raideur du tétanos. Les yeux sont de nouveau convulsés en haut, recouverts par les paupières supérieures relâchées ; les pupilles sont dilatées au plus fort ; l'érythème de la face et du cou reparaît dans toute son intensité ; la respiration est si rare qu'on croirait qu'elle ne s'exécute plus ; gonflement du cou, battements carotidiens violents, tête brûlante, toujours insensibilité absolue. Le pouls redevenu un peu dur, bien distinct, est fréquent, à 110, 112, mais pas plus : c'est le seul signe qui maintienne ma confiance. Les membres inférieurs sont froids ; on a mis un cruchon d'eau chaude aux pieds.

Injection en deux endroits, à la barre de l'estomac, par un pli fait à la peau, de quarante gouttes de solution d'hydrochlorate de morphine ; total 120 gouttes injectées jusque-là.

Cette fois, le résultat se fait moins attendre. Il n'y a pas encore deux minutes d'écoulées que la détente s'opère dans tous les membres avec lenteur, mais avec gradation. Quand ils étaient contracturés, je les avais soulevés tour à tour et tout d'une pièce sans qu'ils conservassent la position, retombant contracturés, seule différence avec la catalepsie, où les membres conservent la position qu'on leur donne. Maintenant qu'ils sont dans le relâchement, on peut les mouvoir dans le sens que l'on veut, et ils retombent flexibles, molasses, relâchés. Je relève les paupières supérieures, et les yeux restent grands ouverts. La pupille s'est rétrécie d'une manière évidente pour tout le monde ; l'iris forme une bande circulaire beaucoup plus apparente que la dernière fois, et, quoique les yeux restent ouverts, les paupières écartées, le malade ne paraît pas percevoir la lumière. Les yeux sont fixes, effarés, hagards ; le pouls est remonté à 120,

130; il est devenu mou, déprimé. La respiration s'exécute avec moins de rareté des mouvements thoraciques; toujours le même gargouillement trachéal. En auscultant la poitrine, on ne perçoit de toute part que des râles bronchiques humides; c'est un bouillonnement général dans toutes les bronches : on ne comprend pas que la respiration puisse se maintenir. Il y a bave roussâtre à la bouche, qui reste entr'ouverte. On peut facilement écarter les mâchoires; on peut retirer quelques baves sanglantes. Je veux essayer encore d'ingurgiter quelques gouttes de café. La même scène épouvantable se reproduit : l'enfant se redresse assis sur son lit, devient violet, étouffe en toussant et faisant des efforts pour vomir sans y parvenir. La respiration se suspend pendant ce temps; la face est noirâtre et les yeux démesurément saillants. Des frictions au cou, les pressions cadencées de la poitrine aident à faire cesser cet état. On maintient pendant quelques minutes l'enfant dans cette position, puis on le recouche; il est fort pâle; le visage est baigné de sueur ainsi que le cou et le thorax. En quatre coups de ciseaux, je fais tomber ses cheveux, pour que la glace ait plus d'action sur sa tête, car elle reste brûlante. J'ai envoyé chercher une sonde pour exercer le cathétérisme, car le ventre est ballonné, le petit malade n'a pas uriné depuis huit heures du soir. J'espère, en débarrassant la vessie, entraîner au dehors une partie du poison contenu dans l'urine et faire de la place aux intestins distendus. Le pouls est devenu très faible; il bat 140 à 150; il est plus difficile à compter; on le dirait *bifériens*. La langue est agitée d'un tremblotement assez rapide; elle a cessé son mouvement de balancier. On continue les frictions, cette fois avec de l'eau vinaigrée; on continue les pressions cadencées du thorax.

. J'extrais de la vessie trois cent cinquante à quatre cents grammes d'urine sans que le malade ait conscience de l'opération et fasse le moindre mouvement. Il est une heure du matin; il y a maintenant plus d'une heure et quart, près d'une heure et demie que la dernière injection a été faite; il y a un collapsus général effrayant. La température du corps paraît refroidie, la tête seule est brûlante. A une heure et quelques minutes, les contractures recommencent et les membres reprennent leur position de demi-flexion. Le cou se gonfle, la face devient turgescente, violacée, la même scène se renouvelle.

Quatrième injection de 40 gouttes de solution de morphine. A partir de ce moment, il me serait tout à fait impossible de dépeindre d'une manière un peu exacte ce qui va se passer, tant il y a de confusion pour la calorification, l'état du pouls, les alternatives de rougeur et de pâleur de la face, la rareté ou l'accélération de la circulation. En effet, tantôt le pouls bat avec une fréquence qui le rend impossible à compter, tantôt il reprend de l'énergie en se ralentissant, et alors je crois ne compter que 90 à 100 pulsations. Le fait est que je ne me guide plus que sur une seule chose au milieu de cette vie végétative bousculée, ce sont les contractures ou le relâchement des membres; en dehors de cela, tout se confond, s'entremêle, se choque, se heurte à vous dérouter.

Tous les assistants sont tellement habitués à voir les membres se contracturer, que ce sont eux maintenant qui me préviennent quand le

phénomène a lieu. Il n'y a pas trois quarts d'heure que j'ai injecté le contenu de la seringue, soit quarante gouttes de solution de morphine,
qu'il me faut recommencer : les contractures reparaissent. Je procède
ensuite par injections de vingt gouttes seulement. Finalement, à cinq
heures du matin, j'ai injecté 30 centigrammes d'hydrochlorate de morphine; la vie se maintient sans que la perception, la sensibilité aient
reparu. Les pupilles sont évidemment beaucoup moins dilatées; la poitrine fait entendre en toussant un bouillonnement bronchique général,
et le gargouillement trachéal n'a pas cessé. M. Laroche, pharmacien, est
allé préparer une nouvelle solution de 30 centigrammes d'hydrochlorate
de morphine dans 10 grammes d'eau distillée. A un moment donné, la
tête restant toujours brûlante, et bien convaincu que les méninges, le
cerveau, les bronches et les poumons sont énormément hyperémiés,
j'ouvre la veine sur le poignet et tire une centaine de grammes de sang.
Il y avait une demi-heure au moins qu'il n'y avait plus de contracture.
L'effet de la saignée m'a atterré. Pendant vingt à trente minutes, une
pâleur mortelle de la face, le refroidissement général, excepté à la tête,
la précipitation du pouls, que j'ai beaucoup de peine à compter parce
qu'il est devenu *bifériens* et très fréquent, 150 à 160, une sueur froide et
un peu visqueuse, une respiration tumultueuse avec stertor, constituaient
un ensemble qui ne me laissait que peu d'espérance. Deux cruchons d'eau
chaude sont posés aux jambes et le corps est frictionné avec de la fla-
nelle. A cinq heures moins un quart, un peu de contracture des membres
ayant reparu, et considérant cet effet, comme je l'ai considéré toute la
nuit, pour une manifestation du poison et sa prédominance toxique sur
la morphine, je fais encore une injection de vingt gouttes de solution de
morphine, la demi-seringue. De ce moment à six heures environ du
matin, je suis obligé de faire deux nouvelles injections de vingt gouttes
chaque, les contractures reparaissant à nouveau; et chaque fois le relâchement musculaire a succédé à ces injections.

A six heures du matin, le relâchement est complet. L'enfant reste
pâle; les paupières supérieures recouvrent le globe oculaire; en les écar-
tant, l'œil se présente directement en face, sans convulsion. Il se fait à
dix minutes d'intervalle un large soupir, comme une reprise de la respiration, qui reste néanmoins toujours affreusement embarassée; 26 inspirations. La tête est toujours brûlante. Harassé de fatigue par cette nuit de
crise, voyant que désormais il y a là une lutte dont l'organisme peut
sortir victorieux, puisqu'il a résisté jusque là, je me retire pour prendre
du repos. Le malade est placé dans le décubitus latéral. Je prescris de
continuer les frictions et les pressions cadencées du thorax; je recommande d'attirer hors de la bouche avec un pinceau les mucosités qui
l'obstruent; de maintenir toujours la glace sur la tête et de chercher à
ingurgiter quelques goutes de café ou de vin quand faire se pourra.
J'avais attendu vainement M. Tardieu; je me retirai, dans un état
d'inquiétude facile à comprendre. J'avais, avant de me retirer, exercé une
seconde fois le cathétérisme, et j'avais retiré de la vessie environ
150 grammes d'urine : la sécrétion urinaire se faisait par conséquent,

puisque j'avais sondé l'enfant quatre heures avant. Cette circonstance et le maintien du pouls battant avec régularité, quoique avec une grande fréquence, me laissaient quelque espoir. Je promis de revenir à huit heures du matin.

A sept heures, on me fait dire que l'enfant vit toujours. J'écris dans mon lit qu'il faut donner un lavement avec 2 cuillerées de vinaigre dans 300 d'eau; qu'il faut reprendre les frictions d'eau vinaigrée sur les membres. A huit heures, je suis de nouveau auprès du malade. Il a eu des évacuations involontaires et sans conscience; il a vomi des matières liquides et noirâtres qu'on m'a conservées; il a pu avaler quelques cuillerées de café et de vin. Cependant il n'a encore témoigné aucune conscience, et ses yeux ne se sont pas ouverts. Le coma a duré dix heures. Comme il est couché horizontalement sur le dos, je le soulève pour l'incliner sur le côté; il se redresse immédiatement, ouvre de grands yeux, crie : « Maman, j'ai soif, » puis il retombe. En l'excitant un peu fortement, il répond à quelques questions; il peut me dire qu'il souffre de la tête.

S'il y a eu des évacuations, il n'y a pas eu de miction. Le pouls conserve une fréquence très grande, 140; il y a maintenant une très grande chaleur par tout le corps, mais avec un peu d'humidité à la peau. Les pupilles n'offrent que la moitié de la dilatation de la nuit; l'aphagie a disparu, le malade boit assez facilement en ma présence; tendance au coma, quoiqu'on puisse le réveiller en l'interpellant fortement. Je vide la vessie par le cathétérisme; extraction de 200 grammes d'urine. Prescription : lavement avec la décoction de grande consoude, lotions vinaigrées sur les membres, glace sur la tête, vin, bouillon de poulet, un peu de café.

Le 23, à midi, réveil complet, intelligence presque complète. L'enfant accuse toujours de la douleur de tête, il est gêné pour respirer : je note 40 inspirations. On entend par toute la poitrine une multitude de râles bronchiques humides qui remplacent complètement le murmure vésiculaire. Les conjonctives sont encore fortement injectées; les pupilles beaucoup moins dilatées, mais l'enfant ne distingue que les gros objets. Le pouls est descendu à 120; il y a moiteur générale.

Le 23, à quatre heures, le même état d'amélioration se maintient : la respiration est moins difficile; pas de miction. Le malade a bu tout ce qu'on lui a donné. Il a du hoquet et des éructations; trois évacuations volontaires par bas, vomissement abondant de matières liquides et noirâtres, douleur à la gorge pour avaler. L'inspection de la bouche laisse voir une rougeur érythémateuse aux amygdales et au pourtour du gosier. Tisane d'orge et de chiendent, donner du bouillon et du vin. Je fais demander à nouveau M. Tardieu.

Le 23, à dix heures du soir, pas de miction. Il y a une chaleur générale telle que je ne l'ai pas encore observée : c'est une chaleur brûlante et sèche; il y a 39 degrés 5/10, la soif est ardente; assoupissement prolongé, pouls entre 130 et 136, avec une certaine ampleur. Je sonde le malade : extraction de 500 grammes d'urine; cela paraît le soulager. Prescription : application de deux sangsues au siège pour quatre heures du matin.

24, huit heures du matin. On n'a pas appliqué les sangsues, parce qu'il y a eu toute la nuit d'énormes sudations. Il y a rémission actuellement; le pouls est descendu à 104. L'enfant répond bien à toutes les questions; il n'a pas pu uriner encore; la vue reste obscurcie, quoique la pupille ne soit que médiocrement dilatée. Cathétérisme, 3 à 400 grammes d'urine. Le décubitus est latéral droit; toute la face postérieure droite est le siège de râles sous-crépitants; la moitié inférieure et postérieure du côté gauche présente les mêmes râles, signe d'hyperémie pulmonaire; le malade accuse encore une forte céphalalgie. Application de deux sangsues au siège, bouillon, vin coupé, tisane de chiendent et d'orge.

24, à cinq heures de l'après-midi. Nous voyons le malade avec M. Tardieu. Ce confrère n'ayant pu venir la nuit où je l'avais demandé, et n'ayant par reçu de nouvel avis depuis, avait naturellement cru l'enfant mort.

Nous constatons la double hyperémie pulmonaire, la fréquence de la respiration, 44 inspirations à la minute, une fièvre très intense, 130 pulsations avec chaleur brûlante de la peau. Il est convenu qu'on fera appliquer une ou deux fois des ventouses sèches sur la poitrine, qu'on continuera les lotions vinaigrées, l'alimentation et le vin, et qu'à un moment opportun, on donnera un purgatif salin. A dix heures du soir, le même état persiste; cathétérisme, 500 à 600 grammes d'urine. La nuit, diaphorèse excessive.

Le 25, à huit heures du matin, apyrexie complète pour la première fois. Encore quelques éructations avec hoquet. Il y a eu miction volontaire d'environ 250 grammes d'urine pour la première fois. L'hypérémie pulmonaire double a beaucoup diminué. Prescription : tisane pectorale, potages, vin coupé, encore une application de ventouses sèches. A deux heures l'apyrexie se maintient.

A huit heures du soir, fièvre plus intense que jamais , 140 pulsations, chaleur âcre et sèche, abattement, somnolence, 40° au thermomètre, 38 inspirations. Le malade n'a pas uriné; je le sonde. Prescriptions : sulfate de quinine, 40 centigrammes, eau distillée, 120 grammes, pour deux lavements, un à trois heures du matin, un à cinq heures.

26, huit heures du matin, apyrexie. Il y a eu une abondante diaphorèse la nuit. L'enfant avale une tasse de café au lait, qu'il prend avec plaisir, et mange du pain avec. Il a pu uriner deux fois tout seul.

26, à quatre heures de l'après-midi, l'apyrexie continue et le malade a joué presque toute la journée; mais il n'a pas uriné. Les pupilles sont encore un peu dilatées; toux catarrhale; l'hypérémie pulmonaire est complètement dissipée; il reste de la bronchite catarrhale.

26 au soir, 10 heures, paroxysme très-intense, presque aussi intense que la veille; pas de miction; cathétérisme, 400 à 500 grammes d'urine. Prescription : sulfate de quinine, 30 centigrammes en deux lavements, à trois heures et à cinq heures du matin.

27, à huit heures. Apyrexie complète. L'enfant joue sur son lit, il demande à manger. La pupille est encore un peu dilatée; deux mictions volontaires, deux garde-robes. A partir de ce moment, il ne survient plus d'accident; seulement, les 30 juin et 1er juillet, la miction, qui se faisait volontairement, était encore suspendue.

J'ai dû, pendant trois jours, sonder trois fois par jour le malade. Ce n'est que le quatrième, après deux grands bains, que la miction a pu s'exécuter, puis tout est rentré dans l'ordre.

J'ai revu bien souvent le sujet de cette observation; il n'a conservé aucun reliquat de ce terrible empoisonnement. Aujourd'hui, après dix mois écoulés, il conserve toute son intelligence et sa vigueur. Rien ne pourrait faire supposer qu'il a subi cette double intoxication de poisons portés à de si *hautes doses*.

Voici un fait qui démontre irrévocablement que l'opium est, dans l'espèce humaine, l'antagoniste de la belladone, par conséquent son antidote.

Quels que soient les raisonnements que l'on veuille faire, il reste ce fait tout brutal et sans réplique : qu'un enfant de six ans et demi, avalant à huit heures du soir 5 centigrammes de sulfate d'atropine, absorbe, depuis neuf heures et demi, c'est-à-dire une heure et demie après l'ingestion du poison, jusqu'à huit heures du lendemain matin, par voie d'injections sous-cutanées, trente-trois centigrammes de morphine.

La dose d'atropine avalée est suffisante, d'après nos connaissances en toxicologie, pour tuer trois ou quatre adultes; d'autre part, la dose de morphine injectée, et plus sûrement absorbée, tuerait infailliblement aussi trois ou quatre adultes. Le titrage des deux poisons est bien précis et répond à toutes les objections qu'on a faites à d'autres observations. Si le sujet de mon observation avait survécu seulement quarante-huit heures pour succomber ensuite aux accidents consécutifs, nul n'aurait pu nier l'antagonisme, car, sans cela, le malade aurait été foudroyé. Ce jeune garçon ayant survécu et s'étant parfaitement guéri, la preuve de l'antagonisme est aussi évidente que la lumière du jour. L'opium est donc le contre-poison de la belladone.

En médecine plus que dans toute autre science, on peut objecter, ergoter, émettre des doutes, faire des hypothèses plus ou moins plausibles, discuter éternellement : c'est ce que nous voyons en permanence; mais, quand un fait se produit avec une telle évidence, il n'y a plus de discussion possible, le fait demeure avec toutes ses conséquences irrésistibles.

Je veux moi-même, et pour que les lecteurs soient parfaitement édifiés, relever tout ce qui a été fait dans ce cas, concurremment avec les injections de morphine, en vue de sauver le malade, et démontrer quelle part peuvent avoir eu, dans la guérison, les moyens employés.

La première indication, quand un empoisonnement se présente, c'est de faire vomir, pour vider l'estomac du reste du poison qu'il peut encore contenir; c'est de purger ensuite, pour vider l'intestin du reliquat du poison qui, n'ayant pas été absorbé dans l'estomac, serait contenu dans cette portion du tube digestif.

Arrivé une heure et demie après l'ingestion de l'atropine, j'ai voulu remplir la première indication, faire vomir; on a vu que l'enfant avait une aphagie complète et qu'il a été impossible de lui faire avaler une goutte de liquide.

En présence d'un empoisonnement si formidable et qui sidérait le sujet, il fallait agir activement; j'ai injecté largement la morphine par voie sous-cutanée.

Un lavement, avec une demi-tasse de café noir, à été administré deux heures et demie après l'empoisonnement. Après deux injections de morphine, un lavement purgatif au sulfate de soude a été administré aussi.

Des lotions d'eau vinaigrée ont été mises en usage, de la glace a été appliquée sur la tête, enfin une saignée de 100 grammes a été pratiquée, et souvent, pendant cette nuit de lutte, j'ai fait exercer des pressions cadencées sur la poitrine pour faire exécuter mécaniquement la respiration.

Depuis huit heures du soir, moment de l'ingestion de l'atropine, jusqu'au lendemain à huit heures du matin, je n'ai pu obtenir aucune évacuation par haut ou par bas. Donc, les deux agents toxiques à doses énormes, atropine et morphine, ont séjourné pendant douze heures dans le corps de l'enfant, ont été absorbés et ont produit pendant ces douze heures leurs effets toxiques : premier point.

Les réfrigérants sur la tête, les lotions vinaigrées sur le corps, qui sont également conseillés dans l'empoisonnement par l'opium et par la belladone, s'ils ont pu produire un effet salutaire, ont dû déterminer cet effet en faveur de l'un comme de l'autre poison. Admettons un instant qu'il y ait eu effet favorable, ce ne pouvait être que pour diminuer l'action des deux poisons en même temps, tout en laissant les deux poisons se contrebalancer par leur antagonisme.

Du reste, l'histoire médicale est là pour nous enseigner que, dans une intoxication un peu accentuée par l'opium ou la belladone, ces moyens sont d'une insuffisance radicale, souvent même quand on est parvenu à vider le tube digestif. D'ailleurs ces moyens s'adressent aux accidents consécutifs et non à l'intoxication même. Le café, tant vanté et à juste titre, contre l'empoisonnement par les narcotiques et les solanées vireuses, doit être pris en quantité. Ici, le malade n'a eu qu'un lavement avec une demi-tasse de café, et cela deux heures et demie après l'empoisonnement. Ce serait se payer de bien piètres raisons que d'admettre une action prononcée de la part de cette dose de café introduite dans l'intestin. D'ailleurs, cette action, se faisant sentir contre les deux intoxications, les laissait parallèlement marcher, en ayant, si l'on veut, une minime part pour leur atténuation simultanée. Cela n'empêchait en rien l'antagonisme.

J'arrive à la saignée de cent grammes, qui est un fait plus sérieux. Je pratiquai cette saignée dans l'intention de dégorger les poumons, le cerveau et tous les viscères qui me paraissaient si profondément congestionnées.

Il y avait alors six heures que l'empoisonnement par l'atropine était produit, et pendant ce temps le malade avait absorbé de fortes doses de morphine. Cette saignée ne pouvait que porter sur les accidents consécutifs. C'était une bien grande erreur de ma part et que je ne commettrais plus, le cas échéant. Un vide fait à la circulation augmente la puissance d'absorption : le malade n'ayant eu encore aucune évacuation par haut et par bas, évidemment les deux poisons devaient être absorbés plus activement à la suite de cette saignée.

La prostration épouvantable qui s'en suivit et qui me terrifia si fort ne fut, à mon avis, que le résultat de cette activation, qui permit aux deux poisons d'exercer plus énergiquement leur action toxique. Mais que ne tenterait-on pas quand on se trouve en présence de cas aussi pressants! Il faut avoir une expérience sûre et décisive comme je l'ai aujourd'hui pour éviter les écueils et s'en tenir simplement à combattre les poisons l'un par l'autre.

Ainsi, quelle que soit la part qu'on veuille faire aux moyens employés, les uns sans importance ou à peu près dans un cas d'intoxication aussi profonde, les autres plutôt nuisibles qu'utiles, à mon sens, il demeure prouvé, comme la lumière du soleil en plein midi, que dans ce cas, où les cinq centigrammes de sulfate d'atropine auraient suffi à foudroyer le malade en quelques heures, c'est la morphine qui a triomphé de l'intoxication produite par celui-ci : sans cela, trente-trois centigrammes de morphine ajoutés à cinq centigrammes d'atropine eussent fait immédiatement un cadavre. Et maintenant, une fois les premiers et terribles effets de l'empoisonnement conjurés, c'est-à-dire la vie sauve tout d'abord, il reste, comme dans tous les empoisonnements graves, les accidents consécutifs. On a vu jusqu'à quel point avait été portée l'hypérémie pulmonaire et la manière dont je l'ai combattue pendant plusieurs jours. Cet accident a été le résultat de l'un et de l'autre poison, et les moyens employés pour le combattre ne peuvent en aucun point infirmer l'antagonisme.

On se rappelle à quels accès de fièvre avec rémission quotidienne le malade fut soumis pendant trois jours et les médications variées qu'il a fallu employer pour vaincre ces accidents ultimes; mais ces accidents consécutifs à l'intoxication ne sont pas l'intoxication même, et, au demeurant, on les retrouve également dans l'empoisonnement par la belladone ou l'opium.

De ce qu'on neutralise l'action d'un poison par un autre poison, il ne s'ensuit pas qu'après avoir sauvé un malade d'une intoxication qui l'aurait rapidement tué, on doive s'abstenir de combattre par tous les moyens que la science possède les accidents consécutifs que laissent après elles les deux substances toxiques absorbées dans l'organisme.

Dans ce cas d'empoisonnement, il nous a été permis d'observer la gradation de l'intoxication marchant parallèlement à l'absorption graduelle du poison.

En effet, le poison tombe dans le ventricule garni d'aliments; au bout d'une demi-heure, peut-être beaucoup plus tôt, mais à coup sûr une demi-heure après, on constate une dilatation considérable de la pupille, de la rougeur à la face, de la difficulté, puis l'impossibilité de parler, tous phénomènes observés par les assistants avant mon arrivée. Après ce, surviennent un sourire halluciné, la carphologie, la titubation, le regard fixe, hagard, la perte de l'intelligence, la rougeur écarlate de la face, une exaltation inconsciente qui se traduit par une résistance décuplée de ce petit malade quand on veut lui faire ingérer un liquide, la répulsion qu'inspire la déglutition, répulsion qui n'a de comparable que celle que l'on rencontre chez l'hydrophobe, et qui indique l'aphagie complète. Ce sont là des phénomènes que j'ai constatés chez ce malade les dix premières minutes de mon arrivée, c'est-à-dire une heure au moins après l'ingestion du poison. On voit les phénomènes dus à l'intoxication s'accuser davantage, se précipiter, à mesure que l'absorption du poison progresse; puis, au bout d'une heure un quart environ après l'ingestion, on voit ce malade tomber comme s'il avait été terrassé par un coup de massue, entrer dans le coma, qui devient de plus en plus profond, pour arriver au stertor. Cette progression a quelque chose de saisissant. L'absorption du poison arrivait à son maximum sans qu'aucune barrière lui eût été opposée, sans qu'on eût jusqu'alors pu employer quelque chose qui eût pu en annihiler l'effet. C'est à ce moment seulement que la lutte va commencer, puisque c'est à ce moment que j'injecte d'un coup trente-sept milligrammes et demi d'hydro-chlorate de morphine.

Au sujet de la respiration, les expérimentateurs, M. le docteur Meuriot entre autres, qui s'est beaucoup occupé d'études sur la belladone, n'ont pas trouvé que les doses peu élevées d'atropine, chez l'homme, impriment des modifications dans le rythme et dans la fréquence de la respiration, tandis que sur les animaux elles l'accélèrent toujours. Elle augmente presque du double le nombre des inspirations, et cela pendant plusieurs heures, avec des variantes cependant en intensité. Dans les doses toxiques, la respiration, après avoir été accélérée au début, devient rare, entre-coupée, abdominale; puis, dans une période plus avancée, elle décroît encore de fréquence, bien que le pouls conserve la sienne; et dans les cas d'empoisonnement grave, toujours chez les animaux, le pouls et la respiration diminuent parallèlement, puis les mouvements respiratoires prennent alors un caractère cadencé, identique à celui que la section du nerf vague imprime à la respiration.

Je ne me flatte pas d'avoir tout bien observé chez mon malade, qui offre l'exemple de l'empoisonnement par l'atropine le plus grave que la science ait enregistré. On sait qu'il est difficile, pour ne pas dire impossible, au milieu de ces émotions, de ces angoisses qu'on éprouve, d'observer avec rigueur et précision. Mais je suis sûr que les principaux phénomènes m'ont frappé ainsi que tous les assistants, et qu'ils ont été bien observés par moi et observés aussi par ceux qui m'entouraient.

Ainsi, pour la respiration, d'abord rapide, saccadée, elle se ralentit et devient si rare au moment où l'absorption paraît complète, c'est-à-dire une heure et quart après l'ingestion du poison, au moment où je commence mes injections de morphine, qu'on dirait qu'elle ne s'exécute plus, et la tête est renversée en arrière; c'est à peine si on peut percevoir un léger mouvement du diaphragme, qui ne va pas au delà de six à huit minutes.

En même temps que la respiration s'affaisse ainsi, le pouls, au contraire, devient plein, dur, vibrant, avec une certaine fréquence, 90.

Quand les effets de la morphine se font sentir, la respiration s'accélère au point de monter successivement à 12, 14, 18, 26, suivant que les injections de morphine se répètent. Le pouls augmente de fréquence dans les mêmes conditions, au point de battre 110, 120, puis 130, 140 et jusqu'à 150, 160, et alors il devient dépressible, faible, à peine saisissable, difficile à compter. Ces phénomènes d'accélération de la respiration et de la circulation coïncident avec la détente des membres contracturés, détente qui devient générale sans que la sensibilité effective, la sensibilité de relation se réveillent.

Et quand les phénomènes de l'intoxication d'atropine reprennent le dessus, quand les contractures recommencent, on voit la respiration devenir rare de nouveau, le pouls perdre de sa fréquence, pour récupérer sa plénitude, sa dureté. Et ainsi de suite.

Que la rareté de la respiration, dans l'empoisonnement grave par l'atropine, résulte de la paralysie du pneumo-gastrique pulmonaire, après que son accélération de début a été le résultat d'une excitation de la moelle allongée par le commencement d'absorption du poison, ou que ces phénomènes tiennent à un autre mécanisme, il ne s'ensuit pas moins rigoureusement que la morphine a une action contraire, puisqu'à la suite de son absorption on voit la respiration s'accélérer, le pouls faiblir en augmentant de fréquence, et le relâchement musculaire succéder à la contracture. Voilà les vrais phénomènes saisissables de l'antagonisme.

Tout ce qui a été écrit concernant l'antagonisme de la belladone et de l'opium peut se grouper sous trois chefs :

1° Mémoires ou travaux conçus d'après les indications tirées des effets physiologiques des deux médicaments;

2° Expériences sur les animaux;

3° Observations cliniques. Ici, il faut partager en trois séries ces observations :

A. Celles qui tendent à prouver l'antagonisme, les deux médicaments ayant été pris ensemble, et l'un ayant annulé l'effet de l'autre : l'opium celui de la belladone et la belladone celui de l'opium, et *vice versa*. Je les laisse entièrement de côté, comme n'exprimant rien de précis;

B. Celles où, contre l'intoxication de l'opium, on a administré les préparations de belladone. Je les laisse également de côté, parce que, si rigoureuses quelles puissent être, elle ne prouveraient absolument, précisément, qu'un côté de la question, la neutralisation de l'effet de l'opium par la belladone, et non la neutralisation de la belladone par l'opium. Il y a ici des questions de doses, et c'est surtout ce qu'il s'agit de constater pour ne pas marcher en aveugle. Je m'explique : de ce que, dans un empoisonnement par 2 grammes de laudanum de Sydenham, quelques centigrammes d'extrait alcoolique de belladone auraient annulé l'effet toxique, l'auraient arrêté, il ne s'ensuivrait pas que la même dose d'opium suffirait pour annuler les effets toxiques de pareille dose de belladone ingérée initialement. Donc je me suis arrêté, pour le côté de la question que mon observation résout d'une manière si complète, c'est-à-dire l'annulation des effets toxiques de la belladone par l'opium, aux faits cliniques qui ont été publiés dans la même direction. Je ne dirai que quelques mots de certaines expériences sur les animaux; car, si utiles que ces expériences puissent être pour la science, elles restent sur un plan tout à fait secondaire lorsque l'observation chez l'homme vient décider la question d'une façon irrécusable. Et, il faut bien le dire une fois pour toutes, si l'expérimentation sur les animaux a un avantage réel pour laisser préjuger ce qui pourrait advenir sur l'homme, la solution définitive d'une question aussi capitale que celle dont il s'agit ne peut rigoureusement sortir que de l'observation clinique. Parmi les expérimentateurs, les uns ont conclu à l'antagonisme, d'autres l'ont nié d'une manière absolue. C'est dans cette catégorie que se trouve M. le docteur Camus, dont la thèse inaugurale a servi de base à l'auteur de l'article BELLADONE du *Dictionnaire de médecine et de chirurgie pratiques* pour recommander la réserve, éloigner même de l'idée de combattre par l'opium l'empoisonnement par la belladone.

RÉSUMÉ DES OBSERVATIONS CLINIQUES DANS LESQUELLES L'OPIUM A ÉTÉ EMPLOYÉ POUR COMBATTRE L'EMPOISONNEMENT PAR LA BELLADONE.

Faber, dans son livre *Strychnomania* (1677), cite un fait d'empoisonnement par la belladone observé par Brobequius, son contemporain, dans lequel la guérison eut lieu par l'administration de l'opium (*Archives*, mai 1864). Ce fait n'a qu'une valeur de date et ne peut servir à élucider la question d'antagonisme : c'est un point de repère.

En 1766, Boucher, de Lille, publie, dans le *Journal de Médecine*, cinq cas d'empoisonnement par les fruits de belladone. Les vomitifs, les purgatifs, et le vinaigre qu'il regardait comme un véritable antidote, furent administrés; sur deux malades, l'un déjà comateux, l'autre délirant, les préparations d'opium furent administrées avec succès (*Archiv.*, ibid.). Ces deux faits n'ont qu'une mince valeur probante, surtout parce que d'autres médications avaient été mises en usage avant; ensuite parce qu'il n'y avait pas les symptômes d'une intoxication grave.

La dissertation de Joseph Lipp, au dire de Giacomini, renfermerait plusieurs exemples de guérison par le laudanum de Sydenham dans l'empoisonnement par la belladone. Ceci n'a encore de valeur que comme notion d'histoire médicale, sans qu'on puisse en tirer une conclusion un peu rigoureuse.

Le docteur Seaton, de Seels, a publié, dans le *Medical Times* d'août 1859, l'histoire de dix individus empoisonnés par les fruits de la belladone. Chez deux de ces malades, accidents peu intenses qui cèdent à un émétique. Les huit autres présentent des symptômes inquiétants et un délire intense. L'opium est administré à tous ces malades. Dans sept de ces cas les symptômes les plus alarmants disparurent aussitôt que le sommeil et la contraction des pupilles indiquèrent que l'économie était sous l'influence de la préparation opiacée. Dans le huitième cas, la femme, scrofuleuse et depuis longtemps malade, ne prit que peu d'opium et succomba. Dans les sept cas, quoiqu'on ne voie pas la quantité du poison ingérée, quoiqu'il ne s'agisse manifestement que d'une moyenne intoxication, puisqu'il n'y avait que délire intense, et que c'est là le premier degré de l'intoxication, on ne peut se refuser à admettre cependant une preuve de l'antagonisme.

. Angelo Poma combattait par le laudanum les effets toxiques de la belladone; mais ses observations n'offrent rien de précis, partant de bien concluant.

Benjamin Bell, dans un mémoire plein d'intérêt et publié en 1859, conclut à l'action d'antagonisme de l'opium et de la belladone. Anderson et Graves avaient soutenu la même opinion; mais aucun de ces auteurs n'avait fourni une observation précise d'empoisonnement de la belladone traité par l'opium. Graefe, de Berlin, avait démontré que cet antagonisme s'étend même à la fonction d'accommodation.

. En 1860, on trouve dans les recueils médicaux plusieurs mémoires relatifs à l'antagonisme de l'opium et de la belladone, et ces mémoires offrent un plus ou moins grand intérêt; mais, jusque-là, pas un fait irrévocablement démonstratif et capable d'entraîner une conviction générale.

Le docteur Lopez, de Mobile, appelé près de l'apothicaire de la marine, qui s'était empoisonné par l'application, sur le genou dénudé, d'un large emplâtre de belladone, observa des nausées, du vertige, de la mydriase et une extrême prostration. Ayant fréquemment constaté l'antagonisme réciproque de l'opium et de la belladone, il prescrivit 15 gouttes de laudanum toutes les demi-heures, jusqu'à disparition des accidents. La première dose suffit à annihiler l'effet de la belladone en 30 minutes. Ce fait a une certaine valeur. (*Union médicale*, 20 mai 1862. — *Americ. Journ. of medic. sc.*)

Fait rapporté par le docteur Mehamara (*Dub. quart. Journal*, 1863). Enfant de 26 mois apporté à l'hôpital de Meath, à Dublin, le 31 octobre 1862, six heures environ après avoir ingéré une quantité indéterminée d'extrait de belladone dont un petit pot était tombé sous sa main. Le pouls était fort, les pupilles étaient dilatées largement; il y avait mouvement des mains tiraillant les vêtements et délire. Un vomitif de 50 centigrammes de sulfate de zinc et de 30 grammes de poudre d'ipéca, puis un lavement avec huile de ricin et térébenthine, étant restés infructueux, on donna 5 gouttes de teinture d'opium, puis 3 gouttes une heure après et 2 gouttes ensuite toutes les heures, jusqu'à une heure du matin, où le malade s'endormit, puis se réveilla en sursaut et se rendormit ensuite. La contraction des pupilles ne se manifesta ainsi que vers le matin, après l'ingestion d'une dose considérable d'opium. (*Union médicale*, 12 mai 1863.)

Ce cas, qui est bien remarquable, peut être suspecté à cause des médications employées avant le laudanum, mais il prouve à coup sûr que le laudanum ne détermina aucune intoxication, malgré les fortes doses, partant qu'il y a eu antagonisme.

Le docteur Lee (dans *American Journal*) rapporte un cas observé par lui pendant qu'il était médecin résidant à l'hôpital de Philadelqhie.

Enfant de six ans, auquel on avait donné par erreur, au lieu de sirop de rhubarbe, une drachme de suc de belladone, préparation extra-officinale très concentrée et employée seulement dans les collyres. L'enfant devint écarlate, chancela et tomba à terre. Appelé immédiatement, Lee trouva le malade ayant la face violacée, les yeux fixes et hagards, les pupilles extrêmement dilatées, la langue sèche, le pouls faible et rebondissant; en outre, cet enfant était dans un état de coma profond. 20 gouttes de laudanum (on ne dit pas lequel) furent administrées par la bouche et autant par le rectum. La dose fut répétée de demi-heure en demi-heure, jusqu'à ce que le malade eût pris 120 gouttes. Au bout de trois heures, l'enfant était levé et courait par la chambre.

On ne peut refuser à ce cas, quelque succinte que soit la narration, une grande valeur : l'antagonisme est réellement prouvé.

Voici enfin l'observation de M. Béhier. Un vieillard de soixante-quinze ans boit, à cinq heures du soir, une solution de sulfate d'atropine préparée pour être instillée (13 milligrammes pour 100 grammes d'eau). A six heures, faiblesse musculaire, difficulté puis impossibilité de marcher, quoique la dilatation pupillaire n'ait pas sensiblement augmenté. On administre 6 gouttes de laudanum de Rousseau dans quelques cuillerées d'eau.

A huit heures coma profond, face vultueuse, les yeux sont brillants, les pupilles modérément dilatées, la peau chaude; le pouls bat 108 fois, il est plein, dur, vibrant; immobilité complète. Le malade prononce des mots indistincts; Il paraît entendre imparfaitement. Ingestion par 10 gouttes, de dix en dix minutes, de 50 gouttes de laudanum de Sydenham. Le pouls devient plus souple, l'iris se contracte légèrement.

A neuf heures, une nouvelle phase commence. Les mouvements spontanés deviennent plus violents : carphologie, délire, hallucinations. Ce malade entend et voit, mais chaque sensation donne lieu à une illusion de sensibilité générale et exagérée; 120 pulsations, peau moite et chaude; la dilatation pupillaire n'a pas varié.

Dix heures. Nouvelle ingestion de 10 gouttes de laudanum, dont la saveur désagréable est bien sentie. Le pouls est plus souple, la peau moins chaude, l'intelligence moins désordonnée, réveil de la mémoire, puis des sentiments affectifs : l'halluciné voit et reconnaît les personnes qui lui sont chères et leur parle.

Cinq heures du matin. Dix nouvelles gouttes de laudanum. La sensibilité se rétablit presque parfaitement, le délire et les mouvements désordonnés s'apaisent. A neuf heures, le malade vomit 200 grammes environ d'un liquide brunâtre; la pupille est presque normale, la raison à peu près revenue. Le mieux va croissant, et, trois jours après, tout est rentré dans l'ordre et la santé n'a pas été troublée depuis.

Bien que, dans cette observation de M. Béhier, l'intoxication n'ait pas été portée à beaucoup près aussi loin que dans le cas que je viens de relater, puisque : 1° chez son malade il n'y avait qu'une dilatation légère ou médiocre de la pupille; 2° qu'il n'y a pas eu aphagie ni symptômes d'asphyxie; 3° que le malade n'est pas tombé dans le coma et l'insensibilité complète, puisqu'au plus fort il avait des hallucinations, du délire;

qu'il prononçait des mots indistincts, qu'il entendait imparfaitement;
4° qu'il a pu toujours boire, avaler, tandis que dans mon cas il y a eu pendant dix heures insensibilité absolue, aphagie complète, amaurose avec dilatation énorme des pupilles, menaces continues d'asphyxie; en un mot, bien que le malade de M. Béhier n'ait subi que le premier degré de l'intoxication, il n'en résulte pas moins de son observation comme de celle de Lee que c'est par l'opium ou envers et contre l'opium que la guérison a eu lieu. Cette observation, quoi qu'on en dise, a une très grande valeur. Deux doses fortement toxiques ont été ingérées et le malade a guéri : on ne peut nier l'antagonisme.

Conclusions : L'opium est l'antagoniste, l'antidote de la belladone; quand un empoisonnement se produit, le médecin doit faire vomir et purger, s'il arrive à temps, pour expulser du tube digestif le reste du poison qu'il pourrait contenir. Dans le cas contraire, il doit administrer l'opium, et de préférence par voie d'injection sous-cutanée comme la plus sûre. En ce cas, les doses d'opium administrées doivent presque égaler du premier coup celles de belladone ingérées, si le titrage est connu. Lorsqu'on a pu faire vomir et purger, si l'intoxication se produit, c'est encore à l'opium qu'il faut avoir recours; tous les autres moyens ne doivent être employés que secondairement. Il se produit si souvent des empoisonnements par les fruits de belladone que les préceptes ne sauraient être trop précis.

Il s'agissait, dans ce cas particulier, d'un enfant empoisonné par la belladone; et, en réalité, le fait que, chez ce jeune malade, des injections successives de quantités folles — cela me paraît la seule épithète convenable — de chlorhydrate de morphine avaient réussi, — accompagnées cependant d'autres moyens thérapeutiques qui me paraissent beaucoup plus heureusement choisis, — à déterminer la guérison, ne me semble pas suffisant pour que l'on puisse conclure à l'efficacité de l'action antagonistique entre l'opium et la belladone et proclamer ce mode de traitement comme le seul rationnel.

D'ailleurs, dans toutes les observations fourniés à l'appui de cette opinion et couronnées de succès, comme dans celle que je viens de relater, on s'aperçoit que, en même temps que l'administration de la substance prétendue antagoniste, on a soumis le sujet à une série de moyens capables, à eux seuls, d'amener les bons résultats que l'on n'hésite pas à attribuer à cette action antagonistique : provocation des vomissements, lavage de l'estomac, ingestion d'une solution capable d'insolubiliser le principe actif (tannin, iodure de potassium ioduré); emploi des stimulants médicamenteux (café, cognac, ammoniaque) ou physiques (douches froides, électricité); obligation pour le patient de marcher constamment, soutenu au besoin par des aides ; voilà autant d'excellents procédés de médication antitoxique auxquels on semble n'accorder aucune importance et dont on parle comme de choses presque superflues, de telle façon qu'il est bien impossible de faire la part de la substance antagoniste dans ce conflit.

N'y a-t-il pas, au surplus, des faits de guérison spontanée des empoisonnements les plus graves, tel que celui-ci, rapporté par Labbée. Un sujet atteint de migraine demanda conseil à un médecin étranger résidant à Paris, lequel n'hésita pas à prescrire l'ingestion, en une seule fois, d'une cuillerée à café d'une solution de un décigramme d'atropine dans 30 grammes d'eau, soit de 13 à 15 milligrammes d'alcaloïde : croyant réaliser plus vite et plus sûrement sa guérison, le malade en prit davantage et fut bientôt en proie à une intoxication violente avec hallucinations terrifiantes. Il essaya d'appeler à son aide, mais il était aphone ; il se leva, voulut marcher, mais il roula sur le sol sans pouvoir se relever. Dénué de tout secours, il passa la nuit gisant sur le parquet, plongé dans une stupeur profonde, et ne revint à lui que le lendemain, alors que se dissipèrent peu à peu, et spontanément, les phénomènes symptomatiques de l'intoxication. Cet individu avait ingéré environ 2 centigrammes d'atropine, dose le plus habituellement, on pourrait même dire presque toujours, mortelle.

Ce serait cependant tomber dans l'excès opposé que de vouloir nier absolument toute action antagonistique entre l'opium et la belladone. Comme l'avait montré Vulpian, et, comme le firent ressortir Gubler et Labbée dans une étude aussi impartiale que documentée, il y a un antagonisme partiel, momentané, et à certains points de vue seulement, entre l'opium et la belladone ; mais des effets synergiques ou auxiliaires dans une sphère d'action beaucoup plus générale. De part et d'autre, des faits précis, nettement mis en lumière, sont invoqués soit pour démontrer, soit pour nier l'antagonisme de l'opium et de la belladone, de l'atropine et de la morphine. Si discordants qu'ils soient, on ne peut nier ces faits recueillis et étudiés avec soin par des observateurs également recommandables et désintéressés. On doit donc rester convaincu, selon l'opinion de Claude Bernard en pareille circonstance, que la méthode expérimentale qui a présidé à l'étude et à la constatation de ces phénomènes a été défectueuse par quelque côté. Et en effet, rien qu'en tenant compte de la diversité des conditions dans lesquelles les tentatives d'essai d'antagonisme avaient été faites, on ne tarde pas à comprendre le peu de valeur qu'on est en droit d'accorder aux résultats qu'elles avaient semblé donner : les circonstances sur lesquelles je désire attirer plus particulièrement votre attention sont les suivantes. Dans les expériences où les deux médicaments, opium et belladone, avaient été opposés l'un à l'autre, les conditions dans lesquelles ils étaient employés n'étaient en aucune façon comparables les unes aux autres. En effet, on avait utilisé indifféremment l'opium ou la morphine comme antagoniste de la belladone, et ce que je vous ai dit au sujet de l'opium vous montre dans quelle mesure l'action de la morphine peut différer de celle de l'opium ; il n'est pas logique, par conséquent, de comparer des faits de cet ordre-là. Ensuite, on avait fait une confusion absolue entre les doses toxiques et les doses médicamenteuses. Enfin, on avait conclu des expériences sur les animaux à l'homme, et j'ai eu déjà, à plusieurs reprises, l'occasion d'attirer votre attention sur ce fait que l'expérience sur les animaux ne pouvait pas, sans de grandes restrictions, être comparée aux résultats qu'on peut obtenir chez l'homme.

L'antagonisme d'ensemble entre l'opium et la belladone est une erreur, et je vais vous le démontrer tout à l'heure. Quant à l'antagonisme partiel, il existe ; et c'est précisément cet antagonisme partiel qui est la base de ce que nous avons étudié sous le nom de *propriété corrective* de l'opium, c'est-à-dire qu'il est la base de l'emploi de l'opium, de même que des autres substances, comme correctif.

Recherchons, en effet, comment peut se réaliser, soit la synergie, soit l'antagonisme de deux substances médicamenteuses. En ce qui concerne la synergie : deux substances peuvent être synergiques parce que l'une détermine un ralentissement dans l'élimination de l'autre, lorsqu'elles se trouvent en même temps dans l'organisme ; ou bien, il peut y avoir une action concordante du médicament synergique produisant le même effet qu'une augmentation de dose du premier médicament actif, c'est ce qui arrive, par exemple, dans l'emploi simultané de l'alcool et l'opium, des essences d'ombellifères et de l'opium, etc. ; enfin, il peut y avoir un état d'éréthisme ou d'hyperesthésie développé par l'un des médicaments dans l'organe ou l'élément anatomique sur lequel va se porter l'action élective de l'autre substance médicamenteuse, et dans ces circonstances l'action synergique se développera dans la perfection.

Quant à l'antagonisme, il peut tenir à trois causes différentes : ou
à une élimination plus rapide, ou bien à une action physiologique
contraire — c'est là le fait le plus important sur lequel je vais insister
— ou bien à un état d'apathie organique déterminé dans l'économie
par l'une des deux substances.

Laissez-moi vous faire remarquer, en passant et sans y insister,
que l'on a souvent confondu avec une action antagonistique la simple
lenteur dans l'absorption, pour laquelle les narcotiques se distinguent
parmi toutes les autres substances médicamenteuses; et en effet, dans
plusieurs circonstances, ce qui fait que des doses énormes d'opium
n'ont pas amené la mort des individus qui les avaient absorbées,
c'est l'heureuse lenteur que cette ingestion de doses exagérées a réalisé dans l'absorption gastro-intestinale. Un exemple, entre autres :
chez un individu ayant absorbé une forte dose de laudanum et qui se
trouvait en état comateux, le lavage de l'estomac, pratiqué six heures
après l'ingestion, a permis de retirer une certaine quantité de liquide
avec lequel on a fait des essais colorimétriques — je vous ai indiqué
quelle était l'intensité de coloration du laudanum de Sydenham —
et ces essais ont montré qu'au bout de ce temps, il y avait à peine le
quart de la quantité totale de laudanum qui avait été absorbée. Ça
n'est que grâce à cette lenteur d'absorption que le sujet a pu résister
à cette intoxication.

J'arrive maintenant, Messieurs, à la question aussi importante que
complexe de l'antagonisme et de l'antidotisme résultant de la mise
en jeu d'actions physiologiques contraires; et je me vois obligé, pour
vous fournir à ce sujet des données fructueuses relativement à l'opium,
de traiter cette question à un point de vue général.

Il faut tout d'abord distinguer un antagonisme vrai et un antagonisme faux, un antagonisme complet et un antagonisme incomplet.
Il ne suffit pas, en effet, que deux principes actifs déterminent des
manifestations opposées, excitation ou stupeur, convulsion ou résolution musculaire, pour que chacun d'eux soit apte à combattre efficacement l'action physiologique de l'autre; il faut encore, non seulement que la lutte s'établisse entre des unités de même valeur, mais,
surtout, que cette lutte utilise les mêmes procédés et s'effectue sur le
même terrain. S'il suffisait de la production des symptômes inverses
les uns des autres, on aurait dans les alcaloïdes de l'opium même un
curieux exemple de cet antagonisme, puisque la dominante des uns

consiste dans l'excitation et la convulsion, tandis que celle des autres est caractérisée par la stupeur et la résolution musculaire ; il n'y aurait pas jusqu'aux doses différentes, capables elles-mêmes de produire des manifestations opposées pour une seule et même substance active, qui ne pût servir encore à embrouiller cette question ; et c'est précisément parce qu'on a confondu les *actions antagonistes* avec les *résultats opposés*, oubliant qu'un même phénomène peut être réalisé par des mécanismes absoluments différents, qu'il importe de bien spécifier ce que l'on doit entendre par antagonisme et antidotisme.

Comme il s'agit ici d'actions physiologiques, susceptibles parfois de mesures et d'appréciations exactes, rappelons-nous un axiome de physique mécanique et expérimentale qu'il faut toujours avoir présent à l'esprit, parce qu'en somme les actions physiques prédominent dans l'organisme, dans la façon dont les substances médicamenteuses réagissent sur l'organisme, cet axiome est celui-ci : la résultante de forces égales et contraires ne peut être nulle que lorsqu'elles sont appliquées au même point.

Eh bien, cherchons dans quelle mesure il est possible d'obtenir la réalisation de cette condition physique. Je vous parlais tout à l'heure de l'antagonisme partiel à propos de l'opium et de la belladone ; et, en effet, l'antagonisme qui avait frappé tout de suite entre ces deux substances était un antagonisme partiel. On avait raisonné ainsi : l'opium contracte la pupille, la belladone la dilate ; donc, ces deux médicaments sont antagonistes. Sur ce point, l'expérience est absolument évidente ; mais tout autre est l'antagonisme et l'antidotisme qu'il est absolument nécessaire de réaliser, pour obtenir un effet utile au point de vue de la neutralisation de deux substances médicamenteuses. *L'antagonisme vrai, absolu*, c'est-à-dire celui qui reproduirait cette comparaison mécanique de deux forces égales et contraires appliquées au même point, *n'existe pas aux points de vue thérapeutique et toxique* : persuadez-vous bien de cela. Pour qu'un médicament agisse sur une cellule, quelle qu'elle soit, et peut-être plus encore sur une cellule nerveuse que sur toute autre, il faut absolument que cette cellule soit normale, saine, intacte : c'est là une des raisons pour lesquelles vous voyez des doses fantastiques d'opium, comme celles dont je vous ai parlé précédemment, n'exercer aucune action sur un individu dont le système nerveux est surexcité, un choréique, par exemple.

Mais il en est autrement dans l'antagonisme qui relève d'une action chimique, d'une action moléculaire : ici, c'est autre chose, et j'en reviens à ce que je disais précédemment, à la *prise de possession* de la cellule, de l'élément anatomique, par la substance toxique : il se passe alors quelque chose d'analogue à ce qu'on voit dans la teinture pour la fixation d'une matière colorante sur une fibre; et cette comparaison qui paraît, au premier abord, très éloignée de notre sujet, s'en rapproche plus qu'on ne le croirait, ainsi que vous l'allez voir. Il y a peu de temps, il a été fait des expériences avec la strychnine sur la substance nerveuse de la moelle et du cerveau, expériences par lesquelles on prétendait démontrer la fixation de la strychnine sur le tissu nerveux, par ce fait qu'en triturant de la substance nerveuse avec une solution aqueuse d'un sel de strychnine, on arrivait à appauvrir cette solution à tel point qu'elle pouvait être injectée à un animal sans produire aucun accident. Mais la trituration avec une substance inerte conduit exactement au même résultat; de sorte qu'il s'agit ici d'une action mécanique banale, et non pas d'une action élective exercée par l'élément anatomique cellule nerveuse, puisque cette action se produit avec une matière inerte telle que la poudre d'amidon ou de lycopode, etc. Il faut donc tenir compte de cette fixation, au point de vue purement mécanique; mais c'est une action banale, et qu'on ne peut comparer au phénomène qui se passe dans l'organisme lorsque la substance médicamenteuse vient à se fixer sur l'élément vivant des organes.

Je vous disais, Messieurs, qu'il peut y avoir un antagonisme vrai et efficace par action chimique; celui-là est certain, c'est l'antidotisme, c'est-à-dire la qualité de *contrepoison*. Malheureusement, dans la plupart des cas, il est irréalisable. C'est cet antagonisme qui se produit, par exemple, dans la saturation d'un acide sous l'influence d'un alcali, et réciproquement; c'est encore celui qui se produit lorsqu'on peut avoir le temps d'introduire, dans le tube digestif d'un individu qui vient d'ingérer une substance toxique, un réactif chimique déterminant la précipitation de cette substance toxique et la rendant insoluble, de telle sorte qu'elle ne puisse plus être absorbée et diffusée dans l'économie. C'est là l'antidotisme vrai; mais, dans quelles circonstances peut-on produire cet antidotisme vrai? Y a-t-il un seul cas dans lequel cet antidotisme vrai puisse être réalisé?

Eh bien, il y en a un, mais je crois qu'il est le seul, au moins jus-

qu'ici, c'est celui mis en évidence par Heymans et relatif à l'antagonisme de l'hyposulfite de soude et des nitriles de la série grasse. Le
premier de ces nitriles, le nitrile formique ou acide cyanhydrique,
a une action trop rapide pour que l'hyposulfite de soude ait le temps
de courir après lui, si l'on peut ainsi dire, dans l'organisme, de le
rattraper, de le décomposer et de l'empêcher de nuire; d'autre part,
l'action décomposante exercée par l'hyposulfite de soude sur l'acide
cyanhydrique se fait avec une certaine lenteur. Mais, à côté de ce
nitrile, il y en a d'autres pour lesquels les conditions diffèrent; et le
nitrile malonique, par exemple, est celui qui a servi à Heymans pour
instituer cette remarquable expérience : l'hyposulfite de soude décompose presque instantanément le nitrile malonique; d'autre part, ce
nitrile ne possède pas, comme le premier, une action aussi intense
et aussi rapide sur l'organisme; de sorte que, pour reprendre ma
comparaison vulgaire mais tout à fait exacte de tout à l'heure, l'hyposulfite a le temps de courir après lui et de le neutraliser.

Et en effet, comme conséquence de ces recherches, Heymans est
arrivé aux résultats suivants : quelle que soit la quantité de nitrile
malonique administrée à l'animal, — par exemple au lapin, par injection dans la veine marginale de l'oreille, — pourvu que cette quantité
ne dépasse pas neuf à dix fois la dose mortelle; quel que soit le mode
d'administration — stomacal, hypodermique ou veineux; — quelles
que soient la durée et la profondeur de l'intoxication, pourvu que
la respiration persiste encore quelques minutes après l'administration
de l'hyposulfite de soude; on peut, à l'aide d'une dose d'hyposulfite de
soude adéquate à celle de nitrile malonique employée, sauver la vie
de l'animal, faire disparaître comme par enchantement — l'expression est absolument exacte — et dans l'intervalle de 5 à 10 minutes,
les symptômes respiratoires, circulatoires et nerveux de l'intoxication.
Voilà, Messieurs, un véritable fait d'antagonisme et d'antidotisme
médicamenteux et toxique.

Eh bien, est-ce dans ces conditions que nous nous trouverons
lorsque nous chercherons à réaliser l'antagonisme ou l'antidotisme
avec d'autres substances médicamenteuses, par exemple avec les
alcaloïdes? Le plus souvent, l'action antidotique à laquelle je fais
allusion est une action physiologique de même ordre portant sur des
mécanismes opposés au lieu d'être constituée par des actions opposées
portant sur le même mécanisme. Je m'explique. L'année dernière,

j'ai eu l'occasion d'attirer votre attention sur les circonstances, malheureuses à mon avis, dans lesquelles on employait le nitrite d'amyle à titre de substance antagoniste des accidents cocaïniques et chloroformiques. Je vous ai montré ceci : tandis que la cocaïne détermine la vaso-constriction et l'élévation de la tension sanguine, le nitrite d'amyle détermine la vaso-dilatation et l'abaissement de la tension sanguine. Mais, par quel mécanisme se produisent ces deux actions? Eh bien, au fond, l'action physiologique est la même, elle s'adresse simplement à des mécanismes opposés : dans un cas, la cocaïne stimule les vaso-constricteurs; dans l'autre cas, le nitrite d'amyle stimule les vaso-dilatateurs. Et alors, cette action du nitrite d'amyle qui, *en apparence*, est antagoniste de celle de la cocaïne, ne constitue pas une action antagonistique vraie, car il s'agit seulement de phénomènes différents produits par une action de même nature, l'excitation. Et j'insistais à propos du chloroforme, en disant que l'individu sous le coup de la syncope chloroformique est merveilleusement préparé pour que l'action du nitrite d'amyle achève de le tuer : employer le nitrite d'amyle à ce moment-là, cela me paraît employer la belladone pour conjurer l'empoisonnement par l'opium, et réciproquement.

Je vais vous en donner d'autres exemples, car je veux porter la conviction dans votre esprit et je veux que cette conviction repose sur des faits indéniables : ces faits, les voici. L'un des types d'antagonisme a été représenté par l'opposition des effets existant entre l'atropine et l'ésérine parce que, aussi bien par action locale que diffusée, l'atropine dilate la pupille, tandis que l'ésérine la contracte : c'est vrai pour ce résultat considéré isolément; mais si l'on veut pousser la comparaison plus loin et rechercher de quelle manière les divers systèmes de l'économie sont impressionnés par chacun de ces alcaloïdes, on s'aperçoit que l'atropine et l'ésérine n'agissent pas sur *tous* les mêmes éléments anatomiques.

On peut résumer ainsi les effets produits par chacun de ces alcaloïdes. L'atropine dilate la pupille; elle abolit l'irritabilité musculaire et l'excitabilité des nerfs sensitifs; elle accroît l'action du cœur, augmente la tension artérielle en excitant le grand sympathique; ses effets d'excitation, tant sur le cœur que sur la respiration, sont exaltés même après section des nerfs pneumogastriques. L'ésérine contracte la pupille; elle respecte l'irritabilité musculaire; elle augmente l'exci-

tabilité des nerfs sensitifs; elle arrête le cœur, même après section
des nerfs vagues, par suite d'une action directe sur les ganglions
intracardiaques; enfin, elle diminue la tension artérielle et le nombre
des mouvements respiratoires.

Le contraste paraît frappant, surtout sous l'influence des doses
faibles, mais il n'est pas difficile de trouver des effets communs, par
exemple, la paralysie de la moelle et l'abolition de l'excitabilité des
nerfs moteurs. Ces effets identiques, réalisés à de certaines doses,
s'ajoutent alors et peuvent devenir fatalement mortels. De plus l'intensité d'action est différente; l'ésérine est plus toxique que l'atropine, mais elle agit un peu plus lentement et prolonge davantage ses
effets. Pour nous en tenir aux phénomènes les plus frappants, l'atropine excite les ganglions intracardiaques, l'ésérine les paralyse; et,
en ce qui regarde la dilatation pupillaire, c'est l'action excitante
exercée par l'atropine sur le sympatique et les fibres radiées de l'iris
qui la détermine, tandis que l'ésérine produit leur paralysie. Mais, si
nous injectons l'atropine *à dose toxique* chez les animaux, nous
verrons survenir, à la fois, la paralysie du système nerveux et du
système moteur; l'ésérine, au contraire respecte le système moteur :
nous dirons alors que ces deux substances sont des antagonistes
incomplets; et si cet antagonisme paraît efficace à faibles doses, il
tend à disparaître, au moins en partie, aux doses élevées. Et vous
allez voir dans un instant à quoi cela nous amène quand les doses
devront être élevées.

Un antagonisme beaucoup plus vrai est celui qui existe entre l'atropine et la choline, la névrine, plus encore la muscarine, mais surtout
la pilocarpine. Avec la pilocarpine, l'action porte alors en sens précisément inverse sur les glandes salivaires, sudoripares, mammaires,
le pancréas, le cœur, l'iris. Si l'on peut ainsi dire, l'antagonisme est
de plus en plus accentué et parfait suivant la série choline, névrine,
muscarine et pilocarpine. L'antagonisme vrai qui existe, au point de
vue de leur action physiologique, entre l'atropine et la pilocarpine, a
été fort rigoureusement étudié et mis en évidence par Vulpian, dont
les expériences ont montré que la lutte entre ces deux alcaloïdes
porte sur les extrémités périphériques des fibres nerveuses glandulaires de la corde du tympan, en ce qui concerne la glande sous-
maxillaire; sur les points où les extrémités des fibres glandulaires
du rameau de Jacobson viennent se mettre en rapport avec les

éléments sécréteurs, en ce qui concerne la glande parotide. On est
conduit, par analogie et sans pouvoir en fournir une démonstration
aussi péremptoire, à admettre que l'action antagonistique s'exerce
principalement sur les extrémités périphériques des filets cardiaques
des nerfs pneumogastriques, en ce qui concerne le cœur. Les autres
modifications sont justiciables de mêmes remarques : et l'on peut
dire, en définitive, que l'effet de l'atropine est neutralisé par l'influence qu'exerce la pilocarpine sur les éléments anatomiques dont
les propriétés fonctionnelles sont modifiées par le premier alcaloïde,
et réciproquement.

C'est là le type de l'antagonisme vrai, effectif, direct, bien différent de l'antagonisme indirect que l'on peut constater entre la strychnine et le curare, ou la strychnine et l'hydrate de chloral : si les
phénomènes convulsifs caractéristiques de la strychnine ne se produisent pas, c'est que le curare paralyse les mouvements musculaires de
la vie animale, ou que l'hydrate de chloral abolit temporairement la
réflectivité de la moelle épinière et des régions excito-motrices de
l'encéphale; mais, dans aucune de ces deux circonstances, cela n'est
dû à une action exercée sur les mêmes éléments anatomiques et dans
un sens précisément inverse.

Mais, au point de vue qui nous préoccupe, ce n'est pas seulement
le fait de l'antagonisme physiologique qui nous intéresse, la question
des doses auxquelles se réalisent ces effets antagonistiques est d'une
importance capitale. Voyons donc ce que va nous apprendre l'étude
de ce point de la question. L'atropine, à dose très minime, fait cesser
ou empêche les effets de la pilocarpine même lorsqu'elle a été administrée à forte dose : ainsi, 3 milligrammes de sulfate d'atropine,
administrés en injection hypodermique à un chien de 20 kilos suffisent pour empêcher complètement, ou pour suspendre, l'action excito-
salivaire d'une injection hypodermique, ou même intra-veineuse, de
2 centigrammes 5 de chlorhydrate de pilocarpine. Chez le chat, l'action
sudoripare intense provoquée normalement par l'injection hypodermique de 1 centigramme de chlorhydrate de pilocarpine est entravée
par 1 à 2 milligrammes de sulfate d'atropine. Mais, si l'animal est
soumis d'abord à l'influence de l'atropine, même à faible dose, pour
annuler cette influence et faire apparaître la sécrétion salivaire ou
sudorale, l'expérience montre qu'il faudra employer des quantités
relativement énormes de pilocarpine; et encore, cette condition ne

pourra pas être réalisée facilement au moyen des injections hypodermiques, ni même en pratiquant une injection hypodermique de sulfate d'atropine, suivie après quelque temps d'une injection intraveineuse de chlorhydrate de pilocarpine; et l'influence de l'atropine ne sera nettement et énergiquement contrebalancée et surmontée que si, à une injection hypodermique de sulfate d'atropine, on oppose l'injection du sel de pilocarpine dans l'artère de la glande ou dans son tissu même.

Voilà justifié, n'est-il pas vrai, ce fait que je désignais tout à l'heure par la figure de *prise de possession* de certains éléments anatomiques de l'organisme par une substance active. C'est surtout en ce qui concerne les substances possédant une action élective sur les éléments nerveux que cette prise de possession est marquée et persistante.

Les expériences de Fraser, relatives à l'antagonisme entre l'atropine et l'ésérine, avaient déjà montré, en 1871, combien il fallait s'avancer prudemment sur ce terrain. Des conclusions de son très remarquable travail, il ressortait que lorsqu'on administre à des animaux des doses d'ésérine strictement suffisantes pour déterminer la mort, il faut employer, pour réaliser l'antidotisme, des doses élevées d'atropine; mais, plus la quantité d'ésérine dépasse notablement la *dose léthale minima*, moins il faut d'atropine pour arriver à l'antidotisme : c'est là un fait en complet accord avec celui que je vous signalais précédemment, de la production de certains effets toxiques communs et s'ajoutant lorsque les doses sont suffisantes. La mort peut même résulter de l'administration de *doses non toxiques séparément* de chacun des deux alcaloïdes Enfin, il n'est pas indifférent d'administrer ces deux composés dans un ordre quelconque; et l'on peut obtenir des effets tout diffférents suivant que l'on commence par l'un ou par l'autre. Quant au temps qui s'écoule entre l'administration du poison et celui de l'antidote, il joue évidemment un rôle sur lequel il n'est pas besoin d'insister.

Les expériences de Prévost et Binet, de Genève, relatives à l'antagonisme de l'atropine et de la muscarine sont peut-être encore plus probantes et plus suggestives. Des observations effectuées par ces savants il résulte que, chez un chien auquel on a pratiqué une injection hypodermique de 2 milligrammes d'atropine, il faut, pour que cette quantité soit neutralisée quant à ses effets physiologiques, introduire dans l'organisme de ce même animal une quantité de 760 milligrammes de muscarine, c'est-à-dire un peu plus des trois quarts d'un gramme, alors que, normalement, 1 milligramme est capable de déterminer des accidents graves. Mais bien plus ; prenons un chien auquel nous injectons une quantité de muscarine capable de déterminer chez lui des accidents toxiques, 1 milligramme par exemple, nous voyons que pour neutraliser l'action physiologique, les symptômes déterminés par ce milligramme de muscarine, en d'autres termes, pour suspendre l'action toxique, il faut injecter à l'animal 5 milligrammes d'atropine. Si, à ce moment, nous voulons revenir aux conditions premières de l'expérience, c'est-à-dire si nous cherchons quelle est la quantité de muscarine qui, injectée de nouveau au chien, va faire réapparaître les accidents, nous verrons qu'il faut cette fois injecter à l'animal 2 grammes 20 de muscarine.

Eh bien, je crois que les phénomènes d'antagonisme sont jugés après ces expériences. Il faut s'incliner devant des faits aussi nets et probants ; et voilà bien la prise de possession dont je parlais tout à l'heure : dans le premier cas, les cellules nerveuses sont impressionnées, sont teintes par l'atropine, si l'on peut se permettre cette expression industrielle ; l'atropine s'est fixée comme une matière colorante sur un tissu, les cellules sont sous la puissance de l'alcaloïde ; elles ne cèdent qu'à la condition de faire intervenir des doses effroyables de muscarine, des doses au moins mille fois plus considérables que les doses toxiques. Et réciproquement.

Par conséquent, on peut dire que les doses *non toxiques par elles-mêmes* ne sauraient, en aucune façon, enrayer la marche d'une intoxication. Voyez-vous les conséquences de l'antagonisme médicamenteux ? Mais, Messieurs, si l'on voulait pousser les choses plus loin, pour annuler tous les symptômes, car, d'après ce que je disais tout à l'heure, ce n'est que sur des points de détail que ces substances sont antagonistes les unes des autres, si l'on voulait alors annuler tous les symptômes, il faudrait recourir à une série ininterrompue d'antagonistes partiels, c'est-à-dire épuiser presque tous les médicaments de la matière médicale, et, peut-être, aurait-on quelque chance d'arriver à l'antagonisme, si toutefois le malade n'était pas mort pendant toutes ces manœuvres.

Mais si vous voyez que les effets des substances antagonistes peuvent, dans une certaine mesure — j'insiste là-dessus — se retrancher, s'annuler même, il ne faut pas oublier un point plus important : c'est que *les effets toxiques s'ajoutent*; et en effet, dans l'expérimentation physiologique, on serait tenté de dire toujours, si le mot toujours était de mise lorsqu'il s'agit d'une chose aussi impressionnable que l'expérimentation physiologique sous l'influence de conditions en apparence accessoires, presque toujours tout au moins, la mort est plus rapide lorsqu'on emploie deux alcaloïdes prétendus antagonistes que lorsqu'on n'en emploie qu'un seul. C'est assez facile à comprendre d'ailleurs : dans ces circonstances, vous arrivez à l'épuisement successif des différents appareils sur lesquels chacun de ces alcaloïdes porte plus spécialement son action; et la somme de ces actions ne peut qu'être fatale, comme cela arrive la plupart du temps. Je pense vous avoir donné assez de preuves, et de preuves convaincantes, de l'illusion que l'on se fait en comptant sur les antagonismes médicamenteux pour réaliser l'antidotisme, c'est-à-dire la cure de l'empoisonnement. Je reviens maintenant à l'opium et je reprends l'étude de ses antagonistes, c'est-à-dire que j'envisage plus particulièrement ici l'atropine et la morphine.

Certainement, l'atropine est, dans une certaine mesure, antagoniste de la morphine, à cause de son action sur le sympathique et par ce fait qu'elle excite le centre respiratoire : sous l'influence de la morphine, à dose toxique, vous voyez le rétrécissement de la pupille, la narcose, la paralysie des vaso-moteurs, la congestion vasculaire, la dépression des fonctions du centre respiratoire, mais tous ces phénomènes, je vous l'ai déjà montré par un assez grand nombre d'exemples, ne sont pas produits par la même dose. De plus, les deux agents ne se font pas équilibre partout, et les résultats définitifs s'ajoutent au lieu de s'annuler. D'ailleurs, je vais résumer en quelques mots l'action physiologique de l'atropine, et vous pourrez, par moments, croire que je me trompe, que je veux parler de l'action physiologique de la morphine, mais je ne me trompe pas du tout : c'est bien de l'atropine que je veux parler.

A dose modérée, l'atropine détermine d'abord une excitation du sympathique et des fibres musculaires lisses. Les symptômes qui traduisent cette excitation, sont : la dilatation pupillaire; la contraction des artérioles, avec augmentation de la pression artérielle, l'accélération des contractions cardiaques par paralysie des modérateurs, l'accroissement des mouvements respiratoires, l'élévation de la température, l'érythème, la sécheresse de la gorge ; — tout cela, sauf la dilatation de la pupille, est parfaitement concordant avec ce que produisent les faibles doses d'opium — l'augmentation des évacuations alvines par la contraction des fibres musculaires lisses de l'intestin et la suppression de l'influence modératrice du splanchnique, — voilà cette fois des phénomènes en opposition avec ceux produits par l'opium.

Mais que va-t-il se passer sous l'influence des doses élevées? Alors, la paralysie va naturellement succéder à l'excitation : cette paralysie va se traduire par la dilatation des artérioles et la diminution de la pression sanguine, par le ralentissement de la circulation, par de l'anurie, par l'abaissement de la température, par des congestions passives, par du priapisme, par le relâchement des sphincters. Ne dirait-on pas que je viens de faire l'énumération des symptômes d'intoxication que l'on observe sous l'influence de l'opium? Et où voyez-vous les éléments d'une action antagonistique? Pour ma part. Je ne les vois pas.

Je constate, au contraire, absolument les mêmes phénomènes qui caractérisent l'action des doses toxiques d'opium ; et, par conséquent, lorsque vous allez administrer la belladone pour conjurer les effets de l'opium, ou bien vous ne ferez rien si la dose est trop faible, ou bien, si elle est suffisante, vous risquez de tuer votre malade, parce que vous n'obtiendrez une action efficace de cette belladone qu'à la condition de l'employer en quantité tellement considérable qu'elle puisse prendre possession, elle à son tour, des cellules nerveuses ; et comme ces cellules sont déjà fort épuisées par la morphine ou l'opium je crois qu'elles ne résisteront guère. La lutte, au point de vue de l'antagonisme, s'établit sur des terrains différents ; mais tous deux, l'opium et la belladone, déterminent, au début et aux doses plutôt modérées, de l'excitation, et plus tard de la stupéfaction : il n'y a là rien d'antagonistique ; et il paraît bien difficile de pouvoir compter sur la réaction, par excitation, d'un système nerveux déjà excité puis paralysé par l'opium, sans parler de la nécessité d'élever la dose, point sur lequel j'ai attiré votre attention et pour lequel je vous ai donné des résultats suffisamment nets.

En définitive, le traitement des empoisonnements opiacés par la belladone ne peut être que le traitement de quelques-uns des symptômes de l'intoxication ; j'ajouterai même que c'est plutôt une illusion de traitement qu'un traitement effectif, et qu'il ne peut avoir pour conséquence que d'endormir dans une trompeuse sécurité, en faisant croire qu'on a tout fait pour sauver la vie du malade quand on lui a donné ou injecté une quantité suffisante de belladone ou de sulfate d'atropine après une intoxication par l'opium.

Si la belladone a été surtout vantée comme substance antagoniste de l'opium, elle n'est pas la seule dont certaines actions physiologiques contrastent, d'une manière plus ou moins frappante, avec celles de ce médicament. En raison des détails dans lesquels je viens d'entrer, je serai bref pour ce qui regarde les autres antagonistes.

En sa qualité d'hypercinétique, la noix vomique a été opposée à l'opium, ou la strychnine à la morphine. Les expériences tentées sur les animaux n'ont pas confirmé cette action; et Cloquet ne put empêcher de mourir, en le traitant par l'opium, un individu intoxiqué par la noix vomique : on ne comprend pas bien, d'ailleurs, comment la morphine, à moins d'être employée à doses toxiques, pourrai entraver l'hyperexcitabilité réflexe de la substance grise. Il n'y a pas non plus de comparaison possible à établir entre ces deux alcaloïdes, au point de vue de la rapidité d'action et de la puissance dans les effets. La seule chose qui reste démontrée, c'est que, seulement dans les cas de strychnisme léger, par exemple, dans les cas d'accidents résultant de l'accumulation de plusieurs doses thérapeutiques, l'emploi de l'opium ou, mieux encore, les injections hypodermiques de morphine peuvent amener la sédation de spasmes douloureux, permettant ainsi de gagner du temps et de favoriser, par des moyens appropriés, l'élimination de la substance toxique.

Se basant sur l'antagonisme apparent de certains effets physiologiques, quelques auteurs ont voulu opposer la cocaïne à la morphine. Ce que je vous ai dit l'année dernière des propriétés physiologiques de la cocaïne n'est guère de nature à faire admettre un antagonisme utile. J'ai attiré votre attention sur le grand nombre de circonstances dans lesquelles les manifestations symptomatiques de la cocaïne et de la morphine étaient identiques; et, si l'on s'en tient aux doses faibles ou modérées, sans adopter, comme le font la plupart des auteurs, les manifestations des doses déjà toxiques comme caractérisant l'action médicamenteuse de l'opium, on s'aperçoit que s'il existe deux alcaloïdes entre lesquels l'antagonisme soit peu caractérisé et aussi mitigé que possible, ce sont la cocaïne et la morphine. Le genre d'excitation, son mécanisme, changent, cela est certain ; et vous verrez, quand nous étudierons la morphinomanie, combien la cocaïnomanie est fréquente chez les morphinomanes, qui trouvent dans la cocaïne une excitation, une restitution de l'euphorie que la morphine ne pouvait plus leur procurer. Mais c'est un phénomène passager ; et il serait beaucoup plus exact de faire de la morphine et de la cocaïne des synergiques que des antagonistes.

J'insiste sur ce point parce que l'on a cité, récemment, de prétendues preuves de cette action antagoniste. Un chirurgien de New-York ayant à pratiquer chez un malade une uréthrotomie interne, lui fit au préalable une injection uréthrale de 7 grammes 50 d'une solution de cocaïne à 10 p. 100 qui fut laissée seulement pendant trois minutes en contact avec la muqueuse : il observa tout à coup, au bout d'un quart d'heure après l'écoulement de la solution analgésiante, des symptômes d'intoxication cocaïnique grave, et le malade fut pris de dysphagie avec tuméfaction et cyanose de la face, du cou, des membres, dilatation pupillaire, dyspnée, arythmie cardiaque, agitation nerveuse extrêmement prononcées. L'opérateur crut devoir recourir à des injections hypodermiques de chlorhydrate de morphine. En l'espace de trois jours, on lui fit *vingt-deux* injections d'*un centigramme* de morphine et, ajoute M. Brennan, qui rapporte ce fait dans le *New York medical Journal* (novembre 1898), « sous l'influence de cette médication énergique, le malade s'est complètement rétabli ». Il ne faut pas s'en laisser imposer par des faits de ce genre : ici comme à propos de l'atropine, on a pu obtenir d'heureux résultats, je dirai *malgré* l'intervention de la prétendue substance antidotique ; mais on doit se garder de donner ces exemples comme une règle à suivre et de conclure d'un résultat heureux à des propriétés que l'étude raisonnée et attentive de l'action pharmacodynamique sont loin de justifier.

A ce point de vue, d'ailleurs, l'opium a été opposé à tous les empoisonnements comme à toutes les maladies ; et l'on pourrait le mettre en parallèle successivement, et avec tout autant de preuves du genre de la précédente, avec tous les produits de la matière médicale. Je pense vous avoir suffisamment édifié sur ce que l'on doit accepter au sujet de l'antagonisme de l'opium et de l'antagonisme médicamenteux en général. Comme vous le voyez, Messieurs, ces données sont absolument importantes et me paraissent indispensables pour l'étude de l'action des substances médicamenteuses : c'est pourquoi j'ai fait une digression en prenant pour prétexte ce que j'avais à vous dire sur ce point au sujet de l'opium ; mais je crois qu'il était absolument indispensable de vous montrer, par un assez grand nombre d'exemples, que s'il existe un fait d'antagonisme vrai, — la neutralisation des nitriles de la série grasse par l'hyposulfite de soude, — d'autre part, les autres cas que l'on a cités comme des faits d'antagonisme ne sont, pour la plupart, que des phénomènes d'antagonisme partiel, qui peuvent sans doute, dans une certaine mesure, vous aider dans le traitement des individus empoisonnés par des doses toxiques de certains médicaments, mais sur lesquels vous auriez le plus grand tort de compter pour obtenir de leur emploi exclusif une action efficace suffisante.

XXIXe LEÇON

ÉTUDE PHYSIOLOGIQUE DES ALCALOÏDES DE L'OPIUM.
— MORPHINE. — ACTION CHEZ L'HOMME ET LES DIFFÉ-
RENTES ESPÈCES ANIMALES. — SYMPTOMATOLOGIE
CHEZ LES ANIMAUX NARCOTISÉS ET CHEZ LES ANI-
MAUX EXCITÉS. — SYMPTOMATOLOGIE ET DOSE MOR-
TELLE CHEZ L'HOMME. — ACTION SUR LA RESPIRATION.

Nous avons cherché à approfondir l'action de l'opium en nature
considéré comme une substance unique; il nous reste, pour terminer
l'étude de cette drogue, à voir si la connaissance de l'action physiologique, non pas de tous les éléments qui la composent, mais des
principaux de ces éléments, pourra nous servir à éclairer l'étude
que nous avons déjà faite. Les alcaloïdes qui sont contenus dans
l'opium sont en très grand nombre, comme vous le savez déjà, mais
quelques-uns seulement, parmi eux, permettent qu'on approfondisse
un peu leur action physiologique. Ainsi que je vous l'ai déjà fait entrevoir, un certain nombre de ces produits sont, très probablement, des
produits de transformation de certaines substances qui préexistent
dans l'opium; et l'action médicamenteuse de quelques-uns seulement
de ces alcaloïdes peut nous servir à élucider l'action physiologique
de l'opium. Parmi ces nombreux alcaloïdes, celui qui, non seulement
par sa quantité, mais par son action physiologique, mérite certainement le premier rang, exerce la prééminence au point de vue de
l'action médicamenteuse, c'est incontestablement la morphine; c'est
d'ailleurs le plus expérimenté de tous les alcaloïdes de l'opium, et
c'est celui par lequel nous commencerons leur étude.

La morphine a été isolée depuis bien près d'une centaine d'années
déjà; et, depuis son isolement, elle a été l'objet d'un très grand
nombre de travaux. Les recherches de Claude Bernard, qui ont

été les premières à jeter quelque lumière sur l'action physiologique de l'opium, et surtout sur celle de ses principaux alcaloïdes, avaient déjà montré que l'action physiologique de chacun de ces alcaloïdes était loin d'être identique, et Claude Bernard avait conclu de ces premiers travaux que les principaux alcaloïdes qu'il avait étudiés, pouvaient exercer une influence fort différente, suivant qu'on envisageait leur action convulsivante, leur action toxique, leur action soporifique, sur l'homme ou sur les différents animaux. En conséquence de ses recherches, il avait été amené à dresser le tableau que je vous ai fait reproduire ici, et dans lequel les alcaloïdes dont il a fait l'étude sont rangés suivant l'ordre convulsivant, suivant l'ordre toxique et suivant l'ordre soporifique; mais ses essais ne se bornèrent pas à ces seules constatations.

Dans l'étude de ces effets variables sur les différents animaux, Claude Bernard avait remarqué que certains animaux étaient beaucoup plus impressionnables que d'autres à l'influence de la morphine; que le chien, par exemple, était bien plus facilement impressionnable que ne l'est le lapin; que, chez la grenouille, c'étaient surtout les effets convulsivants qui prédominaient, que, pour arriver chez ces derniers animaux à obtenir une action soporifique, une action sédative, une action hypnotique, il fallait passer d'abord par une période de phénomènes tétaniques plus ou moins intenses, et que c'était seulement sous l'influence de doses relativement considérables que l'action soporifique s'établissait. Les recherches qu'avaient suscitées les observations de Claude Bernard, aussi bien que l'observation sur l'homme, n'avaient pas tardé à montrer que l'action de la morphine était variable non seulement d'animal à animal, mais encore de l'animal à l'homme, et même de l'homme à l'homme, et non seulement d'un homme à un individu différent, mais aussi chez le même individu suivant les circonstances dans lesquelles il se trouvait.

C'est là un point de vue sur lequel il est absolument nécessaire d'insister, je crois, parce que, dans la plupart des formulaires et des traités de thérapeutique, il n'est en aucune façon question de cette sensibilité, de cette susceptibilité individuelle de l'homme vis-à-vis des différents alcaloïdes de l'opium, et même vis-à-vis de la morphine : cette susceptibilité est telle que, ainsi que je crois vous l'avoir déjà fait remarquer à propos de l'opium, — j'y insiste encore plus à propos de la morphine, parce que l'action toxique de cette substance

est de beaucoup supérieure à celle de l'opium, — cette variation de la
sensibilité individuelle est telle, qu'on est absolument inexcusable
d'employer d'emblée, pour la première fois, chez un individu dont on
ne connaît pas la réactivité vis-à-vis de la morphine, des doses égales,
— je ne dis pas supérieures, je dis simplement égales, — à 1 centigramme de morphine.

Lorsque nous allons aborder la toxicologie de la morphine, j'aurai
à vous citer, en effet, des exemples d'accidents d'intoxication grave
qui ont été déterminés chez quelques individus par l'emploi d'injections hypodermiques de morphine d'un seul centigramme, alors
qu'on n'avait aucune donnée préalable sur la façon dont l'individu
auquel cette injection était faite réagissait vis-à-vis de la morphine.

J'appelle encore votre attention sur ce point, sur lequel j'ai déjà
insisté, je crois, à propos de l'opium, c'est que l'état de l'individu
rend sa réactivité absolument différente, suivant les circonstances :
un individu normal, dont les cellules sont aussi normales, aussi
saines, aussi intactes qu'il est possible de l'imaginer, réagira vis-à-vis
de la morphine d'une façon beaucoup plus énergique, qu'un individu
dont les cellules seront déjà impressionnées soit par une substance
médicamenteuse, soit même par une cause pathologique quelconque.
J'ai eu déjà, pour plusieurs substances médicamenteuses, l'occasion
de faire ressortir des preuves de ce fait; et, à mon avis, c'est la
raison pour laquelle les individus atteints d'affections nerveuses
réagissent quelquefois si difficilement en présence des alcaloïdes tels
que la morphine, l'atropine, et beaucoup d'autres du même genre
dont l'action élective s'exerce presque exclusivement, ou pour la
majeure partie tout au moins, sur les cellules nerveuses.

Donc, il existe des variations considérables quant à la nature des
manifestations toxiques et des manifestation physiologiques, non
seulement d'une espèce animale à une autre, mais d'un individu à un
autre. Jusqu'au moment où les expériences de Claude Bernard
furent publiées, on croyait que l'action toxique était très sensiblement uniforme, que la morphine se comportait chez toutes les
espèces animales comme une substance capable de déterminer l'hypnose, à la seule condition d'en administrer une dose variable avec
chaque espèce animale; et que, dans certaines circonstances, pour
certaines espèces, cette action hypnotique n'était obtenue, comme je
vous le citais tout à l'heure pour la grenouille, qu'à la suite d'acci-

dents convulsivants plus ou moins intenses. D'autres fois, au contraire, on avait observé des accidents convulsifs après la narcose; ou bien, inversement, l'action narcotique ne se produisait qu'après une période convulsivante plus ou moins accentuée.

Mais, l'étude de l'action exercée par la morphine sur les différentes espèces animales va nous montrer des choses encore beaucoup plus intéressantes que les faits dont je viens de vous entretenir. D'une très longue et très consciencieuse étude effectuée en ces dernières années par M. Guinard, de Lyon, et qui a fait l'objet d'un très important travail constituant sa thèse de doctorat intitulée : *Étude expérimentale de pharmacodynamie comparée sur la morphine et l'apomorphine*, il résulte que la morphine n'est pas toujours et avant tout un poison du cerveau. Certes, la morphine exerce sur les cellules de tout le névraxe une action élective particulièrement intense, particulièrement intéressante, qui va précisément nous permettre d'expliquer sinon toutes, au moins la plupart des actions physiologiques qui en résultent; mais il s'en faut de beaucoup que les diverses espèces animales réagissent vis-à-vis de la morphine suivant une succession de symptômes comparables. Tandis que certaines espèces éprouvent, de la part de la morphine, une action sédative, et, la plupart, une action narcotique plus ou moins nettement déterminée; d'autres, au contraire, éprouvent sous cette même influence, une action exclusivement excitante sans qu'il s'y montre la moindre manifestation narcotique, le moindre symptôme d'hypnose. Le tableau que voici, et que vous pourrez comparer à celui de Claude Bernard, représente précisément, d'après M. Guinard, la façon dont les différentes espèces animales sont influencées par la morphine. Les animaux qui figurent dans ce tableau sont rangés par *ordre de susceptibilité décroissante* sous l'influence de la morphine, et vous voyez qu'on peut établir trois classes qui sont, en quelque sorte, subintrantes les unes par rapport aux autres; le chien tient la tête, c'est lui, en effet, qui se rapproche le plus de l'homme par les manifestations que provoque la morphine, et c'est avec lui que l'expérimentation permet le mieux de conclure de l'animal à l'homme, en ce qui concerne exclusivement la morphine.

Pour le chien, qui est l'animal le plus sensible, l'action exercée par la morphine est une action narcotisante, convulsivante aussi; mais l'action convulsivante, comme cela se produit chez l'homme, d'ailleurs, est une action secondaire, surajoutée en quelque sorte à l'action narcotique de la morphine; puis, par ordre de susceptibilité décroissante, viennent le lapin, le cobaye, le rat blanc, la souris et le moineau. Viennent ensuite les espèces animales chez lesquelles on n'observe presque jamais d'action narcotique, mais toujours une action convulsivante plus ou moins nettement exprimée; parmi ces animaux figurent le cheval qui tient la tête, puis l'âne, le bœuf, le chat. Le mouton, le porc et la chèvre, constituent le troisième groupe : ils présentent ce caractère absolument particulier que chez eux la morphine ne modifie pas ou modifie extrêmement peu les fonctions du cerveau, tandis que chez tous les animaux précédemment cités les fonctions cérébrales sont toujours plus ou moins nettement influencées par des doses suffisantes de morphine.

Classification physiologique des principaux alcaloïdes de l'opium.

(D'après Claude Bernard.)

ORDRE CONVULSIVANT	ORDRE TOXIQUE	ORDRE SOPORIFIQUE
Thébaïne.	Thébaïne.	Narcéine.
Papavérine.	Codéine.	Morphine.
Narcotine.	Papavérine.	Codéine.
Codéine.	Narcéine.	
Morphine.	Morphine.	
Narcéine.	Narcotine.	

Influence exercée par la morphine sur différentes espèces animales.

(D'après M. Guinard.)

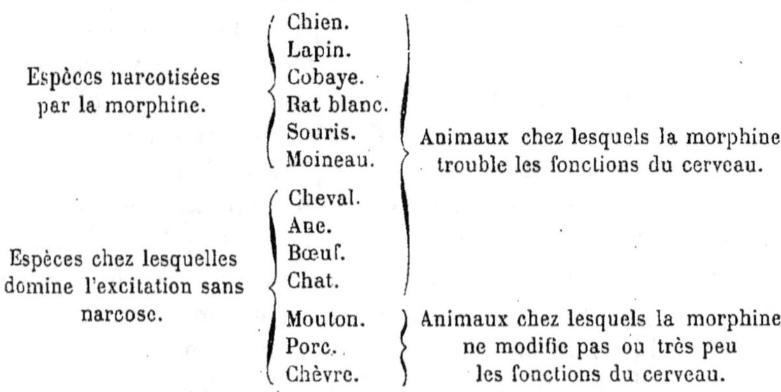

De tous les animaux que je viens de citer, le chien est celui qui se rapproche le plus de l'homme, sauf au point de vue de la tolérance, qui chez lui est supérieure, de beaucoup, à ce qu'elle est chez

l'homme; c'est ainsi qu'un chien supporte fort bien l'injection
d'un centigramme de chlorhydrate de morphine par kilo d'animal,
alors que chez l'homme, l'injection de 0 milligr. 3 (trois dixièmes de
milligramme), par kilo, représente une dose déjà forte : c'est une
dose qui correspond à 2 centigrammes de chlorhydrate de morphine
pour un adulte du poids moyen de 65 kilos; c'est une dose qui peut
n'être pas fatalement toxique, mais qui, dans un assez grand nombre
de circonstances, s'est montrée une dose toxique. De même que chez
l'homme, chez les animaux pour lesquels la morphine intéresse les
fonctions cérébrales, on observe une susceptibilité beaucoup plus
considérable chez les jeunes animaux que chez les animaux d'un
certain âge.

C'est ainsi, par exemple, que chez le chien, pour lequel, ainsi que je
viens de vous le dire, l'injection d'un centigramme de chlorhydrate
de morphine par kilo d'animal est parfaitement supportée, on peut
arriver à déterminer la mort avec 2 à 3 milligrammes de chlorhydrate
de morphine par kilo, si l'on pratique l'injection dans les jours qui
suivent immédiatement la naissance; et que, chez un animal âgé d'un
mois, une dose de 5 milligrammes par kilo, c'est-à-dire la moitié
de la dose qui est parfaitement supportée par l'animal adulte, est une
dose mortelle dans un espace de temps variant entre quarante-huit et
soixante-douze heures.

Voyons quelle est la symptomatologie générale présentée par le
chien, ce réactif le plus sensible à la morphine après l'homme.
Sous l'influence d'une dose faible, c'est-à-dire de 5 milligrammes
de chlorhydrate de morphine par kilo, injectés en une seule fois
par la voie hypodermique, on observe, après quelques minutes,
du mâchonnement; l'animal lèche l'endroit où on a pratiqué la
piqûre; il est pris, dans un délai en général fort court, d'une hypersécrétion salivaire plus ou moins abondante, qui est très fréquemment
suivie de manifestations nauséeuses allant quelquefois jusqu'au
vomissement, et parfois même accompagnées d'efforts de défécation
plus ou moins répétés. Puis, au bout de dix à quinze minutes,
l'animal éprouve un sentiment d'inquiétude, de malaise général, et
manifeste déjà des symptômes de dépression nerveuse. Ces symptômes se traduisent par un affaiblissement du train postérieur qui a
perdu le pouvoir de soutenir l'animal; les articulations des membres
pelviens fléchissent; l'animal se couche, il s'endort invinciblement

et tombe bientôt dans un profond sommeil qui n'est qu'un simple
engourdissement des propriétés fonctionnelles nerveuses, attendu
que l'animal entend et sent parfaitement; si on l'appelle, il est
capable de répondre à celui qui prononce le nom auquel il est habitué; il éprouve parfaitement la sensation du pincement, de la piqûre,
se déplace sous l'influence de ces excitations, mais sans paraître
avoir conscience de ce qui lui arrive; il se borne, si l'excitation est
un peu forte, à faire un bond effaré, trottinant avec la démarche dite
hyénoïde, il va se réfugier dans une autre place, où il s'endort, où il
s'affaisse de nouveau; et ce sommeil dure de huit à dix et douze heures,
quelquefois plus longtemps. Pendant toute cette période, on peut
constater une imprégnation plus ou moins profonde des centres cérébraux, et une dépression intellectuelle plus ou moins considérable
suivant les individus.

Mais les réflexes ne sont pas abolis, ils sont même surexcités
chez l'animal en état d'hypnose morphinique; et lorqu'on vient à le
piquer ou à le pincer, on voit que la façon dont se produisent les
réflexes rappelle absolument celle qu'on observe chez les animaux
auxquels on a enlevé la substance cérébrale. Pendant toute la durée
du sommeil morphinique, les yeux présentent du strabisme interne,
les pupilles sont resserrées, la respiration troublée et ralentie, —
nous allons voir qu'il peut même se produire facilement, quand on
réalise pour cela les conditions voulues, ce syndrome qu'on a qualifié
du nom de respiration périodique, — et la pression vasculaire est
assez notablement diminuée.

Pendant toute cette période, on observe à la fois une obtusion
plus ou moins considérable des sensations douloureuses, en même
temps que de l'hyperexcitabilité réflexe; quand ces deux symptômes
coexistent, cela montre que l'on a atteint pour l'animal, pour l'individu, le sujet en question, la dose hypnotique; c'est la perception
seule de la douleur qui est plus ou moins atténuée, car la persistance
des réflexes montre que le fait brutal de la sensibilité n'est pas aboli
chez ces animaux.

Lorsque l'animal se réveille de ce sommeil, c'est-à-dire en général
après cinq à six heures, au moins, on remarque qn'il présente un
état d'hébétude et que, pendant assez longtemps, il persiste chez lui
de la faiblesse de tout le train postérieur. Sa démarche est alors tout
à fait celle d'un animal en proie à l'ivresse; comme par exemple

celle que peut présenter un animal auquel on aurait injecté une quantité assez considérable des substances hypnotiques ou hypno-anesthésiques que nous avons précédemment étudiées, ou une dose suffisante d'alcool pour déterminer chez lui des phénomènes d'ivresse. L'action de la morphine sur la partie postérieure de la moelle est d'ailleurs prouvée par les attitudes que prennent quelquefois les animaux pendant leur sommeil : ils sont assez fréquemment couchés à plat ventre, les membres antérieurs dans l'extension plus ou moins forcée, les membres postérieurs écartés et étendus en arrière, la face plantaire du pied tournée en haut, rappelant ce mode de décubitus familier à l'ours et que l'on observe d'ailleurs assez fréquemment chez les animaux placés sous l'influence des hypnotiques.

Sous l'influence des doses fortes, c'est-à-dire dépassant 1 centigramme au moins par kilo, on voit l'animal pris d'un état de sommeil et d'engourdissement profonds ; il ne répond aux excitations que par des plaintes, ce qui dénote la conservation de sa sensibilité, mais elle est extrêmement émoussée, quoique jamais complètement abolie, comme le montre la persistance des réflexes. Lorsque les doses sont mortelles, c'est-à-dire atteignent de 5 à 7 centigrammes par kilo, on voit apparaître après quelques heures, dans certains groupes musculaires, des mouvements cloniques d'abord espacés, puis se rapprochant de plus en plus en se généralisant, et finissant par se transformer complètement en crises tétaniques véritables, plus ou moins violentes : la salive se remet à couler, la bouche est mousseuse, les mâchoires claquent, les yeux pirouettent dans l'orbite, et ce tableau rappelle exactement celui d'une crise épileptiforme. Dans les dernières phases, l'animal est en proie à des crises tétaniques franches, comparables à celles déterminées par l'intoxication strychnique. A cette phase, la sensibilité est généralement abolie, la résolution musculaire est complète, l'animal est dans un état comateux, et la mort survient par arrêt primitif de la respiration, à moins qu'on ne pratique la respiration artificielle.

Quelle que soit la dose injectée, on n'observe pas d'anesthésie vraie ; en aucun cas, par exemple, l'anesthésie qu'on obtient chez les animaux n'est comparable à celle qu'on peut réaliser par l'injection de doses suffisantes de cocaïne ; c'est plutôt une obtusion de la sensibilité, et celle-ci est caractérisée par l'absence ou le défaut plus ou moins notable de perception de la douleur, parce que les terminaisons périphériques des nerfs ne sont frappées que très tardivement. La morphine se comporte dans tous les cas comme un type de poison cérébral; mais qui peut devenir successivement, ainsi que nous l'avons déjà observé pour l'opium, poison bulbaire et médullaire, ce que viennent précisément démontrer les convulsions, puis la paralysie. Les convulsions qu'on peut observer offrent, au début, tous les caractères de la crise épileptiforme, et ensuite tous les caractères de la crise tétanique, dans les dernières phases : elles sont même absolument semblables, on pourrait presque dire identiques à des crises de tétanos strychnique. La mort se produit toujours dans un spasme, ou bien entre deux accès, par arrêt primitif de la respiration. Lorsque la dose est suffisante, la respiration artificielle est incapable à elle seule d'empêcher la mort, parce que dans ces circonstances, comme nous le verrons, la mort survient alors d'une façon secondaire par arrêt du cœur.

Messieurs, la symptomatologie que présentent d'autres animaux sous l'influence de la morphine, peut tout d'abord paraître superflue à étudier; elle est cependant d'un très grand intérêt. Je la crois d'un très grand intérêt parce que, ainsi que nous le verrons en étudiant l'intoxication par la morphine ou par les dérivés de la morphine, on trouve chez l'homme des susceptibilités individuelles qui se traduisent précisément par une symptomatologie absolument identique à celle que nous allons voir se développer chez certains animaux; de telle sorte que, si l'on peut se permettre cette assimilation et en schématisant un peu les résultats, on pourrait dire que suivant la façon dont ses cellules réagissent, tel individu déterminé, se conduira vis-à-vis de la morphine comme un chien, l'autre comme un cheval, un autre comme un bœuf, un autre comme une chèvre, un autre comme un chat, etc.

Quelques exemples seulement pour vous indiquer les grandes lignes de ces manifestations symptomatiques, qui sont, je le répète, extrêmement importantes et extrêmement intéressantes, parce qu'il vous arrivera certainement plus d'une fois de voir des morphinomanes, et, quand je vous aurai décrit cette symptomatologie présentée par certaines espèces animales sous l'influence de la morphine, vous reconnaîtrez dans ces morphinomanes la façon de réagir des animaux dont nous allons nous occuper à présent.

Envisageons d'abord le cheval, qui est le type des animaux réagissant, d'une façon exclusive, vis-à-vis de la morphine par de l'excitation. Pour le cheval, les doses faibles sont, bien entendu, des doses formidables si on les applique à l'homme ; ces doses faibles correspondent à 40 ou 50 centigrammes de chlorhydrate de morphine ; vous objecterez qu'un cheval pèse, en moyenne, 250 à 300 kilos et même plus, c'est vrai, mais nous allons voir tout à l'heure la proportionnalité qui existe entre ces doses, le poids de l'animal et le poids de sa substance cérébrale. Eh bien, à ces doses, on observe exclusivement chez le cheval une excitation nerveuse se traduisant par de l'inquiétude, un besoin de mouvement continuel ; l'animal piétine et frappe ses sabots sur le sol, se déplace continuellement et marche jusqu'à épuisement de l'action médicamenteuse s'il est en liberté ; il manifeste alors un état de fatigue plus ou moins accentué, mais sans la moindre trace d'action narcotique, d'action hypnotique. Quand on élève les doses et qu'on arrive à 60, 70, 80 centigrammes, l'excitation se montre plus intense et plus prolongée, en même temps qu'elle s'accompagne d'une difficulté dans la locomotion, difficulté qui se traduit surtout par de la raideur des membres, notamment des membres postérieurs.

Quand la dose atteint 1 gr. 50 ou 2 grammes, alors la surexcitation atteint son maximum ; et, en même temps, se manifestent des modifications du caractère de l'animal qui se traduisent par des phénomènes tout à fait particuliers. Avait-on affaire à un cheval susceptible, méchant, il devient absolument indifférent à ce qui se passe autour de lui, calme, se laisse approcher, manier, pincer dans des régions sensibles sans manifester le moindre signe d'excitation : il reste immobile, buté contre un obstacle qui lui fournisse, en quelque sorte, le prétexte de ne pas se mouvoir, les membres postérieurs écartés, dans l'attitude qu'on appelle le camper ; il se livre par moments à des mouvements violents, pousse au mur s'il est à l'écurie, ou bien marche jusqu'à ce qu'il rencontre un obstacle assez fort pour l'arrêter : on constate alors que ses membres sont raides et que ses articulations fléchissent difficilement. En même temps, il a du nystagmus, et la sensibilité est assez fortement émoussée. Le caractère vertigineux de ces manifestations est très remarquable chez le cheval. L'action exercée sur les grands appareils est également très manifeste : si, à ce moment, on interroge la circulation de l'animal, on observe un renforcement très notable des contractions cardiaques, une diminution du nombre des mouvements respiratoires; en même temps se montrent des sueurs abondantes et de la salivation, mais, à un degré plus ou moins considérable, le tarissement de toutes les autres sécrétions.

Chez l'âne, on voit se manifester surtout une ivresse opiacée, qui se caractérise par le besoin de mouvement, la titubation et l'incoordination motrice : ces phénomènes d'ivresse sont encore plus accentués que chez le cheval. L'âne supporte également des quantités considérables de morphine; et on peut pratiquer sur lui des injections intra-veineuses de 0 gr. 80 à 1 gramme sans voir survenir autre chose que des manifestations tétaniques et sans entraîner fatalement la mort : lorsque la mort arrive, c'est presque toujours au milieu d'une grande crise tétaniforme rappelant celle de l'intoxication strychnique.

Il en est de même chez les animaux de l'espèce bovine : on observe d'abord de l'ivresse agitante, puis de l'hyperexcitabilité; aucun phénomène de narcose; de l'hypersécrétion salivaire, lacrymale et sudorale, mais toutes les autres sécrétions sont plus ou moins nettement taries. Phénomène très remarquable : ici, contrairement à ce que nous avons vu chez les espèces animales chez lesquelles l'action de la morphine est surtout cérébrale, ce sont les animaux adultes et âgés qui sont le plus impressionnés par la morphine. On peut trouver une explication de ce fait dans cette considération que chez les animaux jeunes le poids du cerveau l'emporte proportionnellement de beaucoup sur celui de la moelle, tandis que cette proportion est moindre chez les animaux âgés : or, comme chez les animaux chez lesquels l'action de la morphine est surtout cérébrale, cette action trouve à s'exercer sur une plus grande quantité de substance nerveuse, il paraît très rationnel que cette susceptibilité soit beaucoup plus considérable chez les animaux jeunes, moins considérable au contraire chez les animaux âgés, chez lesquels l'action de la morphine consiste surtout en une action médullaire, une action excitante. Enfin, on observe chez ces animaux l'inverse de ce qu'on observe chez le chien ou l'homme, c'est-à-dire l'augmention de la tension artérielle, au lieu de sa diminution, qui est la règle chez l'homme et chez les animaux qui réagissent de la même façon sous l'influence de la morphine.

Un point fort intéressant également, c'est que, chez ces animaux âgés, on peut voir non pas des phénomènes de narcose, mais des phénomènes d'abrutissement, de dépression formidable, donnant l'illusion d'un narcotisme tardif et causés par une simple congestion céphalique, comme on en a eu la preuve par les nombreuses autopsies qui ont été faites : à ce moment, il survient alors une baisse notable de la pression vasculaire. S'il y a des phénomènes de sédation dans ces cas, ce sont des phénomènes secondaires, dus à une congestion céphalique intense, souvent mortelle, et ce ne sont pas des phénomènes d'hypnose, à proprement parler. Je n'ai pas à revenir ici sur les différentes théories du sommeil, et surtout sur l'inteprétation qu'on avait voulu donner de l'action somnifère de certaines substances, notamment de l'opium, par le fait de la congestion cérébrale que ces substances produisaient. Eh bien, pour ce qui est de la morphine, la congestion encéphalique est absolument indiscutable ; tous les faits d'autopsies qu'on a pu réaliser à la suite d'intoxications par cette substance ont montré que cette congestion existait toujours dans une proportion plus ou moins considérable : c'est d'ailleurs une simple coïncidence, et non pas, comme nous le savons maintenant, une nécessité pour la détermination du sommeil.

Quelques mots sur la façon dont le chat réagit vis-à-vis de la morphine. Le chat paraît être, de tous les animaux, celui qui réagit aux doses les plus faibles et de la façon la plus active, au moins extérieurement : nous verrons tout à l'heure que ça n'est là qu'une apparence, mais l'excitation qui domine toujours imprime à ces manifestations un cachet tout particulier. Aux doses faibles, c'est-à-dire aux doses de 5 à 6 milligrammes par kilo d'animal, on voit le chat sur lequel on expérimente manifester de l'inquiétude, essayer des mouvements sur place, être dans un état d'agitation continuelle, se livrer à des bonds exagérés, prendre des attitudes bizarres, être en proie à des hallucinations, grogner comme font les chats en colère, mais sans être pour cela agressif, car l'animal est effrayé et cherche à se dérober aux manifestations qu'il croit voir se produire devant lui. Sa vision paraît indistincte ; il est dans un état d'ivresse agitante, qui persiste pendant toute la durée des phénomènes d'intoxication qui vont se développer, et sans qu'à un seul moment se produise la stupeur ou le sommeil. L'hyperexcitabilité réflexe est extrêmement intense, la salivation est aussi considérable que chez tous les animaux que nous avons étudiés jusqu'à présent ; la pupille est très dilatée ; la

respiration et le cœur sont activés; les muqueuses sont pâles, les
organes périphériques refroidis, et, par conséquent, nous avons dans
ces derniers phénomènes la preuve d'une vaso-constriction intense,
exercée par la morphine chez ces animaux et persistant pendant
toute la durée de l'action du médicament.

Lorsque les doses sont plus fortes, atteignent 2 à 3 centigrammes
par kilo d'animal, on observe une absence complète de vomissements, tandis que sous l'influence des faibles doses, assez fréquemment, le chat réagit d'abord par des vomissements; son habitus revêt
alors un caractère tout à fait particulier : sa démarche est sautillante,
il semble progresser par bonds successifs, comme un rat, par
exemple; puis il prend une attitude hyénoïde, fléchissant sur ses
pattes postérieures, attitude semblable à celle qu'on observe chez le
chien, mais il y a ici cette différence, c'est que, tandis que chez le
chien cette attitude est accompagnée d'une diminution plus ou moins
considérable de l'activité motrice des membres postérieurs, chez le
chat, au contraire, l'activité motrice n'a subi aucune diminution, elle
a subi plutôt un accroissement. En même temps, l'animal est pris
de secousses convulsives débutant par des contractions partielles dans
des régions déterminées (pattes, muscles de la face et des oreilles),
et se généralisant bientôt sous forme d'accidents tétaniques intenses,
survenant en pleine période d'excitation : la salivation est abondante.
Lorsque la dose atteint 2 à 4 centigrammes par kilo d'animal, celui-
ci ne tarde pas à mourir au milieu d'une crise tétanique qu'on pourrait confondre absolument avec une crise de tétanos strychnique.
Chez le chat, par l'injection d'emblée de doses de 6 à 10 centigrammes
par kilo, on voit l'excitation portée à son paroxysme : l'animal se
met à faire des courses folles dans la cage qui le renferme; l'hyperexcitabilité est à son comble : la salivation est continue, la pupille
dilatée et inerte, et le réflexe lumineux est complètement aboli. Une
heure environ après l'introduction de la substance toxique, les
secousses tétaniques se montrent, de plus en plus rapides ; et, finalement, l'animal succombe à l'arrêt respiratoire, dans des conditions
identiques à celles qu'on observe sous l'influence de la strychnine, et
sans avoir présenté, à aucun moment, la moindre indice de narcose
ou même de dépression.

Chez le porc, la symptomatologie est très sensiblement la même :
agitation extrême, mâchonnements, gêne locomotrice, raideur des

membres, accélération du cœur et de la respiration, dilatation pupillaire, hypersécrétion salivaire, vaso-constriction périphérique prouvée par la pâleur du tégument cutané, tremblements généralisés, convulsions tétaniques dans l'intervalle desquelles se montre une paralysie plus ou moins complète du train postérieur, diminution de l'énergie des contractions cardiaques et respiratoires, augmentation considérable de leur fréquence, élévation de la température, qui peut atteindre 41° ou 42° [conséquence des accès tétaniques], mort par arrêt respiratoire, le plus souvent au cours d'une crise tétanique. M. Guinard a noté des manifestations de frayeur et des troubles de la vision. Le porc présente pour la morphine une tolérance remarquable; la dose toxique doit atteindre 20 centigrammes par kilo pour déterminer la mort.

Mais celui de tous les animaux qui présente l'absence la plus complète de manifestations cérébrales, sous l'influence de la morphine, c'est la chèvre. Cet animal est évidemment aussi celui qui resiste le plus à des doses considérables de morphine, puisqu'il faut arriver pour tuer un animal de l'espèce caprine à la dose de 40, 45, et parfois même 50 centigrammes de morphine par kilo d'animal, en injection sous-cutanée. Chez la chèvre, pendant toute la durée de l'intoxication, on peut constater la conservation de l'intelligence : il n'y a ni hallucinations, ni vertiges, ni manifestations d'ivresse agitante, ni collapsus, aucun de ces phénomènes qui, chez les animaux dont nous venons de parler, puisse permettre de faire intervenir une action plus ou moins marquée de la morphine sur le système nerveux cérébral. En somme, la chèvre résiste à des doses 40 fois plus fortes que celles capables de tuer un solipède tel que l'âne; et le chat qui est 10 fois plus sensible que la chèvre n'est tué que par une dose de morphine 40 fois supérieure à celle capable de déterminer la mort chez l'homme. Une chèvre peut supporter sans danger une dose 500 à 700 fois supérieure à celle nécessaire pour produire chez l'homme une narcose profonde. Mais les animaux des grandes espèces, comme vous pouvez le voir d'après les renseignements que je viens de vous donner, sont, certainement plus impressionnables, toute proportion gardée, que les animaux d'espèces plus petites, et sont, notamment, à ce point de vue, supérieurs au chien.

Le tableau ci-dessous, dont j'emprunte les éléments au travail de M. Guinard, montre qu'il ne s'agit pas seulement d'une différence de proportionnalité entre le développement des centres encéphalo-médullaires, sur lesquels la morphine exerce son action élective, et la masse du corps. On voit qu'en rapportant la dose de substance toxique pour un sujet au kilo de sa substance cérébrale, on peut vérifier encore l'impressionnabilité nettement plus accentuée des solipèdes pour la morphine. La prépondérance d'action de la morphine sur le tissu nerveux cérébral est bien mise en évidence par la comparaison des doses toxiques rapportées comparativement à 1 kilo de cerveau et de moelle. L'impressionnabilité du cerveau est d'autant plus éloignée de la résistance de la moelle que le sujet en expérience réagit plus nettement par des manifestations hypnotiques ou cérébrales : ainsi la quantité de morphine mortelle pour 1 kilo de moelle est à peine inférieure au double de celle nécessaire pour tuer 1 kilo de cerveau de porc, de vache, de cheval; elle est égale au double de cette quantité pour la chèvre, à un peu plus du double pour l'âne et pour le chat; elle s'élève à près de 4 fois plus pour le chien chez lequel les manifestations bulbo-médullaires sont tardives et provoquées seulement par les fortes doses; enfin elle est près de 50 fois plus forte chez l'homme.

ESPÈCES EN EXPÉRIENCE	POIDS DU CERVEAU	RAPPORT DU CERVEAU AU CORPS	DOSE TOXIQUE PAR KILO DE POIDS DU CORPS	DOSE TOXIQUE POUR UN SUJET	DOSE TOXIQUE POUR 1 KILO DE CERVEAU	DOSE TOXIQUE POUR 1 KILO DE MOELLE	POIDS DE LA MOELLE
Poids.	Grammes.		Grammes.	Grammes.	Grammes.	Grammes.	Grammes.
Homme : 65 kil.	1 390	1 à 46	0,001	0,065	0,047	2,321	28
Chien : 17 kil.	71	1 à 239	0,065	1,105	15,630	61,910	18
Cheval : 335 kil. . . .	531	1 à 626	0,007	2,340	4,540	8,760	267
Ane : 117 kil.	294	1 à 397	0,009	1,050	3,570	8,890	118
Vache : 332 kil. . . .	416	1 à 798	0,015	4,980	11,970	22,130	225
Chat : 2 kil. 745	21	1 à 130	0,040	0,100	4,760	11,110	9
Porc : 157 kil. 500. . .	132	1 à 1193	0,200	31,500	238,830	450,000	70
Chèvre : 37 kil. 500. .	96	1 à 390	0,400	15,000	156,250	312,500	48

L'influence nerveuse n'est pas douteuse sur la plupart des animaux, et elle se traduit par des manifestations presque exclusivement cérébrales chez les uns, cérébro-médullaires chez les autres, presque exclusivement médullaires dans une troisième catégorie d'individus. Mais il s'agit aussi dans ce cas de questions de doses et de réceptivité extrêmement variable ; et je ne saurais trop vous répéter que cette variation de la réceptivité s'observe non seulement chez des animaux d'espèces différentes, mais encore, et surtout, chez l'homme.

La paraplégie et l'hyperexcitabilité nerveuse qu'on peut observer, d'une façon constante, quelle que soit la dose, chez tous les animaux de même que chez l'homme, provient, d'une part, de la suppression de l'activité motrice cérébrale ; et, d'autre part, de l'action exercée par la morphine sur les centres médullaires sensitivo-moteurs : je m'étendrai davantage sur ce point en étudiant plus particulièrement l'action de la morphine sur les centres nerveux. L'action sur les centres bulbo-médullaires s'exagère certainement par l'emploi des doses fortes : c'est ainsi qu'on voit se produire les secousses, les tremblements réflexes, les mouvements cloniques ou tétaniques, que montrent au maximum certaines espèces animales, mais auxquels n'échappent pas non plus certains individus de notre espèce, particulièrement sensibles à la morphine.

Pendant le sommeil morphinique, les sécrétions sont suspendues ainsi que le péristaltisme intestinal.

Chez les animaux non narcotisés, le cheval, l'âne, le bœuf, le chat, le mouton, le porc, la chèvre, la symptomatologie se traduit surtout par du mâchonnement, de l'inquiétude, de l'agitation, un besoin de mouvement auquel l'animal ne peut résister, et ces phénomènes sont d'autant plus marqués que la dose de morphine est plus forte. L'excitation persiste pendant toute la durée de l'action exercée par la morphine, et elle est accompagnée d'hypersécrétion salivaire et sudorale. Si la dose est forte, il vient s'y ajouter des raideurs et des contractures musculaires produisant des troubles locomoteurs graves. Enfin, chez certains animaux, comme le chat, on constate des troubles cérébraux se traduisant par des actes désordonnés, des hallucinations, des manifestations agressives contre certains objets imaginaires, etc. Chez le cheval, ces troubles cérébraux sont caractérisés par du vertige. Quant aux manifestations médullaires, elles sont les mêmes que chez les individus narcotisés, seulement elles sont plus pures, pour ainsi dire plus directes, l'hyperexcitabilité réflexe ne trouvant plus, dans ces circonstances, de source d'exagération dans la suspension des fonctions du cerveau, qui sont, au contraire, stimulées. Aux fortes doses, ces manifestations médullaires acquièrent leur maximum d'intensité et se traduisent par des convulsions tétaniques. Je vous rappelle ce fait, très remarquable, de la résistance opposée des sujets jeunes : infiniment plus impressionnables dans les espèces narcotisées, ils sont, au contraire, plus résistants dans les espèces excitées.

La symptomatologie que je viens de vous retracer est une symptomatologie que nous retrouverons plus tard, comme manifestations toxiques exercées par la morphine sur certains individus dans des circonstances déterminées; de sorte qu'on peut dire, en définitive, que la morphine, chez l'homme, et chez le chien, qui est l'animal s'en rapprochant le plus, est un poison surtout cérébral; tandis que pour d'autres espèces, notamment l'espèce féline, c'est un poison surtout médullaire. L'action cérébrale est en rapport avec le volume du cerveau, l'action médullaire avec celui de la moelle; mais l'action toxique ne se réduit pas toujours à une question de proportionnalité entre le développement de la masse encéphalo-médullaire et celui de la masse totale du corps : les solipèdes sont, en effet, impressionnés d'une façon différente de celle que laisserait supposer cette comparaison.

Dans le tableau ci-dessus, qui permet de résumer d'un coup d'œil les faits que je viens de détailler, il a été nécessaire de représenter les résultats en fonction de doses toxiques déterminées par un certain nombre de faits d'observation ou d'expérience. Bien entendu, ces doses sont des moyennes, et il est absolument impossible, aussi bien pour la morphine et plus encore peut-être pour elle que pour d'autres substances actives, de déterminer irréductiblement ces doses, sur lesquelles tant de formulaires ont pourtant la prétention, aussi regrettable qu'injustifiée, de nous fixer d'une manière invariable et indiscutable. Je ne saurais trop vous répéter *qu'il n'existe pas de doses moyennes, minima et maxima*; il y a seulement des individus différents, des impressionnabilités variables; et c'est relativement à chaque individu en particulier qu'il faudrait pouvoir réaliser des expériences fixant pour chacun les doses moyenne, minima et maxima, mais la susceptibilité individuelle est, elle-même, tellement variable suivant les circonstances, que ces expériences seraient toujours à recommencer ; de telle sorte, qu'en définitive, les chiffres qui sont inscrits sur ce tableau n'ont qu'une valeur relative. Donc, lorsque je vous parle de doses thérapeutiques moyennes, minima ou maxima, ces doses ne sont comparables et susceptibles de détermination exacte qu'en ce qui concerne les animaux chez lesquels l'expérimentation est facile à réaliser ; quant à ce qui concerne les doses chez l'homme, elles sont les moyennes d'un grand nombre d'observations, dans des circonstances différentes, de cas dans lesquels on a pu relever des accidents plus ou moins graves, mortels parfois.

Par conséquent, vous voyez que chez l'homme, la dose toxique moyenne est de 65 milligrammes : il s'agit ici de *dose toxique mortelle*, bien entendu. Mais il faut se souvenir qu'il existe un cas de mort — je ne connais pour ma part que celui-là — à la suite d'une injection hypodermique, en une seule fois, de 3 centigrammes.

Eh bien, si on rapporte la dose toxique à 1000 grammes de cerveau, vous voyez que dans toute cette série c'est l'homme qui se montre certainement de beaucoup le plus sensible à la morphine ; puis viendrait ensuite, non plus le chien, qui cependant réagit comme l'homme, mais l'âne, car c'est celui pour lequel le rapport de la dose toxique de morphine à 1000 grammes de cerveau se montre le moins élevé ; vient ensuite le chat, puis le cheval, la vache, le chien, la chèvre et enfin le porc. Ces moyennes sont absolument renversées si on rapporte la quantité toxique de morphine au poids du corps, et alors apparaît le fait que j'indiquais tout à l'heure de la sensibilité considérable des gros animaux, puisque, dans ces circonstances, 65 milligrammes de chlorhydrate de morphine par kilo d'animal représentent une dose mortelle pour le chien ; 7 seulement pour le cheval ; 9 pour l'âne ; 15 pour le bœuf ; 40 pour le chat ; 200 pour le porc ; et 400 pour la chèvre. Si nous traduisons de la même façon la dose toxique pour l'homme, nous trouvons qu'elle est, environ, de 0 milligramme 8.

De tout cela, il ressort que l'homme est, dans tous les cas, extrêmement sensible à la morphine, bien que cette sensibilité soit fort variable : cependant, on peut considérer comme chiffre minimum de la dose toxique mortelle 5 à 6 centigrammes. Bien entendu, et nous verrons plus tard combien ce point est important, il faut tenir compte de l'accoutumance qui se présente au maximum chez les morphino-

manes et qui leur permet parfois, de s'administrer en injections hypodermiques, dans une période de vingt-quatre heures, des doses de
morphine qui peuvent atteindre des proportions fantastiques. J'ai vu
il y a quelque temps un individu qui, depuis un certain nombre de
mois, se faisait tous les jours des injections de morphine dont la
somme atteignait parfois 4 grammes !

Messieurs, chez l'homme, la symptomatologie des intoxications
morphiniques n'est guère différente de celle que je vous peignais
tout à l'heure chez le chien. Elle se traduit, surtout au début, par une
hyperexcitabilité réflexe plus ou moins considérable, par du prurit,
par cet émoussement de la sensibilité que je vous signalais également
ment : très souvent, le prurit a pour point de départ la piqûre du
tégument cutané qui a servi à l'introduction de la morphine par la
voie hypodermique. La sensibilité n'est jamais éteinte complètement,
sauf lorsque l'individu tombe dans le coma prédécesseur des accidents ultimes de l'intoxication morphinique. Les phénomènes intellectuels sont les premiers frappés ; ce sont également les derniers à
reparaître lorsque le cycle d'évolution des phénomènes d'intoxication
est tel que la guérison arrive. Chez les individus chez lesquels on
peut observer l'intoxication chronique par la morphine, on constate
une hyperexcitabilité réflexe existant chez eux à l'état permanent, et
vous savez sans doute que ce n'est pas là précisément l'un des moindres symptômes auxquels on peut reconnaître les habitudes de morphinomanie. La sensibilité à la douleur est toujours plus ou moins
diminuée, par suite de l'absence ou de la difficulté de la perception
dont je vous parlais tout à l'heure, et la contraction pupillaire est
également un phénomène constant, alors qu'au contraire, comme
nous le verrons dans la symptomatologie de l'empoisonnement, la
pupille se dilate lorsque les phénomènes évoluent dans un sens défavorable pour la vie de l'individu. La morphine, ainsi que j'ai eu l'occasion de vous le faire observer à propos de l'opium, agit aussi moins
activement que ce dernier sur les phénomènes de la circulation et de
la calorification ; mais son influence sur les vaisseaux capillaires est,
au contraire, plus intense : la paralysie des vaso-moteurs est, en
effet, certainement plus accentuée sous l'influence de la morphine
qu'elle ne l'est sous l'influence de l'opium en nature.

Maintenant, Messieurs, entrons plus avant dans l'étude de l'action
physiologique de la morphine, et voyons quelles sont les modifica-

tions qui se produisent sur les différents grands appareils de l'économie, et tout d'abord voyons quelle est l'action exercée par la
morphine sur la respiration et la température.

Respiration. — L'action de la morphine sur la respiration est
extrêmement marquée; on observe deux phases : la première est
caractérisée par une accélération telle que la fréquence des mouvements respiratoires peut être deux ou trois fois plus considérable que

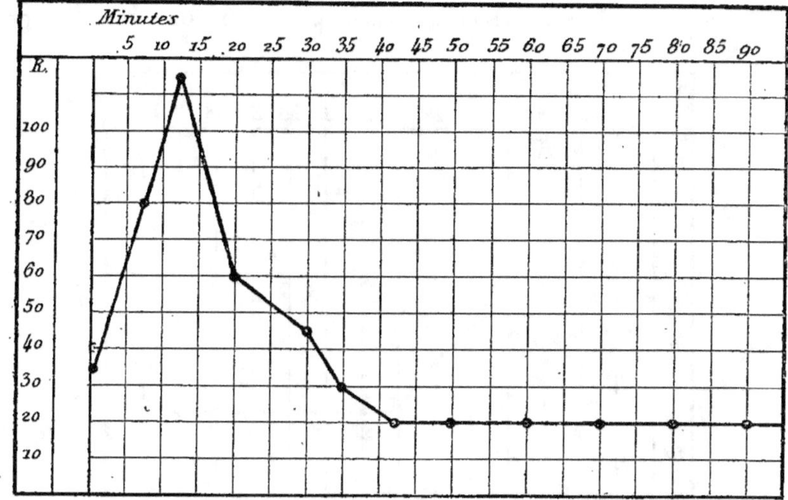

Fig. 13. — Action de la morphine sur la respiration chez le chien.
Chien de 10 kilos : injection hypodermique de 5 centigrammes de chlorhydrate de morphine.
Représentation graphique des variations du nombre des mouvements respiratoires. [D'après
M. Pachon.]

dans l'état normal. On observe même sous l'influence des doses relativement faibles de morphine une polypnée tout à fait analogue à la
polypnée thermique : cette accélération se montre dans les dix minutes
qui suivent l'injection, et dure de quinze à vingt minutes; elle con-
corde avec la période d'excitation et dure, par conséquent, plus ou
moins, suivant que cet état d'excitation est lui-même plus ou moins
durable. Voici deux graphiques de respiration qui vous montreront
combien cette action respiratoire, cette action accélératrice de la
morphine sur la respiration est intense. Le premier (fig. 13) concerne
un chien de 10 kilos auquel on a injecté 5 centigrammes de morphine; le second (fig. 14) est relatif à un chien de 4 kilos auquel on a
pratiqué une injection hypodermique de 2 centigrammes de chlo-

rhydrate de morphine. [Voir aussi les figures 26 et 35 de cœur et respiration, pages 694 et 708.] Le nombre des respirations, qui est en moyenne chez le chien de 25 par minute à l'état normal, n'a pas tardé à atteindre les chiffres de 115 chez le premier et 98 chez le second, pour, au bout d'un certain temps pendant lequel se sont montrés les phénomènes d'excitation, arriver à retomber à un chiffre manifestement inférieur à la normale, puisque ce chiffre est descendu à 22 pour l'un et 20 pour l'autre.

La deuxième phase est caractérisée par un ralentissement con-

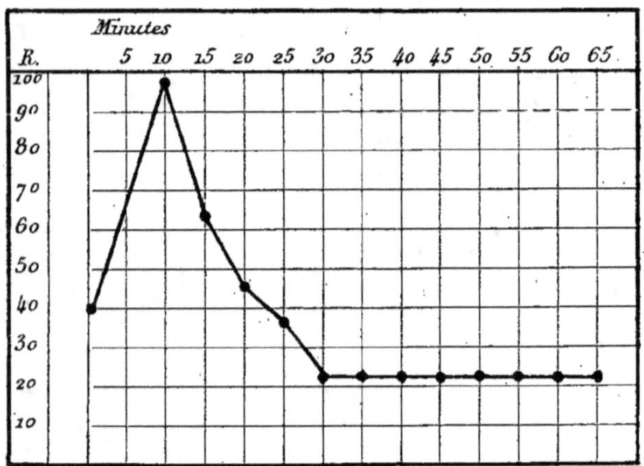

Fig. 14. — Action de la morphine sur la respiration chez le chien.

Chien de 4 kilos : injection hypodermique de 2 centigrammes de chlorhydrate de morphine. Représentation graphique des variations du nombre des mouvements respiratoires. [D'après M. Pachon.]

sidérable du nombre des mouvements respiratoires ; ralentissement qui coïncide avec la période de sommeil chez les animaux que la morphine calme et endort : on voit ce chiffre tomber à 20, 18, 15, ou même au-dessous. L'animal est alors dans un état d'inertie plus ou moins accentuée, mais réagit cependant encore très manifestement aux excitations extérieures. On peut dire qu'à ce moment le cerveau dort, mais que la moelle veille ; et son pouvoir réflexe est même exagéré : il en résulte précisément une accélération des mouvements respiratoires lorsqu'on vient à pincer ou à exciter l'animal par un procédé quelconque. Dans la période qui caractérise la narcose vraie, le nombre des respirations peut être réduit à une proportion extrêmement minime : c'est ainsi qu'on a pu compter 8, 7, 6 et même seulement 4 respirations par minute chez des individus en état de coma thébaïque. En même temps, un phénomène montrant très bien la lutte que l'organisme soutient contre les manifestations toxiques qui se produisent, c'est du frisson, et même des mouvements convulsifs, qui sont, en quelque sorte, des témoins de la défense que l'organisme cherche à opposer au refroidissement qui se manifeste à cette période.

Il n'y a pas seulement diminution du nombre, mais encore de l'amplitude des mouvements respiratoires ; et le volume d'air introduit dans le poumon diminue dans une proportion notable, qui peut aller jusqu'à 5 centimètres cubes par respiration chez le lapin. Un phénomène remarquable que l'on peut voir se produire sous l'influence de la morphine est celui de la respiration périodique : ce phénomène s'observe sous l'influence de la morphine comme sous celle du chloral, mais peut-être encore plus facilement sous l'influence de la première de ces deux substances. Cette respiration périodique s'établit surtout aux doses élevées ; mais elle est cependant réalisable avec des doses faibles, à la condition qu'on maintienne l'animal dans un calme parfait et qu'il soit soustrait, d'une façon aussi complète que possible, aux excitations extérieures. M. Pachon a très attentivement et soigneusement étudié cette question dans sa thèse, ainsi que l'influence exercée sur la respiration par la morphine, en raison de son action sur les hémisphères cérébraux. Voici (fig. 15 et 16) des tracés de respiration périodique qui ont été obtenus chez des lapins à la suite de l'injection, pour l'un, de 5 centigrammes de chlorhydrate de morphine, pour l'autre, de 10 centigrammes de la même substance. Les phénomènes sont absolument nets ; vous pouvez voir sur le second tracé la disparition de la périodicité sous l'influence d'une excitation extérieure. Pendant la phase de respiration périodique, les centres respiratoires excito-moteurs, c'est-à-dire les centres bulbaires, restent sensibles aux mêmes excitations qui sont capables de les faire réagir à l'état normal : je veux dire que des excitations d'ordre électrique ou thermique, des excitations auditives, tactiles, etc., sont parfaitement capables de rompre cette périodicité. Ceci montre, par conséquent, combien est inexacte cette interprétation qui consiste à dire simplement que la morphine diminue la sensibilité, sans ajouter que c'est de la *perception de la sensibilité* qu'il s'agit et non pas de la sensibilité en elle-même. La sensibilité est si peu éteinte, que, sous

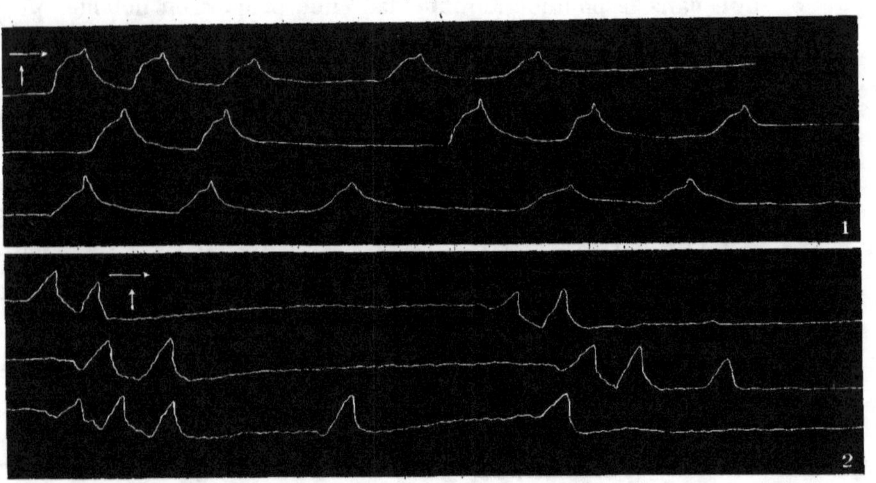

Fig. 15. — Action de la morphine sur la respiration. [Lapin.]

1. — Après injection de 5 centigrammes de chlorhydrate de morphine. Quatorze mouvements respiratoires par minute et tendance marquée à la respiration périodique.

2. — Après injection de 10 centigrammes de chlorhydrate de morphine. Respiration franchement périodique. [D'après M. Pachon.]

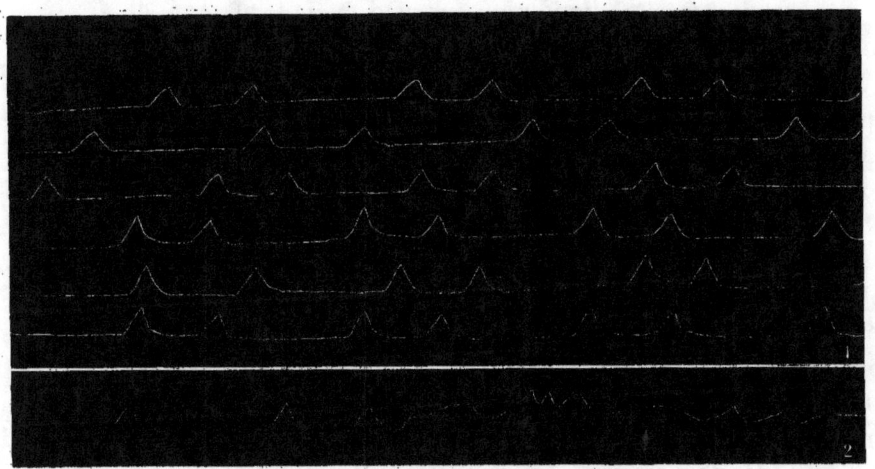

Fig. 16. — Action de la morphine sur la respiration [Lapin.]

1. — Injection hypodermique de 10 centigrammes de chlorhydrate de morphine. Respiration périodique disparaissant sous l'influence de la moindre excitation extérieure.
2. — Arrêt respiratoire par excitation électrique. [D'après M. Pachon.]

l'influence d'une excitation très faible, on peut voir la réaction se produire par la disparition de la respiration périodique, ou bien, si l'excitation est un peu plus intense, par des phénomènes d'hyperexcitabilité réflexe qui se traduisent par un état plus ou moins agité, suivant que le sujet est plus ou moins excitable sous l'influence de la morphine.

Quand on pratique des injections de morphine chez des pigeons normaux, on constate une accélération primitive des mouvements respiratoires; mais la diminution consécutive, si nette chez le chien est loin d'être aussi manifeste. La présence du cerveau semble être une entrave à la production de ce ralentissement; car, lorsqu'on pratique au préalable l'ablation des hémisphères cérébraux, on observe, d'emblée et primitivement, une diminution du nombre des mouvements respiratoires; cette diminution persiste ou fait place à de l'accélération quand la dose de morphine est suffisante pour provoquer une excitation qui n'est que le prélude d'accidents convulsifs. Lorsque la dose de morphine injectée est considérable, le ralentissement respiratoire ne se produit pas.

L'excitation suivie de la diminution ou même de la suppression de l'activité psychique semble donc jouer un rôle considérable, sinon même exclusif, dans les modifications imprimées par la morphine aux phénomènes fonctionnels de la respiration; mais ces phénomènes peuvent être également, au moins dans une certaine mesure, sous la dépendance d'actions exercées directement sur les centres bulbo-protubérantiels, et l'on pourrait même se demander dans quelle mesure les nerfs pneumogastriques n'interviendraient pas dans la production de ces phénomènes.

Cette action de la morphine pourrait être, en effet, considérée comme une action secondaire, exercée par l'intermédaire des pneumogastriques; or, la section des pneumogastriques, comme vous l'allez voir sur ce tracé, n'empêche en aucune façon la diminution du nombre des mouvements respiratoires. Voici un premier graphique qui représente la diminution du nombre des mouvements respiratoires sous l'influence de la section des deux pneumogastriques chez un lapin : chez cet animal, le nombre des mouvements respiratoires ne tombe jamais, après cette section, au-dessous de 17 à 18 par minute. Mais, lorsqu'après cette opération, on vient à injecter à l'animal en expérience une dose suffisamment élevée de chlorhydrate de morphine pour que l'animal réagisse, on voit le nombre des respirations tomber à 7 et même à 4 par minute, comme le montrent les graphiques de la figure 17. Il faut donc reconnaître que ça n'est

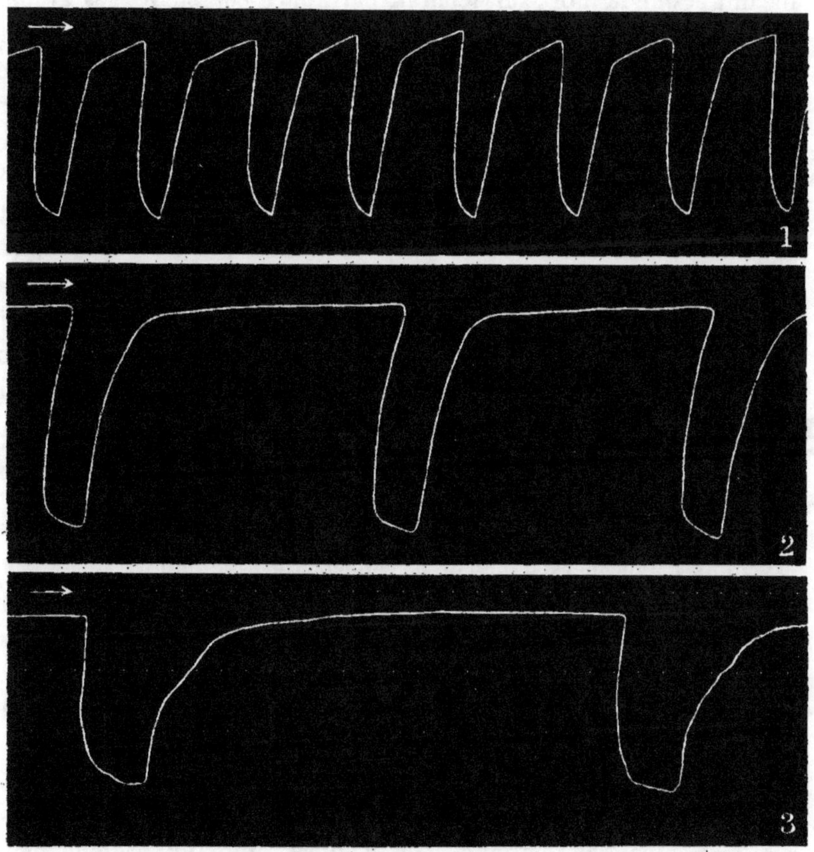

Fig. 17. — Effets produits par l'injection de morphine succédant à la double vagatomie chez le lapin.

1. — Graphique de la respiration après section des deux pneumogastriques au cou chez le lapin : le nombre des mouvements respiratoires tombe de 55, à l'état normal, à 22 et se maintient constant à ce chiffre.

2 et 3. — Graphique de la respiration après injection de 10 centigrammes de chlorhydrate de morphine. Le ralentissement n'est pas empêché : le tracé **2** montre 7 respirations et le tracé **3** montre 4 respirations par minute. [D'après M. Pachon.]

point par l'intermédiaire des pneumogastriques que la morphine influence les phénomènes fonctionnels de la respiration, mais que son action sur la respiration n'est que la conséquence de son action toxique cérébrale.

On a voulu expliquer cette influence par le fait d'une diminution de l'excitabilité du centre respiratoire, diminution capable d'atteindre un degré tel que le besoin de respirer arrive à être complètement anéanti et que la mort surviendrait par apnée complète : les graphiques reproduisant les expériences de MM. Ch. Richet et Pachon ne permettent pas, sauf des cas exceptionnels, d'admettre cette interprétation, puisque nous venons de voir les centres respiratoires facilement impressionnables, pendant la durée de la respiration périodique, par toutes les excitations normales. L'atténuation des impressions périphériques provocatrices du réflexe est, d'autre part, insuffisante pour interpréter l'action de la morphine sur les phénomènes respiratoires ; et, s'il est incontestable que cette diminution de la perception des phénomènes de sensibilité extérieure doit jouer ici un rôle, je pense qu'il faut en accorder un, non moins considérable, à la diminution de l'activité psychique qui économise à la respiration la part assez considérable afférante au cerveau. Nous voyons se produire, pour la respiration, une atténuation des activités fonctionnelles en même temps que persiste la réflectivité bulbaire, tout comme nous voyons se manifester une modération et une diminution des activités psychiques avec persistance de la réflectivité psychique.

Tout en accordant aux modifications cérébrales produites par la morphine une influence prépondérante, qui paraît d'ailleurs incontestable, il faut donc réserver une part à l'influence exercée sur les centres respiratoires, ce que vient confirmer un certain nombre de preuves telles que l'indépendance existant entre les manifestations cérébrales et respiratoires : on peut voir des animaux morphinisés conservant nne certaine activité cérébrale et dont la respiration est beaucoup plus ralentie que celle d'autres animaux profondément endormis qui conservent longtemps un rythme respiratoire accéléré.

Chez les animaux pour lesquels la morphine ne constitue pas un hypnotique vrai, ce qui caractérise les modifications imprimées aux phénomènes respiratoires, c'est principalement l'irrégularité du rythme. Il y a parfois accélération, comme chez le porc et le chat, plus souvent ralentissement ; et l'on constate que les mouvements des côtes sont plus lents, plus profonds, plus difficiles : à une inspiration profonde, rapide, vive, quelquefois saccadée, succède une expiration lente et plaintive, qui s'exécute en deux temps.

XXXe LEÇON

ACTION DE LA MORPHINE SUR LA TEMPÉRATURE. — LES ACTIONS EXERCÉES SUR LA TEMPÉRATURE ET LA RESPIRATION SONT INDÉPENDANTES. — L'ACTION SUR LA RESPIRATION DÉPEND, DANS UNE LARGE MESURE, DES INFLUENCES CÉRÉBRALES. — ACTION SUR LE CŒUR ET LA CIRCULATION, LES SÉCRÉTIONS, LE PÉRISTALTISME INTESTINAL, LE CHIMISME STOMACAL, LES CENTRES NERVEUX.

L'action exercée par la morphine sur la température de l'organisme est très marquée, et elle est en corrélation, dans une très étroite mesure, ainsi qu'il était facile de le prévoir, avec l'action exercée par la même substance sur la respiration, d'une part, et sur la circulation, d'autre part. Ces phénomènes sont même tellement liés les uns aux autres, qu'il est assez difficile de parler de la respiration, par exemple, sans faire intervenir l'action sur la température et sur la circulation ; mais, cependant, il faut bien commencer par décrire la façon dont la morphine agit sur l'une de ces trois grandes fonctions, avant d'arriver à l'étude de l'action qu'elle exerce sur les autres. Nous nous sommes occupés déjà de l'action sur la respiration, et vous allez voir que l'action sur la température est, dans une étroite mesure, liée à l'action sur la respiration, à tel point même qu'on a cherché si ces deux phénomènes n'étaient pas dans la dépendance l'un de l'autre.

Lorsque la morphine est injectée aux animaux, à dose suffisante, elle détermine chez eux un abaissement de température toujours assez considérable ; cet abaissement thermique est surtout d'autant plus considérable qu'on expérimente sur des animaux plus jeunes. Voici, par exemple, des graphiques qui vous montreront combien cette influence de la morphine sur la température centrale est prompte et accentuée. (Fig. 18.) Vous pourrez voir que, sur un chien adulte pesant 7 kilos, l'injection d'une dose de 4 centigrammes de chlorhy-

A

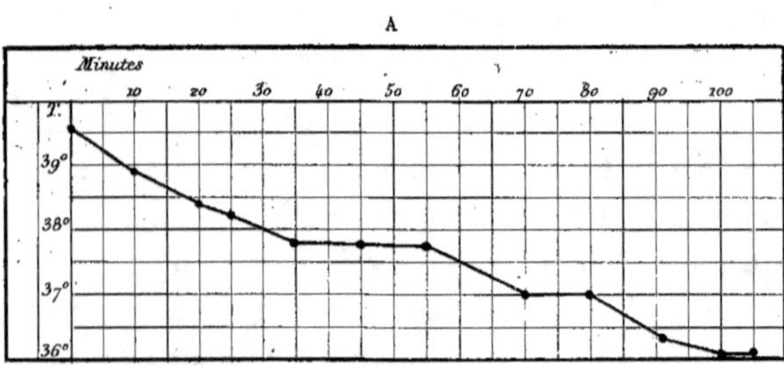

B

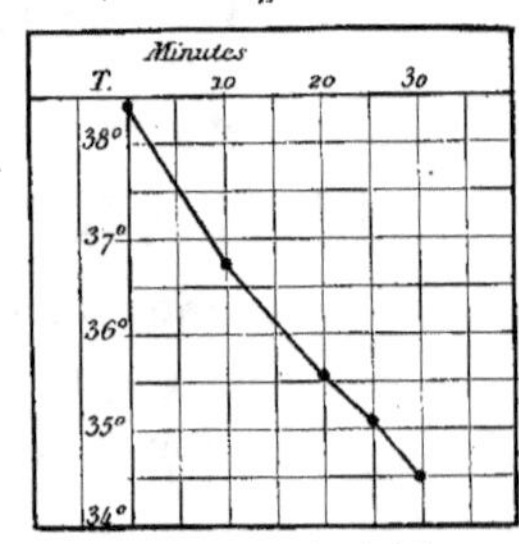

Fig. 18. — Action de la morphine sur la température. Représentation graphique des variations de la température chez le chien.

A, Chien de 7 kilos : injection hypodermique de 4 centigrammes de chlorydrate de morphine.

B, Chien de 300 grammes, agé de trente jours : injection de 1 centigramme de chlorhydrate de morphine.

[D'après M. Pachon.]

drate de morphine, notablement inférieure, par conséquent, à celle qui est capable d'amener des manifestations toxiques, puisque vons devez vous souvenir que nous avons fixé cette dose à 1 centigramme par kilo d'animal, a déterminé un abaissement de 3°5 en 1 heure 40 minutes. Chez un chien âgé de 30 jours, du poids de 390 grammes, l'injection d'un centigramme de chlorhydrate de morphine a déterminé, au bout de trente minutes, un abaissement thermique de 3°9, c'est-à-dire près de 4°.

Lorsqu'on élève les doses, l'hypothermie est encore plus considérable et se prolonge pendant un temps très marqué. Sur les tracés ci-après, vous constaterez que l'injection de 1 centigramme par kilo chez un chien adulte a déterminé un abaissement thermique de 4°1 au bout de quatre heures : neuf heures après l'expérience, la température était encore inférieure de 2°7 à la normale. A la même dose de 1 centigramme par kilo, un jeune chien de huit mois a subi, en trois heures et demie, un abaissement thermique de 7°3 et montrait encore un abaissement de 5°3 au dessous de la température du début de l'expérience, après un laps de temps de neuf heures. L'injection d'une dose beaucoup plus considérable, 2 centigrammes par kilo, n'augmente pas sensiblement cet abaissement thermique, au moins pour les animaux adultes : le minimum atteint seulement 4°3 entre trois et quatre heures après l'injection, et neuf heures après le début de l'expérience l'abaissement thermique est encore de 3°6. (Fig. 19, 20 et 21.)

Il était tout naturel de se demander quel était l'origine de cet abaissement de la température. On a voulu le rapporter à une action directe exercée par la morphine sur les centres de la thermogenèse. Comme nous l'allons voir, la morphine exerce en effet sur les centres bulbo-médullaires une action remarquable, mais celle-ci n'est rien moins que dépressive, au moins aux doses modérées; nous en avons eu déjà un certain nombre d'exemples, et nous allons en avoir des exemples plus probants encore; de telle sorte que cet abaissement de la température devient impossible à interpréter en invoquant seulement l'action exercée sur les centres de thermogenèse. On a pensé qu'il se passait dans ce cas quelque chose d'analogue à ce dont je vous ai parlé l'année dernière à propos du chloral; et l'on a admis que les combustions respiratoires, chez les animaux placés sous l'influence de la morphine comme sous l'influence du chloral, étaient

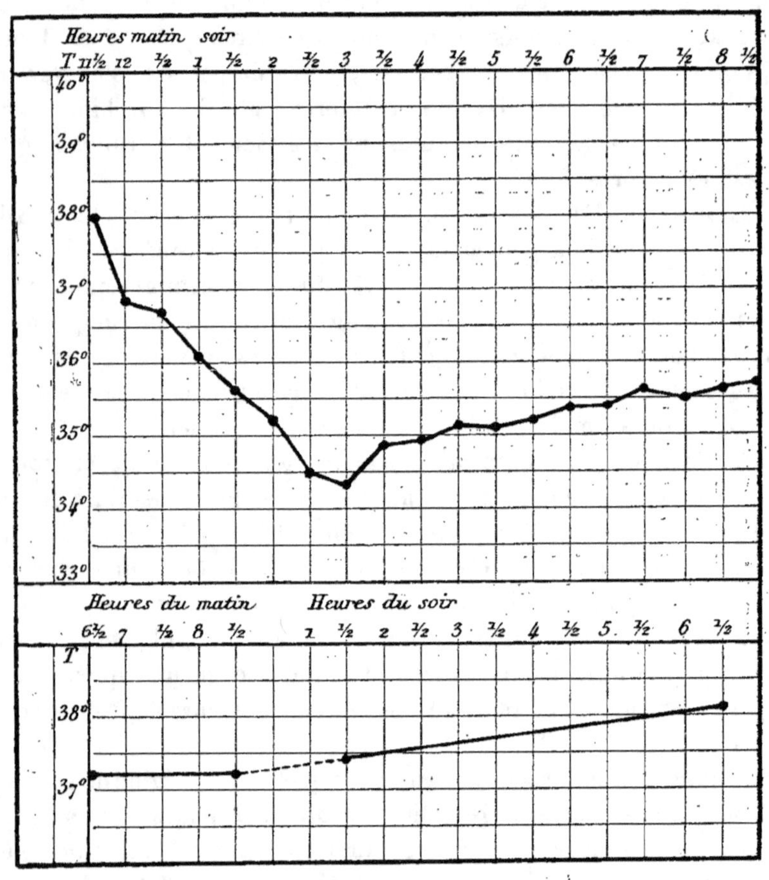

Fig. 19. — Représentation graphique des variations de la température, sous l'influence de la morphine, chez le chien.

Chien de 21 kilos, très gras; T 38°4 au moment de l'injection hypodermique de 21 centigrammes de chlorhydrate de morphine à 11 heures du matin. Partie inférieure, température le lendemain de l'expérience. [D'après M. Guinard.]

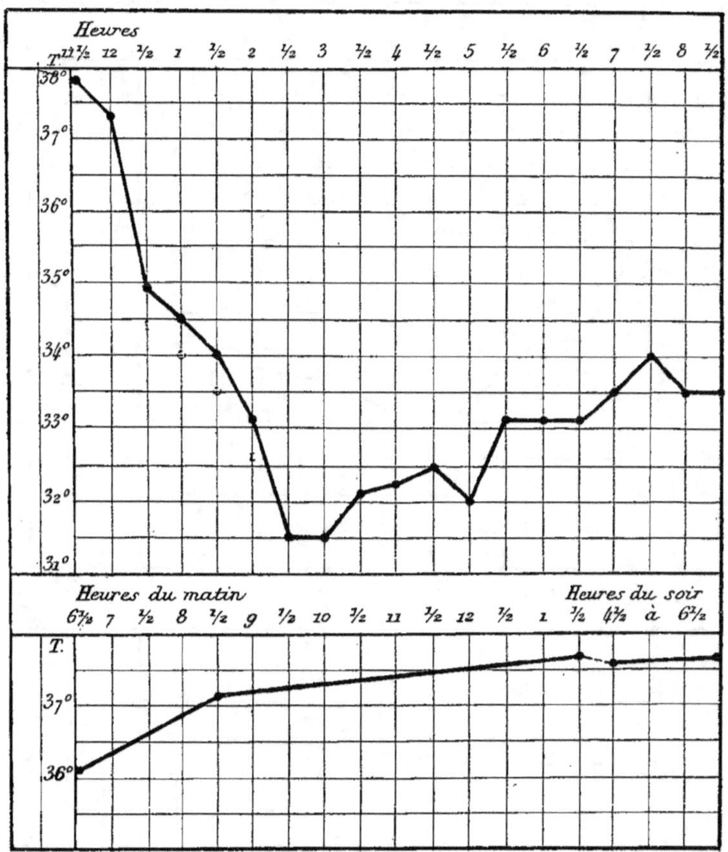

Fig. 20. — Représentation graphique des variations de la température, sous l'influence de la morphine, chez le chien.

Petit chien de chasse, maigre, âgé de 8 à 9 mois, pesant 8 kilos; T 38°8 au moment de l'injection hypodermique de 8 centigrammes de chlorhydrate de morphine à 11 heures du matin. Partie inférieure, température le lendemain de l'expérience. [D'après M. Guinard.]

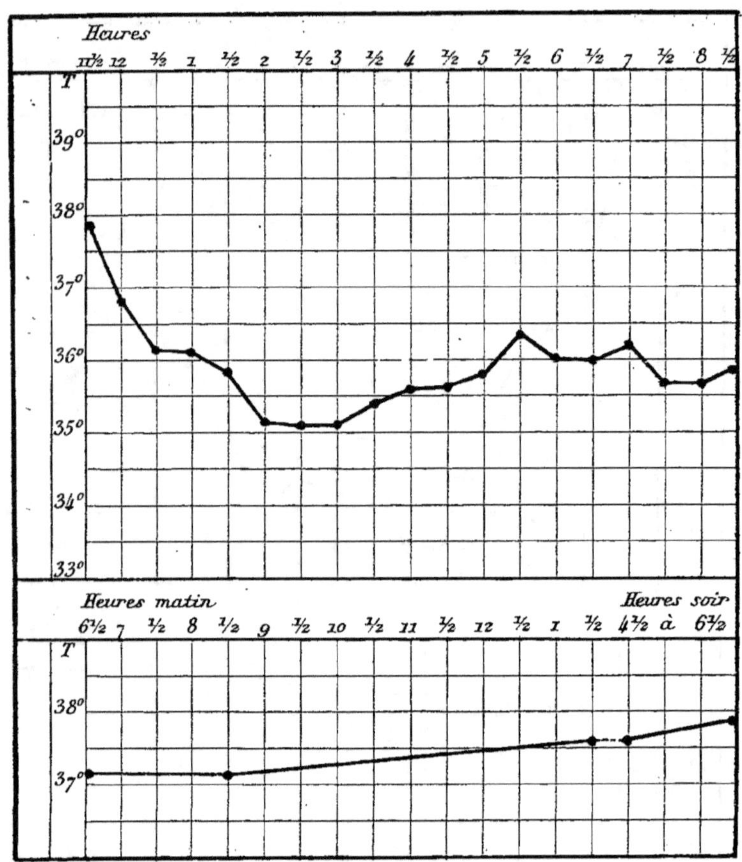

Fig. 21. — Représentation graphique des variations de la température, sous l'influence
de la morphine, chez le chien.

Chien loulou de 15 kilos; T 39°4 au moment de l'injection hypodermique de 30 centigrammes de
chlorhydrate de morphine à 11 heures du matin. Un peu de polypnée pendant les trente premières
minutes, puis sommeil calme. Partie inférieure, température le lendemain de l'expérience. [D'après
M. Guinard.]

non plus proportionnelles à la surface de l'animal, mais à son poids ;
l'animal sous l'influence de la morphine se refroidirait par rayonnement périphérique proportionnellement à sa surface, tandis qu'il ne
produirait plus de chaleur que proportionnellement à son poids. Son
refroidissement serait alors d'autant plus considérable que sa surface

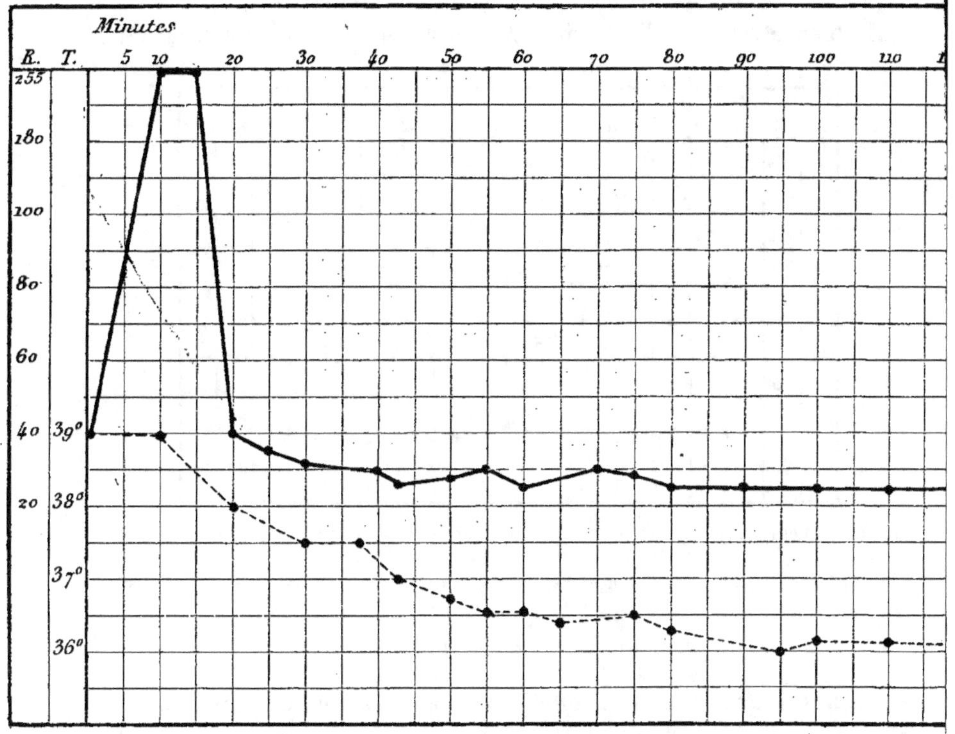

Fig. 22. — Représentation graphique de l'influence exercée par la morphine sur la
température et la respiration chez le chien.

Chien de 5 kilos. Injection hypodermique de 5 centigrammes de chlorhydrate de morphine. Défaut
de parallélisme des modifications. [D'après M. Pachon.]

— — — — — — — Température.
————————— Respiration.

serait plus grande par rapport à son poids : cela rend parfaitement
compte de ce fait que les animaux jeunes, dont la surface est beaucoup plus considérable proportionnellement à leur poids, éprouvent
un abaissement thermique beaucoup plus accentué, sous l'influence
de la morphine, que les animaux plus développés.

Mais, d'autre part, on était alors en droit de se demander si les
modifications respiratoires ne seraient pas autre chose que la consé-

quence de l'hypothermie, et ne constitueraient pas seulement un phénomène tout à fait secondaire; cette question reviendrait encore à
ceci, à se demander si la morphine n'agirait pas sur la respiration
comme le fait l'antipyrine, par exemple, en ralentissant, dans une
très large mesure, les échanges nutritifs, et en diminuant par conséquent la production de chaleur au sein de l'organisme.

Eh bien, Messieurs, l'expérimentation répond d'une façon très nette

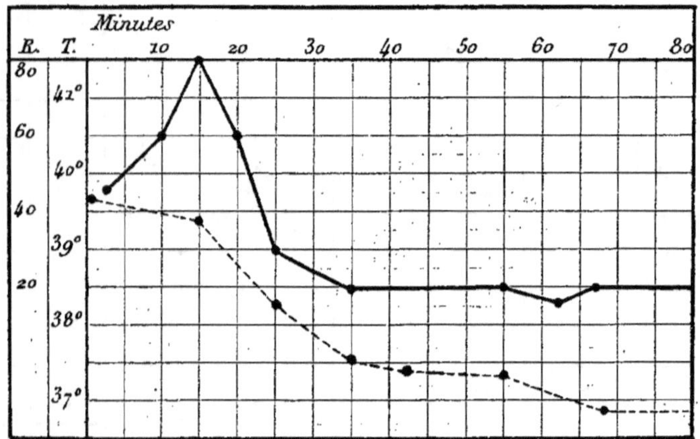

Fig. 23. — Représentation graphique de l'influence exercée par la morphine sur la
température et la respiration chez le chien.

Chien de 9 kilos. Injection hypodermique de 5 centigrammes de chlorhydrate de morphine. Défaut
de parallélisme des modifications. [D'après M. Pachon.]

   – – – – – – – – Température.

   ———————— Respiration.

à ces interrogations; et en effet, vous pourrez voir d'après les graphiques des figures 22, 23 et 24, qu'il n'y a absolument aucun parallélisme entre les courbes de température et celles de respiration : si ces
deux phénomènes étaient sous la dépendance l'un de l'autre, il faudrait qu'il y eût un parallélisme, sinon parfait, au moins appréciable,
entre eux; or, c'est le contraire que prouvent les expériences : on
peut constater un abaissement thermique notable pendant la période
la plus accentuée de la phase de polypnée; on peut observer la respiration fréquente à rythme constant pendant toute la durée du sommeil
narcotique, et pendant ce temps la température continue de s'abaisser
d'une façon régulière et progressive : en peut observer le phénomène
inverse; et, en somme, la température paraît subir davantage l'influence de la diminution de l'activité respiratoire que celle-ci ne

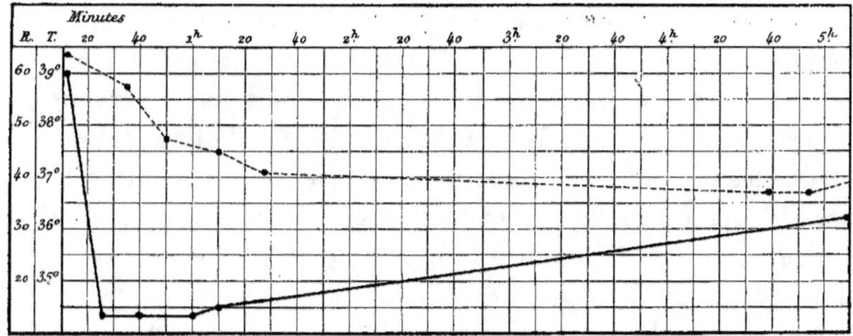

Fig. 24. — Représentation graphique de l'influence exercée par la morphine sur la température
et la respiration chez le lapin.

Lapin de 1750 grammes. Injection hypodermique de 5 centigrammes de chlorhydrate de morphine. Défaut de parallélisme des modifications.
[D'après M. Pachon.]

– – – – – – Température.
——————— Respiration.

semble être sous la dépendance de la première. C'est ce que va vous montrer la comparaison de ces graphiques, qui représentent les courbes thermique et respiratoire, relevées chez trois animaux différents ayant subi des injections morphinées.

Nous avons vu, d'autre part, que l'action de la morphine sur la respiration était indépendante de l'action des nerfs pneumogastriques, et qu'on pouvait sectionner complètement ces deux nerfs chez un animal sans entraver chez lui la diminution du nombre des mouvements respiratoires. L'action de la morphine sur la respiration est donc indépendante et des pneumogastriques et de l'abaissement de température causé par la morphine : il faut alors en chercher la cause dans le système nerveux central, et c'est sur la façon dont celui-ci peut être intéressé par la morphine, au point de vue de ses déterminations sur la respiration, que nous allons diriger nos recherches.

On pourrait penser que la morphine, en diminuant l'excitabilité des centres bulbaires, empêche ceux-ci de réagir avec autant d'intensité qu'à l'état normal aux diverses stimulations chimiques et dynamiques ; mais cette interprétation serait inexacte, puisque nous avons vu que des excitations banales, et des excitations faibles même, telles que celles produites par un léger bruit, par le frôlement de la peau, par l'inhalation de vapeurs excitantes d'acide chlorhydrique ou d'ammoniaque, en très faible quantité, provoquent des contractions respiratoires comme à l'état normal. C'est ce que prouve très nettement le tracé que je place ici sous vos yeux et qui concerne un animal profondément endormi depuis une heure sous l'influence de la morphine (fig. 25) : à ce moment, le nombre des respirations de ce chien était de 30 par minute ; son pouls donnait 60 pulsations, et sa tension sanguine, évaluée au manomètre à mercure, était de 132 millimètres. Cet animal dormait d'un sommeil tranquille depuis une heure : à ce moment, on exerce sur lui une excitation provoquée par un brusque claquement de mains, et l'on voit immédiatement l'action excitante se traduire par une inspiration forte et passagèrement arythmique, comme en témoignent les soubresauts de la courbe ; en même temps le pouls est accéléré, on observe une accélération très nette des contractions cardiaques que vous pouvez suivre sur le tracé ; le nombre des mouvements respiratoires monte sous cette influence de 30 à 90 ; le pouls passe de 60 à 100 ; la tension sanguine s'élève à 137 millimètres, mais cela sans que la narcose soit interrompue : l'animal

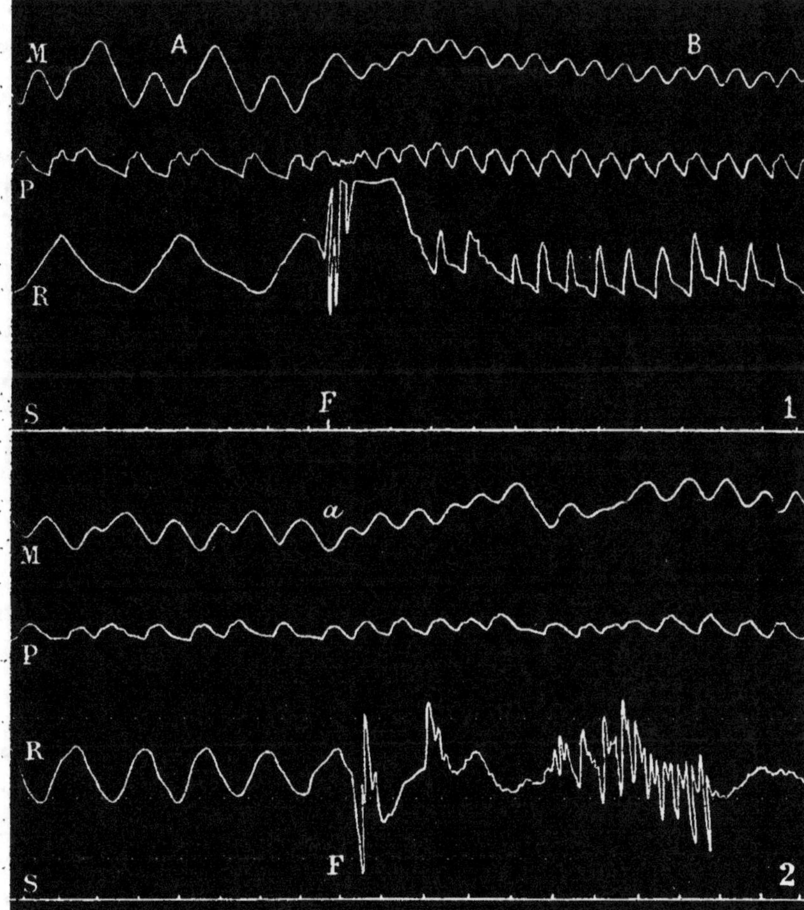

Fig. 25. — Effets d'une excitation troublant le calme du sommeil de la morphine chez
un chien profondément endormi.

M, Pression carotidienne.
P, Sphygmographe.
R, Respiration.

1. — Injection hypodermique de 1 centigramme de chlorhydrate de morphine par kilo. L'animal,
endormi depuis une heure, présente les modifications indiquées par la partie gauche du tracé,
lorsqu'on le réveille brusquement par un seul mais bruyant claquement de mains, en **F**.
Soubresaut avec mouvements de défense, traduits par les modifications de la courbe pneu-
mographique. Accélération et régularisation des contractions cardiaques qui passent de 60
à 90. Sur le tracé manométrique, les grandes oscillations de la pression, en **A**, disparaissent
et le niveau moyen se maintient plus élevé, en **B**, 137 millimètres au lieu de 132, sans que
les maxima dépassent ceux de la phase de calme. L'animal se rendort peu à peu et les phénomènes de la première phase se reproduisent.

2. — Injection hypodermique de 2 centigrammes de chlorhydrate de morphine par kilo. En **F**, on
a frappé légèrement l'animal pour le réveiller. Brusque sursaut, mouvements violents de
défense, accélération respiratoire. Accélération peu apparente des contractions cardiaques
qui passent de 60 à 72. La pression s'est élevée progressivement, à partir de **a**, de 140
millimètres à 156 pour retomber, progressivement aussi, au moment où le calme est revenu.
[D'après M. Guinard.]

retombe dans l'immobilité et la phase primitive s'observe de nouveau. L'état que manifestent les animaux, au moment de ce réveil passager, a été qualifié d'une appellation très heureuse, de *réveil irritable*, expression qui peint parfaitement les conditions dans lesquelles il se produit : l'animal sort de sa torpeur dans un brusque sursaut, et fait de violents mouvements de défense pendant lesquels on constate de l'accélération respiratoire.

On observe de plus que le courant électrique d'intensité minima capable de produire à l'état normal l'arrêt de la respiration pendant un temps plus ou moins prolongé, est également capable de produire le même phénomène, exactement dans les mêmes conditions, pendant le sommeil morphinique et, particulièrement, pendant la phase de respiration périodique.

Il en résulte donc que l'excitabilité des centres bulbaires ne paraît pas diminuée en aucune façon, et, comme nous le verrons tout à l'heure, les phénomènes qui résulteront de l'action exercée par la morphine sur les centres nerveux nous porteront, au contraire, à conclure que l'excitabilité des centres bulbo-médullaires est plutôt exagérée sous l'influence de la morphine.

Quelle peut donc être la modification que les centres nerveux subissent sous l'influence de la morphine? Eh bien, on a pensé qu'il s'agissait d'un changement dans la *modalité* de l'excitation, c'est-à-dire que les centres bulbaires, conservant leur excitabilité à peu près normale, recevraient du cerveau intoxiqué par la morphine une stimulation moindre en qualité sinon en quantité; nous savons, et nous le verrons encore par de plus nombreux exemples tout à l'heure, que la morphine est, par excellence, le poison de la cellule nerveuse cérébrale, des hémisphères : tandis que ceux-ci sont certainement déprimés, dans une très large mesure, chez certaines espèces animales et chez l'homme notamment, la réflectivité médullaire est, au contraire, exagérée dans une mesure non moins évidente.

L'activité cérébrale consécutive à une excitation déterminée est donc considérablement diminuée, sinon même complètement anéantie, tandis que la réflectivité subsiste, relativement intacte. Eh bien, Messieurs, nous verrons tout à l'heure que la morphine détermine un ralentissement notable dans la circulation; et, sans faire abstraction de l'impression exercée par la morphine elle-même sur la cellule cérébrale, il est impossible de ne pas rapprocher ce ralentissement circulatoire, cette congestion veineuse qui accompagne l'action de la morphine, de l'excitabilité moindre, ou de la qualité moindre de l'excitation de la cellule nerveuse sous l'influence d'un sang chargé d'acide carbonique et dont la vitesse est diminué par l'action de cette morphine. MM. Ch. Richet et Pachon ont même été jusqu'à dire, qu'étudier l'influence de la morphine sur la respiration revenait à étudier la respiration privée de la stimulation normale que le cerveau exerce sur cette grande fonction de l'économie.

Mais cette opinion émise sous une forme aussi absolue est certainement trop exclusive; et en effet, les actions bulbo-médullaires ne peuvent être, d'après ce que je disais tout à l'heure, qu'excitées et prendre une importance d'autant plus considérable que la dose de morphine est plus élevée; par conséquent, la réflectivité tant bulbaire que médullaire se trouvera d'autant plus exagérée. D'autre part, le rythme périodique de la respiration est un argument en faveur de la diminution de l'excitabilité des centres; et, comme je vous l'ai déjà fait remarquer, on peut observer la modération des activités respiratoires avec persistance de la réflectivité bulbaire, comme on peut observer la modération et la diminution des activités psychiques, avec persistance de la réflectivité psychique : l'exemple du chien dont je viens de vous faire passer le tracé est une preuve de ce fait.

Ces modifications ne sont pas exclusivement solidaires des modifications cérébrales qu'on peut observer sous l'influence de la morphine, et on constate une indépendance parfois très marquée entre les phénomènes respiratoires et les manifestations décelant l'action cérébrale. Le rythme respiratoire et l'activité cérébrale sont fort souvent dissociés, et on peut observer la coexistence du sommeil avec l'accélération respiratoire, comme le prouvent les tracés ci-après. [Fig. 26.] Le premier est relevé sur un animal normal avant l'injection de morphine, et la série des tracés qui suivent est prise à des périodes successives pendant la durée de l'expérimentation : vous verrez que quinze minutes après l'injection de morphine les modifications de la respiration sont déjà extrêmement nettes alors que les modifications cérébrales sont à peine sur le point d'apparaître; puis, au bout de vingt-cinq, trente-cinq, et soixante-dix minutes de morphinisation, s'observe une série de modifications des fonctions respiratoires et circulatoires, et c'est particulièrement sur le dernier tracé, pris 1 heure 10 minutes après l'injection morphinée, que ces modifications sont à leur maximum.

Quant aux animaux chez lesquels la mophine n'exerce pas d'action hypnotique, on constate chez eux des irrégularités de rythme et d'amplitude de la respiration. Souvent il s'agit d'une accélération : chez les animaux qui sont fortement excités par la morphine, comme le porc et le chat, c'est cette accélération qui domine. Le plus souvent on observe une diminution du nombre des mouvements respiratoires : les mouvements des côtes sont beaucoup plus lents, plus profonds, plus difficiles; en un mot, la respiration est notablement plus laborieuse. A une inspiration profonde, rapide, vive, et quelquefois même saccadée, succède une expiration lente, plaintive, et qui se fait assez fréquemment en deux temps.

Il est intéressant de se demander, à ce sujet, comment varient les proportions d'acide carbonique et d'oxygène sous l'influence de la morphine, car cela ne peut être indifférent à la question de température. Pendant la durée du sommeil morphinique, la quantité d'acide carbonique diminue et la quantité d'oxygène augmente dans les gaz de l'expiration; en d'autres termes, l'animal emprunte moins d'oxygène et exhale moins d'acide carbonique : cette diminution dans l'exhalation d'acide carbonique peut atteindre un chiffre assez considérable, puisqu'elle peut s'abaisser jusqu'au tiers et même à plus de la moitié de la quantité normale d'acide carbonique éliminée. Il y a, en même temps, une modération très notable dans les échanges gazeux, et un ralentissement marqué de la ventilation pulmonaire; mais un fait qu'on relève dans toutes les expériences effectuées à ce sujet, c'est qu'il n'y a pas proportionnalité entre les modifications subies par les échanges gazeux, les doses de morphine injectées, la durée du sommeil, le nombre des mouvements respiratoires, l'abaissement de la température. Ces phénomènes varient beaucoup plus avec la susceptibilité des animaux qu'ils ne varient proportionnellement à la dose de morphine injectée.

Le rapport $\dfrac{CO^2}{O}$ est plus grand que pendant l'état de veille : cela revient à dire que la diminution de l'acide carbonique exhalé est, proportionnellement, moins considérable que celle de l'oxygène absorbé.

Dans le sang, la proportion de l'acide carbonique est plus forte

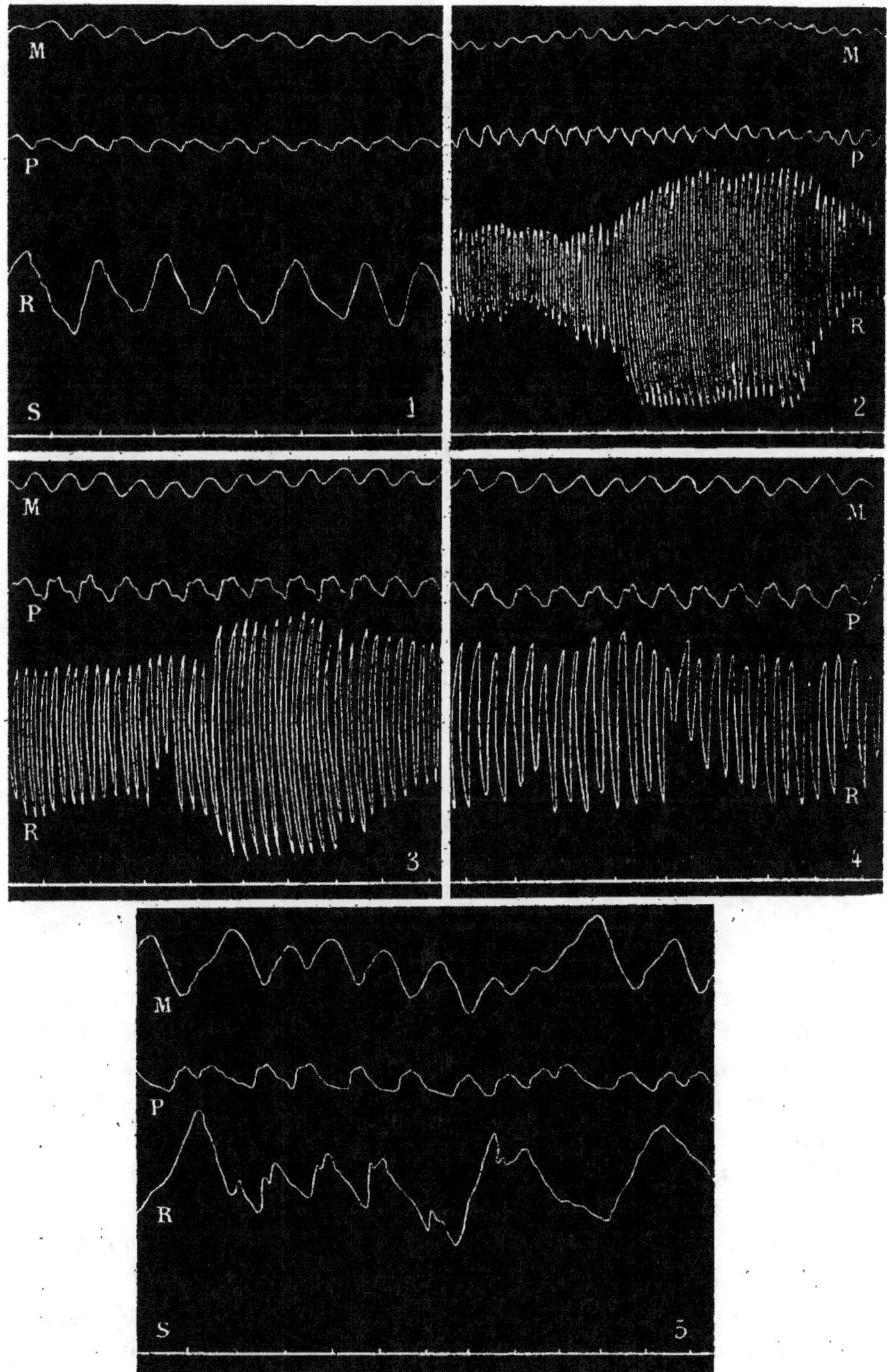

Fig. 26. — Modifications de la pression artérielle, du pouls et de la respiration, chez le chien, sous l'influence de la morphine en injection hypodermique.

Chien de chasse. Injection hypodermique de 1 centigramme de chlorhydrate de morphine par kilo

M, Pression carotidienne.
P, Sphygmographe.
R, Respiration.

1. — Tracé normal, avant l'injection.

2. — Tracé pris 8 minutes après l'injection. Légère augmentation de pression [141 millimètres au lieu de 138]. Accélération cardiaque avec légère augmentation d'énergie [108 pulsations au lieu de 78]. Très grande accélération respiratoire [336 respirations au lieu de 45]; la respiration est haletante, comme celle d'un chien qui a très chaud, avec alternance de mouvements profonds et superficiels.

3. — Tracé pris 25 minutes après l'injection. La courbe manométrique est revenue à l'état normal, 138 millimètres. Le cœur s'est ralenti [84 pulsations] et renforcé. La respiration est encore très accélérée [300 respirations]. La dépression nerveuse et le sommeil s'annoncent franchement, mais ne sont pas encore très prononcés; l'animal est toujours un peu agité.

4. — Tracé pris 35 minutes après l'injection. L'animal dort profondément, il est dans un état d'inertie complète, les yeux en strabisme convergent, les globes oculaires recouverts par la troisième paupière, la pupille très resserrée : il est hyperexcitable, très sensible au bruit et aux excitations ordinaires. Pression, 139 millimètres. Cœur, 89 pulsations. Respiration toujours accélérée, 174 mouvements.

5. — Tracé pris 70 minutes (une heure dix) après l'injection. L'animal est en état de narcose complète. Les modifications cardiaques habituelles de la morphine (intermittences, systoles avortées, oscillations manométriques, etc.) se montrent 50 minutes après l'injection. La courbe manométrique oscille entre 128 et 152 millimètres. La courbe sphygmographique montre des intermittences cardiaques ainsi que le phénomène du pouls bigéminé; on compte 66 pulsations. La courbe respiratoire montre des mouvements généralement lents et profonds, assez réguliers, au nombre de 18 à 20 par minute. [D'après M. Guinard.]

qu'à l'état normal, et cela aussi bien dans le sang veineux que dans le sang artériel; le plus souvent, mais non toujours cependant, on observe que l'oxygène existe dans le sang en quantité moindre qu'à l'état normal; il en résulte une accumulation de l'acide carbonique et un ralentissement des combustions : ce point sur lequel j'attirais tout à l'heure votre attention peut rendre compte des qualités moindres de l'excitation produite par le sang sur la cellule cérébrale; d'autre part, l'élimination plus faible de l'acide carbonique est en rapport avec la lenteur et avec la faiblesse des mouvements respiratoires.

Cependant, il faut se souvenir que pendant l'anesthésie vraie provoquée par les hypno-anesthésiques tels que le chloroforme, l'éther, auxquels on pourrait ajouter le chloral, quand on les emploie chez les animaux à doses capables d'amener l'hypno-anesthésie, l'acide carbonique diminue et l'oxygène augmente dans le sang pendant que les mouvements repiratoires sont ralentis et que les échanges gazeux intra-pulmonaires sont modérés. On ne peut, il est vrai, assimiler étroitement un animal narcotisé par la morphine à un autre en état d'hypno-anesthésie vraie. Chez ce dernier, toutes les fonctions de la vie de relation sont suspendues; toutes les propriétés fonctionnelles des hémisphères cérébraux, de la protubérance, du bulbe et de la moelle, en ce qui regarde les phénomènes de sensibilité et

d'excito-motricité, ont complètement disparu ; le sommeil, l'insensibilité, l'immobilité, la résolution musculaire ont atteint leur apogée ;
il ne reste plus de vivant, si l'on peut ainsi dire, que les centres
bulbaires et les nerfs qui gouvernent les actes de la vie végétative.
La combustion du carbone dans les capillaires généraux peut alors
se trouver assez réduite pour que l'acide carbonique diminue et que
l'oxygène s'accumule dans le sang. Chez les animaux narcotisés par
la morphine, les choses ne se passent pas de la même façon : les
fonctions cérébrales sont tout d'abord et profondément troublées ;
mais cette influence déprimante exercée par la morphine sur les
hémisphères cérébraux n'équivaut pas à une suppression complète de
leur activité, comme cela peut se conclure de l'action qui est exercée
sur eux par les hypno-anesthésiques. Sous l'influence de la morphine, on n'observe pas de résolution musculaire ; au contraire, il
existe une hyperexcitabilité réflexe des centres bulbo-médullaires
dont je vous ai fourni déjà de très probants exemples. Si nous nous
souvenons d'autre part que la suppression de la tonicité musculaire
par section des nerfs moteurs, comme l'a montré Claude Bernard,
accumule l'oxygène dans le sang veineux, on peut penser que la réciproque est vraie et que la conservation de cette tonicité, plutôt même
exagérée par la morphine, est suffisante pour consommer une partie
de l'oxygène et accumuler dans le sang, comme le remarque fort
justement M. Guinard, une proportion d'acide carbonique d'autant
plus grande que la respiration est, pendant ce temps, ralentie et l'exhalation pulmonaire modérée. Nous sommes donc amenés à conclure
que les centres bulbaires conservent, en grande partie, leur action
sur les phénomènes de la vie végétative, et cela leur permet d'exercer leur influence stimulante sur les combustions interstitielles, cette
influence n'étant jamais suspendue, même pendant la période des
accidents toxiques les plus graves de la morphinisation ; et ce qui
prouve ce fait en dernier ressort, c'est qu'on peut obtenir exactement les mêmes effets avec le chloral en l'employant à dose insuffisante pour amener l'hypno-anesthésie et seulement nécessaire pour
produire les phénomènes d'hypnose pour lesquels il est utilisé en
thérapeutique.

En définitive, vous voyez que nous pouvons expliquer les causes
de l'hypothermie morphinique par le ralentissement des combustions,
par l'hypotension artérielle dont nous allons avoir la preuve dans un

moment, par une inertie du système vaso-moteur, par l'accumulation du sang à la périphérie déterminant la production d'une stase sanguine et le refroidissement d'une quantité plus considérable de sang. Ce qui prouve le bien fondé de cette interprétation, c'est que le réchauffement artificiel atténue dans une très large mesure l'abaissement thermique que peut déterminer la morphine, tandis que ce réchauffement artificiel n'atténue en aucune façon l'abaissement thermique provoqué par d'autres substances médicamenteuses capables d'agir directement sur les centres de la thermogenèse, lorsqu'elles sont administrées en quantité suffisante. Au contraire, le refroidissement, l'exposition à une atmosphère artificiellement refroidie exagère ces phénomènes et détermine beaucoup plus rapidement l'apparition des phénomènes comateux qui signalent la fin de la scène toxique chez les animaux. En somme, la lutte contre l'abaissement de la température est encore possible, parce que les centres réflexes n'ont pas perdu leur réactivité, à moins d'une imprégnation par trop profonde, c'est-à-dire de l'introduction brusque, en une seule fois, dans l'économie, d'une dose telle de morphine que tous les centres nerveux soient uniformément et profondément impressionnés par cette dose toxique.

D'autre part, l'immobilité du sommeil et le repos musculaire qui accompagnent toujours la narcose morphinique contribuent, dans une large mesure, à empêcher le relèvement de la température; peut-être faut-il aussi faire intervenir, dans une certaine mesure, l'accumulation de l'acide carbonique dans le sang. On observe ce fait, c'est que le maximum d'abaissement de la température se constate dans un espace de temps qui varie de trois heures et demie à quatre heures après l'administration de la substance toxique. Le retour de la température à la normale s'effectue avec lenteur et avec une série d'oscillations plus ou moins accentuées : l'influence hypothermisante est, dans tous les cas, encore sensible un temps très long après l'introduction de la substance toxique dans l'économie, puisque chez les chiens on peut constater dix-huit heures encore après l'injection morphinée des signes d'hypothermie très prononcés. Ce temps prolongé durant lequel la morphine a de l'influence sur la température est, d'ailleurs, en rapport très étroit avec les variations de la quantité de l'acide carbonique dans le sang que l'on peut observer également pendant un temps très long après l'injection de morphine.

Action sur le cœur et la circulation. — Nous arrivons maintenant, Messieurs, à l'étude de l'action de la morphine sur le cœur et la circulation. Les interprétations que je viens de passer en revue vont précisément nous servir en partie pour expliquer les phénomènes exercés par la morphine sur le cœur et sur la circulation. Tout d'abord, je vous dirai que la section des deux pneumogastriques n'empêche en aucune façon les phénomènes de renforcement et les effets toniques que la morphine exerce sur le cœur (fig. 27), tandis que les effets de ralentissement et de chute de pression qu'on observe toujours sont plus ou moins atténués : il y a, cependant, quelques modifications que je vous signalerai en temps opportun. D'autre part, chez les animaux quels qu'ils soient, qu'ils réagissent sous l'influence de la morphine par la narcose ou par l'excitation, l'introduction dans l'organisme, par une voie quelconque, d'une dose un peu considérable de morphine traduit toujours son action toxique sur le cœur par une accélération excessive du rythme et un affaiblissement très notable des contractions cardiaques.

Deux ordres de phénomènes, précisément opposés, caractérisent, à première vue, l'action exercée sur le cœur et la circulation par les doses moyennes de morphine : c'est d'abord de l'accélération cardiaque avec légère augmentation de la tension artérielle; puis, du ralentissement avec affaiblissement de l'énergie et diminution de la tension vasculaire. Suivant donc qu'ils considéraient exclusivement l'une ou l'autre de ces deux phases, les partisans de l'action excitante ou de l'action dépressive de l'opium pouvaient y trouver la confirmation de leurs opinions.

Si l'accord est facile à réaliser relativement aux manifestations déterminées par la morphine : il n'en est plus de même en ce qui regarde les interprétations à l'aide desquelles on a tenté d'expliquer ces phénomènes. Nous nous trouvons, ici comme toujours, en présence de ces phénomènes qui sont susceptibles de s'interpréter par deux actions précisément égales et contraires. Paralysie des appareils modérateurs ou excitation des appareils accélérateurs, et réciproquement, peuvent provoquer exactement les mêmes manifestations : il est, dans la plupart des cas, bien difficile, parfois même absolument impossible, de décider certainement et sans objection à laquelle de ces deux actions il est rationnel de s'arrêter. La confusion des effets déterminés par des doses variées vient encore ajouter à cette

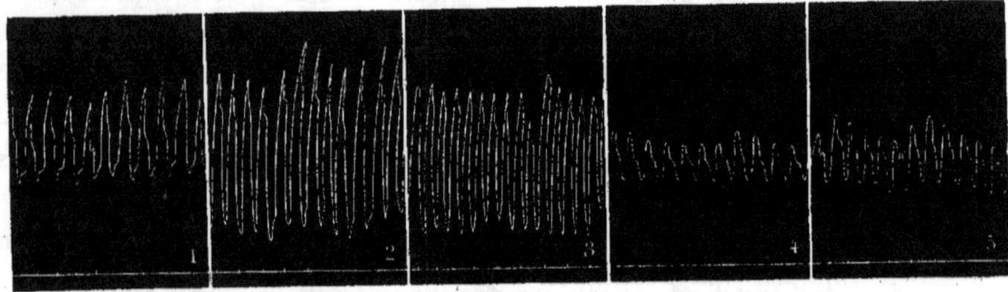

Fig. 27. — Les effets renforçants déterminés par la morphine sur le cœur sont en grande partie conservés après la section des vago-sympathiques.

1. — Tracé cardiographique normal pris sur un mouton.
2. — Tracé cardiographique pris sur le même animal après injection veineuse de 25 centigrammes de chlorhydrate de morphine.
3. — Tracé cardiographique pris sur le même animal après vagotomie double : le renforcement conserve presque la même valeur que précédemment.
4. — Tracé cardiographique pris sur un mouton après section des deux pneumogastriques et avant injection de morphine.
5. — Tracé cardiographique pris sur le même animal après injection veineuse de 20 centigrammes de chlorhydrate de morphine.
Tous ces graphiques ont été obtenus avec le cardiographe à aiguille de Laulanié. [D'après M. Guinard.]

Chez les lapins dont les nerfs vagues ont été préalablement sectionnés, on voit la morphine produire, au début, sur la respiration une accélération passagère, relevant de ses effets excitants primitifs ; puis on observe ensuite le ralentissement. [Voir figure 17, page 678.]

indécision; mais on peut facilement vérifier qu'*aux doses. faibles* il se produit une augmentation d'énergie des contractions, parfois accompagnée de ralentissement ou, tout au moins, de régularisation; tandis qu'*aux doses élevées* succède un affaiblissement plus ou moins profond de l'énergie, qui est peut-être la cause de la stase veineuse, et qui s'accompagne de troubles variés du rythme.

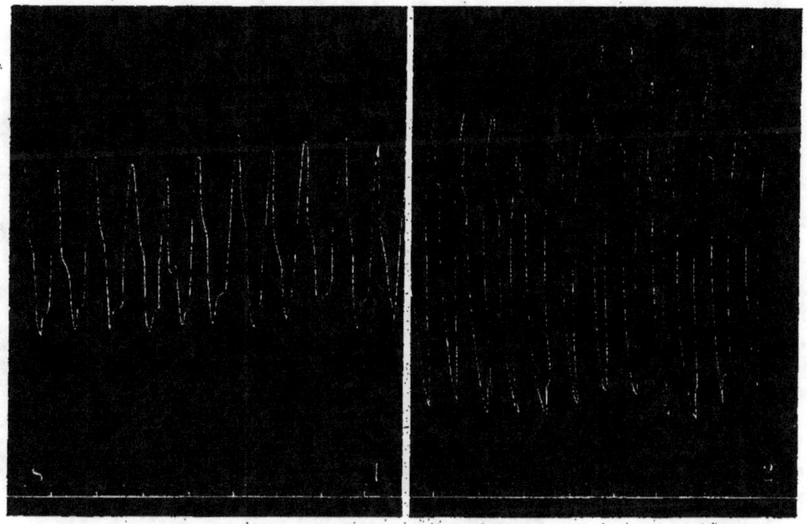

Fig. 28. — Effets rénforçants de la morphine sur le cœur des animaux qui ne sont pas narcotisés.

1. — Tracé cardiographique pris sur un mouton avant morphinisation.
2. — Tracé cardiographique pris sur le même animal dix minutes après injection veineuse de 25 centigrammes de chlorhydrate de morphine. [D'après M. Guinard.]

Ces phénomènes varient nécessairement suivant les doses, suivant les voies d'introduction de la morphine, et suivant les espèces d'animaux sur lesquelles on expérimente; mais, dans tous les cas, quelque soit la dose, l'animal et le mode d'introduction de la morphine, le premier de tous les phénomènes qu'on observe, c'est le renforcement d'énergie du myocarde. Ce fait est très nettement visible sur les tracés que je mets sous vos yeux : vous y pouvez constater que, aussi bien chez les animaux excités que chez les animaux narcotisés, il y a non seulement, après l'injection de morphine, une augmentation d'amplitude très marquée, mais la fréquence des contractions cardiaques est légèrement accrue; et, ce qui est encore plus remarquable, c'est l'augmentation d'énergie. (Fig. 28, 29 et 30.)

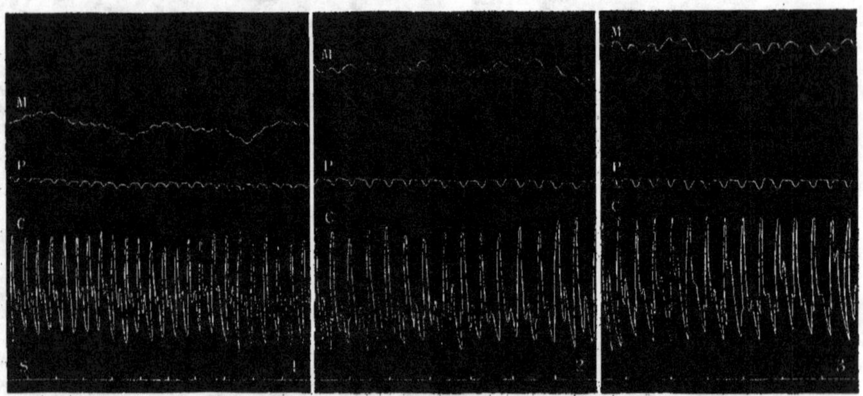

Fig. 29. — Effets renforçants de la morphine sur le cœur des animaux qui ne sont pas narcotisés.

M, Pression carotidienne.
P, Pouls au sphygmographe.
C, Contractions cardiaques.

1. — Tracé cardiographique pris sur une chèvre de 30 kilos, avant morphinisation.

2. — Tracé pris dix minutes après l'injection veineuse de 2 grammes 10 de chlorhydrate de morphine. Augmentation de l'énergie des contractions cardiaques et de la tension sanguine prouvée à la fois par l'élévation de la courbe manométrique ainsi que par l'amplitude des pulsations sphygmographiques et la verticalité plus accentuée de leur ligne ascendante.

3. — Tracé pris dix minutes après que l'injection (de doses successivement croissantes d'une solution à 4 pour 100) ont atteint 8 grammes 80. Mêmes phénomènes. (D'après M. Guinard.)

Le rythme est affecté également, et cela d'une façon différente suivant la manière dont les animaux réagissent sous l'influence de la morphine.

Chez ceux qui offrent une résistance aux actions de la morphine,

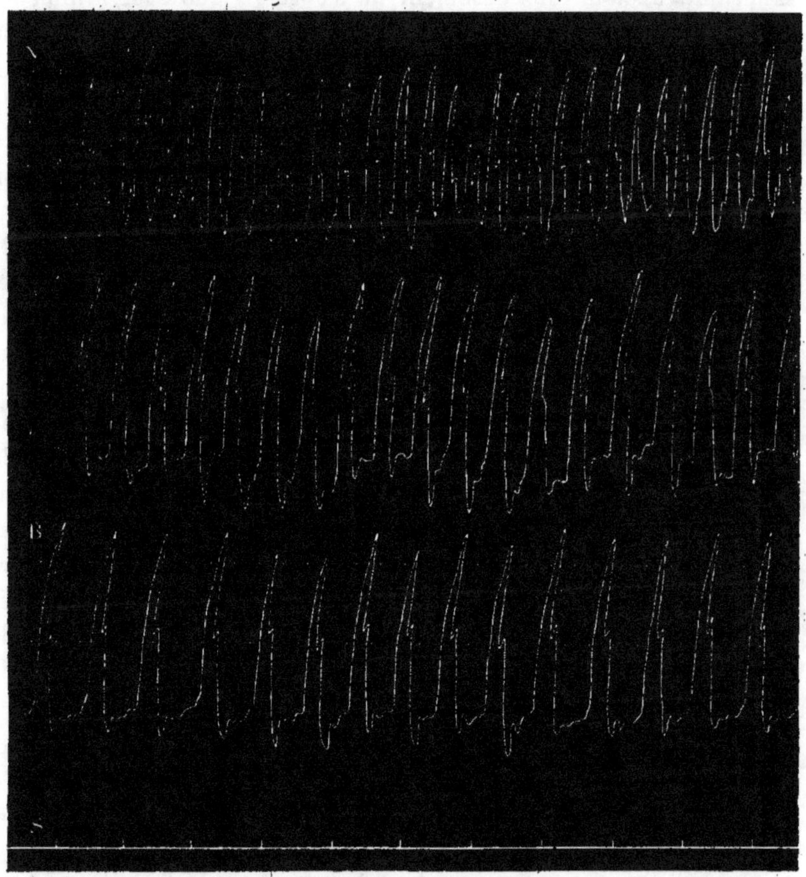

Fig. 30. — Effets renforçants de la morphine sur le cœur des animaux narcotisés.

Chien morphinisé par injection hypodermique de chlorhydrate de morphine à la dose de 1 centigramme par kilo.

N, Tracé pris, à l'aide du cardiographe à aiguille de Laulanié, avant l'injection : 160 pulsations.
A, Tracé pris au moment des premiers effets hypnotiques : 110 pulsations.
B, Tracé pris au moment de la narcose complète : 80 pulsations. [D'après M. Guinard.]

comme la chèvre, le mouton, on voit que le cœur, au début, est considérablement ralenti, ensuite accéléré, et cela, surtout si les doses de morphine sont suffisamment élevées. Ce ralentissement, qui n'est bien apparent, même chez les animaux des espèces non narcotisées que s'ils se montrent particulièrement résistants à l'influence de la morphine, est remplacé, comme phénomène de début, par de l'accélération chez le cheval, l'âne, le bœuf, le porc et le chat. Chez l'homme, comme chez la plupart des animaux, l'accélération est primitive et le ralentissement ne s'observe que sous l'influence de doses relativement élevées. Mais, dans tous les cas, abstraction faite des manifestations primitives, l'action toxique se traduit toujours, ainsi que je vous l'ai déjà dit, par l'accélération excessive du rythme et l'affaiblissement notable de l'énergie.

En plus de ces modifications peu caractéristiques de rythme, on observe des irrégularités de fonctionnement qui se traduisent par des intermittences plus ou moins accusées, avec des contractions réunies par groupes de deux, plus rarement trois ou même davantage. Il s'agit ici d'intermittences vraies qu'il ne faut pas confondre avec le pouls bi ou tri-géminé qui s'observe d'une façon très caractéristique et des plus typiques chez la chèvre : nous allons voir bientôt que les intermittences vraies doivent être rapportées à une cause d'origine bulbaire, tandis que le pouls bigéminé est provoqué par l'obstacle apporté à la circulation périphérique. En raison de la prédisposition, si l'on peut ainsi dire, de son appareil cardiaque, le chien est l'animal de choix pour réaliser ces manifestations : c'est en effet chez lui que l'on peut provoquer le plus nettement la tendance au rythme couplé, les systoles avortées, les intermittences et toutes les irrégularités de fonctionnement. Les graphiques ci-après vont vous montrer d'une façon très nette les intermittences et les systoles avortées auxquelles je fais allusion en ce moment (fig. 31, 32 et 33).

Chez les autres animaux, la régularité du rythme est en général bien conservée, le rythme est simplement un peu accéléré. Le pouls, chez le chien morphinisé, est à la fois intermittent et bi-géminé; sous ce rapport, le chien se rapprocherait davantage de la chèvre et du mouton que les autres animaux; mais vous savez qu'au point de vue de l'action physiologique le chien présente, relativement à la circulation, des particularités spéciales. Voici une série de graphiques qui va vous montrer les différentes modifications que présente le pouls du chien sous l'influence de la morphine : vous verrez ici, d'abord, l'accélération et l'augmentation de tension, ensuite la production de systoles avortées avec quelques légères intermittences, pendant la première période de l'expérience; et, dans la deuxième période de l'expérience, vous verrez ces intermittences beaucoup plus nettes, en même temps que les systoles avortées prennent, dans une certaine mesure, les caractères de [celles qu'on peut observer chez le chien soumis à l'action de la digitale (fig. 32 et 33).

Quant à la tension, elle est abaissée à la phase d'état, et après une période très courte d'hypertension, période qui peut même faire com-

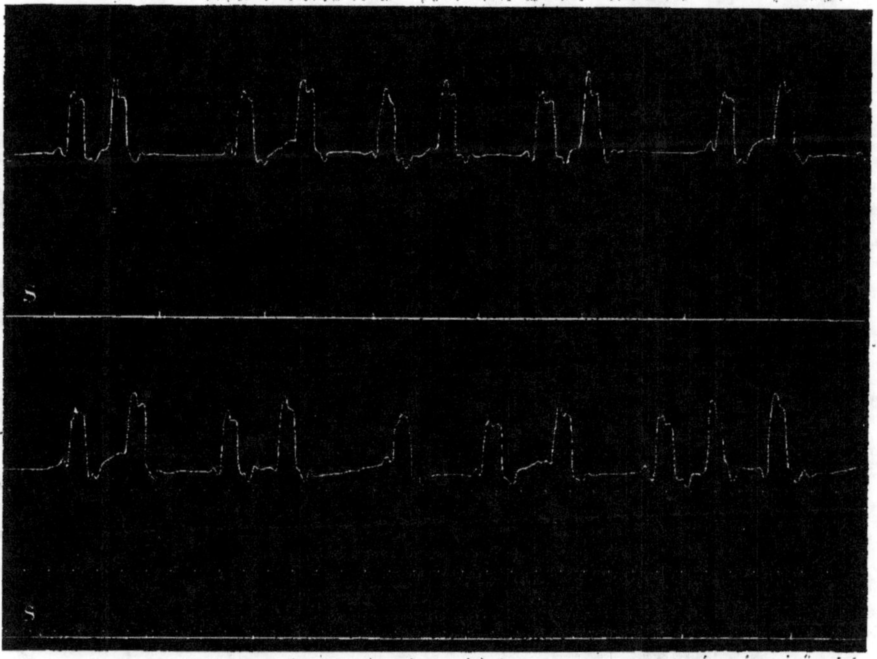

Fig. 34. — Modifications du rythme du cœur sous l'influence de la morphine.

Intermittences vraies chez un chien profondément endormi par injection hypodermique de 10 centigrammes de chlorhydrate de morphine. Les pulsations sont surtout associées par couples séparés par des intervalles de repos d'inégale valeur. [D'après M. Guinard.]

plètement défaut, mais cet abaissement ne persiste pas jusqu'à la mort; la tension se relève peu à peu et augmente lorsque les manifestations convulsivantes se montrent : il y a alors à ce moment une série de renforcements périodiques en accord parfait avec la production des crises convulsives qui sont la conséquence de l'action toxique de la morphine.

Chez le chien, lorsque la morphine est introduite à dose hypnotique dans le tissu conjonctif, on observe d'abord une légère hypertension, suivie d'une hypotension très marquée au début, mais qui

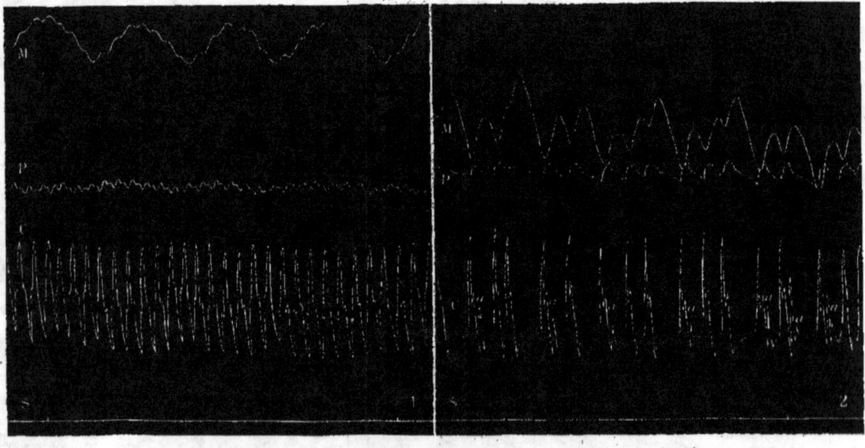

Fig. 32. — Modifications du rythme du cœur sous l'influence de la morphine chez le chien.

M, Pression carotidienne.
P, Sphygmographe.
C, Cardiographe.

1. — Tracé normal pris avant l'injection.
2. — Tracé pris lorsque l'animal dort depuis deux heures, sous l'influence d'une injection de 2 centigrammes de chlorhydrate de morphine par kilo. La respiration est ralentie, calme, régulière : 14 mouvements par minute. La pression a baissé de 161 à 125 millimètres. Le pouls ne donne plus que 55 pulsations au lieu de 150. Le tracé cardiographique montre des intermittences vraies, ou a, et des contractions couplées. Le pouls n'accuse pas les systoles avortées. [D'après M. Guinard.]

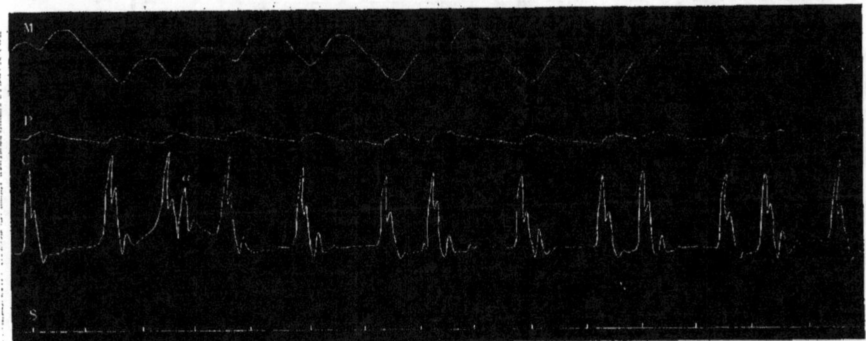

Fig. 33. — Modifications du rythme du cœur sous l'influence de la morphine chez le chien [suite de l'expérience de la figure 32].

Tracé pris deux heures et demie après le début de la narcose et avec une vitesse plus grande du cylindre qui fait mieux ressortir les intermittences et les systoles avortées, ainsi que les rapports de ces modifications entre elles et avec les accidents du pouls. [D'après M. Guinard.]

ne persiste pas (fig. 34). Lorsque l'hypotension se manifeste dès le début, avec affaiblissement et accélération considérables des contracsions cardiaques, ces phénomènes s'accompagnent de troubles respiratoires, ainsi que de modifications de la pression et du pouls indiquant une action nauséeuse. Je m'étendrai sur ce point avec plus de

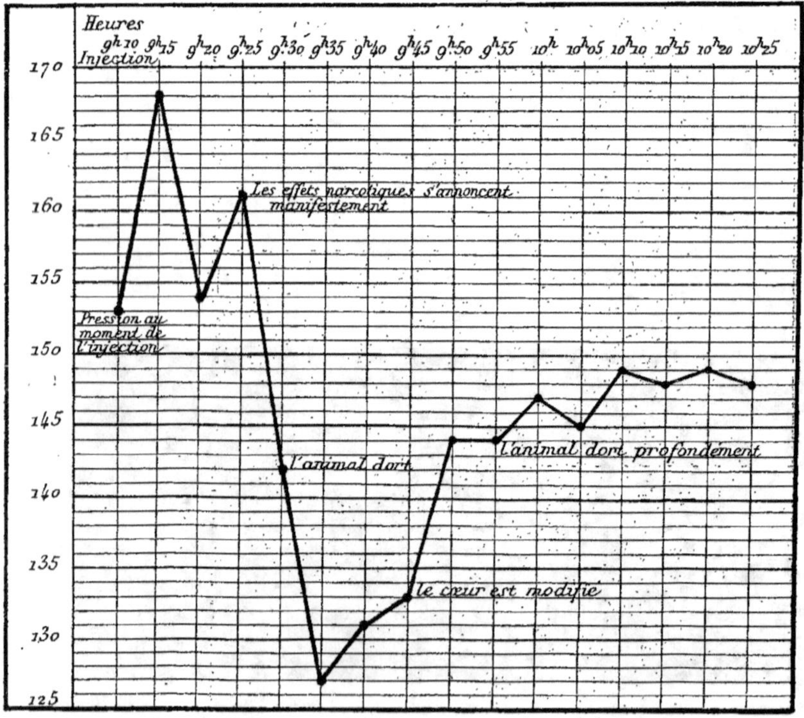

Fig. 34. — Représentation graphique des variations de la pression artérielle, consécutives à une injection hypodermique de 1 centigramme de chlorhydrate de morphine par kilo chez le chien. [D'après M. Guinard.]

détails en étudiant l'action physiologique de l'apomorphine. Je dois cependant vous signaler que la chute de la courbe manométrique est la règle lorsque la morphine est introduite dans l'organisme par voie d'injection intra-veineuse, ce qui doit faire attribuer, dans la production de ce phénomène, une importance assez considérable à la rapidité avec laquelle s'effectue l'imprégnation des centres nerveux. C'est ce que montre très nettement le graphique ci-après (fig. 35).

Chez les animaux que la morphine n'endort pas, c'est de l'hypertension qui s'observe, au moins dans les limites des doses thérapeu-

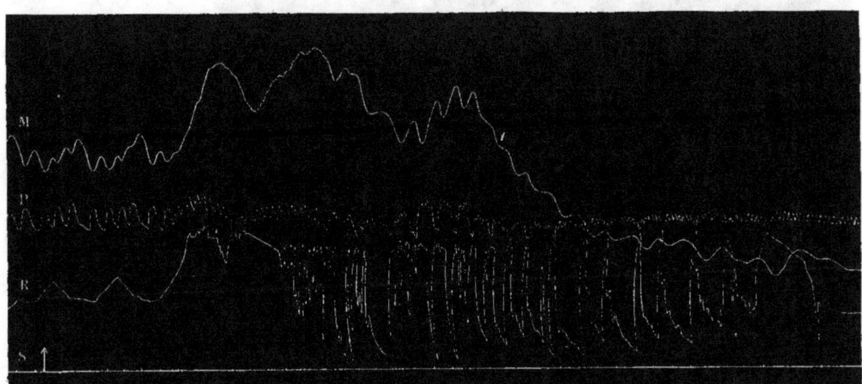

Fig. 35. — Modifications de la pression artérielle, du pouls et de la respiration, chez le chien, sous l'influence de la morphine *en injection veineuse.*

M, Pression carotidienne.
P, Sphygmographe.
R, Respiration.

Le moment auquel a eu lieu l'injection est indiqué par la flèche ↑. Chien de 14 kilos; injection veineuse de 4 centigrammes de chlorhydrate de morphine. Au bout de 8 secondes, la pression monte de 146 à 196 millimètres, pour retomber ensuite à 94 millimètres, 33 secondes après. Le niveau moyen, 98 millimètres, établi après quelques oscillations, est très inférieur à l'état normal. Accélération, diminution d'énergie et irrégularités du pouls. Accélération respiratoire, avec augmentation d'amplitude, après courte phase de dyspnée au début. [D'après M. Guinard.]

tiques; et, quelle que soit la voie d'introduction, si la dose est modérée, on constate la vaso-constriction et l'hypertension. La courbe qu'on peut obtenir dans ces conditions ne tombe que vers la fin de l'action ou à la suite de doses exagérées; ce dernier phénomène se montre d'autant mieux et d'autant plus vite que les sujets sont moins résis-

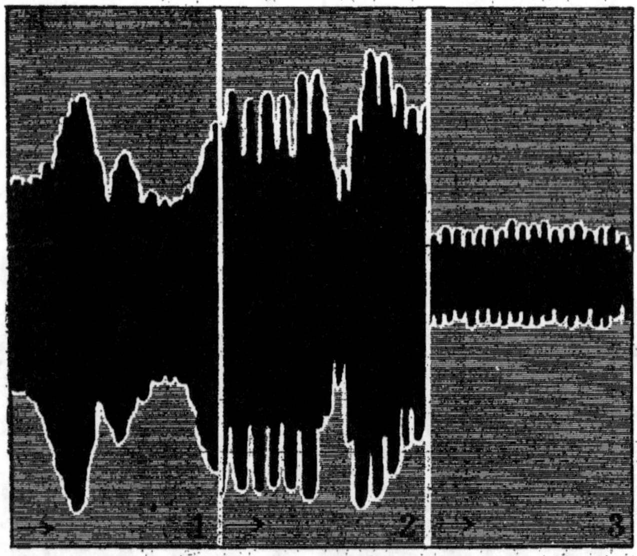

Fig. 36. — Photogrammes, obtenus à l'aide du photohémotachomètre de Zyboulski, montrant la vitesse du sang dans la carotide primitive du chien, la carotide externe étant préalablement liée.

1. — Avant l'injection de morphine.
2. — Immédiatement après l'injection de 12 milligrammes de morphine par kilo dans la veine fémorale.
3. — Au bout de 30 minutes, pendant le sommeil morphinique.
Accroissement du courant sanguin au début de l'action (en **2**); diminution très notable pendant la narcose (en **3**). [D'après Stcherbak.]

tants à l'intoxication, c'est-à-dire réagissent plus facilement sous l'influence de la morphine.

La vitesse du courant sanguin est affectée d'une façon particulièrement intéressante. Au premier moment, elle subit un accroissement, qu'on peut constater dans la carotide primitive et la veine jugulaire chez le chien comme l'ont montré les expériences de Stcherbak (fig. 36 et 37); puis, après la narcose, on observe une diminution très accentuée de ce même courant; mais, fait extrême ment important, parce qu'il donne précisément l'explication de certains phénomènes, cette diminution de vitesse est beaucoup plus

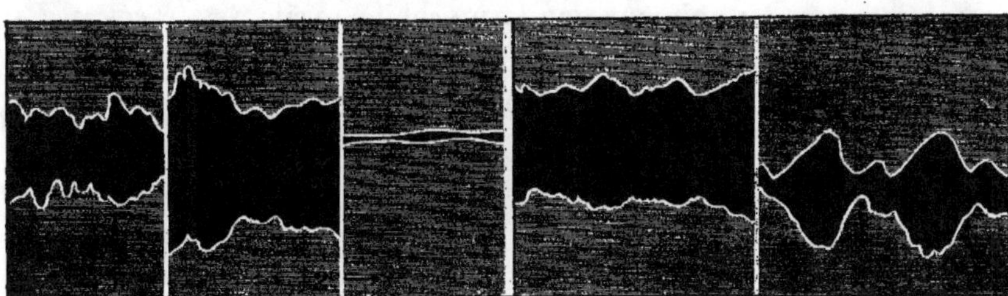

Fig. 37. — Photogrammes, obtenus à l'aide du photohémotachomètre de Zyboulski, montrant la vitesse du sang dans la veine jugulaire externe du chien [1, 2, 3], la branche superficielle de cette veine étant préalablement liée ; et dans la veine fémorale du chien [4, 5].

Veine jugulaire : — 1. Avant l'injection de morphine. — 2. Immédiatement après l'injection par la veine fémorale de 12 milligrammes de chlorhydrate de morphine par kilo. — 3. Au bout de 30 minutes, pendant le sommeil morphinique.
Veine fémorale : — 4. Avant l'injection. — 5. Trente minutes après l'injection de 12 milligrammes de morphine par kilo, et pendant le sommeil morphinique.
Au début de la morphinisation, il y a accroissement du courant sanguin ; puis, pendant la période de narcose, on observe une diminution très marquée, surtout pour la veine jugulaire : cette diminution, beaucoup plus accentuée dans la veine que dans l'artère (comparer avec la figure 36) est en rapport avec la congestion céphalique intense déterminée par la morphine.

[D'après Stcherbak.]

importante dans les vaisseaux efférents, c'est-à-dire dans le système veineux, que dans le système artériel. La cause de cette diminution de vitesse pendant le sommeil morphinique est surtout à la périphérie; elle est due à la paralysie vaso-motrice, qui aboutit au ralentissement de la circulation capillaire avec stase : ainsi, à cette période, on peut voir que les oreilles du cobaye ou du lapin sont fortement congestionnées, très rouges, et, malgré cela, si l'on vient à y faire une blessure, le sang ne coule pas, tant sa vitesse est diminuée.

Pendant le sommeil, le ralentissement du cœur accompagné d'un renforcement d'énergie, l'hypotension modérée et la diminution de la vitesse du sang, sont difficiles à concilier sans admettre l'intervention d'un obstacle périphérique dû au relâchement et à l'inertie des petits vaisseaux; nous avons de ce fait une preuve dans les tracés de pouls chez l'homme sous l'influence de l'opium, tracés dus à Bordier et que je vous ai montrés précédemment. (Voir page 573.)

Au contraire, chez les animaux que la morphine excite, les tracés, obtenus avec l'hémodromographe de Chauveau, montrent, peu de temps après l'injection de morphine, une diminution de la vitesse systolique et de la vitesse diastolique; mais, à la période d'état, la vitesse systolique augmente par suite de l'impulsion plus forte du cœur, la vitesse diastolique restant toujours inférieure à la normale. Le ralentissement est dû, ici, à un mécanisme absolument inverse : c'est une vaso-constriction énergique et une gêne circulatoire consécutive à la périphérie; tandis que chez le chien et les animaux que la morphine narcotise, la tension artérielle baisse et la vitesse diminue, malgré l'impulsion plus énergique du cœur, à cause de la stase sanguine qui se produit à la périphérie et de l'inertie du système vaso-moteur.

Du reste, on a une confirmation de l'action congestive exercée par la morphine dans les phénomènes qu'on peut observer sous l'influence de doses toxiques chez l'homme : c'est ainsi que la rougeur du visage, l'injection oculaire, la dilatation et l'engorgement vasculaires, l'inertie du système vaso-moteur révélé par les caractères et la forme que revêt le pouls, de même que l'état de la papille rétinienne, sont autant de preuves de cette action congestive.

En définitive, on peut résumer ainsi l'action sur la circulation. Chez les animaux narcotisés, on observe une accélération passagère, suivie de ralentissement et de régularisation des contractions cardiaques, la tension baisse légèrement, la vitesse du sang diminue, quoique l'impulsion du cœur soit nettement plus énergique : c'est là le résultat de la stase sanguine à la périphérie et, en même temps, de l'inertie du système vaso-moteur. Chez les animaux excités, on observe le ralentissement, puis l'accélération des contractions cardiaques, la tension s'élève d'une manière appréciable, et le ralentis-

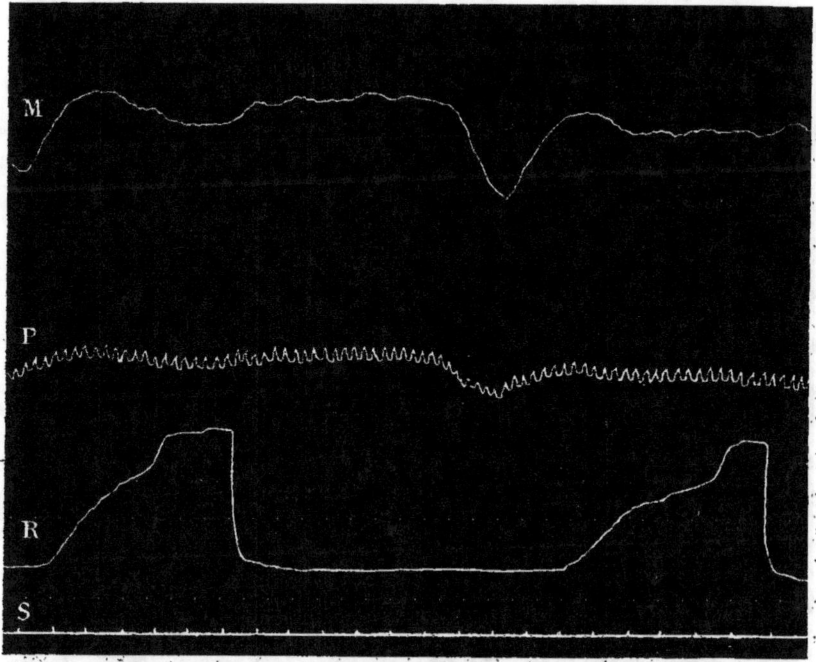

Fig. 38. — Effets produits par la vagotomie double chez un chien sain et normal.

M, Pression carotidienne.
P, Sphygmographe.
R, Respiration.

Trachéotomie préalable; et section des deux pneumogastriques, minutieusement isolés des cordons sympathiques, chez un chien de chasse très vigoureux. Pulsations, 204. [D'après M. Guinard.]

sement du courant sanguin se produit par un mécanisme précisément inverse du précédent : vaso-constriction et gêne circulatoire consécutive à la périphérie. On constate d'abord la diminution de la vitesse diastolique et de la vitesse systolique; puis, plus tard, en pleine période d'excitation, la vitesse systolique augmente par suite de l'impulsion plus énergique du cœur, mais la vitesse diastolique reste toujours inférieure à la normale.

Même après la section des deux pneumogastriques, comme je vous l'ai dit au début, les effets toniques et de renforcement sur le cœur se produisent quand même; on est donc autorisé à dire que si ces effets sont partiellement liés à une action centrale, ils dépendent en très grande partie d'actions périphériques s'exerçant soit sur les ganglions automoteurs, soit sur le myocarde lui-même.

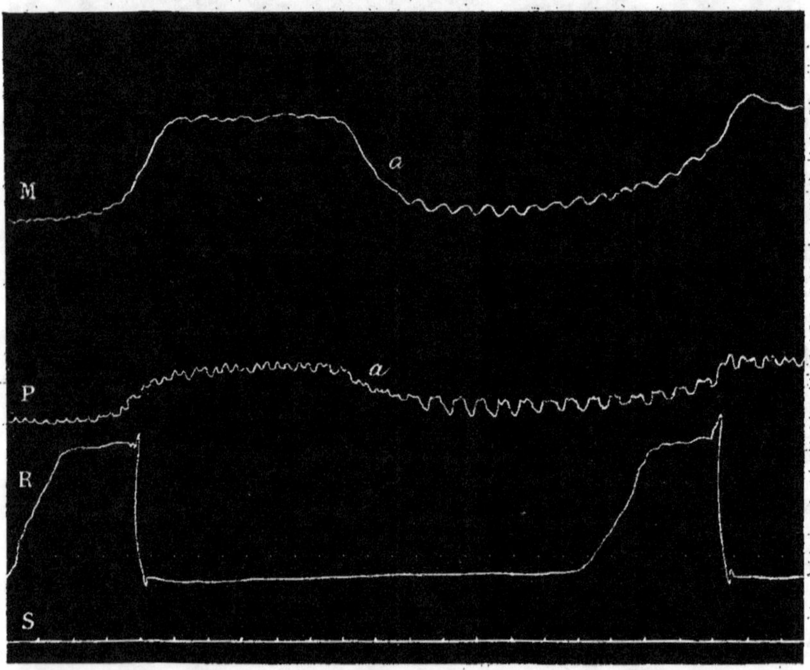

Fig. 39. — Modifications produites par la morphine chez un chien préalablement vagotomisé. [Suite de l'expérience de la figure 38.]

Injection hypodermique de 1 centigramme de chlorhydrate de morphine par kilo. Tracé pris 10 minutes après l'injection. Augmentation de pression, avec oscillations dans la courbe manométrique. Dans la première partie du tracé **P**, 198 pulsations, pour la plupart simples, mais montrant, pour quelques-unes au moins, une tendance à se coupler : à partir de **a**, séries de pulsations fortes, certainement doubles malgré leur apparente simplicité, et plus espacées : 93 pulsations couplées, soit 186 pulsations simples. Pas d'intermittences vraies. Les mouvements respiratoires ne sont pas sensiblement modifiés. [D'après M. Guinard.]

L'expérience démontre en effet que si la morphine agit sur les ganglions nerveux intra-cardiaques en les excitant d'abord, elle arrive à les paralyser ensuite au point d'annuler complètement, quand la saturation est suffisante, toute influence s'exerçant par la voie des pneumogastriques. On peut, pendant certaines phases de l'intoxication, exciter l'un ou l'autre, ou les deux nerfs vagues, même avec des courants faradiques intenses, sans produire le moindre trouble de fonctionnement ni de rythme.

Après la section des deux pneumogastriques, la morphine peut encore produire un léger ralentissement du cœur chez le chien, mais les *intermittences vraies* qu'elle détermine habituellement disparaissent d'une façon constante, tandis que le pouls bigéminé persiste sans modifications appréciables. Or, on sait que ce pouls bigéminé est le témoin, non pas d'une action exercée directement et immédiatement

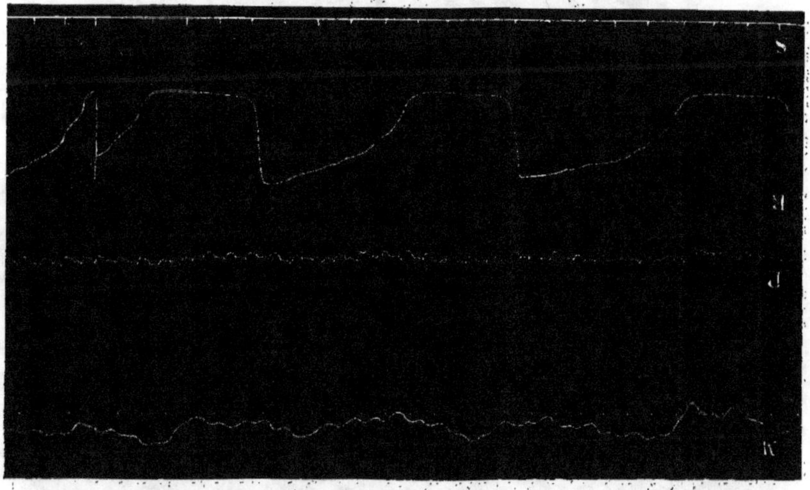

Fig. 40. — Modifications produites par la morphine sur un chien préalablement vagotomisé. [Suite de l'expérience des figures 38 et 39.]

Tracé pris sur le chien dormant profondément depuis 25 minutes. La pression s'est un peu abaissée et régularisée. Le nombre des pulsations est de 180 au lieu de 204 au début, après vagotomie et avant injection de morphine. La respiration est plus accélérée et régulière. [D'après M. Guinard.]

sur le cœur, mais bien d'une gêne apportée à la circulation périphérique : le cœur doit, dans les circonstances où on l'observe, faire face à une résistance plus grande que celle qu'il doit vaincre normalement, exécuter un travail plus intense, et, en effet, les pulsations artérielles montrent une énergie un peu plus considérable. L'origine bulbaire des intermittences vraies est donc confirmée par leur suppression au moyen de la double vagotomie, tandis que l'origine périphérique du pouls bigéminé et sa persistance s'interprètent fort bien au moyen des obstacles apportés à la circulation périphérique : par l'inertie capillaire et la stase sanguine, chez les animaux narcotisés par la morphine; par la vaso-constriction, chez les animaux excités. Tout

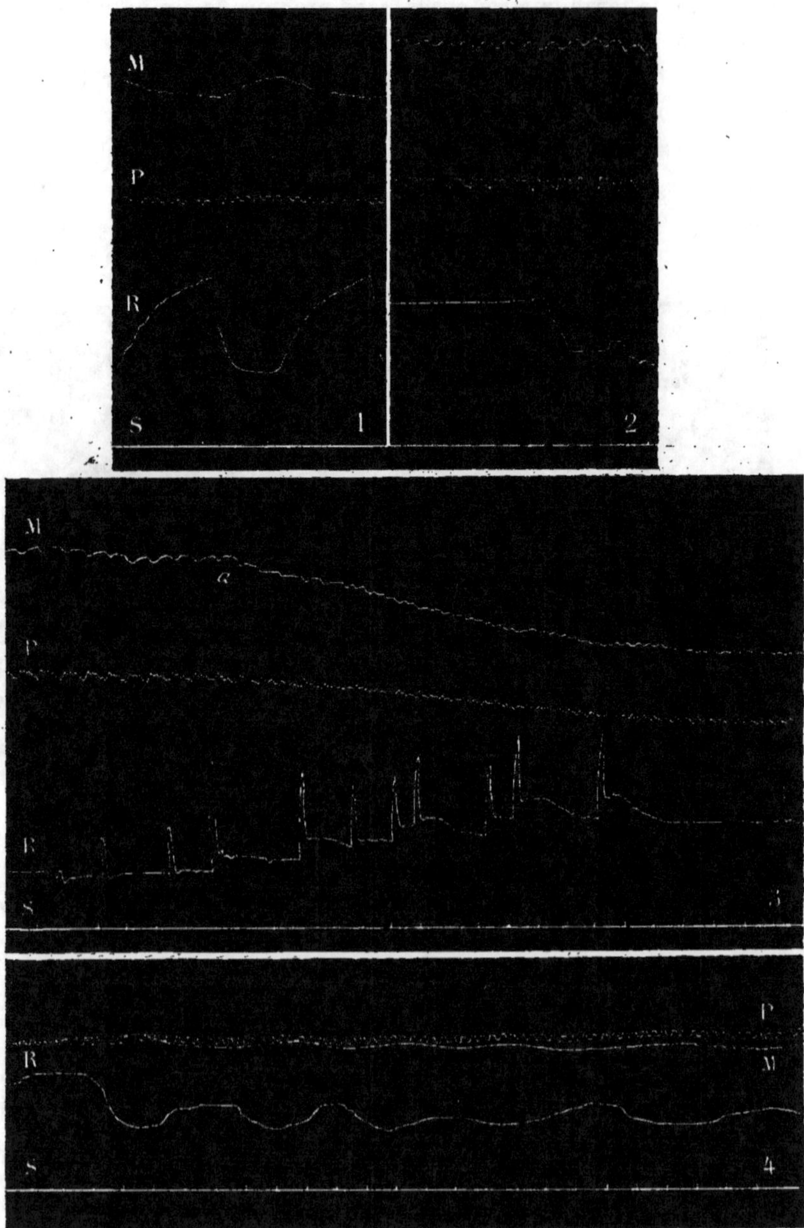

Fig. 41. — Modifications produites par la morphine sur un chien
préalablement vagotomisé.

(Voir la suite de la légende p. 716.)

M, Pression carotidienne.
P, Sphygmographe.
R, Respiration.

1. — Tracés pris après section des deux cordons vago-sympathiques au cou et avant l'injection de
   morphine. Pulsations 197.
2. — Tracés pris quelques secondes après injection veineuse de 1 centigramme de chlorhydrate de
   morphine par kilo. Relèvement passager de la pression. Renforcement des pulsations qui
   s'associent par deux et légère diminution de leur nombre, 160. — Troubles de la respiration.
3. — Tracés pris une minute après l'injection. La pression tombe rapidement, sans modification
   parallèle du rythme cardiaque. Pulsations très faibles et en nombre considérable : au début,
   pulsations couplées, mais pas d'intermittences vraies. Troubles et accélération respiratoires.
4. — Tracés pris 10 minutes après l'injection. L'animal est en état complet d'hypnose. Tension
   artérielle très basse. Pouls faible et accéléré, bien qu'un peu plus lent qu'avant l'injection
   de morphine. Respiration calme, régulière, superficielle.
Phénomène constant dans toutes ces expériences : persistance du pouls bigéminé, mais disparition
   des intermittences vraies. [D'après M. Guinard.]

en reconnaissant la part considérable et l'indépendance relative des
influences d'origine périphérique, il ne faut donc pas négliger complètement les influences d'origine centrale dont l'importance est bien
mise en relief par ces expériences de double vagotomie. Les graphiques 38 à 41 permettent de vérifier l'exactitude des faits que je
viens de vous rapporter. Les figures 38, 39 et 40, montrant les
résultats successifs d'une même expérience, prouvent que certains
effets de ralentissement cardiaque peuvent dépendre d'influences
périphériques ; et cette preuve est encore plus accusée dans les
modifications révélées par les graphiques de la figure 41.

Action sur les sécrétions. — Voyons maintenant, quelle est
l'influence exercée par la morphine sur les sécrétions. Tout d'abord,
un fait fort intéressant à noter est celui qui consiste dans la différence des électivités glandulaires. En effet, tandis que certaines
sécrétions sont excitées par la morphine, d'autres sont, au contraire,
plus ou moins nettement déprimées ; et cela, non seulement chez les
animaux qui réagissent par de l'excitation, mais même chez ceux qui
réagissent par de la narcose.

Chez l'homme, la sécrétion de la sueur est augmentée d'une façon
très notable, tandis qu'on observe une diminution très nette, très
accentuée de l'impressionnabilité réflexe de la muqueuse trachéale,
en même temps qu'une diminution des sécrétions de cette muqueuse.
L'hypersécrétion salivaire est très accentuée chez les animaux qui
réagissent soit par l'excitation, soit par la narcose ; elle disparaît pendant le sommeil chez les seconds et reparaît pendant la crise convulsive qui, de temps à autre, peut venir interrompre ce sommeil. Elle
est, au contraire, persistante chez les animaux réagissant exclusivement par l'excitation sous l'influence de la morphine ; et, chez ces

derniers, elle est tellement intense que, chez le bœuf notamment, elle équivaut à la salivation produite par une injection de pilocarpine.

Chez les solipèdes, cette hypersécrétion salivaire est remplacée par une sudation abondante ; et, à ce point de vue, il n'est pas sans intérêt de faire ressortir les analogies qu'on peut observer, au point de vue de l'activité normale des glandes sudoripares, entre l'homme, le cheval, l'âne, par exemple, chez lesquels les glandes sudorales réagissent avec une très grande facilité sous l'influence des substances médicamenteuses, tandis que chez les bovins la sudation est rare et l'hypercrinie qui se substitue à celle-là est précisément, comme chez le chien, l'hypercrinie salivaire dont je parlais à l'instant.

Cette élimination exagérée de liquide par certaines glandes n'entraîne pas l'exagération nécessaire de leur fonctionnement : par exemple, les glandes gastriques et intestinales permettent à la morphine de s'éliminer en grande partie ; et, malgré cela, l'expérience montre la dépression fonctionnelle très intense de ces glandes sous l'influence de la morphine. Il doit donc s'agir d'une action presque exclusivement d'origine centrale et n'intéressant que secondairement les glandes. Il est facile, d'ailleurs, de fournir des preuves de l'exactitude de cette interprétation.

Une très jolie expérience due à **M.** Aubert, de Lyon, démontre déjà d'une façon péremptoire cette exactitude. Si l'on vient à déterminer une pénétration épidermique superficielle par électro-cataphorèse, c'est-à-dire au moyen d'un courant électrique appliqué sur une portion déterminée et restreinte du tégument, courant qui transportera, à travers les couches épidermiques, jusqu'au contact immédiat des glandes sudoripares, l'agent médicamenteux sur lequel on expérimente, on voit, par la méthode des empreintes sudorales, que l'excitation de la glande ne se manifeste à aucun moment de l'expérience ; en d'autres termes, son activité n'est en rien modifiée. En répétant chez le chien certaines des expériences relatives à la sécrétion salivaire, en introduisant, par exemple, une canule dans le canal de Warthon et pratiquant ensuite d'un seul côté la section de la corde du tympan, on voit que, sous l'influence de la morphine, la sécrétion de la glande sous-maxillaire est nulle de ce côté. La contre-épreuve peut être faite facilement de la façon suivante, pour prouver que la réactivité de la glande salivaire du côté de la section n'est pas abolie : l'injection, chez le même animal, d'une substance capable d'agir par influence exclusivement périphérique, telle que la pilocarpine, détermine immédiatement une sécrétion abondante de salive, et également des deux côtés.

Un fait encore très remarquable à ce point de vue est celui d'un véritable automatisme de la sécrétion salivaire : les chiens chez lesquels on pratique plusieurs jours de suite des injections de morphine, en quantité suffisante pour déterminer une abondante hypersécrétion salivaire, acquièrent une excitabilité tellement exagérée de leurs centres excito-sécrétoires, qu'on voit cette hypersécrétion devenir automatique et se produire régulièrement aux heures où se faisaient ces injections, et alors qu'elles ont cessé d'être pratiquées : cet écoulement de salive se produit soit spontanément, soit sous l'influence d'une simple suggestion telle que celle produite par la vue de la seringue à injections. Il y a là quelque chose d'assez analogue à ce qui se produit chez les morphinomanes en état de besoin et chez qui les phénomènes toxiques se montrent aux heures auxquelles les injections morphinées devraient être faites.

Je terminerai ces notions sur l'action de la morphine relativement aux sécrétions en vous disant que Claude Bernard admettait l'influence sur la cellule nerveuse centrale d'où émanait le nerf sécrétoire : cette interprétation paraît parfaitement acceptable, et elle est en concordance avec les expériences que je vous ai citées, relativement à l'action exercée par la morphine sur les prolongements cellulaires des neurones.

Péristaltisme intestinal. — Quelques mots maintenant sur la façon dont le péristaltisme intestinal est influencé par la morphine. Il est excité, au début, chez le chien, surtout aux doses faibles, puis bientôt plus ou moins complètement paralysé. Chez l'homme, on observe également cette action excitante primitive, suivie rapidement de l'action déprimante secondaire. Cet abolissement des mouvements de la tunique musculaire de l'intestin, joint à la diminution des sécrétions, explique les bons effets que l'on obtient de la morphine pour calmer les coliques, les spasmes douloureux et le ténesme intestinal. Bientôt, avec le tarissement des sécrétions du tube digestif, on peut voir survenir de la constipation. Les mêmes effets s'observent chez le lapin ; l'action paralysante peut être immédiate si la morphine est injectée ou ingérée en quantité assez considérable dès le début ; et il y a, à ce point de vue, à faire ressortir la différence très remarquable entre l'action exercée sur le péristaltisme intestinal par la morphine et l'apomorphine que nous allons étudier bientôt. Tandis que la morphine déprime les sécrétions et le péristaltisme intestinal, au contraire l'apomorphine, et surtout l'apomorphine amorphe, excite le péristaltisme, plus encore qu'elle n'excite les sécrétions.

On a voulu interpréter cette action excitante, exercée au début par la morphine, par une action directe que cet alcaloïde exercerait sur les fibres lisses ; mais il est absolument impossible d'admettre cette interprétation, et voici pourquoi. L'action excitante exercée au début par la morphine sur le péristaltisme intestinal est atténuée et même complètement supprimée par l'injection préalable d'une quantité suffisante de sulfate d'atropine ; par conséquent, l'action sur les muscles lisses ne peut, en aucune façon, entrer en jeu à ce moment. L'apomorphine amorphe qui, comme je viens de le dire, excite énergiquement le péristaltisme intestinal, conserve toujours son action excitante, non seulement après l'injection préalable de l'atropine, mais même après l'action de la morphine. D'autre part, on n'a pu relever aucune influence appréciable exercée sur les contractions utérines ni sur celles des muscles abdominaux pendant le travail, sous l'influence de doses de morphine variant d'un demi à 2 centigrammes. Comme vous le voyez, l'action élective sur les muscles lisses est donc impossible à invoquer.

L'explication de l'action exercée par la morphine sur le péristaltisme intestinal doit être recherchée dans un ensemble de phénomènes. D'une part, dans l'action exercée sur le splanchnique — j'ai attiré votre attention, précédemment, sur l'action que l'opium exerçait sur le grand splanchnique [1], — d'autre part, dans la diminution de l'excitabilité des nerfs sensitifs intestinaux, dans l'arrêt des sécrétions, dans l'action locale exercée sur les éléments musculaires alors qu'ils sont en état de moindre résistance, de moindre vitalité par suite de modifications dans les conditions normales de leur existence, modifications tenant à des variations dans l'irrigation ou

---

1. Cette action sur le sympathique est encore démontrée par l'expérience suivante, due à Picard, de Lyon. Sur un chien, cet expérimentateur met à nu la glande sous-maxillaire et ouvre la veinule. En pratiquant ensuite sur l'animal une injection intra-veineuse de 6 à 8 centigrammes de chlorhydrate de morphine, on voit augmenter l'écoulement du sang par la veine. Si l'on effectue alors la section de la corde du tympan, cette opération ne modifie pas la quantité de sang qui sort par la veine ; d'où il faut conclure que la suractivité circulatoire qui s'était produite au début, sous l'influence de la morphine, résultait d'un état semi-paralytique du sympathique. [Voir page 591.]

dans l'innervation, ce qui a pu amener ces éléments musculaires à réagir avec une certaine facilité sous l'influence de la morphine.

Je ne veux pas terminer ce chapitre de l'action spéciale de la morphine sans mentionner une hypothèse émise par Schmiedeberg. Cet auteur admet qu'il existe dans la paroi intestinale, certains éléments transmettant d'une façon centripète, c'est-à-dire sensible, aux centres moteurs les excitations qui leur parviennent, — ces centres moteurs régissant les mouvements intestinaux seraient eux-mêmes situés dans les parois intestinales; — ce serait l'excitabilité de ces éléments nerveux, point de départ des réflexes, qui serait diminuée sous l'influence de la morphine. C'est certainement là une explication ingénieuse, mais qui, échafaudée sur de telles hypothèses, me paraît inférieure aux interprétations que je citais tout à l'heure et qui relèvent toutes de faits absolument certains.

Action sur le chimisme stomacal. — L'action exercée par la morphine sur les sécrétions stomacales est particulièrement intéressante à envisager, en raison des considérations thérapeutiques auxquelles elle peut prêter. Chez le chien, comme chez l'homme d'ailleurs, — et cela n'est pas un des moindres inconvénients et un des moindres phénomènes, on peut dire toxiques, du morphinisme et de la morphinomanie, — on observe un ralentissement considérable dans les phénomènes de la digestion stomacale; et on constate, surtout sous l'influence des doses répétées, — c'est en cela que le morphinomane est intéressé, — que la sécrétion d'acide chlorhydrique subit une diminution énorme. Mais ces deux phénomènes sont tout à fait indépendants l'un de l'autre; et en effet, lorsqu'on expérimente sur des animaux, des chiens, par exemple, on voit, dès le quatrième jour de l'administration de doses relativement faibles de morphine, la digestion languir considérablement, mais le dixième jour, la sécrétion d'acide chlorhydrique est encore assez abondante; elle ne commence à diminuer qu'au bout de quinze à dix-huit jours, quelquefois plus. Cette diminution acquiert alors en quelques jours une intensité très considérable, à tel point même qu'à un moment donné on ne voit pour ainsi dire plus d'acide chlorhydrique libre dans le suc gastrique. Cette diminution de la sécrétion de l'acide chlorhydrique est due, certainement, à l'influence exercée par la morphine sur les nerfs moteurs de l'estomac; et il y a là l'explication d'un grand nombre de faits que l'on constate chez les morphinomanes : la dépression des phénomènes digestifs, le séjour prolongé des aliments dans le tube digestif, les fermentations putrides entraînant des actions délétères secondaires sur la muqueuse gastro-intestinale.

D'autre part, les expériences ont montré, et j'aurai à rappeler votre attention sur ce point lorsque nous parlerons de l'intoxication aiguë par la morphine, que la morphine s'élimine dans une très notable proportion par les glandes de la muqueuse gastro-intestinale, surtout de la muqueuse gastrique. C'est pourquoi le lavage de l'estomac avec une solution faible de permanganate de potasse est si efficace dans l'intoxication par l'opium ou la morphine.

Le retour de l'acide chlorhydrique à l'état normal a été assimilé à une hyperchlorhydrie relative qui expliquerait les troubles observés chez les morphinomanes au moment du sevrage de la morphine; or, c'est là une opinion absolument inexacte, d'après les expériences nombreuses et très probantes de Kleine, dont je viens de vous parler à l'instant; mais il y a un fait à retenir, au point de vue de l'emploi soit de la morphine soit de l'opium, c'est celui-ci : c'est le danger qu'il y a à chercher à réaliser l'anacidité, la diminution de l'acidité stomacale par l'emploi des opiacés, puisque cette diminution ne peut être obtenue qu'au prix d'une médication intense et prolongée, qui s'accompagnerait nécessairement des effets nocifs de la morphine sur l'estomac et sur le cerveau.

Action sur les centres nerveux. — Un dernier mot, Messieurs, sur l'action exercée par la morphine sur les centres nerveux : ce que j'ai à vous dire va être, en quelque sorte, une revue d'ensemble sur un grand nombre de phénomènes à propos desquels j'ai eu l'occasion d'attirer votre attention, soit au sujet de la morphine, soit au sujet de l'opium en nature.

La morphine, comme nous le savons maintenant, est le type des agents cérébraux, c'est le poison par excellence des manifestations de l'activité psychique. Sous son influence, on observe d'abord une excitation aux doses faibles, puis une suspension de l'activité, et enfin la paralysie de la cellule cérébrale si la dose est suffisante. La morphine exagère énormément l'aptitude du cerveau à répondre aux incitations dans les premiers moments de son administration; elle exerce ensuite une action consécutive sur les éléments bulbaires et médullaires : je devrais dire sur les éléments médullaires d'abord et, finalement, sur les éléments bulbaires. Cette action consécutive est prouvée par les troubles de la circulation et de la respiration, elle est prouvée encore, en dernier lieu, par les convulsions qui précèdent la paralysie finale et l'état comateux auquel succède bientôt la mort. La réflectivité médullaire, comme nous l'avons vu chez les animaux, est toujours exagérée; de plus, elle n'est pas réfrénée par la modération cérébrale qui s'exerce à l'état normal, et, par conséquent, les convulsions qu'on observe peuvent être interprétées de deux façons différentes, soit par l'exagération de la réflectivité médullaire, soit par le manque de modération exercée par les hémisphères cérébraux; de sorte qu'on peut dire que la morphine endort la douleur par abolition ou atténuation des perceptions douloureuses, mais qu'elle exalte l'irritabilité sensitive. Vouloir faire de la morphine un anesthésique est chose inexacte; ce que nous savons à présent nous oblige à reconnaître que la morphine n'empêche pas la douleur, mais en diminue simplement la perception.

Le temps de la réaction physiologique augmente sous l'influence de la morphine, mais les impressions vives et très douloureuses sont parfaitement senties et provoquent, précisément, des réflexes d'autant plus désordonnés et plus brusques que les centres médullaires sont plus irritables et manquent de la régularisation que leur impriment, dans l'état normal, les hémisphères cérébraux. Le graphique de la figure 25 sur lequel vous avez vu la modification intense subie par les phénomènes de circulation et de respiration chez un chien près duquel, pendant la phase de son sommeil morphinique, on avait simplement claqué violemment des mains, est une preuve de l'exagération dont je parle en ce moment. (Voir page 690.)

C'est, très probablement, à la différence des actions exercées sur les propriétés fonctionnelles des cellules cérébrales que l'on doit attribuer la cause principale des variations que l'on observe, non seulement chez les animaux que la morphine endort et chez ceux qu'elle excite ou n'endort pas, mais encore chez les différents individus de l'espèce humaine. Sans être absolument identiques, les influences bulbo-médullaires sont au moins fort comparables dans toutes les espèces; tandis que les influences cérébrales manifestent une différentiation parfois si considérable que l'on pourrait songer à l'action de substances fort différentes. J'ai déjà attiré votre attention, au sujet de l'opium aussi bien que de plusieurs autres médicaments, sur la façon dont les cellules cérébrales réagissent en présence des principes capables de les impressionner. La réaction ne sera franche et normale que si la cellule est elle-même normale; et cela permet de comprendre, de même que pour certains hypnotiques et hypno-anesthésiques, que la modalité de la réaction soit, dans une large mesure, sous la dépendance de la *qualité* des cellules cérébrales du sujet impressionné. Cette *qualité réactive* des cellules nerveuses, notamment des cellules cérébrales, est un caractère sur lequel vous m'avez entendu bien fréquemment insister.

L'action cérébrale exercée par la morphine présente, entre autres particularités, une idiosyncrasie de race extrêmement remarquable. Depuis très longtemps, on avait reconnu que certaines races, les Malais, notamment, réagissent sous l'influence de l'opium d'une façon tout à fait particulière. A ce point de vue, je ne saurais mieux les comparer, dans la série des animaux dont nous avons fait l'étude, qu'au chat. Sous l'influence de la morphine ou de l'opium, les Malais entrent presque immédiatement dans la phase d'excitation violente, de convulsions, presque de tétanisation, qui rend ces individus absolument dangereux lorsqu'ils sont sous l'influence de doses faibles soit d'opium, soit de morphine. De même, et en exagérant un peu l'influence primitive exercée sur les cellules nerveuses cérébrales, on a pu diviser les espèces animales en espèces narcotisées et espèces excitées.

Il semble que, relativement à l'action exercée sur les cellules des hémisphères cérébraux, il y ait une sorte d'orientation pharmaco-dynamique particulière, imprimée par les qualités et l'usage habituel des cellules cérébrales. Ainsi, la morphine est certainement moins narcotisante pour les animaux que pour l'homme. D'autre part, je crois qu'on pourrait très bien, dans les faits que j'ai cités, trouver une interprétation de la façon différente dont certains individus réagissent sous l'influence de la morphine, différences qui sont tout à fait analogues à ce que nous avons vu à propos de l'alcool. En d'autres termes, on réagit, sous l'influence d'une excitation cérébrale, quelle qu'elle soit, avec la qualité de ses propres cellules cérébrales. Chez les animaux et chez ceux que la morphine excite, les actions bulbo-médullaires prédominent, au lieu que chez les animaux qui sont narcotisés ce sont les actions cérébrales qui prédominent, et, par conséquent, les phénomènes de dépression. Dans ces espèces, la mort par paralysie du cerveau peut survenir avant que l'augmentation de l'excitabilité réflexe soit suffisante pour déterminer des crises convulsives. La parésie du train postérieur, produisant l'attitude dite hyénoïde, est une preuve indiscutable des influences médullaires exercées dans tous les cas par la morphine,

Cette coexistence, dans une même espèce animale, d'influences excitantes et d'influences déprimantes dont les manifestations sont parfois, non seulement immédiatement successives, mais même simultanées, justifie la multiplicité, la variété et l'indépendance des actions que la morphine peut provoquer sur les différentes régions et les différents centres de l'axe nerveux encéphalo-médullaire. L'étude de l'opium nous a déjà familiarisés, si je puis ainsi dire, avec ces différences flagrantes de modalité, aussi bien que de qualité, dans les manifestations de l'action pharmacodynamique d'une même substance médicamenteuse.

D'autre part, les troubles dans l'harmonie d'excitabilité sensitive des muscles antagonistes expliquent les contractures et les troubles de locomotion que je vous ai signalés; c'est ainsi qu'on peut interpréter la démarche bondissante non seulement de certains animaux, mais de certains individus; il vous est peut-être arrivé quelquefois de voir de ces morphinomanes ayant toutes les peines du monde à poser naturellement leur pied sur le sol et présentant une démarche sautillante analogue à celle du rat. La morphine peut exercer sur les hémisphères cérébraux une action ébrieuse analogue à celle qu'exerce l'alcool; et cette action peut se borner, si la dose est suffisamment faible, à cette manifestation qui peut s'offrir à l'observation sans narcose vraie. Dans ce cas, les modifications cérébrales qu'on observe sont suffisantes pour obnubiler le *sensorium commune*, pour empêcher la sensation des phénomènes de douleur; mais, cependant, comme nous l'avons vu tout à l'heure, il y a en même temps, coïncidant avec cette obnubilation, une excitation bulbaire et même bulbo-médullaire; ce qui prouve ce fait, ce sont les expériences qu'on peut réaliser chez les animaux écérébrés.

Si l'on pratique chez des animaux l'ablation des hémisphères cérébraux, ces animaux réagissant sous l'influence de la morphine soit par la narcose, soit par l'excitation, on observe, dans tous les cas, que les actions dépressives et convulsivantes qui sont les actions ultimes exercées par la morphine se montrent très rapidement, dans ces circonstances expérimentales, et les effets de la morphine sont beaucoup plus violents et plus rapidement mortels que lorsque l'animal est laissé intact. On est, par conséquent, en droit de dire que les phénomènes d'excitation, d'hyperexcitabilité, d'ivresse agitante, tous les effets d'excitation produits avant le sommeil chez les animaux que la morphine endort, pendant toute la durée de son action chez ceux qu'elle n'endort pas, toutes ces manifestations ont surtout une origine cérébrale, puisque celle-ci se montre d'une façon particulièrement remarquable dans les circonstances que je viens de vous indiquer. L'action cérébrale peut, d'ailleurs, retentir sur les manifestations d'origine bulbo-médullaire; on voit, en effet, la parésie exagérée au début, puis les convulsions se produire d'une façon plus facile, plus précoce, et avec beaucoup plus de gravité chez les animaux écérébrés.

L'action convulsivante, qui est l'action ultime exercée par la morphine, peut manquer chez l'homme et manque en effet assez fréquemment, parce que la mort par paralysie du cerveau survient avant que ces manifestations n'aient eu le temps de se produire. D'ailleurs celles-ci se montrent très rarement d'une façon immédiate, aussi bien chez les animaux excités que chez les animaux narcotisés, lorsqu'on n'a pas pratiqué chez eux l'ablation des hémisphères.

Le plus souvent, ce sont des phénomènes tardifs, ils mettent une heure et demie ou deux heures à se produire; ils demandent donc une imprégnation profonde de l'axe cérébro-spinal. A ce moment, les effets tendent à se confondre et à devenir semblables chez toutes les espèces.

On a cherché quel pouvait être le point de départ des convulsions, et l'expérimentation a prouvé qu'il fallait en chercher la raison dans l'action directe exercée sur la substance grise du bulbe. En effet, si l'on interrompt les communications de certaines régions avec le bulbe, on voit que, seules, les parties qui ont conservé intactes leurs relations avec le bulbe présentent les mouvements cloniques et les spasmes qui caractérisent la période ultime de l'imprégnation. Cette imprégnation bulbaire se produit avec une extrême lenteur, et devient manifeste seulement quand toutes les autres parties du névraxe ont éprouvé pour leur compte les effets qu'elles subissent sous l'influence de la morphine, et même alors que ces effets sont en grande partie épuisés. Il y a, à ce point de vue, une très grande analogie entre l'action convulsivante exercée par la morphine et celle exercée par la picrotoxine; l'action convulsivante exercée par la picrotoxine est extrêmement tardive et ne se montre qu'après l'imprégnation prolongée de tout le système nerveux. Ce n'est pas qu'il ne puisse se produire de spasmes d'origine exclusivement médullaire; ces spasmes sont certainement possibles, mais sont moins nets et moins répétés que les spasmes d'origine bulbaire, quoique chez certains animaux, comme la grenouille, par exemple, la moelle prenne une part prépondérante dans la production de ces phénomènes.

Parmi les centres bulbaires, les centres nauséeux sont impressionnés en premier lieu et de la façon la plus active. Dans la suite, soit à cause d'actions d'abord excitantes, et ensuite parésiantes, soit en raison d'actions modératrices directes, tout concourt au calme plus ou moins parfait pendant la période de narcose exercée par la morphine; à cette période, on peut voir les actions déprimantes plus particulièrement exercées sur certains centres moteurs de la moelle. C'est ainsi que le chien réagit par la parésie de son train postérieur, par exemple; mais chez les animaux non narcotisés, dont la chèvre est le type, les effets excitants remarquables qu'on peut obtenir sur les centres médullaires moteurs, ne sont pas ou sont à peine troublés par l'influence cérébrale, puisque celle-ci est aussi réduite que possible; c'est là une preuve de la lenteur de l'imprégnation des centres bulbaires dont je parlais tout à l'heure, et, en même temps, cela donne un élément d'appui à cette hypothèse qu'il existerait dans la région bulbo-médullaire des centres convulsivants qui seraient particulièrement intéressés par certaines substances toxiques dont la morphine et la picrotoxine représenteraient les principales.

J'ai terminé l'étude de l'action physiologique de la morphine, et il me resterait maintenant à passer en revue les principaux alcaloïdes qui accompagnent la morphine dans l'opium; mais auparavant, je crois qu'il sera fort utile de jeter un coup d'œil sur l'action physiologique, tout à fait particulière, de l'apomorphine, action qui se rapproche, sur un très grand nombre de points, de celle exercée par la morphine; et cette étude nous permettra même de mieux comprendre certains phénomènes de l'action physiologique exercée par la morphine.

XXXIe LEÇON

APOMORPHINE. — ACTION PHYSIOLOGIQUE DIFFÉRENTE DES CHLORHYDRATES D'APOMORPHINE CRISTALLISÉ ET AMORPHE. — APOCODÉINE. — ACTION PHYSIOLOGIQUE DES PRINCIPAUX ALCALOÏDES DE L'OPIUM ET DE QUELQUES DÉRIVÉS DE LA MORPHINE : NARCÉINE, CODÉINE, DIONINE, PAPAVÉRINE, THÉBAÏNE, NARCOTINE, PÉRONINE, HÉROÏNE. — CLASSIFICATION DES ALCALOÏDES DE L'OPIUM.

Bien que, par ses usages thérapeutiques et par les plus frappantes de ses propriétés, l'apomorphine ne rentre certainement pas dans le groupe des hypnotiques ni dans celui des modificateurs intellectuels, je crois qu'il est nécessaire d'en faire ici l'étude, ne serait-ce que pour deux raisons : d'abord, parce que l'apomorphine offre, par quelques unes de ses propriétés pharmacodynamiques, des ressemblances extrêmement étroites avec la morphine, aussi bien chez l'homme que chez les différentes espèces animales ; en second lieu, pour montrer combien est importante la structure moléculaire, notion sur laquelle j'attire aussi fréquemment que je puis votre attention.

L'apomorphine, en effet, ne diffère de la morphine que par la perte d'une molécule d'eau ; c'est vous dire combien le changement de structure moléculaire est faible : il est, pour ainsi dire, réduit ici au minimum ; eh bien, malgré cela, nous allons voir un grand nombre des propriétés de la morphine tellement transformées, que si nous ne savions pas que l'apomorphine provient directement de la morphine, il nous serait certainement impossible, par la seule étude des propriétés pharmacodynamiques et physiologiques de cette substance, de deviner d'où elle dérive, de reconnaître son origine.

D'ailleurs, comme nous l'allons voir, l'action vomitive de l'apomorphine, qui est la propriété pour laquelle on l'utilise à peu près

exclusivement en thérapeutique, n'est pas autre chose que l'exagéra
tion des propriétés analogues possédées par la morphine. Lorsqu'on
expérimente sur les animaux, on observe qu'avec la morphine les
vomissements se produisent dans 60 p. 100 des cas, chez le chien,
animal qui, comme vous le savez, réagit très sensiblement comme
l'homme : chez le chat, pour prendre un exemple dans l'autre groupe
d'animaux qui réagissent d'une façon absolument différente, c'est-
à-dire par de l'excitation, les vomissements se produisent encore
dans 37 p. 100 des cas. Il est à peine besoin d'attirer de nouveau
votre attention sur ce point; vous savez, et j'y ai insisté suffisamment à propos de la posologie de son chlorhydrate, combien la morphine manifeste facilement des propriétés émétiques.

On peut aussi observer suivant les différents groupes d'animaux
que nous avons étudiés et que repésente le tableau que j'ai mis sous
vos yeux à propos de la morphine, des idiosyncrasies analogues en
ce qui concerne l'apomorphine : c'est ainsi qu'on observe la nausée,
le vomissement ou la régurgitation, trois symptômes de la même
impression pharmacodynamique, on pourrait presque dire trois
symptômes identiques dans l'expérimentation physiologique, chez le
chien, le chat, la poule, le pigeon, le moineau et la grenouille. Au contraire, on n'observe pas d'action nauséeuse apparente chez le cheval,
l'âne, le mulet, le bœuf, le porc, la chèvre, le mouton, le lapin, le
cobaye, le rat, le hérisson et le canard. Vous pouvez voir tout de
suite qu'ici les idiosyncrasies sont différentes de celles que les recherches de M. Guinard nous ont révélées en ce qui concerne la morphine;
cependant, il y a une distinction très nette, une véritable dissociation
suivant la façon dont les différentes espèces animales réagissent sous
l'influence de l'apomorphine, et nous allons voir dans un moment
que, pour l'apomorphine comme pour la morphine, l'action vomitive
se produit précisément par une excitation directe des centres vomitifs bulbaires.

Mais, ne serait-ce que pour vous montrer une fois de plus combien il est important d'accueillir avec réserve les médicaments nouveaux, à leur début dans l'application thérapeutique, je veux vous
dire quelques mots relativement à l'histoire des débuts de l'apomorphine dans la pratique médicale. Cette substance, à son apparition
dans la thérapeutique, eut le sort commun à tous les médicaments
nouveaux : à ce moment de son histoire, on ne lui connaissait aucun

inconvénient, on disait n'observer à la suite de son emploi ni nausées, ni dépression consécutives; l'apomorphine n'intéressait que fort peu l'estomac, et pas du tout l'intestin; c'était une substance douée de propriétés expectorantes absolument remarquables; enfin, ce qui devait lui concilier la bienveillance de tous les expérimentateurs, c'était une substance à peine toxique.

Malheureusement, il fallut bientôt revenir sur cette trop excellente impression produite par l'apomorphine à son début. Il semblerait véritablement qu'il y ait, dans les premiers essais expérimentaux d'une substance en thérapeutique, une période où l'engouement est absolument justifié, pendant laquelle ne se laissent voir que les avantages de son emploi; et, en effet, lors du début de l'emploi de l'apomorphine, il ne se montra pas de ces cas d'intoxication, ni de ces résultats douteux ou mauvais, tels qu'on en a obtenu de si nombreux depuis, qui ont dû faire revenir sur la trop bonne opinion que l'on professait à l'égard de ce médicament. Pour toutes les substances médicamenteuses dont on essaie l'application en thérapeutique, il paraît exister une époque privilégiée, une sorte de lune de miel, pendant laquelle ces nouveaux-venus aient le pouvoir et le soin de cacher leurs défauts, jusqu'au moment où éclatent avec plus ou moins de vivacité les reproches qu'il se sont attirés par les mauvais résultats que l'on en a obtenus.

Eh bien, Messieurs, c'est ce qui s'est produit pour l'apomorphine. La détermination expérimentale de sa valeur thérapeutique est cependant facile à réaliser; et il y a lieu, véritablement, de se demander si ceux qui adressaient à cette substance les louanges que je traduisais en quelques mots il y a un instant s'étaient vraiment donné la peine d'expérimenter les effets de l'apomorphine sur les animaux. En éffet, chez tous les animaux, on note une excitation plus ou moins intense au début. Que ces animaux réagissent par l'action vomitive ou non, l'excitation est la règle, et son intensité même est aussi identique qu'il est possible de le souhaiter; puis, à cette excitation générale assez violente, succèdent bientôt des phénomènes de dépression, de stupeur, de l'abattement, de la somnolence et même de la paralysie. Pour une substance aussi inoffensive, voilà des particularités qui doivent certainement donner à réfléchir!

Mais lorsqu'on étudie les résultats obtenus par les premiers observateurs qui se sont servis de l'apomorphine, on voit qu'on peut classer sous deux rubriques principales, en deux grandes catégories, les phénomènes qui ont été observés par les divers expérimentateurs. Dans la première catégorie, se classeraient les phénomènes relevant surtout de l'excitation, c'est-à-dire : de l'agitation, de la frayeur, des spasmes, du trismus, des convulsions, des mouvements exagérés des animaux qui se mettent à tourner en cercle ou en manège avec une violence plus ou moins considérable, des vertiges, et de l'hyperesthésie. Dans l'autre catégorie, il faudrait ranger les phénomènes caractérisés par la dépression, c'est-à-dire : de la somnolence, de l'apathie, de l'abattement, des lipothymies, voire un état syncopal, du collapsus, de l'hypothermie, un état d'affaiblissement plus ou moins accusé, des paralysies musculaires, une dépression cardiaque et respiratoire parfois assez accentuée; et enfin, comme terme ultime, lorsque la dose est suffisante, la mort survenant par arrêt primitif de la respiration.

On a cherché au début, et c'était assez naturel, à expliquer la variabilité de ces phénomènes, par suite, soit d'impuretés existant dans l'apomorphine qui avait été utilisée, soit par des métamorphoses inverses que pouvaient subir, d'une part les solutions de morphine, d'autre part les solutions d'apomorphine. Je m'explique. Je vous ai indiqué, à propos de la préparation des solutions de chlorhydrate de morphine destinées aux injections sous-cutanées, qu'on accusait ces solutions de se transformer, partiellement, en apomorphine au bout d'un certain temps, sous l'influence du temps et des agents physiques, chaleur, air, lumière; et c'est ainsi qu'on voulait expliquer l'action émétique déterminée fréquemment par les injections morphinées. Mais nous savons, d'après ce que nous a appris l'étude des mécanismes de l'action physiologique de la morphine, qu'il est inutile d'invoquer cette action, et que la morphine est capable, par elle-même, en solution récente, extemporanée, de produire une action émétique de par l'impression qu'elle fait subir aux centres bulbo-médullaires : il n'y a donc pas besoin de supposer la transformation de la morphine en apomorphine. Que cette transformation se fasse, cela est possible dans une certaine mesure, mais je crois, dans tous les cas, que c'est aller trop loin que de lui attribuer, en tout ou en partie même, l'action émétique que la morphine à elle seule est parfaitement capable de produire. Pour l'apomorphine, on a parlé du phénomène inverse : lorsqu'il s'est agi de la posologie des solutions d'apomorphine, je vous ai rappelé avec quelle rapidité cés solutions se transformaient, je vous en ai montré une entre autres dans laquelle la formation d'un dépôt noir indiquait une altération profonde : on a dit alors qu'il s'agissait d'une transformation partielle en morphine, et on a voulu attribuer à cette métamorphose la génèse de quelques-uns, sinon de tous les accidents que je vous ai énumérés.

Eh bien, Messieurs, ces deux hypothèses sont absolument inadmissibles et complètement inexactes d'ailleurs, aussi bien que les hypothèses consistant à admettre la transformation de la morphine en apomorphine, ou réciproquement, sous l'influence des actes physico-chimiques accompagnant les manifestations des propriétés fonctionnelles de la vie des cellules; les recherches de M. Guinard sont venues très heureusement porter la lumière sur cette question, et elles ont démontré qu'en réalité il existait deux apomorphines, ou, pour parler plus exactement, deux chlorhydrates d'apomorphine. De ces deux chlorhydrates d'apomorphine, ainsi que je vous l'ai indiqué déjà à propos de la posologie de cette substance médicamenteuse, l'un est suceptible de cristalliser, l'autre, au contraire, reste à l'état amorphe. M. Guinard, qui a fait très soigneusement dans sa remarquable thèse l'étude de ces deux substances, est arrivé à cette conclusion que le chlorhydrate cristallisé était très constant dans ses effets et possédait des propriétés physiologiques que nous allons étudier avec quelques détails, propriétés qui sont fort différentes de celles du chlorhydrate d'apomorphine amorphe. Or, dans le commerce de la droguerie, le chlorhydrate d'apomorphine qu'on peut se procurer est généralement une substance confusément cristallisée, c'est un mélange de chlorhydrate amorphe et de chlorhydrate cristallisé : cela donnera un intérêt tout particulier à ce point de l'étude que j'effleurerai tout à l'heure, à savoir, les résultats physiologiques qu'on peut obtenir sur l'homme et sur les animaux par le mélange de ces deux chlorhydrates. Mais, dans tous les cas, un point sur lequel je crois devoir encore attirer votre attention est celui-ci : c'est toujours l'importance de ce fait de la structure moléculaire des corps relativement à leur action physiologique. Voilà trois substances, le chlorhydrate de morphine, le chlorhydrate d'apomorphine cristallisé, le chlorhydrate d'apomorphine amorphe, qui sont, les deux dernières des substances isomériques l'une de l'autre, la première une substance aussi peu différente que possible des deux autres quant à sa structure moléculaire, et voilà trois substances qui jouissent de propriétés physiologiques parfaitement différenciées, très nettement dissemblables, et pour lesquelles l'expérimentation physiologique donne, immédiatement et facilement, une solution que ne donneraient pas, à beaucoup près, avec la même délicatesse, les réactions chimiques.

Voyons comment vont se comporter les deux chlorhydrates d'apomorphine dont je viens de parler. Je vous répète, bien que je croie vous l'avoir déjà dit, mais il n'est pas mauvais d'insister là-dessus, que le chlorhydrate d'apomorphine amorphe est assez inconstant dans ses résultats, d'abord parce qu'on n'est jamais sûr de la pureté d'un produit amorphe comme on l'est de la pureté d'un produit cristallisé; puis, d'autre part, parceque le chlorhydrate d'apomorphine cristallisé est une substance douée, comme nous l'allons voir, de propriétés émétiques constantes, alors qu'au contraire le chlorhydrate d'apomorphine amorphe jouit de propriétés surtout toxiques et pour ainsi dire pas du tout émétiques.

Quelles sont les manifestations du chlorhydrate d'apomorphine cristallisé? Si nous prenons un chien, qui pour l'apomorphine comme pour la morphine constitue l'animal de choix, en ce sens qu'il se rapproche le plus possible de l'homme par sa réactivité, et que nous injections à ce chien une dose moyenne, variant de 50 centigrammes à 2 grammes (soit, en moyenne, de 5 à 8 centigrammes par kilo) de chlorhydrate d'apomorphine cristallisé, nous allons voir se produire d'abord une phase d'excitation tout à fait remarquable : l'animal est en proie à de l'agitation avec hyperexcitabilité, se manifestant par de la timidité, de la frayeur, de l'effarement, un besoin de courir irrésistible qui lui fera parcourir la pièce dans laquelle il se trouve, ou la cage où il est renfermé, avec ces mouvements de manège dont je parlais tout à l'heure; il aura des mouvements désordonnés et présentera, à un bien plus haut degré encore que sous l'influence de la morphine, la phase d'excitabilité sur laquelle j'ai attiré votre attention dans notre dernière réunion. Si, d'emblée, on injecte à cet animal des doses fortes, 1 gramme, 1 gr. 50, 2 grammes, suivant son poids, on pourra voir immédiatement des crises épileptiformes violentes qui auront la plus grande analogie avec les crises tétaniques que l'on observe à la fin de l'intoxication morphinique; l'action vomitive ne se produira plus dans ces conditions : nous en verrons tout à l'heure la raison.

Figures 42, 43 et 44 : Effets physiologiques déterminés par le CHLORHYDRATE D'APOMORPHINE CRISTALLISÉ sur le chien.

M, Pression carotidienne.
P, Sphygmographe.
R, Respiration. [D'après M. Guinard.]

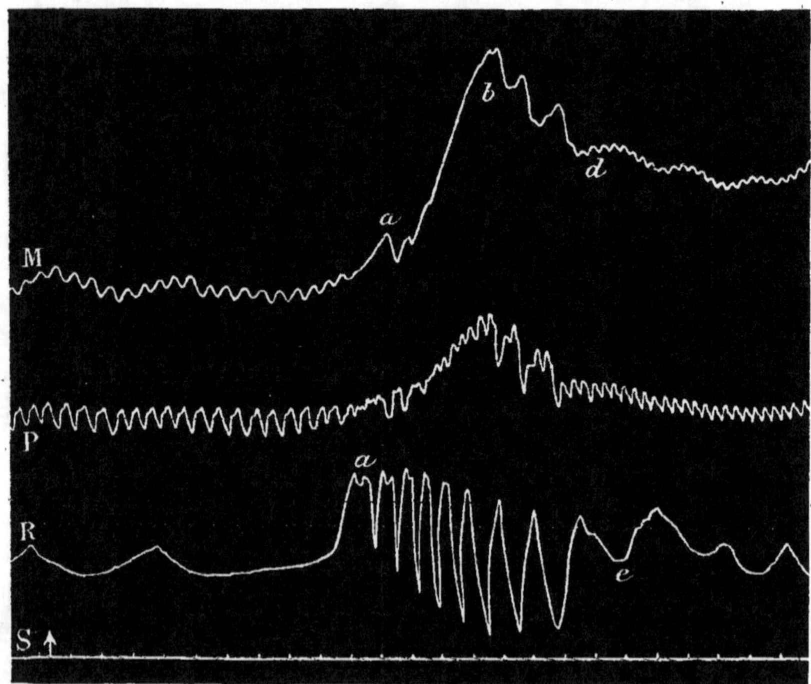

Fig. 42. — Chien de 15 kilos. Injection dans la veine jugulaire de 20 centigrammes de *chlorhydrate d'apomorphine cristallisé*. Le moment auquel a eu lieu l'injection est indiqué par la flèche ↑.

Après dix secondes, élévation brusque de la courbe manométrique **M** de pression carotidienne; accélération et augmentation d'amplitude des mouvements respiratoires **R**; accélération et affaiblissement des pulsations cardiaques **P** (sphygmographe). Après seize secondes, la pression tombe brusquement et se régularise, tout en restant à un niveau **d** supérieur à ce qu'elle était au début de l'expérience; le cœur se ralentit et se renforce; la respiration reste plus accélérée qu'à l'état normal **c** et un peu plus superficielle. En **a** début des phénomènes d'excitation; en **b** maximum atteint par la pression carotidienne représentée par zéro au début de l'expérience.

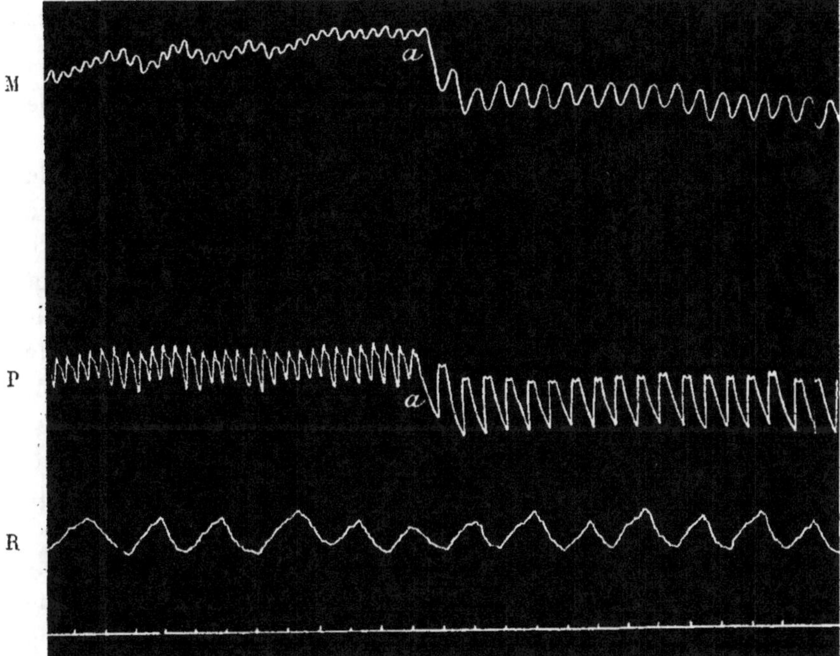

Fig. 43. — Suite de l'expérience de la figure 42 : tracé pris à 15 secondes d'intervalle. En **a** accentuation du ralentissement et du renforcement cardiaques.

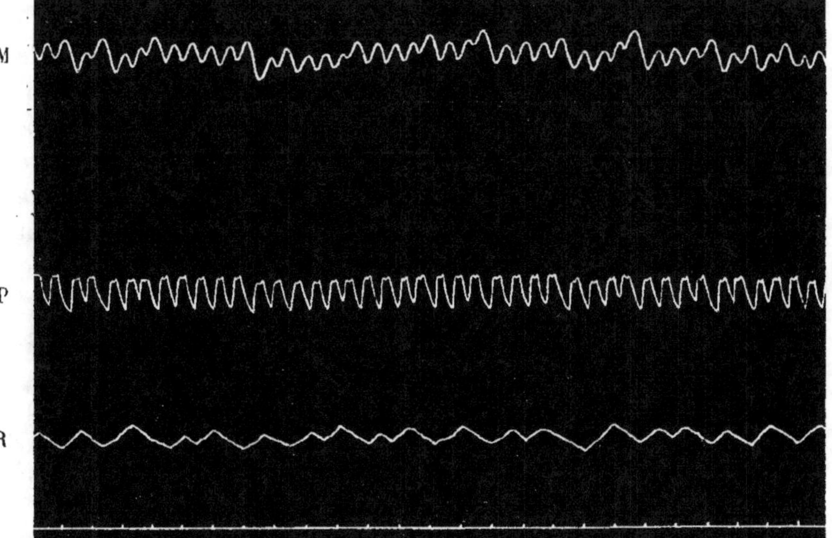

Fig. 44. — Suite de l'expérience des figures 42 et 43 : tracé pris 30 minutes après l'injection veineuse des 20 centigrammes de *chlorhydrate d'apomorphine cristallisé*.

Persistance de l'hypertension artérielle; le pouls revient à l'état antérieur au début de l'expérience; la respiration reste plus accélérée et superficielle

Mais, à cette période de l'intoxication, on voit bientôt succéder des manifestations dépressives non moins accentuées : ce sera d'abord de la lassitude musculaire, de l'affaiblissement du train postérieur caractérisé par cette attitude hyénoïde que j'ai déjà signalée à propos de la morphine, même de l'impotence motrice plus ou moins accentuée qui pourra obliger l'animal à rester couché parce qu'il est incapable de se soutenir sur ses membres. Quant aux vomissements, ils sont constants, je le répète, avec le chlorhydrate d'apomorphine cristallisé; ils peuvent se montrer, ou réapparaître, longtemps après le début de l'injection, et alors que tous les autres effets d'excitation, puis de dépression consécutive, se seront produits. En général, les vomissements sont primitifs; au bout d'un certain temps ils s'arrêtent, puis ils reparaissent lorsque la phase d'excitation fait place à celle de dépression.

Pour produire seulement le vomissement, une dose de 1 centigramme est nécessaire et suffisante, même chez un chien de forte taille, en injection hypodermique. Chez le chat, animal beaucoup moins sensible, il faut administrer des doses dix fois supérieures, proportionnellement au poids, pour obtenir le vomissement; mais alors les phénomènes d'excitation atteignent une violence des plus remarquables.

Voyons maintenant si la symptomatologie que présentera le chlorhydrate d'apomorphine amorphe va répondre à celle-ci. Eh bien, tout d'abord, l'expérience va montrer ceci, que le chlorhydrate d'apomorphine amorphe est beaucoup plus toxique que le chlorhydrate cristallisé. Chez un chien, par exemple, une dose d'un centigramme par kilo va provoquer une réaction énergique, et la dose toxique est comprise entre 5 et 7 centigrammes par kilo. Sous son influence, nous ne verrons plus la phase d'excitation de tout à l'heure; et, immédiatement, l'animal va présenter un état de dépression caractérisé par de la somnolence, de la narcose et une résolution musculaire complète. On observe, non plus des vomissements, qui ne se montrent jamais, mais une excitation, une exaltation de la contractilité intestinale, du péristaltisme intestinal, qui se traduit par des défécations; parfois, une hypersécrétion salivaire qui, dans tous les cas, ne va jamais jusqu'à produire la nausée rappelant le vomissement. Le réflexe cornéen persiste, et, quelquefois, on observe une légère excitation primitive tout à fait fugace, qui permettrait

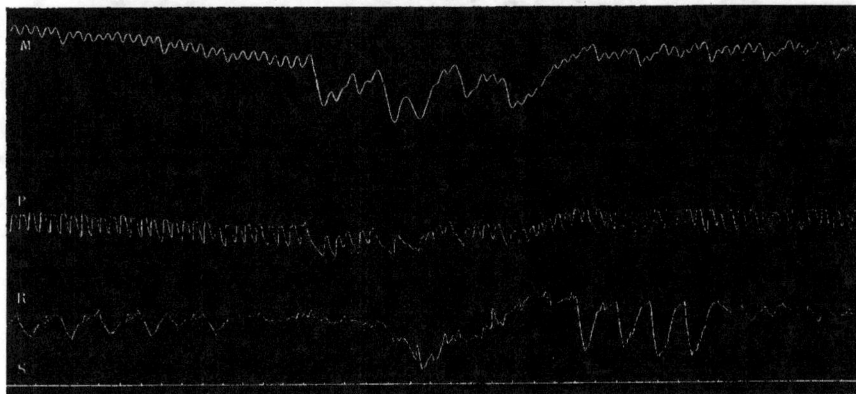

Fig. 45. — Effets vomitifs subits déterminés, sans modifications antérieures ou consécutives de la tension artérielle, du pouls et de la respiration, par l'injection veineuse, chez le chien, de *chlorhydrate d'apomorphine cristallisé*.

Chien de 15 kilos, ayant servi à l'expérience reproduite dans les figures 42, 43 et 44. Tracé détaché au moment d'un effort de vomissement survenu en pleine phase d'hypertension.

M, Pression carotidienne.
P, Sphygmographe.
R, Respiration.

La pression et le pouls sont très peu modifiés : il se produit seulement un léger ralentissement du cœur et une hypotension passagère coïncidant exactement avec l'effort expiratoire et qui en est plutôt la conséquence. On ne voit rien, ni avant, ni après, qui annonce ce trouble très passager ou qui lui succède. Au moment de l'effort, la courbe manométrique présente une chute brusque, puis reprend son niveau primitif après quelques grandes oscillations. L'action vomitive a été soudaine, brusque, et l'on remarque l'absence des préliminaires habituels — chute de pression, affaiblissement notable du pouls et accélération respiratoire — que donnent les faibles doses introduites par voie d'injection hypodermique. [D'après M. Guinard.]

même de penser que le chlorhydrate d'apomorphine amorphe renferme alors une proportion plus ou moins considérable de chlorhydrate d'apomorphine cristallisé. Lorsqu'après ces phénomènes.

Figures 46, 47 et 48. — Effets physiologiques déterminés par le CHLORHYDRATE D'APOMORPHINE AMORPHE sur le chien.

M, Pression carotidienne.
P, Sphygmographe.
R, Respiration. [D'après M. Guinard.]

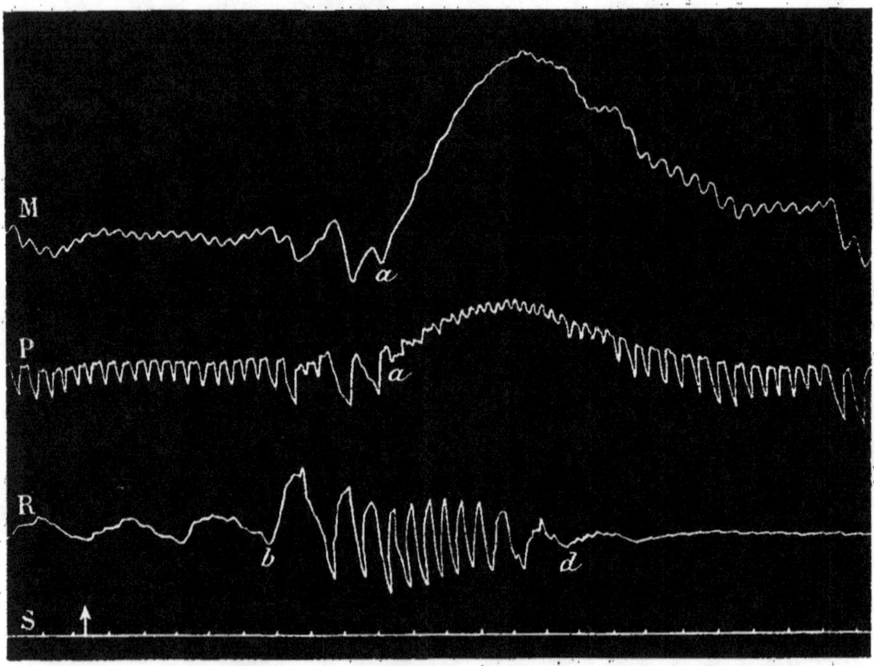

Fig. 46.

Chien de 11 kilos. Injection dans la veine jugulaire, de 20 centigrammes de *chlorhydrate d'apomorphine amorphe*. Le moment auquel a eu lieu l'injection est indiqué par la flèche ↑. Après six secondes, apparition brusque, en **b**, des troubles respiratoires (ligne **R**) caractérisés par l'accélération et l'augmentation de l'amplitude; et arrêt de la respiration, en **d**. La pression carotidienne (ligne **M**) s'élève brusquement, mais retombe presque aussi subitement au moment de l'arrêt respiratoire. Les pulsations cardiaques (ligne **P**, sphygmographe) sont renforcées et ralenties : le renforcement coïncide, en **a**, avec l'élévation brusque de tension et suit les mêmes modifications.

de dépression, l'animal revient à l'état normal antérieur, on peut voir se produire, d'une façon plus ou moins nettement accentuée, une période d'agitation, que l'on pourrait appeler *agitation de retour*, en grande partie dénaturée ou même masquée par l'état d'impotence fonctionnelle du sujet en expérience.

Les doses de 2 centigrammes par kilo d'animal sont dangereuses chez le chien, quelquefois mortelles. Vous voyez combien est différente l'action toxique du chlorhydrate d'apomorphine amorphe par rapport à celle du chlorhydrate d'apomorphine cristallisé. Elle détermine fréquemment des syncopes respiratoires et la mort en collapsus par arrêt primitif de la respiration ; de plus, sous son influence, on observe un abaissement remarquable de la tension sanguine, tandis

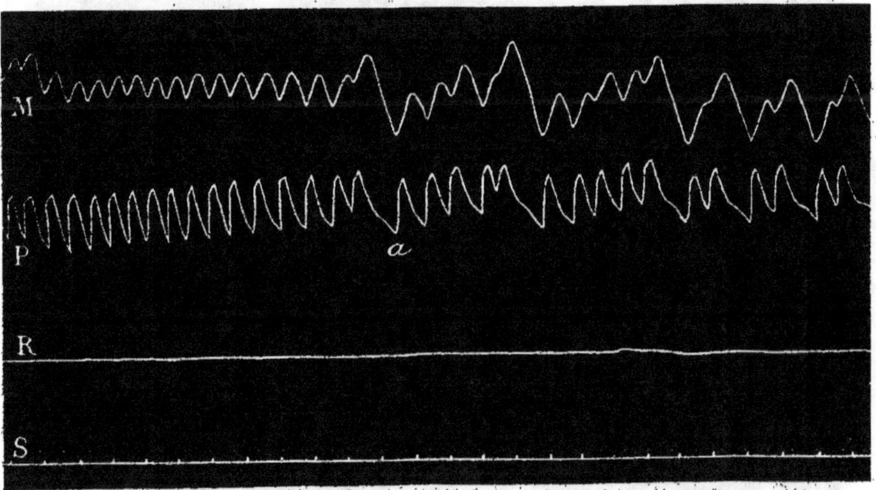

Fig. 47. — Suite de l'expérience de la figure 46 : suite immédiate et sans interruption du tracé de la figure 46.

La chute de la pression carotidienne s'accuse de plus en plus. Irrégularités périodiques, en **a**, des contractions cardiaques ralenties. L'arrêt respiratoire persiste : il a duré pendant 65 secondes.

que sous l'influence du chlorhydrate d'apomorphine cristallisé, c'est au contraire une élévation notable de la tension sanguine qui se manifeste. Il y a, d'ailleurs, un antagonisme partiel entre ces deux sels, en ce qui concerne leur action sur le cœur et la circulation et sur l'appareil respiratoire. Voici précisément des tracés dont la lecture comparative est très instructive à cet égard ; cette lecture va vous montrer successivement : le tracé pris sur un chien à l'état normal, avant l'injection d'apomorphine ; puis l'injection de chlorhydrate d'apomorphine cristallisé déterminant chez le même animal une augmentation du nombre des mouvements respiratoires, une régularisation des contractions cardiaques et une élévation très notable de la tension ; puis, toujours chez ce même animal, une injection subsé-

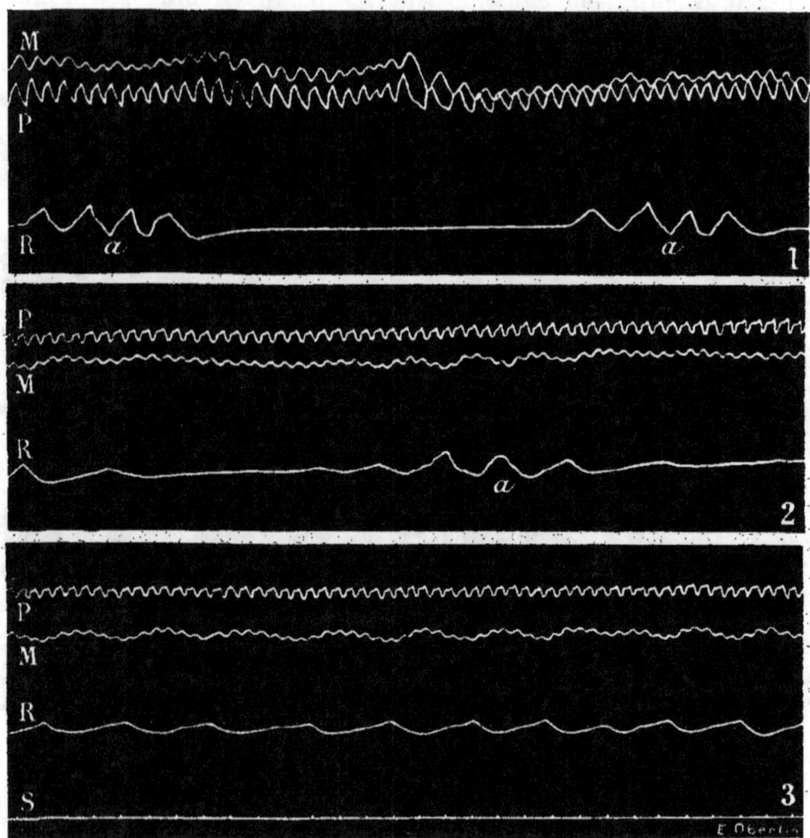

Fig. 48. — Suite de l'expérience des figures 46 et 47.

1. — Trois minutes après l'injection de 20 centigrammes de *chlorhydrate d'apomorphine amorphe.* La respiration (ligne **R**) suspendue complètement pendant 65 secondes, s'exécute suivant le type de Cheyne-Stokes, en **a**. L'énergie des contractions cardiaques diminue (ligne **P**, sphygmographe) en même temps que la tension artérielle s'abaisse (ligne **M**, pression carotidienne).

2. — Six minutes après l'injection. Les phénomènes précédents s'accentuent : la tension artérielle n'est plus que de 88 millimètres et les pulsations sphygmographiques ont perdu presque toute énergie. Les troubles respiratoires persistent, montrant l'indépendance complète des troubles circulatoires et respiratoires.

3. — Vingt minutes après l'injection. Les mouvements respiratoires ont repris leur succession régulière, mais ils sont lents et superficiels. La pression carotidienne reste basse (89 millimètres). Le pouls est petit et accéléré.

L'animal, fort et vigoureux au début de l'expérience, est dans un état comateux; et, après avoir passé par une phase d'agitation peu marquée, il meurt dans la nuit suivante, sans avoir éprouvé le moindre vomissement.

quente de chlorhydrate d'apomorphine amorphe va déterminer tout de suite l'irrégularité des mouvements respiratoires, des contractions cardiaques et l'abaissement de la tension sanguine; puis, ces phénomènes s'étant nettement produits, une nouvelle injection de chlorhydrate d'apomorphine cristallisé va déterminer, à nouveau et immédiatement, la régularisation des mouvements respiratoires, la reprise des contractions cardiaques et la réélévation de la tension sanguine. De sorte qu'en définitive, ces phénomènes n'étant pas exclusifs au chien, on peut dire que, chez tous les animaux et quelle que soit la voie d'introduction, le sel cristallisé est un excitant qui détermine l'effarement, l'hyperexcitabilité, l'agitation avec mouvements désordonnés, ainsi que des modifications particulières dans les centres bulbaires; le chlorhydrate d'apomorphine amorphe, au contraire, est une substance déprimante, produisant l'inertie avec résolution musculaire complète, atténuation ou disparition de la sensibilité, après quelques mouvements de défense et quelques symptômes très fugaces d'agitation, et plus rapidement déprimante encore lorsqu'elle est introduite par voie d'injection hypodermique. Les injections alternatives du sel cristallisé et du sel amorphe font alternativement baisser et relever la tension sanguine : cela montre le fait d'antagonisme partiel dont je parlais tout à l'heure. (Fig. 49, 50 et 51.)

Mais, Messieurs, comme toujours, lorsqu'il est question d'antagonisme partiel, rappelons-nous bien ce fait que l'antagonisme est absolument apparent et que les effets toxiques s'ajoutent, de sorte que cet animal auquel on fait une première injection de chlorhydrate d'apomorphine cristallisé à dose non toxique, une deuxième injection de chlorhydrate amorphe à dose non toxique, suivie d'une troisième injection de chlorhydrate cristallisé à dose non toxique elle-même, périra certainement par suite de l'accumulation de ces trois doses, bien que cependant, si l'antagonisme était vraiment absolu, il ne dût pas succomber à l'intoxication.

M. Guinard a déterminé, en *équivalents toxiques*, les doses toxiques mortelles : j'appelle votre attention sur ces chiffres, parce qu'ils vont être en discordance avec ceux du tableau que je vous ai mis sous les yeux en ce qui concerne la morphine : je vous rappelle que l'équivalent toxique représente le poids de substance contenu dans une solution à titre déterminé introduite chez l'animal par voie intra-veineuse sous pression constante, et jusqu'à ce que mort s'en-

Figures 49, 50 et 51. — Effets successifs et antagonistiques des deux sels d'apomorphine, CHLORHYDRATE CRISTALLISÉ et CHLORHYDRATE AMORPHE, sur le chien.

M, Pression carotidienne.
P, Sphygmographe.
R, Respiration. [D'après M. Guinard.]

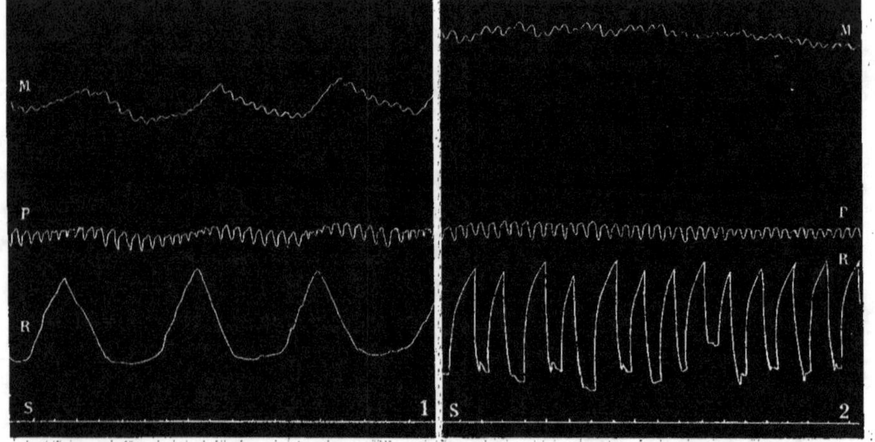

Fig. 49. — Chien de 15 kilos.

1 : tracé normal avant l'injection.
2 : tracé pris cinq minutes après l'injection de 10 centigrammes de *chlorhydrate d'apomorphine cristallisé* par la veine jugulaire. Hypertension manifeste et accélération respiratoire.

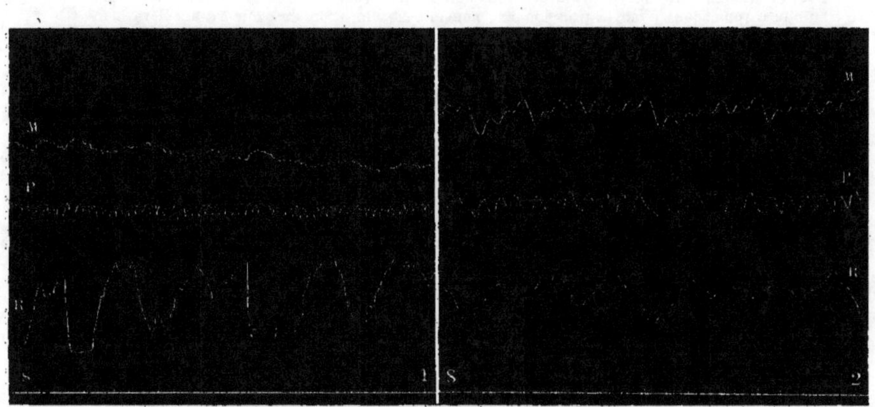

Fig. 50. — Suite de l'expérience de la figure 49.

1. Tracé pris cinq minutes après l'injection de 10 centigrammes de *chlorhydrate d'apomorphine amorphe* au chien sous l'influence du chlorhydrate cristallisé, alors qu'il venait de fournir le tracé **2** de la figure 49 : chute progressive de la pression **M** ; accélération du cœur **P** ; irrégularités respiratoires **R**.

2. Tracé pris cinq minutes après l'injection de 10 centigrammes de *chlorhydrate d'apomorphine cristallisé* au chien sous l'influence du chlorhydrate amorphe, alors qu'il venait de fournir le tracé **1** ci-dessus : relèvement de la pression **M** ; ralentissement du cœur **P** ; tendance à la régularisation respiratoire **R**.

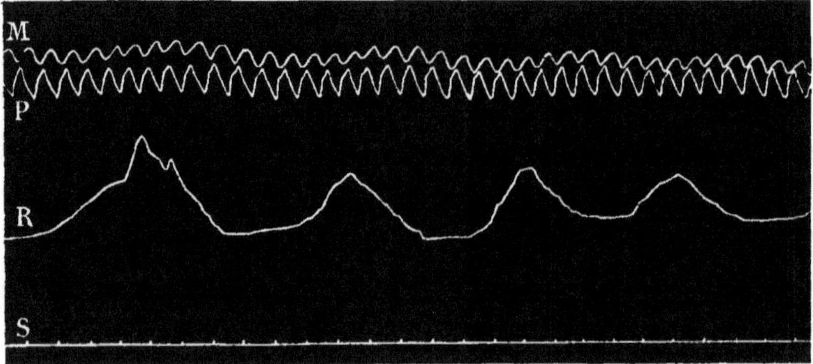

Fig. 51. — Suite de l'expérience des figures 49 et 50.

Tracé pris dix minutes après l'injection de 20 centigrammes de *chlorhydrate d'apomorphine amorphe* au chien sous l'influence du chlorhydrate cristallisé, alors qu'il venait de fournir le tracé **z** de la figure 50 : chute remarquable de la pression **M** ; nouvelle accélération du cœur **P** ; accélération et irrégularités respiratoires **R**.

suive. Eh bien, par kilo de chien, il a trouvé les chiffres suivants :

72 milligrammes de chlorhydrate d'apomorphine amorphe ;
103   —   de chlorhydrate d'apomorphine cristallé ;
453   —   de chlorhydrate de morphine.

Chez le lapin, les phénomènes sont différents : par kilo d'animal, il faut, pour amener la mort :

65 milligrammes de clorhydrate d'apomorphine cristallisé ;
99   —   de chlorhydraie d'apomorphine amorphe ;
588   —   de chlorhydrate de morphine.

De sorte que, dans les deux cas, ce qui ressort de ces expériences, c'est la toxicité plus considérable des sels d'apomorphine par rapport à ceux de morphine ; et, d'autre part, ce fait que le chlorhydrate d'apomorphine cristallisé est plus toxique pour le lapin, et le chlorhydrate d'apomorphine amorphe, au contraire, plus toxique pour le chien. Il faut se rappeler d'ailleurs que l'espèce canine, dans toutes les expériences de ce genre, est plus sensible à l'action déprimante et paralysante qu'elle n'est sensible aux actions excitantes.

Le mélange des sels, — et c'est là que l'expérimentation fournit des résultats d'un intérêt plus immédiatement pratique, — donne des résultats fort variables, mais dans lesquels on voit toujours prédominer les effets dépressifs du chlorhydrate d'apomorphine amorphe ; il semble que, même lorsque les quantités du sel cristallisé sont plus considérables que celles du sel amorphe, la qualité dépressive du sel amorphe se montre de préférence; et, en somme, c'est à une action déprimante qu'aboutit ce mélange des deux sels. On remarque même que la suceptibilité individuelle s'exagère dans ces conditions; et que les espèces animales qui sont déprimées plus facilement que d'autres par le sel amorphe voient s'augmenter, sous l'influence du mélange des deux sels, l'action dépressive exercée par le sel amorphe.

La preuve que l'action émétique déterminée par l'apomorphine résulte bien d'une action directe sur les centres bulbaires est facile à fournir. Trousseau avait déjà fait observer depuis longtemps que les vomissements déterminés par la morphine se produisent plus rapidement quand elle est introduite par la voie hypodermique que lorsqu'elle est introduite par l'estomac. Il en est de même pour l'apomorphine; et c'est là un fait qui tend, sinon à faire écarter, au moins à ne pas envisager comme prédominante l'origine périphérique des vomissements. Mais si l'on pratique sur un chien la section des deux pneumogastriques, préalablement à l'injection sous-cutanée de chlorhydrate d'apomorphine, on s'aperçoit que cette section n'exerce aucune influence, et que les vomissements sont aussi rapidement produits et aussi abondants après qu'avant la section. Par conséquent l'influence centrale se trouve ainsi démontrée. Comme pour la morphine, — et ces faits sont absolument valables pour expliquer aussi bien l'action émétique de la morphine que celle de l'apomorphine, — les vomissements son facilités par la réplétion de l'estomac, mais celle-ci n'est pas une condition indispensable de leur production : d'ailleurs, l'influence réflexe peut être annulée complètement sans que les vomissements soient empêchés : c'est ainsi que, en pratiquant de très fortes ligatures sur le cardia et le pylore de façon à éliminer complètement l'influence des extrémités terminales nerveuses qui aboutissent à l'estomac, ou, mieux encore, en pratiquant la résection complète de l'estomac et en abouchant directement le cardia et le pylore, on voit que l'injection hypodermique de chlorhydrate d'apomorphine cristallisé détermine encore chez les animaux l'acte du vomissement.

D'autre part, l'expérimentation démontre encore que les doses massives d'emblée paralysent complètement les centres vomitifs et empêchent l'action vomitive ultérieure de se produire : c'est là une considération sur laquelle je ne saurais trop attirer votre attention, parce que, pour l'apomorphine comme pour les autres substances vomitives, et plus particulièrement peut-être l'émétique, cette paralysie du centre vomitif peut être réalisée d'une façon prématurée, si l'on peut ainsi dire, de telle manière que l'action émétique qu'on désire obtenir ne puisse se produire, comme cela se réalise encore dans quelques circonstances que je vais citer dans un moment. C'est ainsi, par exemple, que si l'on pratique sur des animaux une injection sous-cutanée d'une quantité massive de chlorhydrate d'apomorphine cristallisé ou une injection intra-veineuse d'une quantité moindre de cette même substance, on voit que les vomissements sont plus facilement supprimés, parce que l'imprégnation des centres bulbaires est beaucoup plus facile, plus rapide, plus intense, qu'elle ne l'est lorsque le chlorhydrate d'apomorphine est introduit, à dose modérée mais efficace, par la voie hypodermique ou buccale. Au contraire, l'introduction du chlorhydrate d'apomorphine par la voie rectale facilite énormément la production des vomissements; et j'ai déjà attiré votre attention sur ce point au sujet de la posologie du chlorhydrate d'apomorphine : dans ces circonstances et par ce mode d'emploi — je parle de l'administration du chlorydrate d'apomorphine sous forme de lavements et non de suppositoires, car ceux-ci ne répondraient en rien à l'action rapide qu'on se propose d'obtenir, — on évite peut-être plus efficacement l'action secondaire dépressive assez intense exercée par l'apomorphine et on ne lui laisse pour ainsi dire manifester, au moins d'une façon remarquable, que son action gastro-intestinale.

Ainsi donc, on peut obtenir la narcotisation d'emblée par action de masse, par l'introduction, en une fois, de quantités massives de chlorhydrate d'apomorphine cristallisé qui ne manifeste plus alors que son action dépressive sur les centres nerveux : ce même phénomène peut se montrer aussi sur des individus ou des animaux doués à cet égard d'une impressionnabilité particulière.

De sorte qu'on peut dire, pour résumer les propriétés que je viens de passer en revue devant vous, que la transformation de la morphine en apomorphine, c'est-à-dire la perte d'une molécule d'eau pour la morphine, atténue ses propriétés narcotiques et paralysantes et exagère ses propriétés excitantes et convulsivantes.

Une action dépressive préalablement exercée sur les centres nerveux atténue, plus ou moins notablement, l'action vomitive; c'est là un point sur lequel j'attirais il y a un moment votre attention. Lorsqu'on met un animal sous l'influence préalable de la morphine, des anesthésiques, ou bien d'une substance capable d'impressionner d'une certaine façon ses centres bulbo-médullaires, l'action subséquente d'une quantité de chlorhydrate d'apomorphine cristallisé largement suffisante, dans l'état normal, pour déterminer le vomissement, reste absolument inerte; et voici ce que je vous prie de bien retenir à cet égard : si cette action vomitive ne se produit pas, l'action dépressive, l'action toxique, l'action fâcheuse du chlorhydrate d'apomorphine ne manque pas de se réaliser dans ces circonstances. Pour fixer vos idées, je fais allusion dans ce moment à cette manie — permettez-moi le mot — qu'on a de vouloir faire vomir à toute force les gens empoisonnés n'importe par quoi et à n'importe quel moment de l'évolution des phénomènes qui caractérisent l'empoisonnement. Si cette action émétique est logique dans un certain nombre de circonstances, il en est d'autres où elle est absolument préjudiciable à l'individu, et si, par exemple, vous avez la prétention de faire vomir au moyen de l'apomorphine un individu en cours d'intoxication par la morphine ou par l'opium, vous n'y réussirez jamais, pour la raison que je viens de dire; c'est que ses centres bulbo-médullaires sont imprégnés de morphine, ils sont devenus inaptes à réagir sous l'influence excitante du début de l'action physiologique de l'apomorphine; et alors, non seulement vous n'obtiendrez pas de vomissements, mais ce sera seulement l'action dépressive, l'action toxique, l'action fâcheuse du chlorhydrate d'apomorphine que vous aurez ajoutée à l'action de la substance toxique contre laquelle vous aviez l'intention de lutter : c'est là un fait dont il est absolument important de se souvenir dans le traitement des empoisonnements et que, malheureusement, je vois si souvent négligé.

Pour que ce phénomène se produise, il est nécessaire que les centres nauséeux soient imprégnés préablement par une substance capable de les paralyser et de les empêcher de réagir; mais ces substances sont assez nombreuses, elles sont constituées par toutes les substances vomitives quelles qu'elles soient, le tartre stibié, l'ipéca, le sulfate de cuivre, le sulfate de zinc, l'apomorphine, la morphine, etc., et par un certain nombre de substances telles que les hypno-anesthésiques, par exemple. Avec les hypno-anesthésiques et certains anesthésiques, le chloral entre autres, on arrive à obtenir la paralysie com-

plète des centres bulbo-médullaires, mais voici ce qu'on observe :
dès que l'action hypno-anesthésique disparaît, c'est-à-dire dès que
l'individu ou l'animal revient à l'état normal, alors les centres
bulbo-médullaires recouvrent leurs propriétés fonctionnelles et l'action émétique se produit : il n'y a absolument que dans cette circonstance qu'il serait logique, pour obtenir le vomissement, et tout en
se souvenant bien qu'il ne peut se produire qu'à plus ou moins
longue échéance, d'injecter le chlorhydrate d'apomorphine, en comptant sur ce fait que l'individu, au moment où il sortirait de l'hypno-
anesthésie, réagirait par le vomissement.

Un point particulier, et qui ne manque pas d'intérêt, est celui-ci ;
c'est que l'influence de l'atropine n'empêche pas le vomissement
sous l'influence ultérieure de l'apomorphine. Il semblerait que
l'inhibition des centres bulbo-médullaires, d'après ce que je viens de
vous dire, doive se produire sous l'action de l'atropine ; eh bien, ce
fait ne se produit pas : vous savez d'ailleurs que les centres bulbo-
médullaires sont assez peu intéressés par l'atropine et que jamais
l'atropine, ni la belladone, ni les solanées vireuses du groupe *Atropa*,
ne déterminent de vomissements, qui sont précisément caractéristiques de l'excitation du début sur ces centres bulbo-médullaires.

Mais pour la morphine, je ne saurais trop y insister, l'action paralysante sur les centres nauséeux est synergique de l'action de l'apomorphine, et si vous injectez de l'apomorphine après de la morphine,
loin d'aboutir aux vomissements, vous les paralyserez infailliblement.
D'autre part, il y a encore une application pratique à retenir : on
avait espéré, également, déterminer le rappel à la vie des individus en
état d'asphyxie en leur injectant du chlorhydrate d'apomorphine pour
provoquer chez eux le réflexe vomitif ; eh bien, c'est encore là une
déplorable pratique, parce que l'expérience montre qu'aussi bien
pour le chlorhydrate d'apomorphine que pour les autres substances
émétiques, lorsque les centres nauséeux sont sous l'influence de
l'asphyxie, c'est-à-dire d'un sang chargé d'acide carbonique, ils sont
devenus absolument incapables de réagir aux influences excitantes, et
par conséquent, comme je le disais tout à l'heure, vous ne ferez
qu'ajouter une action toxique et fâcheuse à l'action déjà exercée par
l'asphyxie.

Les vomissements que détermine l'apomorphine — et ici il ne
s'agit que du chlorhydrate d'apomorphine cristallisé, puisque, nous

avons vu que le chlorhydrate d'apomorphine amorphe ne détermine pas le vomissement, mais seulement des phénomènes dépressifs et toxiques, — ces vomissements sont précédés d'une accélération cardiaque qui est quelquefois considérable, avec affaiblissement des pulsations artérielles : ceci se traduit par un pouls petit, filant, misérable, parfois même imperceptible. La tension baisse à ce moment, et on observe, chez les animaux comme chez l'homme de grandes oscillations manométriques, en même temps que la respiration est tout à fait irrégulière. Une brusque chute de la pression s'observe au moment où se produit le vomissement, puis la pression remonte, le cœur s'accélère, la respiration devient ample et profonde, cherchant en quelque sorte à réparer l'insuffisance précédente de la ventilation pulmonaire. Mais ce qu'il faut retenir, c'est la persistance de l'hypotension vasculaire avec l'accélération du cœur et de la respiration pendant un temps assez considérable chez les individus ou les animaux qui ont été soumis à l'influence du chlorhydrate d'apomorphine.

En définitive, comme vous le voyez, Messieurs, le chlorhydrate d'apomorphine, quel qu'il soit, cristallisé ou amorphe, est surtout, comme la morphine, un modificateur bulbo-médullaire dont les actions paraissent renforcées sur les parties périphériques du système nerveux. Nous allons voir dans un moment que l'apomorphine est capable d'exercer une action analgésique locale.

Quant aux sécrétions, au péristaltisme intestinal, les modifications qu'ils peuvent éprouver sous l'influence de l'apomorphine sont tantôt concordantes, tantôt, au contraire, antagonistes de celles qu'on peut observer sous l'influence de la morphine; cette distinction existe surtout en ce qui concerne les deux sels : tandis que, dans l'expérimentation sur les chiens, le chlorhydrate d'apomorphine amorphe exalte le péristaltisme intestinal, ce qui se traduit par la défécation, le chlorhydrate d'apomorphine cristallisé semble au contraire le calmer, le déprimer dans une certaine mesure, et déterminer également la dépression des sécrétions que nous avons vues réduites sous l'influence de la morphine. C'est vous dire que chez certains sujets dont la sécrétion salivaire réagit par un afflux sous l'influence de la morphine, nous verrons également cette excitation salivaire se produire sous l'influence de l'apomorphine; mais les sécrétions de la muqueuse gastrique sont toujours plus ou moins profondément déprimées, même lorsqu'il s'agit des injections de chlorhydrate d'apomorphine cristallisé.

Quelques mots, à présent, sur l'action exercée par l'apomorphine sur le système nerveux. Les modifications qu'on peut observer sont seulement des modifications des propriétés que nous avons reconnues à la morphine, dont certaines électivités sont certainement exagérées. Et en effet, nous pouvons constater une atténuation des propriétés modificatrices cérébrales et psychiques que détermine l'influence de la morphine, et, au contraire, l'exaltation des propriétés modificatrices bulbo-médullaires que nous avons appris à reconnaître dans l'action de la morphine. Les centres moteurs bulbaires et médullaires sont plus particulièrement excités par l'apomorphine qu'ils ne le sont par la morphine; et quant aux centres cérébraux et psychiques, ils sont complètement en dehors, semble-t-il, de la sphère d'action de l'apomorphine : de sorte que la part prépondérante dans cette excitation revient à l'action bulbaire, ce qui explique à la fois et le vomissement, et l'excitation primitive, et les phénomènes de dépression qui lui succèdent. Ce qui le prouve bien, c'est que la section de la moelle, sur les animaux, empêche les manifestations convulsives de se produire au-dessous de cette section.

D'autre part, on peut observer une action particulière exercée par l'apomorphine sur les extrémités nerveuses périphériques, et on peut voir que, sous son influence, il se produit une zone d'insensibilité dans les régions qui sont en contact immédiat avec la solution de chlorhydrate d'apomorphine. L'excitation des nerfs moteurs, après que l'organisme a été imprégné totalement, provoque des contractions musculaires, sauf dans les régions qui sont imbibées par la solution de chlorhydrate d'apomorphine : là l'insensibilité est absolue, et les réactions nerveuses sont complètement abolies. On constate d'abord une paralysie des terminaisons nerveuses sensitives, avec conservation de la conductibilité centripète ; puis, au bout d'un certain temps en raison des progrès de l'imprégnation, on observe la paralysie motrice avec perte de la conductibilité centrifuge. Ces effets dépressifs généraux dont je parlais tout à l'heure sont donc, d'après ce que nous voyons ici, la conséquence de l'action exercée sur les centres bulbo-médullaires par le chlorhydrate d'apomorphine cristallisé.

D'ailleurs, l'expérience peut nous renseigner très exactement à ce sujet, et elle est relativement facile à faire : si l'on prépare une grenouille par la méthode de Claude Bernard, c'est-à-dire en isolant absolument un membre postérieur par une forte ligature, et mieux encore par la section complète en ne le laissant tenir au corps de l'animal que par le nerf, on voit, en faisant une injection de chlorhydrate d'apomorphine dans le membre qui a été préservé, qui a été séparé, qui n'est plus relié au reste du corps que par le nerf, qu'il n'y a plus dans ce cas d'intoxication généralisée, qu'il ne se produit plus de phénomènes généraux : les phénomènes que l'on pourra observer sont exclusivement locaux. Il y a une insensibilité locale et une paralysie avec perte de la conductibilité centrifuge des nerfs, cette action locale dont je parlais tout à l'heure, action qui est même tellement intense qu'à la rigueur, s'il n'y avait pas les inconvénients succédant à l'emploi de la solution de chlorhydrate d'apomorphine cristallisé, cette solution pourrait remplacer le chlorhydrate de cocaïne pour produire l'insensibilisation locale. Quant à la conductibilité centripète, dans les conditions dont je viens de parler, elle est conservée et les muscles restent localement excitables, ce qui montre que l'action exercée par l'apomorphine sur les terminaisons nerveuses peut s'exercer à la périphérie à la condition qu'il y ait contact intime entre cette périphérie et la solution d'apomorphine. Les propriétés fonctionnelles du muscle sont respectées, à moins que les doses ne soient par trop considérables.

Si l'injection d'apomorphine est pratiquée dans le train antérieur, l'imprégnation du système nerveux pourra se généraliser et nous verrons apparaître les symptômes généraux de l'intoxication : excitation, spasmes convulsifs généralisés, puis phase de dépression ; et ces phénomènes, ayant alors pour cause l'action de l'apomorphine sur les centres nerveux, se manifesteront aussi bien dans le membre qui n'est plus relié au tronc que par son nerf principal. L'excitation périphérique des nerfs moteurs donnera toujours une réponse positive ; la sensibilité, quoique conservée au début, ira cependant en s'atténuant à cause de l'imprégnation toxique de plus en plus profonde des centres nerveux.

L'ablation du cerveau ne modifie pas, chez la grenouille, les effets de l'apomorphine, mais paraît seulement faciliter la production de certains phénomènes d'origine bulbaire. Quelques mots encore, Messieurs, sur les associations de la morphine et de l'apomorphine. Cela présente un certain intérêt en raison précisément de ce fait qu'il est assez difficile, encore actuellement, de se procurer du chlorhydrate d'apomorphine cristallisé absolument pur, et qu'il n'y a guère, je crois, actuellement, que la maison Merck, de Darmstadt, qui fabrique cette apomorphine d'une façon telle qu'on soit certain d'avoir, à peu près exclusivement, ce sel sous la forme de chlorhydrate cristallisé, qu'elle livre maintenant au commerce de la droguerie. Eh bien, les effets du mélange, de l'association de la morphine avec l'apomorphine sont différents suivant les espèces animales, et cela n'a rien qui doive nous surprendre. Chez le lapin, par exemple, l'association de la morphine avec l'apomorphine diminue la toxicité du sel cristallisé et elle augmente au contraire la toxicité du sel amorphe ; chez le chien elle augmente la toxicité des deux variétés de chlorhydrate d'apomorphine, mais plus particulièrement celle du sel amorphe : comme vous le voyez, chez le lapin, de même que chez certaines autres espèces animales, l'action du mélange des deux sels réalise assez bien celle du chlorhydrate amorphe. Chez certaines espèces animales, ce sont les effets déprimants et paralysants qui prédominent, et cela même chez celles qui sont normalement excitées par la morphine, comme le bœuf, la chèvre, le mouton, le chat, etc.

Ces derniers faits, me paraissent parfaitement propres à expliquer, en tenant compte des susceptibilités individuelles, les accidents tels que la lassitude, la narcose, les syncopes ou le collapsus qu'on a pu observer, à bien des reprises, chez l'homme, par la simple injection de quantités très faibles de chlorydrate d'apomorphine sans qualificatif, c'est-à-dire de celui qu'on trouve habituellement dans le commerce de la droguerie, et qui est constitué par le mélange, en proportions variables, des deux chlorydrates, le chlorhydrate amorphe et le chlorhydrate cristallisé. Il faut tenir compte, dans ce cas, non seulement de l'isomérie des deux alcaloïdes, relativement à l'action physiologique du mélange, mais encore des transformations chimiques que peuvent subir ces substances par suite des réactions hydratantes ou oxydantes auxquelles elles peuvent être soumises, réactions capables de donner naissance à des dérivés tels que ceux figurant parmi la longue liste des alcaloïdes que l'on a pu isoler de l'opium et qui joueraient, chacun pour leur compte, un rôle synergique ou antagoniste dans l'action physiologique résultante.

D'après ce que je viens de vous dire, vous pouvez voir qu'il était à la fois et plus logique et plus profitable de rapprocher l'étude de ces deux médicaments, la morphine et l'apomorphine, plutôt que de rejeter, comme on serait tenté de le faire, l'étude de l'apomorphine avec celle des substances émétiques proprement dites.

Un mot, pour terminer ce sujet, sur une substance qui est à la codéine, dont je vais parler tout de suite, ce que l'apomorphine est à la morphine. La codéine est un éther méthylique de la morphine; cette codéine, lorsqu'on la soumet à l'action de certains agents chimiques, comme par exemple à l'action de l'acide chlorhydrique à un certain degré de concentration et à une température déterminée, est capable, comme la morphine dans ces mêmes conditions, de perdre une molécule d'eau et de donner naissance à un anhydride qui, je le répète, est par rapport à la codéine, ce que l'apomorphine est par rapport à la morphine. Cette substance a reçu le nom d'*Apocodéine* en raison précisément de ce fait. Eh bien, Messieurs, il était très intéressant de voir comment cette substance allait se comporter par rapport à la codéine et par rapport à l'apomorphine. L'apocodéine, contrairement à ce qu'on aurait pu croire, n'est pas le moins du monde émétique : c'est une substance qui détermine l'exagération de la sécrétion salivaire et l'accélération des mouvements péristaltiques intestinaux; c'est une substance dont les qualités sont surtout sédatives, sans qu'il se manifeste de période d'excitation, sans produire ni nausées ni vomissements, qui est capable de procurer un sommeil léger et de peu de durée, à peu près comme la codéine. Elle présente, d'ailleurs, dans ses effets physiologiques, une grande analogie avec la codéine; elle est cependant moins exhilarante, détermine une moindre hyperexcitabilité réflexe; elle est plus hypersécrétante que la codéine, et moins sédative : elle peut même provoquer des spasmes. Les essais qu'on a faits de son emploi dans certaines circonstances, notamment pour calmer les maniaques excités, n'ont pas donné lieu de continuer son usage; de sorte que, ainsi que vous le voyez, son intérêt résulte surtout de la comparaison de ses effets avec ceux de l'apomorphine, d'une part, et avec ceux de la codéine, d'autre part.

J'arrive maintenant aux quelques détails qui vont terminer l'étude qu'il me reste à faire des autres alcaloïdes de l'opium. Il s'en faut malheureusement de beaucoup que cette étude ait été aussi complètement poussée que celle que M. Guinard a mis plusieurs années à faire en ce qui concerne la morphine et l'apomorphine. Mais cependant, on sait déjà un certain nombre de faits assez intéressants relativement aux propriétés physiologiques les plus remarquables de la plupart de ces alcaloïdes ; et, d'autre part, on a pu, ainsi que je l'ai déjà indiqué à propos de la posologie de la morphine et de ses dérivés, faire, sinon de toutes pièces, au moins en partie de toutes pièces, des dérivés de la morphine dont l'action physiologique est assez intéressante à observer.

D'après la classification de Claude Bernard, le plus hypnotique de tous les alcaloïdes de l'opium, en ce qui touche l'expérimentation sur les animaux, serait la narcéine : sous son influence, on obtient un sommeil calme, on constate que la sensibilité est plus ou moins émoussée, mais non pas complètement paralysée ; elle paraît cependant encore plus franchement émoussée qu'elle ne l'est sous l'influence de la morphine. Chez l'homme, le sommeil narcéinique se distingue du sommeil morphinique par un calme profond et une absence remarquable de rêvasseries ainsi que d'excitabilité sous l'influence du bruit. Je vous ai montré dernièrement (voir page 690) un tracé de respiration, pouls et tension artérielle pris sur un chien profondément endormi par le chlorhydrate de morphine ; ce graphique vous a prouvé combien l'hyperexcitabilité réflexe était facile à éveiller, même pendant la période de narcose profonde ; il n'en serait pas de même sous l'influence de la narcéine.

Fonssagrives considérait la narcéine comme un des instruments les plus précieux de la médication hypnotique et dont les effets somnifères seraient aussi dégagés que possible des actions toxique et convulsivante. Et en effet, le réveil est facile, naturel, sans laisser après lui ni pesanteur de tête, ni cet état nauséeux, cet état d'embarras gastrique qui caractérise le réveil après l'emploi de la morphine, aussi bien que celui qui succède à l'hypnose causée par l'alcool ; on observe, mais cela d'une façon non constaute, une très faible courbature au réveil et un peu de constipation, mais sans hébétude sensorielle ou intellectuelle.

La narcéine détermine également une sédation circulatoire et respiratoire, suivie d'accélération aux doses élevées ; elle calme la toux ; — c'est là, nous l'allons voir, un caractère bien plus développé encore dans d'autres alcaloïdes dérivés de la morphine ; — et elle enlève à la toux son caractère spasmodique.

Mais elle exerce sur la sécrétion urinaire une action assez fâcheuse : on a noté, sinon de la véritable dysurie sous son influence, au moins une paresse vésicale assez intense, et sur laquelle Debout et Béhier avaient attiré l'attention dès le début. Béhier avait caractérisé cet effet de la narcéine en notant qu'il ne s'agissait pas de douleur au passage de l'urine, mais d'une impossibilité de satisfaire le besoin éprouvé : suivant l'expression un peu vulgaire d'un de ses malades mais qui peignait bien la sensation éprouvée par le patient, il avait bien envie d'uriner, mais il était obligé d'attendre que cela voulût bien se décider. C'est là le caractère de l'action de la narcéine sur la sécrétion urinaire; et cette influence se produit également avec d'autres poisons stupéfiants : il y a simplement une sorte de paresse, d'inertie de la tunique musculaire de la vessie pour effectuer l'élimination de l'urine qui y est contenue.

D'autre part, la narcéine est certainement moins analgésique que la morphine; et elle est anexosmotique, quoique sans action sur le péristaltisme intestinal.

Je vous ai parlé, et ne ferai que vous le rappeler ici, sous le mon d'*antispasmine*, à propos de la posologie des dérivés de la morphine, de cette combinaison de narcéine sodique avec le salicylate de soude, qu'on a tant préconisée il y a quelque temps comme un excellent calmant de la toux, notamment chez les enfants. (Voir page 508.)

La codéine a la propriété de déterminer un engourdissement remarquable des fonctions cérébrales; mais, en même temps, on observe une exaltation de l'excitabilité réflexe de la moelle beaucoup plus considérable encore que sous l'influence de la morphine : elle est même assez considérable pour qu'on l'ait comparée à celle qui se produit lorsqu'on a séparé la moelle de l'encéphale chez les animaux. Sous l'influence de doses un peu élevées de codéine, on observe des tremblements, puis des convulsions tétaniques; finalement, la perte de la sensibilité et du mouvement. Pour ma part, je ne puis m'empêcher d'attirer votre attention sur ce point : cette exaltation des propriétés convulsivantes et de l'hyperexcitabilité réflexe sous l'influence de la codéine me paraît en rapport avec l'introduction d'un groupe méthylique dans la molécule de ce composé : c'est tellement vrai, à mon avis, que la thébaïne, qui représente la diméthyl-morphine, jouit à cet égard de propriétés encore plus accentuées; elle est, certainement, le plus convulsivant des divers alcaloïdes de l'opium.

En définitive, les animaux, quels qu'ils soient d'ailleurs, sont plutôt calmés qu'endormis sous l'influence de la codéine; ils restent très excitables par le bruit; et lorsque la dose injectée ou ingérée est suffisante, c'est-à-dire assez forte d'emblée, on voit survenir la mort avec des phénomènes paralytiques et asphyxiques, comme sous l'influence de la morphine.

On peut dire de la codéine que c'est un bon calmant de certains symptômes fâcheux, notamment de la toux, mais que c'est une substance peu soporifique, peu narcotisante, analgésique, et plutôt exosmotique qu'anexosmotique : ce serait, à vrai dire, un intermédiaire entre les hypnotiques tels que le chloral et d'autres somnifères capables de déterminer l'exaltation de l'excitabilité réflexe et des convulsions proprement dites. Seulement, une qualité qui imprime à la codéine un caractère tout à fait particulier, c'est l'état d'excitation et d'exhilaration cérébrale assez intenses qu'elle détermine. Le sommeil produit par la codéine est peu profond, les stimulations extérieures sont facilement perçues; et le réveil ne s'accompagne pas des phénomènes désagréables tels que pesanteur de tête, engourdissement de l'esprit, état nauséeux.

Il faut se souvenir, que la codéine, est une substance assez énergiquement toxique; et qu'on a pu observer, sous son influence, un empoisonnement qui s'est terminé par asphyxie dans le coma, avec une dose de 15 centigrammes seulement.

De la codéine, il y a lieu de rapprocher, comme je l'ai déjà fait à propos de la posologie, cette substance que Grimaux, dans ses premières études relatives à la composition chimique de la morphine, avait appelée *Codéthyline*, et dont le chlorhydrate est connu sous le nom de *Dionine*. La dionine est de la codéine dans laquelle le radical méthyle, est remplacé par un radical éthyle. J'ai déjà attiré votre attention sur ce point, savoir, combien cette substitution d'un radical éthyle a un radical méthyle semblait augmenter les propriétés hypnotiques des corps. C'est ce que montre de plus en plus l'emploi de la dionine, le chlorydrate de la codéthyline, comme calmant et hypnotique. A ce point de vue, la dionine est, certainement, de beaucoup supérieure à la codéine; c'est un sédatif général, c'est un bon hypnotique. Elle facilite la respiration dans une certaine mesure, probablement en raison de ce que, calmant la toux, le rythme de la respiration en éprouve un ralentissement indirect; et l'on est en train en ce moment-ci, paraîtrait-il, d'en tirer d'excellents résultats relativement à la cure de la morphinomanie : les injections de dionine permettraient d'arriver assez rapidement à la cessation plus ou moins complète des injections de chlorhydrate de morphine chez les morphinomanes, et cette substitution aurait précisément pour effet de lutter efficacement contre les angoisses de l'état de besoin et de déterminer chez eux des périodes de calme et de tranquillité qu'il est si important d'obtenir chez ces malheureux. Je dois vous signaler ici un effet que j'ai assez constamment observé dans l'emploi de la dionine : c'est une congestion céphalique assez accentuée pour obliger dans certains cas, chez les sujets prédisposés déjà à ces congestions par exemple, à suspendre l'emploi du médicament.

Il nous reste à examiner maintenant, quelques alcaloïdes dont l'importance est beaucoup moindre que celle des substances dont nous venons de parler : ce sont surtout des alcaloïdes doués de propriétés convulsivantes, et c'est à eux, très certainement, qu'il faut attribuer, dans l'action de l'opium, une part prépondérante relativement à l'action excitante, qui relève cependant, comme nous l'avons vu, pour une large part également, de l'action de la morphine.

La papavérine est un alcaloïde dont l'action se montre assez peu énergique chez l'homme; cependant, c'est manifestement un convulsivant : il ne posséderait pas de propriétés soporifiques ni anexosmotiques et serait fort peu analgésique. On a essayé son emploi contre les formes excitées de l'aliénation mentale sans en obtenir de bien bons résulats, mais en raison de son action calmante tout à fait remarquable sur le péristaltisme intestinal, et cela à une dose où ne se produit ni lourdeur de tête, ni torpeur, ni les inconvénients qu'on peut observer sous l'influence de la morphine, le chlorhydrate de papavérine a donné d'excellents résultats, au point qu'il a été recommandé pour le traitement des diarrhées infantiles, par Leubuscher : je vous ai donné une formule à cet égard. (Voir page 511.)

La thébaïne est le plus convulsivant de tous les alcaloïdes de l'opium : cette action serait, à mon avis, tout à fait d'accord avec ce fait que la thébaïne constitue la diméthylmorphine; ses propriétés convulsivantes sont celles de la codéine, encore exaltées par la nouvelle substitution d'un second radical méthyle au deuxième atome d'hydrogène oxhydrylique de la morphine.

A très faible dose, chez la grenouille, on observe de l'excitation, suivie de coma et de convulsions tétaniques qui se montrent surtout lorsqu'on provoque l'excitabilité réflexe. Sous l'influence des doses non toxiques, l'irritabilité réflexe persiste pendant un temps plus ou moins considérable ; et on observe, chez les mammifères, de l'insensibilité et de l'abolition de la motricité, en même temps que ces phénomènes convulsifs. Si l'on introduit dans l'économie une dose un peu forte de thébaïne, on voit survenir des convulsions, une accélération notable des mouvements respiratoires, des tremblements, du trismus ; la pupille est retrécie et se dilate pendant les accès convulsifs, comme cela s'observe avec d'autres alcaloïdes, notamment avec la morphine ; on constate une élévation thermique. Les nerfs moteurs et les muscles ne sont pas influencés. En un mot, vous voyez que l'action convulsivante de la thébaïne pourrait presque, à l'intensité près, se comparer à celle que nous avons reconnue à la morphine. Les nerfs sensitifs restent intacts, et l'anesthésie est surtout d'origine centrale. La thébaïne n'a pas de propriétés anexosmotiques ni soporifiques : elle produirait un myosis un peu moins intense que celui déterminé par l'ésérine et sans caractère spasmodique.

La narcotine est une substance convulsivante, faiblement toxique, qui n'est pas douée de propriétés analgésiques, ni anexosmotiques, ni soporifiques. Le seul point de vue auquel elle nous intéresse, c'est cette remarquable propriété fébrifuge, je devrais dire anti-périodique, en vertu de laquelle on l'a substituée au sulfate de quinine dans le traitement de certaines formes de paludisme qui ont cédé à l'emploi d'injections ou à l'absorption de potions au chlorhydrate de narcotine, alors qu'elles avaient résisté un temps plus ou moins considérable à la médication par la sulfate de quinine. (Voir page 504.)

Tous ces alcaloïdes que nous venons de passer en revue secondent, dans une mesure plus ou moins énergique, l'action du chloroforme ou des autres anesthésiques, et peuvent être employés au début de l'anesthésie, autant pour la faciliter que pour lutter, ainsi que je l'ai indiqué l'année dernière, contre les accidents que peut déterminer l'hypno-anesthésie.

Je veux simplement, en terminant, faire ressortir la façon différente dont ces alcaloïdes réagissent sur les mouvements péristaltiques de l'intestin.

La morphine, en déprimant l'activité des centres cérébraux et en agissant sur la totalité de l'axe cérébro-spinal, détermine, comme nous l'avons appris, une dépression assez considérable du péristaltisme intestinal, et, surtout, des sécrétions intestinales ; elle peut agir de plus, par une action locale, *in-situ* ; nous l'avons reconnu également.

La narcotine diminue à peine l'excitabilité du péristaltisme intestinal et paraît dépourvue de toute action inhibitrice sur les mouvements péristaltiques.

La papavérine exercerait, ainsi que je vous l'ai dit, une action tout à fait remarquable ; elle paralyserait d'une façon notable le péristaltisme intestinal, et remplacerait aisément la morphine à ce point de vue : certains disent même qu'elle lui serait supérieure.

Quant à la thébaïne, c'est une action excitante qu'elle exerce sur le péristaltisme intestinal.

La narcéine, comme la narcotine, serait sans action, sur le péristaltisme intestinal.

La codéine rendrait l'intestin hyperexcitable : d'où les mouvements péristaltiques exagérés ; et en cela, d'ailleurs, la codéine, comme vous le voyez, se rapproche dans une assez étroite mesure, de la thébaïne. Il en serait de même pour la cryptopine et la laudanine.

Mais, Messieurs, j'attire votre attention sur ce point, pour vous montrer encore une fois combien l'action de chacun de ces alcaloïdes diffère de l'action de l'opium entier que nous avons étudiée ; et, certainement, on peut dire que l'action de l'opium en nature n'est pas due, exclusivement, aux alcaloïdes, qui, dans ce cas du péristaltisme intestinal, ne semblent exercer qu'une influence adjuvante : la morphine ne possède à ce point de vue qu'une action locale. Il est évident que, relativement aux actions produites par l'opium sur les sécrétions intestinales et sur le péristaltisme de l'intestin, les substances autre que les alcaloïdes entrent pour une très large part dans la production de ces phénomènes.

Deux mots seulement, relativement à la *Péronine* et à l'*Héroïne*, et j'aurai fini les alcaloïdes de l'opium.

La péronine est, comme vous vous en souvenez, un dérivé benzylique de la morphine, dans lequel le radical benzyle est substitué à l'oxhydrile phénolique : les propriétés de cette substance sont principalement narcotiques ; mais, cependant, c'est un narcotique moins énergique que la morphine. Elle est aussi moins convulsivante que la morphine, ce qui est un avantage : sa place vraie serait entre la morphine et la codéine. Elle exerce une action moindre que la codéine sur l'excitabilité réflexe ; et détermine, comme la plupart des dérivés de la morphine, une constipation assez énergique. On l'a considérée comme un excellent sédatif de la toux opiniâtre, notamment chez les tuberculeux et les individus affectés de catarrhe bronchique. Elle aurait des propriétés tout à fait remarquables comme calmant de la douleur chez les individus souffrant de névralgies ou de douleurs rhumatismales.

L'héroïne est la diacétylmorphine : elle agit à dose plus faible que la morphine, bien qu'elle soit certainement moins hypnotique que cette dernière ; mais elle est aussi plus convulsivante. Elle aurait la propriété de diminuer dans une assez notable mesure la fréquence des mouvements respiratoires, tout en augmentant leur amplitude, et elle augmenterait ainsi dans une notable proportion la ventilation pulmonaire ; c'est la raison pour laquelle ceux qui l'ont utilisée depuis quelque temps et qui disent en avoir retiré de si merveilleux effets dans le traitement des maladies des voies respiratoires, attirent tout particulièrement l'attention sur cette faculté de l'héroïne. La sensibilité des centres nerveux aux excitants normaux, à l'acide carbonique et à l'oxygène, semble à peine touchée sous l'influence de l'héroïne ; et, au contraire, cette sensibilité pour les excitants mécaniques serait diminuée dans une assez notable mesure, fait qui expliquerait encore les bons effets de l'héroïne dans les cas de toux spasmodique.

Enfin, la diminution de la sensibilité qu'on observe sous son influence serait surtout une diminution subjective, comme celle que nous avons reconnue sous l'influence de la morphine. Cette héroïne, dont le chlorhydrate surtout doit être employé, parce que l'héroïne en nature est extrêmement peu soluble, exerce surtout ses bons effets comme calmant de la toux, principalement des toux spasmodiques. Mais à cet égard, à mon avis du moins, et en raison de l'expérience que j'ai acquise de ces substances depuis quelque temps, ce serait surtout à la dionine qu'il faudrait s'adresser dans ce cas, ce produit présentant les avantages, non seulement d'une beaucoup plus grande solubilité, mais encore d'une action calmante supérieure à celle exercée par l'héroïne.

Le Dr Timothée Saint-Martin a consacré sa thèse inaugurale à l'étude physiologique de l'héroïne qu'il a effectuée sous la direction de M. Guinard.

Les expériences ont montré que, comme avec la morphine, certaines espèces sont narcotisées (chien, lapin, cobaye); d'autres, au contraire, toujours excitées (cheval, âne, chèvre, chat), et subissent rapidement l'influence convulsivante. A dose faible, l'héroïne est calmante et légèrement hypnotique, déterminant plutôt un état d'assoupissement et d'engourdissement qu'un état d'hypnose véritable; mais on n'observe pas d'inconvénients ni de suites désagréables lors du réveil : aux doses plus élevées, la dépression cérébrale et le calme sont troublés par une tendance à l'agitation qui apparaît franchement aux doses toxiques sous l'influence desquelles on voit apparaître des manifestations convulsives, d'abord sous la forme de mouvements cloniques localisés, d'aspect choréiforme, puis sous la forme de violentes crises tétaniques prolongées.

L'héroïne ne provoque ni nausées, ni vomissements, mais elle exagère le péristaltisme intestinal, tout en respectant les fonctions digestives, ce qui constitue un grand avantage sur la morphine.

La toxicité de l'héroïne est supérieure à celle de la morphine, surtout pour les animaux excités sous son influence. La substitution de deux radicaux *acétyle* aux deux atomes d'hydrogène oxhydrylique de la morphine a modifié assez profondément les activités que ce dernier alcaloïde est capable d'exercer sur le système nerveux central, en atténuant notablement son influence sur la sphère cérébrale et exagérant ses effets convulsivants et parésiants sur les centres bulbo-médullaires. Les accidents convulsifs provoqués par l'héroïne sont indépendants des hémisphères, car ils se produisent avec les mêmes caractères chez les animaux écérébrés.

L'héroïne est quinze fois plus toxique que la morphine pour le lapin, quatre fois et demie plus pour le chien. L'âne est tué par une dose d'héroïne trente fois plus faible que la dose de morphine nécessaire pour amener la mort; et la chèvre, si résistante à l'action toxique de la morphine, est tuée par une dose d'héroïne sept fois moindre.

Le cœur et la circulation sont sensiblement affectés par l'héroïne de la même façon que par la morphine : les contractions cardiaques sont renforcées et ralenties; la tension artérielle est abaissée.

Les modifications respiratoires constituent le phénomène le plus important, relativement à l'utilisation thérapeutique de l'héroïne.

Enfin, l'action analgésiante de cette substance médicamenteuse est

des plus marquées, les modifications imprimées à la sensibilité périphérique sont plus prononcées et plus rapides qu'avec la morphine;
et son emploi prolongé n'aboutirait pas aux inconvénients du morphinisme.

Pour terminer l'exposé de nos connaissances, relativement à l'action physiologique des principaux alcaloïdes de l'opium, il me reste à
reproduire la classification de ces alcaloïdes établie par Claude Bernard comme conséquence de ses recherches expérimentales, et à vous
montrer des graphiques représentant l'action exercée sur le cœur
de la grenouille.

Classification des alcaloïdes de l'opium d'après Claude Bernard.

SOPORIFIQUE — HOMME	ANALGÉSIQUE — HOMME	CONVULSIVANT — ANIMAUX	ANEXOSMO-TIQUE — HOMME ET ANIMAUX	ORDRE TOXIQUE	
				HOMME	ANIMAUX
Morphine. Narcéine. Codéine.	Morphine. Narcéine. Thébaïne. Papavérine. Codéine.	Thébaïne. Papavérine. Narcotine. Codéine. Morphine. Narcéine.	Morphine. Narcéine.	Morphine. Codéine. Thébaïne. Papavérine. Narcéine. Narcotine.	Thébaïne. Codéine. Papavérine. Narcéine. Morphine. Narcotine.
ANIMAUX					
Narcéine. Morphine. Codéine					

Narcotine.

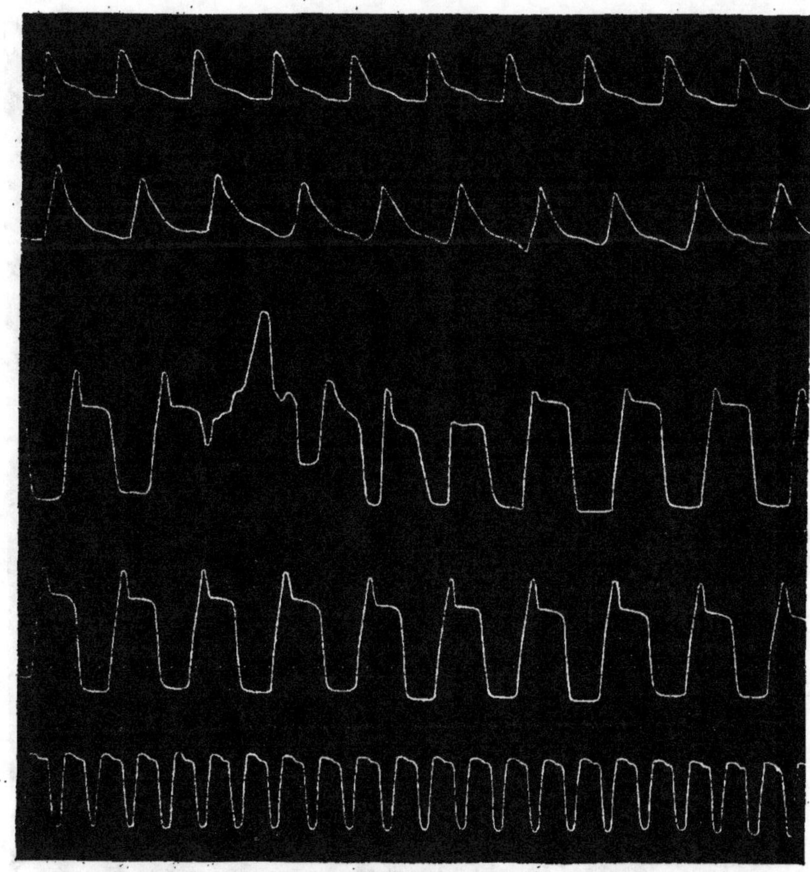

Fig. 52. — Modification du rythme cardiaque chez la grenouille intoxiquée
par la narcotine.

1. — Tracé normal.
2. — Ralentissement, augmentation d'énergie.
3. — Période convulsive.
4 et 5. — Ralentissement et affaiblissement cardiaque prémortel.

Papavérine.

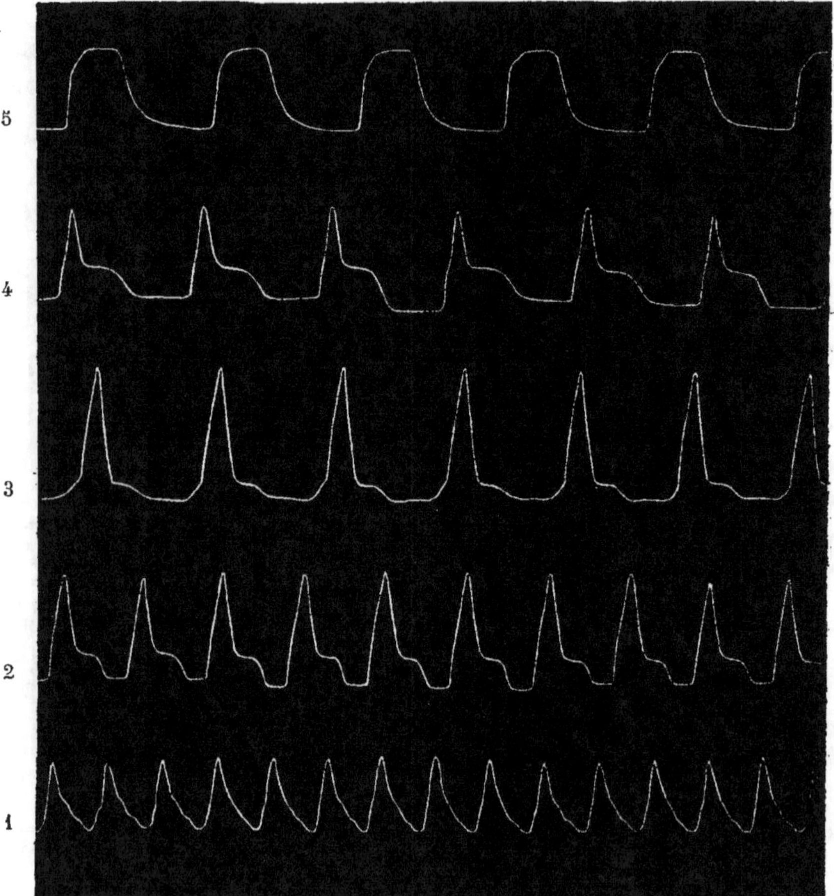

Fig. 53. — Modifications du rythme cardiaque chez la grenouille intoxiquée par
la papavérine.

1. — Tracé normal.
2 et 3. — Augmentation d'énergie systolique et ralentissement.
4 et 5. — Ralentissement.

Thébaïne.

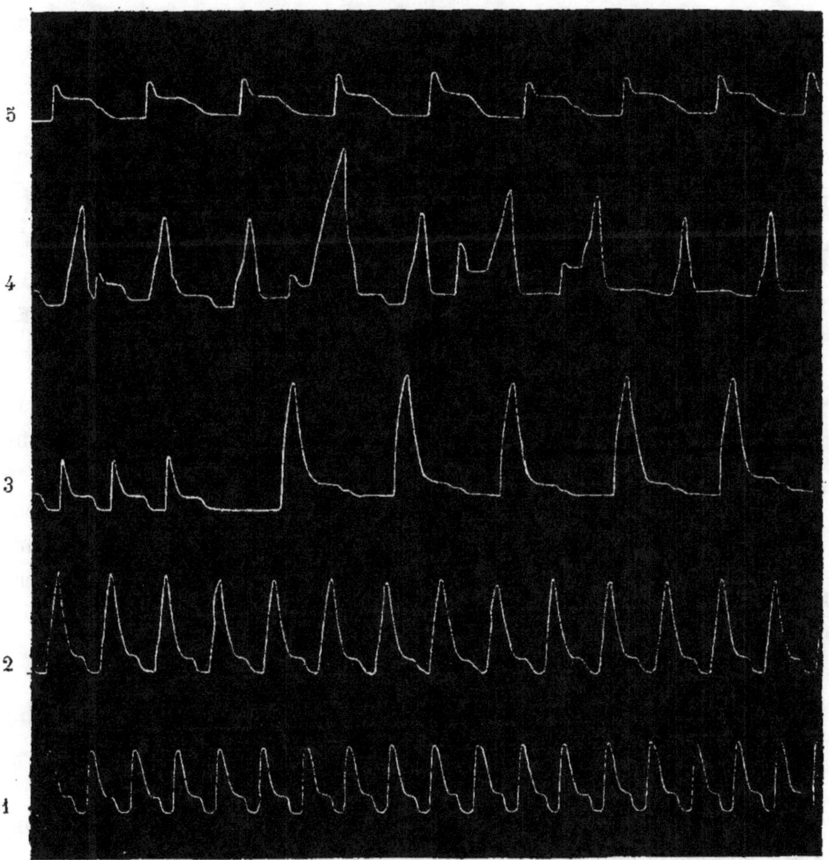

Fig. 54. — Modification du rythme cardiaque chez la grenouille intoxiquée par
la Thébaïne.

1. — Tracé normal.
2. — Augmentation d'énergie.
3. — Ralentissement brusque, succédant à une accélération passagère.
4. — Tracé cardiaque pendant une période convulsive.
5. — Ralentissement et affaiblissement cardiaque prémortel.

XXXIIe LEÇON

TOXICOLOGIE DE L'OPIUM ET DE LA MORPHINE. — SYMP-
TOMATOLOGIE DE L'INTOXICATION FOUDROYANTE,
AIGUË ET SUBAIGUË. — LÉSIONS ANATOMIQUES. —
MÉTAMORPHOSES DE LA MORPHINE DANS L'ORGA-
NISME. — LOCALISATION ET ÉLIMINATION. — TRAITE-
MENT DE L'EMPOISONNEMENT.

L'étude des empoisonnements par l'opium est intéressante au
point de vue médico-légal, parce qu'elle soulève des questions d'une
grande importance. Les empoisonnements criminels par l'opium, en
France tout au moins, sont assez rares : la statistique de Tardieu,
de 1851 à 1872, ne rapporte, en effet, que 9 accusations d'empoisonnements criminels par les substances opiacées; les autres intoxications provenant de tentatives de suicide, d'erreurs, ou de l'administration intempestive de doses trop considérables, soit des alcaloïdes de
l'opium, soit de l'opium en nature. Mais il en est tout autrement dans
certaines régions de l'Europe et notamment en Angleterre, où les
cas d'intoxication par l'opium sont extrêmement fréquents. C'est
ainsi que, pour les années 1837 et 1838, il résulte d'une enquête
publiée par ordre de la Chambre des Communes, que, sur un total de
541 empoisonnements, il y a eu 197 empoisonnements par les opiacés
et 184 par l'arsenic : l'empoisonnement par l'opium et ses dérivés
représente donc, à lui seul, plus du tiers de la totalité. Sur ces
197 empoisonnements par les opiacés, 133 étaient dus au laudanum,
et, parmi ces cas, 72 concernaient des enfants en bas âge; les opiacés
proprement dits ne comptaient que pour 62 cas, et l'acétate de morphine pour 2. En 1840, en Angleterre également, on a relevé
75 empoisonnements par les opiacés sur un total de 349 empoisonnements; et, sur ces 75 cas, 42 concernaient des enfants âgés de moins
de cinq ans, suivant les observations de Taylor.

L'empoisonnement par l'opium constitue le type de ce qu'on a appelé les empoisonnements par les narcotiques. Les caractères généraux de ces empoisonnements sont les suivants : pesanteur de tête, vertiges, exaltation des sens, augmentation de la chaleur, ainsi que de la force des pulsations cardiaques, sécheresse de la gorge et de la peau, nausées, vomissements, suspension des sécrétions, enfin un prurit très intense souvent accompagné d'éruptions papuleuses ou vésiculeuses; puis de l'assoupissement que l'on observe quelquefois même sinon dès le début, au moins d'une façon précoce, de la résolution musculaire, un état presque comateux, avec injection de la face, fixité du regard, resserrement plus ou moins accentué de la pupille. D'autre part, la respiration devient assez facilement et rapidement stertoreuse, ce qui est dû à une contracture des muscles du diaphragme et du thorax. Des sueurs abondantes signalent généralement la période de retour, et la guérison s'accompagne du réveil progressif de la sensibilité et de l'intelligence.

L'empoisonnement par les préparations d'opium est, en réalité, très fréquent : cette fréquence tient, d'une part, à ce que très souvent ces substances, et notamment le laudanum, sont employées dans un but de suicide et, d'autre part, en Angleterre notamment, comme vous venez de le voir, les enfants paient un très large tribut à cet empoisonnement, par suite de coutumes particulières. Ce sont, dans ce dernier cas surtout, des préparations qui ne constituent pas précisément des préparations pharmaceutiques, et qui sont connues sous les dénominations de *Cordial de Godfrey* et de *Solution sédative de Battley*, qui deviennent la cause des empoisonnements. Ces produits sont très riches en opium, et on les emploie fréquemment pour calmer les enfants dans les districts ouvriers, comme Sheffield, Manchester, pendant que les parents travaillent au dehors : on administre II, III, ou un plus grand nombre de gouttes de ces solutions aux enfants restés à la maison pour calmer leurs cris et les endormir en l'absence des parents; et c'est la cause assez fréquente d'empoisonnements.

D'autre part, un assez grand nombre d'intoxications doivent être mises à la charge des capsules de pavots utilisées sous diverses formes et dont la richesse en opium est variable, ainsi que je vous l'ai déjà fait remarquer, suivant leur degré de maturité : leur emploi banal offre donc de grands inconvénients et parfois même de grands dangers ; et lorsqu'on se sert de capsules de pavots insuffisamment mûres, on peut observer des accidents plus ou moins graves, variant d'ailleurs, à la fois, suivant la toxicité des capsules de pavot elles-mêmes et suivant leur mode d'utilisation, la dose employée, l'âge et la constitution individuelle du sujet, sa tolérance particulière, soit naturelle, soit résultant de l'habitude, et enfin, suivant le mode d'absorption. Les lavements préparés à l'aide d'une décoction de têtes de pavots ont causé fréquemment des accidents, surtout chez les femmes.

Voici quelques faits qui pourront vous édifier sur le plus ou moins de valeur toxique des principales préparations d'opium. Tardieu rapporte un cas de mort, survenue en 22 heures, après utilisation de 30 grammes de laudanum de Sydenham ayant servi à arroser un cataplasme maintenu sur le ventre. Christison rapporte un autre cas de mort résultant aussi de l'emploi de 30 grammes de laudanum répandu sur une compresse chez un soldat atteint d'érysipèle de la jambe. Taylor rapporte un exemple d'empoisonnement suivi de mort résultant de l'emploi d'une poudre à priser dans laquelle une certaine quantité de morphine avait été mélangée par erreur. Enfin, on a noté la mort sous l'influence de 20 centigrammes d'opium en lavement. J'insiste sur ce fait, sur lequel j'ai déjà si souvent attiré votre attention, de l'activité d'absorption de la muqueuse intestinale. Ainsi, la mort est encore survenue à la suite de l'administration d'un lavement renfermant 10 grammes de laudanum de Sydenham. On a encore noté la mort à la suite de l'administration, par la voie buccale, de 1 et 2 grammes d'opium, de 30 à 40 grammes de laudanum de Sydenham, quoique, dans certains cas, l'absorption de quantités infiniment plus considérables de cette dernière substance ait été compatible avec le maintien de l'existence : le fait le plus remarquable à cet égard, en dehors de celui rapporté par Trousseau et que je vous ai cité précédemment, est celui qui concerne un individu ayant absorbé, dans un but de suicide, la quantité de 192 grammes de laudanum, et qu'on put rappeler à la vie par des soins appropriés. Je vous rappelle ce point, sur lequel j'ai déjà attiré votre attention : dans ce cas, il y a une diminution, une inhibition, pour ainsi dire, de l'absorption sous l'influence de la morphine ou des préparations opiacées ; et c'est à elle, évidemment, qu'il faut rapporter le peu de gravité des accidents et la possibilité d'y remédier. En ce qui concerne la morphine, on a relevé les faits suivants : mort à la suite de l'absorption de 10 et même de 6 centigrammes ; et survie après absorption de 2 grammes 50.

Quant aux enfants, ils présentent, comme vous le savez, à l'égard des préparations opiacées, une sensibilité tout à fait extraordinaire : on a vu la mort survenir chez un enfant de six semaines, quelques heures après l'usage d'un lavement dans lequel on avait ajouté quelques cuillerées seulement d'une décoction de têtes de pavots : on a noté la mort d'un enfant de 9 mois quelques heures après l'administration d'une potion renfermant IV gouttes de laudanum de Rousseau, ce qui était évidemment une dose formidable : on a noté la mort d'un enfant de trois semaines à la suite de l'administration d'une potion contenant II gouttes de laudanum de Sydenham ; et enfin la mort d'un enfant de six jours après l'administration d'une potion renfermant I goutte seulement de laudanum de Sydenham. On a également noté la mort d'un enfant de deux jours à la suite de l'administration d'un lavement contenant une certaine proportion de teinture alcoolique d'opium correspondant à 6 milligrammes, environ, d'extrait thébaïque. Everest a rapporté le fait d'un enfant nouveau-né qui succomba à la suite de l'ingestion d'une cuillerée à café d'une potion de 30 grammes contenant XII gouttes de teinture d'opium, ce qui répond pour cette cuillerée à café à près de II gouttes de teinture, quantité énorme à cet âge et laissant toute entière la responsabilité de l'accident à la charge du médecin qui avait imaginé cette singulière prescription. Un enfant âgé de cinq ans et demi est mort après avoir absorbé 20 centigrammes de poudre de Dower ; et un enfant de quatre mois, après l'administration de 5 centigrammes seulement de poudre de Dower. On a noté également un cas de mort survenu à la suite de l'administration d'une cuillerée à café d'*Élixir parégorique* ; d'une cuillerée à café, également, de *Cordial de Godfrey*, cette préparation dont je parlais tout à l'heure, et qui correspond à 25 milligrammes d'extrait thébaïque pour 30 grammes de liqueur. Quant à la *Solution sédative de Battley*, qui est extrêmement riche en opium, puisqu'elle correspond à 1 centigramme d'extrait thébaïque pour II gouttes seulement de cette solution, on a observé la mort à la suite de l'administration de V gouttes de cette liqueur chez des enfants, chez un enfant de huit ans, par exemple ; et la mort d'adultes avec XX gouttes de la même solution.

Les formes que peut revêtir l'empoisonnement par l'opium peuvent être réparties en trois grandes divisions : la forme foudroyante, la forme aiguë et la forme subaiguë : je ne parle pas de la forme chronique, qui rentre dans l'étude de la morphinomanie et du morphinisme.

En ce qui concerne la forme foudroyante, on observe, presque d'emblée, un sommeil comateux dont rien ne peut triompher, un état de narcose toxique avec respiration stertoreuse ; et la mort est, dans ce cas, assez rarement précédée de convulsions. La pupille est alors dilatée pendant presque toute la durée de l'évolution des accidents toxiques ; et c'est à peine si, au début de l'intoxication, on peut observer, pendant un espace de temps assez court, un myosis passager. La mort survient alors, en général, en un espace de temps qui varie de trois quarts d'heure à une ou deux heures. Cette forme foudroyante ne se présente, d'ailleurs, que sous l'influence de l'administration de doses énormes de préparations opiacées, et à la condition qu'à ce moment l'absorption soit facilitée dans toute la mesure possible, et aussi chez les individus présentant pour les préparations opiacées une susceptibilité particulière.

La forme aiguë est, de beaucoup, celle qu'on observe le plus fréquemment. Le début des accidents se montre entre une demi-heure et une heure après l'administration de la substance toxique : chez les enfants ou les individus présentant à l'égard des opiacés un réceptivité particulière, le début des accidents peut s'observer quelques minutes seulement après l'absorption. On a cité, à ce sujet, comme un fait tout à fait exceptionnel, celui d'une femme ayant absorbé, à jeun, 45 grammes de laudanum de Sydenham et chez laquelle le début des accidents toxiques ne s'est montré qu'après quatre heures et demie ; elle a présenté une survie de vingt-deux heures, grâce probablement à la quantité relativement considérable de la préparation opiacée qui a entravé l'absorption ; la mort n'a cependant pas pu être conjurée dans ces conditions.

Les symptômes qui caractérisent cette forme aiguë consistent en pesanteur de tête, vertiges, exaltation des sens telle que la lumière, le bruit, surtout, déterminent une hyperexcitabilité réflexe extrêmement remarquable et très douloureuse chez les individus intoxiqués ; ils éprouvent en même temps une sensation de chaleur vive, mordicante ; le pouls est fort, la peau sèche, la langue et la gorge arides. Surviennent alors des nausées qui ne sont pas toujours suivies de vomissements mais qui sont accompagnées, et même précédées, de vertiges et d'une céphalalgie plus ou moins intense : certains individus sont même à ce moment absolument obligés de se coucher, ils sont pris d'étourdissements tels qu'il leur est impossible de rester debout. On observe à cette période un prurit généralisé, souvent même une éruption vésiculeuse ou papuleuse qui siège principalement sur le tronc et les membres supérieurs; les sécrétions, et notamment la sécrétion urinaire, sont plus ou moins diminuées, parfois même complètement supprimées. Bientôt, les sujets tombent dans un état d'assoupissement profond; la respiration est ralentie, suspirieuse et le nombre des mouvements respiratoires peut tomber à six et même à quatre par minute.

Quelquefois, on observe dès le début de l'assoupissement, de la résolution musculaire et une perte complète du sentiment; la face est injectée, le regard fixe, l'œil absolument insensible à la lumière, la pupille contractée au maximum; la respiration, stertoreuse, devient de plus en plus embarrassée, les extremités se refroidissent, le pouls s'accélère et devient très petit, misérable; puis la mort survient dans l'état de coma, en un espace de temps variant de cinq à douze ou quinze heures.

Dans certains cas, à l'assoupissement dont je viens de parler fait place, tout d'un coup, une période d'excitation pendant laquelle on voit les individus sortir de leur assoupissement, reprendre connaissance et même parler; mais les sens restent cependant engourdis, comme à demi-voilés : le sujet est dans un état de subdelirium, puis il est repris par de l'agitation, du délire, des cauchemars; ou bien il retombe dans le coma, et l'on peut observer ainsi une série de phases de dépression interrompues par des phases d'excitation, puis la mort survient après un espace de temps variant de deux à quatre ou cinq jours : c'est là ce qu'on a appelé la forme rémittente de l'empoisonnement par l'opium.

Lorsque la mort ne doit pas succéder à l'intoxication, on voit la respiration se ranimer graduellement, devenir moins rare et plus régulière et l'individu être littéralement inondé de sueurs profuses; puis, on assiste au réveil progressif de la sensibilité et de l'intelligence; les sécrétions se rétablissent peu à peu : c'est là un indice absolument certain d'une guérison plus ou moins prochaine. A la suite de ces intoxications et pendant plusieurs jours, on observe un grand état de faiblesse, des vomissements ou un état nauséeux presque continuel, souvent même des lipothymies. Les contractions cardiaques restent faibles et irrégulières, et, pendant un espace de temps variant de une à plusieurs semaines, l'individu reste sous le coup de cette intoxication et dans un état sinon grave, au moins précaire.

La marche de l'intoxication, comme vous le voyez, est d'abord psychique, — c'est d'ailleurs ce que nous avons appris à reconnaître par l'étude de l'action psysiologique de l'opium, — et ce début psychique est caractérisé surtout par l'état d'ivresse et d'excitation qu'on observe lorsque les doses ne sont pas trop considérables d'emblée; puis l'intoxication devient ensuite bulbaire, ce que montrent les troubles circulatoires, respiratoires et gastro-intestinaux; et enfin médullaire, ce que viennent montrer les convulsions et la paralysie qui succède à l'état comateux. Il me suffit de vous rappeler ici les variations considérables dont je vous ai parlé, au point de vue de la réceptivité, pour vous faire comprendre combien peuvent être variables les symptômes qu'on peut observer chez les différents individus.

Lorsqu'il s'agit d'intoxication par la morphine, les faits sont à peu près les mêmes; il n'y a guère que les doses qui peuvent apporter quelques différences dans la marche des symptômes. Dans les cas d'empoisonnements, on n'observe plus, en effet, ces différences délicates, parfois même si difficilement appréciables, que révèle à l'observateur attentif une étude comparée de l'action médicamenteuse exercée par l'opium et ses divers principes actifs. Ici, l'organisme est, en quelque sorte, accablé sous l'action prépondérante de la morphine dont les effets dominent toute la scène toxique et dissimulent complètement la part afférente aux autres principes actifs.

Sous l'influence d'une injection hypodermique de 10 à 15 milligrammes de chlorhydrate de morphine, par exemple, les premiers symptômes qu'on observe sont une sensation de bien-être, une excitation générale. Le cerveau paraît plus libre, le travail intellectuel plus facile; mais bientôt, à cet état d'exaltation primitive succèdent des éblouissements, des vertiges plus ou moins accentués; l'individu est comme cloué sur place par une force qu'il lui est absolument impossible de surmonter, le moindre mouvement est très pénible, la parole devient difficile; le sujet est en proie à des rêves et à des hallucinations qui sont, en général, agréables, mais qui cependant empruntent sur-

tout leurs manifestations à ce que j'appellerais la personnalité cérébrale de l'individu. — Je vous ai signalé déjà ce fait que, ainsi que
nous l'avons observé pour les différentes espèces d'animaux, les
races différentes d'individus réagissent par des manifestations tout a
fait dissemblables; et, à ce point de vue, je vous ai établi une comparaison entre les animaux narcotisés et les animaux excités, tout à
fait analogue à celle qu'on pourrait établir entre certains individus
qui sont excités presque exclusivement, d'autre au contraire déprimés,
sous l'influence de la morphine ou de l'opium : je vous ai cité à cet
égard les Malais, qui présentent une réceptivité tout à fait particulière
et chez lesquels une dose extrêmement faible, soit d'opium, soit de
morphine, détermine des manifestations d'excitation extrêmement
remarquables, tandis que les Orientaux obtiennent, dans les mêmes
conditions, une rêverie calme et béate. — A cette période, les paupières sont appesanties; les membres, immobiles, semblent d'une
lourdeur de plomb; et l'individu tombe dans un état de sommeil en
apparence normal. Si l'on détermine chez lui une excitation quelconque, comme celle résultant, par exemple, d'un appel violent, il
répond à cette excitation et fait quelques mouvements, mais il est
nécessaire que l'excitation soit énergique, puis il retombe aussitôt
dans le sommeil.

Si la dose est plus forte, c'est à dire si l'injection hypodermique
s'élève à 2 ou 3 centigrammes, on observe alors des mouvements
désordonnés des parois abdominales qui sont précurseurs des vomi-
sements; puis, la pâleur de la face survient, en même temps qu'une
sueur froide, un resserrement intense de la gorge et des vomissements
abondants qui sont des témoins de l'action bulbaire exercée déjà par
cette dose un peu plus considérable de la substance toxique.

Si la dose atteint 4 à 6 centigrammes, ET IL FAUT VOUS SOUVENIR QUE
LA DOSE DE 6 CENTIGRAMMES EST LA DOSE MORTELLE MOYENNE, on observe
l'abaissement de la température périphérique et de la température centrale; les pupilles sont contractées au maximum; la respiration est
rare, lente, superficielle, à peine sensible; le pouls devient irrégulier,
arythmique, rare; les bruits du cœur sont mal frappés; l'individu est
cyanosé; ses réflexes sont abolis; il présente une immobilité qu'on a
qualifiée très justement de *cadavérique*; les bronches sont remplies de
mucus, on entend des râles de plus en plus nombreux et bruyants;
puis, on assiste à l'arrêt de la respiration qui précède d'une façon

notable l'arrêt du cœur : cet arrêt constitue le signal de la mort, à moins qu'elle ne soit conjurée par l'emploi de la respiration artificielle ; et encore faudrait-il que la dose de morphine ne fût pas suffisante pour intéresser directement le système nerveux cardiaque. Les convulsions ultimes manquent, parce qu'à cette dernière période de l'intoxication, les centres moteurs sont paralysés et ne peuvent pas réagir par l'action excitante que la morphine détermine sur eux au début, lorsqu'elle agit en quantité un peu considérable. D'ailleurs, les convulsions sont beaucoup plus fréquentes chcz les animaux que chez l'homme ; et vous en trouverez l'explication dans ce fait que la morphine étant un poison électivement psychique, les animaux réagissent surtout avec leur système nerveux médullaire, tandis que chez l'homme c'est le système nerveux cérébral qui est principalement et primitivement affecté.

Lésions anatomiques. — Comme lésions anatomiques, on n'observe pas de lésions spécifiques, mais cependant les lésions qu'on rencontre sont assez constantes et doivent être contrôlées : leur constatation doit, en effet, concorder avec les autres éléments du rapport médico-légal concluant ou non à l'empoisonnement par l'opium. Ces lésions consistent, principalement, en une congestion intense du cerveau et des poumons. Le sang est noir, quelquefois fluide, mais, cependant, lorsque l'agonie a été prolongée, on peut voir le sang coagulé en caillots fibrineux, denses, décolorés ; ces caillots sont, en quelque sorte, la conséquence de la prolongation de la vie.

La congestion cérébrale est remarquable surtout à la périphérie de l'encéphale, où l'on observe quelquefois de petits foyers d'apoplexie capillaire ; mais, le plus souvent, on constate une infiltration plus ou moins abondante de sérosité sous l'arachnoïde et un épanchement dans les ventricules. Les poumons sont fortement engoués ; on y voit rarement des noyaux apoplectiques.

Dans certains cas, lorsque l'intoxication a eu lieu par le laudanum de Sydenham, par exemple, on trouve dans la coloration de la muqueuse du tube digestif un indice extrêmement important au point de vue médico-légal. Tourdes a signalé chez un individu qui avait absorbé une dose relativement faible de laudanum à laquelle il avait cependant succombé, la coloration de toute la muqueuse du tube digestif, depuis la bouche jusqu'à deux centimètres au-dessous du pylore.

On observe fréquemment aussi la congestion des organes sexuels et des reins; cette particularité que certains auteurs, Barbier (d'Amiens), notamment, regardaient comme très caractéristique de l'empoisonnement par les opiacés, est loin de posséder cette valeur; et, comme le fait remarquer Tardieu, il s'en faut de beaucoup que tous ceux qui succombent à cette intoxication soient dans un état d'érection très prononcé.

Le corps du sujet est absolument pâle; et un fait assez intéressant, mais que, malheureusement, on ne peut guère constater au point de vue médico-légal, est celui de la persistance de la chaleur, même après la rigidité cadavérique. On a signalé également que la putréfaction était manifestement retardée chez les individus ayant succombé à l'intoxication par l'opium ou la morphine.

Parmi ces lésions, la plus importante est la congestion du cerveau qui est en rapport, d'ailleurs, avec la localisation de la morphine dans ce tissu. Comme vous le voyez, il faut faire, au point de vue médico-légal, un diagnostic différentiel avec la congestion et l'apoplexie cérébrales et pulmonaires, ainsi qu'avec l'empoisonnement par l'oxyde de carbone, restriction faite pour l'aspect tout à fait particulier du sang et de la surface du corps, dans ce dernier cas. Mais le diagnostic différentiel est plus important à établir encore avec l'intoxication alcoolique : je vous rappelle les apoplexies méningées et pulmonaires que je vous ai signalées récemment dans ce dernier cas.

Quant aux recherches toxicologiques, je n'ai pas à m'étendre sur ce point, puisque, la plupart du temps, ce n'est pas vous qui serez appelés à les faire. Il faut vous souvenir cependant, d'éviter pour ces recherches, de se servir de la méthode de Stas qui est basée sur l'épuisement par l'éther, car vous savez que l'éther est incapable de dissoudre la morphine. D'autre part, le contrôle par l'expérimentation physiologique doit toujours être exécuté : vous le réaliserez en recherchant les effets des produits alcaloïdiques isolés par l'expert chimiste sur de jeunes animaux, par exemple sur de jeunes chiens, puisque nous avons reconnu que cet animal était particulièrement sensible à l'action d'une très faible quantité d'opium ou de morphine. Il sera nécessaire de contrôler ces résultats par ceux que fournira l'injection hypodermique des mêmes produits à des chats adultes : nous savons, en effet, que ces animaux réagissent par des phénomènes très marqués d'excitation à l'injection sous-cutanée de doses faibles de morphine.

La morphine résiste assez bien à la putréfaction cadavérique, et l'on en a retrouvé une quantité appréciable et susceptible d'être nettement caractérisée sur des cadavres exhumés deux ans après la mort.

Tardieu a pu, sans difficulté, déceler la morphine dans le foie d'un bœuf que l'on avait abandonné durant quarante-cinq jours à la putréfaction, après l'avoir, au préalable, additionné de la millième partie de son poids d'extrait thébaïque.

Dans des recherches exécutées sous la direction de M. Ogier au laboratoire de toxicologie, M. J. Dié a constaté la disparition de la morphine au bout d'une année dans du bouillon abandonné à la putréfaction.

Il s'agit ici de circonstances particulières; et, dans bien des cas, notamment lorsque les milieux dans lesquels se trouve la morphine sont le siège de mutations physico-chimiques intenses et énergiques, cet alcaloïde peut disparaître rapidement et se transformer en des produits incomplètement étudiés sur lesquels je vais revenir dans un moment. Je vous ai cité des faits analogues l'année dernière à propos de la cocaïne[1].

En terminant, j'attirerai votre attention sur certaines lésions du système nerveux qui sont absolument d'accord avec les interprétations actuelles de la production du sommeil sous l'influence de l'opium. Pilliet a d'abord fait des expériences dans ce sens, et ces expériences ont été confirmées ensuite par Sarytchoff et, tout dernièrement, par Demoor. Pilliet a injecté à des chiens le premier jour 1 centigramme de chlorhydrate de morphine, deux jours après 2 centigrammes, deux jours plus tard 3 centigrammes, et il a augmenté régulièrement les doses de 1 centigramme tous les deux jours pendant trois semaines. Au bout de ce temps, les animaux furent sacrifiés, et cet expérimentateur constata, dans le cerveau, l'existence de corps granuleux se prolongeant en amas dans la couronne rayonnante de Reil; il nota, d'autre part, la diminution du nombre des grandes cellules de la couche de substance grise, tandis que la couche névroglique externe et la couche des petites cellules

1. Voir *Leçons de pharmacodynamie et de matière médicale*, première série, p. 487 et suiv.

paraissaient normales. Dans le cervelet, il remarqua la présence de quelques corps granuleux dans la substance blanche.

Ces observations ont été complétées par Sarytchoff, qui a décrit dans sa thèse les lésions ci-après, en concordance très nette avec les recherches de Pilliet; c'est chez les chiens également que furent faites ces observations, et elles ont montré que les lésions intéressent les cellules nerveuses et les vaisseaux, tandis que les tubes nerveux et la névroglie restent absolument indemnes. Le cerveau présentait relativement peu de lésions : les cellules rondes et ovalaires de la région motrice étaient normales, tandis que les cellules pyramidales étaient tuméfiées et à contours effacés. Dans quelques-unes de ces cellules, la substance chromatique avait disparu plus ou moins complètement, le protoplasma prenait un aspect gélatineux, le noyau se colorait mal, le nucléole était brillant; la vacuolisation des cellules nerveuses était des plus évidentes. Les vaisseaux, surtout les veines, se montraient dilatés et gorgés de sang, et, parfois, leurs parois présentaient des dilatations anévrysmatiques. Dans le bulbe, les lésions siégeaient surtout dans les cellules ganglionnaires. Enfin, dans la moelle, les cornes antérieures des renflements cervical et lombaire se sont montrées les parties les plus atteintes.

L'intoxication aiguë est surtout caractérisée par la tuméfaction des cellules, la perte ou l'altération de leurs prolongements et la formation des vacuoles; dans l'intoxication chronique, c'est la dégénérescence granuleuse, ou granulo-graisseuse, du protoplasma qui prédomine.

Comme vous le voyez, les recherches dont je viens de vous indiquer les résultats s'accordent avec celles de Demoor dont je vous ai parlé précédemment, et permettent très bien d'interpréter, par le défaut ou l'insuffisance de contiguïté des prolongements protoplasmatiques et cylindraxiles des neurones, les phénomènes de dépression et de sommeil qu'on observe sous l'influence de l'opium ou de la morphine.

Élimination. Transformations. Localisation. — Quelques mots, Messieurs, sur l'élimination, sur les transformations dans l'organisme, et la localisation de la morphine, ainsi que sur le traitement de l'empoisonnement par cette substance.

D'après Landsberg, le sang et les viscères possèderaient la propriété d'opérer une active métamorphose de la morphine, qui ne passerait en nature dans l'urine que lorsque le sang aurait complètement épuisé cette propriété. Pour cet auteur, l'accoutumance serait due simplement à l'exagération de cette décomposition de la morphine sous l'influence du sang et des tissus. Éliassow, reprenant ces recherches, a décrit un produit de transformation de la morphine, soluble comme elle dans l'alcool amylique, et donnant avec le réactif de Fröhde une coloration verte ou vert-bleuâtre intense. Ce serait ce produit que l'on retrouverait dans les tissus, et l'urine surtout.

Pour Stolnikow, en raison précisément du caractère phénolique de la morphine, sur lequel j'ai insisté en son temps, cette substance subirait, dans l'économie, une métamorphose aboutissant à la formation d'un dérivé phénol-sulfonique : la morphine serait, en quelque sorte, dissimulée dans l'économie, ce qui permettrait à certains individus l'introduction dans leur organisme de ces doses véritablement formidables de 2, 3 ou 4 grammes même auxquelles on a vu arriver quelques morphinomanes.

Cet auteur base son interprétation sur l'observation suivante : en recherchant la morphine dans des urines de sujets morphinisés, d'une part directement, d'autre part après avoir chauffé l'urine avec de l'acide chlorhydrique pour décomposer les acides sulfo-conjugués, il aurait toujours obtenu les réactions de la morphine dans le second cas, tandis qu'elles faisaient le plus souvent défaut dans le premier.

L'acide morphine-sulfonique serait soluble dans l'alcool amylique ; et Stolnikow aurait constaté sa présence dans la salive d'un sujet absorbant tous les jours 50 centigrammes de morphine sous forme de lavement.

J'ai vérifié un certain nombre de fois, sur des urines et des matières fécales de morphinomanes, cette assertion qui semble, d'ailleurs, assez acceptable *a priori* : la morphine ne fournit pas aisément de dérivé sulfoné ; mais, lorsque ce produit a pris naissance, il ne paraît pas facilement altérable et se dédouble en donnant de la morphine par l'ébullition en présence de l'acide chlorhydrique dilué. Le point délicat de ces expériences consiste à ne pas prolonger l'ébullition en présence de l'acide chlorhydrique un temps suffisant pour amener la transformation, et par suite la disparition, de la morphine.

Mais ce sont surtout les recherches de Marmé et de Lamal qui semblent avoir fixé la nature des transformations de la morphine dans l'organisme. Lamal a montré qu'au contact du sang oxygéné la

morphine subit une oxydation partielle, une autre partie se transforme en *morphétine*, substance amorphe, et une petite quantité
demeure inaltérée. Marmé avait déjà fait voir que la morphine
s'oxydait et se transformait en un produit auquel il avait donné le
nom d'*oxydimorphine*, dérivant de la condensation de deux molécules de morphine en une seule, avec élimination de deux atomes
d'hydrogène et addition de trois molécules d'eau. Marmé aurait
retiré cette substance du poumon et du foie chez le chien morphinisé, et aurait observé que son injection intra-veineuse, chez les
animaux, détermine tous les accidents qui caractérisent l'abstinence
chez les morphinomanes : la toux, le vomissement, le péristaltisme
intestinal avec borborygmes, la diarrhée parfois sanguinolente,
l'accélération du pouls, l'abaissement de la pression sanguine, la
dilatation des vaisseaux périphériques ; enfin, tous ces accidents
qui caractérisent la période de besoin chez les morphinomanes, et
qui disparaissent sous l'influence de l'injection de morphine, comme
disparaissent aussi, sous la même influence, les accidents déterminés
par l'absorption répétée de l'oxydimorphine chez les animaux.

L'injection de doses de 5 centigrammes par kilo détermine rapidement des phénomènes d'asphyxie. La dose de 2 milligrammes par
kilo, provoque déjà de la toux et des vomissements ; et il faut
employer, au début, des quantités très faibles, moins de 1 milligramme par kilo, pour arriver à obtenir une tolérance susceptible
d'acquérir, après un certain temps, une valeur remarquable, puisqu'on
peut faire supporter parfois des doses supérieures à 120 milligrammes
par kilo. C'est alors qu'éclatent ces accidents tumultueux qui rappellent étroitement ceux de l'abstinence morphinique et que nous
étudierons bientôt avec plus de détails. Ces expériences, comme
vous le voyez, sont très importantes ; cependant elles ne me paraissent
pas encore suffisamment nettes, décisives et nombreuses, pour les
accepter sans réserves.

La morphine s'élimine, principalement par l'urine et les matières
fécales, dans l'espace de douze à quarante-huit heures ; toutes réserves
faites, bien entendu, pour les phénomènes d'accoutumance qui peuvent
permettre, au contraire, un séjour beaucoup plus prolongé de la morphine dans l'organisme. Quand la morphine est administrée sous forme
d'injections sous-cutanées, elle s'élimine en partie par l'estomac ; nous
allons voir tout à l'heure en quoi ce point peut nous intéresser parti-

culièrement. Cette élimination commence environ deux ou trois minutes après la piqûre. Elle continue très distinctement pendant un espace de temps variant d'une demi-heure à une heure, puis devient très faible et cesse presque complètement au bout de cinquante à soixante minutes. Vous allez voir dans un moment à quoi vont nous servir ces données. Les nausées et les envies de vomir ne se montrent qu'au moment où se fait cette élimination par l'estomac; elles peuvent être empêchées par le lavage de l'estomac, et, mieux encore, par une pratique que j'indiquerai tout à l'heure comme traitement de l'empoisonnement. La quantité de morphine ainsi éliminée par l'estomac est, en somme, assez considérable; elle atteindrait, d'après certains auteurs, au moins la moitié de la quantité injectée; aussi a-t-on observé que les lavages de l'estomac, pratiqués surtout un temps suffisamment court après l'administration de la substance toxique, peuvent atténuer dans une très notable mesure la gravité des phénomènes d'empoisonnement : on peut faire ainsi tolérer aux animaux des doses sûrement mortelles en injection hypodermique, au moyen d'une irrigation stomacale incessante; et ce fait a été confirmé par l'expérimentation sur l'homme. En Angleterre, le Dr Edwards Jukes, pour démontrer l'utilité de l'emploi de la pompe stomacale dans l'empoisonnement par les opiacés, absorba une dose toxique d'opium et s'en débarrassa par l'emploi de la pompe, suivi de lavage de l'estomac. C'est à partir de ce moment que la pompe stomacale devint d'une application usuelle en Angleterre.

Quant à la localisation de la morphine, elle s'observe surtout dans le foie, les centres nerveux, la rate, les reins; elle a été signalée à la suite de l'intoxication aiguë, mais elle a été constatée également chez les morphinomanes qui ont succombé accidentellement au cours de la morphinomanie : c'est ainsi que chez un individu, mort après quinze jours d'abstinence complète de morphine, on a pu reconnaître très nettement la présence de cet alcaloïde dans les centres nerveux, la rate, les reins, et en proportion prépondérante dans le foie. Pour ma part, jai constaté ce fait chez un enfant de vingt-six jours, qui avait été empoisonné accidentellement par l'administration dans du lait d'une cuillerée à café d'une solution de chlorhydrate de morphine, substituée par erreur à la liqueur de Van Swieten; la quantité de chlorhydrate de morphine ingérée correspondait, environ, à 6 centi-grammes et la mort se produisit, malgré toutes les tentatives de traitement, au bout de trente-six heures. J'ai constaté, d'une façon très nette, la présence de la morphine dans le foie et, en quantité prépondérante, dans les centres nerveux; ce fait est particulièrement intéressant en raison de la prédominance relative du tissu nerveux chez un enfant de cet âge, prédominance qui est en rapport également ment avec la localisation de la substance toxique[1].

Les effets que détermine l'intoxication par la morphine sont plus ou moins lents à apparaître suivant les voies d'introduction de cette substance. Lorsque la morphine est injectée dans les veines, c'est au bout de dix à vingt secondes qu'on peut voir débuter les phénomènes signalant l'imprégnation de l'organisme par la substance toxique; lorsqu'il s'agit d'injection hypodermique, les mêmes phénomènes commencent à se montrer seulement au bout de cinq à dix minutes; lorsqu'il s'agit d'une introduction par la voie rectale, il faut dix à vingt minutes; et pour la voie stomacale, le délai est encore plus considérable, il atteint quinze à trente minutes, parfois même une heure et plus encore.

Je vous ai déjà signalé, à plusieurs reprises, le retard possible de l'absorption sous l'influence de très fortes doses. C'est là un point extrêmement important et qui rend compte précisément de ce fait que des individus ayant absorbé une dose relativement formidable de morphine ou d'opiacés, ont pu être rappelés à la vie. Un exemple tout à fait démonstratif à cet égard est le suivant. A deux heures du matin, un individu absorbe dans un but de suicide 60 grammes de laudanum de Sydenham, dose évidemment plus que mortelle; cet individu est transporté à l'hôpital, et, à huit heures du matin, on pratique le lavage de l'estomac. On extrait au moyen de la pompe stomacale un liquide encore fortement coloré par le safran qui existe dans le laudanum de Sydenham, et l'essai colorimétrique permet d'évaluer à 45 grammes la quantité de ce liquide existant encore dans l'estomac : en six heures, le quart seulement du laudanum ingéré avait donc été absorbé, et c'est, évidemment, à cette très faible absorption que cet individu a dû de pouvoir être rappelé à la vie.

Le prétendu effet antidotique de certaines substances n'est souvent pas autre chose que ce retard plus ou moins considérable apporté dans l'absorption, et l'action toxique n'est pas autrement influencée.

1. J'ai publié cette observation détaillée dans les *Annales d'hygiène publique et de médecine légale*, 3ᵉ série, t. XXXIV, p. 83.

Je me suis suffisamment expliqué à ce sujet en vous parlant du prétendu antagonisme entre l'opium et la belladone.

Traitement. — Quel est le traitement des empoisonnements par l'opium? Ce traitement doit reposer, exclusivement, sur l'emploi des stimulants, sur la respiration artificielle et le lavage de l'estomac; il y a cependant à considérer un antidotisme possible en ce qui concerne le permanganate de potasse. En effet, certaines expériences, réalisées aussi bien sur l'homme que sur les animaux, ont permis de reconnaître à la solution de permanganate de potasse une activité toute particulière dans ce genre d'intoxication. Je viens de vous signaler tout à l'heure les faits qui prouvent l'élimination d'une bonne partie de la morphine par la muqueuse stomacale : le lavage de l'estomac avec de l'eau pure est donc déjà, par lui-même, une excellente pratique et il devient encore plus efficace si l'eau est remplacée par une solution de permanganate de potasse. Ainsi Moor n'a pas hésité à faire cette expérience sur lui-même : il a absorbé, en une seule fois, 18 centigrammes de sulfate de morphine, et une demi-minute après, 25 centigrammes de permanganate de potasse; puis, il absorba de nouveau 30 centigrammes de chorydrate de morphine, ensuite, 40 centigrammes de permanganate de potasse, tout cela sans présenter à un seul moment quelque symptôme d'intoxication par la morphine.

L'élimination de la substance toxique par la muqueuse gastrique permet précisément de se rendre compte du bon effet obtenu par le lavage de l'estomac avec la solution de permanganate de potasse; mais il y a une richesse optima de la solution que l'expérience seule pouvait permettre de fixer : ce meilleur titre de la solution à employer est de 2 p. 1000. Il faut, dans cette circonstance, faire ingérer et conserver à l'individu une certaine quantité de cette solution, un quart ou un demi-litre. Il importe, en outre, de se souvenir de ce fait que l'absorption des substances opiacées étant très lente, le lavage peut être, et doit être pratiqué même tardivement, même dans le cas où il se serait écoulé une période de douze à quinze heures depuis le début de l'empoisonnement. Bien entendu, il ne faut pas négliger les autres moyens, on doit combattre la maladie toxique résultant de l'absorption des principes actifs de l'opium ou de la morphine, et, parmi eux, la respiration artificielle tient la première place : en même temps, on utilisera tous les procédés de stimulation énergique, le marteau de Mayor, des moyens de révulsion même brutaux en apparence, voire la fustigation ortiée, qui a été proposée comme le moyen le plus énergique de lutter contre la dépression causée par la morphine.

Je n'ai pas à revenir ici sur ce que je vous ai dit au sujet du prétendu antagonisme de certains alcaloïdes, atropine et cocaïne, entr'autres, avec la morphine. Je vous recommande instamment de vous souvenir que les faibles avantages que vous pourrez tirer de l'emploi de ces alcaloïdes sont essentiellement passagers et ne peuvent répondre qu'à la disparition ou l'amendement d'un symptôme : il ne faut rien leur demander de plus et toujours avoir présente à l'esprit la possibilité d'une addition des phénomènes toxiques.

Les stimulants généraux, le café, les affusions froides, les provocations douloureuses, quel que soit le moyen employé, donnent des résultats beaucoup plus certains et beaucoup plus efficaces. L'infusion de café noir constitue un merveilleux médicament dans tous les cas où il est nécessaire de réveiller la vie cérébrale et de combattre un état menaçant de somnolence ou de coma. Le café doit alors être employé à hautes doses, suivant la méthode de Laboussardière et de Martin-Solon : on prépare avec 250 à 300 grammes de café torréfié une infusion correspondant à la quantité de douze tasses, dont on administre les quatre premières à un quart d'heure d'intervalle, et les autres d'heure en heure. On peut encore donner, tous les quarts d'heure, des lavements avec l'infusion de 100 grammes de café torréfié si le sujet ne peut avaler de grandes quantités de liquide. Les injections sous-cutanées de caféine sont bien loin de valoir, à cet égard, l'infusion du café torréfié.

Il faut, de toute nécessité, réveiller le cerveau, sans quoi la respiration s'embarrasse de plus en plus et le sujet meurt par asphyxie. Les ablutions froides, les affusions, par la stimulation qu'elles provoquent sur les extrémités nerveuses périphériques, agissent en transmettant au cerveau une excitation susceptible de l'arracher à la torpeur qui l'opprime : les irrigations froides pratiquées sur la région frontale et les paupières à l'aide d'un jet de liquide tombant d'une certaine hauteur donnent, dans cette circonstance, des résultats particulièrement remarquables

Il en est de même de la douleur provoquée par une sinapisation intense, la faradisation cutanée, principalement la fustigation avec le balai électrique. La sinapisation est un procédé exigeant une surveillance très attentive, en raison de l'état d'analgésie du patient : une action caustique, désorganisant les tissus, peut se produire avant que le sujet ne réagisse. La faradisation n'offre pas cet inconvénient et réalise le procédé le plus inoffensif et le plus sûr pour réveiller la sensibilité : sous son influence, on voit le malade ouvrir les yeux, la respiration devenir plus ample et plus fréquente, le pouls se relever, le cyanose disparaître; en un mot, la vie succéder à l'état de mort apparente.

Je ne saurais trop y insister, la douleur est ici l'intermédiaire obligatoire du réveil des propriétés fonctionnelles du cerveau. Que cette douleur soit réalisée par des piqûres, des pincements, la flagellation, voire la flagellation ortiée, tous ces procédés arrivent, avec plus ou moins d'efficacité, au même résultat; mais, entre tous, la faradisation cutanée, à l'aide d'un pinceau de fils métalliques, est certainement celui dont on est le plus maître et qui provoque les stimulations les plus efficaces. Le vrai et seul traitement de la période d'état de cet empoisonnement consiste à faire souffrir les patients sans trêve ni merci : lorsqu'on les abandonne à eux-mêmes, ils s'asphyxient. La respiration artificielle, notamment la méthode des tractions rythmées de la langue, sera substituée à ces pratiques seulement quand le sujet commencera à sortir de son immobilité cadavérique.

La période de réaction dans laquelle entre ensuite l'individu revenant de cet empoisonnement peut alors présenter les formes les plus diverses, dont le traitement n'est plus susceptible d'aucune règle tracée à l'avance. Il n'y a donc pas d'indications générales à donner à ce sujet.

XXXIIIe LEÇON

INTOXICATIONS CHRONIQUES PAR LA MORPHINE OU L'OPIUM. — MANGEURS ET FUMEURS D'OPIUM. — THÉBAÏSME. — MORPHINOMANIE ET MORPHINISME.

Nous avons envisagé, précédemment, l'empoisonnement aigu par l'opium et la morphine; il nous reste maintenant à étudier l'intoxication chronique par ces mêmes substances, intoxication qui, comme vous allez pouvoir vous en rendre compte, présente, au point de vue purement médical, une importance infiniment plus considérable encore que l'empoisonnement aigu, soit par la morphine, soit par les opiacés.

Opiophagie, opiomanie, morphinomanie, thébaïsme, morphinisme, telles sont les désignations sous lesquelles on a groupé les diverses manifestations de l'empoisonnement par les petites doses fréquemment répétés. Nous n'en retiendrons que trois : *morphinomanie, morphinisme, thébaïsme,* qui suffisent à tout interpréter, le thébaïsme proprement dit, c'est-à-dire l'empoisonnement chronique par l'opium ingéré ou fumé, rentrant, à la rigueur, dans le cadre du morphinisme.

Le terme de *morphinomanie* est, dans la plupart des cas, impropre, et devrait être réservé aux seuls cas dans lesquels l'état psychique de l'individu est affecté; que cela soit antérieur à l'abus de l'opium ou de la morphine, ou bien que cet abus ait provoqué ou facilité l'éclosion de cet état mental; il en est de même du terme *opiomanie.* Toutefois, cette restriction faite, je continuerai à me servir du terme morphinomanie, consacré par l'usage, et dont la terminaison, prise dans son acception vulgaire, dépeint bien l'idée fixe dont l'imagination est frappée.

Le *morphinisme* est l'ensemble des phénomènes résultant de l'intoxication chronique; la *morphinomanie* est un syndrome épisodique caractérisé par l'impulsion. Les races européennes présentent une prédisposition à l'intoxication chronique par la morphine, en raison de leur terrain névropathique.

On n'observe plus ici, sauf de rares exceptions que je vous signalerai tout à l'heure en vous parlant de l'intoxication chronique par l'ingestion ou la fumée d'opium, on n'observe plus de ces différences fondamentales dans les manifestations comme celles que j'ai eues à vous signaler dans l'empoisonnement aigu, excitation chez les uns, narcose chez les autres; mais seulement une plus ou moins grande facilité et rapidité à présenter les symptômes qui caractérisent l'intoxication chronique.

On peut ranger les causes de la morphinomanie sous trois chefs :

La douleur, que l'on veut éviter;

Le chagrin, que l'on veut oublier;

La volupté, que l'on recherche.

Aussi, la morphinomanie s'observe-t-elle plus particulièrement parmi les classes élevées qui vivent d'une vie cérébrale plus active, les nerveux qui recherchent des sensations psychiques particulières. Plus considérable encore est le nombre des gens qui deviennent morphinomanes parce qu'ils recherchent des satisfactions sensuelles.

Les jouisseurs de toute espèce, femmes du monde, artistes, filles de joie, les névrosés à la recherche de sensations nouvelles et intenses, sont ceux qui fournissent à la morphinomanie le plus grand nombre d'adeptes; et leur quantité est proportionnelle au développement croissant du déséquilibre moral. Lesbos y conduit autant que Cythère; et, parmi les voluptueux, la contagion de la morphinomanie s'explique par l'influence de la persuasion des satisfactions éprouvées.

L'opiophagie et l'action de fumer l'opium constituent, certainement, les modes les plus anciens d'emploi de cette drogue, et, en même temps, les premières sources d'intoxication chronique. Il convient, comme l'avait proposé Fonssagrives, de conserver à cette forme de l'intoxication chronique l'appellation de *thébaïsme* par opposition à celle de *morphinisme* plus particulièrement réservée à l'intoxication chronique par la morphine employée principalement sous forme d'injections hypodermiques.

Ce que je vous ai dit, tant de l'action physiologique de l'opium en

nature que de celle de la morphine et des autres alcaloïdes, me permettra d'être très bref à ce point de vue et de vous faire simplement
remarquer combien les influences exercées sur les diverses fonctions
de l'organisme par ces principes actifs justifient l'emploi de l'opium,
principalement à titre de substance noosthénique, exhilarante, exaltant d'une façon remarquable les satisfactions du domaine de la sen-
sualité.

Malheureusement, de même que pour toutes les excitations fac-
tices, l'accoutumance, l'atténuation de l'impressionnabilité et la
dépression qui suit nécessairement l'excitation obligent bientôt à
augmenter les doses; et il est bien difficile de ne pas tomber, soit
brusquement, soit insensiblement, dans l'abus. Il existe une ivrognerie d'opium, comme une ivrognerie d'alcool, comme une ivrognerie de haschich; je serais tenté de dire aussi comme une ivrognerie de café, comme une ivrognerie de tabac. Mais le besoin du
café, et surtout du tabac, est presque exclusivement moral, je dirais
volontiers d'ordre psychique, suggestif; tandis que le besoin d'opium
devient bientôt, comme celui d'alcool d'ailleurs, un impérieux besoin
physique, doublé, en quelque sorte, d'un besoin psychique non moins
instant. Comme nous allons le voir, les méfaits de l'opium ne le
cèdent en rien à ceux de l'alcool et, comme l'a dit Fonssagrives, un
thériaki de Canton est le digne pendant d'un ivrogne de Manchester.
Ce qui rend l'habitude de l'opium mauvaise et pernicieuse au plus
haut point, c'est la tyrannie avec laquelle elle s'impose. Plus peut-être
encore que l'alcool, l'opium est bientôt devenu tellement indispensable
au fonctionnement efficace de tous les organes de l'économie qu'ils
restent incapables d'accomplir leur destinée sans le concours de cet
excitant. « Le mangeur d'opium, a dit Matteï, dans un travail que
j'ai déjà eu l'occasion de vous citer. le mangeur d'opium aspire après
cette substance comme un noyé sortant d'une immersion prolongée
aspire après l'air; rien ne pourrait l'empêcher de respirer; on lui dirait
qu'il va mourir à la première inspiration qu'il inspirerait encore; il en
est ainsi pour celui qui a contracté l'usage des stimulants opiacés. »
Dix ou douze heures après l'ingestion de la dernière dose, il se manifeste des signes indiquant que l'action stimulante a cessé : il survient,
en effet, des bâillements répétés, un crachotement incommode, des
sueurs abondantes qui, tout à coup, inondent la surface du corps; les
yeux se remplissent de larmes, des bouffées rapides de chaleur mon-

tent à la tête, alternant avec des frissons passagers. A ces signes, la personne habituée à l'opium reconnaît que le moment est venu de prendre une nouvelle dose pour que tous ces troubles cessent aussitôt, comme par enchantement. Si, pour une cause ou pour une autre, la privation du remède est poussée plus loin, on voit apparaître des phénomènes offrant des analogies avec ceux des buveurs qui sont tout à coup privés d'alcool; on dirait que la vie est atteinte et menace d'abandonner le corps ».

L'accoutumance est indispensable pour ressentir les effets agréables, on serait tenté de dire utiles, de l'opium. Le D\u1d63 Madden rapporte que, se trouvant dans un café, il voulut essayer sur lui-même l'action de cette substance. Il en prit d'abord cinq centigrammes sans éprouver aucun effet sensible, et il augmenta alors peu à peu jusqu'à 22 centigrammes, dose à laquelle il ne tarda pas éprouver une excitation très vive. Ses facultés lui paraissaient décuplées; tout ce qu'il regardait semblait avoir augmenté de volume et plus beau qu'à l'état ordinaire : il ne ressentait pas le même plaisir quand il fermait les yeux. Il se hâta de rentrer chez lui, craignant à chaque instant de commettre quelque extravagance. Il sentait à peine, en marchant, le sol sur lequel il s'avançait; et il lui semblait le raser légèrement, comme sous l'impulsion de quelque agent invisible. On eût dit, écrit-il, qu'une substance éthérée avait remplacé le sang dans mes veines et me rendait plus léger que l'air. Il se coucha aussitôt rentré, et, pendant toute la nuit, son imagination fut absorbée par des visions délicieuses. Le lendemain matin il se leva avec un violent mal de tête; il était pâle et tellement affaibli qu'il fut obligé de rester tout le jour étendu sur un canapé. Ce fut ainsi qu'il expia le premier et seul essai qu'il tenta des voluptés des thériakis.

Cet état de malaise, d'abattement, de prostration physique et morale accompagnée très souvent d'insomnie et de migraine, est, pour beaucoup de sujets, une garantie contre le thébaïsme en les empêchant de glisser sur la pente de l'usage régulier, et, finalement, de l'abus de l'opium. Ça n'est pas sans inconvénients que l'on fait un usage continu d'une drogue dont l'action sur le système nerveux est aussi intense et aussi élective; et, tout en admettant qu'il y ait quelque exagération dans les tableaux que l'on a pu faire des vieux thériakis ou des fumeurs endurcis, il n'en reste pas moins certain que l'abus de l'opium est presque absolument impossible à éviter, à un moment donné, à cause de la nécessité d'augmenter les doses et de renouveler plus fréquemment l'absorption. J'insisterai tout à l'heure, à propos de la morphinomanie, sur la dépression intense de la volonté du sujet, dépression dont l'effet vient se joindre à celui de l'accoutumance pour entraîner fatalement à l'abus.

Le même Dr Madden, qui fit sur lui l'expérience que je relatais précédemment et qui a bien observé les thériakis invétérés, nous fait un assez sombre tableau des scènes auxquelles il a assisté en Perse dans le marché de Thériaki-Tchachissy, près de la mosquée de Soly-mania, en l'endroit où les amateurs d'opium vont satisfaire leur goût pour ce délicieux poison. Ils attendent en ingérant des doses d'opium croissantes, variant de 15 centigrammes à 4 grammes, les rêveries qui présentent à leur imagination enflammée les houris célestes et les jouissances dont elles doivent les enivrer dans le paradis de Mahomet. L'effet se manifeste ordinairement au bout de deux heures, et dure quatre ou cinq heures. Leurs gestes sont délirants : ceux qui sont entièrement sous l'influence de l'opium poussent des cris, parlent d'une manière incohérente, leur visage est en feu, leurs yeux ont un éclat extraordinaire, et l'on aperçoit, dans tout l'ensemble de leur personne, quelque chose de sauvage et de terrible. L'affaiblissement moral et physique qui résulte de son usage est une chose effrayante ; mais, lorsqu'on s'est livré à cette funeste habitude, il est impossible d'y renoncer. Misérable et languissant dans l'intervalle des périodes pendant lesquelles il n'est pas sous l'influence de la drogue, le thé-riaki voit toutes ses facultés assoupies se réveiller comme par enchan-tement dès que l'influence de l'opium commence à se faire sentir : quelques-uns composent, dans cet état, d'excellents vers, adressent aux personnes présentes d'éloquents discours ; d'autres, convaincus qu'ils sont en possession de l'empire, croient que tous les harems de l'Asie sont à leurs pieds.

D'après le Dr Oppenheim « l'homme qui a l'habitude de manger de l'opium est facilement reconnaissable. Tout son corps est amaigri, son visage est jaune et désséché, sa démarche chancelante, son épine dorsale pliée jusqu'à donner parfois au corps une forme demi-circu-laire ; ses yeux caves et vitreux le trahissent au premier regard, ses fonctions digestives se font mal. Il ne mange presque rien et va à peine à la garde-robe une fois par semaine. Les forces morales et physiques sont détruites. Lorsque l'habitude est invétérée, la faiblesse qui augmente, rend plus impérieux le besoin du stimulant, et il faut sans cesse augmenter la dose pour obtenir l'effet désiré. Lorsqu'il s'est longtemps livré à sa passion, le mangeur d'opium souffre de névralgies auxquelles l'opium lui-même n'apporte aucun soulagement. Rarement ces malheureux atteignent l'âge de quarante ans, quand ils ont commencé de bonne heure à s'adonner à leur passion. »

Lorsque, par suite d'un usage longtemps prolongé et de l'exagération des doses, quelques accidents, tels que des névralgies rebelles, commencent à persécuter le thériaki, s'il cherche à suspendre l'usage de la pernicieuse drogue, des manifestations graves éclatent tout à coup, le forçant en quelque sorte à revenir à son intoxication journalière. Ces manifestations consistent en céphalalgies, dépravations des sens, insomnie, spasmes, lassitudes et inquiétudes dans les membres, nausées, douleurs dans la poitrine, toux opiniâtre ; accompagnées parfois de troubles de l'intelligence et d'hallucinations, surtout visuelles.

Ces accidents, sur lesquels je reviendrai avec plus de détails à propos de la morphinomanie parce qu'ils ont été mieux et plus attentivement étudiés dans ce cas, peuvent s'observer également chez des individus ayant pris l'habitude de recourir, d'une facon continue, à l'opium, pour calmer des douleurs violentes, et qui sont devenus des thériakis inconscients, ou tout au moins involontaires.

Parmi les accidents éloignés et persistants que l'on a vu persévérer ou se produire, malgré une désaccoutumance rarement et toujours bien péniblement obtenue, il faut noter une altération profonde du goût, de l'engourdissement habituel des membres, du refroidissement des extrémités, l'impossibilité de marcher sans éprouver des douleurs violentes. Enfin, comme chez les morphinomanes, on a vu persister des troubles cérébraux longtemps après la suspension.

Les excès, tant pour les mangeurs que pour les fumeurs d'opium, s'observent surtout dans les classes inférieures dont le niveau moral et intellectuel ne permet qu'une moindre résistance aux séductions de toute sorte et aux jouissances sensuelles auxquelles il est si difficile de résister. La question de qualité de la drogue intervient alors aussi pour une bonne part.

Et pourtant, pour l'opium comme pour l'alcool, le sujet qui possède assez d'empire sur lui-même et qui maintient, par de sages mesures d'hygiène, le bon et régulier entretien de ses fonctions — c'est presque un personnage fabuleux, celui-là, — peut conserver longtemps, malgré l'usage de l'opium, la vigueur et l'intégrité de son organisme. « Personne ne doute, en France, dit encore Mattei, que les mangeurs d'opium ne soient des abrutis, d'une pâleur extrême, condamnés à une vie misérable qui ne va guère au delà de trente ans, le corps déformé par de nombreuses périostoses, cadavres vivants dont l'opium est même impuissant à calmer les souffrances. Convaincu de ces faits, nous n'avons pas été peu surpris de voir des mangeurs d'opium avérés munis d'un embonpoint raisonnable, jouir de toutes leurs facultés et ayant dépassé de beaucoup l'âge auquel ils auraient dû mourir, ne présenter aucun dérangement important dans leur organisme et vivre comme tout le monde. »

C'est malheureusement là l'exception : et je ne saurais trop insister sur ce point que l'effet dépressif, l'impression secondaire de faiblesse et de fatigue qui suit toujours et invariablement l'excitation et qui est d'autant plus accentuée que cette excitation a été plus intense et plus prolongée, cette dépression entraîne d'autant plus fatalement à la répétition et à l'augmentation des doses que, d'une part, elle contraste d'une façon plus pénible avec ce que nous allons étudier tout à l'heure sous le nom de *période d'euphorie*, et que, d'autre part, l'atténuation, sinon même la disparition de la volonté est un des phénomènes les plus constants et les plus remarquables de l'action de l'opium et de la morphine.

L'opium est utilisé soit sous forme d'opium en nature, soit sous forme de liqueurs, vins, etc. En Perse, on désigne par la dénomination de *Goboar* le suc épaissi obtenu par incision; le produit obtenu par évaporation du suc résultant de la contusion et de l'expression des diverses parties de la plante porte le nom de *Méconium*; enfin, le résultat de l'évaporation à consistance d'extrait du résidu de la préparation du méconium repris par l'eau bouillante est désigné par l'appellation de *Proust* : ce dernier produit, de qualité très inférieure, n'est guère utilisé que pour falsifier les deux autres, et surtout le méconium, ou bien il est employé, en raison de son bas prix, par les classes peu aisées. On trouve dans les cafés des villes de Perse une décoction de capsules et de graines de pavots, désignée sous le nom de *Coquenar*, que l'on absorbe presque bouillante pour en éprouver les effets exhilarants. « C'est un grand divertissement — dit Chardin, dans son *Voyage en Perse* (1811) — de se trouver parmi ceux qui en prennent dans les cabarets et de les bien observer, avant qu'ils aient pris la dose, avant qu'elle opère et pendant qu'elle opère. Quand ils entrent au cabaret, ils sont mornes, défaits et languissants ; peu après qu'ils ont pris deux ou trois tasses de ce breuvage, ils sont hargneux et comme enragés, tout leur déplaît, ils rebutent tout et s'entrequerellent ; mais, dans la suite de l'opération, ils font la paix, et chacun s'abandonne à sa passion dominante. L'amoureux de naturel conte des douceurs à son idole ; un autre, à demi endormi, rit sous cape ; un autre fait le rodomont ; un autre fait des contes ridicules. En un mot, on croirait alors se trouver dans un vaste hôpital de fous. Une espèce d'assoupissement et de stupidité suit cette gaîté inégale et désordonnée ; mais les Persans, bien loin de la traiter comme elle le mérite, l'appellent une extase. »

Dans son *Traité de toxicologie*, Flandin cite un certain nombre d'observations parmi lesquelles je relève les deux suivantes. Le Dr Burnes racontant sa visite à la cour des Indes s'exprime ainsi : « Je venais de voyager toute la nuit avec un cavalier du pays. Après une marche fatigante d'environ trente milles, je fus obligé d'accepter la proposition qu'il me fit de nous arrêter pendant quelques minutes ; il employa ce temps à partager avec son cheval épuisé une dose d'opium d'environ 2 grammes. Les effets de cette dose furent bientôt évidents sur tous les deux ; le cheval fournit avec facilité une nouvelle traite de quarante milles, et le cavalier lui-même devint plus actif et plus animé. Pour l'homme, comme pour l'animal, c'était une expérience déjà plus d'une fois répétée ». Le Dr Sangiorgio décrit la scène que voici : « Douze Turcs étaient assis à un divan ; après le dîner, on a bu le café, puis on a pris l'opium. Bientôt les effets de cette substance se sont déclarés : les uns, parmi les jeunes, ont paru plus gais et plus vifs que de coutume ; ils se sont mis à chanter et à rire, mais d'un rire forcé, presque sardonique ; ils sont cependant restés tranquilles. Les autres, parmi les jeunes aussi, se sont levés avec fureur du canapé, ont tiré leurs sabres et se sont mis en garde, en les roulant violemment, sans pourtant se blesser ni blesser personne ; les gardes sont accourus, ils se sont laissés désarmer paisiblement, et ont continué à crier horriblement tout l'après-dîner. D'autres enfin, qui étaient âgés, au lieu d'être excités, sont tombés dans la stupidité et la somnolence : l'un, parmi eux, qui était ambassadeur, homme septuagénaire, est resté insensible à tous ces cris et au roulement des sabres ; il n'a pas plus bougé que s'il était de marbre ;

ses yeux étaient entr'ouverts : il voyait, il sentait, mais il était devenu tout à fait incapable de se mouvoir. Dans le reste de la soirée, il était encore somnolent, ivre et très faible. »

Le laudanum, selon la formule plus ou moins modifiée de Sydenham, est, aussi, fréquemment utilisé comme moyen d'absorber l'opium ; et je vous rappelle que, pour Sydenham, son vin d'opium était surtout un cordial et un stimulant. Très nombreuses, d'ailleurs, peuvent être les formes sous lesquelles les boissons spiritueuses peuvent servir à administrer l'opium.

L'opium destiné à être fumé doit subir une préparation particulière. C'est plus particulièrement l'opium de l'Inde, notamment celui des districts de Malva, de Patna et de Bénarès qui est employé à cette préparation dans les *bouilleries d'opium*. Cet opium, en général peu riche en morphine, possède une consistance molle et gluante, une odeur vireuse et très forte.

Les modifications successives que subit l'opium destiné à être fumé lui sont imprimées par la série des manipulations suivantes : 1° transformation de l'opium brut en un premier extrait; 2° transformation de cet extrait en *crêpes* par une demi-torréfaction; 3° reprise par l'eau de ces crêpes; 4° filtration et évaporation des liqueurs qui fournissent le *Chandôo*; 5° battage à l'air et fermentation durant dix à douze mois.

L'opium primitif est dissous dans une assez forte proportion d'eau, on filtre et on fait bouillir à grand feu la solution pendant quinze à vingt minutes, puis on évapore en agitant continuellement : pendant la durée de cette évaporation, la température ne doit pas atteindre 100°. Lorsque le résidu a acquis le degré de consistance convenable, on le soumet à un malaxage rappelant le feuilletage de la pâte à patisserie et qui a pour but la transformation en *crêpes*. La crêpe forme une couche de 15 à 20 millimètres d'épaisseur que l'on torréfie en l'exposant directement au rayonnement du foyer. Sa température atteint alors passagèrement 140° à 160°. A 200° il se produit un dégagement de vapeurs blanchâtres qui indique un commencement d'altération; aussi cette dernière température ne doit-elle pas être atteinte.

L'opium ainsi traité possède alors un aspect semblable à celui du feutre; et il émet une odeur rappelant, à la fois, celle de la violette et celle de la noisette.

Les crêpes sont reprises par macération dans l'eau froide, décantation, puis évaporation à l'ébullition soutenue jusqu'à ce que la liqueur atteigne la consistance de sirop épais, marquant 26 à 28 à l'aréomètre de Baumé, à chaud. On soumet au battage, pendant le refroidissement, dans le but d'aérer l'extrait, et on l'abondonne à la fermentation pendant un espace de temps de trois mois au moins et que l'on prolonge jusqu'à dix et douze mois pour les extraits d'excellente qualité, celle qui porte le nom de *Chandôo*.

Il se produit une véritable fermentation dont les agents sont constitués par des *Aspergillus* et des *Mucors*; principalement, par l'*Aspergillus niger*. La mousse, abondante au début et lorsque le battage a été bien exécuté, tombe peu à peu, et le produit perd ce que l'on appelle l'odeur de feu pour prendre l'odeur spéciale et suave qui constitue l'un de ses attraits. Pendant cette fermentation, les alcaloïdes ne subissent pas de modifications sensibles; et il faut attribuer surtout à l'intervention des diastases les transformations que subit l'extrait d'opium.

Comme vous le voyez, la composition d'un pareil extrail d'opium est, nécessairement, fort différente de celle d'un extrait d'opium destiné aux usages thérapeutiques. Outre que la proportion de morphine est généralement moindre, celle des produits insolubles dans l'eau ou dans l'alcool est aussi fort différente. L'extrait destiné à être fumé renferme de 30 à 34 p. 100 d'eau; de 6 à 10 p. 100 de morphine; de 3 à 6 p. 100 de cendres; de 1 à 6 p. 100 de glucose; de 1 à 4 p. 100 de matières insolubles dans l'eau et de 10 à 15 p. 100 de matières insolubles dans l'alcool : son acidité équivaut à 4 ou 6 grammes de SO^4H^2.

D'ailleurs, il est impossible, ou à peu près, de faire servir l'extrait thébaïque, et encore moins l'opium brut, aux manipulations que nécessite l'action de fumer. L'opium riche, médicinal, est trop chargé en principes vireux et empyreumatiques, ce qui le rend impropre à être fumé; il est fort et produit des vertiges et des impressions désagréables, dus à la présence de ces substances âcres et irritantes; de plus il se carbonise et obstrue alors la pipe dont les fumeurs se servent.

Pendant la torréfaction, il se dégage des vapeurs très denses, d'une odeur forte et vireuse, capables d'occasionner, lorsqu'on en respire une certaine quantité, des nausées et des vomissements bientôt

suivis d'un état de narcotisme profond. Les Chinois trouvent l'opium
de Turquie trop fort; ils l'accusent de causer des vertiges, des céphalalgies intenses, même la folie. Il semblerait donc que la nocuité de
l'opium à fumer croisse en même temps que sa richesse en morphine,
ce qui semble fort rationnel. D'ailleurs, fait qui vient encore à l'appui
de cette opinion, les fumeurs d'opium dont l'organisme arrive à se
blaser commencent à additionner l'opium à fumer de l'Inde, d'abord
d'opium de Turquie, puis d'opium brut; et c'est alors que les accidents de thébaïsme viennent à se manifester, provoqués sans doute
plus encore par l'abus que par la richesse plus grande de l'opium en
principes nocifs.

La pipe qui sert à fumer l'opium consiste en un tube de près de
un mètre de longueur, terminé par un renflement en forme de noix
présentant à sa partie supérieure un évasement comparable à la
cupule d'un gland : ce renflement est percé à son fond d'un trou qui
le fait communiquer avec l'intérieur du tube. Dans beaucoup de
régions, la pipe à opium est constituée par une tige de bambou dont
on utilise la portion comprise entre deux articulations ou nœuds :
l'une des extrémités est libre, l'autre est fermée par la cloison qui
sépare les articles. L'extrémité libre est garnie d'une plaque de
métal percée de trous fins par lesquels le fumeur aspire fortement;
à l'autre extrémité est percé latéralement un orifice auquel on adapte
un fourneau en forme de boule ou d'urne creuse et percé à son
sommet d'un petit orifice. [Figure 55.]

La préparation d'une pipe à opium est une opération fort délicate
et qui demande un talent tout particulier. *Savoir faire une pipe à
point*, est un art auquel il n'est pas donné à tout le monde de parvenir; et les individus qui savent torréfier l'opium, au point où sa
cuisson est parfaite pour l'introduire dans le fourneau de la pipe,
sont très recherchés. Les fumeurs d'opium attribuent, à tort ou à
raison, au plus ou moins de perfection avec laquelle cette préparation
de la pipe est réalisée, une part des plus importantes dans la nocuité
ou l'innocuité de la fumée d'opium. Lorsqu'on veut fumer, on prend
une grosse goutte d'extrait préparé *ad hoc* au bout d'une longue
aiguille en métal, fer, argent ou or; et on fait sécher cette goutte au
dessus d'une lampe à mèche très petite pour produire une flamme
peu considérable et dans laquelle on brûle de l'huile très fine d'excellente qualité, afin de ne pas percevoir de saveur désagréable en

fumant. Il faut avoir soin de rouler continuellement l'aiguille entre
les doigts pour que la goutte d'extrait, rendu plus fluide encore par la
chaleur, ne tombe pas ; et il faut se garder de l'enflammer ou même

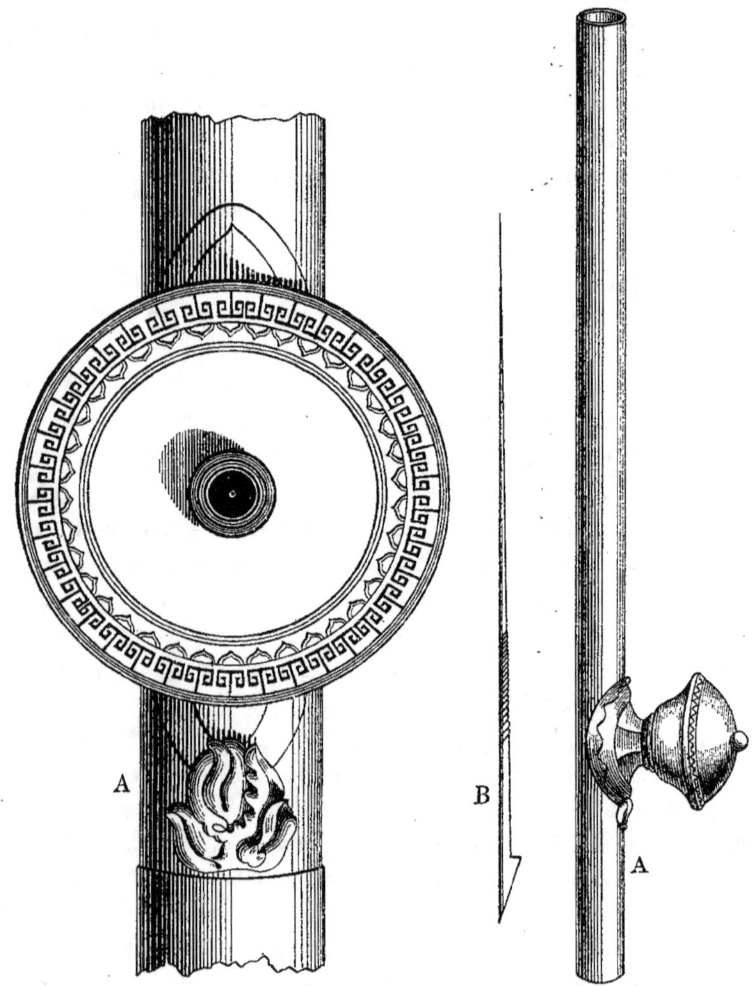

Fig. 55. — Pipe à fumer l'opium.

A, Pipe vue de face et de profil.
B, Aiguille pour faire sécher l'opium.

de le porter brusquement à une température trop élevée : c'est cette
partie de l'opération qui exige le plus de soins et de dextérité. Lorsque
l'extrait est convenablement desséché et fondu, on l'applique à l'état

de petite boulette, encore molle et chaude, sur la petite ouverture du fourneau de la pipe, on la traverse à l'aide de l'épingle et on laisse refroidir. L'épingle est ensuite retirée, et le fumeur, s'allongeant alors sur le côté, place l'orifice de la pipe à un ou deux centimètres au-dessus de la flamme maintenue bien verticale par une cheminée de verre, puis, par une aspiration longue et profonde, il fait pénétrer un assez grand volume d'air chaud à travers le foyer : la flamme enveloppe la boulette d'opium, la carbonise faiblement, et la fumée

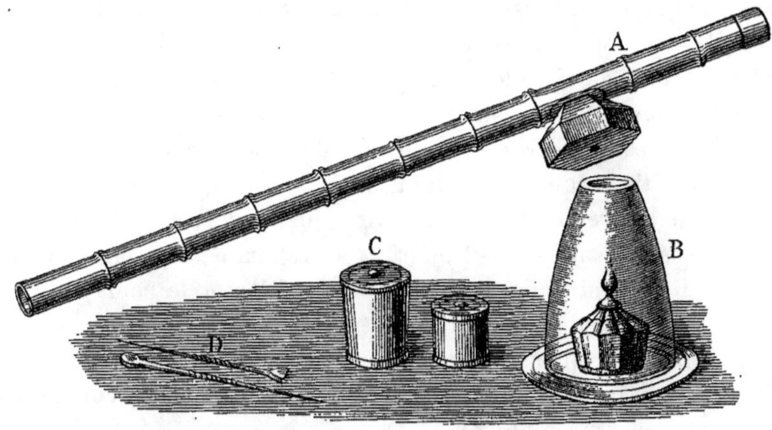

Fig. 56. — Instruments employés pour fumer l'opium.

A, Pipe à opium employée le plus généralement en Chine.
B, Lampe enveloppée de son manchon de verre pour maintenir la flamme.
C, Pots en corne renfermant l'opium.
D, Aiguilles pour sécher et préparer l'opium sur le fourneau de la pipe et pour enlever le *dross* du fourneau après avoir fumé.

qui en provient est, en partie, avalée et passe lentement dans les bronches, comme le font dans nos contrées les fervents de la cigarette, en partie, conservée dans la bouche et les cavités voisines et rendue, après un temps plus ou moins long, à travers les narines, et, s'il s'agit d'un véritable adepte, à travers les narines et les yeux. Cette fumée est douce et ne possède pas l'âcreté de celle du tabac, lorsque la préparation de la boulette d'opium a été effectuée suivant toutes les règles de l'art : on compare sa saveur à celle des noisettes fraîches ; son odeur est suave et elle occasionne un léger vertige; elle ne laisse ni odeur ni saveur désagréables. Chaque goutte d'extrait, autrement dit chaque boulette déposée sur le fourneau de la pipe, se fume en une seule aspiration, une seule bouffée; et il faut recommencer plusieurs fois avant d'obtenir l'effet désiré : cela dépend de la

plus ou moins grande susceptibilité individuelle; mais, surtout, de
l'habitude. Pour favoriser les effets de l'opium, on doit le fumer
couché dans un endroit obscur et éloigné du bruit et du mouvement.
La valeur, en poids, de l'extrait employé pour chaque pipée varie de
5 à 20 centigrammes; et il faut fumer de 3 à 30 pipes pour ressentir
les effets de l'opium.

En général, pour l'opium comme pour le tabac, les premières
pipes provoquent presque toujours des nausées et des vomissements;
mais l'accoutumane est des plus facile et rapide, et alors, la première
manifestation qui se produise est un sentiment de langueur, de faiblesse générale qui affecte à ce point le système musculaire que tout
exercice devient impossible et que le repos est indispensable. Les
releveurs des paupières sont en état de relâchement et le globe de
l'œil à moitié recouvert. Bientôt, survient une agitation particulière,
une sorte de trémulation musculaire, qui rend la démarche chancelante et la préhension des objets, avec les mains, incertaine et mala-
droite. Rarement on ressent des vertiges. Bientôt, le pouls se ralentit
et devient un peu irrégulier; le cœur bat avec son rythme normal,
mais plus énergiquement; la respiration tend à devenir haletante, la
parole est brève, entrecoupée; la pupille reste normale comme contraction et comme mobilité.

C'est là le prélude de la période d'exaltation des facultés intellectuelles coïncidant avec l'excitation cérébrale : la tête et la face se
congestionnent, les facultés intellectuelles, surtout les facultés ima-
ginatives, s'exaltent sans rien perdre de leur netteté, le jugement et
la raison conservent toute leur intégrité; et ce caractère distingue
essentiellement l'ivresse produite par l'opium de celle que déterminent les boissons alcooliques. Le sujet est en proie à des rêves agréables, une gaîté tranquille et imperturbable, un bien-être physique et
moral, une exaltation des fonctions de l'esprit et du corps que l'on
trouve aussi, mais à un degré bien moins marqué et d'une façon
beaucoup plus passagère, à une certaine période du début de l'ivresse
alcoolique.

Un signe très caractéristique consiste dans les démangeaisons, précédées d'une sensation de chaleur à la peau; et se produisant principalement autour des ailes du nez et au scrotum, ainsi qu'aux mains
et aux pieds. L'oligurie est en général très accentuée, et accompagnée de sécheresse de la bouche et de soif.

Ce qui caractérise surtout cette période, ce sont les rêves agréables et la disparition de tout souci et de toute inquiétude. Chez certains individus, on voit une augmentation de l'énergie musculaire coïncider avec cette exaltation psychique et s'accompagner même de visions et d'hallucinations presque toujours agréables.

Mais, survient ensuite la période de réaction, d'autant plus marquée que la période d'excitation a été elle-même plus accentuée : les sensations deviennent plus obtuses, l'abattement est bientôt général et accompagné d'un état d'affaissement physique et intellectuel que suit à bref délai un sommeil lourd, pénible, peu réparateur. Au réveil, on éprouve un état de malaise général, avec lourdeur de tête, anorexie, bouche sèche et mauvaise; les perceptions ont un certain degré de vague. C'est alors qu'il est bien difficile de ne pas recourir à l'excitant pour retrouver cette exaltation, cette stimulation qui deviennent bientôt un impérieux besoin pour remplacer la sensation de brisement dans les membres, d'accablement et d'hébétude profonde qui succèdent, pour un temps plus ou moins long, à cette période d'excitation.

L'intoxication chronique est caractérisée par les phénomènes suivants, d'après Little qui a observé les fumeurs d'opium de Singapoore. Troubles dans le sommeil, étourdissements, tournoiement de tête; quelquefois de la céphalalgie; appétit capricieux, langue blanche, souvent de la constipation; sentiment d'oppression indéfinissable et perte d'expression du regard. Plus tard, les digestions sont troublées, la miction difficile, phénomènes qui peuvent être attribués à la dépression que l'opium imprime à la sécrétion mucipare, tandis qu'on observe, en même temps, une sécrétion abondante de mucus par les yeux et souvent par le nez, ainsi qu'un écoulement muqueux des organes génitaux. Les organes sexuels, d'abord anormalement excitables — ce qui n'a certainement pas peu contribué à établir la réputation prétendue aphrodisiaque de l'opium — perdent peu à peu leur tonicité, et le sujet est bientôt réduit à une impuissance absolue. Le corps maigrit; les muscles s'émacient et sont souvent le siège de douleurs intenses; peu à peu, les traits s'affaissent et prennent un aspect particulier d'hébétude. Les yeux se cernent, s'excavent et prennent un aspect hagard et stupide. Les traits acquièrent l'expression d'une vieillesse prématurée. Bientôt les aliments et même les boissons sont rejetés presque continuellement, la diarrhée s'établit.

Chez certains sujets, on note l'apparition d'une dyspnée qui peut aller jusqu'à la suffocation, ou même des signes d'une affection organique du cœur; chez d'autres, la déchéance de l'organisme se traduit par l'invasion de la furonculose ou d'une autre affection microbienne. La moral est, dans tous les cas, profondément atteint : le fumeur tombe dans un état d'indolence et d'apathie qui lui fait abandonner son travail et souvent demander au vol l'argent dont il a besoin pour satisfaire sa funeste passion. Sur quarante Chinois enfermés dans les prisons de Singapoore, trente-cinq étaient fumeurs d'opium, et quatorze d'entre eux dépensaient par mois, en opium, 8 schellings de plus qu'ils ne gagnaient. Little estimait également qu'en 1859, époque à laquelle il écrivait, sur les 40 000 individus mâles constituant la population chinoise de Singapoore, il fallait compter 15 000 fumeurs d'opium.

Pour compléter cet aperçu de l'intoxication chronique par la fumée d'opium, je vous lirai la description suivante qu'un missionnaire anglais, Smith, a donné d'un cabaret à opium de l'Extrême-Orient. « La première maison dans laquelle nous sommes entrés, était située à côté du palais Taou-Lais. Quatre à cinq chambres, dans différentes parties d'une cour carrée étaient occupées par des hommes étendus sur des espèces de lits grossiers avec un oreiller sous la tête, ayant des lampes, des pipes et autres appareils pour fumer l'opium. Dans un coin de la pièce principale était le propriétaire, pesant avec des balances délicates la drogue préparée, laquelle était noire, épaisse, semi-liquide. Une petite compagnie de fumeurs d'opium qui étaient venus pour goûter leurs voluptueux loisirs habituels, ou plutôt pour jeter les yeux sur ce que leur pauvreté croissante avait rendu trop cher pour leur bourse, nous ont de suite entourés et sont entrés en conversation avec nous. Ils formaient un groupe aux joues enfoncées et bigarrées de jaune, avec des yeux larmoyants, des rires vides et le regard idiot; ils nous ont de suite donné des informations et décrit le procédé de leur propre dégradation. Nous avons d'abord fixé notre attention sur le plus jeune, qui venait de sortir depuis peu d'une pension; il n'avait commencé la pratique de fumer que depuis peu de temps, et il marchait déjà, à grands pas, vers une vieillesse prématurée. Après lui venait un homme d'un âge moyen qui avait consacré la moitié de sa vie à la pernicieuse volupté de l'opium : il acheminait vers le tombeau les

restes d'une constitution ruinée. La santé vigoureuse du plus âgé lui
avait permis de résister et de rendre plus lente l'action du poison ;
mais il se trouvait certainement dans une décrépitude anticipée : ses
joues gonflées et son regard vide disaient assez tout le ravage que la
fumée d'opium avait opéré dans son organisme. Tous avouaient les
maux et les souffrances dont ils étaient victimes, et exprimaient sin-
cèrement le désir de pouvoir se soustraire à cette habitude. Ils se
plaignaient de ne pas avoir d'appétit, d'éprouver non seulement des
défaillances, des maux d'estomac, une prostration et une faiblesse
croissantes ; mais ils ajoutaient qu'ils ne se sentaient pas assez de
volonté pour abandonner l'opium. Tous, ils assuraient que les effets
de cette ivresse étaient pires que ceux de l'ivresse alcoolique, et ils
accusaient des vertiges, des vomissements et une inaptitude absolue
au travail. J'ai visité successivement trente autres boutiques d'opium
dans différents quartiers. On m'a assuré qu'il y avait environ cent
établissements de ce genre dans la ville d'Amoy. Un fumeur émérite
consomme généralement par jour un paquet d'opium de soixante
grains — soit 3 grammes 50 — et il le paye huit pence — soit
80 centimes — somme considérable en Chine. La plupart des
hommes des classes pauvres consument un quart ou un tiers de leur
gain dans cette pernicieuse pratique. »

J'emprunte à l'auto-observation d'un de ses malades que le Dr Luys
a publiée dans l'*Encéphale* les détails suivants qui dépeignent d'une
façon très suggestive les effets de la fumée d'opium. Le sujet était un
jeune homme âgé de vingt ans, intelligent, ne paraissant affecté
d'aucune tare héréditaire, et qui, ayant commencé par fumer l'opium
en Cochinchine, était arrivé, à son retour en France, à absorber
journellement vingt grammes, en deux prises — 10 grammes matin
et soir — de laudanum de Rousseau.

Un quart d'heure après avoir fumé — cette description se rapporte au
premier essai de la fumée — je ressentis dans tout le corps un bien-être
inexprimable ; il me semblait que j'étais plongé dans un bain de lait tiède,
dans du coton. Toutes les indispositions physiques disparaissaient ; les
organes ne fonctionnent plus, le corps est insensible à la fatigue ; l'esprit
reste seul souverain et semble débarrassé de la tête (Voyez X. de Maistre).
On éprouve alors une grande exaltation, bien supérieure et bien plus
agréable que celle produite par l'alcool. La mémoire est parfaite, on se
souvient facilement de choses que l'on avait oubliées depuis longtemps.
Par exemple : la musique savante que l'on n'a entendue qu'une fois se

retient peu et se comprend difficilement; après avoir fumé l'opium, on se souvient des airs dont on avait perdu le souvenir et on pourrait fredonner des actes entiers d'opéras qu'on n'avait entendus qu'une fois et qu'on avait à peine compris à une première audition. On lit sans fatigue les ouvrages les plus sérieux et on comprend facilement les dissertations les plus embrouillées. Avant de fumer l'opium, je lisais les œuvres des philosophes des XVIIe et XVIIIe siècles; mais comme mon esprit était naturellement paresseux, ces lectures étaient pour moi un travail et me fatiguaient vite; après avoir fumé, ces mêmes lectures étaient pour moi un plaisir et j'y rencontrais des beautés que je n'avais pas remarquées à une première lecture.

Après avoir fumé l'opium, on préfère être seul, l'imagination pouvant faire voir des choses plus agréables que n'importe quel livre ou n'importe quelle réalité. Lorsqu'on ne peut être seul, la conversation devient un véritable plaisir; j'ai passé des nuits à causer avec des amis, et il m'arrivait de parler pendant deux heures consécutives sans éprouver la moindre fatigue et sans m'interrompre pour chercher un mot ou une expression propres à rendre ma pensée.

Après avoir fumé, la femme vous devient absolument indifférente, la différence des sexes ne semble pas exister. Une fois seulement, en dix-huit mois, j'ai essayé de voir une femme, mais je ne suis arrivé à rien, qu'à un grand dégoût.

Je fumais à six heures du soir; pendant toute la nuit je marchais; le matin j'étais énervé, il fallait que je fisse un travail quelconque, je n'aurais pu rester inactif; vers neuf heures, je commençais à être un peu fatigué, puis j'avais sommeil, je me couchais et dormais profondément, sans rêver, jusqu'à six heures du soir.

A six heures, on m'éveillait; j'étais couvert de sueur, la tête lourde, me mouchant beaucoup, fatigué, courbaturé, grelottant au moindre souffle du vent (avec 35° ou 40° de chaleur), ne pouvant arrêter ma pensée sur un souvenir agréable, ayant des pensées tristes qui m'envahissaient subitement, ayant le souci de l'avenir que je voyais tout en noir.

Lorsqu'on est sous cette seconde influence de l'opium, un souvenir dont on rirait étant sous la première influence suffit à vous faire pleurer.

L'appétit, ou plutôt une sorte de vide d'estomac se fait sentir à ce moment, on mangerait beaucoup, mais le fumeur ne mange presque pas, ayant hâte de se débarrasser du malaise et de la tristesse dont il est envahi, et sachant que l'opium agit moins vite lorsque l'on a mangé.

Autant la femme est indifférente pendant la première influence de l'opium, autant les désirs qu'elle inspire sont violents pendant la deuxième influence; rien que la pensée d'une femme, la vue d'une forme de femme vous fait monter le sang à la tête. Si, en cet état, on voit une femme, le moindre contact suffit à calmer pour un quart d'heure; après quoi on peut recommencer jusqu'à sept ou huit fois en une nuit.

Tous les organes semblent se réveiller, plus sensibles qu'à l'état normal : l'odorat est très développé, la moindre odeur est insupportable et si peu qu'elle soit désagréable donne des envies de rendre. En résumé, cet état est extrêmement pénible, c'est un malaise général et un énervement fort désagréable au physique et une tristesse indéfinissable au moral.

Naturellement, on reste le moins longtemps possible en cet état, et le fumeur s'empresse de se traîner à une fumerie où il arrive de mauvaise humeur, ne répondant pas si on lui parle.

Dix minutes après qu'on a fumé la transpiration cesse, on cesse de se moucher, de cracher, et la gaieté revient avec la netteté des idées; on devient bavard, communicatif, aimable autant qu'on était maussade quelques minutes avant. Si on a mangé avant de fumer, on rend ce qu'on a mangé, sans efforts, aussi facilement que si on crachait. Si on n'a pas mangé, le mal d'estomac et la faim cessent immédiatement après la première absorption d'opium. Il serait alors impossible de manger, si peu que ce fût, sans le rendre.

La première fois que l'on fume, 2 gr. 5 (5 pipes) suffisent par jour; seulement la première influence de l'opium ne se prolongeant que pendant dix-huit ou vingt heures, on a quelques heures de malaise avant de recommencer à fumer. Après huit ou dix jours, l'influence agréable (la première) cesse dans la journée vers midi; le temps du malaise devient alors trop long, et il faut fumer deux fois par jour, à six heures du matin et à six heures du soir; on fume la même quantité (2 gr. 5) deux fois par jour; ce qui double la dose et fait 5 grammes par jour. Après quelque temps il faut augmenter. Que l'on fume peu ou beaucoup, l'influence immédiate est à peu près la même, seulement l'effet produit dure plus ou moins longtemps. Il faut augmenter continuellement les doses, puis on fume trois fois par jour, puis quatre, etc..., c'est là le revers de la médaille : après dix-huit mois, j'étais forcé de fumer sept ou huit fois par jour, et il me fallait vingt-cinq grammes d'opium par jour.

Il y a de vieux fumeurs qui fument toute la journée et une partie de la nuit; ces riches Chinois absorbent jusqu'à 150 grammes d'opium par jour. L'usage et même l'abus de l'opium ne tue pas, j'ai vu des vieillards de soixante-dix ans et plus qui fumaient depuis quarante ans. Ces hommes sont de véritables phénomènes, ils sont d'une maigreur telle que le malade le plus maigre ne saurait leur être comparé; ils ont la peau collée sur les os, on distingue parfaitement les os des jambes, les côtes sont visibles comme celles d'un squelette; ils ne mangent plus ou très peu (quelques grammes de riz sec par jour); ils vivent à la fumerie, qu'ils quittent à peine.

Les missionnaires qui sont entrés dans une fumerie d'opium et qui ont écrit leurs relations de voyage représentent le fumeur d'opium comme un idiot, complètement abruti, incapable de parler et même de fumer, une brute, un corps sans âme (une âme sans corps serait plus vrai). Ces appréciations sont absolument fausses; les vrais fumeurs d'opium n'aiment pas beaucoup parler, préférant les chimères que leur imagination leur fait voir à la conversation banale d'un homme, fût-il le plus spirituel du monde; aussi sont-ils contrariés lorsqu'ils sont forcés, par politesse (car ils sont toujours très polis), de répondre à un étranger qui leur parle. Lorsqu'un Européen vient ennuyer par son bavardage un fumeur qui se promène au septième ciel, et le force à redescendre sur terre, il est généralement accueilli froidement, et ne reçoit que des réponses courtes, ayant pour but de terminer l'entretien le plus vite possible; quelques fumeurs ne daignent même pas répondre; c'est pourquoi on a conclu que le fumeur est absolument abruti et dort continuellement. Moi qui ai vécu avec des fumeurs, je puis affirmer que le plus vieux fumeur a conservé toute son intelligence et toute sa mémoire, dont il se sert parfaitement quand il veut — tant qu'il fume.

S'il cesse de fumer, étant arrivé à cet état (130 gr. par jour), il meurt sans connaissance le deuxième ou troisième jour après avoir cessé de fumer.

Après deux ans de séjour j'ai dû quitter la Cochinchine et cesser de fumer. Les Chinois m'avaient dit maintes fois que lorsque je cesserais de fumer je mourrais; mes amis insistaient pour me déshabituer en diminuant les doses, mais la jouissance produite par l'opium est tellement supérieure à toutes les satisfactions qu'on peut se procurer ici-bas, que je préfèrerais fumer jusqu'au dernier moment, sans m'inquiéter de l'avenir, et faisant volontairement le sacrifice de ma vie. . . . .

Comme vous le voyez, l'opium peut rivaliser avec l'alcool, au point de vue des méfaits; et, de l'un comme de l'autre, on peut dire : admirable médicament lorsqu'il est judicieusement et correctement employé; redoutable, insidieux et tyrannique poison lorsqu'on a le malheur d'en faire une habitude. C'est le bien-être, l'exaltation physique et intellectuelle qu'il procure qui le rend éminemment dangereux, parce qu'en dehors de l'attrait des phénomènes sensuels, il est presque impossible de résister au besoin de retrouver, dans son emploi, le moyen de triompher des périodes d'abattement, de tristesse et de souffrance qui suivent la phase d'exaltation.

De l'avis d'un certain nombre d'observateurs paraissant fort compétents, la fumée du chandôo constitue un excitant utile du système nerveux, un agent dynamique analogue au vin, au café, à l'alcool, tant qu'il n'en est fait qu'un usage modéré et qu'il est de bonne qualité. Les médecins anglais ont même attiré l'attention sur l'action prophylactique que la fumée d'opium, ou même l'opiophagie, posséderait relativement à la malaria qui sévirait moins facilement et serait plus bénigne chez les sujets usant de l'opium. C'est là un fait qui paraît actuellement bien prouvé et que je ne crois pas sans intérêt de rapprocher de l'énergique action antipériodique et antimalarique de la narcotine, action sur laquelle j'ai appelé précédemment votre attention en étudiant la posologie des divers alcaloïdes de l'opium [voir page 504].

Il se passe en Orient pour l'opium ce qui se passe en Occident pour l'alcool. De malheureux fumeurs invétérés ne pouvant renoncer à leur habitude ni se procurer, à cause de son prix élevé, de l'opium de bonne qualité, font usage du *Dross*, qui désigne le résidu retiré du fourneau de la pipe dans lequel le chandôo a brûlé, résidu provenant de la condensation des vapeurs et de la combustion incomplète de l'opium : cela correspondrait assez aux culots de pipe des fumeurs de tabac. Les effets produits par le dross seraient très différents et n'entraîneraient pas le bien-être général qui survient après que l'on a fumé quelques pipes de bon opium; il provoquerait assez rapidement une sorte d'anesthésie, accompagnée de nausées et de vomissements.

Les conditions dans lesquelles se fait la combustion de ces deux produits, chandôo et dross, sont, en effet, assez différentes et viennent confirmer, dans une appréciable mesure, l'opinion précédente. Cette étude a été reprise récemment par M. Moissan. Déjà, vers 1855, Réveil s'était occupé de l'étude des produits qui prennent naissance dans la distillation sèche et dans la combustion de l'opium; il avait noté que vers 180° l'opium laisse distiller du carbonate d'ammoniaque; vers 250° il se dégage une assez abondante quantité de gaz inflammables, parmi lesquels il a signalé l'oxyde de carbone et l'hydrogène bicarboné, ainsi que des gaz non inflammables constitués principalement par de l'acide carbonique; enfin, vers 300° la décomposition est très rapide, et il passe à la distillation des produits empyreumatiques d'odeur infecte, de réaction fortement alcaline et parmi lesquels on peut reconnaître la présence de dérivés cyanogénés. Il existerait, dans ces produits de condensation, de la morphine, en très faible quantité et à l'état de pyroméconate.

M. Moissan a réalisé un dispositif expérimental permettant de reproduire, aussi exactement que possible, les conditions dans lesquelles se font la combustion et la décomposition de l'opium pendant l'action de fumer. Il s'est assuré que pendant la préparation de la boulette d'opium, la température atteint à peine 240°; et que, dans le foyer même de la pipe, la température, évaluée à l'aide d'une pince thermo-électrique, ne dépasse guère 250°, lorsqu'on a soin de fumer dans de bonnes conditions et sans carboniser brutalement l'opium : c'est à cette température que se produit la fumée de couleur bleutée, de saveur douce et d'odeur agréable. Quand la production

de cette fumée a cessé, il faut élever la température de 25° à 30° pour
en produire une nouvelle quantité; mais ses propriétés organoleptiques se modifient. A 300° l'odeur de la fumée change; elle devient
moins agréable, et la fumée prend en même temps une couleur un peu
plus blanche et un aspect plus lourd. On peut, en quelque sorte,
fractionner la distillation, c'est-à-dire la décomposition, par 25°,
jusqu'à 400° ou 425°. En pratiquant l'analyse des produits condensés,
M. Moissan a observé que lorsque la température n'est que de 250°,
la quantité de matière entraînée par la fumée est excessivement
faible : on y trouve une petite quantité de parfums volatils et un peu
de morphine.

Le dross ne distille qu'à une température bien supérieure; et si
l'on étudie de la même façon les produits de la décomposition, on
voit promptement apparaître des substances toxiques, notamment du
pyrrol, de l'acétone, des bases pyridiques et hydropyridiques.

Le même résultat s'obtient lorsqu'on élève brusquement vers 300°
ou 325° la température du chandôo. Si, d'autre part, on tient compte
de ce fait que la température à laquelle l'opium peut se fumer se rapproche d'autant plus de 250° que l'extrait est plus pur et mieux préparé, que cette température s'élève d'autant plus que l'extrait est
préparé avec moins de soin et, à plus forte raison, falsifié, on com-
prendra facilement que les accidents qui caractérisent l'abus s'observent principalement chez les individus qui fument l'opium de mauvaise qualité ou le dross. En 1890, ce dross se vendait 120 francs le
kilo; le chandôo est donc inabordable pour le plus grand nombre des
fumeurs d'opium. Il y a, dans les causes de production de ces accidents, quelque chose de tout à fait analogue à ce qui se produit pour
la détermination des accidents de l'alcoolisme avec les alcools de
bonne et de mauvaise qualité. L'analogie entre l'alcool et l'opium
est assez marquée, non seulement au point de vue médicamenteux,
mais encore au point de vue toxique.

Il semble donc rationnel que, dans le cas où des produits nocifs,
surtout constitués par des bases hydropyridiques, viennent ajouter
leur action à celle de la morphine, il se produise des accidents plus
précoces et plus accentués que ceux susceptibles d'être déterminés
par la même morphine, dont l'action paraît plutôt adoucie, dilatée si
je puis ainsi dire, par l'association avec les parfums qui paraîtraient
jouer, jusqu'à un certain point, un rôle antagonistique.

Pour terminer ce qui a trait à la fumée d'opium, je vous citerai
l'opinion du Dr Ernest Martin auquel son long séjour en Chine a
permis de se faire à ce sujet une opinion nette et fondée. Il terminait
ainsi une étude qu'il a publiée à ce sujet : « L'usage de l'opium
fumé n'est qu'exceptionnellement profitable à la santé; le plus souvent, il est nuisible, sans cependant la compromettre quand il est
pratiqué dans les limites où cela se voit chez les diverses nations où
il est passé à l'état d'habitude sociale. L'abus est grave, mais la
proportion suivant laquelle il est commis n'est pas celle qui est généralement accréditée; et on peut dire qu'il ne s'élève pas à ce degré
d'intensité qu'atteignent l'opiophagie et, surtout, la morphinomanie ».
Cette appréciation me semble répondre très exactement à ce que
l'on peut conclure de tous les faits observés.

J'appellerai ici votre attention sur la différence remarquable d'impressionnabilité, et, partant, de réaction, qui caractérise certaines
races et les rapproche des diverses espèces animales sur lesquelles
nous avons étudié l'action de la morphine. Les nègres en général,
les Javanais, mais surtout les Malais, manifestent sous l'influence de
l'opium une excitation plus ou moins violente que je ne saurais mieux
comparer qu'à l'excitation déterminée par l'absinthe : désordres, violence, meurtre, tels sont, en effet, les résultats que l'on observe le
plus souvent et que l'on avait déjà remarqués depuis fort longtemps.
Sous l'influence d'une assez forte quantité d'opium, les Javanais,
rapporte lord Macartney, deviennent fous et furieux; ils acquièrent
un courage artificiel, et, lorsqu'ils sont sous l'influence de la drogue,
non seulement ils poursuivent les objets de leur haine, mais encore
ils se précipitent dans les rues et tuent tous ceux qui se présentent à
leurs yeux, jusqu'à ce que leurs forces soient épuisées ou qu'on ait
pu les mettre hors d'état de nuire : ils crient en courant : « *Amok*!
Amok! (tue! tue!) d'où est venu la locution anglaise *running a
much* (courir à mort). Un de ces individus parcourant ainsi comme
un fou les rues de Batavia avait déjà tué plusieurs personnes; un
agent de police le rejoint et le perce de sa pique, mais le furieux était
dans un si grand état d'exaltation qu'il s'embrocha lui-même sur la
pique et avec une violence telle qu'il put arriver jusqu'à la portée du
soldat et le percer de son poignard. Après avoir fumé ses pipes
d'opium, le Malais devient furieux aussi et dégaine son redoutable
kriss dont la pointe acérée est toujours trempée dans le suc des

strychnos qui abondent dans les contrées de Bornéo, Sumatra, Batavia; il court dans les rues en poussant des cris sauvages et, alors, malheur à ceux qui se rencontrent sur son passage. A un moment, la police hollandaise faisait tirer sur eux; aujourd'hui, elle suit un système plus humain, mais assez original. A la porte des fumeries d'opium tolérées se trouvent des individus armés d'une longue tige terminée par un large croissant capable d'embrasser le corps entier. Quand un de ces furieux sort de l'établissement, ces gardes le poursuivent, le saisissent avec leurs armes et l'acculent contre une muraille, tout en le tenant à distance; il devient alors facile de le désarmer, de le garotter et de le conduire en un lieu sûr où il puisse attendre la fin de cette période d'excitation furibonde.

J'ai tenu, avant de traiter de la morphimanie et du morphinisme à vous mettre au courant des faits relatifs au thébaïsme chronique. On a cru autrefois, et il n'y a pas bien longtemps on le croyait encore, que l'opium exerçait toujours la même action sur l'économie animale : les recherches de Claude Bernard sur les différents alcaloïdes de l'opium, celles de Fonssagrives sur l'opium en nature, celles de M. Guinard sur la morphine, nous ont appris combien cette opinion était erronée. L'histoire du thébaïsme chronique nous apprend de même que le mode d'administration de l'opium, c'est-à-dire la forme sous laquelle il pénètre dans l'économie, est capable d'influencer, d'une façon très appréciable, les manifestations par lesquelles cette drogue traduit son action sur l'organisme, et cela aussi bien relativement à l'intensité que relativement à la qualité de ces manifestations.

D'après ce que nous venons de voir, il est bien évident que fumer l'opium cause des désordres moins profonds, moins graves, moins précoces, que ceux qui résultent de l'ingestion de l'opium. Je ne parle pas ici de l'abus qui amène sensiblement au même résultat. Nous allons voir que l'emploi de la morphine en injections hypodermiques réalise le summum d'activité et d'intensité de cette intoxication chronique, de telle sorte qu'il est très rationnel et conforme à l'observation d'établir la gradation suivante relativement à la précocité, à l'intensité et à la gravité des phénomènes d'intoxication chronique : fumer l'opium; ingérer l'opium soit sous forme d'extrait, soit sous forme de liqueur; pratiquer des injections hypodermiques de chlorhydrate de morphine.

Ici, comme partout, on peut rencontrer des faits de tolérance exceptionnelle qui n'infirment en rien cette manière de voir et auxquels on pourrait d'ailleurs opposer des faits, encore plus nombreux, d'intolérance. Ça n'est pas dans les exceptions qu'il faut aller chercher les traits caractéristiques de l'action d'une substance toxique ou médicamenteuse. Mais, cependant, ces faits de tolérance me paraissent plus nombreux quand il s'agit d'opium fumé ou ingéré que lorsqu'il s'agit de morphine en injection hypodermique; et cela vient encore à l'appui de l'opinion que j'émettais précédemment. Miquel rapporte l'observation d'un littérateur fort distingué qui était arrivé à consommer jusqu'à 7 grammes 50 d'opium par jour, en pilules, et qui n'en éprouva, au bout de deux ans de cette dose, d'autre désagrément que de l'impuissance. Roques cite dans sa *Phytographie medicale* l'observation de deux personne dont l'une consommait, par jour, de 8 à 10 grammes d'opium, et l'autre 70 grammes de laudanum de Sydenham, depuis fort longtemps et sans éprouver d'inconvénients graves. Enfin, en Perse, en Turquie, en Chine, et dans bien d'autres contrées, beaucoup de thériakis (mangeurs d'opium) ou de fumeurs d'opium, sans arriver jusqu'à des doses formidables comme celles que je viens de citer, consomment néanmoins une quantité assez considérable de la drogue sans que leur état de santé général paraisse en être profondément affecté.

Il n'en est pas de même avec l'emploi des injections hypodermiques de chlorhydrate de morphine; et, dans ce cas, l'abus est encore plus inévitable et les accidents se montrent à plus brève échéance.

Ce mode d'emploi est relativement récent, car c'est seulement en 1853 qu'un médecin anglais, Wood, pratiqua la première injection. Cette pratique fut introduite en France, quelques années plus tard, par Richet père; et il fallut seulement une dizaine d'années pour que l'on arrivât à signaler, et à établir dans les cadres nosologiques, une affection spéciale résultant de l'abus de ces injections hypodermiques. Loehr appela le premier l'attention sur certains syndromes jusque-là méconnus; et ses observations et son étude furent complétées par Charcot, Ball, Jennings, Levinstein, Erlenmeyer, Magnan, etc.

Les cas de morphinomanie vraie et pure sont fort rares relativement à la quantité des cas de morphinisme que l'on peut rencontrer. Il est cependant quelques exemples de morphinisation survenant par accès chez des dégénérés héréditaires et procédant par impulsions conscientes et irrésistibles. **MM.** Antheaume et Leroy ont publié à cet égard une très curieuse et instructive observation qui constitue un véritable type de morphinomanie ou *dipsomanie-morphinique* comme l'a dénommée **M.** Magnan. En raison de son importance, je la reproduis ici en détail.

OBSERVATION. — Estelle B..., célibataire, 32, ans, entre dans le service de M. Magnan à l'asile Sainte-Anne, le 11 février 1895.

Antécédents héréditaires. — Père sobre, mais emporté et très violent; mère déséquilibrée, migraineuse; grand-père maternel alcoolique; un oncle et une cousine germaine maternels se sont suicidés.

Antécédents personnels. — Rougeole à huit ans. Réglée à douze ans, assez régulièrement dès le début. A quatorze ans, fièvre typhoïde (?).

Estelle a été élevée par sa grand'mère jusqu'à l'âge de quinze ans.

Elle a toujours été très impressionnable et très émotive. Elle était souvent en proie à des obsessions et à des impulsions de nature variée, qu'elle ne pouvait maîtriser, dit-elle, et qui la faisaient considérer comme une enfant terrible. A l'âge de dix ans, notamment, elle a été « torturée par des pensées irrésistibles ». Souvent il lui est arrivé, à cette époque, d'être obsédée par l'idée de voyager; dans la crainte d'être grondée elle résistait d'abord, « mais c'était plus fort qu'elle »; bientôt elle abandonnait la maison sans prévenir personne, incapable de résister à la tentation, tranquille seulement quand elle avait satisfait son désir. Elle disparaissait ainsi parfois pendant toute la journée, errant dans la campagne au risque de se perdre, et ne revenant le soir que quand elle ne se sentait plus poussée à marcher. Un matin elle alla jusqu'à emmener son jeune frère, l'idée obsédante s'étant emparée d'elle pendant qu'elle faisait avec lui une course chez une voisine. Elle ne rentra qu'à la nuit, laissant ses parents dans une vive inquiétude.

Jeune fille elle eut des obsessions du même genre. A mainte reprise il lui venait à la pensée de briser quelque chose, un vase, par exemple; elle ne pouvait surmonter son désir et en souffrait; de guerre lasse, elle se précipitait sur le vase, qu'elle jetait violemment à terre.

A seize ans elle quittait sa famille pour vivre avec un amant.

A l'âge de dix-neuf ans elle fut prise de violentes névralgies faciales que son médecin ne put calmer qu'avec des injections de morphine. Elle n'en fit pendant quelque temps qu'un usage restreint, se piquant uniquement à l'occasion de ses douleurs, une fois par semaine environ.

Les névralgies disparaissaient comme par enchantement et la malade ressentait un calme extraordinaire; elle voyait une pluie d'étoiles d'or tomber devant ses yeux et se croyait transformée; il lui semblait qu'elle n'avait plus de corps, qu'elle aurait pu monter dans l'atmosphère comme un oiseau. Le médecin s'apercevant que sa cliente augmentait progressivement les doses de morphine, fit tous ses efforts pour la faire renoncer à l'usage de ce médicament. Il lui en montra les dangers, et Estelle essaya plusieurs fois de résister à l'entraînement, mais en vain.

Il se manifesta très vite un grand changement dans son caractère. Elle devint acariâtre, violente, cherchant querelle à tout le monde, la piqûre seule la faisant redevenir douce, agréable, et son amant ne chercha bientôt plus à l'arracher à la morphine, car sans celle-ci la vie à deux serait devenue intolérable.

La malade faisait deux injections par jour, en se levant vers lès dix heures du matin et avant de se coucher, vers minuit. Elle augmenta rapidement la dose ; la quantité de morphine injectée était de un gramme par jour environ, six mois après le début de l'intoxication. Il lui arrivait quelquefois de se piquer dans une veine, ce qui lui provoquait une sensation particulière de chaleur dans tout le corps, ses tempes battaient, elle ressentait des milliers de piqûres dans les mains, puis sur toute la peau; elle devenait d'une pâleur livide, tous ces symptômes disparaissaient au bout de quelques minutes.

La constipation devint bientôt habituelle, l'appétit diminua au point qu'il lui était impossible de manger sans avoir eu sa piqûre. Elle dormait peu, sans cauchemars, ni hallucinations; toutefois la morphine la faisait tomber dans un demi-sommeil mais elle ne perdait pas connaissance et se rendait compte de ce qui ce passait autour d'elle. Elle se sentait dormir; elle se trouvait dans une demi-ivresse toute psychique, voyant défiler devant ses yeux des objets bizarres et des paysages étranges.

Estelle B... éprouva durant les premiers mois une excitation génitale intense. Jusque là réservée et pleine d'affection pour son amant, elle devint peu à peu cynique. Elle avait des passions étranges, s'amourachant du premier venu, quittant son domicile, au risque de perdre son amant, pour ne rentrer qu'après plusieurs jours de débauche.

Au bout d'une année environ, son excitation sexuelle se transforma en une aversion insurmontable pour l'homme, qu'elle conserva du reste jusqu'à son entrée à l'Asile.

Elle devint follement amoureuse d'une autre femme, qu'elle contemplait et admirait durant des heures entières, et qu'elle comblait de cadeaux : argent, robes, bijoux. A son dire elle n'aurait jamais eu de rapports sexuels avec cette personne.

Deux ans plus tard, Estelle était arrivée à prendre deux grammes de morphine par jour, dose continuée pendant huit ans. Elle achetait la morphine en poudre, de peur que le pharmacien ne lui donnât une solution trop faible, et fit partager sa passion à son amant, qui devint morphinique sur ses conseils. Sous l'influence de ces abus de morphine la malade maigrit considérablement, perdit ses cheveux, et cette femme qui avait été soigneuse, distinguée et élégante, devint une machine incapable de toute initiative, négligeant sa personne, recherchant la solitude, laissant la société et vivant confinée dans son appartement, avec des flacons de morphine et des cigarettes.

Le monde était si peu de chose pour elle qu'ayant accompagné en 1886 son amant en Algérie, elle ne prit pas la peine de quitter sa chambre, ne voulut faire aucune excursion, et revint en France sans avoir rien vu ni observé. La morphine était son seul but dans la vie. Elle pratiquait ses piqûres matin et soir, et lorsqu'elle n'avait pas tout ce qu'il lui fallait à l'heure dite elle tombait dans un état d'excitation incroyable, poussant des cris, grinçant des dents, se roulant par terre, cassant ce qui se trouvait à sa portée. Elle était prise d'éternuements, de mouvements convulsifs des bras et des jambes, sans perte de conscience; ressemblant, dit-elle, à une bête sauvage; en 1889, elle alla jusqu'à donner un coup de couteau à son ami, qui ne lui procurait pas la morphine assez rapidement. Lorsqu'elle était dans cet état, l'injection de morphine pouvait seule la calmer.

Aussi était-elle toujours munie d'un attirail de morphinique, ne s'absentant jamais sans morphine, renfermant des seringues et des paquets dans ses poches, dans ses gants, dans son porte-monnaie.

Le récit suivant fait par Estelle montre bien son état d'esprit :

« En 1887, revenant avec mon ami d'un voyage en Italie, la morphine me manqua en arrivant à Marseille; je ne voulus pas continuer le voyage, et sans m'inquiéter si nos billets seraient perdus, je courus chez un pharmacien. Il ne voulait pas me donner de morphine sans ordonnance; mais la peur de perdre du temps en allant voir un docteur me fit supplier avec insistance; je lui montrai la seringue de Pravaz, mes cuisses abîmées par les piqûres (car le besoin de morphine m'ôtait toute pudeur). Il finit par me vendre deux grammes de morphine pour 20 francs; j'étais tellement heureuse que j'aurais volontiers donné le double.

« Cet incident me dégoûta du voyage; je revins seule à Nice, et pendant les huit jours que mon ami me laissa isolée, je n'ouvris la porte de ma chambre qu'à ma bonne, qui m'apportait la morphine, et ne fis pas quatre repas... »

La malade avait l'habitude de faire ses piqûres sur les bras et les cuisses; elle prenait grand soin de ses seringues, aussi n'eut-elle que quatre abcès en douze ans, et encore seulement pendant la deuxième année de l'intoxication.

Estelle B... essaya quelquefois d'abandonner ses pratiques morphiniques; mais elle n'y put parvenir. L'absence de morphine lui donnait des nausées, de la diarrhée et des étourdissements tels qu'elle tombait sur son lit, sans pouvoir remuer malgré ses efforts surhumains. Ces étourdissements survinrent plus tard à la suite du moindre retard apporté à la piqûre.

La mémoire diminua progressivement. La malade oublia d'abord les faits récents, puis les faits anciens; il lui arrivait parfois de retrouver de l'argent ou des objets dont elle avait totalement perdu le souvenir. L'amnésie devint telle qu'il lui était impossible de rien retenir, ni son âge, ni son adresse; et deux ans avant d'entrer à l'Asile, elle était forcée d'attacher à sa ceinture son porte-monnaie, son parapluie, son fichu, de peur de les oublier.

Sur son organisme profondément débilité par la morphine, la déséquilibration mentale primitive se montra avec plus de force que jamais, et les syndromes épisodiques qu'elle avait présentés dès son enfance se manifestèrent avec plus d'intensité qu'autrefois.

« A maintes reprises, nous raconte-t-elle, il m'arriva des idées auxquelles il m'était impossible de me soustraire. Étant, par exemple, à Nice, où je passais l'hiver, je ressentais de temps en temps un mortel ennui; j'étais sombre, agacée, je pensais que je me plairais mieux à Paris; dès lors cette pensée s'installait en moi, tellement tenace qu'il me fallait partir malgré moi. Je souffrais tellement que je ne pouvais attendre au lendemain; je faisais mes malles à la hâte, et je me rendais à la gare, dussé-je attendre le train une demi-journée sur le quai; je ne retrouvais le calme qu'en chemin de fer. »

Estelle B..., a eu parfois de véritables accès de dipsomanie alcoolique. Trois ou quatre fois par an il lui est arrivé de devenir taciturne, d'humeur inégale; et si dans cet état d'esprit elle passait devant un débit de boissons dont l'odeur de gros vin frappait son odorat, immédiatement l'idée de boire de ce vin s'emparait de son esprit. La malade luttait contre le désir envahissant; elle trouvait ridicule de désirer un vin grossier alors que sa cave était bien garnie : elle s'arrêtait angoissée devant la porte du marchand de vins, partagée entre le désir de satisfaire son envie et la honte d'aller s'installer à un comptoir; elle avait le cœur serré, les tempes lui battaient fortement, son malaise allait augmentant.

Estelle n'entrait pas dans le débit de boissons, mais courait à son domicile d'où elle envoyait chercher par sa bonne deux litres de ce vin à 70 centimes le litre. Elle les buvait aussitôt à grands verres, coup sur coup, avec délices, et tombait étourdie, complètement ivre. Elle se réveillait, honteuse de son action qu'elle ne pouvait s'expliquer.

Un jour il lui vint à l'esprit l'idée de manger un savon. Elle resta une heure à le regarder, hésitant à satisfaire une pareille envie. Enfin elle ne put résister à la tentation, et mangea avec volupté la moitié du savon.

Une obsession non moins étrange fut celle de piquer les yeux des personnes assises devant elle, en omnibus ou au restaurant.

« Ce fut, dit-elle, une simple pensée qui traversa d'abord mon esprit, puis, peu à peu, une véritable obsession. Il me semblait que j'éprouverais une grande jouissance à enfoncer une aiguille dans un œil; je me représentais en imagination l'effet produit par cette aiguille, l'œil vidant son contenu sur la figure. Cette obsession était tellement forte que, de peur de succomber, je me levais et rentrais chez moi. »

Vers 1892, les nuits d'Estelle B..., jusque là calmes, agréables, se passant dans un monde d'idées tranquilles et sereines, furent troublées par des cauchemars et par des hallucinations terrifiantes attribuables en partie à quelques excès d'alcool commis à l'époque par la malade. Elle voyait des serpents se dresser devant elle d'un air menaçant; des bêtes hideuses qu'elle avait peur de toucher.

A la fin de cette année, elle perdit son amant. Cette perte la laissa complètement indifférente; elle ne versa pas une larme; elle avait perdu tous sentiments affectifs, ne vivant que pour la morphine : « J'ai honte de le dire, nous déclarait-elle plus tard, mais cette perte ne me laissa aucun regret. »

Cette mort eut cependant une conséquence pour Estelle. Effrayée de voir son ami succomber à la suite de ses habitudes morphiniques, elle eut peur de mourir à son tour, et elle eut la force de diminuer progressivement la dose de deux grammes à laquelle elle était habituée depuis huit années et de la réduire à un gramme. Cette diminution ne se fit pas sans de grandes souffrances; elle occasionna à la malade des éternuements se prolongeant des heures, une sensation de froid que dissipait rapidement l'injection. Estelle avait des vertiges, des nausées, des larmoiements; son caractère était devenu sombre, mélancolique; la vie lui était à charge, elle aurait voulu mourir.

Le décès de son ami avait supprimé les ressources de la malade. Elle tomba bientôt dans la misère, n'ayant plus le courage de travailler et devenue indifférente à tout. Elle restait au lit la plus grande partie du temps, se levant seulement au moment des repas, pour prendre un peu de nourriture, recherchant la solitude, fermant la porte de sa chambre à ses amies les plus intimes. Les remontrances qu'on lui adressait lui occasionnaient des colères furieuses, pendant lesquelles elle cassait ce qui se trouvait à sa portée.

La malade avait perdu le goût de la lecture; le moindre travail, la moindre attention lui étaient impossibles. « J'étais tombée, dit-elle, dans un tel état d'abjection qu'il me fallait faire des effort surhumains pour me tenir à peu près propre; je restais plusieurs jours sans faire ma toilette. Je ne savais plus ce que je faisais, et en 1893 je mis le feu à mon appartement sans m'en apercevoir; ce fut la fumée et la sensation de chaleur qui m'éveillèrent. »

Avec l'année 1894, Estelle fut prise d'hallucinations de la vue. Lorsqu'elle portait son regard sur un livre, elle voyait une tache rouge du diamètre d'une pièce de cinquante centimes qui sautait; lorqu'elle déplaçait ses yeux, elle voyait le point rouge sauter sur ses draps, sur le mur, sur sa peau.

Pendant cette même année, le sommeil devint de plus en plus rare. Au lieu des nuits calmes que la malade passait autrefois, il lui arrivait de rester plusieurs jours sans sommeil, souffrant de secousses nerveuses qui la faisaient sauter dans son lit. Les hallucinations étaient devenues de plus en plus nombreuses et terrifiantes.

« Je voyais, dit-elle, des bêtes partout où se portaient mes regards; des serpents se dressaient sur mes pas, ils étaient hideux et avaient deux têtes qui me menaçaient. Je croyais aussi que j'avais une grenouille ou un crapaud dans le corps; je le sentais monter de l'estomac à la gorge; je l'entendais faire : toc, toc, pour sortir, et l'inquiétude que j'avais en entrant à l'Asile fut que cette bête, qui devait être habituée comme moi à la morphine, ne mourût dans mon ventre et ne m'empoisonnât. »

La perte de mémoire était devenue telle pendant l'année qui précéda son entrée à l'Asile qu'il lui arriva plusieurs fois étant sortie de la chambre où elle habitait d'oublier son chemin et de ne pouvoir rentrer chez elle. La malade a ainsi laissé des vêtements et des reconnaissances du Mont de Piété dans plusieurs maisons sans avoir jamais pu se rappeler l'adresse.

La dépense que lui occasionnait la morphine l'obligea à vendre peu à peu tout ce qui lui restait de son opulence passée, tableaux, objets d'art, bijoux, furent portés au Mont-de-Piété.

« J'ai donné, dit la malade, au pharmacien un tableau qui valait 500 francs pour vingt grammes de morphine. Je ne regrettais rien, car l'avenir ne m'inquiétait pas : tout m'était indifférent, pourvu que j'eusse quelque argent pour le pharmacien. »

Au commencement de l'année 1895, Estelle B... se trouve sans aucune ressource et ne pense plus qu'à mourir. Le 25 janvier, elle tenta de s'empoisonner en avalant deux grammes de morphine, après s'être fait une injection sous-cutanée de cinquante centigrammes.

Elle tomba alors dans un état de somnolence particulier. Elle n'éprouvait aucune souffrance ; il lui semblait qu'elle pesait un poids énorme, que les jambes avaient été coupées, car elles étaient insensibles au toucher. La malade fut conduite à Cochin par les voisins, et on s'empressa à l'hôpital de lui faire un lavage d'estomac.

Estelle B... rentrait chez elle le 28 janvier, et sous l'influence d'une nouvelle injection, tombait pendant vingt-quatre heures dans un état d'inconscience absolue.

Elle fut alors conduite à l'hôpital Laënnec, d'où on l'envoya à l'Asile Sainte-Anne.

A son entrée dans le service de l'Admission, le 11 février 1895, la malade est calme, mais se plaint de maux de tête, de fatigue. « Elle est toute courbaturée », dit-elle. Elle demande à être démorphinisée progressivement.

Le pouls est petit, fréquent, 100 pulsations ; les bruits du cœur sont sourds, mal frappés, sans intermittence. A la base et au premier temps, léger souffle se prolongeant dans la direction de l'aorte. Les pupilles sont égales et réagissent bien à la lumière. La sensibilité douloureuse est très diminuée, surtout du côté gauche. Les réflexes rotuliens sont absents. Les cuisses sont tatouées de points noirs et couvertes de nodosités sous-cutanées, présentant à leur surface une coloration violette.

Le traitement institué aussitôt par M. Magnan est le suivant : 0. 10 centigrammes de chlorhydrate de morphine par jour ; 5 centigrammes, à dix heures du matin et 5 centigrammes à cinq heures du soir. 3 grammes de chloral et 20 centigrammes d'extrait gommeux d'opium en pilules pour la nuit ; régime tonique, café et banyuls.

Les urines sont rares, chargées en urates, mais sans albumine ni sucre.

Les règles ont cessé complètement depuis cinq ans.

La mémoire fait presque entièrement défaut. Estelle ne peut donner aucun renseignement précis sur la maladie, elle ne sait ni l'année ni la date du jour.

L'examen journalier de la malade nous a donné les résultats suivants :

12 *février*. — La malade n'a pas dormi, malgré le chloral et l'opium. Elle a crié et pleuré tout la nuit : elle n'a pas de diarrhée, mais de violentes coliques. Elle essaie de lire, mais elle ne peut fixer son attention

et voit en gros caractères le mot morphine écrit sur un livre. Elle n'a pu déjeuner, mais a bien dîné.

Elle réclame avec instance la piqûre dès qu'arrive l'heure fixée.

14 février. — Insomnie ; la malade a été torturée par l'idée obsédante de donner un coup de couteau à une amie. Elle a été cependant plus calme et n'a pas crié.

Elle ne veut ni se lever, ni se débarbouiller ; elle entend constamment une voix qui dit à ses oreilles : « Morphine, morphine. »

Diarrhée, sensation de froid ; douleurs dans tous les membres ; éternuements constants. Sueurs profuses.

15 février. — Idée obsédante de percer les yeux d'une voisine avec une épingle. Elle est obligée de retourner à l'infirmerie, tant elle souffre de ne pouvoir satisfaire son désir.

Plus de diarrhée.

17 février. — Elle écrit : « Je souffre beaucoup, la piqûre ne me donne qu'une demi-heure de soulagement : j'ai des crises d'éternuement qui durent dix minutes ; j'ai mal à la tête et j'ai froid ; je souffre plus que les premiers jours, la diarrhée est revenue ; depuis plusieurs nuits, je rêve la morphine dès que je m'assoupis, je vois des seringues et des aiguilles qui prennent des formes étranges et se recourbent ; je veux me piquer, mais les aiguilles se cassent. Il y a certainement à côté de moi une personne qui me menace de me jeter dans un fossé ; si je prends de la morphine pendant le jour, je ne pense aussi qu'à la morphine ; je voudrais l'oublier, c'est plus fort que moi. »

18, 19 et 20 février. — Les nuits sont agitées ; la malade a des coliques et de la diarrhée, pas de nausées. Elle éternue souvent et souffre de tout le corps. Elle éprouve une angoisse indéfinissable, elle croit étouffer. Elle est très triste, se désole et veut mourir.

La malade a constamment des hallucinations de la vue ; lorsqu'elle regarde fixement devant elle, elle aperçoit des fantômes, des ombres, des paysages, des personnages qui vont, viennent et revêtent des costumes bizarres : elle se rend parfaitement compte d'être le jouet d'une hallucination. La nuit les hallucinations sont terrifiantes, la malade a peur de bêtes hideuses qui rampent sur son lit. Elle croit toujours avoir avalé un crapaud et que l'animal remonte à sa gorge, où elle le sent remuer et lui gêner la respiration.

22 février. — Estelle B... mange au déjeuner et au dîner d'un bon appétit. Elle se plaint d'une sensation de froid qui ne l'a pas quittée depuis son entrée ; la diarrhée persiste. Lorsqu'arrive l'heure de l'injection, la malade éternue, pleure, se mouche ; elle souffre d'impatiences dans les jambes, ne peut rester assise et se promène dans une attente fébrile. Dix minutes après l'injection elle est calme, reprend courage.

La mémoire est toujours si affaiblie que si on l'envoie chercher un objet, elle oublie en route ce qu'on lui a demandé.

Pas de troubles de l'ouïe, pas de crampes, pas de fourmillements. Les mains sont le siège d'un léger tremblement qui l'empêche d'écrire et de tricoter.

24 *février*. — Les nuits sont bonnes. La malade s'occupe un peu dans le service. Elle décrit son état en ces termes :

« Depuis deux jours, je reprends courage. Je n'ai plus les idées tristes qui me faisaient désirer la mort. J'éternue toujours, mes yeux pleurent, je suis glacée de froid. Je souffre de toutes les articulations; lorsque je suis au lit, je me raidis malgré moi comme un morceau de bois; je suis aussi fatiguée que si j'avais fait une longue course. »

« J'éprouve un grand changement dans mon état d'esprit; je prends intérêt aux choses qui m'entourent. On m'offrirait de sortir, je refuserais, préférant guérir, alors que les premiers jours j'avais la pensée de m'en aller, coûte que coûte. »

Les hallucinations persistent pendant le jour, sous forme de fantômes, de paysages, de points rouges qui se déplacent, d'hommes difformes, d'animaux étranges.

Le sommeil de la malade est troublé par des cauchemars continuels se rapportant à la morphine : elle rêve qu'elle se fait une injection, l'aiguille casse et la seringue prend des aspects fantastiques; ou bien elle se croit poursuivie par des serpents qui se dressent sur leur queue pour la mordre. Le tremblement des mains persiste. La malade n'a pas de vertiges, mais un léger mal de tête continu.

26 *février*. — Les hallucinations disparaissent complètement, après avoir diminué progressivement d'intensité.

« J'ai mal dans le dos; je suis fatiguée comme si j'avais fait vingt lieues. Par instants je suis très abbattue; à d'autre moments je suis agacée. Je me mets à rire aux éclats sans savoir pourquoi. Mes membres ne tremblent plus. J'ai toujours l'idée de morphine en tête, et la nuit dès que je m'assoupis, je rêve seringues et aiguilles. J'ai la tête vide, je pleure et je ris sans motif.

« La piqûre m'ayant été faite un peu tard le soir, je n'y tenais plus; mes yeux pleuraient, j'éternuais à chaque minute, je souffrais horriblement. »

Le pouls est petit et fréquent.

Les pupilles sont dilatées et réagissent faiblement à la lumière.

28 *février*. — La malade est toute surprise de son amélioration. Elle n'a plus froid comme autrefois; elle s'occupe, va faire des courses : « C'est étonnant, dit-elle, il y a tant d'années que j'étais mollasse! » Elle est gaie, contente de guérir.

La mémoire revient légèrement. Estelle peut faire des commissions, elle se rappelle les faits qui se sont passés il y a plusieurs années, mais non ceux qui ont précédé son entrée à l'Asile.

3 *mars*. — Apparition des règles; elle sont abondantes au point de forcer la malade à garder le lit. Elle souffre de la tête, perd l'appétit et redevient mélancolique. Elle a, dit-elle, les bras et les jambes comme du coton.

Les règles durent quatre jours, et le 7 mars la malade retrouve l'amélioration dont elle jouissait antérieuremeut. Elle est calme, lucide, gaie, mais par moments, elle songe aux sensations délicieuses qu'elle éprouvait autrefois. Elle devient sombre, se met à pleurer, et avoue que, si elle en avait le pouvoir, elle n'hésiterait pas à se faire une injection.

14 *mars*. — On supprime l'injection de morphine du matin; la malade, désappointée, pleure et refuse de manger. Cette colère est de courte durée, la gaieté revient au bout de quelques heures.

17 *mars*. — On supprime complètement la morphine, et cette suppression ne s'accompagne d'aucune douleur.

« Cela ne m'a rien fait, dit la malade. A mon grand étonnement je me suis endormie comme les autres jours. Je ne suis plus la même; je ris, je chante, alors qu'autrefois j'étais toujours triste, désagréable, aimant la solitude. Je suis surprise de voir les résultats obtenus en si peu de temps. »

Au moment de la suppression, la malade prend pendant la nuit 0.20 centigr. d'extrait d'opium et 4 gr. de chloral.

Quelques jours après, les pilules ayant été mal préparées par erreur, l'insomnie et l'agitation reviennent. Estelle se mord les poings, se tord les bras, saute dans son lit. Le calme et le sommeil reviennent avec des pilules renfermant la dose prescrite d'opium.

23 *mars*. — Huit jours après la suppression totale de la morphine, nous notons les symptômes suivants :

Mémoire très améliorée; cette restitution se fait progressivement, les faits revenant d'autant mieux qu'ils se sont passés à une époque où l'intoxication était moins ancienne.

Caractère gai, enjoué; les idées mélancoliques ont disparu.

Pouls fort, vibrant, à 90 pulsations. Bruits du cœur normaux, sauf à la base, où ils sont sourds. Pupilles légèrement dilatées, réagissant à la lumière. Les yeux pleurent et occasionnent une sensation de brûlure. Absence de réflexes rotuliens. Aucune souffrance physique ni morale. La malade est très frileuse, mais elle se réchauffe avec des couvertures, alors qu'autrefois la sensation de froid était impossible à dissiper.

Depuis qu'on a cessé les injections la malade ne désire pas de morphine; elle n'y pense pas et s'en trouve tout étonnée.

Le 29 *mars*. — Les règles font leur apparition pour la seconde fois. Elles s'accompagnent de malaises, de céphalée, d'alternatives de froid et de chaud. La malade perd le sommeil et redevient mélancolique. Tous ces symptômes disparaissent au bout de quelques jours.

A partir de cette date, Estelle B... va très bien. Elle s'occupe dans le service et a retrouvé sa gaieté. La mine est fraîche et rosée, l'embonpoint manifeste. L'opium est supprimé à la fin d'avril; cette suppression paraît à la malade plus pénible que celle de la morphine ; elle s'accompagne d'insomnie, de cauchemars et de palpitations qui n'ont cédé que sous l'influence du traitement hydrothérapique institué à cette époque.

Le mois de mai et le commencement de juin se passent sans que nous ayons rien à signaler. La malade est parfaitement guérie, elle ne pense nullement à la morphine, se félicite de son amélioration; les règles viennent régulièrement. Estelle compare son état actuel avec celui d'autrefois, où elle n'était qu'une machine incapable d'initiative, et se promet bien de ne plus recommencer : elle souffre cependant de temps en temps d'insomnie.

Le 25 *juin*, nous remarquons qu'Estelle B.. devient triste ; elle évite de parler, est réticente ; l'orsqu'on l'interroge au sujet de la morphine, elle s'isole dans sa chambre. Nous sommes tout surpris d'apprendre quelques jours après que la malade a ouvert en cachette le placard où était placée la solution et s'est faite plusieurs injections.

Par quel mécanisme a succombé cette femme, qui depuis trois mois était guérie et maudissait sa passion ; c'est ce qu'une analyse exacte des faits va nous apprendre.

Estelle B.., avons-nous dit, avait changé de caractère aux environs du 25 juin. Elle paraissait tout autre à ses compagnes ; elle était triste, inquiète, mal à l'aise, elle ne dormait plus. Dans cet état d'esprit, elle se disait en elle-même : « Une petite piqûre me fera du bien. » C'est ainsi que l'idée de la morphine s'est instalée en elle. La malade chasse ce désir, elle voudrait y échapper ; mais l'idée de morphine, d'abord intermittente, envahit de plus en plus son esprit. Elle prend progressivement la première place dans les préoccupations d'Estelle B., elle devient de plus en plus tenace, de plus en plus envahissante, aussi la malade devient-elle mélancolique ; elle lutte contre cette idée qu'elle réprouve mais qu'elle ne peut parvenir à repousser ; elle éprouve une vive angoisse, elle sent son cœur battre dans sa poitrine, elle se cramponne en quelque sorte contre elle-même ; mais tous ces phénomènes s'accentuent à mesure que la lutte devient plus vive. Puis le mal a fait son œuvre, la chose est décidée, la lutte cesse. Estelle B.. est possédée entièrement par l'idée d'arriver à l'acte ; elle se dit que la morphine est dans le placard, qu'elle pourra peut-être s'en emparer.

Elle prend une fourchette et en tremblant s'approche du placard.

Là, la lutte recommence. Va-t-elle, pour un moment de satisfaction, perdre le fruit de quatre mois de traitement ; va-t-elle recommencer sa vie misérable ? Non, elle redit : je ne succomberai pas, et elle s'éloigne de l'objet de sa convoitise. Mais l'idée obsédante ne lui laisse pas une minute de répit. La malade souffre le martyre ; n'y tenant plus, vaincue, elle revient, après deux heures de lutte devant le placard. Elle n'a plus la force de résister ; son esprit ne pense plus qu'à la satisfaction de l'acte à accomplir. Elle force la serrure, se précipite sur le flacon tant désiré, prend la seringue et, ivre de joie, se fait coup sur coup cinq piqûres. Elle va ensuite se coucher sur son lit pour mieux goûter son bonheur.

Le lendemain, aux représentations qui lui sont faites, elle ne sait que répondre ; elle est honteuse de son action, furieuse contre elle-même, et se demande comment elle n'a pas eu le courage de résister.

Il n'est pas besoin de lui faire de remontrances, car elle est la première à déplorer son impulsion qu'elle maudit.

Après cette crise, Estelle B, retrouve toute sa gaieté, elle retourne à ses occupations et ne pense plus à la morphine.

Le 8 juillet les règles viennent pour la cinquième fois.

Le 11 juillet, entre dans le service une nouvelle morphinique. Les deux femmes se lient d'une étroite amitié. Estelle B.. assiste quelquefois aux

injections faites à sa compagne. Cette vue la met les premiers temps de
mauvaise humeur; elle pense avec regret aux sensations délicieuses que
lui procurait jadis la morphine, mais ces regrets font bientôt place à une
indifférence complète.

Dans les premiers jours d'août, Estelle B... devient de nouveau mélancolique; son caractère, qui est enjoué, devient inégal, difficile, agressif
même. La malade ne travaille plus; elle se promène dans le couloir, ne
parlant à personne, elle fait en sorte de se trouver présente aux heures
où sa compagne reçoit son injection.

Estelle B.., nous avoue qu'elle est torturée en ce moment par l'idée de
morphine. « J'y pense constamment depuis plusieurs jours. Je voudrais
chasser cette idée, c'est plus fort que moi. Malgré les ennuis causés par
cet affreux vice, je ne puis plus en avoir horreur. »

Elle bâille, ses yeux pleurent, elle se sent glacée, elle ne dort plus. La
nuit, elle voit sur son lit de gros lézards; elle se rend compte qu'elle est
le jouet d'une hallucination, mais elle ne peut surmonter sa frayeur. Elle
quitte son lit se couche par terre, enveloppée d'une couverture.

Cependant la malade lutte et essaie de se débarrasser de l'idée qui a
envahi peu à peu tout le champ de sa conscience.

Estelle B.., éprouve une constriction à la région épigastrique, elle
étouffe. Lasse de souffrir, elle erre à l'aventure dans les salles, cherchant
une occasion de satisfaire son envie; l'occasion se présente par hasard.

Une infirmière a laissé par inadvertance ses clefs sur une chaise;
Estelle s'en empare adroitement et, trompant toute surveillance ouvre le
placard où elle sait qu'on renferme d'ordinaire la solution de morphine
pour injections hypodermiques : « Je risquais fort de me faire pincer, dit-
elle, mais il n'y avait plus moyen d'y tenir. » Elle s'empare fièvreusement
du flacon et sans prendre le temps d'armer une seringue en avale avide-
ment deux pleines gorgées. Boire de la morphine lui semble devoir ainsi
calmer plus vite son obsession, et de fait elle éprouve après avoir accompli
cet acte dipsomaniaque une satisfaction intense.

La crise terminée, la malade déplore son action; elle se remet au travail
et retrouve sa bonne humeur; mais le lendemain seulement, car à la suite
de cette prise de morphine à l'intérieur, elle eut de l'insommie, des cauchemars, une sensation de fatigue intense, et n'éprouva à aucun moment
de l'euphorie.

Le mois d'août se passe sans que nous ayons rien de particulier à
signaler.

Le 27 *septembre*, Estelle B.., qui attend ses règles, se sent agacée,
énervée, et prévoit une nouvelle crise. Laissons-lui la parole :

« J'étais contente d'être guérie. Je ne pensais plus à la morphine lorsque
je me sens devenir triste; je souffre dans les bras, les genoux; on dirait
qu'on me désarticule. L'idée de morphine me prend malgré moi; je me
mets dans un coin, je suis désagréable, de mauvaise humeur, je ne me
débarbouille plus, je n'ai de goût à rien. Il m'est impossible de dormir
pendant la nuit. Je pense de plus en plus à la morphine, au point de
devenir malade. Je voudrais n'y plus penser, car cette pensée m'est trop

pénible, impossible. Je bâille, mes yeux pleurent, j'ai froid dans le dos, j'étouffe, je suis inquiète, j'attends je ne sais quoi, je paierais de ma vie une piqûre; voilà deux mois que je n'y ai songé. »

Cet état d'angoisse cesse brusquement au bout de trois jours, avec l'apparition des règles.

Le 18 *octobre*, Estelle B., qui, depuis trois semaines, jouissait d'une parfaite santé et ne pensait plus à la morphine, est de nouveau en butte à une obsession revêtant absolument les mêmes caractères d'irrésistibilité et d'angoisse que précédemment.

C'est en balayant, dit-elle, que l'idée de morphine me prit. « Je lâchai tout pour remonter dans ma chambre. » L'état de lutte et de mélancolie dura trois jours, puis la malade se sent subitement guérie, débarrassée de l'horrible obsession.

Depuis cette époque, Estelle B.. est absolument normale. Elle est gaie, propre, travailleuse; elle dort bien, a bon appétit. On ne reconnaîtrait plus en la voyant la morphinomane d'autrefois.

Cet état de guérison s'étant continué sans nouvelles obsessions, la malade est rendue à la liberté.

Sortie de l'asile le 29 novembre, Estelle B.. se sent très bien portante; elle est courageuse, propre, soignée de sa personne; elle aime la compagnie et va plusieurs fois au théâtre avec plaisir. Son caractère, autrefois mélancolique et irritable, est devenu doux et enjoué. Elle mange bien, mais dort mal la nuit, sans cauchemars cependant.

La vue et l'ouïe sont normales.

Estelle B.. a la ferme intention de ne pas reprendre ses habitudes morphiniques et n'en éprouve plus du reste le besoin.

Au commencement de décembre, elle se rend pour acheter un médicament chez le pharmacien, son ancien fournisseur. Celui-ci la complimente sur sa bonne mine et lui dit qu'elle a rajeuni de dix ans. Ils parlent longuement ensemble, et elle sort de la pharmacie sans même avoir l'idée de morphine dans l'esprit.

Le 15 décembre la malade a ses règles. Elle est triste, sombre, désirant la mort et parlant d'en finir avec l'existence. Son humeur enjouée a fait place à un grand désespoir.

Subitement, se manifeste chez Estelle B. l'envie folle de se faire une injection de morphine. Elle pense au bonheur qu'elle en éprouvait, mais la pensée de recommencer sa vie triste d'autrefois l'arrête. Il s'engage en elle une véritable lutte; elle éprouve une sensation d'angoisse, une constriction à la région épigastrique, et, de peur de succomber, elle se renferme à clef dans sa chambre pour ne pas courir chez le pharmacien.

La malade éprouve de grandes douleurs dans les genoux; elle a des vomissements alimentaires, mais pas de diarrhée; elle perd complètement l'appétit; l'insomnie est complète, sans cauchemars. Elle ne peut rester au lit tant elle se sent énervée; elle se lève et se recouche alternativement; ne pouvant trouver le repos, torturée par l'idée obsédante d'une injection de morphine; elle veut mourir, tant elle souffre. Cet état de choses dura trois jours, pendant lesquels elle ne sort pas de sa chambre de peur de succomber.

Estelle B.. retrouve sa gaieté subitement un soir et se sent assez bien pour aller au restaurant avec des amis. Elle a totalement oublié la morphine et se montre gaie toute la soirée.

La crise est terminée, elle ne pense plus dès lors à la morphine; elle reprend sa vie antérieure et se montre heureuse de vivre.

Malheureusement pour Estelle, elle revoit quelque temps après la morphinique Valentine D., dont elle avait fait la connaissance dans le service et qui a recommencé les injections. Les deux femmes ne se séparent plus et habitent la même maison. Estelle B.. voit D.. se piquer sous ses yeux sans en éprouver aucune envie, elle lui adresse même des remontrances sur ses mauvaises habitudes.

Cependant le 23 décembre, ressentant de grandes douleurs dans le ventre et attristée de se voir si souvent malade, la vue de son amie D., mollement étendue sur un canapé et goûtant en silence le bonheur d'une injection, fait songer à Estelle B.. qu'elle a sous la main le remède à tous ses maux. Sa compagne l'y engage de toutes ses forces et après une courte résistance Estelle B.. accepte une demi-piqûre d'une solution à 1/30, soit 3 centigrammes de morphine.

« Une minute après, dit-elle, je ressentis une sensation de chaleur dans tout le corps; je devins rouge cramoisi. Au fur et à mesure que la morphine se répandait dans mon sang j'éprouvais un évanouissement si agréable qu'on ne saurait le décrire, une jouissance comparable à celle de l'amour, mais plus prolongée. J'étais immobile, je n'aurais pas remué pour un empire. J'éprouvais un grand calme, je ne parlais pas, tout entière à mon bonheur. » Cet état dura une demi-heure.

Le lendemain, Estelle B.. se fait deux injections, le surlendemain trois séries de deux ou trois injections. Elle augmente très vite la dose et en quelques jours elle arrive à 50 centigrammes. Les deux femmes vivent ensemble dans la même chambre, ne sortent plus, se passant la seringue à tour de rôle.

Estelle B., qui ne se piquait autrefois que matin et soir, arrive par le mauvais exemple à se faire des injections à chaque instant de la journée. Elle perd l'appétit; la constipation revient. La nuit s'écoule dans un grand calme agréable : la malade est plongée dans une somnolence, ne pensant à rien. Dès qu'elle s'assoupit elle a des rêves étranges; elle est transportée dans des pays inconnus. Elle rêve, mais n'a pas d'hallucinations.

En peu de temps la vue s'affaiblit, la malade a un voile devant les yeux. L'ouïe devient si dure qu'elle est obligée de faire répéter ce qu'on lui dit.

Aucune modification du goût, ni de l'odorat. La mémoire, déjà faible, diminue encore, la malade oublie au restaurant ses gants, son mouchoir; il lui est impossible de rien retenir.

Le 13 janvier 1896, Estelle vient à l'asile, faire une visite à la surveillante. Elle est pâle, amaigrie, les joues et les paupières sont œdématisées sans que l'urine contienne d'albumine.

Estelle B.. est anéantie. Il lui faut un effort surhumain pour se lever, se tenir propre. Elle est étonnée de la rapidité avec laquelle elle est retombée, et prend actuellement près d'un gramme de morphine par jour.

La malade commence à avoir des cauchemars pendant la nuit, des impressions pénibles au point de se réveiller en pleurant.

Les idées mélancoliques sont revenues, elle est triste, découragée et souhaite la mort.

Estelle, désolée d'avoir recommencé ses pratiques morphiniques, reconnaît que la fréquentation de D.. est la cause de sa rechute. Désireuse de guérir, et sur notre conseil, elle rentre quelques jours après dans le service de M. Magnan à l'asile Sainte-Anne.

A son arrivée, le 16 janvier 1896, Estelle B.. a la figure fatiguée, les traits tirés, le teint pâle et terreux; elle a perdu sa bonne mine, sa gaieté; elle est triste, sombre, et accuse des idées de suicide. La face est œdématiée, la colonne vertébrale est douloureuse à la pression. Le pouls est régulier, normal : 70 pulsations.

L'auscultation du cœur indique un léger souffle à la base au premier temps, se prolongeant dans la direction de l'aorte; les bruits sont bien frappés, pas d'intermittence. L'urine ne contient ni sucre ni albumine.

La malade prend actuellemeut un gramme de morphine par jour.

Le traitement institué est le suivant : supression brusque des injections; 0,20 centigr. d'extrait d'opium en 24 heures; régime tonique.

17 *janvier*. — La malade a dormi quelques heures pendant la nuit. Elle a rêvé qu'une amie lui donnait un flacon de morphine, mais que des hommes venaient le lui arracher des mains; elle s'est réveillée couverte de sueur. Diarrhée; ni nausées ni vomissements, courbature généralisée; douleurs abdominales, larmoiements, bâillements, sensation de froid; les mains, les pieds sont cyanosés; puis presque subitement, bouffée de chaleur et diaphorèse abondante. Estelle B.. souffre beaucoup et voudrait quitter l'asile. Elle se trouve améliorée dès qu'elle prend quelques pilules d'opium.

18 *janvier*. — La malade est agitée pendant la nuit et déprimée pendant le jour; elle a de la diarrhée, des alternatives de chaud et de froid. Les battements du cœur sont réguliers et bien frappés.

Elle pense constamment à la morphine et se plaint d'avoir le cerveau absolument vide.

Estelle est triste et accuse des idées de suicide. La mémoire est plus faible qu'à son entrée; elle a diminué considérablement depuis la suppression brusque de la morphine. Il est impossible d'interroger la malade, on ne peut rien obtenir.

L'alimentation se fait assez bien cependant en ayant soin de faire prendre deux pilules d'opium avant l'heure des repas.

20 *janvier*. — Même état d'agitation pendant la nuit et de dépression durant le jour. Si la malade s'assoupit, elle rêve seringue et flacon de morphine.

Estelle B.. éprouve de grandes douleurs dans les genoux. Par instants elle se sent glacée, elle grelotte de froid, puis elle est brûlante, le visage est rouge pendant quelques minutes.

La diarrhée et l'œdème de la face ont disparu.

On a supprimé 2 centigrammes d'extrait d'opium par jour, de sorte que la malade prend actuellement 12 centigrammes d'opium en vingt-quatre heures.

Le cœur continue à bien fonctionner; aucune tendance au collapsus.

22 *janvier*. — Grande amélioration. Les nuits sont plus calmes; Estelle B... se sent surtout malade le matin, et attend les pilules avec impatience. La journée se passe sans diarrhée, ni nausées, ni maux de tête; la malade reste levée toute la journée et n'éprouve aucune faiblesse sur ses jambes, aucun vertige. Elle mange de bon appétit. Son poids a augmenté de 500 grammes depuis son entrée. Elle n'a plus de brouillard devant les yeux. Le pouls est régulier, fort, 92 pulsations.

25 *janvier*. — La malade ne prend plus que 6 centigrammes d'extrait d'opium. Malgré cette diminution rapide, l'état général est excellent; elle se relève la nuit pour demander à manger.

Elle a cependant de la diarrhée de temps en temps.

28 *janvier*. Suppression de l'opium. La malade est toute surprise de sa guérison; elle est gaie, active, et se demande comment elle a pu se passer de morphine, elle qui est retombée dans la cachexie en si peu de temps. La mémoire revient peu à peu, les faits anciens étant encore bien vagues dans son esprit.

Cet état de guérison a duré trois semaines. Le 18 février, Estelle B... se sent triste, mal à l'aise : « Je suis dégoûtée de moi et des autres », nous dit-elle; elle éprouve une fatigue générale, quitte son ouvrage et se retire dans sa chambre.

Soudain l'idée de morphine s'éveille dans son esprit; il me faudrait une injection de morphine pour me remettre, se dit-elle. Peu à peu cette pensée devient prédominante. Estelle B... essaie de la chasser, mais en vain; l'idée obsédante grandit peu à peu : « Je n'ai plus que cela en tête, j'en suis assommée. »

La nuit du 18 au 19 est très mauvaise, la malade ne pouvant rester couchée, se lève et se promène dans sa chambre.

Elle souffre le martyre de ne pouvoir se débarrasser de cette obsession; elle se sent brûlante, son cœur bat : « Plus je lutte, dit-elle, plus j'ai la fièvre, j'ai des soubresauts dans tous les membres, j'entends à mes oreilles répéter le mot : morphine, morphine; je suis si malheureuse que, rebutée, je voudrais à tout prix une piqûre; je me dis : Comment faire pour me procurer de la morphine, suis-je bête d'être revenue à l'Asile, »

Le 19 au matin, nous trouvons la malade allongée sur son lit, la peau brûlante, le pouls fréquent, elle est grossière, violente, emportée, son langage est caractéristique : « Je n'y puis plus tenir, j'ai peur de devenir folle; je désire de la morphine au point d'en mourir, je n'ai que cette idée en tête depuis hier. »

Même état d'angoisse et d'agitation pendant toute la journée; Estelle B... refuse de manger et veut rester seule. La lecture lui est impossible; si

elle prend un livre, le texte lui paraît incompréhensible, l'idée de morphine est si prédominante dans son esprit qu'elle aperçoit sur les pages
le mot morphine. La nuit est meilleure, la malade moins préoccupée peut
dormir deux heures.

Le 20 février la crise est passée. Estelle B.. retrouve sa santé, se remet
avec courage au travail et, oubliant la morphine, se demande avec stupéfaction « quelle folie lui a passé dans la tête .»

Sortie en liberté et par guérison le 26 juin 1896.

Depuis cette époque l'un de nous a eu l'occasion une année plus tard
de revoir cette intéressante malade. Elle avait eu depuis sa sortie deux
accès de morphinomanie et avait pu d'elle-même en ces deux occasions
renoncer à la morphine une fois l'obsession et l'impulsion satisfaites sans
retomber dans la morphinisation habituelle. Dans la suite nous sommes
restés sans nouvelles d'Estelle B.., que nous avions pu suivre ainsi par
nous-même dans son histoire morbide pendant un laps de temps de plus
de deux années.

XXXIVe LEÇON

**MORPHINOMANIE ET MORPHINISME. — SYMPTOMATOLOGIE.
TRAITEMENT.**

Le début des troubles dus à l'usage habituel de la morphine varie
avec la dose et le degré de réceptivité. La durée de la phase d'augmentation de l'excitabilité réflexe est très variable, avant que d'atteindre la phase de dépression. Il faut aussi tenir compte des susceptibilités particulières. On a vu les accidents débuter au bout de six à
sept mois, pour des doses quotidiennes de 3 à 6 centigrammes de
morphine. Il faut, du reste, se bien pénétrer de cette idée que ce
n'est pas tant la dose que le besoin impérieux et l'habitude de l'emploi qui constituent la morphinomanie.

Sur 1000 cas observés, 40 p. 100 des individus faisaient usage de
doses journalières variant de 50 centigrammes à 1 gramme; 25 p. 100
employaient de 10 à 50 centigrammes. On a cité des cas extrêmes
où la dose avait atteint 4 grammes de morphine par 24 heures; on a
même relevé des doses phénoménales de 9, 10 et même jusqu'à
12 grammes par jour.

En général, les malades viennent se soumettre au traitement pour
la guérison, au bout de 2 à 4 ans après le début de l'usage de la
morphine; on a noté quelques cas d'intoxication morphinique ayant
duré 10, 15 et même jusqu'à 40 ans.

Les manifestations symptomatiques du morphinisme sont tellement disséminées et complexes, qu'il est indispensable, pour en
faire une étude fructueuse, de les classer par groupes ressortissant à
chacun des grands appareils intéressés au cours de l'intoxication.

Troubles du système nerveux. — Au début de l'usage de la
morphine, c'est le stade d'*euphorie*, que l'on pourrait dénommer « la
lune de miel de la morphinomanie ». Tout est bien, tout est beau;

rien ne semble impossible... Mais cette période heureuse n'a qu'une durée éphémère, et c'est dans l'espoir de la prolonger que l'on augmente peu à peu les doses, de manière à tâcher de permettre aux périodes d'euphorie d'empiéter les unes sur les autres.

Et, dès maintenant apparaît la caractéristique de la morphinomanie : la perte plus ou moins complète de la volonté, l'apathie. A la période d'ivresse morphinique succèdent bientôt les troubles des facultés intellectuelles. D'abord, la perte de la mémoire, particulièrement de la mémoire des noms, ou des connaissances récemment acquises, comme dans la démence sénile. Puis, la perte complète de la volonté; la perception et l'interprétation s'effectuent comme à l'état normal, mais *la volition est devenue impossible*. Le sens moral disparaît également; les individus sont dans un état d'hyposthénie psychique analogue à celui que l'on observe au début de la paralysie générale; leur caractère subit de profondes modifications; ils deviennent irascibles, entrent sans raison dans des colères folles, deviennent misanthropes, hypochondriaques.

Chez certains sujets, on remarque une insomnie rebelle; d'autres, au contraire, sont en proie à un sommeil invincible : ces deux manifestations peuvent se présenter alternativement chez le même sujet. Puis, viennent les troubles de la sensibilité générale : des picotements, des fourmillements, des douleurs ostéocopes dans les jambes et dans les bras; des phénomènes d'anesthésie, ou plus souvent d'hyperesthésie; souvent d'hyperesthésie de la plante des pieds, ce qui provoque chez les individus une démarche sautillante que l'on a pu reproduire expérimentalement chez le chien. La sensibilité tactile est abolie; chose singulière, on la voit se rétablir chez les hystériques.

Les troubles sensoriels portent plus particulièrement sur la vue, le goût et l'ouïe : l'asthénopie accommodative est extrêmement fréquente, et la contraction spasmodique des muscles accommodateurs constitue une des manifestations les plus désagréables de l'intoxication. On observe des troubles psycho-sensoriels; des hallucinations nocturnes, et même à l'état de veille, de la vue et de l'ouïe, mais bien plus fréquemment des illusions de ces sens. Ces hallucinations nocturnes sont mobiles, sans caractère professionnel; les plus fréquentes sont celles de la vue, puis viennent celles de l'ouïe; celles du goût et de l'odorat sont rares, celles de la sensibilité générale tout à fait exceptionnelles, contrairement à ce que l'on observe dans l'alcoolisme.

On remarque des tendances aux impulsions à cette période de la maladie. Ceci présente quelque intérêt au point de vue médico-légal : à cette période, les malades sont incontestablement responsables quand ils peuvent se livrer sans entraves à leurs pratiques de morphinomanie. Les morphiniques sont des individus sans volonté, apathiques, absolument incapables de prendre une détermination nécessitant la mise en jeu de quelque énergie. Lorsqu'ils peuvent, *sans entraves*, satisfaire leur passion, l'impulsion vraie, c'est-à-dire ce mode particulier d'activité cérébrale poussant à des actes que la volonté est impuissante à empêcher, n'existe pas; et l'on n'a pu relever jusqu'ici dans la science médicale aucun fait permettant d'attribuer aux actes des morphinomanes un caractère impulsif certain dans ces conditions. Il en est tout autrement, ainsi que nous le verrons tout à l'heure, dans la période d'abstinence ou de pseudo-abstinence morphinique.

Les troubles du mouvement consistent en une modification variable des réflexes, qui sont tantôt exagérés, tantôt diminués; on a noté parfois des mouvements choréiformes et même de la paraplégie.

Troubles de l'appareil digestif. — Les troubles de l'appareil digestif sont constitués, au début, par des nausées, des vomissements, de l'inappétence par diminution de l'acidité du suc gastrique; mais l'accoutumance est rapide, et l'appétit revient si la piqûre est pratiquée au moment du repas. La soif est exagérée; l'haleine devient fétide, d'une odeur spéciale.

On observe également une carie dentaire indolore, ayant l'ivoire pour siège, sans périostite, à marche rapide, et coïncidant avec la chute des cheveux. Les grosses molaires sont attaquées les premières par leur face triturante, puis viennent successivement les petites molaires, les incisives, et en dernier lieu les canines : la marche de cette carie est fort rapide, et l'on a signalé des morphinomanes chez lesquels il n'existait plus une seule dent intacte après un an.

La nutrition est troublée : il s'établit une constipation opiniâtre avec des alternatives de diarrhée; parfois les selles deviennent d'une grande rareté (2 à 3 par mois), douloureuses et sanguinolentes.

Troubles de l'appareil circulatoire. — Ils consistent en ralentissement du pouls; abaissement de la tension artérielle; congestion passive des reins, pouvant amener de l'albuminurie, indice d'un certain degré de néphrite.

Ce sont là des modifications dues, au même titre que la glycosurie transitoire qui apparaît dans les mêmes conditions, à l'action exercée par la morphine sur les centres bulbo-médullaires. Par suite de l'hypotension artérielle qu'elle provoque et entretient, la morphine détermine à la longue des congestions passives, répétées ou permanentes, du côté de certains organes, notamment des reins, qui peuvent devenir le siège d'une néphrite parenchymateuse : cela joint à l'affaiblissement de la contractilité du myocarde facilite un état congestif permanent qui peut aboutir à la production de lésions réelles et explique l'albuminurie permanente de certains morphiniques.

On peut observer deux sortes d'albuminurie : l'une, transitoire, pouvant apparaître et disparaître rapidement, et dans laquelle la quantité d'albumine est peu abondante; cette forme est bénigne, car elle ne s'accompagne pas de lésions rénales : c'est ce que l'on pourrait appeler l'albuminurie bulbaire. La seconde forme est constituée par une albuminurie qui peut devenir permanente parce qu'elle s'accompagne de lésions rénales dues à une congestion passive, et qu'elle peut même aboutir aux lésions du mal de Bright — gros rein blanc, — et dans laquelle la quantité d'albumine est toujours plus ou moins considérable : c'est ce que l'on pourrait appeler l'albuminurie rénale.

Troubles de l'appareil respiratoire. — L'appareil respiratoire est moins affecté; la respiration est plus courte, incomplète, très légèrement diminuée — 12 à 14 respirations par minute —, nécessitant de temps en temps une large inspiration. L'essoufflement est facile; on note un certain état de dyspnée, par inertie des muscles inspirateurs.

Troubles du système cutané. — Le système cutané présente de nombreux stigmates de piqûres, rappelant l'aspect de la lèpre tuberculeuse : on a relevé jusqu'à 63 000 stigmates de piqûres chez un seul individu. La peau prend un aspect lardacé. On a signalé la formation de bourses séreuses à la face palmaire du doigt qui pousse la tige du piston de la seringue. Les éruptions sont rares, et plutôt du domaine de l'intoxication subaiguë; elles rappellent l'apparence des poussées d'urticaire. Leur apparition est brusque, leur disparition rapide; elles sont accompagnées de troubles locaux moteurs et sensitifs, de troubles généraux nerveux : tous ces phénomènes montrent qu'il s'agit là d'une subite intoxication subaiguë survenant au cours de l'intoxication chronique ; et l'on remarque, en effet, que ces éruptions se produisent presque exclusivement lorsque, par mégarde ou intentionnellement, l'injection est poussée dans une veine. C'est surtout quand les piqûres sont pratiquées aux avant-bras qu'on les voit survenir.

Troubles de l'appareil urinaire. — L'appareil urinaire présente également des troubles : de la dysurie non douloureuse survenant après l'injection ; parfois on observe des mictions douloureuses avec spasmes du muscle vésical et du sphincter uréthral. La diminution de la sécrétion mucipare, sur laquelle j'ai déjà appelé votre attention comme caractéristique partielle de l'action pharmacodynamique des opiacés, joue certainement un rôle dans la production de ces phénomènes. La quantité des urines émises augmente au début, pour diminuer par la suite.

On remarque, assez fréquemment, de l'albuminurie dont l'existence peut s'interpréter, soit par une action exercée par la morphine sur le bulbe, soit, comme nous venons de le voir tout à l'heure, par suite de modifications dans la tension vasculaire. — La glycosurie ne s'observe guère dans l'intoxication chronique ; elle est même assez rare au cours de l'intoxication aiguë.

Troubles du système génital. — Les troubles du système génital sont constants et fort importants. Nous avons vu que la recherche d'une influence aphrodisiaque est souvent la cause de la morphinomanie : c'est là une spéculation bien mal fondée, car si la morphine est aphrodisiaque au début, elle ne tarde pas à déterminer en peu de temps une impuissance complète.

On a vu l'érection diminuer et devenir difficile même au bout d'un mois d'usage de la morphine. Cependant, à cette époque, l'acte vénérien est encore possible. L'impuissance est d'abord psychique ; les désirs vénériens disparaissent les premiers ; puis la sécrétion spermatique est diminuée, et les spermatozoïdes finissent par disparaître.

Chez la femme, l'excitation du début est peut-être plus psychique, quoiqu'en réalité chacun réagisse sous l'influence de la morphine selon la qualité de son cerveau. C'est ici le lieu de rappeler, au sujet de ces manifestations génitales, la classification de M. Magnan en cérébraux antérieurs et cérébraux postérieurs, suivant la modalité revêtue : cette classification me paraît tout à fait applicable à la façon dont chaque individu réagit, au point de vue des modifications subies par le sens génital, sous l'influence du morphinisme.

Le morphinisme conjugal est loin d'être rare; on y recourt pour provoquer chez le conjoint la diminution des appétits sexuels que l'on n'est plus apte à satisfaire. Les cas de conservation de l'appétit sexuel sont fort rares.

Chez la femme, l'aménorrhée survient dès les premiers mois et persiste pendant toute la durée de l'intoxication. Il se produit une atrophie de l'ovaire, par une sorte d'action d'arrêt empêchant les vésicules de Graaf d'arriver à maturité et d'amener, par acte réflexe, la congestion de l'appareil utéro-ovarien.

Une atrophie du même genre s'observe d'ailleurs sur d'autres glandes, telles que les glandes de l'estomac et des intestins, les glandes sous-maxillaires, les seins.

Bien que l'ovulation soit le plus souvent complètement suspendue, on l'a vue cependant persister parfois; et il n'est alors pas rare d'observer l'avortement ou l'accouchement prématuré. Mais ces accidents sont encore beaucoup plus fréquents lorsqu'on vient à pratiquer, au cours de la grossesse, des tentatives de suppression ou même seulement, chez certains sujets, de diminution de la morphine.

L'accouchement peut se trouver prolongé par suite de l'inertie utérine; on a noté des coliques intenses — que peut seule calmer l'injection de morphine — et l'arrêt brusque des lochies. De semblables accidents morphiniques ont été aussi observés chez des nouveau-nés. On a pu, d'ailleurs, constater la présence de la morphine dans le sang placentaire des fœtus issus de morphinomanes.

Les accidents débutent quelques heures après la naissance; ils sont dûs à la suppression brusque de la morphine. L'enfant, en proie à une vive agitation, pousse des cris incessants et meurt souvent dans le collapsus, au bout de quelques heures, rarement de quelques jours. C'est là un indice de l'état de besoin. L'unique traitement consiste dans l'allaitement par la mère, mais on se heurte ici à une grande difficulté, en raison de la rareté de la sécrétion lactée chez les morphinomanes.

Ceux des enfants qui survivent sont caractérisés par un retard notable de l'évolution, et très souvent même présentent des désordres mentaux. Tel est le cas des enfants d'un diplomate qui fut morphinomane pendant 35 ans, et cela, sans avoir jamais dépassé la dose quotidienne de 30 centigrammes. Il eut quatre enfants : le premier mourut phtisique et imbécile; le second était idiot; le troisième imbécile, puéril dans ses actes, dépravé; et le dernier, dément.

On a cité également des cas dans lesquels des enfants ne commencèrent à parler qu'à l'âge de deux ans, d'autres où la première dent ne fit son apparition qu'à l'âge de dix-huit mois. Ces faits sont plutôt fréquents dans les cas où le morphinisme se développe chez des enfants à la suite de l'administration habituelle de préparations opiacées (laudanum, décoction de têtes de pavots, cordial de Godfrey, etc.), comme on l'a observé dans certaines villes manufacturières d'Angleterre, où les parents administrent des opiacés aux tout jeunes enfants, dans le but de les calmer et de les endormir pendant qu'ils sont occupés à leur travail.

M. Féré a relaté l'observation d'une femme de 22 ans, hystérique, enceinte de six mois, absorbant chaque jour 25 centigrammes de morphine. On tenta de la guérir par la suppression lente, en diminuant les doses; des coliques utérines survinrent qui obligèrent à suspendre le traitement. Au moment de l'accouchement, la dose était encore de 13 centigrammes. L'enfant, brusquement démorphinisé, eut soixante heures d'agitation; la mère fut reprise de coliques utérines, et l'on dut suspendre encore la diminution graduelle. La guérison fut obtenue en deux mois, grâce, en grande partie, à la distraction produite par l'enfant, ce qui montre l'importance d'une occupation psychique qui détourne le morphinomane de son obsession.

Troubles de la nutrition. — Les troubles graves de la nutrition, dus à l'usage de la morphine, apparaissent à une époque variable, au bout de quelques mois, parfois même seulement au bout de quelques années.

On est frappé de l'état de maigreur des malades; ils ont un aspect particulier, les pommettes sont saillantes, la peau présente parfois des plaques violacées dues à la difficulté de la circulation du sang dans les capillaires, le teint est plombé, le regard hébété, ahuri, atone, la physionomie sans expression, le masque immobile.

Les membres sont décharnés, on observe parfois de l'œdème des membres inférieurs. L'individu présente un aspect vieillot. La vitalité des tissus est très amoindrie, par suite de la diminution des échanges : aussi la résistance du terrain est-elle diminuée. La morphinomanie entraîne ainsi une prédisposition aux maladies; l'organisme se laisse facilement envahir.

Influence du morphinisme sur l'évolution des maladies. — Certaines affections empruntent au morphinisme un caractère exceptionnel de gravité. On a noté des pneumonies à délire furieux, de la gangrène pulmonaire, une phthisie morphinique.

Chez les ataxiques, la maladie fait de rapides progrès; la syphilis est, pour ainsi dire, fouettée par la morphinomanie, autant que par l'alcoolisme : les accidents tertiaires peuvent apparaître en quelques mois. Malgré les plus rigoureuses précautions antiseptiques, on voit les points de la peau où sont pratiquées les piqûres devenir le siège de rupia ou de pemphigus syphilitique.

On a vu la suppression brusque de la morphine déterminer chez un diabétique une exagération de la glycosurie, et l'amélioration survenir lentement par l'effet du retour aux doses primitives. C'est là, il est vrai, un fait isolé, dont on ne peut jusqu'alors tirer aucun enseignement, la nature arthritique, nerveuse ou pancréatique de ce diabète n'ayant pas été déterminée.

Chez les hystériques morphinomanes, on observe des faits vraiment paradoxaux : l'abstinence provoque le retour des crises convulsives, qui avaient complètement disparu pendant la période d'état du morphinisme. Il est important de noter ici que l'hystérie, en prédisposant aux intoxications passionnelles, fournit un contingent élevé à la morphinomanie. D'ailleurs, comme la plupart des intoxications, le morphinisme est capable de réveiller ou de faire apparaître des tares héréditaires : c'est ainsi qu'on l'a vu provoquer le somnambulisme chez des individus prédisposés.

Au point de vue chirurgical, le morphinisme constitue un terrain dangereux pour l'administration du chloroforme : on a relevé des cas de collapsus mortel.

Accidents causés par la piqûre. — Les accidents causés par la piqûre consistent le plus souvent en abcès, en nombre variable. Ce sont surtout des abcès à streptocoques, caractérisés par une induration d'abord indolente, qui devient douloureuse lors de la suppuration; il en est dont l'aspect est identique à celui d'une gomme; certains récidivent sur place et finissent quelquefois par se fusionner en une sorte de phlegmon diffus. La cicatrisation en est généralement lente et difficile; il subsiste parfois des ulcères atoniques. Ces abcès

sont fréquemment provoqués par l'emploi de doses supérieures à
5 centigrammes.

Certains n'apparaissent qu'au bout de six mois ou d'un an. On
pourrait fort bien, je crois, appliquer à leur genèse les idées émises
par Verneuil sur le parasitisme microbien latent. Parfois ces abcès
n'apparaissent qu'un certain temps après la suppression de la morphine. Ils peuvent être alors la cause d'une erreur de diagnostic.

La piqûre d'un nerf peut déterminer un retentissement cérébral ou
médullaire, ou à la fois cérébral et médullaire, ce qui se traduit par
les phénomènes habituels de ces lésions.

La piqûre des vaisseaux provoque de la congestion encéphalique
qui se traduit par des éblouissements, des vertiges, de la céphalalgie,
des bourdonnements d'oreilles, de la rougeur de la face, des battements aux tempes : le sujet tombe parfois dans un état d'anéantisse-
ment voisin du collapsus, il est pris de mouvements convulsifs, de
sueur froide ; et, bien souvent, la mort subite au cours de la morphinomanie est produite par l'injection brusque dans une veine de la
solution de morphine. Quelques malades s'aperçoivent, en effet, que
la piqûre accidentellement effectuée dans une veine, leur a procuré,
à côté de quelques accidents passagers vite dissipés, la période d'euphorie du début qu'ils ne connaissaient plus depuis quelque temps ;
et, dans le but de reproduire cette période heureuse du morphinisme,
insoucieux du danger auxquel ils s'exposent, ils cherchent à pratiquer volontairement leur piqûre dans une veine.

Il n'est pas enfin jusqu'à des maladies contagieuses dont on n'ait
observé la transmission par les aiguilles des seringues à injection.

Marche des accidents. — Après la période d'euphorie, qui dure
peu, les malades éprouvent un malaise bizarre, une inquiétude, une
sorte d'angoisse que la piqûre fait disparaître, aussi augmentent-ils
les doses en multipliant les injections. L'impression secondaire de
faiblesse et de fatigue, impression inévitable, les porte à recourir à
une excitation nouvelle, et leur déchéance au point de vue de la
volonté les fait infailliblement succomber.

Alors commence la période d'intoxication caractérisée par la perte
du sens génésique, l'aménorrhée, les troubles digestifs, surtout les
nausées, la sécheresse de la bouche, la raucité de la voix, la perte du
sommeil, l'impressionnabilité excessive, la mauvaise humeur. Le
malade est engourdi, ne pense qu'à ses souffrances, car la privation

du poison est pour lui une source de tourments de toute nature,
comme son usage avait été, au début, une source de jouissances. Il
est dans un état d'inertie morale absolue, sa volonté est complètement
annihilée; c'est, en un mot, l'image du parfait égoïsme. Ces souffrances, qui prennent l'importance de véritables tortures chez un
individu privé de réaction morale et de volonté, jointes aux manifestations que je viens d'énumérer, constituent autant de sollicitations
impérieuses à augmenter le nombre des piqûres, et le malade livré à
lui-même n'y peut résister.

C'est à cette période que l'on observe la constipation, la tendance
aux abcès, les cauchemars, les hallucinations, la carie dentaire, la
chute des cheveux. Survient la période de cachexie qui marche de
pair avec l'augmentation des doses. On note à ce moment les troubles de la nutrition, l'amaigrissement, les œdèmes, l'affaiblissement
cardiaque, l'oligurie et l'albuminurie.

A cette période, tout traitement est rendu impossible par l'état du
cœur et des reins. La suppression de la morphine entraînerait fatalement la mort. Les morphinomanes finissent alors en état de démence,
en proie à un délire continu, avec déchéance complète des facultés
intellectuelles; parfois même surviennent de véritables affections
mentales. La mort peut encore survenir, en raison de l'état d'infériorité de l'organisme, à la suite d'infection purulente. Il en est qui
meurent dans une syncope (mort subite à la suite d'une injection
poussée dans une veine); d'autres finissent phthisiques ou dans le
marasme.

Lésions. — Les lésions ne présentent, au point de vue anatomo-
pathologique, rien de particulièrement caractéristique. On a noté la
dégénérescence graisseuse de certains organes comme dans beaucoup
d'intoxications chroniques, de l'œdème cérébral, de la congestion du
bulbe et de la pie-mère.

On a décrit trois types de lésions des cellules nerveuses : la tuméfaction trouble (plus fréquemment observée dans l'empoisonnement
aigu), la vacuolisation (plus spéciale à l'empoisonnement chronique),
la dégénérescence purement granuleuse. Ces lésions débutent par de
la raréfaction du protoplasma. On a relevé également des névrites
périphériques analogues à celles que l'on retrouve dans les intoxications par l'alcool, le plomb, l'arsenic, le mercure, l'oxyde de carbone.

Le cœur présente de la surcharge graisseuse; le foie est stéatosé.

On a noté encore un état spécial du pannicule adipeux, caractérisé par de l'inflammation suraiguë, jointe à de la vacuolisation.

Il existe une stase veineuse généralisée. Dans les centres nerveux, l'anémie artérielle contraste avec la congestion veineuse. Des plaques ecchymotiques sont parfois disséminées à la surface des poumons ainsi que de la muqueuse intestinale. Le cœur renferme des caillots asphyxiques. Les fibres musculaires sont en voie de dégénérescence, tandis que l'on remarque une prolifération du tissu conjonctif interstitiel.

Toutes ces lésions sont, en général, peu marquées; elles sont loin d'être spécifiques; et, bien rarement, on peut observer leur existence simultanée, comme dans le schéma que je viens de vous retracer.

En définitive, ce qui caractérise la morphinomanie, c'est l'état de besoin, et, par suite, l'état mental dont ce besoin est l'indice. Quelles que soient les doses, le malade privé de son poison est en proie à des sensations physiques et psychiques particulières, caractéristiques. L'état de besoin fait naître chez le morphinomane l'obsession de la pensée par l'idée fixe.

Voilà pourquoi, cet état mental faisant défaut chez les animaux intoxiqués par la morphine, la suppression brusque ne détermine pas d'accidents.

Jennings ayant administré durant trois mois à des lapins une dose quotidienne de 40 centigrammes de chlorhydrate de morphine — ce qui représente plus de cinq fois la dose mortelle pour l'homme — put, sans inconvénients, supprimer instantanément le poison. Chez le rat blanc, Gscheidlen, sous l'influence de doses croissantes aboutissant à 1 centigramme par jour, constata de la prostration pendant quatre jours, après une suspension brusque suivant quarante jours d'administration. L'animal, une femelle, avait eu des abcès et de l'alopécie : pendant cette expérience, elle ne put être fécondée, tandis que des femelles du même âge eurent des petits. Elle-même en avait eu avant le commencement de la morphinisation.

Dans cet état de besoin, les malades éprouvent des phénomènes d'impulsion irrésistible : aussi leur responsabilité est-elle atténuée, voire nulle, pour les actes délictueux commis à cette période.

Le trouble des cellules nerveuses qui se sont habituées à n'entrer en activité que sous l'influence d'un excitant étranger, trouble auquel la privation vient ajouter comme élément somatique une sensation analogue à celle de la faim, rend compte des manifestations qui, jointes à un élément psychique particulier, constituent cet état de besoin. C'est, comme l'a fort bien dit O. Jennings, à la fois la sensation d'un appétit inassouvi et le sentiment d'un désir non satisfait.

Aussi voit-on le morphinomane tenter tout pour se procurer de la morphine. Il ne recule devant aucune action si répréhensible qu'elle soit. Il serait inexact de dire, comme cela a été fait par certains observateurs, que le morphinomane a une tendance particulière au mensonge, surtout lorsqu'il est dans l'état de besoin ; mais, pour se procurer son poison habituel, on pourrait dire, si l'on peut employer ce néologisme, que le morphinomane semble atteint de *mensongeomanie*.

C'est à cette époque variable de l'intoxication, environ deux mois, en général, après le début des piqûres, quelquefois tout de suite après les premières injections, que se manifestent les symptômes nerveux caractéristiques, les troubles psycho-sensoriels, les impulsions irrésistibles. Cette manifestation de l'état de besoin est d'ailleurs subordonnée au tempérament plus ou moins névropathique de l'individu.

Au point de vue des applications à la médecine légale, les symptômes qui caractérisent l'état de besoin sont importants à connaître. Ils peuvent consister en phénomènes d'excitation, ou, au contraire, de dépression. Les malades privés de leur poison habituel sont pris de bâillements irrésistibles, d'éternuements, de larmoiement oculonasal, parfois même de véritables crises de larmes. Ils sont sujets à des syncopes dues à la privation brusque de l'excitant cardiaque, parce que le cœur a fini par s'habituer à l'excitation et à l'accélération du début qui lui sont devenues indispensables. Ils montrent une sensiblerie ridicule, indice d'une véritable hyperesthésie morale, tel ce médecin qui versait des torrents de larmes au récit des symptômes rapportés par ses malades. La face est pâle, triste, inquiète ; les yeux éteints, la vision indistincte ; des bourdonnements d'oreilles, du tremblement des mains, de l'incoordination motrice, achèvent de donner au malade un aspect d'hébétude qui contraste singulièrement avec l'activité et les dehors brillants du morphinomane dans la période d'euphorie. Le travail intellectuel est impossible. Quand le sujet peut l'obtenir, le sommeil est lourd et accompagné de lassitude extrême au réveil.

Un symptôme des plus caractéristiques est le besoin de mouvement : le malade se livre à un va-et-vient incessant qui détermine bientôt une sensation de fatigue intense. Il ne peut tenir en place, se lève, se rassied ou se couche; bref, il ne trouve dans aucun mode de station le repos qu'il cherche. Dans le cas où une injection de morphine ne vient pas mettre un terme à ces manifestations déjà fort pénibles, les troubles digestifs ne tardent pas à faire leur apparition; ils consistent le plus souvent en une diarrhée profuse, souvent aussi en vomissements d'abord alimentaires, puis muqueux, enfin bilieux. La température s'abaisse au-dessous de la normale; le nombre des pulsations cardiaques diminue. Le malade est pris de sueurs profuses, de frissons généralisés, avant-coureurs du collapsus; il tombe dans un état d'algidité que l'on a caractérisé par l'épithète d'état cholériforme.

Parfois le collapsus se montre d'emblée, après la disparition des premiers symptômes : le malade a la face pâle, ou, au contraire, fortement congestionnée, de couleur cramoisie. Cet état peut durer environ un quart d'heure, et se reproduire de trois à quatre fois par jour.

Il se fait, à ce moment, une rupture d'équilibre entre l'impulsion cardiaque et la résistance vasculaire. Par suite de la difficulté des échanges dans les capillaires, les tissus se trouvent dans un état d'anémie par défaut, en même temps qu'il se produit de la stase veineuse par paralysie vaso-motrice. Les centres nerveux sont les premiers à souffrir de cet état déterminé par le ralentissement de la circulation, aussi les symptômes nerveux occupent-ils une place prépondérante dans les manifestations. Ce sont, en effet, des accès hystériques, épileptiques, tétaniques, maniaques; une sorte de delirium tremens comparable à celui déterminé qar l'alcool, et dont Charcot a fait ressortir nettement les caractères différentiels.

Dans le cas de delirium alcoolique, les accidents éclatent spontanément ou au cours de maladies aiguës, le tremblement musculaire persiste, l'alcool augmente le paroxysme, l'accès dure une série de jours, enfin le collapsus consécutif au délire est souvent terminé par la mort; dans le delirium morphinique, les accidents éclatent au cours de l'abstinence, le tremblement musculaire disparaît, la morphine arrête net l'accès, la durée de l'accès ne dépasse pas 48 heures à moins qu'il n'éclate chez un alcoolique, enfin le collapsus consécutif au délire fait défaut.

A ces troubles nerveux viennent s'ajouter des troubles de la sensibilité, des troubles psycho-sensoriels qui sont ceux que je vous ai déjà décrits précédamment et sur lesquels il est, par conséquent, inutile de revenir. Enfin, se montre le cortège des impulsions : au mensonge, au vol, au suicide et à l'homicide, à la prostitution, et surtout à la piqûre, le plus constant et le plus obsédant de tous. On a pu dire avec raison du morphinomane qui veut se procurer de la morphine et que nulle considération ne retient alors, qu'à la place de l'individu civilisé, il n'y a plus qu'un animal qui veut satisfaire un besoin.

Bien souvent, la symptomatologie que je viens de vous retracer à grands traits subit des modifications plus ou moins profondes, en raison de la coïncidence de différentes intoxications. En essayant de se corriger de sa morphinomanie, ou dans le but d'apaiser ses souffrances ou d'oublier ses douleurs, le malade tombe dans l'opiophagie, l'alcoolisme, l'éthérisme, le chloralisme, le cocaïnisme, etc. Le pronostic est alors aggravé par la coexistence de plusieurs intoxications.

Lorsque la guérison doit survenir, le réveil des organes génitaux — on peut même observer alors une hyperesthésie, — le rétablissement de la menstruation chez la femme, sont des signes importants du retour à l'état hygide.

Je vous dirai, en terminant, que l'on a parfois constaté, après la guérison, l'apparition d'accidents éloignés de nature psychique, par exemple, la mélancolie.

Traitement. — Le traitement de la morphinomanie ne peut être que la suppression de la morphine. La *suppression brusque* est une méthode mauvaise, dangereuse. Elle peut entraîner des accidents graves, un état de collapsus et même déterminer la mort. — La *suppression rapide*, qui peut être complète en 8 à 10 jours, est souvent encore un mode défectueux de traitement qui ne met pas à l'abri d'accidents plus ou moins prononcés, et qui n'est pas applicable à tous les cas. — La *suppression graduelle*, en espaçant les piqûres et en diminuant progressivement les doses, est souvent de beaucoup préférable, tout en ne mettant pas à l'abri des accidents d'abstinence. — C'est, d'ailleurs, une question d'espèce et pour laquelle, comme pour tout traitement, il est impossible de fixer des règles précises et infrangibles.

Ici apparaît toute l'importance des médications substitutives, dans l'emploi de substances qui, comme l'alcool, l'éther, la cocaïne, le chloral, agissent directement sur les centres nerveux, et dans des conditions analogues à celles de la morphine. Mais il ne faut pas se départir d'une extrême prudence, car nombreux sont les morphinomanes qui deviennent cocaïnomanes, éthéromanes ou alcooliques, et cela avec la plus grande facilité. Deux des substances dont je viens de faire l'énumération sont les plus particulièrement dangereuses : l'alcool, mais surtout la cocaïne. Sauf de rares exceptions concernant des dégénérés, le morphinisme n'intéresse pas la sécurité sociale au même titre que l'alcoolisme; mais si le sujet devient cocaïnomane, il arrive rapidement aux hallucinations et au délire, c'est-à-dire aux impulsions subites et inattendues qui le rendent dangereux pour la société et en font l'équivalent d'un alcoolique halluciné et persécuté. Je tenais à attirer votre attention sur ce point, important par ses applications médico-légales.

L'emploi de ces médicaments substitutifs devrait, à mon avis, être strictement réservé au médecin et rigoureusement surveillé par lui. Je les crois capables de rendre de grands services, à la condition que le morphinomane ignore leur emploi et ne soit pas tenté, par suite, de se procurer plus fréquemment, à leur aide, la stimulation nerveuse qui lui manque depuis l'abandon ou la diminution des doses de la morphine. La substitution d'une intoxication à une autre est, en effet, le grand écueil de cette méthode, et elle est presque impossible à éviter si le malade s'aperçoit que les souffrances et les accidents de la période d'abstinence peuvent être enrayés, en partie tout au moins, par l'emploi de l'alcool, de l'éther, de la cocaïne, du chloral, etc. On peut également avoir recours aux médications spéciales combinées avec la suppression graduelle.

Pour stimuler la circulation, on peut utiliser la spartéine, la digitaline; mais il faut éviter de pratiquer des injections hypodermiques chez les morphinomanes : ils ont, en général, à un tel degré la manie des piqûres que l'on s'expose à voir leur besoin de piqûres demeurer impérieux et ramener l'emploi de la morphine. Je ferai exception, cependant, pour les injections de sérum artificiel, avec ou sans addition de glycérophosphates alcalins, qui peuvent être d'une grande utilité, sans compter que leur usage pourrait satisfaire, dans une appréciable mesure, cette manie de la piqûre.

On s'est servi des bromures, et, comme hypnotiques, du sulfonal, du trional, du chloral : je vous citerai seulement ici, l'expérience ne me paraissant pas encore suffisante, les bons effets que l'on dit avoir récemment obtenus avec la dionine et le chlorhydrate d'héroïne.

Les alcalins seront employés dans une large mesure, leurs indications sont, en effet, multiples : ils saturent les produits acides d'une combustion incomplète ; ils combattent l'acidité du muscle qui accompagne, très probablement, la sensation de fatigue si vite et si énergiquement ressentie par les morphinomanes à l'occasion du moindre effort musculaire ; ils neutralisent l'acidité exagérée du suc gastrique succédant à l'anacidité que produit la morphine. — Toutefois, dans ce dernier cas, le lavage de l'estomac serait, à mon avis, préférable. — Je vous rappelle qu'en effet, au moment de la suppression de la morphine, il se produit souvent une phase de dyspepsie avec hyperacidité et qu'à ce moment l'ingestion de bicarbonate de soude fait disparaître en majeure partie les symptômes gastriques.

On a employé également les antispasmodiques, notamment la valériane.

L'étude plus approfondie de l'action physiologique de la morphine a permis d'interpréter les heureux résultats obtenus dans le traitement de la morphinomanie par l'emploi des agents physiques. En effet, la stimulation intime des centres nerveux baignés par un liquide exerçant une action pharmacodynamique spéciale due à la morphine, détermine des modifications moléculaires attribuables, en dernière analyse, à des modalités de mouvement. Lorsque je vous ai entretenu de l'action hynoptique de l'opium, je vous ai exposé comment la conception nouvelle des neurones et de la contiguïté de leurs prolongements protoplasmatiques et cylindraxiles s'accordaient avec une pareille interprétation. Or, le besoin irrésistible de mouvement, que je vous signalais tout à l'heure chez le morphinomane en état de besoin, serait pour Ball et Jennings une manifestation de l'action pharmacodynamique spéciale exercée par la morphine. Aussi, ces observateurs ont-ils proposé d'obéir à cette indication au moyen de stimulations dynamiques de différentes espèces, telles que la faradisation, le massage, les frictions sèches ; les vibrations mécaniques, vibrations sonores, vibrations calorifiques. Le hamac, voire la navigation, permettraient au morphinomane de satisfaire son besoin de mouvement sans éprouver la fatigue résultant d'un travail musculaire.

En définitive, l'hydrothérapie et les agents physiques — méthode des stimulations dynamiques — sont encore les meilleurs modes de traitement; mais ce qui importe avant tout, c'est de soustraire le sensorium, à l'aide de distractions de toute nature, aux sensations qui l'obsèdent. A ce titre, la suggestion peut avoir de bons résultats, de même que pour provoquer le réveil de la volonté une fois la démorphinisation réalisée.

Pour réaliser efficacement la démorphinisation proprement dite, il paraît absolument indispensable que le morphinomane abdique complètement sa liberté entre les mains du médecin chargé de diriger sa cure et qu'il soit mis dans l'impossibilité absolue de se soustraire, directement ou indirectement, aux exigences de ce traitement. On paraît à peu près d'accord, actuellement, pour préconiser la méthode de suppression rapide, c'est-à-dire en 6 à 10 jours, en moyenne, à la condition d'observer certaines précautions. Je résumerai ce traitement de la façon suivante, principalement d'après les indications données par mon collègue le professeur Joffroy.

Au début, suppression de la *dose de luxe* et, s'il y a lieu, des causes d'intoxication surajoutée — alcool, éther, cocaïne, etc.; — conservation de la *dose d'entretien*, variant entre 30 et 60 centigrammes par jour. Pendant ce temps, observation attentive du malade; règlementation des piqûres, de façon à pouvoir gouverner en toute certitude l'administration de la morphine; repos au lit, qui est un excellent adjuvant de la cure; institution d'un régime alimentaire fortifiant et composé d'éléments facilement digestibles, nutritifs sous un petit volume. Ce dernier point est fort important, la démorphinisation s'effectuant d'autant plus facilement que la nutrition du sujet sera elle-même plus parfaite : ce qui le rend d'une exécution parfois difficile, c'est l'état de l'appareil digestif, qui laisse le plus souvent fort à désirer et que l'on doit s'attacher à ramener au type normal. L'état des reins, celui du cœur et de la circulation seront également l'objet d'examens approfondis.

La suppression de la dose d'entretien ne doit être tentée qu'après amélioration de l'état général, une fois que l'appétit est revenu, que le poids s'est accru, *quel que soit le temps nécessaire pour cela*. La suppression de la morphine, effectuée, suivant les cas, d'une façon plus ou moins rapide, sera réalisée tout à fait à l'insu du malade et de son entourage. Cette pratique est facilitée en utilisant pour les injections une solution assez étendue du chlorhydrate de morphine dissous dans du sérum artificiel, de façon à ce que l'on soit obligé d'injecter chaque fois un certain volume. Durant ce temps, la psychothérapie du malade devra faire l'objet des soins les plus attentifs. La suppression complète de la morphine une fois obtenue, il faut considérer et traiter le sujet comme un convalescent pendant un temps assez considérable, triple ou quadruple de celui de la durée du traitement.

Pour donner de bons résultats, ce traitement nécessite l'internement et l'isolement du malade; car, en raison de l'astuce déployée par les morphinomanes, il est presque impossible d'éviter qu'ils se procurent d'une façon détournée, pendant la période de besoin, des solutions de morphine; et M. Dieulafoy a relaté un cas de mort survenue chez un sujet de ce genre à la suite de l'injection, effectuée subrepticement par lui-même, d'une solution de morphine à une dose quadruple de celle qu'on l'assurait employer à ce moment-là pour lui.

Parfois, la substitution momentanée de l'extrait thébaïque, en pilules de 2 centigrammes, à une certaine quantité de morphine — 3 à 4 pilules de 2 centigrammes pour remplacer 10 centigrammes de chlorhydrate de morphine — peut rendre de très utiles services, bien que les malades constatent aussitôt que l'opium ne produit pas chez eux les mêmes effets que la morphine, comme je me suis déjà efforcé de le faire ressortir en faisant l'étude pharmacodynamique de ces deux médicaments.

Dans tous les cas, le malade devra être très étroitement surveillé, et, au moins au début de son traitement, enlevé à ses habitudes et à son entourage. Le seul moyen vraiment efficace pour obtenir un bon résultat, consiste à interner le morphinomane dans une maison de santé. C'est là seulement que pourront être déjoués les subterfuges à l'aide desquels le malade cherche — et réussit dans les conditions de son existence habituelle — à se procurer de la morphine pendant la période d'abstinence.

Enfin, il sera indispensable, pendant toute la durée de la convalescence, de soutenir par des moyens appropriés l'énergie défaillante du cœur.

L'intoxication chronique par l'opium se rapproche tout à fait de l'intoxication par la morphine, et toutes deux, nous venons de le voir, possèdent bien des points de contact avec l'intoxication chronique par l'alcool.

A ce point de vue, l'hygiéniste ne peut qu'applaudir aux insuccès de l'acclimatation en France de la culture du pavot, dans le but d'en préparer de l'opium. Malgré sa rareté et sa cherté relatives, la morphine cause déjà bien assez de mal, sans qu'il vienne s'y adjoindre une drogue facile à se procurer, qui deviendrait bientôt peu coûteuse, et dont l'abus, par les classes moyennes et inférieures de la société, ne tarderait pas à nous montrer les désastres. Il y a déjà bien assez des alcools et de l'absinthe; et, comme le faisait remarquer Fonssagrives, il n'y a aucune différence essentielle entre un thériaki de Canton et un ivrogne de Manchester. Avec l'alcool, comme avec la morphine ou l'opium, ce sont les mêmes manifestations extérieures : alanguissement musculaire avec impatience de mouvement; exaltation cérébrale, puis hallucinations et ivresse; inconscience des lieux et du temps.

La morphine, et mieux encore l'opium, produisent, en plus de la vivacité délirante de l'imagination, un état d'exhilaration et de bienêtre qui ne sont pas de leurs moindres attraits, et pour la répétition desquels l'individu se trouve insensiblement conduit au morphinisme confirmé. Il est impossible de dire lequel des deux, de l'opium ou de l'alcool, tue davantage ou dégrade le mieux. La morphinomanie tend de plus en plus à devenir une de nos plaies sociales; et il est pénible de reconnaître que le médecin est, pour une large part, responsable de ses méfaits, soit par négligence, en laissant à la portée des malades des médicaments qu'ils ne devraient pas avoir à leur discrétion, soit en prêchant d'exemple, car les plus récentes statistiques ont démontré que les médecins fournissaient 40 p. 100, au moins, de la totalité des morphinomanes.

XXXVe LEÇON

CHANVRE INDIEN ET CHANVRE INDIGÈNE. — ANCIENNETÉ DE
SON EMPLOI. — PRINCIPES ACTIFS. — ACTION PHYSIOLO-
GIQUE. — HASCHICHISME. — EMPLOI THÉRAPEUTIQUE.

Le chanvre indien et le chanvre cultivé ne sont, pour certains
auteurs, que deux variétés de la même espèce; cependant, il semble
que ces plantes présentent à la fois des analogies et des différences
persistantes, car, dans l'île de la Réunion, on a pu cultiver simultanément ces deux espèces et chacune d'elles a conservé ses propriétés
particulières et caractéristiques. D'ailleurs, la stimulation cérébrale
et l'exhilaration qui sont si intenses sous l'influence du chanvre
indien, ne manquent pas non plus sous l'influence que peuvent
exercer les sommités fleuries du chanvre cultivé dans nos régions :
ce chanvre renferme en effet une essence et de la résine analogue, ou
plus ou moins identique, à celle du chanvre indien. D'autre part
l'infusion des feuilles de chanvre de nos climats détermine une sensation nauséeuse, une action diurétique et des sueurs fétides démontrant certainement une action médicamenteuse qui n'est pas à
négliger. Cette activité du chanvre était d'ailleurs connue de tous
temps, puisque Hérodote parle de l'action exercée par ses semences
lorsqu'on vient à les projeter sur une plaque de métal préalablement
chauffé : il note très bien les phénomènes d'excitation cérébrale et
d'exhilaration produits par les fumées se dégageant dans ces conditions.

Stanislas Julien, dans une communication faite à l'Académie des
sciences en 1849, a cité des passages d'un recueil chinois démontrant
que, vers l'an 220 de notre ère, un médecin de ce pays utilisait les
sommités fleuries du chanvre pour déterminer l'insensibilité et per-

mettre de pratiquer des opérations chirurgicales. Les Chinois avaient également observé qu'il existait deux espèces de chanvre, l'une produisant des graines et l'autre seulement des fleurs.

C'est en Asie-Mineure, en Perse, et surtout en Égypte ainsi qu'en Arabie que l'usage du chanvre indien se répandit, en raison de ses propriétés enivrantes et des satisfactions sensuelles, qu'il serait plus exact d'appeler illusions e' hallucinations sensorielles, déterminées par son emploi. Malgré la sévérité des ordonnances rendues en Égypte, la consommation du chanvre indien ne fit que s'accroître et se répandre, tant est impérieux, chez l'homme qui n'a pas su se faire une Religion intellectuelle, ce besoin de se créer une vie cérébrale factice lui masquant pour un temps les tristes et pénibles réalités de l'existence : ne pouvant trouver le bonheur, il veut en saisir au moins l'ombre.

L'intensité des sensations de plaisir provoquées par cette drogue devait, au moins chez certains sujets, atteindre un degré extraordinaire, s'il faut s'en rapporter au récit du voyageur Marco Polo lorsqu'il raconte comment les princes du Liban s'en servaient pour fanatiser leurs séides.

« Le Vieux de la montagne faisait élever des jeunes gens choisis parmi les habitants les plus robustes des lieux de sa domination, pour en faire les exécuteurs de ses barbares arrêts. Toute leur éducation avait pour objet de les convaincre qu'en obéissant aveuglément aux ordres de leur chef, ils s'assuraient après la mort la jouissance de tous les plaisirs qui peuvent flatter les sens. Pour parvenir à son but, ce prince avait fait aménager auprès de son palais des jardins délicieux. Là, dans des pavillons décorés de tout ce que le luxe asiatique peut imaginer de plus riche et de plus brillant, habitaient de jeunes beautés uniquement consacrées aux plaisirs de ceux auxquels étaient destinés ces lieux enchanteurs. C'était là que les princes Ismaëliens faisaient transporter les jeunes gens dont ils voulaient faire les ministres aveugles de leurs volontés. Après leur avoir fait avaler un breuvage qui les plongeait dans un profond sommeil et les privait pour quelque temps de l'usage de toutes leurs facultés, ils les faisaient introduire dans ces pavillons dignes des jardins d'Armide. A leur réveil, tout ce qui frappait leurs oreilles et leurs yeux les jetait dans un ravissement qui ne laissait à leur raison aucun empire sur leur âme. Avec l'espoir soigneusement entretenu de revoir ce paradis terrestre, le chef obtenait d'eux un dévouement qui ne reculait devant aucun obstacle et, sur un signe, les haschischins se précipitaient du haut d'une tour, se jetaient dans les flammes ou allaient à travers tous les périls frapper les chefs ennemis au milieu de leurs palais et de leurs serviteurs. »

C'est, du reste, de leur dénomination de *haschischins* qu'est dérivé le mot assassin. Il est fort probable que le sommeil du début n'était pas provoqué à l'aide du haschich, mais bien d'un autre narcotique, et que c'était seulement lors de leur réveil dans ce harem enchanteur que les haschischins absorbaient des préparations à base de chanvre indien; car nous verrons tout à l'heure que le sommeil déterminé par le haschich suit la période d'excitation pendant laquelle se produisent les illusions et les hallucinations, au lieu de la précéder.

Les premières observations à caractère vraiment scientifique, relatives au chanvre indien, ne remontent qu'à la fin du xvie siècle, au voyage que Prosper Alpino fit en Égypte et dont il a laissé la relation dans son livre *De medicinâ Ægyptorum*. [Venise, 1591.] Un siècle plus tard, en 1690, un savant marchand de Hanau, Rumph, étudia le chanvre indien à Amboyne, où l'avaient attiré les intérêts de son commerce et où son savoir en tout genre le fit parvenir à la charge de conseiller de la Compagnie hollandaise des Indes orientales. Dans son *Herbier d'Amboyne*, il consigne que dans l'Inde entière les feuilles et les graines de chanvre sont fort employées pour chasser l'inquiétude et provoquer les rêves agréables; que parfois même il en résulte une sorte de folie; que fumer cette plante avec du tabac rend certaines personnes furieuses, tandis que cela produit chez d'autres soit du rire sardonique accompagné de grimaces, soit des pleurs et des lamentations : il ajoute que, d'ailleurs, ces effets varient beaucoup avec les tempéraments.

Dans sa *Nosologia methodica*, Sauvages, en 1768, s'étend sur les effets d'un électuaire dans lequel entrait le haschich et dont Kaempfer, au cours de ses voyages en qualité de médecin en chef de la flotte appartenant à la Compagnie hollandaise des Indes orientales, avait, ainsi que quelques-uns de ses amis, pris une certaine quantité, lors de ses excursions dans le golfe Persique, de 1688 à 1693. Ils éprouvèrent, dit Kaempfer, une joie incroyable manifestée par des éclats de rire et par des embrassements mutuels. Dans le Malabar, de par la vertu de ce philtre, des vierges, tirées du temple des brahmanes, viennent en public pour apaiser le dieu de l'abondance et du beau temps et se mettent à danser, à sauter, à jeter de l'écume et à se livrer à des actions horribles. Mais cette drogue était un mélange fort complexe renfermant aussi du datura stramonium et de l'opium, de sorte qu'on ne peut attribuer, exclusivement, tous ces effets au chanvre.

Plus tard, en 1787, Murray attribua au chanvre indien des propriétés excitantes et aphrodisiaques. Enfin Lamarck fixa ses caractères botaniques.

De nombreuses monographies dues à Virey, Rouyer, de Sacy, Michaud, O'Birest, Raleigh, O'Shaughnessy, Aubert Roche, Lieutaud, Moreau de Tours, de Courtive, Personne, Gastinel, Grimaux, Liouville et Voisin, Lacoste, Villard, Meurisse, sans compter les travaux étrangers n'ont pas beaucoup plus nettement fixé l'état de nos connaissances.

Les graines de chanvre sont oléagineuses et alimentaires, au moins pour le bétail. Elles renferment de 20 à 30 p. 100 d'une huile qui joue, sous le nom d'huile de chènevis, un rôle important dans l'alimentation de l'homme, qui est en même temps siccative et peut servir à tous les usages médicaux des autres huiles. Elle jouissait il n'y a pas de longues années de la réputation de produire des effets remarquables et on l'utilisait contre les engorgements laiteux et la galactorrhée : on employait pour cet usage de l'huile ayant séjourné sur des semences, ayant en quelque sorte épuisé des semences de chanvre, ou même on utilisait l'émulsion de ces mêmes semences. J'appelle votre attention sur ce fait parce qu'en ce moment l'huile de chènevis est en train de revenir à l'ordre du jour en Allemagne : on s'est aperçu que les propriétés reconnues à cette substance en 1856 par Coutinot (de Besançon), et utilisées peut-être même avant cette époque, étaient des propriétés très remarquables, et on est en train de lancer de nouveau dans la thérapeutique l'emploi de l'huile de chènevis dans les circonstances que je viens de vous indiquer.

Un fait qui est absolument certain, et tel que chacun peut s'en rendre facilement compte, c'est celui-ci : les émanations des chènevières, pendant les fortes chaleurs, sont extrêmement remarquables au point de vue de la stimulation cérébrale et de l'exhilaration qu'elles peuvent produire; toutefois, le chanvre semble perdre de plus en plus, à mesure que l'on s'élève davantage dans le nord de l'Europe, ces propriétés actives qui le rapprochent si étroitement du chanvre indien. D'autre part, le rouissage du chanvre, dans les régions où il se pratique encore, détermine ce que l'on pourrait appeler la réalisation d'un milieu miasmatique, en ce qui regarde l'air, et une telle altération des eaux que cette industrie a été, à bon droit, rangée dans la première classe des établissements insalubres, incommodes, ou dangereux. Elle entraîne la mort des poissons dans les régions qui sont ainsi infectées ; et cette mort me paraît être due, au moins en partie, à des phénomènes analogues à ceux qu'on peut observer sous l'influence de la picrotoxine qu'on ajoute, comme vous le savez, dans les cours d'eau pour étourdir le poisson et pouvoir le pêcher plus facilement. Je ne serais pas étonné, pour ma part, qu'une certaine partie des résines contenues dans le chanvre n'intervînt, en effet, dans cette action nocive exercée sur le poisson par les eaux provenant du rouissage, et ce fait n'a rien de bien extraordinaire, étant donné qu'il est incontestablement démontré pour la Coque du Levant.

Que, d'après l'opinion de certains botanistes, le chanvre indien ne soit pas une espèce distincte, mais seulement une variété de *Cannabis* modifiée par des conditions climatériques particulières, opinion qui s'appuie sur ce fait que notre chanvre indigène cultivé dans les régions froides serait moins actif que celui cultivé dans des régions plus chaudes, peu importe : ce qui est certain, bien évident, c'est que le chanvre indien est beaucoup plus actif que le chanvre de nos régions.

On a reconnu dans cette substance la présence d'un certain nombre, d'un trop grand nombre, pourrais-je dire, de substances. Il est assez rare de pouvoir se procurer ici du chanvre indien, de provenance certaine, qui ne soit pas mélangé à une substance autre que les principes actifs du chanvre : c'est probablement à cette difficulté qu'il faut attribuer certains résultats, vraiment extraordinaires, qui ont été signalés dans les recherches de quelques auteurs. C'est ainsi que M. Préobrachensky, étudiant en 1876 le chanvre indien, attribua à la présence de la nicotine qu'il avait pu en retirer l'action médicamenteuse ou toxique que cette substance pouvait exercer. Or, très fréquemment, le chanvre indien est mélangé au tabac lorsqu'il est destiné à être fumé ; mais, je ne sais pas vraiment à quel mélange bizarre il faut attribuer la présence de la muscarine, que Valenta et Vignolo prétendent avoir retirée également du chanvre indien. Je vous signale tout de suite ce fait pour vous mettre en garde contre les assertions que vous pourrez rencontrer à cet égard.

Comme vous l'allez voir, les produits qu'on a pu isoler du chanvre indien sont assez complexes par eux-mêmes et peuvent être rapportés à plusieurs catégories. Il y a d'abord des hydrocarbures, catégorie dans laquelle il faut ranger le *cannabène* signalé déjà par Personne en 1854 : ces carbures sont constitués par un mélange de terpène $C^{10}H^{16}$, de sesquiterpène $C^{15}H^{24}$ et d'un hydrocarbure saturé du groupe des paraffines $C^{29}H^{60}$. A côté de ces produits, se trouvent des dérivés d'oxydation ou d'hydratation de ces hydrocarbures, produits du groupe des camphres, parmi lesquels le plus important est, incontestablement, un composé étudié très récemment par trois auteurs anglais, MM. Wood, Spivey et Easterfield, et auquel on a donné le nom de *cannabinol*; il appartient au groupe des camphres et a pour formule $C^{21}H^{26}O^{2}$.

A côté de ces produits, on a isolé des substances dont on ne peut admettre l'existence sans les plus expresses réserves, et dont la présence me paraît plutôt devoir être rapportée à un mélange accidentel, analogue à celui qui a permis la séparation de la nicotine et de la muscarine dont je vous parlais tout à l'heure; ce sont les corps du goupe des glucosides et ceux du groupe des alcaloïdes. L'un, signalé par Merck qui l'a appelé *Cannabine tannique*, résulte de la précipitation à l'aide du tannin de la macération aqueuse du chanvre indien : pour Merck cette cannabine présenterait certaines des propriétés de la résine du chanvre; ce serait, notamment, un hypnagogue efficáce pourvu que l'insomnie ne soit pas d'origine douloureuse ou psychique; et Bombelon, reprenant cette question, a désigné par le nom de *Cannabinone* le produit qu'on pouvait obtenir au moyen de cette cannabine tannique, en la décomposant par l'hydrate de zinc en présence de l'alcool.

Les représentants du groupe des alcaloïdes seraient au nombre de deux : la *Cannabinine*, alcaloïde liquide isolé en 1881 par Siebold et Bradbury, la *Tétanocannabine*, alcaloïde solide isolé en 1883 par Hay. Ces alcaloïdes seraient des substances tétanisantes analogues, dans une certaine mesure, à la strychnine. Ce sont là, je le répète, autant de substances, dont l'existence est très problématique, mais qui cependant doivent être signalées.

A côté de ces principes, et dans une catégorie spéciale de produits non susceptibles d'être classés au point de vue chimique, se trouvent des substances qui paraissent beaucoup plus importantes, sinon que les hydrocarbures, au moins que les alcaloïdes et les glucosides. Je ne ferai que vous citer ici, et sans y insister à cause de l'insuffisance de détermination de ses caractères, le produit auquel on a donné le nom de *Cannabindone*, résultant sans nul doute de l'altération des résines sous l'influence d'un mode de préparation qui consiste à traiter la matière première de la façon suivante. Le chanvre indien, finement pulvérisé est mélangé avec de la chaux éteinte, on chauffe au bain-marie en présence d'une quantité convenable d'eau et on exprime. Le résidu solide est épuisé par l'éther, on évapore la solution éthérée et on reprend le résidu de l'évaporation par l'alcool. On précipite à l'aide d'un excès d'eau, et la partie insoluble est épuisée par l'éther. Cette dernière solution éthérée, soumise à l'évaporation, abandonne un produit sirupeux, de couleur rouge-foncé, facilement soluble dans l'alcool, l'éther, la benzine, le chloroforme, l'acétone, le xylol, les huiles. Ce produit auquel on a donné le nom de *Cannabindone* posséderait des propriétés enivrantes et produirait, aux doses de 2 à 8 centigrammes, suivant la susceptibilité individuelle, des hallucinations désagréables : il n'a pas, jusqu'alors, reçu d'applications thérapeutiques.

Je crois qu'il faut simplement parler ici, comme principes actifs véritables, de la résine qui a été isolée et signalée pour la première fois par de Courtive en 1847, puis préparée et étudié d'une façon plus approfondie par Gastinel en 1849, et de ce produit, qu'on peut se procurer assez facilement en Égypte sous le nom de *Charas*, et qui est constitué par la résine brute de la plante femelle non fécondée : ce sont des produits dont l'activité physiologique est absolument certaine; ce sont des mélanges, cela est indiscutable, mais ces produits paraissent beaucoup plus répondre à la réalité de l'action thérapeutique de la drogue que toutes les substances dont je vous ai parlé, y compris la cannabine, la cannabinone, la tétanocannabine, etc. Ces produits résineux sont solubles dans l'alcool dilué, ainsi que dans les solutions des bicarbonates alcalins.

Ce qui semble à peu près certain, relativement à ces différents produits, c'est que le traitement, comme l'a fait Merck, d'une décoction aqueuse de chanvre par le tannin permet d'isoler une substance qui est moins douée de propriétés excitantes, qui détermine moins l'exaltation de l'hyperexcitabilité réflexe que le produit, que la drogue totale : voilà tout ce qu'on peut dire actuellement.

En terminant ce point de l'histoire du chanvre indien, je dois vous signaler les études qui ont été faites dans ces derniers temps ; au point de vue chimique par Wood, Spivey et Easterfield, et par Marshall au point de vue physiologique. Voici les principaux résultats des recherches de ce dernier observateur. Marshall a constaté que le mélange des terpènes que je signalais tout à l'heure, c'est-à-dire ce produit que Personne avait qualifié de l'appellation de cannabène, détermine une légère action hypno-anesthésique ; et il est fort probable, ajouterai-je pour ma part, que cette action hypno-anesthésique explique précisément ces effets que je signalais précédemment et qu'on peut éprouver lorsqu'on traverse, pendant les grandes chaleurs, des plantations de chanvre en fleurs : c'est, en effet, une sorte d'indolence, accompagnée de pesanteur de tête et de tendance au sommeil, qui succède bientôt à l'état d'excitation primitif que détermine l'inhalation de ces terpènes.

Quant au cannabinol, à cette substance du groupe des camphres qui vient d'être étudiée tout récemment par Marshall, il possèderait à peu près les propriétés physiologiques que manifeste la résine Charas. Sous son influence, l'auteur aurait observé de la fatigue, une sensation de pesanteur oculaire, de la somnolence, de la parésie motrice, le ralentissement du pouls et de la respiration, de l'abaissement de la température, avec la conservation des réflexes : ces symptômes se seraient produits chez le chien sous l'influence d'une dose de 2 centigrammes par kilo ; si l'on élève la dose jusqu'à 10 centigrammes, on observe alors de la dépression, de l'ataxie motrice, des vomissements, et un état de sommeil comateux. Cette substance déterminait peu d'effets sur le lapin ; et, sur le chat, elle provoquait des phénomènes de dépression assez intense, accompagnés de salivation. Mais, ce qu'il y a de remarquable, c'est, parmi les effets déterminés par ce cannabinol, l'absence de ces phénomènes d'excitation, si nets, si précis, si intenses, que l'on observe sous l'influence de la résine de Gastinel, ou même de la résine Charas.

Pour étudier l'action physiologique du chanvre indien, il est nécessaire de choisir un animal dont les fonctions cérébrales soient assez bien développées, parce que le chanvre, plus encore peut-être que l'opium, est un poison essentiellement intellectuel. La résine ou

l'extrait alcoolique qui porte le nom de résine de Gastinel se montrent assez actifs chez les animaux : chez eux, on observe, à doses
suffisamment élevées, des phénomènes de dépression intense, accompagnée de secousses convulsives ; l'hyperexcitabilité réflexe est toujours plus ou moins exaltée. L'essence détermine chez eux une
action dépressive intense, avec une influence cérébrale et cardiaque
souvent très marquée.

Quant aux effets que détermine cette drogue chez l'homme, ce sont
des effets tout particuliers : la conscience est absolument conservée,
et l'individu a le sentiment très net, très précis, de l'irréalité des
hallucinations et des illusions auxquelles il est en proie. Sous
l'influence de faibles doses, on observe une tendance au mouvement,
une action noosthénique et exhilarante tout à fait remarquable, bien
plus accentuée encore que celle due aux petites doses d'opium.
Si les doses sont plus fortes, alors survient le ralentissement de
la respiration, l'accélération du pouls, des battements des tempes,
la sécheresse de la bouche et de la gorge, une sudation très accentuée, de la diurèse déterminée exclusivement par l'ingestion abondante de boissons à laquelle on ne peut résister, un état nauséeux,
quelquefois même des vomissements ; et cet état s'accompagne de
frémissements musculaires, de fourmillements dans les membres
inférieurs, qui, au bout de quelque temps, sont glacés, engourdis et
affaiblis à tel point qu'il est absolument impossible à l'individu de
rester debout.

Les doses élevées déterminent de la céphalalgie temporo-frontale
très intense, des bourdonnements d'oreilles, des palpitations avec
une légère arythmie, et l'augmentation de la tension vasculaire se
traduisant par la rubéfaction de la peau, la coloration de la face, des
bouffées de chaleur ; en même temps, les muscles, notamment les
fléchisseurs pour les membres, et les muscles de la mâchoire parmi
ceux de la face, sent agités de contractions spasmodiques. La dilatation pupillaire, qu'on ne peut obtenir directement par le contact de la
résine avec l'œil, a été regardée comme symptomatique de la lésion
des centres nerveux qui cause la stupeur. On observe aussi la constriction du pharynx et de l'œsophage, pouvant aller jusqu'à une difficulté plus ou moins complète de la déglutition, à l'aphonie, et
même à l'arrêt momentané des mouvements respiratoires. Les
nausées et les vomissements qui accompagnent l'ingestion d'emblée

de ces fortes doses sont suivis d'un besoin de restitution alimentaire
tout à fait remarquable d'une véritable faim canine, pour employer
l'expression consacrée, et qui a été signalé par la plupart des observateurs qui se sont occupés de l'étude du chanvre indien.

Lorsque, chez les animaux, la dose est suffisante pour entraîner
des accidents mortels, on voit la mort survenir par arrêt primitif de
la respiration. Les mouvements respiratoires augmentent d'abord
d'amplitude et de nombre, l'inspiration est gênée, l'expiration
bruyante; puis, le rythme ne tarde pas à diminuer et la respiration
s'arrête peu à peu.

Mais, Messieurs, ce que présente de remarquable le chanvre indien,
c'est son emploi à petite dose et les phénomènes intellectuels qu'il
détermine dans ces circonstances. En effet, la période d'euphorie que
je signalais tout à l'heure comme caractérisant l'influence d'une petite
dose, cette période de noosthénie et d'exhilaration est bientôt suivie
de lassitude et d'apathie profonde, à laquelle succède une phase
d'excitation intellectuelle caractérisée par la dissociation des idées,
par des rêves, par du délire. Il est impossible de diriger ses pensées
qui flottent sans raison des sujets les plus sérieux aux plus grotesques.
Dénué de volonté, incapable de réfléchir, le sujet passe sans transition de la joie la plus bruyante à la mélancolie la plus profonde,
véritable jouet des incitations extérieures qui viennent solliciter ces
manifestations. Les idées riantes se présentent accompagnées de rire
convulsif, saccadé; et ce rire survient et disparaît absolument sans
cause réelle apparente. Les impressions extérieures font d'ailleurs
varier à chaque instant les manifestations par lesquelles réagit l'individu placé sous l'influence du haschich; et c'est ici surtout qu'il
serait exact de dire que chaque individu réagit, non pas seulement
avec son propre système nerveux, mais encore avec l'impression
éprouvée par son système nerveux au moment dont il s'agit. En un
mot, l'ivresse du haschich est beaucoup plus hallucinée, plus objec-
tive, plus bruyante que celle de l'opium, et, à plus forte raison, que
celle de la morphine, puisque nous savons que l'ivresse de l'opium
est déjà beaucoup plus extériorisée et plus agissante elle-même que
celle de la morphine. Les individus qui sont sous l'influence du haschich croient que tout ce qu'ils disent est admirable; ils se trouvent
supérieurs à l'humanité et leur puissance intellectuelle leur semble
décuplée; ils ont des attendrissements profonds, leurs amitiés sont

hyperboliques et ils rappellent généralement par ce côté les ivrognes qui passent pour avoir le vin tendre.

Les résultats qu'on observe sont très variables suivant les individus et, surtout, suivant la disposition dans laquelle se trouve un même individu. Un certain nombre d'hallucinations paraissent cependant communes à tous les sujets, entre autres, par exemple, les hallucinations qui consistent à croire qu'on monte à cheval, qu'on nage, qu'on chasse, qu'on voit de l'eau d'une couleur bleue remarquable. D'ailleurs, les Orientaux, qui sont très experts dans l'emploi du haschich, ne se livrent à l'usage de cette substance enivrante que dans le harem, aux sons d'une musique plus ou moins délicieuse et sous le charme de la danse lascive de leurs almées : c'est alors que l'action aphrodisiaque que l'on a attribuée au haschich se montre parce que cette manifestation se trouve suscitée par le milieu ambiant, et elle est alors accompagnée de rêves érotiques précisément recherchés par les Orientaux qui emploient le chanvre. Cependant, il faut faire ici cette remarque que, chez les animaux, l'expérimentation physiologique a permis de noter presque toujours, au début de l'action du haschich, une période d'exaltation amoureuse, bientôt suivie d'une période de profond sommeil.

Dans cette ivresse du haschich, les notions de temps et d'espace sont absolument abolies; d'autre part, certains sens, certaines facultés sont plus particulièrement excités que les autres; c'est ainsi que l'ouïe est tellement exaltée sous l'influence du chanvre indien que la musique la plus barbare semble délicieuse et que le sujet établit des comparaisons et des analogies entre les couleurs et les sons : voilà un point à rapprocher de ce qu'on observe chez les hystériques en état de somnambulisme. D'autre part, la mémoire et l'imagination ainsi que les facultés affectives éprouvent également, sous l'influence de cette drogue, une hyperexcitation tout à fait remarquable et des scènes que l'on croyait à jamais oubliées reparaissent devant les yeux, encore simplifiées et agrandies. A cette période, les sentiments d'amour et de haine s'exaltent et peuvent pousser l'individu aux excès les plus regrettables. C'est également la période à laquelle on observe des impulsions soudaines auxquelles il est presque impossible de résister; aussi, a-t-on recommandé instamment lorsqu'on voulait se livrer à des expériences physiologiques, de prendre certaines précautions, et notamment de ne pas être seul, attendu que certains sujets, comme cela s'est vu, seraient capables de se jeter par une fenêtre, croyant avoir des ailes et posséder le pouvoir de planer dans l'espace.

Ce qu'il y a de remarquable dans l'ivresse haschichique, c'est la multiplicité des impressions et des idées délirantes ainsi que leur variété; mais, en même temps, leur netteté est telle qu'on s'imagine pouvoir en conserver un souvenir indélébile. Les notions d'espace et de temps prennent des proportions gigantesques et fantastiques; et, d'ailleurs, tous les objets déterminent des illusions : le moindre sourire devient un rire aux éclats; un léger plissement de la lèvre se transforme en un masque grimaçant, une figure tout à fait diabolique; un bruit insignifiant est transformé en un fracas épouvantable; quelques notes de musique constituent un concert; deux ou trois pots de fleurs font un jardin digne de Babylone. Remarquez qu'il y a ici quelque chose d'analogue à cette exagération de certaines facultés qu'on observe chez les hystériques en état somnambulique; d'ailleurs Moreau de Tours, l'un des auteurs qui ont le plus étudié l'ivresse haschichique, a établi une comparaison très curieuse et très intéressante entre le rêve, la folie et l'ivresse déterminée par le haschich. Théophile Gautier, dans ses *Paradis artificiels,* a donné de l'ivresse haschichique une description absolument remarquable, bien qu'elle soit enveloppée de la poésie un peu mythologique qui accompagne toujours les œuvres de ce littérateur; d'autre part, Charles Richet s'est occupé également de cette question, et dans une étude publiée en 1884 et intitulée *L'homme et l'intelligence,* il a très bien décrit les phénomènes fort curieux d'associations d'idées, de rêves, d'illusions et d'hallucinations qui accompagnent l'emploi du haschich.

La lecture des *fantasias* si parfaitement décrites par Théophile Gautier, celle du livre de M. Charles Richet et celles des observations de Moreau de Tours et de Schroff et Fronmüller, permettent de se faire une idée des illusions et des hallucinations extraordinaires qui peuvent s'emparer du fumeur ou du mangeur de haschich. Cette extériorisation de l'individu qui lui fait oublier sa propre existence et lui permet de se confondre avec les objets inanimés ou animés qui l'entourent, s'incarner momentanément dans ces êtres humains, ces animaux, ces plantes, ces objets qui frappent ses sens, n'est pas la moins remarquable et la moins curieuse des propriétés que ces études font ressortir. Sous l'influence du haschich, le cerveau réalise cette fantasmagorie de vivre plusieurs existences en un temps généralement assez court et d'assister à ces existences presque simultanées, tant les images se succèdent avec rapidité. A ces modifications remarquables de l'intelligence viennent se surajouter quelques symptômes physiques tels que : tendance congestive vers le cerveau, sensation assez pénible de resserrement au creux épigastrique, contractions musculaires.

A la phase d'excitation dont je viens de parler succède le sommeil : souvent ce sommeil est agréable; parfois, au contraire, il est interrompu de cauchemars, et le réveil offre ceci de remarquable qu'il se fait sans fatigue et sans la moindre altération de l'intelligence : on n'observe pas, notamment, cet alanguissement musculaire et cette fatigue qui semble irradier de l'estomac, ni cette lenteur, cette difficulté dans l'association des idées qui succèdent à l'emploi de la morphine ou de l'opium; l'intelligence paraît reprendre immédiatement son état normal aussitôt que se produit le réveil.

D'ailleurs, tous les phénomènes que je viens de citer ne se rencontrent pas à la fois chez le même individu : on observe la prédominance des illusions ou des hallucinations de la vue, de l'ouïe, ou ou bien des rêves érotiques, ou encore de la torpeur; tout cela est une question de terrain, de race, de climat, ou, plus exactement, de suggestion, ce mot étant entendu ainsi que je le laissais soupçonner tout à l'heure, c'est-à-dire s'appliquant surtout à l'influence des circonstances extérieures à un moment déterminé. Dans tous les cas, on observe une exaltation des idées dominantes de l'individu : le haschich flatte ses projets et ses goûts; la plupart de ceux qui l'emploient connaissent parfaitement ce fait et cherchent précisément dans l'ivresse haschichique cette exaltation particulière. Les individus nerveux ou débilités, les femmes, les enfants, sont beaucoup plus sensibles aux effets du haschich, beaucoup plus impressionnables sous l'influence de cette drogue, que ne le sont les autres individus.

L'usage continu du chanvre indien détermine une impuissance plus ou moins intense de la volonté; et il existe une intoxication chronique par le haschich assez étroitement comparable à la morphinomanie et au morphinisme comme nous allons le voir dans un moment. Mais même dans l'usage accidentel de cette drogue, le temps de la réaction psychique volontaire est notablement augmenté;

parfois même la volonté paraît tout à fait impuissante à effectuer l'acte voulu, et le sujet ne peut arriver à répondre à une question, bien qu'il éprouve le désir et ait l'intention formelle d'y répondre. Cette aboulie n'est pas, du reste, le seul caractère remarquable de l'action exercée par le chanvre indien sur les phénomènes psychiques; il s'y joint toujours une distraction, une divagation continuelles : l'attention est impossible à fixer, sinon même complètement supprimée; et il se produit une véritable désintégration de la conscience. Au cours des premières périodes de l'intoxication, on peut déterminer facilement, au moyen de la suggestion, des hallucinations du goût, de l'audition, de la vue, du toucher : il semble que, sous l'influence du haschich, la réceptivité de la cellule nerveuse à l'influence exercée par la suggestion augmente.

On a signalé des phénomènes de catalepsie sous l'influence de hautes doses, ou bien un état comateux, un état analogue au narcotisme, avec dépression considérable du cœur et de la circulation : au réveil, les sujets ne conservent aucun souvenir de ce qu'ils ont éprouvé. Quelques sujets se trouvent en proie à un délire furieux qui oblige à les garotter pour les mettre dans l'impossibilité de nuire; ils poussent des cris perçants, renversent et brisent tout ce qui se trouve à leur portée, les yeux sont fixes, la face injectée, l'anesthésie complète. Les conditions de terrain et de race jouent ici un rôle prépondérant, et nous avons vu des exemples analogues en ce qui concerne l'opium. Il serait fort intéressant d'instituer, à l'aide du chanvre indien, des expériences comparatives sur diverses espèces animales, analogues à celles réalisées par M. Guinard à l'aide de la morphine. Comme dans ce dernier cas, le réactif animé parviendrait peut-être à dissocier certaines manifestations qui apparaissent confusément chez quelques espèces parce qu'elles sont alors subintrantes ou même simultanées.

En général, on peut répartir entre quatre périodes la série des phénomènes qui se développent sous l'influence du haschich : c'est d'abord une période d'excitation; ensuite une période d'incoordination intellectuelle; en troisième lieu, une période d'extase; et, enfin, la période de sommeil.

Autant par les effets qu'il détermine qu'en raison des circonstances de son emploi, le chanvre indien se place tout naturellement auprès de l'opium et de l'alcool et, comme celui de ses congénères, son usage s'élève aux proportions d'une ivrognerie véritable. En Afrique, dans les Indes, en Perse, en Turquie, une quantité d'individus que l'on n'évalue pas à moins de 200 à 300 millions sont les esclaves de cette habitude.

Plus encore peut-être que celles de l'alcool et de l'opium, l'ivresse du haschich a des formes essentiellement individuelles, dépendant de l'impression nerveuse des sujets ainsi que de la tendance habituelle de leurs penchants affectifs, moraux et intellectuels. Comme les autres substances enivrantes, le haschich devient, peu à peu, une habitude impérieuse; et les individus qui en font un usage constant ne tardent pas à présenter les signes d'une intoxication chronique ressemblant par plus d'un trait à celle de l'alcool, et surtout, de l'opium, quoique, dans la plupart des cas, les manifestations de cet empoisonnement chronique ne soient pas, exclusivement, celles qui caractérisent les principes actifs du chanvre indien et qu'elles revêtent en général une physionomie particulière, due au mélange du chanvre indien avec différentes autres substances. En effet, dans toutes les préparations à base de haschich qui sont utilisées en Orient, telles que bonbons, confitures, fruits préparés, il y a toujours, associé avec l'extrait de chanvre indien, soit de l'opium, soit des extraits ou des préparations de plantes de la famille des solanées, notamment du genre datura : il en résulte, qu'il y a, dans certaines circonstances, des synergies, dans d'autres, des antagonismes entre ces substances, ce qui peut imprimer aux manifestations générales de l'intoxication des modalités différentes.

En général, l'individu qui est un fervent du haschich se présente avec un aspect d'hébétude et de stupidité; il est en proie à un abattement général plus ou moins profond, ses facultés intellectuelles semblent considérablement affaiblies, il présente une attitude mélancolique et indifférente aux phénomènes du monde extérieur qui le fait ressembler à un individu placé sous l'influence d'une profonde concentration de la pensée; la tête est inclinée en avant, la face pâle et amaigrie, le regard fixe, atone, les traits immobiles; il semble ne pas entendre ou ne pas comprendre les paroles qu'on lui adresse; les membres sont un peu raides, les mouvements lents : cet aspect représente assez bien, comme vous le voyez, celui d'un morphinomane. La sensibilité est émoussée, la démarche indécise et traînante; le sujet est affecté de tremblement musculaire, il a perdu l'appétit; et cet état s'accompagne, comme dans la morphinomanie, d'impuissance génitale et de phénomènes de dénutrition extrêmement intenses. Généralement c'est l'aliénation mentale, comme cela arrive d'ailleurs fréquemment chez les morphinomanes, qui termine la scène; et cette aliénation mentale se montre, le plus généralement, sous forme d'une monomanie avec hallucinatious et tremblements musculaires généralisés.

J'emprunte à un intéressant travail publié en 1876 par Hassan Racime dans le *Montpellier médical* la description d'une fumerie de haschich et quelques autres détails.

« Des établissements spéciaux sont consacrés aux fumeurs. Rien ne vient indiquer leur usage : ce sont des huttes qui ressemblent à tous les bazars arabes; la porte cependant y est toujours au milieu, et de chaque côté sont percées deux fenêtres assez élevées pour qu'on n'aperçoive rien du dehors. En entrant, on trouve de chaque côté et au fond un banc scellé dans le mur et recouvert de nattes grossières; des tabourets en bois de palmier, aussi recouverts de nattes d'osier, servent de siège aux habitués.

« La salle est quadrangulaire; dans un des angles se trouve le fourneau de brique qui sert à faire chauffer le café; des chibouks et des narghilehs sont rangés au-dessus contre la muraille, ou placés dans une armoire dont les rayons sont divisés en casiers. En face de la porte d'entrée s'élève une estrade réservée aux chanteurs; ces derniers ne se trouvent pas toujours, et c'est surtout pendant les nuits du mois de Ramadan qu'ils viennent exercer leur talent; ils s'accompagnent d'un instrument à cordes ressemblant au violon, dont les sons toujours très bas et sans modulations forment une symphonie monotone et ennuyeuse; leur voix est nasillarde et traînante, leur sujet presque toujours le même; c'est le récit mélancolique et plaintif des aventures d'Abouzède, ou bien celles d'Antar.

« Quant aux murailles, elles sont couvertes de dessins (et d'emblêmes lascifs) plus extravagants les uns que les autres; et, bien que la loi musulmane proscrive absolument toute espèce de tableaux et d'images, l'imagination des peintres orientaux se donne libre carrière et vise toujours à l'effet, sans se soucier d'autre chose.

« Ici, on voit, vêtus de toutes les couleurs de l'arc-en-ciel, des hommes gratifiés par l'artiste de longues cornes surmontées d'aigrettes de feu et d'une queue formée de plusieurs serpents enlacés qui semblent menacer de leur dard le spectateur ; plus loin, un crocodile à la tête hideuse prend ses ébats sur un tapis de verdure et de fleurs ; une locomotive, dont la cheminée transformée en narghileh laisse échapper une fumée bleuâtre, est entourée d'oiseaux aux riches couleurs qui viennent s'y enivrer. Les images, quoique grossières, ne laissent pas d'arriver au but que le peintre s'est proposé, et lorsque le fumeur, commençant à ressentir les effets du haschich, est prêt à abandonner, pour ainsi dire, la terre et qu'il se sent enlever dans un autre monde, les images sur lesquelles il a les yeux fixés se gravent dans son cerveau, et, sous l'influence de l'ivresse, se transforment et prennent pour lui un corps. Bientôt, elles passent devant son esprit, elles se meuvent et sont le point de départ de ces rêves si extraordinairement beaux, qui procurent des jouissances si grandes que le fumeur de haschich ne croirait pas les payer trop cher par les plus grands supplices, voire même par la mort. Le même narghileh sert pour tous les assistants qui doivent être en assez grand nombre pour épuiser la fumée ; le fumeur qui refuserait d'aspirer le narghileh commun serait considéré comme ne voulant pas entrer en amitié avec ses compagnons et serait chassé, quelquefois, par le maître de l'établissement avant même qu'on ait allumé le narghileh.

« Le patron se fait d'abord payer, et, après avoir absorbé lui-même la première bouffée de fumée, il fait le tour de la salle, en présentant à chaque consommateur le tuyau du narghileh et lui fait aspirer quelques bouffées ; après cela, les haschichés commencent à parler, à rire, à chanter, à faire des jeux de mots, cherchant à exciter l'hilarité de leurs compagnons, les joies que doit leur procurer l'ivresse. « Le pauvre, dit une de ces chansons, à la première fumée divine voit tous ses maux s'envoler, il lève une tête superbe et est au-dessus des Emirs ; il n'est qu'un bonheur sur cette terre, et ce bonheur, nous le devons au Prophète, qui donne au haschich ses vertus merveilleuses, etc., etc. « Enfin, arrive bientôt le silence, et on ne voit plus que des êtres dégradés, au regard terne et hébété, qui, alors même qu'on les battrait, ne feraient pas un mouvement pour se défendre.

« Lorsqu'on veut se livrer à une débauche de haschich, il est bon d'être à jeun, car, si la digestion n'est pas accomplie, le haschich sera sans effet ; à dose élevée, il pourrait amener des nausées et des vomissements. Il faut réunir des conditions morales essentielles pour que l'ivresse ne soit pas pénible ; ne prenez jamais de haschich si vous avez une certaine inquiétude de ses effets; attendez d'être calme, sans préoccupations directes et actuelles; choisissez des compagnons qui vous soient sympathiques, sinon vos ennuis deviendront des chagrins, les fâcheux vous irriteront par leur présence; ayez toute liberté de parole et d'allures; fuyez un milieu où vous vous croiriez obligé de dissimuler certaines de vos sensations; ne craignez pas, comme divers, de perdre à jamais votre intelligence quand vous la sentirez envahie par l'ivresse, car cette crainte deviendrait terreur, et vous serait horriblement douloureuse; enfin, préparez à l'avance une boisson acide qui dissipera l'excès de votre ivresse, si, malgré votre volonté, vous avez peur de cet état et désirez à tout prix vous en débarrasser; non pas que les acides fassent disparaître entièrement les effets de l'intoxication, mais ils en diminuent l'intensité. »

Comme cela se produit pour tous les poisons intellectuels, la susceptibilité de l'individu joue ici un rôle des plus remarquables et des plus prépondérants. Chez les sujets qui font un sage constant du haschich, on observe, au début, une exagération notable des reflexes à laquelle succède bientôt une diminution intense, due non pas à la paralysie des nerfs moteurs ou des racines motrices de la moelle, mais bien au défaut d'excitabilité des nerfs sensitifs ou des racines sensitives médullaires. C'est principalement sur le cerveau, comme vous l'avez vu, que se porte l'action du haschich, et c'est seulement d'une façon secondaire, consécutive, que la moelle vient à être intéressée.

On a signalé une action anesthésique locale qui consiste dans la paralysie des troncs nerveux par contact direct avec la résine du chanvre indien. On a observé également la diminution de sensibilité des muqueuses; mais il est à noter que le haschich en nature, ou le charas, exerce une action locale énergiquement irritante sur les muqueuses.

Quelques mots, pour terminer cette étude, sur l'emploi thérapeutique du haschich. Je vais résumer aussi brièvement que possible. Les formes sous lesquelles le chanvre indien est utilisé sont assez complexes et nombreuses : c'est d'abord la plante sèche, après floraison, désignée par l'appellation de *Gunjah*, et que l'on emploie seule ou mélangée à d'autres feuilles, surtout à du tabac, pour être fumée. Ensuite c'est une forme qui porte le nom de *Bangh*, et qui est constituée par le mélange des feuilles et des graines pressées. Puis vient le *Haschich* proprement dit, mot dont la traduction littérale signifie herbe par excellence, qui est constitué par les sommités et les parties tendres de la plante femelle recueillie avant la floraison : c'est à l'aide de cette forme que l'on prépare les *bâtons de haschich* que les fumeurs mélangent au tabac. Le mélange de feuilles et de sommités fleuries de chanvre indien est broyé avec une quantité d'eau suffisante pour en faire une pâte que l'on façonne en bâtonnets de la grosseur d'un crayon et que l'on fait sécher au soleil. La variété la plus soignée et la plus estimée ne possède pas d'odeur et présente une couleur vert-noirâtre sale. Une autre variété, nommée *Haschich Kafour* provient de Syrie et de Constantinople ; elle est également sous la forme de bâtons, mais se distingue par une coloration jaune-verdâtre, une moindre consistance et une odeur nauséabonde repoussante : c'est un mélange de chanvre indien avec des feuilles de jusquiame, de datura, de ciguë et d'autres feuilles et fleurs de plantes appartenant aux familles des solanées, des ombellifères et des renonculacées. Dans la Tunisie, on connaît sous la dénomination de *Chira*, dont je vous montre ici un échantillon authentique, un mélange, de qualité supérieure à celle du haschich kafour, dans lequel je n'ai pu déceler la moindre trace d'alcaloïdes. Toutes ces variétés se fument, soit dans le narghileh, après malaxage avec du tabac grossièrement haché, soit dans la cigarette, après mélange parfait avec du tabac fin, et lorsqu'on veut user seulement de petites quantités.

Le *Magoune* (ce mot signifie pâte) est préparé à l'aide du bangh dont on fait un extrait gras que l'on mélange à du miel et qui est épaissi par addition d'une poudre très fine composée de sucre, cannelle, farine, opium, stramoine, noix vomique, ellébore et cantharides : on obtient ainsi une pâte de couleur jaune-rougeâtre avec reflet verdâtre, d'odeur aromatique et en même temps nauséabonde, de saveur sucrée et que l'on utilise à la dose de quelques grammes, 3 à 5, pris par la bouche, comme aphrodisiaque, grâce surtout à la présence des cantharides.

Le *Dawamesk* est une autre préparation aromatique obtenue par addition à l'extrait gras de condiments et aromates tels que sucre, miel, figues, dattes, noisettes, girofles, gingembre, cannelle, cardamome, muscade, essences de roses et d'amandes, musc : il constitue un électuaire de couleur brun-verdâtre, d'odeur aromatique repoussante. On l'emploie, à l'intérieur, à la dose de 2 à 3 grammes ; et son action sur le système nerveux est tellement intense, bien qu'il ne renferme pas de cantharides, que ce sont seulement les haschischés endurcis qui en font usage.

Le *Garawisch* — ainsi nommé parce qu'il provoque une sorte de craquement comparable à celui que produit le sucre sous la dent — est une préparation du même genre : on ajoute à du sirop de sucre de l'extrait gras de haschich, de l'essence de rose et de menthe, de la poudre fine de cannelle, de gingembre, quelquefois même de feuilles de datura, et l'on concentre au bain-marie, en remuant continuellement, puis on abandonne au refroidissement. Il se forme à la surface une couche solide de couleur blanc-verdâtre, de saveur sucrée, d'odeur aromatique forte, mais plutôt agréable.

Majoon à Calcutta, *Mapouchari* au Caire, *Chira* à Tunis, sont les dénominations affectées à des produits, sinon semblables, tout au moins fort voisins les uns des autres et des précédents.

Le terme de *Churrus* ou *Charas*, désigne la résine qui exsude des feuilles et des sommités des plantes femelles avant la fécondation, et qui se présente sous forme de masses arrondies, verruqueuses, de la grosseur d'un pois ou d'une noisette, de couleur vert-noirâtre et d'aspect résineux. La sorte la plus pure renferme encore 20 p. 100 de matières étrangères (débris végétaux, poils, etc.) insolubles dans l'alcool.

D'après Hassan Racime, les graines du chanvre indien sont d'un usage fréquent en Égypte pour les enfants au-dessous de dix ans chez lesquels elles exercent une action sédative, hypnotique et anaphrodisiaque : on les emploie toujours après les avoir exposées à une chaleur de 100° à peu près pendant un quart d'heure.

La plus importante des préparations de chanvre indien, tant au point de vue de l'utilisation que de l'application thérapeutique est l'extrait gras : c'est le beurre que l'on emploie pour la préparation de cet extrait. Les feuilles et sommités du chanvre indien sont soumises à l'ébullition dans de l'eau en présence du beurre qui retient les principes actifs.

Le chanvre indien n'est utilisé en thérapeutique que depuis vingt-cinq à trente ans, bien que son usage en Orient, comme noosthénique et exhilarant, remonte à des temps fort éloignés et que les Chinois aient appliqué ses propriétés analgésiques dans la préparation du *Ma-Yo*, breuvage destiné à réaliser l'anesthésie chirurgicale, il y a bientôt dix-sept siècles. Au xviiie siècle, Murray l'a conseillé comme narcotique et analgésique dans la gonorrhée récente et l'ictère spasmodique. Mais c'est surtout aux observations des médecins anglais exerçant dans l'Inde que l'on doit les connaissances relatives aux diverses applications dont ce médicament est susceptible.

Au point de vue médicamenteux, on emploie surtout l'extrait gras, obtenu en faisant digérer le chanvre indien dans du beurre, l'extrait alcoolique et la teinture de chanvre indien.

L'extrait alcoolique et la teinture sont les seules préparations figurant au Codex français. De plus, cet extrait doit être préparé avec le chanvre de nos régions, puisque, dans le chapitre consacré à l'énumération des substances tirées des végétaux ou des animaux, c'est le *Cannabis sativa* qui est seul indiqué.

Ce fait permet de se rendre compte de la différence d'activité, parfois considérable, existant entre les préparations effectuées suivant les indications de notre pharmacopée et les préparations effectuées à l'aide du chanvre indien véritable et par des moyens différents, telles que ces préparations dont je vais avoir à vous entretenir tout à l'heure pour vous parler des accidents auxquels elles ont donné lieu. Il est évident que cette observation s'applique aussi bien à la teinture qui doit être beaucoup plus active quand elle est préparée avec le vrai chanvre indien que lorsqu'elle est obtenue avec le chanvre de nos régions, de même que lorsqu'elle est préparée directement avec les sommités de la plante au lieu de l'extrait.

L'extrait gras, à la dose de 5 à 6 centigrammes en trois prises, a été particulièrement vanté pour remédier aux douleurs provoquées par certaines formes d'affections non organiques de l'estomac : ainsi par exemple dans les altérations chimiques du suc gastrique et les névroses gastro-intestinales : on tirerait encore dans ces cas un grand avantage de l'emploi du chanvre indien, soit sous forme de teinture, en l'administrant à la dose de un demi à 4 grammes par jour et en ayant bien soin de tâter au préalable la susceptibilité de l'individu; soit encore sous forme d'extrait alcoolique à la dose de 20 à 80 centigrammes en vingt-quatre heures. Sous l'influence de cette médication, on verrait cesser les douleurs et se rétablir l'appétit; on verrait se résoudre les spasmes, s'arrêter les vomissements; enfin, les symptômes dus à l'excitation motrice et nerveuse de l'estomac seraient très heureusement influencés : le chanvre indien favoriserait

la digestion stomacale et faciliterait l'élimination des gaz, en même
temps qu'il déterminerait la sédation de phénomènes éloignés tels que
vertiges, migraines, insomnies, palpitations, dyspnée. On l'a considéré comme un véritable sédatif de l'estomac.

En revanche, on n'en aurait obtenu aucun effet sur les affections de
l'estomac caractérisées par l'atonie ou la dilatation, non plus que sur
les manifestations nerveuses qui se traduiraient par de l'hypochondrie ou l'hystérie.

Dans le traitement du delirium tremens le haschich aurait fourni
d'excellents résultats à Corrigan, Fronmüller, West, Beddoe, etc.
On n'observerait pas, à la suite des accès de delirium tremens traités
par ce médicament, l'état de prostration, de stupeur succédant aux
accès traités par l'opium, le chloral et les autres hypnotiques, ou les
hypno-anesthétiques. Seulement, il faut alors administrer le haschich
à dose élevée d'emblée, de façon à éviter la période d'excitation
psychique et sensorielle qui suit l'administration des doses faibles.
On prescrira XX gouttes de teinture, répétées toutes les quatre
heures, soit de 2 à 3 grammes de teinture par vingt-quatre heures;
ou bien l'extrait, à la dose de 50 centigrammes, répétés au besoin
jusqu'à ce que l'effet hypnotique soit obtenu. Les doses sont dans ce
cas, extrêmement variables, suivant l'impressionnabilité du sujet,
son état actuel, le mode d'administration et la nature de la préparation employée. On doit, en surveillant très étroitement l'action
du médicament, s'attacher à provoquer rapidement et sûrement le
sommeil.

Les feuilles ont été recommandées, fumées seules ou en même
temps que le tabac, pour le traitement du tétanos. L'emploi du
chanvre indien consisterait, dans ce cas, à fumer dès le début apparent
des convulsions tétaniques jusqu'à ce que se produise la cessation
de ces phénomènes, ou le sommeil. Si les convulsions venaient à se
réveiller, on reprendrait la médication. La dose est de 40 à 50 centigrammes de feuilles à la fois pour une cigarette ou une pipe. Sous
l'influence de cette médication, on aurait vu la durée des convulsions
abrégée; les convulsions ne reviendraient qu'à des intervalles de
plus en plus éloignés, elles diminueraient en même temps de fréquence et d'intensité. Je crois que nous avons dans l'emploi du
chloral et des autres médicaments du même genre des moyens certainement plus actifs de lutter contre ces accidents; cependant la

fumée de chanvre indien peut, dans certaines circonstances, rendre d'énormes services.

Dans un grand nombre d'affections nerveuses, hystérie, épilepsie, chorée, aliénation mentale, surtout chez les maniaques excités, le delirium tremens, la morphinomanie, un certain nombre de névralgies, l'emploi du chanvre indien a donné d'excellents résultats, autant en raison de ses propriétés noosthéniques et exhilarantes que de sa valeur comme hypnagogue. Je ne puis que vous citer ces applications, sans y insister davantage.

Mais le haschich n'est pas sans avoir déterminé quelques accidents d'intoxication : ceux-ci se sont produits surtout chez des individus en quelque sorte prédisposés, des nerveux comme ceux que je vous signalais tout à l'heure, et ils se sont montrés, principalement, avec la préparation allemande qui est connue sous le nom de *Baume de haschich* : cette préparation paraît posséder une activité tout à fait remarquable, supérieure certainement à celle de l'extrait gras et, à plus forte raison, à l'activité de l'extrait alcoolique ainsi qu'à celle de la teinture.

Les manifestations toxiques ont consisté, principalement, en phénomènes analogues à ceux que je vous signalais tout à l'heure, c'est-à dire en phénomènes surtout d'origine céphalique, je veux dire en modifications principalement intellectuelles et relevant, plus particulièrement, des fonctions du cerveau et du cervelet. Voici quelques exemples.

Une femme nerveuse et impressionnable absorbe en une seule fois 10 centigrammes de baume de haschich. Elle est en butte au bout de peu de temps à des accidents fort pénibles consistant surtout en cauchemars effrayants lui montrant des dangers terribles auxquels elle ne peut échapper et contre lesquels rien ne peut la secourir. Elle éprouve, entre autres phénomènes, une angoisse indicible en songeant qu'on peut la croire morte et qu'elle va être enterrée vivante : cette hallucination la poursuit avec une telle persistance qu'elle assiste à toutes les phases de sa propre mort. Son agitation est extrême, ses mains et ses doigts, sans cesse en mouvement, sont occupés à chercher quelque chose ou à montrer des visions terrifiantes. La loquacité est intense. Les pupilles se montrent modérément dilatées et paresseuses. Le pouls est fréquent. La température atteint 37° 9.

On institue une médication stimulante et on applique des compresses froides sur la tête. Au bout d'une heure et demie, la malade tombe dans un état de sommeil profond. Le lendemain, au réveil, elle se plaint seulement de lassitude; mais, trois heures plus tard, reparaît un état d'agitation intense, bientôt suivie de dépression et de collapsus. La médication excitante eut raison de cet état au bout de deux heures. Mais ce qu'il y a de remarquable, c'est que pendant deux mois, au moment du coucher, cette personne éprouvait un sentiment très prononcé d'angoisse accompagné de légères hallucinations.

Plusieurs observations, dues à Buchwald, Seifert, Graeffner, montrent des phénomènes plus ou moins étroitement identiques et tous relatifs à des sujets nerveux chez lesquels ils avaient apparu à la suite de l'emploi de la préparation appelée *Baume de chanvre indien de Denzel*.

On connaît aussi des faits d'intoxication passagère due à l'emploi de l'extrait ou de la teinture. Une femme âgée éprouva, à la suite de l'ingestion de 1 gramme d'extrait, un vertige intense avec angoisse profonde; elle fut prise de sueurs profuses; ses pupilles étaient dilatées et son pouls accusait 132 contractions. Une jeune femme, fort nerveuse, tomba dans un état syncopal, avec abaissement de température, pouls insensible, à la suite de l'ingestion de XX gouttes de teinture. Un homme robuste et sans tare nerveuse apparente éprouva des accidents graves après l'absorption, à doses réfractées, de 5 grammes de teinture. Les phénomènes débutèrent par de l'engourdissement, le sujet voyait comme à travers un nuage; puis il éprouva bientôt une sensation de chaleur à la tête accompagnée de lipothymie : l'intelligence était absolument et intégralement conservée. La pupille était dilatée et insensible aux excitations lumineuses. Ensuite, apparurent des mouvements convulsifs dans les membres inférieurs : la faiblesse musculaire était considérable. La température montra un abaissement assez sensible; les mains étaient tantôt froides et tantôt baignées de sueur. Le sujet éprouva un engourdissement passager dans les membres. Les idées n'étaient pas du tout gaies et se manifestaient surtout par le sentiment d'une mort imminente. Les mouvements convulsifs, d'abord précédés d'engourdissement, étaient surtout intenses dans les membres inférieurs et s'accompagnèrent de l'abolition de sensibilité dans ces membres. Le sujet s'imaginait avoir perdu l'usage de ses jambes et se leva à plusieurs reprises pour s'assurer qu'il était encore capable de marcher. Cette sensation était analogue à celle qu'éprouvent les malades en cours de paralysie générale, lorsqu'ils *perdent leurs jambes* dans le lit. Ces phénomènes se dissipèrent peu à peu, après un profond sommeil. Des troubles moins accentués persistèrent pendant plus d'une semaine.

En définitive, Messieurs, le chanvre indien, comme vous le voyez, est une substance intéressant au moins autant l'hygiène que la thérapeutique; on le considère néanmoins comme un anesthésique efficace dans les cas de douleurs associées surtout à des phénomènes spasmodiques. Chez les individus affectés de céphalalgie d'origine fonctionnelle ou organique, on se serait très bien trouvé de l'emploi du chanvre indien, de même que dans les troubles digestifs fonctionnels que je signalais tout à l'heure. On aurait également retiré de bons effets de l'usage du chanvre indien dans certaines dermatoses : il agirait alors comme modificateur des sensations cutanées, soit en produisant l'analgésie, soit en déterminant ce prurit agréable qui accompagne souvent le bien-être que son emploi procure et qui n'est pas l'un des moindres attraits de son action exhilarante. Quoi qu'il en soit, je répète que c'est surtout à titre d'hygiénistes que cette substance semble devoir nous intéresser plus particulièrement, peut-être parce que son action médicamenteuse est encore très insuffisamment étudiée.

*
* *

En terminant cette étude des modificateurs intellectuels, j'attire encore une fois votre attention sur l'intérêt que présente, aussi bien au point de vue physiologique et même psychique, qu'au point de vue thérapeutique, la substitution les uns aux autres de ces divers agents que nous avons étudiés sous les dénominations d'*hypno-anesthésiques*, d'*hypnotiques* et de *modificateurs intellectuels* pour déterminer, sur les cellules nerveuses, et principalement sur les cellules cérébrales, des modifications contraires à celles imprimées par l'influence primitive exercée par l'une ou l'autre de ces substances médicamenteuses. On peut dire que, successivement ou simultanément, elles ont été toutes opposées les unes aux autres; mais c'est surtout pour la cure de l'alcoolisme ou celle du morphinisme que l'on voit les divers médicaments dont j'ai parlé depuis le début de ces leçons et dont je termine aujourd'hui l'étude, déterminer des modifications efficaces que les progrès de l'avenir apprendront sans doute à mieux utiliser, en nous éclairant sur les manifestations spéciales auxquelles chacun d'eux devra être plus particulièrement opposé.

L'observation confirme exactement l'influence élective exercée primitivement par ces produits sur la cellule nerveuse, ainsi que les différences dans la modalité de la réaction suivant que la cellule est saine, ou anormale, ou en puissance d'une autre action médicamenteuse; et ces considérations s'interprètent fort bien par l'action exercée sur les prolongements protoplasmatiques et cylindraxiles des neurones, ainsi que par l'hypothèse, de plus en plus plausible, de la transformation de l'énergie et du mouvement en rapport avec la structure moléculaire.

[24 février 1900.]

TABLE DES MATIÈRES

Coulommiers. — Imp. Paul BRODARD. — 697-1900.

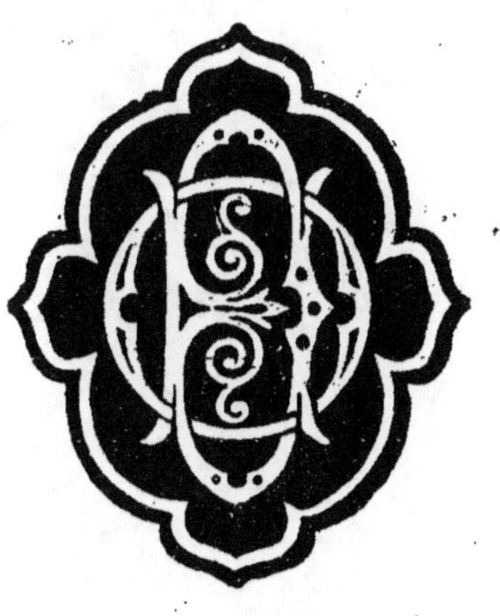